铁林迪
妇科手术学

Te Linde's Operative Gynecology

第12版

主　　编　Victoria L. Handa，MD，MHS
　　　　　Linda Van Le，MD

主　　译　赵兴波　颜　磊　张　辉

副 主 译　王　飞　崔　敏　秦晓燕

译　　者（以姓氏笔画为序）

万吉鹏　王　飞　齐小艺　李　娟　李　涛
李　娜　李　磊　李飞飞　李春艳　张　辉
张春华　杨春润　冷若冰　沈　亮　范明君
赵兴波　耿　峰　梁淑美　秦晓燕　崔　敏
颜　磊

译者单位　山东大学附属省立医院

人民卫生出版社
·北 京·

版权所有，侵权必究！

本书提供了药物的适应证、副作用和剂量疗程，可能根据实际情况进行调整。读者须阅读药品包括盒内的使用说明书，并遵照医嘱使用。本书的作者、编辑、出版者或发行者对因使用本书信息所造成的错误、疏忽或任何后果不承担责任，对出版物的内容不做明示的或隐含的保证。作者、编辑、出版者或发行者对由本书引起的任何人身伤害或财产损害不承担任何责任。

图书在版编目（CIP）数据

铁林迪妇科手术学 /（美）维多利亚·L. 汉达（Victoria L. Handa），（美）琳达·范·勒（Linda Van Le）主编；赵兴波，颜磊，张辉主译 . —北京：人民卫生出版社，2023.5

ISBN 978-7-117-33481-5

Ⅰ. ①铁… Ⅱ. ①维… ②琳… ③赵… ④颜… ⑤张… Ⅲ. ①妇科外科手术 Ⅳ. ①R713

中国版本图书馆 CIP 数据核字（2022）第 158591 号

| 人卫智网 | www.ipmph.com | 医学教育、学术、考试、健康，购书智慧智能综合服务平台 |
| 人卫官网 | www.pmph.com | 人卫官方资讯发布平台 |

图字：01-2021-0248 号

铁林迪妇科手术学
Tielindi Fuke Shoushuxue

主　　译：赵兴波　颜　磊　张　辉
出版发行：人民卫生出版社（中继线 010-59780011）
地　　址：北京市朝阳区潘家园南里 19 号
邮　　编：100021
E - mail：pmph @ pmph.com
购书热线：010-59787592　010-59787584　010-65264830
印　　刷：北京华联印刷有限公司
经　　销：新华书店
开　　本：889×1194　1/16　印张：47
字　　数：1327 千字
版　　次：2023 年 5 月第 1 版
印　　次：2023 年 5 月第 1 次印刷
标准书号：ISBN 978-7-117-33481-5
定　　价：499.00 元

打击盗版举报电话：010-59787491　E-mail：WQ @ pmph.com
质量问题联系电话：010-59787234　E-mail：zhiliang @ pmph.com
数字融合服务电话：4001118166　E-mail：zengzhi @ pmph.com

Melinda G. Abernethy, MD, MPH
Associate Professor
Department of Obstetrics and Gynecology
Director, Division of Female Pelvic Medicine and
    Reconstructive Surgery
Western Michigan University Homer Stryker MD School of
    Medicine
Kalamazoo, Michigan

Nadeem R. Abu-Rustum, MD
Chief Attending
Gynecology Service, Department of Surgery
Memorial Sloan Kettering Cancer Center
Professor
Department of Surgery
Weill Cornell Medical College
New York, New York

Marisa R. Adelman, MD
Assistant Professor
Division of General Gynecology
Department of Obstetrics and Gynecology
University of Utah School of Medicine
Salt Lake City, Utah

Arnold P. Advincula, MD, FACOG, FACS
Levine Family Professor of Women's Health
Vice-Chair, Department of Obstetrics & Gynecology
Chief of Gynecology, Sloane Hospital for Women
Columbia University Medical Center
New York-Presbyterian Hospital
New York, New York

Ted L. Anderson, MD, PhD
Betty and Lonnie S. Burnett Professor
Vice Chairman for Clinical Operations and Quality
Director, Division of Gynecology
Department of Obstetrics and Gynecology
Vanderbilt University Medical Center
Nashville, Tennessee

Caroline C. Billingsley, MD
Assistant Professor
Division of Gynecology Oncology
Department of Obstetrics and Gynecology
University of Cincinnati College of Medicine
Cincinnati, Ohio

Linda D. Bradley, MD
Professor of Surgery
Vice Chair, OB/GYN & Women's Health Institute
Director, Center of Menstrual Disorders
Cleveland Clinic
Cleveland, Ohio

Vance A. Broach, MD
Assistant Attending
Gynecology Service, Department of
    Surgery
Memorial Sloan Kettering Cancer Center
Assistant Professor
Department of Surgery
Weill Cornell Medical College
New York, New York

Jubilee Brown, MD
Professor and Associate Director
Gynecologic Oncology
Levine Cancer Institute, Atrium Health
Charlotte, North Carolina

Amy G. Bryant, MD, MSCR
Associate Professor
Division of Family Planning
Department of Obstetrics and Gynecology
University of North Carolina School of
    Medicine
Chapel Hill, North Carolina

James J. Burke II, MD
Associate Professor
The Donald G. Gallup, MD, Scholar of
    Gynecologic Oncology
Director Gynecologic Oncology
Mercer University School of Medicine
Savannah, Georgia

Ronald T. Burkman, MD
Professor Emeritus
Department of Obstetrics and Gynecology
Tufts University School of Medicine
Baystate Medical Center
Springfield, Massachusetts

Erin T. Carey, MD
Assistant Professor
Division Director
Division of Minimally Invasive Surgery
Department of Obstetrics and Gynecology
University of North Carolina School of
    Medicine
Chapel Hill, North Carolina

Paula M. Castaño, MD, MPH
Associate Professor
Department of Obstetrics and Gynecology
Columbia University Irving Medical Center
New York-Presbyterian Hospital
New York, New York

Chi Chiung Grace Chen, MD, MHS
Associate Professor
Department of Gynecology and Obstetrics
Johns Hopkins University School of Medicine
Baltimore, Maryland

Mindy S. Christianson, MD
Assistant Professor
Department of Gynecology and Obstetrics
Johns Hopkins University School of Medicine
Baltimore, Maryland

Leslie H. Clark, MD
Assistant Professor
Division of Gynecologic Oncology
Department of Obstetrics and Gynecology
University of North Carolina School of Medicine
Chapel Hill, North Carolina

Sarah L. Cohen, MD, MPH
Assistant Professor
Harvard Medical School
Director of Research and Fellowship Program
Director, Division of Minimally Invasive Gynecology
Brigham and Women's Hospital
Boston, Massachusetts

Marlene M. Corton, MD, MSCS
Professor
Division of Female Pelvic Medicine and Reconstructive
    Surgery
Department of Obstetrics and Gynecology
Director, Anatomy Educator and Research
University of Texas Southwestern Medical Center
Dallas, Texas

Geoffrey Cundiff, MD
Dr. Victor Gomel Professor
Head, Obstetrics & Gynaecology
University of British Columbia
Vancouver, British Columbia, Canada

John O. L. DeLancey, MD
Norman F. Miller Professor of Gynecology
Department of Obstetrics and Gynecology
Professor of Urology
University of Michigan
Ann Arbor, Michigan

Jennifer E. Dietrich, MD, MSc
Professor
Department of Obstetrics and Gynecology and
    Pediatrics
Chief of Pediatric and Adolescent Gynecology Texas
    Children's Hospital
Division Director Pediatric and Adolescent Gynecology
Baylor College of Medicine
Houston, Texas

Tommaso Falcone, MD
Cleveland Clinic Lerner College of Medicine
Case Western Reserve University
Professor and Chief Academic Officer, Cleveland Clinic London
Department of Obstetrics and Gynecology
Cleveland Clinic
Cleveland, Ohio

Tola B. Fashokun, MD
Assistant Professor
Department of Gynecology and Obstetrics
Johns Hopkins University School of Medicine
Baltimore, Maryland

Rajiv B. Gala, MD
Associate Professor
Department of Obstetrics and Gynecology
University of Queensland/Ochsner Clinical School
Vice-Chairman
Ochsner Health System
New Orleans, Louisiana

Antonio R. Gargiulo, MD
Associate Professor of Obstetrics, Gynecology and
    Reproductive Biology
Harvard Medical School
Center for Infertility and Reproductive Surgery
Brigham and Women's Hospital
Medical Director of Robotic Surgery
Brigham Health
Boston, Massachusetts

Dana R. Gossett, MD, MSCI
Professor
Director, Obstetrics, Gynecology and Gynecologic
    Subspecialties
Department of Obstetrics, Gynecology, and Reproductive
    Sciences
University of California San Francisco
San Francisco, California

Cara Grimes, MD, MAS
Associate Professor
New York Medical College
Chief of Advanced Urogynecology and Female Pelvic
    Medicine and Reconstructive Surgery
Westchester Medical Center
Valhalla, New York

Robert E. Gutman, MD
Associate Professor
Department of Obstetrics and Gynecology and Urology
Georgetown University
Program Director, Female Pelvic Medicine and Reconstructive
    Surgery
Department of Obstetrics and Gynecology
Medstar Washington Hospital Center
Washington, District of Columbia

Victoria L. Handa, MD, MHS
Professor, Gynecology and Obstetrics
Director, Division of Female Pelvic Medicine and
    Reconstructive Surgery
Chair, Department of Gynecology and Obstetrics, Johns
    Hopkins Bayview Medical Center
Deputy Director, Department of Gynecology and Obstetrics
Johns Hopkins University School of Medicine
Baltimore, Maryland

Geri Hewitt, MD
Clinical Professor
Department of Obstetrics and Gynecology
Ohio State University College of Medicine
Section chief, Pediatric and Adolescent Gynecology
Nationwide Children's Hospital
Columbus, Ohio

Mitchel Hoffman, MD
Professor
Department of Oncologic Sciences
Morsani College of Medicine
University of South Florida
Senior Member
Department of Gynecologic Oncology
Moffitt Cancer Center
Tampa, Florida

Howard W. Jones III, MD[†]
Betty and Lonnis S Burnett Professor of Obstetrics and
　Gynecology
Division of Gynecologic Oncology
Director of Gynecologic Oncology
Vanderbilt University School of Medicine
Nashville, Tennessee

Chava Kahn, MD, MPH
Instructor
Department of Gynecology and Obstetrics
Johns Hopkins University School of Medicine
Baltimore, Maryland

Kimberly Kenton, MD, MS
Professor, Obstetrics & Gynecology and Urology
Chief, Female Pelvic Medicine & Reconstructive Surgery
Northwestern University Feinberg School of Medicine
Chicago, Illinois

Lindsay M. Kuroki, MD
Assistant Professor
Division of Gynecologic Oncology
Department of Obstetrics and Gynecology
Washington University School of Medicine
St. Louis, Missouri

David M. Kushner, MD
John and Jeanne Flesch Professor of Gynecologic Oncology
Department of Obstetrics and Gynecology
University of Wisconsin School of Medicine and Public Health
Madison, Wisconsin

Christina Lewicky-Gaupp, MD
Associate Professor
Medical Director, PEAPOD Perineal Clinic
Director, Resident Surgical Education and Simulation
Department of Obstetrics and Gynecology
Division of Female Pelvic Medicine and Reconstructive
　Surgery
Northwestern University
Feinberg School of Medicine
Chicago, Illinois

Jaime Bashore Long, MD
Assistant Professor
Department of Obstetrics and Gynecology
Division of Female Pelvic Medicine and Reconstructive
　Surgery
Pennsylvania State College of Medicine
Hershey, Pennsylvania

Michelle Louie, MD, MSCR
Assistant Professor
Division of Minimally Invasive Gynecologic Surgery
Department of Obstetrics and Gynecology
University of North Carolina School of Medicine
Chapel Hill, North Carolina

Obianuju Sandra Madueke-Laveaux, MD, MPH
Assistant Professor
Department of Obstetrics and Gynecology
The University of Chicago Medicine
Chicago, Illinois

David C. Mayer, MD
Division Chief of Obstetric Anesthesia
Professor Departments of Anesthesiology and OB/GYN
University of North Carolina School of Medicine
Chapel Hill, North Carolina

Christine P. McKenzie, MD
Assistant Professor
Department of Anesthesiology
University of North Carolina School of Medicine
Chapel Hill, North Carolina

Magdy Milad, MD, MS
Professor
Department of Obstetrics and Gynecology
Northwestern University
Chief, Gynecology and Gynecologic Surgery
Department of Obstetrics and Gynecology
Northwestern Memorial Hospital
Chicago, Illinois

Jessica E. Morse, MD, PhD
Assistant Professor
Division of Family Planning
Department of Obstetrics and Gynecology
University of North Carolina School of Medicine
Chapel Hill, North Carolina

Margaret G. Mueller, MD
Assistant Professor
Division of Female Pelvic Medicine and Reconstructive Surgery
Departments of Obstetrics and Gynecology and Urology
Northwestern University Feinberg School of Medicine
Chicago, Illinois

David G. Mutch, MD
Ira C. and Judith Gall Professor
Vice-Chair of Obstetrics and Gynecology
Division of Gynecologic Oncology
Department of Obstetrics and Gynecology
Washington University School of Medicine
St. Louis, Missouri

Kristin E. Patzkowsky, MD
Assistant Professor
Department of Gynecology and Obstetrics
Johns Hopkins University School of Medicine
Baltimore, Maryland

Annette Perez-Delboy, MD, MBA
Associate Professor
Department of Obstetrics and Gynecology
Columbia University College of Physicians and Surgeons
New York, New York

Anna Powell, MD, MS
Assistant Professor
Department of Gynecology and Obstetrics
Johns Hopkins University School of Medicine
Baltimore, Maryland

[†]Deceased

John A. Rock, MD, MHCM
Senior Vice President, Health Affairs
Founding Dean Emeritus, Herbert Wertheim College of
    Medicine
Professor of Obstetrics and Gynecology
Department of Obstetrics and Gynecology
Florida International University
Miami, Florida

Ritu Salani, MD, MBA
Associate Professor
Division of Gynecologic Oncology
Department of Obstetrics and Gynecology
The Ohio State University College of Medicine
Columbus, Ohio

Heather Z. Sankey, MD, CPE, MEd
Professor and Chair
Department of Obstetrics and Gynecology
University of Massachusetts Medical School-Baystate
Baystate Health
Springfield, Massachusetts

Howard T. Sharp, MD
Professor
Vice-Chair for Clinical Activities
Department of Obstetrics and Gynecology
University of Utah Health Sciences
Salt Lake City, Utah

Matthew T. Siedhoff, MD, MSCR
Associate Professor
Director, Center for Minimally Invasive Gynecologic Surgery
Department of Obstetrics and Gynecology
Cedars-Sinai–University of California, Los Angeles
Los Angeles, California

David E. Soper, MD
Paul B. Underwood, Jr. Professor
Department of Obstetrics and Gynecology
Medical University of South Carolina
Charleston, South Carolina

John T. Soper, MD
Catherine Sou-Mei Young Distinguished Professor of
    Gynecologic Oncology
Division of Gynecologic Oncology
Department of Obstetrics and Gynecology
University of North Carolina School of Medicine
Chapel Hill, North Carolina

Ryan J. Spencer, MD, MS
Assistant Professor
Division of Gynecologic Oncology
Department of Obstetrics and Gynecology
University of Wisconsin School of Medicine and Public
    Health
Madison, Wisconsin

Gretchen S. Stuart, MD, MPHTM
Professor of Obstetrics and Gynecology
Chief, Division of Family Planning
Director, Fellowship in Family Planning
University of North Carolina School of Medicine
Chapel Hill, North Carolina

Laurie S. Swaim, MD
Professor of Obstetrics and Gynecology
Director Division of Gynecologic and Obstetric Specialists
Baylor College of Medicine
Chief of Gynecologic Services
Pavilion for Women at Texas Children's Hospital
Houston, Texas

Edward Tanner, MD
Associate Professor
Chief of Gynecologic Oncology
Northwestern Medicine
Northwestern University Feinberg School of Medicine
Chicago, Illinois

Arthur Jason Vaught, MD
Assistant Professor
Departments of Gynecology and Obstetrics
Johns Hopkins University School of Medicine
Baltimore, Maryland

Karen C. Wang, MD
Assistant Professor
Department of Gynecology and Obstetrics
Johns Hopkins University School of Medicine
Baltimore, Maryland

Renée M. Ward, MD
Assistant Professor
Department of Obstetrics and Gynecology
Vanderbilt University Medical Center
Nashville, Tennessee

Katharine O'Connell White, MD, MPH
Associate Professor
Vice-Chair of Academics
Department of Obstetrics and Gynecology
Boston University School of Medicine
Director, Fellowship in Family Planning
Boston Medical Center
Boston, Massachusetts

E. James Wright, MD
Associate Professor
Department of Urology
Johns Hopkins University School of Medicine
Baltimore, Maryland

Jason D. Wright, MD
Sol Goldman Associate Professor
Chief, Division of Gynecologic Oncology
Vice Chair of Academic Affairs
Department of Obstetrics and Gynecology
Columbia University College of Physicians and Surgeons
New York, New York

Emmanuel E. Zervos, MD
Professor of Surgery
Director of Cancer Services
Division of Surgical Oncology
East Carolina Brody School of Medicine
Greenville, North Carolina

中 文 版 序

《铁林迪妇科手术学》由美国约翰·霍普金斯大学著名妇科专家理查德·铁林迪博士（Dr. Richard Te Linde, Johns Hopkins School of Medicine）于 1946 年编纂出版，是蜚声国内外的经典妇科手术学教材。《铁林迪妇科手术学》出版 70 多年来，代代相传，经过 12 次修订和再版，打破沿袭百年的传统手术学模式，革新了陈旧的手术方式，创建了独具特色的智能型现代妇科手术体系，在国际妇科手术学领域占有重要的地位。该书既是高等医学院校手术学教程，也是妇科医师必备的手术学参考书。

理查德·铁林迪博士在《铁林迪妇科手术学》初版序言中强调，妇科医师应接受妇科专业知识和手术技能的规范化培训，通晓女性生殖生理、生殖内分泌、生理病理解剖、常见疾病诊断程序、药物和手术治疗指征，熟练掌握各类手术操作技能，既是出色的外科手术专家，也是优秀的妇科手术专家。

《铁林迪妇科手术学》第 12 版，继承和发扬理查德·铁林迪博士的原创理念，指出妇科医师必须树立整体观念，通晓解剖和手术关系，重视围手术期管理，熟稔药物治疗，精通各类手术操作，重视患者精神心理关怀，才能成为一名合格的妇科手术专家。该书内容丰富，结构严谨，体例规范，层次清楚，文笔流畅，图文并茂，理论性、指导性和实用性强，较全面地阐述了女性生殖器官生理解剖、术前准备、麻醉方式、体位选择、手术器械、各类手术操作流程、手术损伤和并发症防治，其中重点介绍了现代电子医学（激光）、介入医学、内镜技术、人工智能（机器人）在妇科手术中的应用，较系统地反映了 21 世纪现代妇科手术学的新进展。

为促进我国妇科手术学的发展，人民卫生出版社决定翻译出版《铁林迪妇科手术学》第 12 版，委托山东大学附属省立医院妇科教授，主任医师，博士研究生导师赵兴波担任主译。赵兴波教授曾师从国内著名妇产科专家苏应宽教授，获博士学位后赴英国研修，具有良好的医德医风和服务态度，丰富的临床经验，娴熟的手术技巧，曾翻译出版多部妇科学术专著和荣获多项省部级科研进步奖，是山东省妇科学界知名优秀中青年专家，享有较高的学术声誉，深受广大患者的信赖和欢迎。

为做好《铁林迪妇科手术学》第 12 版的翻译和出版工作，赵兴波教授组织山东大学附属省立医院妇科 21 位临床第一线医学博士共襄此举。他们以饱满的热情，勤奋的工作和严谨的治学精神，按照翻译工作"信、达、雅"高标准严要求，在一年内完成百万余字巨著的翻译任务。特别需要指出的是，在本书翻译和出版工作中，为保证翻译质量，体例规范，文理通顺，语法规范，赵兴波教授身体力行，认真审校每章文稿，核对每帧手术插图，付出辛勤的劳动，做出了重要的贡献。

《铁林迪妇科手术学》第 12 版中文版的翻译出版发行，顺应现代妇科学发展趋势，适应妇科临床工作的迫切需要，丰富了国内妇科手术学知识文库，将极大地推动我国妇科手术学发展，是一本内容丰富和实用性较强的手术学教科书，适合广大妇科医师、研究生、医学生和妇女保健者学习参考。

在《铁林迪妇科手术学》第 12 版中文版出版之际，我对翻译团队的妇科专家表示祝贺，对他们的辛勤劳动和奉献精神表示衷心的感谢。最后，我也诚挚地感谢人民卫生出版社远见卓识地适时引进《铁林迪妇科手术学》第 12 版，为促进我国妇科手术学事业发展所作的贡献。

谨此为序。

李继俊
2023 年 1 月 30 日
于山东大学附属省立医院

中文版前言

《铁林迪妇科手术学》是美国约翰·霍普金斯大学，著名妇科专家理查德·铁林迪博士（Dr. Richard Te Linde）于1946年编纂出版的国际著名经典妇科手术学教材。《铁林迪妇科手术学》出版70多年来，经历12次修订，已发展成为独具特色的现代妇外科手术体系，在国际妇科手术学领域占有重要的地位，是妇科医师必备的手术学教材。

《铁林迪妇科手术学》第12版全面系统地阐述了女性生殖器官解剖、生理病理、术前准备、麻醉方法、患者体位、手术器械、缝线、仪器设备、切口选择、手术入路、不同手术方法、手术损伤和并发症防治等内容，并重点介绍了现代电外科技术、介入技术、内镜、机器人在妇科手术中的应用，较系统和全面地反映了现代妇科手术学的新进展。本书内容丰富，结构严谨，图文并茂，理论性、指导性和实用性强，强调对妇科手术的全面理解，"帮助妇科医师能够为合适的患者选择正确的手术"。本书适用于选择妇产科为专业的从业者，从规范化培训开始的执业全过程均可参考学习，是妇产科医师的精读参考书。

山东大学附属省立医院妇产科学教研室在承担《铁林迪妇科手术学》第12版的翻译工作后，组织了由21位妇科骨干医师组成的翻译团队，大家以饱满的热情，勤奋的工作和严谨的治学精神，按照翻译—审校—复审—再校—终审的翻译流程，力求译著达到"原汁原味"，在一年内完成了翻译工作。当然，翻译也是再学习的过程，译者们获益颇丰，对该书的内容"反刍"，对自己做的手术"复盘"，对"理论—实践—理论"循环往复的认识论有了更深刻的理解。

通过翻译《铁林迪妇科手术学》第12版，我们深切体会到刻苦学习、严谨治学、勇于创新和善于总结的重要性。妇科医师必须树立改革开放思想，认真接受继续教育，不断提高基础理论水平、更新知识结构、改进逻辑思维、开拓视野和增强创新意识，树立面向世界、面向未来的理念才能成为一名德才兼备的优秀医师。

在《铁林迪妇科手术学》第12版一书的翻译工作中，山东大学附属省立医院妇产科给予了大力支持和鼓励。麻醉科王旭医师，泌尿外科陈辑医师，胃肠外科商亮医师帮助审校相关章节，在此一并表示衷心的感谢。

最后，我们诚挚地感谢人民卫生出版社对我们的信任和委托，《铁林迪妇科手术学》第12版的翻译出版不仅给我们带来了学习国外先进技术和经验的机遇，也将有力地推动我国妇科手术学专业的发展。由于《铁林迪妇科手术学》第12版的翻译工作受时间、译者水平的限制，译著中难免存在不足之处，恳切祈望国内同道和广大读者提出批评并指正，以便改进今后的工作。

赵兴波
2023年1月30日
于山东大学附属省立医院

原 著 序

1946年,《妇科手术学》首次出版,Richard Te Linde 医师亲自撰写了每一页。他是一位经验丰富和有创新精神的外科医师和教师,他不仅描述了各种妇外科手术的技术,而且还介绍了与手术诊断和手术适应证相关的解剖学、生理学和病理学知识。妇科学是一个相对较新的专业,"它不再仅仅是普通外科学的一个分支,妇科医师必须是外科医师,在他的专业领域里是专家;……接受过产科基础训练;……具备诊治女性泌尿系统疾病的专业技能;……了解内分泌学在妇科中的应用;……有妇科病理基础;……最后,必须能够识别并很好地处理在妇科患者中出现的轻微精神问题"。在《妇科手术学》一书中,Te Linde 囊括了所有这些方面的专业知识,这对全面而称职的妇外科医师而言不可或缺。该书主要是为接受培训的学生写的,"当他们思维敏捷、手指灵活的时候"。但他也很快指出,情况会发生变化,不同的观点和不同的手术方法都应该考虑。"住院医师在职业生涯早期就应该认识到,在医学上并非一切都一成不变"。

随着对临床疾病的病理生理学有了新的认识,一些新技术不断发展,不断更新再版的《铁林迪妇科手术学》也已经发展。新的外科技术已被引进,而过时的手术方法已经被放弃或改良。在第3版序言中,Te Linde 强调了这一整体外科哲学的重要性,"如果一个手术在技术上是完美的,但这个手术是没有必要的,甚至是有害的,对女性有什么好处呢?"只有手术医师全面评估了患者和其症状,搞清楚所有的相关因素,做出正确的诊断后,才最有可能为患者选择正确的手术(甚至完全避免不必要的外科手术)。随着妇科领域的扩展,Te Linde 邀请了麻醉管理和术前、术后护理方面的专家来撰写相关章节。最后,随着第4版在1970年出版,Richard Mattingly 医师,Te Linde 从前的一位住院医师,被邀请作为共同主编。该书继续强调了全面了解妇科疾病的重要性,以及各种手术的适应证和禁忌证。在每一章中,仍然可以找到"良好的外科哲学也许比技术更重要"的理念。

Te Linde 在第4版之后退休了。在第5版中,腹腔镜手术取代了后穹窿镜手术,另外一个新的章节专门讨论了日益增加的职业责任问题。随着第6版在1985年出版,Te Linde 在约翰·霍普金斯医学院(Johns Hopkins School of Medicine)的另一位前住院医师 John Thompson 加入了 Mattingly 医师的团队作为共同主编。当时有22名编者,大部分来自约翰·霍普金斯大学或在约翰·霍普金斯大学受过培训。贯穿全文,我们仍能闻到 Te Linde 或约翰·霍普金斯外科哲学的回响,"制定恰当手术的适应证,首要的是全面了解女性生殖器官的生理学和病理学,以及疾病过程的临床表现和心理—社会—性别行为的正常和异常发展"。增加了一章关于盆腔手术心理学方面的内容。在前言中正式认可妇科专业日益增加的多样性,指出"年轻的男性和女性医师正在学习妇科手术……"

随着微创妇科手术趋势的继续,John A. Rock 医师,约翰·霍普金斯大学的同事,加入 Thompson 医师的团队成为第7版教科书的主编。有一个新的章节介绍妇科激光手术,另一个新的章节是阐述慢性盆腔疼痛,卵巢癌的化疗内容也得到了补充。《铁林迪妇科手术学》被认为是指导妇科医师手术实践的唯一教科书,用现在耳熟能详的几个词或短语来介绍这个版本,"服务质量""成本效益"和"竞争优势"表明对医疗实践业务方面的认可。随着患者在医疗和整个社会中所起的作用日益重要——"外科医师必须在医疗的各个阶段尊重患者的自主权,特别是当女性在社会中的作用发生变化时"。

在2003年出版第9版时,共有69名编者,全书从725页增加至1568页,反映了21世纪妇科手术的复杂性。从这版开始,黑白插图成为非常重要的一部分,继而被广泛使用。Howard W. Jones Ⅲ 加入 John A. Rock 的团队担任主编,传承约翰·霍普金斯的牢固基础。为了反映对外科培训的重视和多年来诸多编者对住院医师的外科经验不断减少的担忧,增加了一章关于妇外科医师培训的内容。关于骨盆支持的解剖学和手术处理的新理念,也被纳入该教科书。

在第10版和第11版中,增加了一章关于机器人在妇科手术中的使用,电外科设备器械更新,包括了血管封闭技术。继续论述了妇科常见的手术如子宫切除术和盆腔脏器脱垂手术,以及少见的盆腔脏器切除术(除脏术)、肠道手术和妊娠期疾病的手术等。增加了一部分关于生育手术的全新章节,包括一章关于辅助生殖技术对妇科手术的影响。通过给插图添加色彩,教材也实现了"现代化"。标题为"最佳手术实践"和"定义"的部分被添加到大多数章节中。

在 70 多年的时间里,这本教科书现在已经更新到第 12 版,外科手术方法经历了多次更新换代,但是编辑和作者仍然忠实于 Te Linde 在第 1 版中所信奉的哲学。《铁林迪妇科手术学》不仅仅是一本外科图集,它清晰地阐述了诊断背后的病理生理学,以帮助妇科医师能够为患者选择合适的手术。因为对各版本做出贡献的作者们都是经验丰富的教育者,并且是富有才华的外科医师,他们能够传播这种整体哲学。因此,《铁林迪妇科手术学》成为世界上最受重视和广泛阅读的妇科手术参考书。我们相信富有经验、有奉献精神和热情的编辑和作者将继承这一传统,《铁林迪妇科手术学》将继续成为一代又一代妇科医师不可替代的参考书。

Dr. Howard W. Jones, Ⅲ†
Dr. John A. Rock
(赵兴波 译)

《铁林迪妇科手术学》第12版标志着在这本教科书历史中又一次的发展。从2003年到2015年出版第11版，连续三版的主编都是令人尊敬的Rock医师和Jones医师，他们为读者们带来了新的信息。第12版他们将责任移交给了新的编者团队。由于《铁林迪妇科手术学》是Te Linde医师于1946年在约翰·霍普金斯大学构思出来的，故而其中一名主编来自约翰·霍普金斯大学，另一名主编来自北卡罗来纳大学教堂山分校（University of North Carolina, Chapel Hill）。

读者可能会喜欢第12版所做的一些改动。首先，由于认识到有许多资源可以解决妇科疾病的医疗管理问题，新版重新聚焦于妇科手术方面。我们保留了对妇科泌尿、盆腔疼痛、恶性肿瘤手术、良性妇科疾病等妇科核心领域的讨论，并邀请了新的专家撰写他们的外科手术经验，本书还首次涵盖了麻醉基础知识，描述了如何对患者进行麻醉诱导和不同的麻醉选择。本版新增了一章阐述妇科手术的安全体位摆放，因为随着手术方法／入路范围的扩展，该问题变得越来越重要。此外，还增加了关于外科设备器械的新内容，以帮助初学者掌握手术技巧、解剖和器械的使用。机器人章节也已经更新，以反映机器人技术、操作技巧和设备的快速发展。本版包括一个新的章节处理米勒管异常，以及一个全新的章节处理常见的儿童妇科疾病。插图已更新和修订，手术相关章节有对手术关键步骤的描述。

我们很荣幸能担任这本重要教科书的新主编。作为外科医师，我们非常尊重优秀的外科技术。我们认识到手术创新的重要性，并渴望为我们的患者提供最新和最好的手术治疗。《铁林迪妇科手术学》的目标一直是呈现最新和最好的妇科手术，作为第12版的主编，教育和告知妇科医师，使手术医师可以容易地实施最好的外科实践和新技术，这是我们的使命。我们希望你会发现这本教科书内容全面、信息丰富并易于阅读。

Victoria L. Handa, MD, MHS
Linda Van Le, MD
（赵兴波　译）

原著第 1 版前言

妇科学已成为拥有多个亚专业的学科，不再仅仅是普通外科学的一个分支。为了实践这个广义的专业（specialty in its broad sense），妇科医师必须接受综合领域的培训。他必须是一名外科医师，在其专业领域里是专家；他必须接受过产科基础培训；他必须具备检查处理女性泌尿系统疾病的专业技能；他必须懂得应用于妇科的内分泌学；他应该具有良好的妇科病理学基础；最后，他必须能够识别并很好地处理妇科患者中常见的轻微精神问题。带着这个专业概念的想法，写就了这本书。那么，显而易见，在妇科培训中，当一个人寻求超出如教授本科生那些最基本的知识时，对想从事这一工作的人进行培训，就需要有专门的著作。作者是长期住院医师制度的坚定支持者，这种制度旨在培养头脑敏捷、手指灵活的年轻人在各种外科专科方面的能力，这本书特别是为这群人写的。不幸的是，在美国，作者所设想的那种良好的妇科住院医师很少，许多职位都承载着住院医师之名，但却没有给住院医师足够的手术操作（operative work），来证明名副其实性。另一个培养年轻妇科医师的好方法是，给予训练有素的成熟妇科医师积极的助理计划（active assistantship），如果允许助手站在手术台主治医师（chief）的对面，日复一日，最终他将会获得技能和判断，进而他自己就能够胜任手术者。当这种导师制度（preceptor system）付诸实践时，重要的是让助手在他还年轻的时候自己做一些手术。如果一个人被迫只把自己看作一个长期的助手（perennial assistant），这种心态会扼杀他承担自己责任的能力。然而，许多人必须在比那些幸运的住院医师或助理医师更不利的环境下学习他们的妇科手术。这本书对那些通过自学，而必须掌握一定程度手术技能的人来说应该是有价值的。最后，必须承认，今天在美国，更多的妇科手术是由普通外科医师而不是妇科医师进行的，尽管这并不理想，但环境使然，而且大部分妇科手术做得很好，希望大多数普通外科医师可使用这本书作为参考。

关于与普通外科的联系，可以公平地说，通过老派的普通外科医师，在最广泛的意义上进行了普通外科手术，妇科学得到了很大的发展。现在妇科和 / 或产科本身已经成为独立的专业学科，但在我们的培训中，最好不要偏离普通腹部外科。尽管做了仔细的术前检查，还是会出现诊断错误，有时，普通外科医师会请妇科医师处理下腹部和直肠区域的普通外科情况。出于这种考虑，作者把一些偶尔遇到的普通外科手术情况收录在书中。

Dr. Richard Te Linde

1946 年

（赵兴波　译）

Gynecology has become a many-sided specialty. No longer is it simply a branch of general surgery. In order to practice this specialty in its broad sense, the gynecologist must be trained in a comprehensive field. He must be a surgeon, expert in his special field, he must be trained in the fundamentals of obstetrics, he must have the technical skill to investigate female urologic conditions, he must have an understanding of endocrinology as it applies to gynecology, he should be well grounded in gynecologic pathology, and finally, he must be able to recognize and deal successfully with minor psychiatric problems that arise so commonly among gynecologic patients. With this concept of the specialty in mind, this book has been written. It then becomes apparent, when one seeks training in gynecology beyond the simplest fundamentals such as are taught to undergraduates, that special works are necessary for training those who intend to practice it. The author is a firm believer in the system of long hospital residencies for training young men in the various surgical specialties when their minds are quick to grasp ideas and their fingers are nimble. This volume has been written particularly for this group of men. Unfortunately, there is a paucity of good gynecologic residencies in the United States in the sense that the author has in mind. Many positions bear the name of residency but fail to give the resident sufficient operative work to justify the name. Another excellent method of development of the young gynecologist is an active assistantship to a well-trained, mature gynecologist. If the assistant is permitted to stand at the operating table opposite his chief day after day, eventually he will acquire skill and judgment which he himself will be able to utilize as an operator. When such a preceptor system is practiced, it is important that the assistant be given some surgery of his own to do while he is still young. If a man is forced to think of himself only as a perennial assistant, this frame of mind will kill his ability to accept responsibility of his own. However, many must learn their operative gynecology under less favorable circumstances than those of the fortunate resident or assistant. This volume should be of value to those who, by self-instruction, must acquire a certain degree of operative skill. Finally, it must be admitted that more gynecology is practiced today by general surgeons in this country than by gynecologists. Although this is not ideal, circumstances make it necessary, and much of this gynecologic surgery is well done. It is hoped that many general surgeons will use this volume as a reference book.

In connection with general surgery, it is only fair to say that much has come to gynecology by way of general surgeons of the old school, who practiced general surgery in the broadest sense. Now that gynecology and/or obstetrics has become a specialty unto itself, it is well in our training of men not to swing too far from general abdominal surgery. In spite of the most careful preoperative investigation, mistakes in diagnosis will be made, and at times, the gynecologist will be called upon to take care of general surgical conditions in the region of lower abdomen and the rectum. With this in mind, the author has included in this volume a consideration of a few of the commoner general surgical conditions occasionally encountered incident.

Dr. Richard Te Linde
1946

目　录

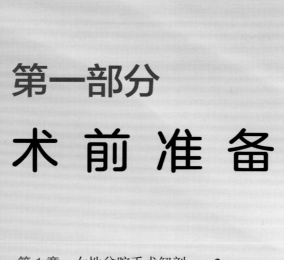

第一部分
术 前 准 备

第 1 章

女性盆腔手术解剖

Marlene M. Corton, John O. L. DeLancey

腹壁	骨盆底	间隙
皮肤和皮下组织	会阴膜	尿道支持
肌腱膜层	会阴体	**腹膜外手术间隙**
腹壁血供和神经支配	骨盆后三角：坐骨肛门窝	前后陷凹
其他腰丛分支	肛门括约肌	耻骨后 / 膀胱前间隙
外阴和勃起组织	肛提肌	膀胱阴道间隙和膀胱宫颈间隙
外阴皮下组织	**盆腔器官**	直肠阴道间隙
浅层间隙	生殖器官	骶棘韧带和坐骨大孔区域
阴部神经和血管	下泌尿道	**腹膜后间隙和侧盆壁**
阴部神经的终末分支	乙状结肠和直肠	骨盆缘以上的腹膜后结构
勃起组织的自主神经支配	**盆腔结缔组织**	骶前间隙
淋巴引流	子宫韧带	盆腔腹膜后间隙
股内侧间室	阴道结缔组织附着物和腹膜外手术	淋巴

腹壁

　　腹壁上界亦即胸腔下界(第 7~12 肋骨)，腹壁下界由髂嵴、腹股沟韧带和耻骨构成，其后外侧界止于腰椎及其邻近的肌肉。充分了解腹壁解剖结构将有助于外科医师快速而安全地进入腹腔。表 1.1 对腹壁层次进行了概述，下文将详述。

皮肤和皮下组织

　　腹部皮肤真皮层中的纤维沿一条略微弯曲向上的弧线横向走行，这种横向走行的特点导致在取纵切口时会产生有更大的皮肤张力并产生较宽的瘢痕。

　　腹部皮肤层以下为皮下组织层，由固定的脂肪颗粒(globules of fat)构成，并由一系列分支纤维间隔支撑。皮下组织的浅层为脂肪层(旧称 Camper 筋膜)，脂肪占主导，纤维组织较少；深层为膜性层(旧称 Scarpa 筋膜)，靠近腹直肌鞘，主要为纤维组织。脂肪层和膜性层之间并无明确分界，只是代

表 1.1
腹壁层次结构
皮肤
皮下组织
脂肪层(Camper 筋膜)
膜性层(Scarpa 筋膜)
肌腱膜层
腹直肌鞘——由腹外斜肌、腹内斜肌和腹横肌(侧腹肌)的腱膜构成。容纳腹直肌和锥状肌(垂直肌)，中间融合于白线，外侧缘为半月线
腹直肌鞘前层——由腹外斜肌腱膜和腹内斜肌腱膜前层构成
腹直肌鞘后层——由腹内斜肌腱膜后层和腹横肌腱膜构成
弓状线——腹直肌鞘后层的下界，大约是脐到耻骨嵴距离的 1/3，在此线以下，腹直肌的后表面直接与腹横筋膜相连
腹横筋膜
腹膜外脂肪
腹膜

表皮下组织的不同区域。膜性层在腹部侧外方发育最完善，在取低位横切口时，其在腹直肌鞘外侧缘显露最明显，而在正中纵切口时则无法清晰显现。

肌腱膜层

皮下组织深层为肌肉和纤维组织（"筋膜"），起到支撑腹部脏器并控制下肢运动的作用（图 1.1 和图 1.2）。该层的肌肉分为两组：中线的竖直肌（腹直肌和锥状肌）和外侧的侧腹肌（腹外斜肌、腹内斜肌和腹横肌）。筋膜，确切地称为腹直肌鞘，由这些肌肉的宽阔片状肌腱构成，肌腱形成腱膜，并与对侧的相应腱膜融合。

腹直肌和锥状肌

每对腹直肌均起自胸骨和第 5~7 肋软骨，止于耻骨前表面。每块肌肉有 3~4 个腱划，其作为纤维间隔使肌肉牢牢附着在腹直肌鞘上。通常，它们位于脐上区域，有时在脐下方也可见到。在腱划处，

腹直肌鞘与腹直肌紧密结合，难以分离（例如，在 Pfannenstiel 切口时）。

锥状肌自耻骨发出，走行于腹直肌前方，于耻骨联合上方几厘米处嵌入白线，个体间变异较大。由于锥状肌与中线结合紧密，难以被钝性分离。

侧腹肌

腹直肌外侧是宽且平的侧腹肌，侧腹肌腱膜连接形成腹直肌鞘，覆盖腹直肌。鉴于其重要性，腹直肌鞘将在下文中作重点讨论。

腹外斜肌位于最外层，近端起自下位 8 对肋骨表面（第 5~12 肋骨），肌纤维斜向内下延展，远端形成宽阔的腱膜嵌入髂嵴、耻骨结节和白线。腹外斜肌腱膜下缘增厚，其游离后缘形成腹股沟韧带。腹内斜肌起于髂嵴前 2/3 及腹股沟韧带外侧，肌纤维向内上方向扇形走行，其胸腰部筋膜止于第 10~12 肋骨下缘、耻骨联合和白线。在大部分区域，腹内斜肌纤维与腹外斜肌垂直，然而在下腹部，腹内斜肌纤维下缘呈弓状，其走行方向与腹外

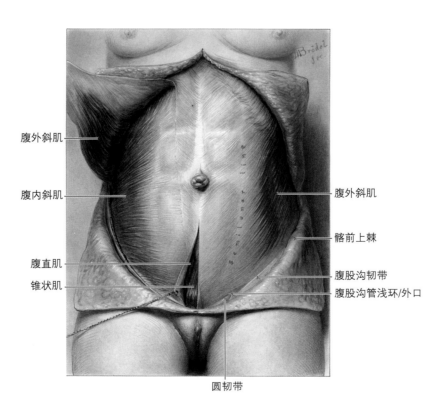

图 1.1　腹外斜肌、腹内斜肌和锥状肌（The original illustration is in the Max Brödel Archives in the Department of Art as Applied to Medicine, The Johns Hopkins University School of Medicine, Baltimore, MD, USA. Used with permission.）

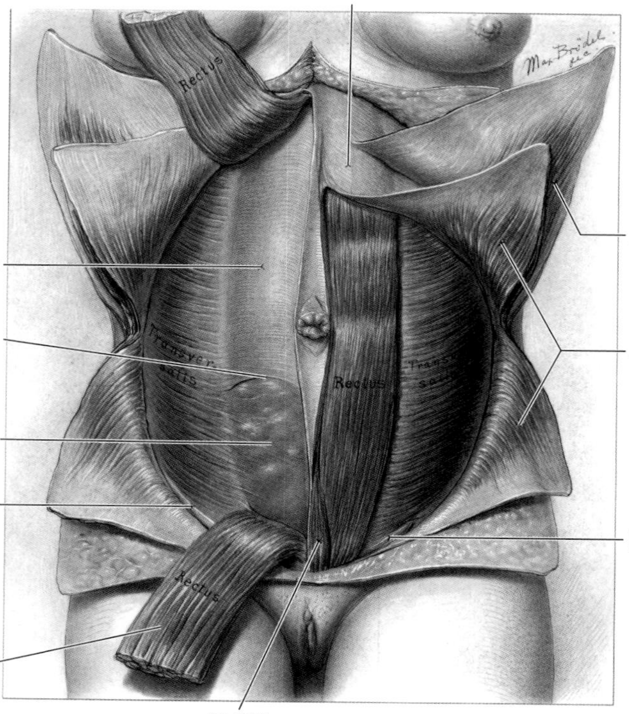

图 1.2 腹壁肌肉和腹直肌鞘（The original illustration is in the Max Brödel Archives in the Department of Art as Applied to Medicine, The Johns Hopkins University School of Medicine, Baltimore, MD, USA. Used with permission.）

斜肌相似。

　　腹横肌，顾名思义，其位于三组扁平肌肉的最深层，且主要为横向走行。腹横肌肌纤维起自下位6对肋软骨（第 7~12 肋骨）、胸腰筋膜、髂嵴和腹股沟韧带外 1/3，远端止于耻骨嵴、耻骨联合和白线。腹横肌的下缘与腹内斜肌融合形成腹股沟镰，也称联合腱。这种融合解释了为什么在取下腹部横切口时，切口侧端部分只能看到两层。联合腱的腱膜纤维附着于耻骨嵴和耻骨梳，它在腹股沟管浅环后方与腹横筋膜一起形成腹股沟管后壁。联合腱薄弱可导致腹股沟直疝。腹横肌和腹内斜肌的弓状下缘形成腹股沟管的上界（顶）。

　　虽然侧腹肌的纤维并非完全平行，但其主要走行为横向，其对所附肌纤维的横向牵拉，导致腹直肌鞘内的垂直切口缝合线比横向切口缝合线承受更大的张力，因此，纵切口更容易裂开。

腹直肌鞘

　　腹外斜肌的肌纤维在近锁骨中线处形成腱膜，

这一分界在下腹部逐渐外移（图 1.3）。在下腹部下缘，腹内斜肌的肌纤维比腹外斜肌更靠近中线。因此，在下腹部低位横切口时，可以在腹外斜肌腱膜下方看到腹内斜肌的纤维（图 1.4）。

　　此外，腹内斜肌和腹横肌之间存在神经血管平面，其对应于肋间隙的类似平面，包含支配腹壁前外侧的神经和动脉。在前腹壁，这些神经和血管自神经血管平面发出，主要分布于皮下组织。尽管很难，但手术时应尽可能识别并保留该处神经，避免损伤神经血管平面。例如，妇科手术常用的低位横切口不可超过腹直肌外侧缘，以免损伤神经和腹壁下血管。另外，应避免在切口边缘以外使用缝线，因其可能会损伤髂腹下神经或髂腹股沟神经，导致相应损伤或疼痛，后文将详述（见髂腹下和髂腹股沟部分）。

　　对外科医师而言，腹直肌鞘的许多特性都很重要（图 1.4）。在其下 1/4，腹直肌鞘完全位于腹直肌前面。此处之上，分开穿行于腹直肌的前后两面，从而形成腹直肌鞘的前层和后层。两者之间以弓

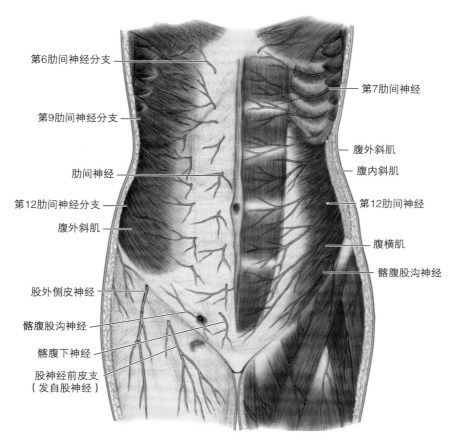

第6肋间神经分支

第9肋间神经分支

肋间神经

第12肋间神经分支

腹外斜肌

股外侧皮神经

髂腹股沟神经

髂腹下神经

股神经前皮支
（发自股神经）

第7肋间神经

腹外斜肌

腹内斜肌

第12肋间神经

腹横肌

髂腹股沟神经

图 1.3　腹壁的神经支配。右：腹横肌、腹内斜肌和腹直肌的深部神经支配。左：穿出腹外斜肌和筋膜后的浅部神经及皮神经支配。图中也显示了腹股沟和股部的神经支配

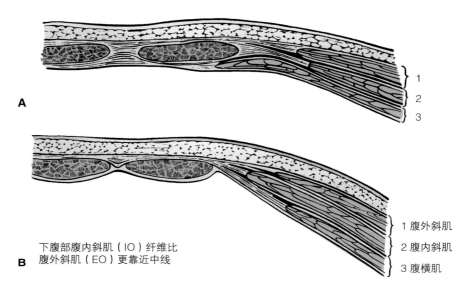

A

1
2
3

下腹部腹内斜肌（IO）纤维比
B 腹外斜肌（EO）更靠近中线

1 腹外斜肌
2 腹内斜肌
3 腹横肌

图 1.4　弓状线上、下的下腹壁横断面。1. 腹外斜肌；2. 腹内斜肌；3. 腹横肌。A. 弓状线（半月线）以上：腹直肌鞘前层（灰色）由腹外斜肌腱膜和腹内斜肌腱膜前层构成，腹直肌鞘后层由腹横肌腱膜和腹内斜肌腱膜后层构成。B. 弓状线以下：所有腱膜均参与形成腹直肌鞘，腹直肌缺乏腹直肌鞘后层，而与腹横筋膜直接相连

状线为界,弓状线大约位于耻骨结节内侧、脐与耻骨嵴连线的前 1/3 处。在弓状线以上,腹直肌鞘的前后两层在中线处汇合,即白线,在 Pfannenstiel 切口时,通常需要将其锐性分离。在弓状线以下,腹直肌与腹横筋膜相连,故延伸至脐或脐上的纵切口需要切开后鞘。

腹直肌的外侧缘以半月线为界,半月线是起自第 9 肋软骨并呈弓形延伸至耻骨结节的弯曲腱线。它由腹内斜肌腱膜包绕腹直肌并在前方由腹外斜肌腱膜和腹横肌腱膜加强而形成。弓状线并不总是在腹内斜肌、腹外斜肌和腹横肌的融合处:在弓状线以上,腹内斜肌腱膜分为腹直肌鞘前层和后层,在弓状线以下,腹横筋膜位于腹直肌正后方。取下腹部横切口时,腹外斜肌腱膜和腹内斜肌腱膜在中线附近往往是可分离的。穿过半月线的疝称为半月线疝或侧腹疝。

腹股沟管位于腹壁肌肉筋膜层的下缘,位于腹股沟韧带上方并与之平行。腹股沟中点位于耻骨联合和髂前上棘之间,此处可触及股动脉搏动。腹股沟管有两个开口,即腹股沟管浅环和深环(译者注:即腹股沟管外口和内口)。在胚胎期,腹股沟管由腹膜(鞘状突)和腹部肌肉组织所构成,鞘状突关闭不全可导致腹股沟斜疝,即腹膜囊或潜在肠袢于腹壁下血管外侧通过腹股沟管深环进入腹股沟管。女性圆韧带自腹股沟管穿过并延伸至大阴唇(译者注:止于耻骨结节)。此外,髂腹股沟神经和生殖股神经的生殖支也经过此管。

腹横筋膜、腹膜和膀胱投影

腹横筋膜是位于肌层和腹膜之间覆盖盆腹腔周围的一层纤维组织,位于腹直肌之下耻骨弓之上,在腹部切口时可见(图 1.2)。它被一层可变的腹膜外脂肪组织(也称为腹膜前脂肪)与腹膜分开。腹横筋膜经常被切开或钝性与膀胱分离,以使该区域的组织"逐层向下"分离,这是自腹膜外进入耻骨后间隙时,最后穿透的组织层。

腹膜是由单层上皮细胞和结缔组织构成的浆膜,衬于腹腔并覆盖腹部脏器。在脐以下,腹前外侧壁的腹膜形成 5 条向脐方向汇聚的皱襞(图 1.5)。由脐延伸至膀胱顶者是脐正中襞,内含脐正中韧

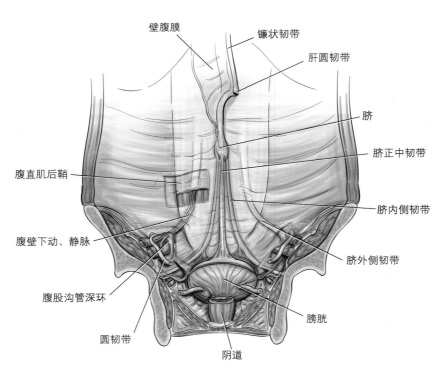

图 1.5 腹前壁的腹腔内视图,图示 5 条腹膜皱襞:脐正中襞(内含脐正中韧带),成对的脐内侧襞(内含脐内侧韧带)和脐外侧襞(内含腹壁下动脉和静脉)。注意所有脐腹膜皱襞(韧带)在脐部融合

带,是胚胎时期脐尿管的遗迹;脐正中襞稍外侧是成对的脐内侧襞,内含脐内侧韧带,是胚胎期脐动脉闭锁后的遗迹;脐外侧襞包绕腹壁下动脉和静脉,若被切断可导致严重出血。

　　膀胱在腹壁上的投影呈三角形,其顶端与脐正中韧带相融合。由于位置最高的膀胱顶位于中线处,故旁正中切口不易造成膀胱损伤。

脐部

　　脐部是一个重要的外科标志,也是内镜手术中的最常见入路。腹壁前外侧各层在脐处融合(图 1.5)。脐部一般与第 3、第 4 腰椎间盘水平,即髂静脉汇入形成腔静脉以及腹主动脉分叉处。脐周围皮肤由第 10 胸脊神经(T_{10} 皮区)支配。脐部包含脐环,是白线的一个缺陷,胎儿的脐血管通过此处进出脐带和胎盘,该处易发生脐疝。肝圆韧带、脐正中和脐内侧韧带以不同的排列方式附着于脐环上。脐筋膜由脐后的腹横筋膜增厚形成,可能与膀胱内脏筋膜向上延伸有关(脐膀胱筋膜)。

腹壁血供和神经支配

腹壁血管

　　了解腹壁血管的走行有助于外科医师在腹部切口或腹腔镜套管穿刺器(troca)穿刺时预测其位置(图 1.6)。腹壁血管可分为供应皮肤和皮下组织以及供应肌肉筋膜层的血管。

　　供应皮肤和皮下组织的血管分为 3 组。腹壁浅血管位于皮下组织中,自股血管发出向脐部斜行走行,起初为单一动脉,在接近脐部时广泛分支。其位置可以在皮肤和肌筋膜层之间,在股动脉搏动点和脐的连线上。阴部外动脉从股动脉发出并斜行向内侧延伸,为阴阜区供血,靠近中线时,其广泛分支,此处出血通常比腹部皮下区域更严重。旋髂浅血管自股血管发出,向侧腰走行。

　　下腹壁深层的肌筋膜层血供与皮下血管平行。腹壁下动脉和旋髂深动脉自髂外动脉发出,其走行与相对应的浅表动脉平行(图 1.6)。旋髂深动脉位于腹内斜肌和腹横肌之间。腹壁下动脉及其两条同名静脉起自腹直肌外侧缘,斜行向脐走行,并在耻脐连线中点处穿过腹直肌侧缘。在血管穿入腹

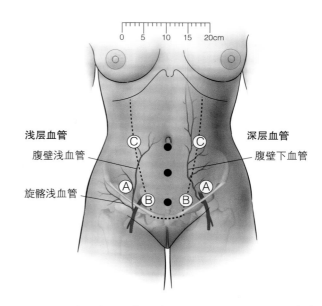

图 1.6　腹壁血管的正常变异。A、B、C 点示意腹腔镜套管穿刺器穿刺的安全点,虚线代表腹直肌的外侧缘(Reprinted from Hurd WW, Bude RO, DeLancey JOL, et al. The location of abdominal wall blood vessels in relationship to abdominal landmarks apparent at laparoscopy. *Am J Obstet Gynecol* 1994; 171(3):642-646, with permission. Copyright © 1994, Elsevier.)

直肌之前,它们位于该肌肉外侧、腹横筋膜深面,穿过腹直肌外侧缘之后,它们走行于该肌肉的背面,在肌肉与腹直肌后鞘之间,进入腹直肌鞘后它们广泛分支,不再为单一的血管干。腹壁下血管与腹直肌外缘之间的夹角为腹股沟三角(Hesselbach 三角)的顶点,底为腹股沟韧带。该三角区为腹股沟直疝从腹壁下血管向内侧突出的区域。在脐部周围,腹壁下动脉与腹壁上动脉吻合,腹壁上动脉为胸内动脉的一个分支。

　　腹腔镜穿刺套管针于下腹部侧方穿刺时易损伤腹壁下血管和腹壁浅血管,腹壁下动脉和腹壁浅动脉向脐部的走行相似。了解这些血管的典型位置有助于将穿刺损伤降至最低,减少出血和血肿的可能性。在耻骨联合上方水平,这些血管距中线约 5.5cm,而在脐水平这些血管距中线约 4.5cm(图 1.6)。因此,在这些关键点连线的外侧或内侧穿刺可以最大限度地减少潜在的血管损伤。此外,在腹腔镜下,腹壁下血管的位置通常可以透过腹膜层直接看到(图 1.5);而在体形较瘦的患者,通过腹腔镜光源透视往往就可以看到腹壁浅血管;腹壁下血管恰好位于圆韧带进入腹股沟管深环处的内侧(图 1.7)。

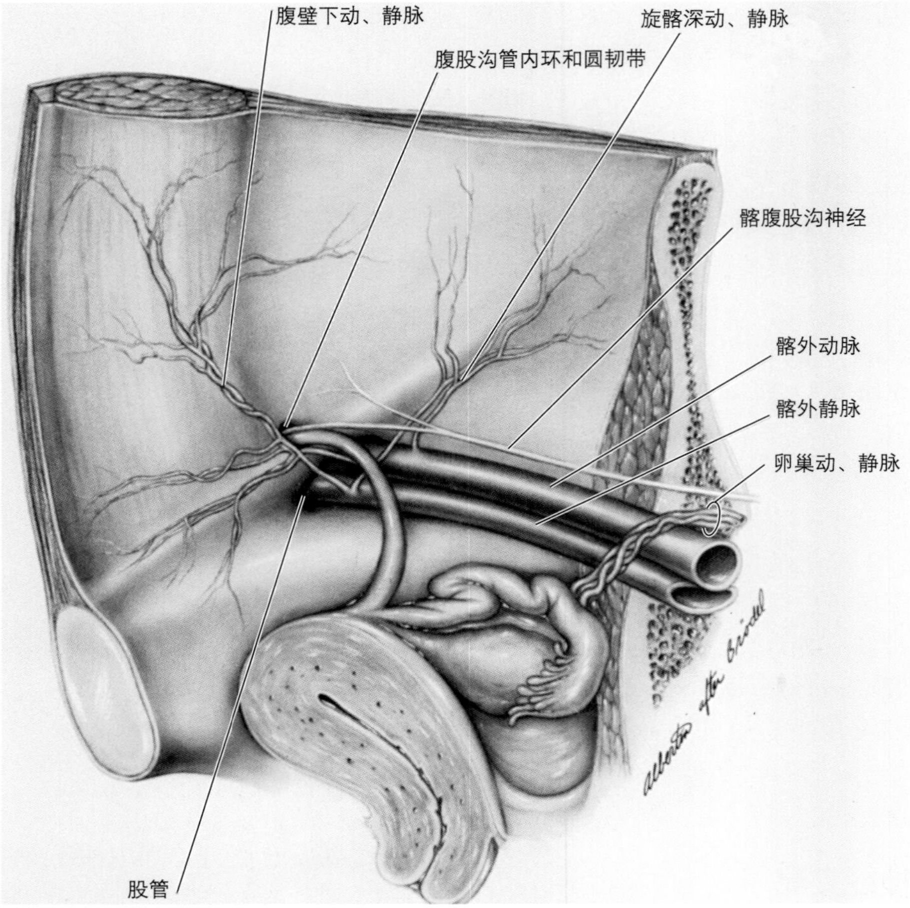

图 1.7　女性骨盆矢状面,图示腹股沟处解剖。注意当圆韧带进入腹股沟管深环时,腹壁下动、静脉恰位于圆韧带的内侧(The original illustration is in the Max Brödel Archives in the Department of Art as Applied to Medicine,The Johns Hopkins University School of Medicine,Baltimore,MD,USA. Used with permission.)

腹壁神经支配

支配腹壁的神经(图 1.3)起自第 7~11 肋间神经、肋下神经(T_{12})、髂腹下神经和髂腹股沟神经(均为 L_1)的腹部延伸。T_{10} 皮区支配脐部。

腹壁的皮肤感觉神经源自肋间神经、髂腹下神经和髂腹股沟神经,在发出腹外侧皮支后,每条肋间神经均自腹直肌鞘外侧缘穿出,分出侧支终止于腹直肌。该分支穿过肌肉和腹直肌鞘,作为腹前皮支支配皮下组织和皮肤。沿腹直肌外侧缘的手术切口会导致肌肉去神经支配,从而导致肌肉萎缩和腹壁薄弱。行 Pfannenstiel 切口时,将腹直肌鞘从肌肉上分离会拉伸该处穿行神经,或为止血行伴行动脉的结扎或灼凝时损伤穿行神经,都会导致皮肤麻木。

髂腹下神经和髂腹股沟神经(图 1.8)在腹壁的髂前上棘内侧走行,前者分布于耻骨上区域皮肤,后者分布于下腹壁,发出分支通过腹股沟管,支配大阴唇上部(阴唇前神经)和大腿内侧区域。在缝合横切口或下腹部穿刺置入套管时,可卡压或切断髂腹股沟神经和髂腹下神经,导致慢性疼痛综合征,在术后数月至数年内表现出症状。如果套管穿刺口取于髂前上棘上方,或低位横切口未延伸到腹直肌外缘以外,则可将髂腹下神经和髂腹股沟神经损伤的风险降到最低。

其他腰丛分支

妇科手术会损伤生殖股神经(L_1、L_2)和股外侧皮神经(L_2、L_3)。生殖股神经位于腰大肌的前表面(图 1.9),切口牵开器卡压会造成其损伤,导致大腿

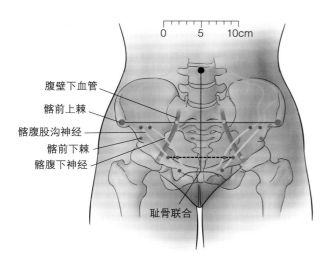

图 1.8　腹部神经血管的走行在前腹壁的投影及其与手术相关的重要标识（Redrawn from Rahn DD, Phelan JN, Roshanravan SM, et al. Anterior abdominal wall nerve and vessel anatomy: clinical implications for gynecologic surgery. *Am J Obstet Gynecol* 2010; 202（3）: 234. e1-234.e5. Copyright © 2010 Elsevier. With permission.）

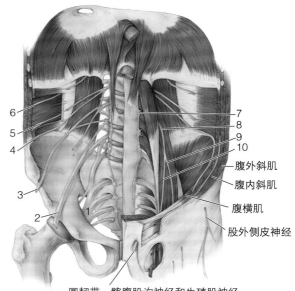

圆韧带、髂腹股沟神经和生殖股神经
生殖支（横断面）自腹股沟浅环穿出

图 1.9　腰丛神经。1. 坐骨神经；2. 股神经；3. 股外侧皮神经；4. 髂腹股沟神经；5. 髂腹下神经；6. 肋下神经；7. 交感干和神经节；8. 生殖股神经；9. 生殖股神经股支；10. 生殖股神经生殖支（Reprinted with permission from Bigeleisen PE, Gofeld M, Orebaugh SL. *Ultrasound-guided regional anesthesia and pain medicine*, 2nd ed. Philadelphia, PA: Wolters Kluwer, 2015. Figure 35.9.）

内侧和阴唇外侧的皮肤麻木，其也可在盆腔淋巴结切除术和腰大肌悬吊输尿管再建术中被损伤。股外侧皮神经在髂肌上方穿过，走行于髂前上棘内侧、腹股沟韧带下方，其可被腰大肌外侧的牵开器叶片或截石位过度屈曲的髋关节卡压，导致大腿前外侧区域皮肤麻木。如伴疼痛，则常称为感觉异常性股痛。

股神经（L$_2$~L$_4$）作为腰丛最大的分支，也可能在妇科手术时受损伤。在大骨盆（假骨盆），它始于腰大肌的下外侧表面（图 1.9），至腹股沟韧带深面穿出，支配大腿前群肌肉，并为大腿前侧和小腿内侧提供感觉神经支配（图 1.10）。腹部手术中，股神经损伤可能是由牵开器叶片压迫造成；在经阴手术中，截石位是常见股神经损伤的原因。当大腿过度屈曲（大于 90°）、髋关节过度外展和 / 或外旋时，可引起腹股沟韧带下的股神经压迫。股神经损伤的临床表现包括：屈髋无力、伸膝不能、髌骨反射消失以及大腿前侧和小腿内侧感觉缺失。

闭孔神经（L$_2$~L$_4$）是穿过小骨盆（真骨盆）的唯一腰丛分支（图 1.11），它穿闭孔管出盆腔，分布于大腿支配大腿内侧的内收肌和皮肤。在进行盆腔淋巴结切除术、尿失禁或盆底支持修复术等

需要进入耻骨后间隙或股筋膜室时，闭孔神经可能受到损伤。闭孔神经损伤的临床表现包括大腿内收不能或无力以及大腿内侧感觉缺失。如果术中确认闭孔神经横断，最好请外科会诊，因为显微外科修复技术几乎可以完全恢复其运动功能。

外阴和勃起组织

阴部或外阴是女性外生殖器的一部分，位于会阴前三角的会阴浅层间隙（superficial pouch）（图 1.12~ 图 1.14）。会阴可分为前三角区和后三角区，它们沿着坐骨结节连线共享同一个基底（图 1.13）。会阴三角区的外边界即骨性骨盆出口的边界：前外侧为耻骨弓和坐骨耻骨支，后外侧为骶结节韧带和尾骨。前三角区的填充组织（表 1.2）具有与腹壁类似的层次结构，具体来说，皮肤和皮下组织覆盖筋膜层（会阴膜）。会阴前、后三角区的上边界为肛提肌下筋膜。

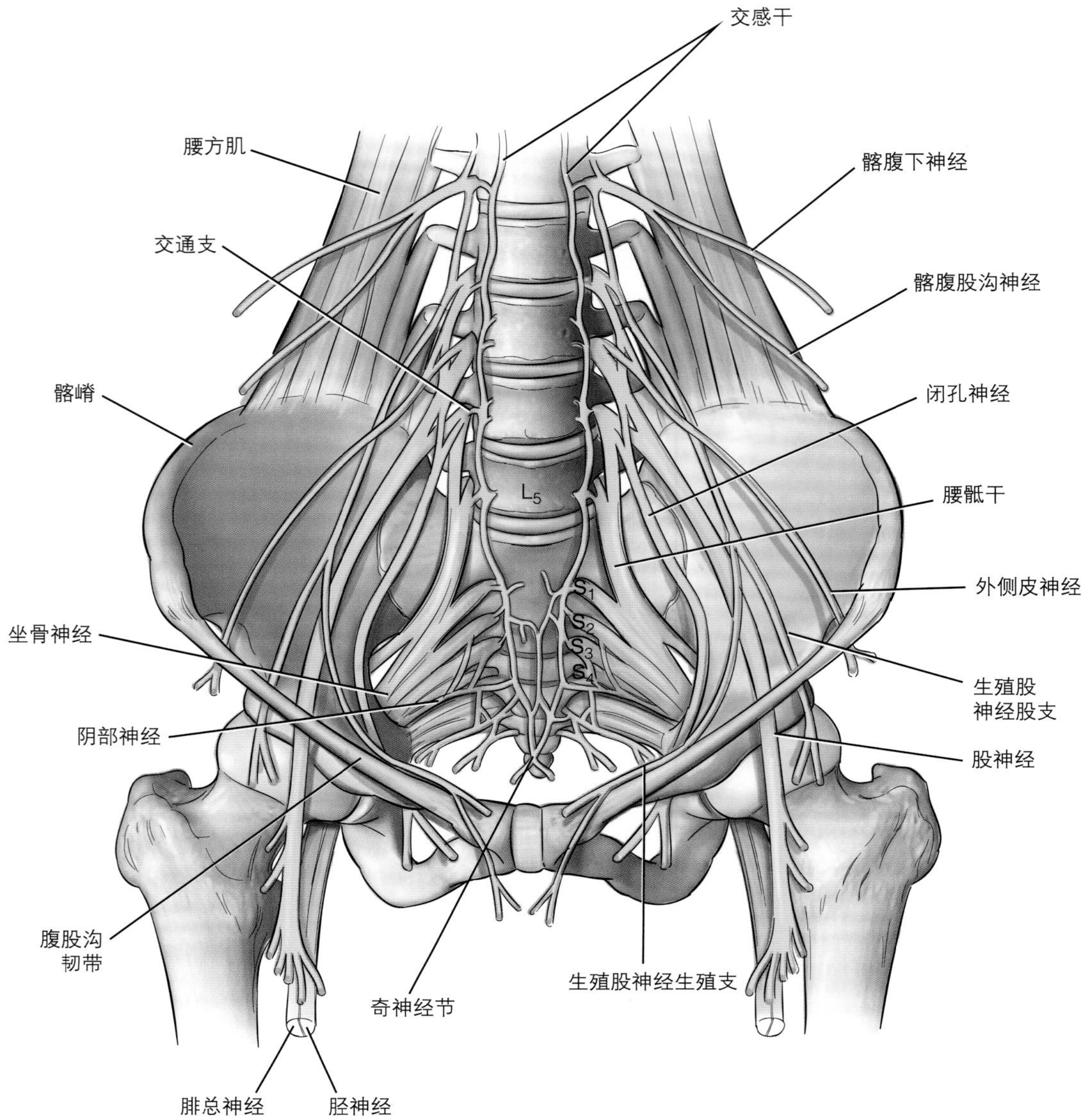

图 1.10 腰骶丛神经。注意截石位手术时可能压迫穿行于腹股沟韧带深面的多个神经分支（股神经、股外侧皮神经和生殖股神经股支）（Reprinted with permission from Agur AM, Dalley AF. *Grant's atlas of anatomy*, 14th ed. Baltimore, MD: Wolters Kluwer, 2016. Figure 4.78.）

表 1.2
会阴前三角的层次和间隙
皮肤
皮下会阴间隙
脂肪层（Camper 筋膜）
膜性层（Colles 筋膜）
会阴浅层间隙
会阴肌肉筋膜浅层（下界）
阴蒂和阴蒂脚
前庭球
前庭大腺（巴氏腺）

表 1.2
会阴前三角的层次和间隙（续表）
坐骨海绵体肌
球海绵体肌
会阴浅横肌
会阴深层间隙
会阴膜（下界）
尿道外括约肌
尿道膜部括约肌
尿道阴道括约肌

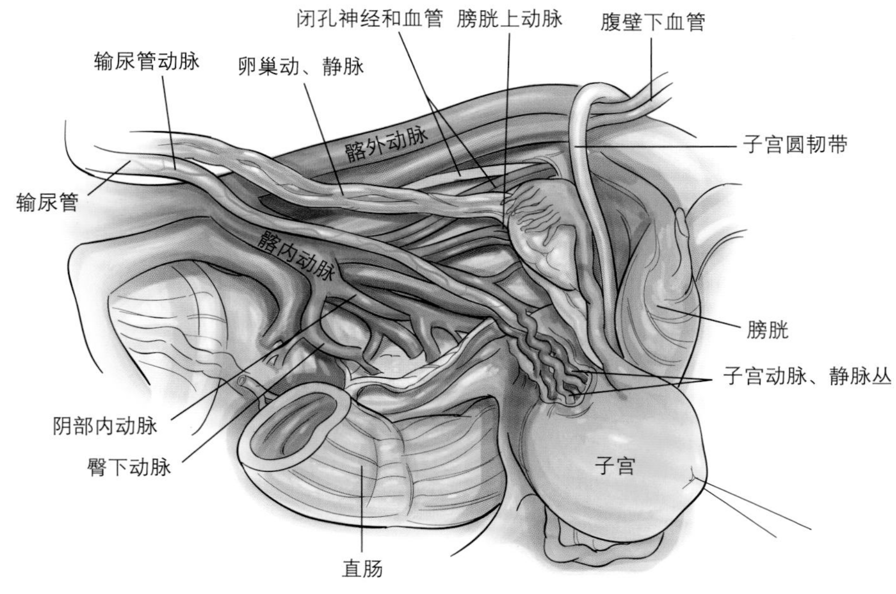

闭孔神经和血管　膀胱上动脉　腹壁下血管

输尿管动脉　卵巢动、静脉

髂外动脉

子宫圆韧带

输尿管

髂内动脉

膀胱

阴部内动脉

子宫动脉、静脉丛

臀下动脉

子宫

直肠

图 1.11　盆腔动、静脉

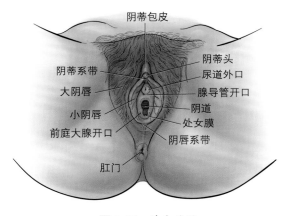

阴蒂包皮

阴蒂系带　　　　　　阴蒂头

尿道外口

大阴唇　　　　　　腺导管开口

小阴唇　　　　　　阴道

处女膜

前庭大腺开口　　阴唇系带

肛门

图 1.12　外生殖器

外阴皮下组织

外阴的组成位于耻骨之上并于耻骨弓下向后延伸(图 1.12),包括阴阜、阴唇、前庭、阴蒂和相关的勃起组织及其肌肉。阴阜为覆盖在耻骨上的一层脂肪垫,被覆毛发。大阴唇自阴阜两侧向后延伸,由类似的生发皮肤和脂肪组织组成,其中包含了子宫圆韧带的止点和闭塞鞘突(obliterated vaginal process)(Nuck 管)。圆韧带的存在可导致该区域平滑肌瘤的产生,而成人的闭锁鞘突可能是由胚胎遗迹扩张形成。Nuck 管不完全闭合可导致腹股沟斜疝或鞘膜积液,在女性中罕见。双侧大阴唇在阴部裂的前方、阴阜下方会合形成

大阴唇前连合,后连合则指会阴体皮肤的前部或上部。

两侧大阴唇之间为小阴唇、前庭和阴蒂头。小阴唇是无毛发的皮肤皱襞,每侧都在阴蒂头的前面和下面分开。前皱襞会合形成阴蒂包皮的远端,部分或完全覆盖阴蒂头,通常称为阴蒂冠;后皱襞在阴蒂下方形成阴蒂系带。小阴唇在后方中线处融合形成阴唇系带或小阴唇系带。

与大阴唇的皮肤不同,小阴唇和前庭的皮肤结构无脂肪层,而是结缔组织层,组织较松散,允许皮肤层在性交时移动。小阴唇和前庭区域皮肤与皮下组织的松散附着,使得该处的皮肤在外阴切除术时很容易与下层组织分离。由于靠近阴蒂和前庭球,小阴唇是高度敏感的组织。临床上,小阴唇的形状和大小差异很大。部分女性一侧或两侧小阴唇,可明显地延伸超出大阴唇之外,并在性交或其他活动中被撤入阴道,如果伴发性交困难或疼痛,可通过手术进行小阴唇缩小术。因小阴唇有丰富的感觉神经支配,小阴唇缩小术可能导致感觉迟钝和感觉异常等并发症。此外,慢性皮肤病如硬化萎缩性苔藓(lichen sclerosus)可能导致小阴唇严重萎缩或消失。切除阴蒂包皮或其邻近皮肤及下方结缔组织的手术,可能会导致阴蒂背神经损伤,该神经的走行将与其他阴部末梢神经分支一起在后文中讨论。

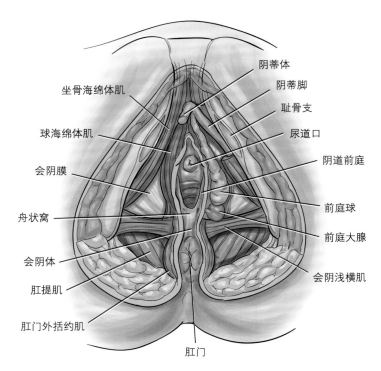

坐骨海绵体肌

球海绵体肌

会阴膜

舟状窝

会阴体

肛提肌

肛门外括约肌

阴蒂体

阴蒂脚

耻骨支

尿道口

阴道前庭

前庭球

前庭大腺

会阴浅横肌

肛门

图 1.13　会阴前三角和后三角。图示会阴前三角浅层间隙内的结构及其与会阴膜的关系

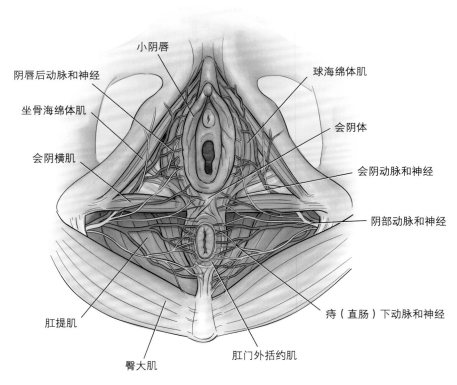

小阴唇

阴唇后动脉和神经

坐骨海绵体肌

会阴横肌

球海绵体肌

会阴体

会阴动脉和神经

阴部动脉和神经

痔（直肠）下动脉和神经

肛提肌

臀大肌

肛门外括约肌

图 1.14　阴部神经和血管

在前庭后外侧区域,在处女膜环外侧距处女膜或处女膜痕 3~4mm 处,可见前庭大腺(Bartholin 腺,巴氏腺)腺管,较小的前庭腺开口自此点向前延伸,平行于处女膜环,并向尿道外口延伸。尿道口位于阴道前方、阴蒂后方,略微突出于周围前庭皮肤。尿道口两侧各有两个小皱襞,该处可见尿道旁腺(paraurethral glands)导管的末端开口,通常称为 Skene 导管,开口于这些褶皱的内部,暴露尿道外口时可以看到小的点状开口。

在外阴皮肤内含特有的腺体(specialized glands),如腺体增大,则需要手术切除。大阴唇的皮脂腺与毛干相连,在小阴唇内它们则是相互独立的。由于皮脂腺位置靠近表皮,故增大后易被发现。此外,在阴道口和肛门外侧,除了正常的外泌汗腺(eccrine sweat glands)外,还有大量的顶泌汗腺(apocrine sweat glands)。顶泌汗腺的结构随着月经周期的变化而变化,在月经前期分泌活动增加,它们可以发生慢性感染如化脓性汗腺炎,或肿瘤性增大如汗腺瘤,这两种情况可能都需要手术治疗。外阴皮肤的外泌汗腺很少出现异常,但有时会形成明显的肿块,如汗管瘤。

大阴唇的皮下组织在组成上与腹壁相似,由脂肪小叶和结缔组织隔膜交织而成。虽然皮下组织没有明确的层次,但脂肪和纤维组织的相对数量存在区域性差异。与腹部相似,浅层区域脂肪占主导地位,为脂肪层,在此区域,有来自前腹壁脂肪的延续,包含了平滑肌和子宫圆韧带的末端,被称为指状脂肪组织(finger-shaped process of fat)。

外阴深层脂肪含量较少,交错的纤维结缔组织隔膜比脂肪层更明显,这一纤维层被称为膜性层(旧称 Colles 筋膜),与腹部的膜性层(Scarpa 筋膜)相似。膜性层之间的附着或膜性层与其他结构的附着具有临床意义。皮下组织内交错的纤维间隔在外侧附着于坐骨耻骨支,在后方与会阴膜(旧称泌尿生殖膈)后缘融合,然而,在前方,它与耻骨支之间并无连接,这使得该层深部的区域和腹壁之间可以连通。这些附着在坐骨耻骨支和会阴膜后部的纤维附着限制了血肿或感染向后外侧膜性层深处的扩散,但允许扩散到腹部。这一临床发现认为膜性层是区别于缺乏此类连接的浅表脂肪层,而独立存在的结构。血肿或感染也可能从腹部皮下层扩散到相应的会阴层。在腹腔镜手术中,二氧化碳外渗到皮下层(无论是由于穿刺套管移位还是手术时间过长),可导致皮下气肿从腹壁皮下组织延伸至会阴皮下层。

浅层间隙

会阴肌肉浅层筋膜与会阴膜之间的区域,包括阴蒂、阴蒂脚、前庭球、坐骨海绵体肌和球海绵体肌,称为会阴浅层间隙(图 1.13)。会阴深层间隙位于会阴膜深处区域,稍后讨论。

勃起体(阴蒂体、阴蒂脚和前庭球)及其在浅层间隙的相关肌肉位于会阴膜的尾侧表面。阴蒂是一个复杂的具有勃起和高敏感性的器官,与阴茎同源,在胚胎学上也来源于生殖结节。与阴茎不同之处在于,阴蒂在功能上与尿道无关,其主要功能是性唤起和性高潮。阴蒂由位于中线的阴蒂体、顶端的阴蒂头和一对阴蒂脚构成。阴蒂体通过皮下的阴蒂悬韧带和裈状韧带悬吊在耻骨上。阴蒂裈状韧带是由耻骨联合上方的白线延伸下沉的皮下组织纤维聚集而成,在与阴蒂筋膜融合之前分裂并包绕阴蒂体,同悬韧带一起,发挥支持和固定阴蒂体的作用。一对阴蒂脚自阴蒂体向下弯曲,牢牢附着在耻骨上,背靠坐骨耻骨支下方,并在中线处会合成阴蒂体。阴蒂体由成对的阴蒂海绵体组成,后者在中线被海绵体隔膜分隔开。海绵体和成对的阴蒂脚都被一层称为白膜的纤维结缔组织覆盖。阴蒂背神经和血管位于白膜之外、阴蒂筋膜之内,与阴蒂悬韧带的深部相连,下文将做讨论。坐骨海绵体肌起自坐骨结节和阴蒂脚的游离面,并终止于阴蒂脚上部或阴蒂体。会阴浅横肌与坐骨海绵体肌共同起自坐骨结节,并横行延伸至会阴体的外侧缘。

成对的前庭球位于前庭皮肤之下,由长 3~4cm 并富含血管的海绵状勃起组织组成。它们后方覆盖着前庭大腺,两侧的球体向前延伸并于前方的球结合处相连接,并就此附着在阴蒂头下表面和阴蒂体上。前庭球由源自会阴体的球海绵体肌覆盖,球海绵体肌和坐骨海绵体肌嵌入阴蒂体并起到向下牵拉阴蒂的作用。会阴浅三角的所有肌肉,球海绵体肌、坐骨海绵体肌和会阴浅横肌都被一层筋膜覆盖,该筋膜与阴蒂筋膜相延续,称为会阴筋膜。

前庭大腺位于前庭球的尾端,由内衬鳞状上皮的导管与前庭黏膜相连。该腺体位于会阴膜上,在球海绵体肌的下方。前庭球富含血管组织及其与前庭大腺的密切关系是前庭大腺切除术中出血的主要原因。

会阴膜和会阴体对支撑骨盆器官非常重要,将在盆底一节中进行讨论。

阴部神经和血管

阴部神经是会阴的主要感觉神经和运动神经,其在会阴的走行及分布与源自髂内血管的阴部内动、静脉伴行(图 1.14),在描述神经的走行和分支时应了解其与血管伴行的特点。

阴部神经源自骶丛(S_2~S_4),其伴行动脉起自髂内动脉前支,经过骶棘韧带后方即坐骨棘内侧穿坐骨大孔出骨盆(图 1.15),随后经坐骨小孔进入阴部管(Alcock 管)。阴部管由覆盖在闭孔内肌内表面的闭孔筋膜分裂形成,其近端大致起自坐骨棘,向远端延伸至坐骨结节。

阴部神经和血管共有三个分支:阴蒂支、会阴支和直肠下支。下面将描述每个神经分支及与之伴行的相应血管的走行和分布。

阴部神经的终末分支

阴部神经的三个终末分支是阴蒂背神经、会阴神经和痔(直肠)下神经,这些神经负责女性外生殖器的感觉功能,并支配会阴浅层肌、部分尿道横纹括约肌和肛门外括约肌的运动功能。

阴蒂背神经。阴蒂背神经是阴蒂的主要感觉神经(图 1.16),穿出阴部管后,该神经仍走行于会阴前三角深层间隙内,紧密附着于坐骨耻骨支的下表面,于靠近坐骨耻骨支下表面穿过会阴膜到达会阴浅层间隙,走行于坐骨海绵体肌和阴蒂脚的深面。在此区域,该神经被附着在坐骨耻骨支骨膜上的致密纤维膜所包绕。在耻骨联合中点外 2~3cm 处,阴蒂背神经从阴蒂脚的下外侧面穿出,然后紧密嵌入阴蒂悬韧带和祥状韧带的纤维结缔组织层内,向阴蒂体背侧面走行。此处,阴蒂背神经的直径保持在 2~4mm。两侧的神经大约在 11 点和 1 点的位置沿着阴蒂体背面走行,其处于阴蒂筋膜深面、海绵体周围白膜层的浅面,在此区域,它向阴蒂包皮的皮肤和海绵体发出小分支,终止于阴蒂头以支配其感觉。这段神经走行于悬韧带深处,并被外

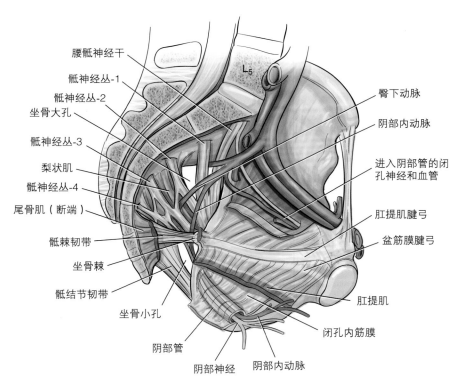

图 1.15　阴部神经和血管在盆腔和阴部管内的走行

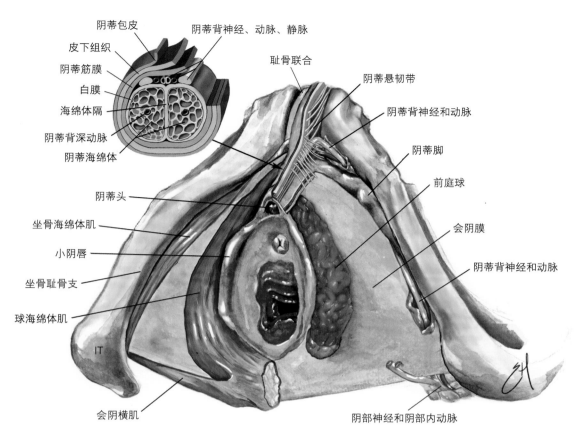

图 1.16　阴蒂及阴蒂背神经的解剖（Illustration by Elizabeth Han.）

阴和包皮皮肤以及它们深面的结缔组织层所覆盖，因此，深达该区域皮下组织的手术操作、骨盆骨折和一些抗尿失禁的手术有损伤该神经的风险，并可能影响阴蒂感觉和性功能。

会阴神经（图 1.14）。会阴神经是阴部神经的最大分支。会阴神经的分支有：阴唇后神经，支配小阴唇和大阴唇除前部以外的所有部位；肌肉支，为会阴浅层间隙的肌肉（坐骨海绵体肌、球海绵体肌和会阴浅横肌）提供运动神经支配，以及为前庭球、前庭和阴道下部提供感觉神经支配。有限的资料表明，会阴神经的分支可支配泌尿生殖括约肌远端或其横纹肌部分（尿道膜部括约肌和尿道阴道括约肌，compressor urethrae and urethrovaginalis），这些肌肉位于会阴深层间隙内。阴蒂背神经也可能为这些结构提供分支。

痔下（直肠下）神经（图 1.14）。直肠下神经支配肛门外括约肌和肛周皮肤。因此，损伤该神经可能导致大便失禁和疼痛综合征。直肠下神经的走行与其他阴部神经分支的不同之处在于，在尸体研究标本中发现大约 50% 的直肠下神经不进入阴部

管。这一发现可能对进入坐骨肛门窝的某些外科手术以及用于止痛的 X 线引导注射有临床意义。

勃起组织的自主神经支配

会阴的勃起组织由阴蒂的海绵体神经支配，这些神经是子宫阴道丛的远端延伸，而子宫阴道丛是下腹下丛的一部分。这些神经纤维走行于阴道旁和尿道旁结缔组织中，穿过耻骨下到达会阴，加入阴蒂背神经并支配阴蒂海绵体。与阴蒂背神经相比，海绵体神经纤维非常细，只能通过显微镜辨认。这些神经由交感神经和副交感神经组成，对性功能至关重要。在根治性子宫切除术或其他广泛性盆腔或会阴手术中，下腹下神经丛损伤可导致不同程度的排尿、排便和性功能障碍。抗尿失禁手术中，穿过尿道旁组织的缝合线或套管穿刺锥也可能破坏位于耻骨后间隙内的神经纤维。

淋巴引流

注射研究和临床观察建立了外阴淋巴管和引流至腹股沟浅淋巴结的引流模式。这一解剖特点

对外阴恶性肿瘤的治疗具有重要的意义,本章将对该系统进行概述,更详尽的描述及说明详见第23章。

处女膜环以外的组织由会阴浅层组织中的一系列吻合的血管和淋巴管供应,这些血管和淋巴管在阴蒂外侧汇合成几个主干,继续向外延伸汇入腹股沟浅淋巴结(图1.17)。大阴唇的淋巴回流方向也是向前,位于小阴唇和前庭的淋巴回流的外侧。这些淋巴管位于阴唇沟(labiocrural fold,大阴唇与大腿间的皱褶)内侧,是外阴恶性肿瘤切除术的外侧边界。

有关尿道淋巴的注射研究表明,该区域的淋巴引流汇入左侧或右侧腹股沟淋巴结。据研究,阴蒂部分淋巴可绕过通常的盆腔浅表淋巴结而直接汇入深淋巴结,但临床意义似乎微乎其微。

腹股沟淋巴结可分为两组:浅淋巴结和深淋巴结。腹股沟浅淋巴结有12~20个,平行于腹股沟韧带并于其下方约1cm处呈T形分布,主干沿大隐静脉向下延伸。淋巴结通常分为四个象限,其中心点为隐静脉裂孔(卵圆窝),外阴的淋巴主要引流入内上象限淋巴结,这些淋巴结位于皮下组织中,处于脂肪层之下、阔筋膜之上的膜性层内。

大隐静脉通过隐静脉裂孔汇入股静脉。在距腹股沟韧带2cm范围内,大隐静脉和股动脉分出几条浅表血管,包括供应下腹部皮下组织的腹壁浅血管,沿髂嵴外侧走行的旋髂浅血管,以及供应阴阜、大阴唇和阴蒂包皮的阴部外浅血管。

来自腹股沟浅淋巴结的淋巴管进入隐静脉裂孔,并注入位于股三角区股管中的1~3个腹股沟深淋巴结。腹股沟浅淋巴结穿过位于腹股沟韧带下方约3cm、耻骨结节外侧的阔筋膜隐静脉裂孔,并沿着大隐静脉汇入股静脉的路径走行。皮下组织的膜性层跨过隐静脉裂孔,形成称为筛筋膜的小梁层(trabeculate layer),为淋巴管所穿行。腹股沟深淋巴结即位于股三角的筛筋膜下方。

股内侧间室(Medial Thigh Compartment)

股内侧间室是大腿的三个解剖间隙之一。股内侧肌肉的主要作用是使大腿在髋关节处内收。位于最前外侧的内收肌是耻骨肌,它起自耻骨的耻骨肌线并止于股骨,走行于大腿前方,参与形成股三角的底部,主要功能是屈髋。由于该肌肉具有双重神经支配(见后文),其被认为是股前侧和内侧区域的过渡性肌肉。耻骨肌的内侧是长收肌,起自耻骨上支,止于股骨,构成股三角的内边界,主要作用是髋关节的内收和屈曲。股薄肌是大腿内侧最浅层的肌肉,是该区域的内边界,它起自耻骨体和耻骨下支的上半部,止于胫骨近端内表面。股薄肌横跨髋关节和膝关节,其主要功能是髋关节内收和膝关节屈曲。在长收肌和股薄肌之间是大收肌和短收肌。短收肌位于长收肌下方、闭孔神经前后支之间,它起自耻骨体和耻骨下支,功能为股内收。大

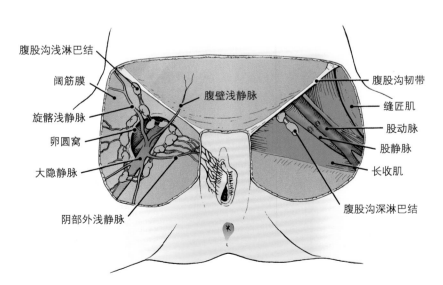

图1.17 外阴和股三角的淋巴引流。右大腿图示腹股沟浅淋巴结,左大腿图示腹股沟深淋巴结,左侧阔筋膜已移除

收肌是股内侧间室中最大的肌肉，位于其他肌肉深面，其内收肌部分起源自坐骨耻骨支并止于股骨体后方，主要功能是股内收，其腘绳肌群（hamstring）部分起自坐骨结节并止于股骨内上髁，主要作用是髋关节伸展。在这三块内收肌群深面是闭孔外肌，它起自闭孔膜远端表面及邻近骨，止于股骨。闭孔外肌的主要功能与闭孔内肌相同，均为髋关节外旋。

股内侧间室的肌肉血供来自股动脉和闭孔动脉，因其变异较大，此处介绍一种常见的血供模式。股深动脉是股动脉的一个分支，供应耻骨肌、长收肌、短收肌和大收肌。该血管的一个小分支，旋股内侧动脉，穿过短收肌、闭孔外肌和股薄肌。闭孔动脉穿过闭膜管后分为前支和后支，环绕闭孔膜，其分支供应耻骨肌和闭孔外肌。股深静脉与相应的动脉伴行。

股内侧的神经支配主要来源于闭孔神经，其通过闭膜管进入大腿，并迅速分为前支和后支，分别走行于短收肌的前、后方。前支支配长收肌和短收肌，后支支配股薄肌、短收肌、大收肌和闭孔外肌。大收肌的腘绳肌部分被坐骨神经的胫支（tibial branch）支配。值得注意的是，虽然耻骨肌在解剖学上是股内侧的一部分，并可能接受来自闭孔神经前支的一些神经支配，但其主要神经支配是来自股神经。闭孔神经已在前文的腰丛分支中描述。闭孔神经损伤的症状包括大腿内侧或腹股沟区疼痛，大腿内收无力和患侧大腿内侧感觉丧失。

骨盆底

直立姿势时，骨性骨盆的开口位于腹腔的底部，这需要支持系统的进化来防止盆腔器官沿此开口下移。对女性来说，这个系统必须既能承受这些向下的力量，但允许大的、头颅占主导地位的人类胎儿通过。为满足这些需求而进化的支持系统由一个纤维肌层组成，该层形成了一个封闭骨盆出口的膈层，其内包含一个裂孔用于分娩和排泄。一系列的内脏韧带和筋膜承托着内脏器官，并保持它们在骨盆膈（提肌）封闭部分及盆膈筋膜中的位置。盆膈和会阴膜上用于分娩和排泄的裂孔需要辅助纤维组织的支持，这些纤维组织集中在盆膈裂孔区域，以支撑这些处于薄弱区域的脏器。本节讨论盆底会阴部分的结构，纤维支持系统将在盆腔脏器、裂孔面（cleavage planes）和筋膜一节描述。

会阴膜

会阴膜位于肛提肌和覆盖筋膜的下方，构成前骨盆底的下部，它是一个三角形片状的致密纤维肌性组织，横跨骨盆出口的前半部分，将会阴分为会阴浅层间隙和会阴深层间隙（图1.13）。它过去被称为泌尿生殖膈，名称的改变反映了对其认识的变化，现在的名称使其不会再被误认为是一种含肌肉组织的双层结构。会阴膜恰好位于横纹泌尿生殖括约肌（原会阴深横肌）的骨骼肌的尾部。由于阴道的存在，会阴膜不能像在男性中那样，在女性体内形成连续的隔片来封闭前骨盆。它通过将阴道和会阴体连接到坐骨耻骨支上，来为阴道后壁提供支撑，从而限制其下移。这一层起源于坐骨耻骨下支内侧，位于坐骨海绵体肌和阴蒂脚上方。会阴膜的内侧附着在尿道、阴道壁（大约在处女膜环水平）和会阴体上。

在会阴膜头侧、会阴前三角的深层间隙中有两条弓状横纹肌，从后向前呈弓形跨过尿道（图1.18），称为尿道膜部括约肌和尿道阴道括约肌（the compressor urethrae and the sphincter urethrovaginalis muscles），是女性横纹泌尿生殖括约肌的一部分，与尿道外括约肌相连，发挥收缩尿道末端的作用。在会阴膜的后半部，交织着阴道横肌的骨骼肌纤维和一些平滑肌纤维。阴蒂背深神经和血管的一部分也分布于会阴膜，前文已有所描述。会阴膜的主要功能与其对阴道和会阴体的附着有关，其通过附着的方式将这些结构与骨盆出口连接，对骨盆底的会阴部分起到支撑作用，以对抗重力和腹内压力增加的影响。肛提肌的耻尾肌前部和耻骨直肠肌部分位于会阴膜的上缘，并连于其头侧端。这些肌肉的收缩可提升会阴膜的内侧边缘（连同阴道），而肌肉舒张则使其向反方向运动。在麻醉状态下，可以通过直肠指检的方式检查，手指前钩、轻轻下拉会阴体来评估会阴膜与中线结构的连接所允许的下降幅度。如果会阴膜在分娩过程中撕裂，则可以检测到异常的下降幅度、骨盆底下移以及阴道口裂开。

会阴体

会阴体是围绕在阴道下段、会阴皮肤和肛门周

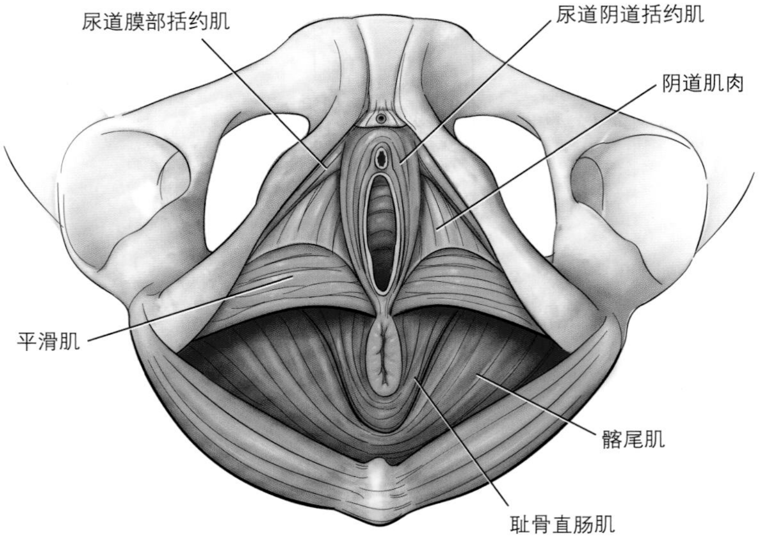

图 1.18　移除会阴浅层肌肉和会阴膜后，图示会阴深层间隙／室结构

围的纤维肌性组织（图 1.14）。会阴中心点（肌腱）一词曾被用于描述会阴体，表明它是许多肌肉起止的中心点。

会阴体通过会阴膜和会阴浅横肌附着在耻骨下支和坐骨结节上。球海绵体肌终止于其侧前方；在外侧缘，会阴体上部与盆膈的一些纤维、耻尾肌的耻骨会阴部相连；在后方，会阴体通过肛门外括约肌间接附着着于尾骨。这些连接将会阴体及其周围结构固定在骨性骨盆上，帮助骨盆固定。

骨盆后三角：坐骨肛门窝

在骨盆后三角，坐骨肛门窝位于会阴壁闭孔肌和筋膜内层与肛提肌及其下筋膜之间（图 1.14）。会阴膜的上方有一个前隐窝，其侧上方是肛提肌，两侧是闭孔内肌。坐骨肛门窝的主要部分位于肛提肌和肛门外括约肌的外侧，向后延伸到臀大肌上方。阴部神经血管干自坐骨肛门窝穿过，包含神经血管束的阴部管位于其侧壁上。

肛门括约肌

肛门外括约肌位于会阴后三角（图 1.19），是一块单一的肌肉，一般分为皮下部、浅部和深部。皮下部与肛周皮肤相连，环绕肛管一圈，是肛周皮肤特有放射状皱襞形成的原因；浅部向后附着于尾骨，参与形成肛门尾骨体，并向前附着于会阴体，浅部形成了肛门括约肌的大部分，在产科Ⅲ度会阴

裂伤时可以看到；深部肌纤维一般环绕直肠，与耻骨直肠肌汇合而不易分辨，在肛肠背面形成一个 U 形袢后，继续向前并附着于耻骨上（图 1.19）。

肛门内括约肌由肛肠壁环形平滑肌增厚而成，其位于肛门外括约肌内侧面，两者间由一个可见的括约肌间沟隔开。它在肛门外括约肌内侧面向下延伸至外括约肌尾部几毫米范围内。在陈旧性会阴Ⅵ度裂伤修补术中，肛门内括约肌位于肛门黏膜下层外侧，是一层白色的弹性层，在产科Ⅵ度裂伤修补术中，其常被误认为是筋膜。当肛门内、外括约肌在括约肌间沟内下降时，肠壁的纵向平滑肌层和肛提肌的部分肌纤维将它们分隔开。

肛提肌

解剖学教科书中对肛提肌的典型描述并不真实，许多插图无法正确地反映这个有强大支撑功能肌肉的水平特点，因为在尸体解剖标本的防腐制作过程中产生的腹部压力迫使该肌肉下移。因截石位会使肛提肌松弛，所以对患者采取正常站立位检查是了解其封闭机制的最佳方法。对未生育者行常规骨盆检查可以评估该肌肉的闭合性能，若肛提肌收缩，则难以插入窥器。

骨性骨盆被盆膈的肛提肌覆盖，盆膈由两部分组成：(a) 由髂尾肌构成的薄的水平架状层（shelflike layer）和 (b) 肛提肌裂孔周围较厚的 U 形袢状肌肉，包括耻尾肌和耻骨直肠肌（图 1.20）。U 形区的开

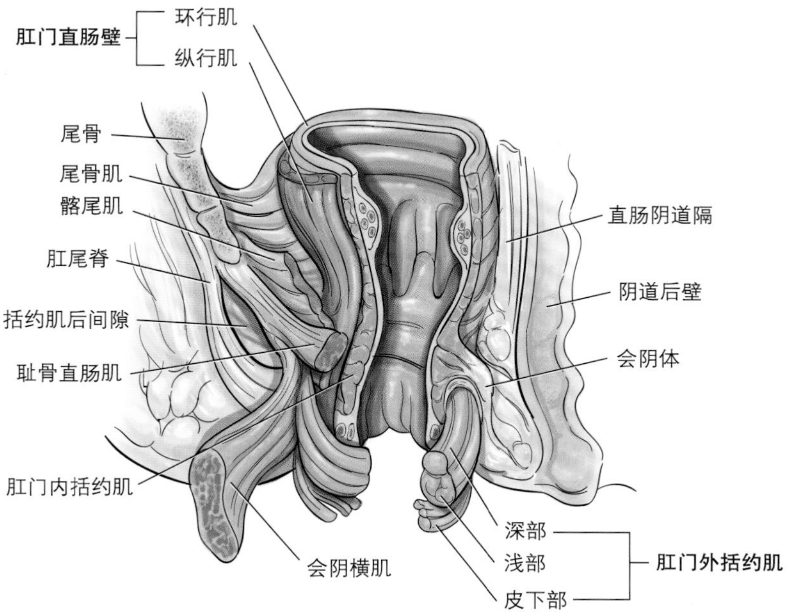

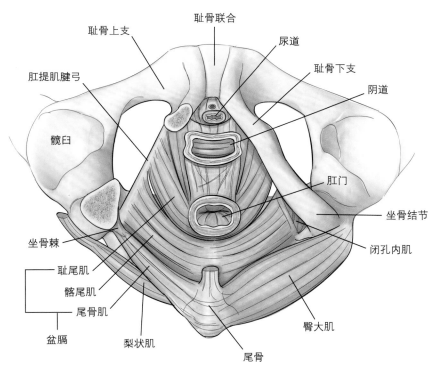

肛门直肠壁 ─┬ 环行肌
　　　　　　└ 纵行肌

尾骨

尾骨肌

髂尾肌

肛尾脊

括约肌后间隙

耻骨直肠肌

肛门内括约肌

会阴横肌

直肠阴道隔

阴道后壁

会阴体

深部 ┐
浅部 ├ **肛门外括约肌**
皮下部 ┘

图 1.19　肛门直肠区域图解示意图。肛门外括约肌在前正中矢状面上切开并向后反折，注意前肌束与会阴体及与会阴横肌的交错关系，注意肛门内括约肌相对于肛门外括约肌的起点和位置。前肌束起源清晰，肛门外括约肌其余的前外侧部分交错进入会阴横肌

耻骨联合

耻骨上支

尿道

耻骨下支

阴道

肛提肌腱弓

髋臼

肛门

坐骨结节

闭孔内肌

坐骨棘

耻尾肌 ┐
髂尾肌 ├
尾骨肌 ┘
盆膈

梨状肌

尾骨

臀大肌

图 1.20　盆底解剖，会阴视图

口区域(尿道、阴道和直肠经此通过)称为肛提肌裂孔,会阴体前方的裂孔部分称为泌尿生殖道裂孔。

耻尾肌(pubococcygeus muscle)由一层薄的腱膜附着于耻骨内表面,止于阴道远端外侧、会阴体和肛门。部分肌纤维也附着于尾骨的上表面,因此得名耻尾肌。然而,因为绝大部分肌纤维附着于阴道和肛门,所以,术语耻骨内脏肌(pubovisceral muscle)正在取代旧术语。

耻骨直肠肌与耻尾肌不同,它位于耻尾肌外侧(图1.20),肌纤维起自耻骨下部,部分起自会阴膜的顶端,绕过直肠,在肛肠连接处后方形成吊带样结构。

髂尾肌起自一条覆盖在闭孔内肌上的纤维带,称为肛提肌腱弓(tendinous arch of levator ani)。肌纤维自宽泛的起点起源后,绕过直肠后方,止于中线处由髂尾脊和尾骨组成的肛门尾骨体。坐骨尾骨肌(尾骨肌)起自坐骨棘和骶棘韧带,止于尾骨边缘和骶骨下部。

这些肌肉的上、下表面都有筋膜覆盖,肛提肌、坐骨尾骨肌和其筋膜共同称为盆膈,不要与会阴膜(旧称泌尿生殖膈)混淆。

盆膈肌肉的正常张力使肛提肌裂孔的U形祥基底部靠近耻骨后部,保持阴道和直肠闭合。在肛门和尾骨之间的肛提肌区域,由肛门尾骨体(anococcygeal body)和髂尾脊(iliococcygeal raphe)构成,临床上称为肛提肌板(levator plate),它为直肠、阴道上部和子宫提供支撑,这个架构的相对水平位置,由耻尾肌和耻骨直肠肌,对纤维肌性的肛提肌板向前牵引的作用决定,对阴道和子宫有重要的支撑作用。

肛提肌由骶神经丛第3~5前干的前分支支配,称为肛提肌神经,它从该肌肉的骨盆面穿过。耻骨直肠肌的某些部分也可能接受阴部神经的直肠下支支配。

盆腔器官

本章节讨论各盆腔器官的结构、各器官之间的相互关系(图1.21),及其特有的血供、神经支配和淋巴引流。关于腹膜后部分,对该系统进行了全面的描述,并提供了对盆腔脉管系统、神经支配和淋巴引流的综合介绍。

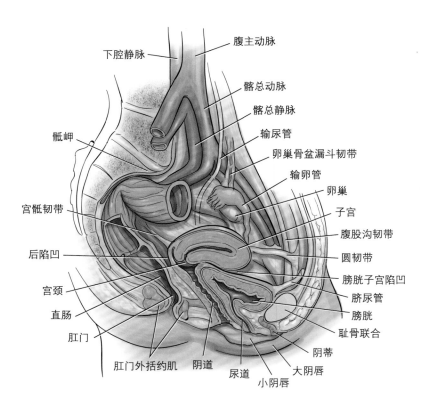

图1.21 盆腔脏器

生殖器官

阴道

阴道是一个柔韧的中空管道,其形状由其周围的组织及其与骨盆壁的附着所决定。这些附着组织与阴道的外侧边缘相连,因此阴道腔是一个横向缝隙,前后壁相互贴近。阴道下部因通过泌尿生殖道裂孔而略狭窄,上部则较宽敞。阴道因受到位于其中下 1/3 交界处的肛提肌的前向牵拉而弯曲成 120° 角(图 1.22)。宫颈通常位于阴道前壁,从而阴道前壁比后壁短 2~3cm。阴道前壁长 7~9cm,个体间差异较大。

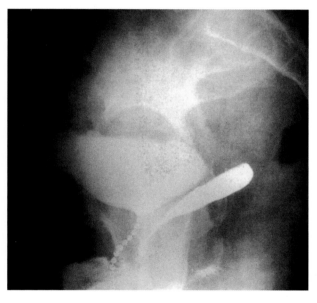

图 1.22 珠链膀胱尿道造影(阴道内含钡剂)图示患者站立位时正常的阴道轴

通过阴道口进行阴道检查时,可以看到许多标志物。前壁和后壁各有一个中线脊(midline ridge)样隆起,分别称为前柱和后柱(the anterior and posterior columns),是由尿道、膀胱和直肠在阴道腔上留下的印迹而成;前柱的尾部部分较明显,称为阴道尿道隆突(urethral carina of the vagina);在子宫颈前、后和侧面的隐窝分别称为阴道前、后和外侧穹窿;位于阴道两侧的褶皱,即前、后壁的交汇处,称为阴道外侧沟。

阴道与其周围结构的位置关系可以分为三部分。在阴道下 1/3 段,阴道在前方与尿道融合,在

后方与会阴体融合,在外侧通过“Luschka. 纤维”与肛提肌融合,耻尾肌附着在阴道的部分称为耻骨阴道肌;在阴道中 1/3 段,前方毗邻膀胱颈和三角区,后方毗邻直肠,侧面是肛提肌;在上 1/3 段,阴道前方毗邻膀胱,后方是膀胱子宫陷凹,外侧是主韧带。

阴道壁的层次结构与所有中空脏器相同(即黏膜层、黏膜下层、肌层和外膜层),如下所述,外膜层代表盆腔器官周围的内脏筋膜。除了膀胱子宫陷凹覆盖的区域之外,阴道没有浆膜覆盖。黏膜位于致密的真皮样黏膜下层之上,为未角化的复层鳞状上皮,由上皮和固有层组成。

阴道肌层呈双螺旋排列并与黏膜下层融合。在肌层之外,外膜层或称盆脏筋膜在阴道不同部位有不同程度的发育。盆腔脏层筋膜是骨盆内筋膜的组成部分之一,由于其发育的特殊性而被单独命名,手术时常发现肌肉层黏附在它上面,而这种特殊的外膜和肌肉层的结合即外科医师所称的“筋膜”,或正如 Nichols 和 Randall 在 *Vaginal Surgery* 中建议的那样,称之为阴道纤维肌层更恰当。

子宫

子宫是一个纤维肌性器官,其形状、重量和大小因雌激素刺激和分娩史而有很大差异。子宫由两部分组成:上方的肌性子宫体和下方的纤维性子宫颈。育龄期女性中,子宫体远大于子宫颈;但在初潮前期及绝经期,子宫体与子宫颈的大小相近。宫体内含有一个三角形的子宫内膜腔,被厚壁肌层围绕。子宫腔上方(即输卵管插入处上方)的子宫部分称为子宫底。

构成子宫体的大部分肌纤维并不像胃肠道那样以简单的分层方式排列,而是以更复杂的方式排列,每半部的纤维与对侧的肌纤维呈对角线交错排列,这反映了子宫起源自双侧成对的副中肾原基的特点。

子宫腔内衬附一层独特的黏膜组织,即子宫内膜,它由柱状上皮形成的腺体和特殊的间质构成,这层的表层随月经周期改变而发生周期性变化。在月经周期末,子宫内膜内的激素敏感性螺旋小动脉发生痉挛,而使所在层的子宫内膜脱落,但更深的子宫内膜基底层会维持新内膜的再生。独立的动脉供应基底子宫内膜,故它在月经时并不脱落。

子宫颈分为两部分:阴道部,即突出于阴道的部分;阴道上部,即位于阴道上方和子宫体下方的

部分。

　　子宫颈壁，特别是远端部分，主要由致密的纤维结缔组织和少量（约10%）平滑肌组成，这些平滑肌位于子宫颈周围，连接子宫肌层和阴道壁肌层。平滑肌和相伴的纤维组织很容易从下方致密的纤维子宫颈核心上剥离，形成筋膜内子宫切除术（intrafascial hysterectomy）所反映的层次，它围绕纤维子宫颈呈圆周形排列，是主韧带和子宫骶骨韧带附着的组织。

　　子宫颈阴道部被覆未角化的鳞状上皮，宫颈管内衬分泌黏液的柱状上皮细胞，排列成一系列V形皱襞，形似手掌形的叶子，因此称为掌状皱襞（palmate folds），它们在颈管形成复合裂口，而不是以前认为的管状葡萄腺。

　　子宫颈管的上缘是宫颈内口，狭窄的子宫颈管在其上方变宽，转变成宫腔。宫颈管的下缘是宫颈外口。宫颈外口附近处的宫颈阴道部的鳞状上皮，通过鳞状上皮化生的过程转变为宫颈管柱状上皮，由此形成转化区，其在宫颈外口的相对位置，在女性一生中随着激素的变化而变化。正是在这一活跃的细胞转化区域，子宫颈最容易发生恶变。

　　子宫几乎没有外膜，腹膜浆膜层直接附着大部分子宫体。子宫颈前方被覆膀胱，故没有浆膜；同样，如下节所介绍，子宫颈和子宫体的两侧被阔韧带覆盖，因此也无浆膜；在子宫颈后方，因为，子宫直肠陷凹腹膜反折到距宫颈阴道结合部阴道后壁上几厘米处，故此处有浆膜覆盖。

附件和阔韧带

　　输卵管长7~12cm，成对的管状结构（图1.23），每条都包含4个部分。在子宫，输卵管穿行于子宫壁内的部分，称为间质部；离开子宫体后，管腔变窄，肌壁变厚，称为峡部；峡部外侧为壶腹部，管腔宽大，黏膜弯曲；伞部则有许多指状突起，为拾卵提供宽阔的域面。输卵管的末端通过卵巢伞与卵巢相连，卵巢伞是一种平滑肌带，负责在排卵期将输卵管伞部和卵巢拉近。输卵管肌层的排列方式是外层为纵行，内层为环形。

　　卵巢的外侧端通过卵巢悬韧带（骨盆漏斗韧带）附着于盆壁，卵巢悬韧带由卵巢动、静脉、淋巴管和神经丛组成，内侧通过卵巢韧带（子宫-卵巢韧带）与子宫相连。育龄期的卵巢，长2.5~5cm、厚1.5~3cm、宽0.7~1.5cm，其大小随其活性或抑制状态而变化，如口服避孕药。卵巢表面大部分游离，但通过卵巢系膜与阔韧带相连，如下所述。

　　卵巢由立方或柱状上皮所覆盖，分为皮质和髓

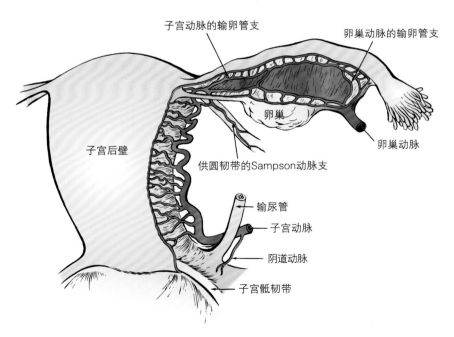

图1.23　子宫附件和子宫、卵巢动脉的侧支循环（后面视图）。子宫动脉在阔韧带基底部跨过输尿管，发出宫颈支和阴道支后，沿子宫壁继续上行，并与卵巢动脉的内侧端吻合。注意子宫或卵巢动脉的小分支（Sampson动脉）供应圆韧带

质。髓质部分主要是含许多血管和大量结缔组织的纤维肌性结构,皮质由特化的间质组成,其内散在滤泡、黄体和白体。

子宫圆韧带是子宫肌肉组织的延伸,与睾丸系带(gubernaculum testis)同源。其以宽束状起始于子宫体前方两侧,在进入腹膜后组织之前呈圆柱形,在腹膜后组织中,穿过腹壁下深血管外侧,进入腹股沟管深环,穿行于腹股沟管中,自腹股沟管浅环穿出,止于大阴唇的皮下组织(译者注:附着于耻骨结节)。圆韧带对于子宫的支撑几乎没有作用。

卵巢和输卵管构成子宫附件,它们被一系列特有的腹膜皱襞所覆盖,称为阔韧带。在胚胎发育时期,成对的米勒管和卵巢从盆腹腔外侧壁凸现,在它们移向中线的移行过程中,腹膜系膜被从骨盆壁及从子宫颈向上隆起,这使得位于中线处的子宫通过两侧双层腹膜分别与盆壁相连,称为阔韧带,将在支持组织和裂隙面(cleavage planes)一节中描述。

输卵管、圆韧带和卵巢位于阔韧带上缘(图1.24),下缘有主韧带和子宫骶韧带。这些结构是内脏韧带,因此,它们由不同数量的平滑肌、血管、结缔组织、神经和其他结构组成,不同于骨关节相连的单纯性韧带组织。

卵巢、输卵管和圆韧带有各自独立的系膜,分别称为卵巢系膜(mesovarium)、输卵管系膜(mesosalpinx)和圆韧带系膜(mesoteres)。它们依次排列,圆韧带位于腹侧,穿过腹股沟韧带离开骨盆;卵巢位于背侧;输卵管在中间,是最靠头端的结构;在输卵管和卵巢的外侧端,阔韧带终止于骨盆漏斗韧带与盆壁处融汇;主韧带位于阔韧带基底部,将在支持组织和裂隙面一节中描述。

生殖器官的血供和淋巴

生殖器官的血供来自卵巢动脉、腹主动脉分支和髂内动脉的子宫及阴道分支。这些血管形成一个连续的动脉吻合弓位于附件、子宫和阴道的两侧(图1.23)。

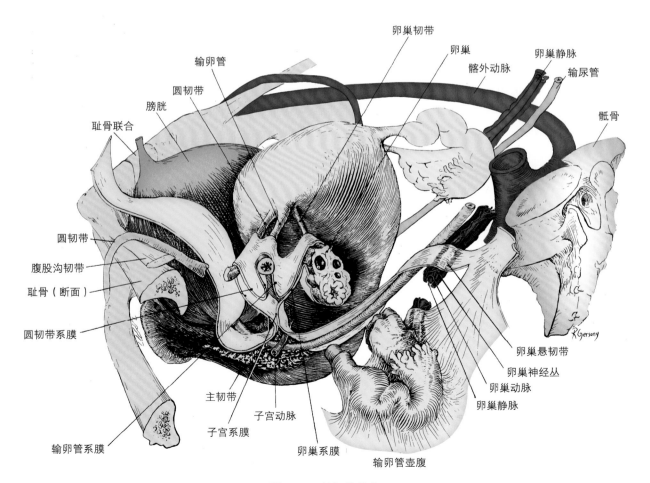

图 1.24　阔韧带构成

附件的血供来自卵巢动脉,其起源于肾动脉水平之下的主动脉前表面,其伴行的静脉丛分别在右侧汇入腔静脉、左侧汇入肾静脉。动脉和静脉在到达卵巢之前沿腹膜后走行较长距离。由于卵巢动脉沿卵巢门走行,它不仅供给卵巢,而且还在输卵管系膜内发出许多小血管供给输卵管,其中主要的一支是位于输卵管外侧末端的伞端分支。

子宫动脉起源自髂内动脉,有时也与阴部内动脉或阴道动脉共同起源,在子宫体和子宫颈交界处附近进入子宫,但是,该位置无论是在个体之间,还是由于子宫受到向上或向下方牵拉力作用的不同而差异很大。几条大的子宫静脉与子宫动脉伴行,收纳子宫体和子宫颈的静脉。

子宫动脉到达子宫外侧缘时(跨过输尿管并向输尿管发出一个小分支后),延续流入沿子宫侧方走行的动脉,通过这种连接,血液既可向上供给子宫体,也可向下供给子宫颈。子宫动脉的下行支继续沿着子宫颈外侧走行,它最终穿过宫颈阴道结合部走行于阴道旁。

阴道的血供来自沿阴道外侧沟向下延伸的子宫动脉(称为子宫动脉的阴道支或阴道的奇动脉),以及髂内动脉的阴道支。它们分别在 3 点和 9 点的位置沿阴道外侧形成吻合弓,其血管分支也沿阴道前后壁相互吻合。阴道远端也接受来自阴部内血管的血液供应,后壁接受来自直肠中动脉和直肠下动脉的血液供应。

阴道上 2/3 段和子宫的淋巴主要回注入闭孔、髂内和髂外淋巴结,阴道远端和外阴淋巴注入腹股沟淋巴结。此外,子宫体的淋巴管部分沿圆韧带引至腹股沟浅淋巴结,部分沿子宫骶韧带向后引至骶外侧淋巴结。这些引流途径将在腹膜后间隙内容中详细论述。

卵巢的淋巴回流随卵巢血管到达腹主动脉下段区域,注入腰淋巴结链(腹主动脉旁淋巴结)。

子宫的神经支配来自主韧带结缔组织中的子宫阴道丛(Frankenhäuser 神经节)。盆腔的神经支配将在腹膜后间隙一节详细论述。

下泌尿道

输尿管

输尿管是长 25~30cm 管腔较小的管状脏器,由内纵、外环排列的肌层构成,分为腹部段和盆部段等长的两部分。在腹部,它走行于后腹壁的腹膜外结缔组织中,左、右结肠血管和卵巢血管在其前方穿过。输尿管的走行与血供将在腹膜后间隙一节进行描述。

膀胱

膀胱可分为两部分:膀胱体(顶)和膀胱基底(底)(图 1.25)。球形膀胱的肌肉组织并非像管状脏器(如肠道和输尿管)的肌壁那样存在简单的层状结构,将其描述为互相交织缠绕的网状结构更为恰当。当膀胱扩张时,膀胱体的肌肉组织变薄。膀胱底组织较厚,由膀胱三角区和增厚的逼尿肌(称为逼尿肌袢)组成,膀胱扩张时变化不大。逼尿肌袢是一个 U 形肌肉带,向后开放,形成位于输尿管壁内部前方的膀胱底。膀胱三角区由输尿管平滑肌延续构成,输尿管占据膀胱三角区中的两个角。逼尿肌袢延续为膀胱颈和尿道的肌肉,膀胱颈是尿道腔穿过膀胱底的区域,位于阴道中段。膀胱的形状取决于它的充盈状态,空虚时,它是一个稍扁平的圆盘状,略微凹陷;充盈时,膀胱顶从底部膨起,最终可能胀为球形。

由于膀胱底和膀胱体的神经支配不同,所以二者具有重要的功能性区别。膀胱底分布有 α- 肾上腺素能受体,受刺激时收缩有助于憋尿;膀胱体分布有 β- 肾上腺素能受体或胆碱能神经纤维,受刺激后膀胱体收缩导致膀胱排尿。

膀胱在前方与耻骨和下腹壁相邻;膀胱顶部位于膀胱体上方,通过脐正中韧带(脐尿管的遗迹)与脐相连;膀胱在两侧和下方紧贴耻骨,与闭孔内肌和肛提肌毗邻;在后方,膀胱紧邻阴道和子宫颈。这些毗邻关系将在考虑骨盆平面和间隙的基础上进一步讨论。

膀胱的血供来自膀胱上动脉和膀胱下动脉,膀胱上动脉源自脐动脉的未闭部分,膀胱下动脉则源自阴部内动脉的一个独立分支或阴道动脉。

支配膀胱的神经来自膀胱丛,是下腹下丛的一部分。

尿道

尿道腔始于尿道内口,在结构上有一系列区域性差异,其穿过膀胱底的壁内段不足 1cm,膀胱底

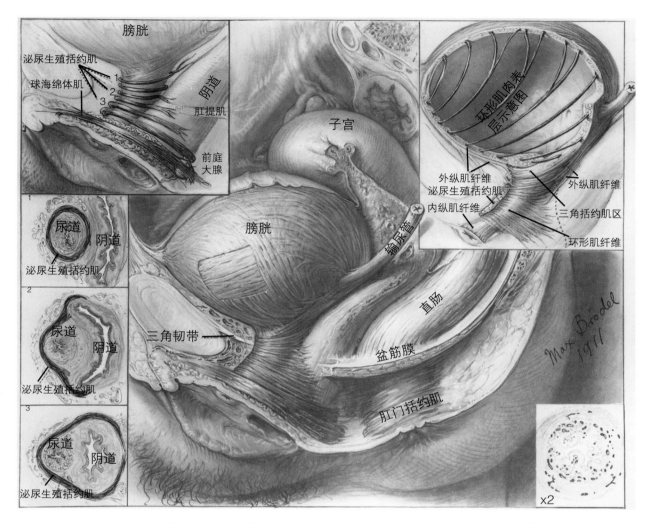

图 1.25　盆腔器官的侧面视图,显示尿道和膀胱的详细解剖。插图显示膀胱和膀胱颈的平滑肌纤维(右上插图)和泌尿生殖括约肌横纹肌复合体(左侧插图)。尿道膜部括约肌未显示(The original illustration is in the Max Brödel Archives in the Department of Art as Applied to Medicine, The Johns Hopkins University School of Medicine, Baltimore, MD, USA. Used with permission.)

被尿道腔穿行的区域称为膀胱颈(vesical neck)。

尿道在其远端 2/3 处与阴道融合(图 1.25),两者在胚胎学上具有共同的泌尿生殖窦起源。从膀胱颈到会阴膜,从尿道中下 1/3 交界处开始向下,尿道分为数层。外层为环形的骨骼肌层(泌尿生殖括约肌)并混有部分环形平滑肌纤维;内层是纵形平滑肌层,并包绕着对雌激素敏感的血管黏膜下层和非角化鳞状上皮。近端尿道腔内衬一层尿道上皮层。

在尿道厚的血管固有层或黏膜下层内,有一组管状腺体位于尿道阴道面,其主要位于尿道远端 2/3 段位置,腺管多点开口于尿道后外侧面并朝向尿道腔。Skene 腺是这些腺体中最大和最远端的,

位于尿道腔外,尿道外口后外侧。这些腺体的慢性感染可导致尿道憩室(urethral diverticula),终末管阻塞可导致腺体囊肿形成,典型的 Skene 腺囊肿通常会导致尿道开口偏向对侧。它们位于尿道背面的位置特点反映了它们起源组织的分布。尿道旁腺,与阴道下段和尿道相同,均起源于泌尿生殖窦,因此腺体囊肿通常内衬复层鳞状上皮。

泌尿生殖括约肌的远端部分始于会阴膜上方水平,此处,尿道骨骼肌远离尿道壁形成尿道阴道括约肌(图 1.18)和尿道膜部括约肌(旧称会阴深横肌)。在该部分的远端,尿道壁为纤维性,并形成排尿口。膀胱颈和尿道的机械支撑对控制排尿非常重要,将在本章专门介绍泌尿生殖系统的支持组

织一节中讨论。

尿道的血供既来自膀胱血管的向下延伸,也来自阴部血管。

尿道横纹肌由躯体神经系统的阴部神经或骶丛的直接分支支配,尿道平滑肌则由下腹下丛支配。

乙状结肠和直肠

乙状结肠始于骨盆上缘,呈S形走向,具有结肠的特征性结构,三个结肠带覆盖在环形平滑肌之外。与大部分结肠位于腹膜后不同,乙状结肠中部附着有明显的肠系膜。肠系膜的长度和乙状结肠的曲度类型变化很大,其血供来自肠系膜下动脉的末端分支,称为乙状结肠动脉。

当乙状结肠降入骨盆后其走行变直,成为直肠。这一部分从骨盆边缘开始向下延伸,至子宫直肠陷凹下方失去前腹膜覆盖。它有两条平滑肌带(前部和后部),肠腔有三个横向的直肠皱襞,包括肠壁的黏膜层、黏膜下层和环状层。中间的皱襞最突出,位于肛门上方约8cm的右前方,在直肠高位检查或乙状结肠镜检时必须加以注意。

直肠在阴道后方经过时,扩张为直肠壶腹部。该部位自子宫直肠反折腹膜下开始,向两侧填充后骨盆。在直肠的远端,直肠肛管结合部弯曲成90°角,前方由耻骨直肠肌纤维向腹侧牵拉附着于耻骨,后方则由肛门外括约肌向背侧牵拉附着于尾骨。与结肠其他部分不同,直肠没有结肠带。

在直肠肛管结合部以下的肠管称为肛管,它有许多特点。肛门内括约肌由一层增厚的环形不随意肌组成。肛管的排便功能则由一系列肛瓣(anal valves)来协助,在梳状(齿状)线下缘以下,结肠黏膜移行为无毛发鳞状上皮的过渡层,然后自肛皮线开始移行为有毛发的会阴皮肤。

直肠和肛管的关系可以从其走行中推断出来,其后方毗邻骶骨和肛提肌面(levator plate),前方毗邻阴道,在下方,每侧肛提肌紧贴肛肠侧壁,并发出肌纤维与肛门内、外括约肌之间的纵向非自主肌纤维混合,其末端则被肛门外括约肌围绕。

肛管直肠的血供有多个来源(图1.26),自上开始,肠系膜下动脉的直肠上支位于乙状结肠的肠系膜层内,在直肠起始处分出两个分支,供应肠壁;直

肠中动脉作为髂内动脉的直接分支,起源于两侧骨盆壁,供应盆底以上的直肠及其壶腹部;肛管和肛门外括约肌的血供来自阴部内动脉的直肠下支,该支经坐骨肛门窝到达胃肠道的终点。

肛门外括约肌由痔下(直肠)神经支配,直肠神经可以是阴部神经的直接分支,也可以自骶神经丛独立发出。该神经还发出皮神经支,支配肛周皮肤和肛管远端至齿状线水平段。肛门内括约肌由下腹下神经丛支配。

盆腔结缔组织

"盆内筋膜"一词有时用来指盆腹腔内的壁筋膜、腹膜后筋膜及内脏筋膜,然而,"盆内筋膜"一词仍然存在争议。盆腔脏器的内脏筋膜(外膜层)是连续的,在脏器的外侧壁有不规则结缔组织围绕,传递血管和神经,并与包绕盆壁肌肉的结缔组织增厚融合。这些结缔组织以及器官与器官之间的结缔组织,将不同的手术分离层面分开(图1.27)。这些围绕盆腔器官的盆内筋膜的聚集,起到了连接内脏与盆壁的支持作用,此外,还起到了从盆壁向器官输送神经血管的作用。其作用一定程度上与肠系膜类似,如连接肠管和体壁。它们既有支持功能,也有将血管和神经输送到器官的作用。了解它们的特性对阴道和腹部手术至关重要。

环绕器官并将其连接到骨盆壁的组织被称为盆内筋膜,这一层与进行腹部切口时遇到的筋膜层(腹直肌"筋膜")不同,其是含有胶原蛋白和弹性蛋白的不规则结缔组织支撑网,并有血管和神经穿行其间,这些筋膜将脏器肌层与盆壁肌肉连接起来。在某些部位,比如子宫骶韧带,该筋膜内含有较多平滑肌成分。虽然外科文献通常认为这个筋膜是一个独立于内脏而存在的特定结构,但并不完全准确。这些筋膜层可以与内脏分离开,正如肠壁的浅层与深层可以人为分开一样,但它们本身并非独立的结构。

韧带一词最常用于描述连接两块骨骼的致密结缔组织带,但它也指腹膜隆起或增厚的盆内筋膜。生殖道的韧带多种多样,尽管它们有一个共同的名称(即韧带),但它们由许多类型的组织组成,并具有许多不同的功能。

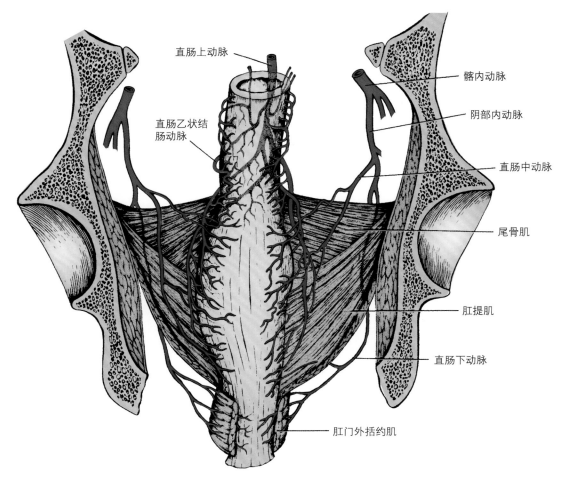

图 1.26　直肠乙状结肠和肛管的侧支动脉循环,来自直肠上动脉(肠系膜下动脉终支)、直肠中动脉(来自髂内动脉)、阴部内动脉(来自髂内动脉)的分支直肠下动脉

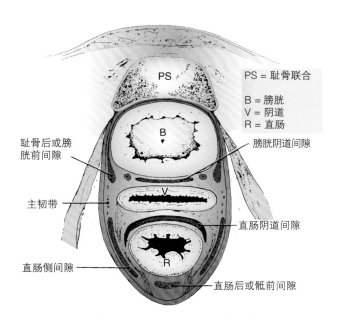

图 1.27　骨盆横断面示意图,显示盆膈裂孔平面及间隙,包括耻骨后(膀胱前)、膀胱阴道、直肠侧、直肠阴道和直肠后间隙

子宫韧带

阔韧带是从子宫两侧向外延伸并覆盖附件结构的腹膜皱襞,它们并无支持功能,已在盆腔脏器一节中进行了讨论。

在阔韧带基底部,从子宫动脉末端开始,盆内筋膜增厚移行为主韧带和子宫骶韧带(子宫旁和宫颈旁),将宫颈和阴道上段固定到盆腔侧壁(图 1.28)。多年来,韧带一词的使用引起混淆,因为它通常指连接两个骨性结构的独立结构,实际上,它们是将血管和神经从骨盆壁传输到生殖道的系膜。

子宫骶韧带由子宫旁组织的内缘、后缘以及与直肠子宫陷凹(Douglas 陷凹)交界的区域组织构成;主韧带是指连接宫颈、阴道侧缘与骨盆壁部分的组织,输尿管的走行在主韧带和子宫骶韧带之间形成一个隧道,并作为两个韧带之间的分界点;子

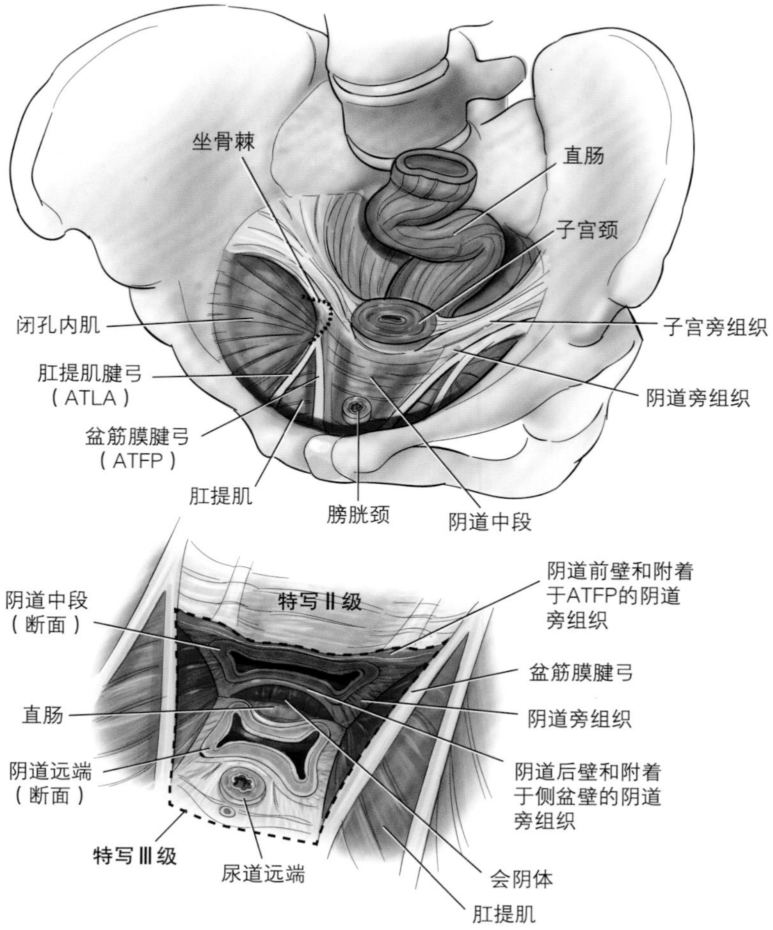

图 1.28　上图：移除膀胱后女性生殖道相关悬吊韧带视图。下图：近距离展示阴道中下段（特写Ⅱ级），显示阴道中段两侧的结缔组织附着于腱弓或骨盆筋膜；图示远端尿道和阴道横切面的头侧（特写Ⅲ级）

宫旁组织指附着在子宫上的所有组织（包括主韧带和子宫骶韧带）；阴道旁组织用于描述附着在阴道上的部分（阴道的主韧带）。

　　子宫旁组织中的骶韧带部分，主要由平滑肌、支配盆腔器官的自主神经以及一些结缔组织及血管组成，而主韧带部分主要由血管周围结缔组织、神经和盆腔血管组成。虽然主韧带在描述上是从宫颈向外侧延伸至骨盆壁，但当站立位时，该韧带几乎是竖直的，发挥悬吊的作用。子宫骶韧带在靠近宫颈处呈离散分布，在腹膜后呈扇形展开，附着在骶骨第 2~4 节段宽广而模糊的区域，发挥将子宫颈固定于骨盆后方即盆膈的肛提肌面板上的作用。

　　主韧带位于阔韧带下缘的两层腹膜之间，在子宫动脉的末端起始，附着在子宫峡部下方的子宫颈，并呈扇形向外延伸附着在坐骨大孔区域梨状肌

上方的骨盆壁上。尽管张力状态下它们像韧带束，但它们仅由围绕子宫和阴道动静脉周围的血管和神经结缔组织构成。尽管如此，这些结构仍具有相当大的力度，不仅支撑子宫颈和子宫，而且也支撑阴道的上部（阴道旁组织），以保持这些结构位于盆膈肛提肌面板的后方，远离泌尿生殖裂孔。在盆腔根治性手术中，主韧带提供了前方膀胱侧间隙和后方直肠侧间隙的手术边界。

阴道结缔组织附着物和腹膜外手术间隙

　　阴道与盆壁间的连接对于维持盆腔器官的正常位置很重要，其功能缺失伴随肛提肌损伤，可能导致不同程度的盆腔脏器脱垂。

　　在阴道前壁或后壁修补术中剥离的组织层通常被称为阴道筋膜（vaginal fascia.）。筋膜一词含义

众多,此处,阴道"筋膜"指阴道的肌层。在过去的100多年里,许多组织学研究都未能展示膀胱与阴道或阴道与直肠之间真正的筋膜层。组织学上,该层有丰富的结缔组织散布在平滑肌之间。从侧面观,子宫主韧带和骶韧带的系膜结构将阴道(和子宫)与覆盖骨盆侧壁的肌肉和结缔组织连接起来,并通过其在生殖道外侧缘的向下延伸将这些结构悬挂固定在骨盆内(图 1.28)。

阴道前间隙(anterior vaginal compartment)内容包括阴道前壁及其附着于侧盆壁盆筋膜腱弓处的结缔组织(盆内筋膜)。阴道和膀胱之间为膀胱阴道间隙,宫颈和膀胱之间为膀胱宫颈间隙。这些间隙由一些增宽的结缔组织带分隔开,这些结缔组织通常位于阴道前壁与子宫颈连接处、膀胱下极与子宫颈前连接处,常被称为阴道上隔(supravaginal septum)。准确理解这一解剖特点对于在经阴子宫切除术中安全熟练地切开阴道前壁至关重要。在经阴子宫切除术中,从宫颈-阴道交界处切口起始点到前反折腹膜的正中距离约 3.4cm。

阴道后间隙在组织组成及其与其毗邻的肛门括约肌复合体、直肠、直肠子宫陷凹等的解剖关系上是独特的(图 1.29)。阴道后间隙失去支撑可表现为直肠膨出、肠膨出、会阴隆起,或以上症状的综合。这些临床症状的出现,部分可以通过缺损位置以及相关肌肉、结缔组织和神经的变化来解释。前文所述不同的阴道支持,为理解关于阴道后间隙的盆底支持所涉及的功能网络(the functional network)提供了范本。阴道后壁上 1/3 段,由子宫骶韧带支撑,后方界限为直肠子宫陷凹,下文将详述。直肠阴道间隙始于子宫直肠反折腹膜的远端,并向下延伸至会阴体。对该间隙的组织学分析显示,阴道和直肠之间有一层疏松的纤维脂肪层,内有少量的纤维组织带分布。虽然对阴道和直肠之间的组织成分的描述各有不同,但越来越多的共识表明,并不存在真正的"直肠阴道筋膜"或 Denonvilliers 筋膜。尽管有这些组织学的发现,解剖学术语(Terminologia Anatomica)里仍然包括"直肠阴道筋膜"一词。

直肠阴道间隙通常自腹膜后反折下方 4~5cm 处延伸到会阴体顶部水平。虽然并未发现单独的筋膜层,但此处阴道外膜向盆内筋膜、侧盆壁结缔组织和肛提肌的侧向延伸却可以连续地观察到。因此,阴道后壁缝合术折叠的组织皱襞可能来源于裂开的阴道后壁(包括肌层和外膜)和/或直肠前壁。肉眼检查可能会产生误导,因为对组织的操作可能会人为创建一个组织层,而该层可能被误认为是单独的筋膜层。

阴道后壁的远端 1/3 与肛门直肠壁被会阴体分隔开,会阴体包括肛门括约肌。会阴体在组织学上包括位于两片会阴膜之间的中央纤维连接,并向头侧延伸至处女膜环上方 2~3cm。在该区域,阴道壁和肛门之间没有组织学上的解剖层面。明确一个或多个阴道节段(远、中、近)的支持作用丧失有助于指导手术修复方式,包括会阴修补术(perineorrhaphy)、阴道后壁修补术(posterior colporrhaphy)或骶骨阴道会阴固定术(sacral colpoperineopexy)。

尿道支持

在腹部压力增加时,近端尿道的支撑发挥着控制排尿的作用。虽然目前已知的压力性尿失禁主要是由尿道括约肌薄弱(尿道闭合压力低)引起的,但尿道支撑确实发挥了重要的作用。

因为共同起源自胚胎期泌尿生殖窦,所以尿道的远端部分与阴道无法分离。这些组织通过会阴膜将尿道周围组织和阴道与耻骨连接,并牢固地固定在适当位置。在其头侧,从尿道中部开始,由骨盆内筋膜和阴道前壁组成的吊床状层(hammock-like layer)为尿道近端提供支撑(图 1.30),该层是通过与骨盆筋膜腱弓和肛提肌内侧缘的外侧附着

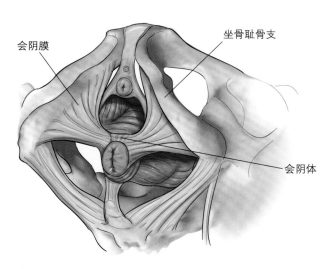

图 1.29　会阴膜与坐骨耻骨支的周围附着以及附着于会阴体的肌纤维张力方向

会阴膜

坐骨耻骨支

会阴体

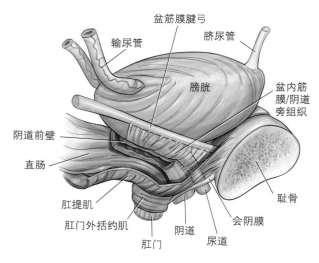

盆筋膜腱弓
脐尿管
输尿管
膀胱
盆内筋膜/阴道旁组织
阴道前壁
直肠
肛提肌
耻骨
肛门外括约肌
会阴膜
肛门
阴道
尿道

图 1.30　中线外侧横切面的尿道支持结构,侧面视图。阴道侧壁和部分盆内筋膜已移除,以暴露或显示较深层的结构

连接而稳定。盆内筋膜的肌肉附着使肛提肌得以收缩和放松,从而提升尿道和使其下降。

　　以前认为尿道支持系统的状况是决定女性有无压力性尿失禁的主要因素,然而,最近的研究表明尿道括约肌的强度是主要决定因素,尿道支持发挥次要作用。尿道支持在控制排尿中所发挥的作用可以理解如下,腹压增加时,增加的腹压对尿道腹侧面产生向下的力,会将尿道挤压到吊床样支持层上,从而关闭尿道腔。该支持层的稳定性决定了这种关闭机制的有效性。如果支持层较强韧,它会形成一个坚固的支撑,使尿道压迫闭合;反之,如果支持层不稳定,这种关闭的有效性就会受到影响。因此,筋膜腱弓和肛提肌附着的完整性,对压力性尿失禁的控制机制至关重要。

腹膜外手术间隙

　　盆腔内脏的一个重要属性是每个脏器都可以独立于其邻近脏器而伸缩舒展,该特性源自彼此之间相对疏松的连接,比如,允许膀胱在不拉长相邻子宫颈的情况得以膨胀。这个特性还保证了脏器可以沿这些层面彼此分开,这些手术分离层面称为间隙,其内由脂肪或网状结缔组织填充。骨盆各间隙通过脏器之间以及脏器与盆壁之间的连接彼此分开。

前后陷凹

　　前陷凹和后陷凹,或称为膀胱子宫陷凹和直肠

子宫陷凹更恰当,将子宫与膀胱、直肠分隔开。

　　前陷凹是位于膀胱圆顶和子宫前表面之间的一个凹陷(图 1.31)。腹膜在此处松散附着,而不像其在子宫体上那样附着紧密。这使得膀胱膨胀时可以不拉伸其自身腹膜。这种松散的腹膜形成膀胱子宫反折腹膜,在经腹子宫切除术或剖宫产手术中,较易被提起并切开形成"膀胱瓣"。这是经腹手术中进入膀胱宫颈间隙的位置,也是经阴子宫切除术中进入腹膜腔的位置。

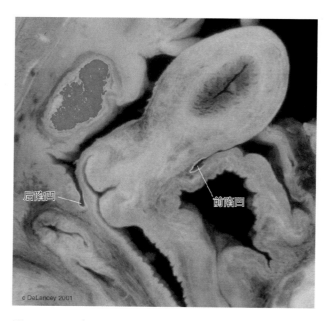

后陷凹
前陷凹
© DeLancey 2001

图 1.31　28 岁女性尸体标本的矢状切面,显示前陷凹(aCDS)和后陷凹(pCDS)的位置。注意后陷凹的腹膜附着于阴道壁上,而前陷凹的腹膜位于宫颈 - 阴道交界上方几厘米处(数码处理增强了照片中腹膜的清晰度)(Copyright © 2001 John O. L. DeLancey,with permission.)

　　后陷凹的边界分别是,前方为阴道,后方为直肠,外侧为子宫骶韧带,其腹膜沿阴道后壁延伸约 4cm,位于阴道壁与子宫颈连接处的阴道后穹窿下方。这种解剖结构使得在行经阴子宫切除术、阴道后穹隆穿刺术或阴道切开术时,可以经阴道直接进入腹腔。此处的解剖结构与前面所述的前陷凹形成对比。在前陷凹,腹膜位于阴道上方几厘米处,而在后陷凹,腹膜覆盖阴道。如前所述,牢记这种解剖上的差异有助于在经阴子宫切除术中,进入前陷凹和后陷凹。

耻骨后 / 膀胱前间隙

　　耻骨后间隙,也称为膀胱前间隙或 Retzius 间

隙,是一个充满疏松结缔组织的潜在手术间隙,其中包含重要的神经血管结构(图 1.27)。腹横筋膜将耻骨后间隙与腹直肌下层面分隔开,穿过腹直肌层即可进入耻骨后间隙。在腹侧,耻骨后间隙以骨性骨盆和盆壁肌肉为界;在头侧,以腹壁为界;背侧为尿道近端和膀胱;该间隙的背外侧边界是膀胱与主韧带的连接,以及盆内筋膜与闭孔内肌、耻尾肌及耻骨直肠肌内表面的连接,这些与盆筋膜腱弓的连接将该间隙与前面描述的膀胱阴道宫颈间隙分隔开。

位于耻骨后间隙的重要结构包括穿过耻骨联合下缘的阴蒂背静脉,以及穿过闭孔管的闭孔神经和血管。髂内、外血管系统之间的血管交通支通常走行于耻骨上支,称为耻骨血管支或副闭孔支,最常见的是静脉交汇,多见于腹壁下静脉和闭孔静脉之间,也可直接起自髂外血管。因此,涉及该区域的手术解剖要谨慎。膀胱和膀胱颈的外侧有一个密集的血管丛,称为膀胱静脉丛,位于下尿道的边缘,包括 2~5 排静脉,在平行于膀胱的阴道旁组织内走行,并汇入髂内静脉。阴蒂背静脉汇入膀胱静脉丛。这些静脉走行于阴道旁或宫颈旁组织中,虽然在此处缝合时经常会出血,但当缝线收紧打结后静脉渗血即可停止。同样,在膀胱和尿道外侧的组织内,还有下尿道神经走行。形成耻骨后间隙前表面的耻骨上缘有脊状的骨膜皱襞,称为耻骨线(pectineal line),是压力性尿失禁手术(Burch 手术)中缝线固定处。

膀胱阴道间隙和膀胱宫颈间隙

下泌尿道与生殖道之间的间隙被分为膀胱阴道间隙和膀胱宫颈间隙(图 1.27),间隙的下界在尿道近端 1/3 和远端 2/3/ 的连接处,即尿道和阴道融合处,该间隙向上延伸至膀胱宫颈反折腹膜处的腹膜下位置,向外侧延伸至侧盆壁,将主韧带分为膀胱部和生殖部(the vesical and genital aspects)。

直肠阴道间隙

直肠阴道间隙位于阴道背侧面(图 1.27),始于处女膜环上方 2~3cm 处的会阴体顶部,向上达直肠子宫陷凹,向外环绕直肠,至直肠阴道筋膜(隔膜)与盆内筋膜顶部的连接处。该间隙含有疏松蜂窝状组织,极易通过手指钝性分离开。

在子宫颈水平,一些子宫主 - 骶韧带复合体的纤维向下延伸到阴道后方,将阴道与直肠侧壁相连,进而连至骶骨,称为直肠柱(the rectal pillars)。在此区域,直肠柱将直肠阴道间隙中线与侧面的直肠侧间隙分开。通过直肠侧间隙可触及骶棘韧带(稍后提及),直肠柱也构成了直肠和骶骨之间的直肠后间隙的外边界。

骶棘韧带和坐骨大孔区域

骶棘韧带周围区域,对于妇科医师在处理阴道支持存在的问题时,是另一个更加重要的区域。骶棘韧带位于坐骨尾骨肌的背侧(图 1.32),该韧带及其被覆肌肉共同参与构成直肠侧间隙的后边界和下边界。

骶棘韧带,顾名思义,自骶骨外侧延伸至坐骨棘,其内侧与骶结节韧带融合,外侧有清晰可辨的结构。可以从直肠阴道间隙或膀胱侧间隙进入骶棘韧带,而直肠阴道间隙的抵达则需要穿过直肠柱或直接分离肠膨出的腹膜才能实现。支配尾骨肌和肛提肌的神经均来自 S_3~S_5,与肌肉韧带复合体的前表面关系密切。该方面将在第 37 章进行更详细的介绍。

骶棘韧带附近有许多结构,手术时必须牢记它们的位置。骶丛位于梨状肌内表面,骶棘韧带的头侧,其主要分支坐骨神经,经坐骨大孔下部离开骨盆。骶丛为臀部、盆膈和会阴以及下肢(通过坐骨神经)的肌肉提供神经支配。骶丛在穿出坐骨大孔之前,发出阴部神经。阴部神经与其伴行血管在坐骨棘附近的骶棘韧带后方穿过。肛提肌神经自 S_3~S_5 神经纤维发出,穿过尾骨肌中段,支配肛提肌。支配尾骨肌的神经也来自 S_3~S_5,并从骨盆表面穿过尾骨肌。为暴露该间隙内的髂内静脉的盆腔静脉丛和直肠中血管,需要向内侧和头侧牵拉组织,用力过大粗暴会引起大出血。阴部内血管、臀下血管以及第 3 骶神经和阴部神经都与骶棘韧带的上缘相连,如果缝针的出、入点落于韧带上缘范围,可能会损伤到这些结构。阴部内动脉走行于韧带外 1/3 的后方,臀下动脉在韧带中部水平出坐骨大孔,并通常走行于第 2 骶神经和第 3 骶神经之间。第 3 骶神经和阴部神经走行于韧带上缘,并几乎与之平行。第 4 骶神经于韧带内侧面走行,与第 3 骶神经汇合形成阴部神经(图 1.15)。

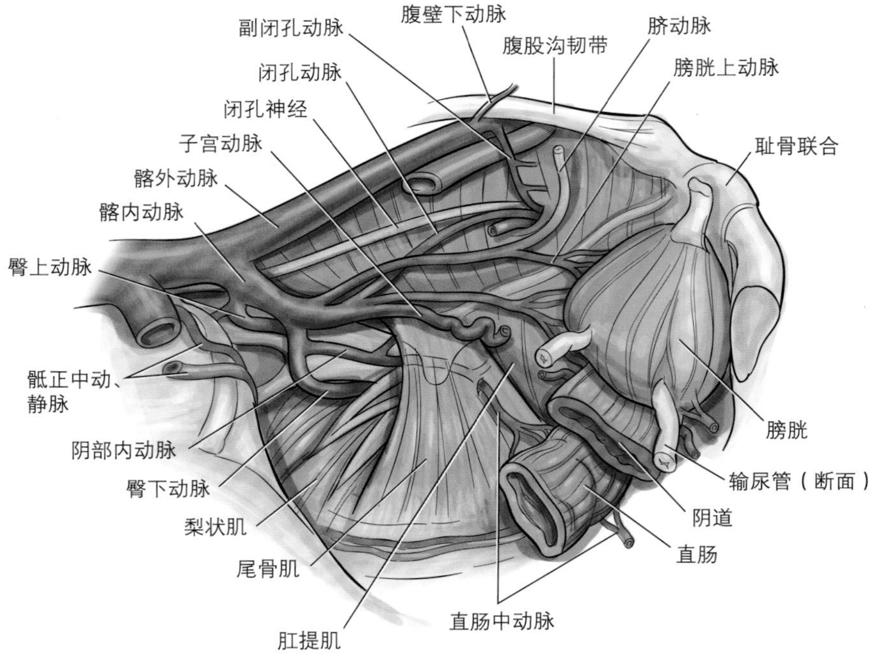

图 1.32　盆壁结构图

腹膜后间隙和侧盆壁

　　腹膜后间隙包含了供应骨盆脏器的主要神经、血管和淋巴,手术中可以探查该间隙,以识别输尿管、切断盆腔神经支配、制止严重的盆腔出血、并清除潜在的恶性淋巴结。在盆腔感染或子宫内膜异位症造成严重粘连时,由于该区域通常不被累及,因此在腹膜腔被封闭时,可以将其作为分离平面。在该间隙中发现的结构分别放置在区域性背景下讨论,这也通常是手术中处理它们的方式。

骨盆缘以上的腹膜后结构

　　腹主动脉位于下腔静脉稍偏左的腰椎上,与下腔静脉部分重叠。肾血管在第 2 腰椎水平处自腹主动脉发出,左肾静脉在肠系膜上动脉稍下方的位置,横跨腹主动脉前方。腹膜后主动脉旁淋巴结清扫术中,在肾血管下方可见到腹主动脉和下腔静脉(图 1.33)。在该区域,卵巢血管也起自主动脉前表面,在肾血管稍下方。除了汇入门静脉的肠血管和汇入同侧肾静脉的左卵巢静脉外,腔静脉的属支通常与主动脉的分支伴行。

　　在十二指肠第三部分下方,大约平第 3 腰椎水平,肠系膜下动脉起自肾血管水平以下的腹主动脉前方,为横结肠远端 1/3、降结肠、乙状结肠和直肠供血。它发出左结肠动脉的上行分支,并通过位于乙状结肠肠系膜的 3 条或 4 条乙状结肠动脉,继续向尾端供应乙状结肠。这些血管会跟随肠管被从一侧拉到另一侧,故它们的位置随肠管的收缩而变化。

　　直肠上动脉是肠系膜下动脉的终末支,该血管横跨左髂外血管,走行于乙状结肠下段背侧,供给直肠,如内脏一节所述。

　　主动脉和腔静脉在每一腰椎水平都发出节段性分支,称为腰动脉和腰静脉。它们位于主动脉和腔静脉的后方,从前面看不到。但当血管位置发生移动,比如切除该区域淋巴组织时,则可显露这些血管。

　　在第 4 腰椎水平即脐下水平,主动脉分为左、右髂总动脉。继续走行大约 5cm,大约在骶髂关节水平,髂总动脉(及其内后侧的伴行静脉)向内侧发出髂内血管,并同时发出向腹股沟韧带延伸的髂外动脉。髂内血管位于盆腔腹膜后区域,稍后讨论。

　　髂外血管始终沿腰大肌内侧面走行,在其穿过腹股沟韧带成为股血管之前,发出了腹壁下和旋髂深血管,旋髂深静脉常跨过髂外动脉,并作为髂外淋巴结切除术尾端界限的标志。

　　主动脉和腔静脉周围都有淋巴结,外科医师通

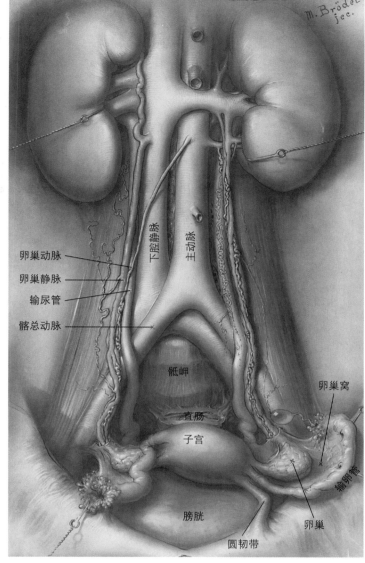

图 1.33　腹膜后结构。注意左卵巢动脉起自左肾动脉而非主动脉（The original illustration is in the Max Brödel Archives in the Department of Art as Applied to Medicine, The Johns Hopkins University School of Medicine, Baltimore, MD, USA. Used with permission.）

常把这种腰链淋巴结称为腹主动脉旁淋巴结，该名称反映了其位置特点。它们收纳来自髂总淋巴结的回流，是骨盆脏器的最终注入处。此外，它们还收纳卵巢的淋巴回流，这些淋巴管与卵巢血管伴行而不流经髂淋巴结。腰链淋巴结从腔静脉右侧延伸至主动脉左侧，在血管前、后均可发现。

　　在骨盆缘以上，输尿管松散地附着在后腹壁上，当覆盖的结肠被移动时，它们仍然附着在后腹壁上。卵巢血管在输尿管前方跨过，并发出分支供应输尿管。输尿管腹段的血供来自肾血管和髂总动脉。

骶前间隙

　　骶前间隙始于主动脉分叉点下方，外侧为髂总动脉和髂内动脉为界（图 1.34 和图 1.35），向下延伸到肛提肌的上筋膜和髂尾脊中线，前边界为直肠和腹膜，后边界为下腰椎、骶骨及其被覆的前纵韧带。骶正中动、静脉位于骶骨上，骶正中动脉起自主动脉远端的背侧（并非像有时展示的那样起自分叉点），骶正中静脉汇入左髂总静脉或腔静脉。其尾部和外侧是骶外侧血管，汇入髂内静脉。骶静脉丛主要由这些血管形成，但也接受来自后腹壁的腰静脉和穿过骨盆骶孔的椎体静脉的汇入。椎体静脉是存在于椎体骨松质组织中大而弯曲的薄壁血管，这些血管形成的骶静脉丛分布广泛，一旦出血就会很严重。

　　骶岬代表第 1 骶椎骨腹侧最上缘突出处，是

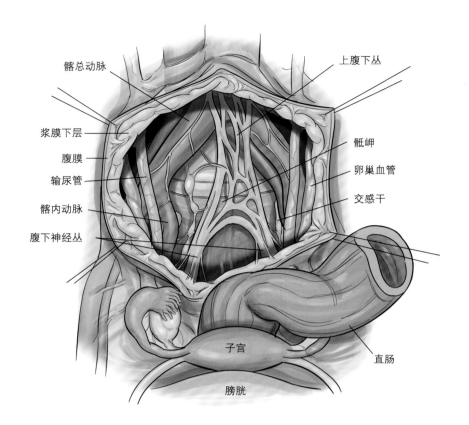

髂总动脉　　上腹下丛

浆膜下层　　骶岬

腹膜　　卵巢血管

输尿管　　交感干

髂内动脉

腹下神经丛

子宫　　直肠

膀胱

图 1.34　上腹下丛在主动脉分叉处下行,分成左、右腹下神经丛

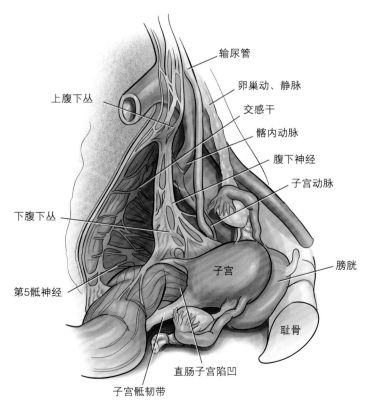

上腹下丛　　输尿管

卵巢动、静脉

交感干

髂内动脉

腹下神经

子宫动脉

下腹下丛

子宫　　膀胱

第5骶神经

耻骨

直肠子宫陷凹

子宫骶韧带

图 1.35　下腹下丛

骶骨阴道固定术（sacrocolpopexy）、骶前神经切除术（presacral neurectomy）和淋巴结清扫术（lymph node dissection）等手术中常见的骨性标志。腰骶解剖和骶前间隙脂肪含量的巨大变异，可能会妨碍对这个骨性标志的准确识别。输尿管、髂总血管和髂内血管均位于距骶岬中点 3cm 范围内，距骶岬最近的主要血管通常是左髂总静脉。第 5 腰椎与第 1 骶椎之间的椎间盘位于骶岬上方，通常是术中最明显的非血管结构。

该区域内有盆腔自主神经系统中最常见的组成部分，即上腹下神经丛或骶前神经（图 1.34）。盆腔脏器的自主神经可分为交感神经（胸腰段）和副交感神经系统，其副交感神经部分起自第 2~4 骶神经节段，称为副交感神经根（盆内脏神经）。依据其神经递质不同，前者也被称为肾上腺素能系统，后者被称为胆碱能系统。α- 肾上腺素能刺激可以增强尿道和膀胱颈的张力，胆碱能刺激则增加逼尿肌的收缩。同样，肾上腺素能刺激有利于结肠和直肠的存储功能，胆碱能刺激则有利于其排泄功能。β-肾上腺素能激动剂（β-Adrenergic agonists）的保胎用途表明它们也可影响子宫的收缩。与男性情况相同，盆腔淋巴切除术（lymphadenectomy）中损伤自主神经，可能对女性的性高潮功能有显著影响。盆腔根治性手术后，不同程度的排尿、排便功能障碍也很常见。

自主神经如何到达它们所支配的器官具有重要的外科重要性。关于这一区域的术语略显混乱，因为许多作者使用特殊的术语。然而，结构很简单：一个单一的神经节中线丛覆盖在主动脉下部表面（上腹下丛）。该神经丛分成两个无神经节的神经干（腹下神经），每个主干都与骨盆脏器外侧的神经丛和神经节相连，称为下腹下神经丛（图 1.35）。

上腹下丛位于主动脉下部腹侧的腹膜后结缔组织中，通过胸、腰内脏神经接受交感神经链神经节的信号输入。上腹下丛还含有重要的来自盆腔脏器的疼痛传入纤维，这使得其横切有时对治疗原发性痛经有效。上腹下丛穿过主动脉分叉处并延伸到骶骨近端，然后分裂成两条腹下神经，向下进入骨盆并走行于髂内血管区域，在盆壁两侧加入下腹下神经丛。

下腹下神经丛是腹下神经的广泛延伸，它们的交感神经纤维来自上腹下神经丛的延续以及骶内脏神经，是交感神经链或干进入骨盆的延续。副交感神经纤维由第 2~4 骶神经节段发出，由通过盆腔神经节的副交感神经根（骨盆内脏神经）组成，走行于子宫和阴道以外的侧盆壁结缔组织中。

下腹下丛（有时称为盆丛）分为三个部分：膀胱丛、子宫阴道丛（Frankenhäuser 神经节）和直肠中丛。子宫阴道丛包含两种来源的神经纤维，一是来自第 10 胸椎至第 1 腰椎节段的交感神经和感觉神经纤维；二是来自第 2~4 骶椎节段，主要为副交感神经，通过盆内脏神经到达下腹下丛。子宫阴道丛位于子宫血管的背侧和内侧面，位于子宫骶（直肠子宫）韧带与子宫连接处的外侧，向头侧沿子宫方向延伸，向尾侧沿阴道方向延伸，后者包含支配前庭球和阴蒂的神经纤维，称为阴蒂海绵体神经（cavernous nerve of the clitoris）。在因良性疾病行的子宫切除术中，这些神经位于子宫动脉、主韧带和子宫骶韧带蒂所在区域的外侧；而在根治性子宫切除术中，它们则位于切除的组织中。

子宫体的感觉纤维来自上腹下丛（骶前神经），有时通过手术切断该神经来减轻源自子宫体的顽固性内脏疼痛，这一过程被称为骶前神经切除术（presacral neurectomy）。由于上腹下丛并不向附件或腹膜提供感觉神经支配，因此该手术无法减轻这些部位的疼痛。自主神经系统的另一个重要解剖学特点是根治性子宫切除术时对下腹下丛的损伤，手术野向脏器外侧的延伸会切断膀胱的神经支配，有时也会切断直肠的相关神经支配。

卵巢和输卵管的神经支配来自与卵巢血管伴行的神经丛，这些神经丛起源自肾丛，部分源自下腹下丛，来自第 10 胸椎节段，副交感神经纤维来自迷走神经的延伸。

盆腔腹膜后间隙

髂内血管和髂外血管的分叉发生在骶髂关节区域。髂外血管的走行和分支已经在耻骨后间隙讨论过。

髂内血管

与前文所讨论的髂外动脉不同，髂外动脉在形态上较恒定且相对简单，而髂内动、静脉的分支模式则极为多变（图 1.11 和图 1.36）。髂内动脉为盆腔器官以及骨盆壁和臀部的许多肌肉供血，

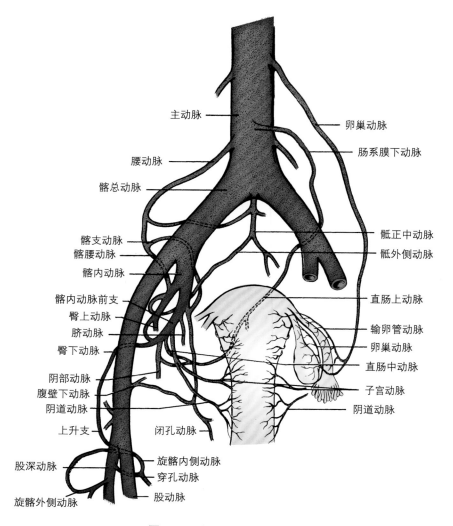

主动脉

卵巢动脉

肠系膜下动脉

腰动脉

髂总动脉

髂支动脉

髂腰动脉

髂内动脉

骶正中动脉

骶外侧动脉

髂内动脉前支

直肠上动脉

臀上动脉

输卵管动脉

脐动脉

卵巢动脉

臀下动脉

直肠中动脉

阴部动脉

子宫动脉

腹壁下动脉

阴道动脉

阴道动脉

上升支

闭孔动脉

股深动脉

旋髂内侧动脉

穿孔动脉

旋髂外侧动脉

股动脉

图 1.36   盆腔动脉侧支循环

其通常在离开髂总动脉 3~4cm 后分为前支和后支（表 1.3），后支的血管（髂腰动脉、骶外侧动脉和臀上动脉）从髂内动脉后外侧面发出，为骨盆壁和臀肌提供部分血供。在结扎髂内动脉时由于缝线会绕行于血管后方，此时应注意避免对这些隐蔽的血管造成损伤。

表 1.3
髂内动脉结扎后的侧支循环
髂内动脉和体循环动脉的吻合
髂腰动脉
骶外侧动脉
直肠中动脉
腰动脉
骶正中动脉
直肠上动脉（肠系膜下动脉的终末延续）

前支分为 3 个壁支和几个脏支，供应盆腔脏器。闭孔动脉、阴部内动脉和臀下动脉主要供应肌肉，而子宫动脉、膀胱上动脉、阴道（膀胱下）动脉和直肠中动脉则供应盆腔器官。髂内静脉起始于髂内动脉的外、后方，这些静脉在骨盆内形成一个庞大而复杂的静脉丛，而不像动脉那样只有一个分支，静脉在此区域往往比动脉位置更深且形态多变。

髂内动脉结扎术已被证实对治疗产后出血有帮助。Burchell 的动脉造影研究结果显示，在结扎髂内动脉后，体循环动脉和盆腔动脉之间具有生理活性的吻合支会立即畅通（图 1.36）。如表 1.3 所示，这些吻合支将髂内系统动脉与体循环动脉连接起来，连接方式或者是通过主动脉的血管（如腰动脉、骶正中动脉）直接相连，或是通过肠系膜下动脉（如直肠上血管）间接相连。体内这些实际的血管吻合通路与之前基于解剖学基础假设出的吻合通路有很大不同。

盆腔输尿管

　　输尿管在盆腔的走行对妇科医师非常重要,将在第 35 章详细论述,此处介绍一些重要的解剖标志。输尿管在卵巢血管内侧跨过髂内、外动脉分叉点后,继续下行进入盆腔。此处,它被覆一种特殊的结缔组织鞘,并附着于侧盆壁腹膜和阔韧带内侧叶上,这就解释了为何在打开腹膜间隙时,输尿管仍附着于腹膜上,而不是与血管一样停留在外侧。

　　在阔韧带基底部,进入主韧带之前,输尿管从子宫动脉下方穿过("桥下流水")。输尿管在穿过主韧带纤维的"隧道"时,其周围有一个疏松的环形间隙允许其蠕动。此处,输尿管走行于子宫颈的前外侧表面,在距离宫颈 1~2cm 处贴阴道前壁走行进入膀胱壁,并继续前行约 1.5cm 的距离。

　　在盆腔走行过程中,输尿管从其经过的血管上接受血供,特别是髂总动脉、髂内动脉、子宫动脉和膀胱动脉。在输尿管壁内,这些血管通过一个错综复杂的血管网相互连接,在输尿管外表面可以看到这些纵向延伸的血管网。

淋巴

　　引流盆腔脏器的淋巴结和淋巴管在数量和分布上各不相同,但它们可以被分成几个关联组。由于淋巴结的广泛连接和淋巴流动的扩散,因此恶性肿瘤在某种程度上是难以预测的。然而,了解关于这些淋巴组织的分布和引流的一些重要特征,仍然对此有益。盆腔淋巴结的分布将在第 24 章中进一步论述,如图 24.4 所示。

　　盆腔淋巴结可分为髂外淋巴结、髂内淋巴结、髂总淋巴结、骶正中淋巴结、直肠旁淋巴结。骶正中淋巴结较少,沿骶正中动脉排列。直肠旁淋巴结负责反折腹膜上方的直肠乙状结肠部分的淋巴引流,该部分肠段由直肠上动脉供血。妇科疾病很少累及骶正中淋巴结和直肠旁淋巴结。

　　髂内和髂外淋巴结位于各自伴行的血管周围,均汇入髂总淋巴结链,进而注入主动脉旁淋巴结。髂外淋巴结通过腹股沟淋巴结收纳来自腿部的淋巴回流,髂外淋巴结可以位于动脉外侧、动静脉之间和静脉内侧,分别称为前上组、中间组和后内组。

这些淋巴结可与伴行血管一起同其下的盆壁肌肉筋膜层和骨膜层分开,从而确定其外侧边界。这条链远端有一些淋巴结与腹壁下血管有直接关系,并根据这些邻近血管命名。同样,位于闭孔神经和血管进入闭膜管处的淋巴结称为闭孔淋巴结。

　　髂内淋巴结引流盆腔脏器的淋巴,并沿髂内血管后支收纳臀区的部分引流。这些淋巴结位于散布在许多血管分支中的脂肪组织中。最大和数量最多的淋巴结位于侧盆壁,但许多较小的淋巴结位于脏器周围,这些淋巴结以其所在器官命名(如子宫旁淋巴结)。

　　在手术室中不仅很难做到本解剖学讨论中提到的一些细微差别,而且这样做几无临床价值。手术医师一般将与髂外动脉相邻的淋巴结称为髂外淋巴结,与髂内动脉邻近的称为髂内淋巴结,位于髂外静脉和髂内动脉之间的称为髂间淋巴结。

　　子宫的淋巴回流方向倾向于同其附着物一致,即沿着主韧带、子宫骶韧带,甚至是圆韧带的方向。最后一种回流方式可导致自子宫(恶性肿瘤)转移至腹股沟浅淋巴结,而前几种回流方式则可引流至髂内淋巴结,与髂外淋巴结自由交通,有时也可至骶外侧淋巴结。子宫和卵巢血管的吻合性连接使两个引流系统之间的淋巴交通成为可能,并有可能沿这个方向发生转移。

　　阴道和下尿道有独立的淋巴引流路径。上段(阴道上 2/3 和膀胱)通过子宫淋巴管引流至髂内淋巴结,而阴道下 1/3 和尿道远端则引流至腹股沟淋巴结。然而,这种划分远不够精确。

　　髂总淋巴结可以从同名血管的内侧及外侧边界找到,它们继续延伸到盆腔血管上方并分布于主动脉和腔静脉周围,这些淋巴结可位于血管前方、外侧或后方。

要点

- 盆腔输尿管的重要解剖关系包括如下:
  - 输尿管走行于卵巢血管内侧,在骨盆上缘水平处于髂内、髂外动脉分叉处。
  - 输尿管在骨盆内附着于阔韧带内侧叶并向下走行。
  - 由于输尿管中部走行于侧盆壁腹膜的内侧面,所以输卵管血供主要来自位于其外侧的血管。

■ 子宫颈外侧1~2cm处，输尿管在子宫动脉下方穿过。

■ 输尿管远端直接贴行于阴道前壁上，非常接近子宫切除术中阴道与子宫颈分离的部位，因此，从阴道前壁上充分分离、下推膀胱对避免其损伤至关重要。

■ 髂腹股沟神经和髂腹下神经走行于前腹壁，于该处取下腹部低位横切口或套管穿刺器穿刺时可导致神经卡压综合征。但如果将套管穿刺口取于髂前上棘的上方，或低位横筋膜切口时保证两端未超过腹直肌外侧缘，这种损伤风险随之降低。

■ 股外侧皮神经和股神经分别与髂肌前表面和腰大肌下侧面相关联，它们穿过腹股沟韧带下方进入大腿区域。置于在腰大肌表面或外侧的牵开器叶片，以及在截石位时大腿的过度屈曲、外展或外旋，都可能压迫上述神经。

■ 骨盆器官的支撑来自肛提肌的复合作用，包括其关闭生殖器裂孔、为器官提供支持层以及提供盆内筋膜协助阴道和子宫附着于侧盆壁。

■ 髂内血管分布于盆腔器官、盆壁和臀部，其分支的复杂程度因人而异。其关键特征是在髂内动脉结扎后，立即形成多个侧支循环区域，虽然脉压下降，但是盆腔器官的血供仍得以持续。

■ 女性生殖道的血供是一个吻合弓，顶部来自卵巢血管，侧方来自子宫血管，远端来自阴道动脉，有一条吻合动脉贯穿整个生殖道。因此，结扎其中任何一条动脉并不会减少子宫本身的血流。

（齐小艺　秦晓燕　赵兴波　译）

参考文献

Balgobin S, Carrick KS, Montoya TI, et al. Surgical dimensions and histology of the vesicocervical space. *Obstet Gynecol* 2016;0:1–5.

Barber MD, Bremer RE, Thor KB, et al. Innervation of the female levator ani muscles. *Am J Obstet Gynecol* 2002;187:64–71.

Bleich AT, Rahn DD, Wieslander CK, et al. Posterior division of the internal iliac artery: anatomic variations and clinical applications. *Am J Obstet Gynecol* 2007;197:658.e1–658.e5.

Burchell RC. Arterial physiology of the human female pelvis. *Obstet Gynecol* 1968;31:855.

Campbell RM. The anatomy and histology of the sacrouterine ligaments. *Am J Obstet Gynecol* 1950;59:1.

Curry SL, Wharton JT, Rutledge F. Positive lymph nodes in vulvar squamous carcinoma. *Gynecol Oncol* 1980;9:63.

Dalley AF. The riddle of the sphincters. *Am Surg* 1987;53:298.

Daseler EH, Anson BJ, Reimann AF. Radical excision of the inguinal and iliac lymph glands. *Surg Gynecol Obstet* 1948;87:679.

DeLancey JOL. Anatomic aspects of vaginal eversion after hysterectomy. *Am J Obstet Gynecol* 1992;166:1717.

DeLancey JOL. Structural support of the urethra as it relates to stress urinary incontinence: the hammock hypothesis. *Am J Obstet Gynecol* 1994;170:1713.

DeLancey JOL. Structural anatomy of the posterior compartment as it relates to rectocele. *Am J Obstet Gynecol* 1999;180:815.

DeLancey JOL, Toglia MR, Perucchini D. Internal and external anal sphincter anatomy as it relates to midline obstetric lacerations. *Obstet Gynecol* 1997;90:924.

Drewes PG, Marinis SI, Schaffer JI, et al. Vascular anatomy over the superior pubic rami in female cadavers. *Am J Obstet Gynecol* 2005;193:2165–2168.

Fathi AH, Soltanian H, Saber AA. Surgical anatomy and morphologic variations of umbilical structures. *Am Surg* 2012;78(5):540–544.

Fernstrom I. Arteriography of the uterine artery. *Acta Radiol* 1955;122(suppl):21.

Florian-Rodriguez ME, Hamner J, Corton MM. First sacral nerve and anterior longitudinal ligament anatomy: clinical applications during sacrocolpopexy. *Am J Obstet Gynecol* 2017;217:607.e1–607.e4.

Florian-Rodriguez ME, Hare A, Chin K, et al. Inferior gluteal and other nerves associated with sacrospinous ligament: a cadaver study. *Am J Obstet Gynecol* 2016;215:646.e1–646.e6.

Forster DS. A note on Scarpa's fascia. *J Anat* 1937;72:130.

Good MM, Abele TA, Balgobin S, et al. L5-S1 Discitis—can it be prevented? *Obstet Gynecol* 2013;121:285–290.

Good MM, Abele TA, Balgobin S, et al. Vascular and ureteral anatomy relative to the midsacral promontory. *Am J Obstet Gynecol* 2013;208:486.e1–486.e7.

Hudson CN. Lymphatics of the pelvis. In: Philipp EE, Barnes J, Newton M, eds. *Scientific foundations of obstetrics and gynecology*, 3rd ed. London, UK: Heinemann, 1986:1.

Huffman J. Detailed anatomy of the paraurethral ducts in the adult human female. *Am J Obstet Gynecol* 1948;55:86.

Hughesdon PE. The fibromuscular structure of the cervix and its changes during pregnancy and labour. *J Obstet Gynaecol Br Emp* 1952;59:763.

Huisman AB. Aspects on the anatomy of the female urethra with special relation to urinary continence. *Contrib Gynecol Obstet* 1983;10:1.

Hurd WW, Bude RO, DeLancey JOL, et al. The location of abdominal wall blood vessels in relationship to abdominal landmarks apparent at laparoscopy. *Am J Obstet Gynecol* 1994;171:642.

Kleeman SD, Westermann C, Karram MM. Rectoceles and the anatomy of the posterior vaginal wall: revisited. *Am J Obstet Gynecol* 2005;193:2050–2055.

Klink EW. Perineal nerve block: an anatomic and clinical study in the female. *Obstet Gynecol* 1953;1:137.

Krantz KE. The anatomy of the urethra and anterior vaginal wall. *Am J Obstet Gynecol* 1951;62:374.

Krantz KE. Innervation of the human uterus. *Ann N Y Acad Sci* 1959;75:770.

Kuhn RJ, Hollyock VE. Observations on the anatomy of

the rectovaginal pouch and septum. *Obstet Gynecol* 1982;59:445.

Lawson JO. Pelvic anatomy. I. Pelvic floor muscles. *Ann R Coll Surg Engl* 1974;54:244.

Lawson JO. Pelvic anatomy. II. Anal canal and associated sphincters. *Ann R Coll Surg Engl* 1974;54:288.

Maldonado PA, Chin K, Garcia AA, et al. Anatomic variations of pudendal nerve within pelvis and pudendal canal: clinical applications. *Am J Obstet Gynecol* 2015;213:727. e1–727.e6.

Maldonado PA, Slocum PD, Chin K, et al. Anatomic relationships of psoas muscle: clinical applications to psoas hitch ureteral reimplantation. *Am J Obstet Gynecol* 2014;211:563.e1–563.e6.

Milloy FJ, Anson BJ, McAfee DK. The rectus abdominis muscle and the epigastric arteries. *Surg Gynecol Obstet* 1960;110:293.

Montoya TI, Calver LE, Carrick KS, et al. Anatomic relationships of the pudendal nerve branches: assessment of injury risk with common surgical procedures. *Am J Obstet Gynecol* 2011;205(5):504.e1–504.e5.

O'Connell HE, Hutson JM, Anderson CR, et al. Anatomical relationship between urethra and clitoris. *J Urol* 1998;159:1892.

O'Connell HE, Sanjeevan KV, Hutson JM. Anatomy of the clitoris. *J Urol* 2005;174(4):1189–1195.

Oelrich TM. The striated urogenital sphincter muscle in the female. *Anat Rec* 1983;205:223.

Oh C, Kark AE. Anatomy of the external anal sphincter. *Br J Surg* 1972;59:717.

Oh C, Kark AE. Anatomy of the perineal body. *Dis Colon Rectum* 1973;16:444.

Orda R, Nathan H. Surgical anatomy of the umbilical structures. *Int Surg* 1973;58:458–464.

Pathi SD, Castellanos ME, Corton MM. Variability of the retropubic space anatomy in female cadavers. *Am J Obstet Gynecol* 2009;201(5):524.e1–524.e5.

Plentl AA, Friedman EA. *Lymphatic system of the female genitalia.* Philadelphia, PA: WB Saunders, 1971.

Rahn DD, Bleich AT, Wai CY, et al. Anatomic relationships of the distal third of the pelvic ureter, trigone, and urethra in unembalmed female cadavers. *Am J Obstet Gynecol* 2007;197:668.e1–668.e4.

Rahn DD, Phelan JN, Roshanravan SM, et al. Anterior abdominal wall nerve and vessel anatomy: clinical implications for gynecologic surgery. *Am J Obstet Gynecol* 2010;202(3):234.e1–234.e5.

Ramanah R, Berger MB, Parratte BM, et al. Anatomy and histology of apical support: a literature review concerning cardinal and uterosacral ligaments. *Int Urogynecol J* 2012;23:1483.

Ramsey EM. Vascular anatomy. In: Wynn RM, ed. *Biology of the uterus.* New York: Plenum Press, 1977:60.

Range RL, Woodburne RT. The gross and microscopic anatomy of the transverse cervical ligaments. *Am J Obstet Gynecol* 1964;90:460.

Reiffenstuhl G. The clinical significance of the connective tissue planes and spaces. *Clin Obstet Gynecol* 1982;25:811.

Richardson AC, Edmonds PB, Williams NL. Treatment of stress urinary incontinence due to paravaginal fascial defect. *Obstet Gynecol* 1981;57:357.

Ricci JV, Lisa JR, Thom CH, et al. The relationship of the vagina to adjacent organs in reconstructive surgery. *Am J Surg* 1947;74:387.

Ricci JV, Thom CH. The myth of a surgically useful fascia in vaginal plastic reconstructions. *Q Rev Surg Obstet Gynecol* 1954;2:253.

Ripperda CM, Jackson LA, Phelan JN, et al. Anatomic relationships of the pelvic autonomic nervous system in female cadavers: clinical applications to pelvic surgery. *Am J Obstet Gynecol* 2017;216:388.e1–388.e7.

Roberts WH, Habenicht J, Krishinger G. The pelvic and perineal fasciae and their neural and vascular relationships. *Anat Rec* 1964;149:707.

Roberts WH, Harrison CW, Mitchell DA, et al. The levator ani muscle and the nerve supply of its puborectalis component. *Clin Anat* 1988;1:256.

Roberts WH, Krishingner GL. Comparative study of human internal iliac artery based on Adachi classification. *Anat Rec* 1967;158:191.

Roshanravan SM, Wieslander CK, Schaffer JI, et al. Neurovascular anatomy of the sacrospinous ligament region in female cadavers: implications in sacrospinous ligament fixation. *Am J Obstet Gynecol* 2007;197:660. e1–660.e6.

Sato K. A morphological analysis of the nerve supply of the sphincter ani externus, levator ani and coccygeus. *Kaibogaku Zasshi* 1980;44:187.

Stein TA, DeLancey JOL. Structure of the perineal membrane in females: gross and microscopic anatomy. *Obstet Gynecol* 2008;111:686.

Stulz P, Pfeiffer KM. Peripheral nerve injuries resulting from common surgical procedures in the lower portion of the abdomen. *Arch Surg* 1982;117:324.

Terminologia Anatomica. *Federal International Programme on Anatomical Terminologies*, 2nd ed. Stuttgart, Germany; New York: Georg Thieme Verlag, 2011.

Tobin CE, Benjamin JA. Anatomic and clinical re-evaluation of Camper's, Scarpa's and Colles' fasciae. *Surg Gynecol Obstet* 1949;88:545.

Uhlenhuth E, Nolley GW. Vaginal fascia, a myth? *Obstet Gynecol* 1957;10:349.

Whiteside JL, Barber MD, Walters MD, et al. Anatomy of ilioinguinal and iliohypogastric nerves in relation to trocar placement and low transverse incisions. *Am J Obstet Gynecol* 2003;189:1574–1578.

Wieslander CK, Rahn DD, McIntire DD, et al. Vascular anatomy of the presacral space in unembalmed female cadavers. *Am J Obstet Gynecol* 2006;195:1736–1741.

妇科患者术前管理

Karen C. Wang, Victoria L. Handa

在决定是否进行妇科手术时,应该考虑妇科疾病的性质、患者的选择以及患者的健康和医疗状况。术前咨询应包括各种替代治疗方案,包括期待治疗、药物治疗和手术治疗。在手术前取得知情同意过程中,应该讲明手术可能的结果,以及相对于风险和危害的手术益处,手术医师还应该讨论术后的预期结果。术前访视时的预先指导将降低患者的焦虑,提高术后依从性,并有可能缩短住院时间。

当患者和手术医师决定进行手术治疗,围手术期的考虑将基于患者的病史、体格检查、拟定的手术方案和病理情况。术前计划的目标是识别术中和术后最有可能出现的潜在并发症,从而进行干预降低风险,促进康复。在某些情况下,术前评估需要手术医师、初级医护提供者(primary care provider,PCP)或专科医师和麻醉医师之间的共同努力协作。

术前评估手术风险

在术前评估手术风险时,同时考虑患者的特点和手术治疗过程的特点是有帮助的。

患者特点

年龄

随着人类寿命的延长,与年龄相关的妇科疾病(如脱垂和恶性肿瘤)的发病率正在增加。年龄是围手术期并发症的独立风险因素,也与相伴随的疾病有关,包括糖尿病、慢性阻塞性肺疾病、肾衰竭、心血管疾病、认知障碍、功能障碍、营养不良和虚弱。老年女性的术前风险评估应包括患者功能能力的评估和基于残疾、痴呆和 / 或虚弱存在的术后风险。

心脏病

围手术期主要心脏并发症的风险因素包括既往心肌梗死病史、心力衰竭、脑血管疾病、1 型糖尿病和血清肌酐大于 2.0mg/dL。其他重要因素包括患者的年龄、依赖性功能状态(定义是在没有帮助的情况下,不能进行日常生活的活动),以及美国麻醉学医师协会的等级(American Society of Anesthesiologists'class)(见第 3 章)。对于被认为是高风险的女性,应该进行更细致的术前评估,可能包括运动负荷测试和转诊心脏内科评估检查。

活动性冠状动脉疾病患者有明显的并发症风险。有近期心脏事件的女性,只有在妇科急症和延误治疗会有严重不良后果的情况下,才应该进行手术。冠状动脉支架置入术后,择期手术应推迟到推荐的抗血小板治疗时间之后。

围手术期与心脏病医师的合作适合于心脏并发症的高危患者(包括那些已知或怀疑有心力衰竭、心肌梗死病史、脑血管疾病、1 型糖尿病和肾衰竭的患者)。在这些病例中,围手术期管理的目标是评估围手术期主要心脏并发症的风险,优化合并症,并确定降低主要并发症(包括肺水肿、心肌梗死和心搏骤停)风险的策略。

糖尿病

来自美国心血管网(National Cardiovascular Network)的数据显示,女性糖尿病患者具有很高的围手术期并发症风险,包括急性肾衰竭、神经系统并发症、卒中和急性心肌梗死。糖尿病被认为是"等同于冠心病"的疾病。在糖尿病患者中,冠心病更为常见,且可能是"隐匿的";因此,术前评估心血管风险,对于患有长期或 1 型糖尿病的女性是必要的,还应考虑未被发现的肾和脑血管疾病的可能性。

血糖控制不良的糖尿病患者手术部位感染(surgical site infection,SSI)、无症状冠心病和术后心血管发病率的风险更高。因此,优化血糖控制被认为是围手术期管理的重要组成部分。

高血压

麻醉会诱导激活交感系统,可使未经治疗的高血压患者血压升高 90mmHg,心率增加 40 次/min。高血压患者应该继续口服降压药,直到手术当天。应该密切监测服用利尿剂患者的血容量状态和血钾水平,因为低钾血症可以增强麻醉诱导期间使用肌肉松弛剂的效果。低钾血症也会增加心律失常和麻痹性肠梗阻的风险。

肥胖

肥胖日益普遍,并与许多共患疾病(包括高血压、冠心病、阻塞性睡眠呼吸暂停、糖尿病和妇科恶性肿瘤)相关。连同代谢综合征,肥胖使患者出现术中和术后并发症的风险更高,如肺炎、术后低氧血症、计划外再插管、SSI、伤口并发症和静脉血栓栓塞(venous thromboembolism,VTE)。此外,低通气综合征(包括睡眠呼吸暂停)在肥胖患者中更为常见。对于已知或怀疑有阻塞性睡眠呼吸暂停病史的肥胖患者,以及那些被认为有气道不畅的患者,建议进行术前麻醉医师会诊咨询。对于怀疑患有冠心病的肥胖女性,特别是在运动耐受性较差的情况下,应考虑进行适当的术前专科会诊。

肥胖与 SSI 增加有关,可能与营养状况不良、抗生素渗透减少和组织氧合减少有关。肥胖女性的手术可能会因为术中的技术挑战而变得复杂,包括受限的手术视野和较长的手术时间。这些因素增加了 SSI 的风险,也增加了伤口裂开和切口疝的风险。预防 VTE 的特别注意事项、预防性抗生素的剂量以及术后管理也在本章的后续章节中进行讨论。

阻塞性睡眠呼吸暂停

阻塞性睡眠呼吸暂停(obstructive sleep apnea,OSA)是最常见的睡眠呼吸障碍类型。阻塞性睡眠呼吸暂停患者发生呼吸并发症、术后心脏事件和需要 ICU 管理的风险较高。STOP-Bang 问卷调查(表 2.1)是一种经过验证的筛查工具,由 8 个问题组成。2 个及以下的阳性结果患者被认为是低风险患者,3~4 个阳性结果的患者被认为是中等风险,5 个或更多阳性结果的患者被认为是高风险。该评分可用于预测术后肺和心脏并发症增加的风险,疑似阻塞性睡眠呼吸暂停的女性,可从术前转诊进行正式评估和处理中获益。

建议已知有 OSA 的女性继续进行持续气道正压(continuous positive airway pressure,CPAP)治疗直到手术当天。建议有右心功能不全的体征/症状或病态肥胖的患者术前做超声心动图检查。OSA 女性的围手术期管理应包括监测术中血清碳酸氢盐水平,因为有相关的肺动脉高压风险。对于那些可能需要接受门诊治疗的患者,如果需要大剂量的麻醉剂,如果患者有其他的医疗问题,或者如果患者不愿意在家中使用正压气道装置,考虑住院进行术后恢复。

透析患者

患有肾衰竭的女性发生围手术期体液和电解

表 2.1

STOP-Bang 问卷调查：阻塞性睡眠呼吸暂停筛查工具

		是	否
打鼾	你打鼾的声音很大吗（关着门都能听到，或者你的床伴因晚上打鼾肘击你）？		
疲劳	你是否经常在白天感到疲劳、疲倦或瞌睡（如开车时睡着）？		
观察	有没有人观察到你在睡眠中停止呼吸或窒息／喘气？		
血压	你有或正在接受高血压治疗吗？		
体重指数	你的体重指数 >35kg/m^2 吗？		
年龄	年龄大于 50 岁吗？		
颈部	男士：你的衬衫领子是 43cm 还是更大？（测量喉结水平的颈围） 女士：你的衬衫领子是 40cm 还是更大？		
性别	你是男性吗？		

每个"是"赋为 1 分。评分 0~2 分，OSA 风险较低；3~4 分，OSA 风险中等；5~8 分，OSA 风险较高

Reprinted from Chung F, Abdullah HR, Liao P. STOP-Bang questionnaire：a practical approach to screen for obstructive sleep apnea. *Chest* 2016；149（3）：631-638. Copyright © 2016 American College of Chest Physicians.With permission.

质失衡、不能控制血压和出血增加并发症的风险很高。这些女性可能同时存在冠心病和心功能不全，发生肺炎、计划外插管、呼吸机依赖、原手术后 30 天内需要再次手术、血管并发症和术后死亡的风险增加，因此，这些患者围手术期的死亡率很高，65 岁以上的透析患者风险最大。

吸烟者

烟草的使用导致组织缺血和伤口愈合延迟，这增加了 SSI 的风险。吸烟者也增加了术后肺部并发症的风险，应敦促所有患者在手术前几周完成戒烟。

风险评分

评估心脏功能能力和虚弱程度对确定围手术期风险也很重要。许多术前心脏风险评测工具作为评估围手术期心血管事件风险和优化条件的一种方法，以降低发病率和死亡率。

NSQIP 风险评测计算法

这种最常用的术前心脏风险评测计算法，由美国外科医师学会国家外科质量改进计划（National Surgical Quality Improvement Program，NSQIP）开发，根据患者病史、体格检查、心电图（electrocardiogram，ECG）和手术计划，提供围手术期并发症的风险。该评测计算基于 21 个术前风险因素，其评测计算法设计用于计划子宫切除术和其他择期妇科手术的患者。它还可以帮助手术医师确定是否需要进行额外的心脏检查。在线评测计算可以通过 https://riskcalculator.facs.org 链接访问。

功能能力

运动能力是所有围手术期风险的重要决定因素。这可以用"代谢当量"（metabolic equivalents，MET）来衡量（表 2.2）。MET 是一个单位，相当于静坐时的新陈代谢耗氧量。

表 2.2

功能能力评估检查

功能能力评测

1MET	可以独立照顾自己、吃饭、穿衣和使用厕所
4MET	可以登上一层楼梯或小山，或在水平地面以 6.4km/h 的速度行走
4~10MET	可以做重体力的家务（擦洗地板、抬起或移动重家具，或登上两层楼梯）
>10MET	可以游泳；打网球；踢足球或打篮球；或滑雪

Adapted from Fleshier LA, Fleischmann KE, Auerbach AD, et al. 2014 ACC/AHA guideline on perioperative cardiovascular evaluation and management of patients undergoing noncardiac surgery：a report of the American College of Cardiology/American Heart Association Task Force on Practice Guidelines. *J Am CollCardiol* 2014；64（22）：e77-e137.

如果患者能在没有胸痛或疲劳的情况下完成 4MET 或更多的活动，术后心血管并发症的风险就会降低（图 2.1），相当于 4MET 的活动包括登上一层楼梯，爬上一小山丘，或以 6.4km/h 的速度在水

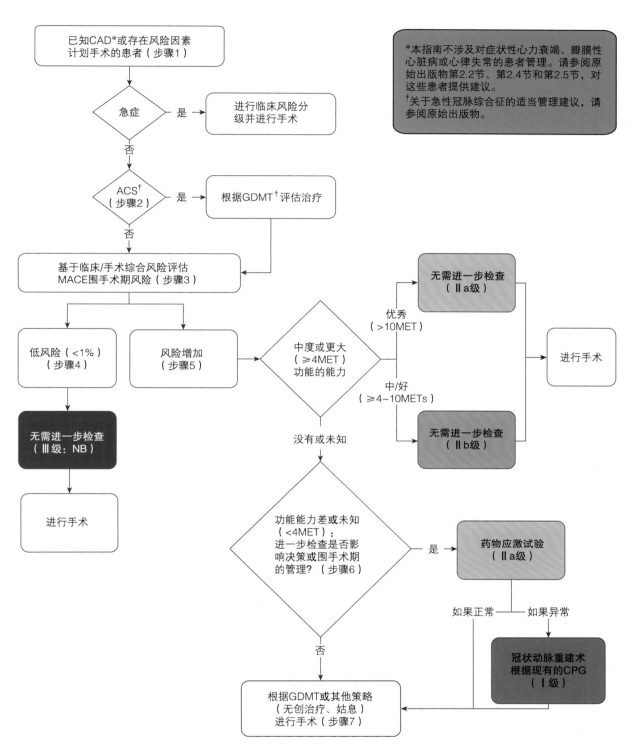

CAD（coronary artery disease）：冠心病／冠状动脉疾病；ACS（Acute Coronary Syndromes）：急性冠脉综合征；CPG（clinical practice guideline）：临床实践指南；GDMT（guideline-directed medical therapy）：指南导向的药物治疗；MACE（major adverse cardiac event）：主要不良心脏事件；MET（metabolic equivalent）：代谢当量；NB（no benefit）：无益。

图 2.1　冠心病围手术期心脏评估的阶梯方法（Reprinted with permission from Fleshier LA, Fleischmann KE, Auerbach AD, et al. 2014 ACC/AHA guideline on perioperativecardiovascular evaluation and management of patients undergoing non cardiac surgery：executive summary：a report of the American College of Cardiology/American Heart Association Task Force on Practice Guidelines. *Circulation* 2014；130（24）：2215-2245. Copyright © 2014 by the American College of Cardiology Foundation and the American Heart Association, Inc.）

平地面上行走。那些运动能力差的患者,不能行走 4 个街区或不能登上二层楼梯,术后发生严重并发症的可能性是正常人的 2 倍。

虚弱

虚弱(frailty)被定义为生理储备衰竭、体力下降、维持体内平衡的耐力下降的状态。虚弱的特点是很容易受到影响,即使是轻微的应激和健康损害,包括功能依赖、加重残疾、住院和死亡率上升。与非虚弱患者相比,虚弱患者在手术后 1 个月内出现残疾的可能性要高出 7 倍。Courtney-Brooks 等的一项研究表明,在非虚弱女性中,妇科恶性肿瘤的主要分期手术后 30 天的手术并发症率为 24%,但在虚弱女性中增加到 67%。与虚弱相关的术后并发症包括脓毒症、尿路感染(urinary tract infection,UTI)、呼吸系统疾病(肺炎或肺栓塞)、神经系统疾病(卒中、昏迷、脑血管意外)、肾脏和心脏疾病(心肌梗死、心力衰竭和心律失常)。虚弱还会导致康复时间延长和潜在的康复需求。如果女性有以下至少三种情况:肌肉无力、耐力差、体力活动少、步速缓慢和体重显著下降,那么就应该怀疑患者的身体虚弱。在这种情况下,可以考虑转诊内科医师或老年科医师进行正式评估。鼓励虚弱的患者开始力量锻炼和调理,并服用营养补剂,以提高术后恢复水平和存活率。

特殊手术的风险因素

影响围手术期风险的手术特点,包括手术方式(阴道、腹部、腹腔镜或机器人辅助)、手术类型(如子宫肌瘤切除术与子宫切除术)以及与妇科疾病相关的特点(如疾病的复杂性、病变范围、恶性肿瘤)。有多次腹、盆腔手术史和恶性肿瘤或重度子宫内膜异位症的患者,发生粘连病变、解剖失常和失血的风险更高。同样,盆腔大范围病变的患者(如大肌瘤或附件肿块)可能会有明显失常的解剖结构,这增加了出血或无意损伤邻近器官的风险。在这种情况下,适当的计划可使手术医师确保适当的手术协助和人员安排,以及选择适当的预防性抗生素和可能的血液制品。

术前检查

术前检查的目的是确定手术时机,减少围手术期的风险。不幸的是,过度的或不必要的检查常常是基于规程,而不是医疗需要。在接受择期手术的患者人群中,"常规的"术前实验室检查不会改变临床管理、影响死亡率或降低不良事件的发生频率。妇科手术前的选择性术前检查应基于患者的临床病史、合并症、体格检查结果和手术计划的潜在风险。术前应根据临床情况选择各项检查,目的是对风险进行分层,指导麻醉选择,指导术后管理。推荐的基于疾病的术前检查见表 2.3。

表 2.3
基于临床疾病推荐的术前检查汇总

疾病	推荐的术前检查
心脏疾病(如冠状动脉疾病、心脏瓣膜病、既往 MI、心力衰竭、脑血管疾病)	• 可包括基线 ECG 和负荷试验、超声心动图,24h 动态监测 • 如果有瓣膜性心脏病或充血性心脏病,请考虑 CXR
糖尿病	• 基线 ECG • 考虑血清电解质和肌酐 • 近 4~6 周的 HbA1c • 如有需要,可进行无创心脏检查
高血压	• 血清电解质和肌酐 • 考虑基线 ECG
肥胖	• 阻塞性睡眠呼吸暂停筛查(STOP-BANG 问卷调查) • 考虑糖尿病、心脏病的评估 • 考虑术前麻醉会诊
阻塞性睡眠呼吸暂停	• 考虑超声心动图 • 血清电解质
透析	• 考虑心脏评估 • 血清电解质(包括 Ca,PO₄,Mg)和肌酐 • 白蛋白 • CBC • 凝血全项检查 • 尿液分析
肺部疾病(哮喘、COPD)	• 肺功能检查(如不明原因的呼吸困难或控制不良的慢性呼吸系统疾病) • CXR(如活动性肺病)
肝脏疾病	• CBC • 凝血检查 • 肝功能检查

MI(myocardial infarction):心肌梗死;CXR(Chest X Ray):胸部 X 线片;HbA1c:糖化血红蛋白;CBC(complete blood count):全血细胞计数 / 血常规;COPD(chronic obstructive pulmonary disease):慢性阻塞性肺疾病。

心脏检查

在高危患者中,如那些已知或疑似有冠状动脉或瓣膜心脏病的患者,围手术期死亡风险大于 1%。在这种情况下,应该考虑心脏病专科会诊。可能需要额外的检查(包括运动负荷试验、超声心动图或 24h 动态心电图)。

胸部 X 线片

对于接受妇科手术的患者,除非有已知或可疑的心肺疾病,否则术前不需要常规胸部 X 线检查。

全血细胞计数

基准血红蛋白和血细胞比容在可能出现贫血(慢性肾病、肝病、恶性肿瘤、严重的阴道出血)的情况下,以及在预期会出现明显出血(粘连性疾病、子宫内膜异位症、大子宫肌瘤)的手术前都很重要。术前贫血应该提醒手术医师可能需要输血。全血细胞计数很少能发现未被怀疑的白细胞或血小板异常。当计划采用脊髓麻醉时,术前血小板计数是有帮助的。

凝血试验(PT、aPTT、Plt 计数、INR)

除非怀疑或存在出血障碍,或在进行长期抗凝和桥接治疗(bridging therapy),不建议进行常规术前凝血检查。

心电图

低风险手术不需要术前心电图(electrocardiogram,ECG)检查。已知冠状动脉疾病、明显心律失常、外周动脉疾病、脑血管疾病或其他明显结构性心脏病,将接受高风险手术的患者,建议术前行 ECG 检查。基线 ECG 对于 50 岁以上计划进行重大妇科手术的女性可能很有价值。

电解质和肌酐

不建议常规筛查电解质异常,除非患者的病史表明存在异常的可能性,如慢性肾脏疾病和使用影响电解质的药物[如利尿剂、血管紧张素转换酶(ACE)抑制剂和血管紧张素受体阻滞剂(ARB)]。如果手术中可能出现低血压,或预期使用肾毒性药物时,建议对有潜在肾脏疾病的患者评估血清肌酐。

肝功能检查

除非怀疑或存在慢性肝病,否则不建议在手术前常规进行转氨酶检查。

妊娠试验

对于所有有子宫且没有永久绝育的育龄女性,都应排除妊娠。对于没有可靠避孕措施的女性来说尤其重要。最好在手术当天检查尿 HCG 定性,以排除是否妊娠。

肺功能检查

肺功能检查仅推荐用于原因不明的呼吸困难患者和控制不良的慢性呼吸系统疾病患者。

血型鉴定和抗体筛查或交叉配血试验

血型和抗体筛查通常用于评估是否存在抗体,在需要输血的情况下,抗体可能会限制血液制品的使用。如果患者在手术前贫血或存在活动性出血,或者计划的手术有大出血的风险,作为术前检查的一部分,血型鉴定和抗体筛查是必不可少的项目。

重复近期的检查

除非患者的临床状态发生了变化,否则依靠过去 4 个月内检查的正常检查结果是合理的。对异常的术前检查结果应复查。

风险因素管理:预防特定不良事件的围手术期策略

主要不良心脏事件

大多数女性发生与妇科手术相关的心脏事件风险较低。术前评估症状(心绞痛、呼吸困难、晕厥、心悸)和病史(心脏病、高血压、糖尿病、慢性肾脏疾病、脑血管或外周动脉疾病),并确定相关的功能状态(MET),可以提示是否需要额外的检查(ECG、负荷试验、心脏内科会诊)。对于放置了冠状动脉和血管支架的患者,术前应咨询患者的心脏病科医师,参见图 2.1。在过去,β 受体拮抗剂被认为可以降低动脉疾病患者围手术期心血管并发症的发病率,不管怎样,围手术期缺血评估(Perioperative Ischemic Evaluation,POISE)试验的数据显示发病率和卒中的风险增加。因此,推荐长期治疗高血压、心绞痛、心力衰竭或心肌梗死的患者,围手术期使用β受体拮抗剂。对于有多种危险因素(如糖尿病、心力衰竭、冠状动脉疾病、肾功能不全、脑血管意外)的高危手术患者,使用β受体拮抗剂是合理的。这类患者通常与内科会诊医师进行协作管理。围手术期预防性β受体拮抗剂治疗应在手术前7~30天开始。

感染

手术部位感染

手术部位感染(Surgical Site Infection,SSI)的定义是发生在手术切口或切口附近、手术后30天内(如果放置了植入物,则为12个月)发生的与手术相关的感染。大多数妇科SSI包括皮肤和皮下组织的表面切口,影响SSI的因素包括细菌毒力、细菌类型和细菌载量。感染风险还受患者的个体情况影响,如耐药性、有无异物、肥胖、烟草使用、糖尿病控制、手术时间和温度。报道的妇科手术后SSI发生率为2%~5%,这可能被低估了,因为许多与手术相关的感染发生在出院后(患者可能会到其他地方寻求医治)。据估计,与子宫切除术相关的每一次SSI都会额外增加5 000美元的患者费用。

对此,医疗机构认证联合委员会(the Joint Commission on the Accreditation of Healthcare Organizations)提出了减少SSI的建议,建议包括预防性抗生素使用的时机和选择、血糖控制的重要性以及适当的去毛技术。

预防性使用抗生素

在择期手术中,建议应用广谱预防性抗生素,抗生素的选择应考虑阴道和皮肤菌群的覆盖范围,包括革兰氏阳性、革兰氏阴性和厌氧微生物。最好在手术开始前60min内使用预防性抗生素,以确保细菌定植(如皮肤切开)前足够的抗生素循环和组织水平。对于妇科手术,头孢菌素类(cephalosporins)药物因其覆盖范围广和过敏反应或副作用发生率低,是一种很好的预防性治疗选择。建议使用头孢唑林(Cefazolin)1g或2g静脉注射,当手术接近4h或出血量大于1 500mL时给予额外剂量。对于体

重超过120kg的肥胖患者,建议使用3g头孢唑林。表2.4汇总了更详细的建议。

表2.4	
根据手术的抗生素预防方案	
手术/替代选择	**抗生素和剂量(单次剂量)**
子宫切除和泌尿生殖道手术,包括涉及补片的手术	头孢唑林2g IV,手术前1h内(体重>120kg 3g IV)
替代选择	头孢替坦、头孢西丁、头孢呋辛或氨苄西林-舒巴坦
如果有青霉素速发型过敏反应病史	克林霉素900mg IV q6h + 以下之一:庆大霉素5mg/kg IV 喹诺酮400mg IV 氨曲南2mg IV q4h
替代选择	甲硝唑500mg IV + 以下之一:庆大霉素5mg/kg IV 喹诺酮400mg IV
人工流产或扩张宫口吸宫术	多西环素200mg,术前1h或甲硝唑500mg,bid,5天
有PID或存在扩张的/异常的输卵管病史的子宫输卵管造影,或输卵管通色素法检查	多西环素100mg,口服,每天,5天 如有异常输卵管病史,可在手术前使用多西环素
腹腔镜检查(诊断性、手术性、输卵管绝育)或宫腔镜检查(诊断性、手术性、输卵管封堵、子宫内膜切除),不建议常规预防。不进入肠道或阴道的开腹手术,指南建议可以考虑使用与子宫切除术相同剂量的头孢唑啉	

PID(pelvic inflammation disease):盆腔炎性疾病;IV:静脉注射。

译者注:输卵管通色素法——腹腔镜亚甲蓝通液术被公认为评价输卵管通畅性的"金标准"。

Adapted with permission from ACOG Practice Bulletin No. 195: Prevention of infection after gynecologic procedures. *Obstet Gynecol.* 2018;131:e172-e189. Copyright © 2018 by The American College of Obstetricians and Gynecologists.

妇科泌尿道手术

虽然还没有进行前瞻性研究,但在妇科泌尿道手术中,建议预防性使用抗生素,包括涉及补片的手术。在患者留置导尿管出院的情况下,也可以考虑每天使用预防性抗生素。

血糖控制

高血糖症的糖尿病患者发生SSI的风险增加。美国糖尿病协会(American Diabetes Association)认可围手术期的目标血糖为4~10mmol/L。美国妇产科医师学会(American College of Obstetricians and Gynecologists,ACOG)建议血糖目标水平低于

11.1mmol/L。对于持续时间少于 2h 的手术,可以在围手术期使用皮下胰岛素来控制术中血糖水平

手术部位准备和去毛

预防妇科手术部位感染包括正确的腹部皮肤和阴道准备。美国疾病控制和预防中心(The Centers for Disease Control and Prevention,CDC)建议患者在手术前一晚用肥皂或抗菌剂(antiseptic agent)洗澡。有些医院为此向患者提供葡萄糖酸氯己定(chlorhexidine gluconate)溶液。术前使用 4% 的葡萄糖酸氯己定淋浴,围手术期预防性使用抗生素和术前皮肤准备(2% 葡萄糖酸氯己定和 70% 的异丙醇)可以降低重大妇科肿瘤手术后 SSI 的风险 82.4%。

在手术室,腹壁应使用 70% 异丙醇配制的 4% 葡萄糖酸氯己定做准备。一项大型随机对照试验表明,氯己定乙醇在预防切口感染方面明显比聚维酮碘(povidone iodine)擦拭更有效。阴道应该用聚维酮碘或用 4% 异丙醇 - 葡萄糖酸氯己定溶液进行准备。如果患者对碘过敏,而且不能使用氯己定,可使用无菌生理盐水或婴儿洗发水进行阴道准备。

根据 2011 年 Cochrane 的综述,一般不建议去除毛发,除非毛发在切口内或周围。如果需要去毛,应在手术前使用修剪工具,或者可以在术前使用脱毛剂,这两种方法都比剃须刀好用。

细菌性阴道病

细菌性阴道病(bacterial vaginosis)是子宫切除术后 SSI 的危险因素。有症状的患者应评估细菌性阴道病,并在手术前进行治疗。细菌性阴道病患者应在子宫切除术前至少治疗 4 天,以减少发生阴道残端蜂窝织炎的风险。不建议对无症状的患者进行筛查。

衣原体和淋病

沙眼衣原体或淋病奈瑟菌的感染增加了终止妊娠手术后子宫内膜炎的风险。在计划终止妊娠的女性中,应该为检测呈阳性的女性提供治疗。此外,建议经验性治疗有风险的患者。

感染性心内膜炎

2007 年美国心脏协会(American Heart Association)修订的预防感染性心内膜炎指南,已经废止了常规使用预防性抗生素,以预防妇科手术中的心内膜炎。

静脉血栓预防

根据 Virchow 三联征规律,导致血栓形成风险的三个因素是高凝状态、静止状态和内皮损伤或组织外伤,妇科手术满足所有这三个标准。静脉血栓栓塞(venous thromboembolism,VTE)的最高风险与复杂的手术有关,这类手术需要长时间麻醉、长时间恢复期,或涉及恶性肿瘤。妇外科医师必须考虑患者的特点、病史和手术计划的性质,以确定需要哪种类型的围手术期预防措施。

美国胸科医师学会(American College of Chest Physicians,ACCP)根据风险分类(Caprini 风险评估评分)提供了围手术期血栓预防指南。对妇科患者的建议是从普通外科、泌尿外科和结直肠外科中推理衍生出来的。根据各种不同的风险因素,Caprini 评分(表 2.5)确定了 VTE 风险类别(如极低、低、中、高风险)。围手术期预防血栓的建议是基于这 4 种风险类别,但可能会根据围手术期出血的风险进行修改(表 2.6)。大多数妇科手术患者都属于中等风险,妇科恶性肿瘤患者属于高危人群。对于中等风险的患者,预防 VTE 的选择包括使用顺序压缩弹力袜(sequential compression stockings)、药物或两者兼用。

使用来自妇外科的数据,妇科医师学会系统评价组(Society of Gynecologic Surgeons Systematic Review Group)制定了 VTE 预防临床实践指南(表 2.7)。与 ACCP 的指南相比,妇科医师学会的建议是基于一个更简化的风险评分系统,强调恶性肿瘤的存在和妇外科手术类型。

肠道准备

最近的研究表明,机械性肠道准备在妇科手术中的应用价值有限。在小肠和大肠可能发生损伤的情况下(如因先前手术或炎症过程导致的严重粘连性疾病),可以考虑使用肠内抗生素来减少感染。然而,没有证据表明使用或不使用预防性抗生素的机械性肠道准备,减少了感染或损伤的风险。

出血和输血

严重的术后贫血影响发病率和死亡率,当血红

表 2.5

Caprini 风险评估模型

1分	2分	3分	5分
• 年龄 41~60 岁 • 小手术 • BMI > 25kg/m² • 下肢肿胀 • 静脉曲张 • 妊娠或产后 • 原因不明或重复性自然流产史 • 口服避孕药或激素替代治疗 • 脓毒血症(<1 个月) • 严重肺部疾病,包括肺炎(<1 个月) • 肺功能异常 • 急性心肌梗死 • 充血性心力衰竭(<1 个月) • 炎症性肠道病史 • 内科治疗的卧床患者	• 年龄 61~74 岁 • 关节镜手术 • 大的开放性手术(>45min) • 腹腔镜手术(>45min) • 恶性肿瘤 • 卧床不起(>72h) • 石膏固定 • 中心静脉穿刺插管	• 年龄 ≥75 岁 • VTE 病史 • VTE 家族史 • 凝血因子 V Leiden 基因突变 • 凝血酶原 20210A 基因突变 • 狼疮抗凝物阳性 • 抗心磷脂抗体阳性 • 血清同型半胱氨酸升高 • 肝素诱发的血小板减少症 • 其他先天性或获得性易栓症	• 卒中(<1 个月) • 选择性关节成形术后 • 髋部、骨盆或下肢骨折后 • 急性脊髓损伤(<1 个月)

From Gould MK, Garcia DA, Wren SM, et al. Prevention of VTE in nonorthopedic surgical patients: antithrombotic therapy and prevention of thrombosis. 9th ed: American College of Chest Physicians Evidence-Based Clinical Practice Guidelines. *Chest* 2012; 141(2): e227S-e277S. Copyright © 2012 The American College of Chest Physicians. With permission.

表 2.6

基于 Caprini 风险评分的 VTE 预防建议

风险类别	Caprini 评分	预估 VTE 风险	建议
极低风险	0	<0.5%	早期并积极活动
低风险	1~2	1.5%	机械预防,最好使用 IPC
中等风险	3~4	3%	如果大出血风险低:使用 LMWH、LDUH 或机械预防(最好使用 IPC); 如果大出血风险高:机械预防(最好使用 IPC)
高风险	≥5	6%	结合药物和机械方法;考虑延长药物预防时间(4 周)

IPC(intermittent pneumatic compression): 间歇充气加压装置; LMWH(low molecular weight Heparin): 低分子量肝素; LDUH(low-dose unfractionated Heparin): 低剂量普通肝素。

Reprinted from Gould MK, Garcia DA, Wren SM, et al. Prevention of VTE in nonorthopedic surgical patients: antithrombotic therapy and prevention of thrombosis.9th ed: American College of Chest Physicians Evidence-Based Clinical Practice Guidelines. *Chest* 2012; 141(2): e227S-e277S. Copyright © 2012 The American Collegeof Chest Physicians. With permission.

蛋白水平低于 70g/L 时,死亡率显著增加。如果主诉包括严重和异常出血,可能需要评估出血障碍。对于贫血状态下的非急症手术,医师应该努力纠正术前贫血基线,使用的措施包括使用补铁剂(PO 或 IV),异常出血的保守治疗(促性腺激素受体激动剂、联合口服避孕药、单用孕酮、氨甲环酸),或使用刺激红细胞生成促进剂(重组人红细胞生成素和阿法达贝泊汀)。FDA 对重组人促红细胞生成素用于癌症患者发出警告,因为这可能导致严重的心脏和血栓事件,以及肿瘤进展的风险。小样本系列研究表明在子宫肌瘤切除术或子宫切除术前,使用可吸收性明胶海绵进行动脉栓塞,可能是减少大肌瘤手术时出血的有效辅助方法。

对于可能导致严重贫血的手术,可以考虑术中使用自体血(细胞回收)。细胞回收是指收集手术中丢失的血液,经过滤和处理,然后将其输回患者体内的过程。这种干预是术前自体献血或异体输血的替代方案,有可能消除输血反应的风险。是否使用取决于医院 / 医疗机构。

术中用药包括升压素(vasopressin)、米索前列

表 2.7

妇科医师学会系统评价组预防妇科手术 VTE 的临床指南汇总

妇科手术类型	妇科恶性肿瘤	曾患 VTE	VTE 其他风险因素	年龄	学会建议	级别
小	否	无	无	任何	早期并积极活动,围手术期使用或不使用 IPC	2C
大	否	无	无	任何	麻醉诱导前开始使用 IPC,并持续至出院	2C
任何	否	有	有或无	≥60 岁	麻醉诱导前开始使用 IPC,并持续至出院	2C
任何	是或疑	无 VTE 病史,无风险 VTE 的风险因素,年龄 <60 岁			麻醉诱导前开始使用 IPC,并持续至出院,以及围手术期 LMWH 或 UFH	2C
任何	是或疑	有 VTE 病史或年龄 ≥60 岁			麻醉诱导前开始使用 IPC,并持续至出院,以及围手术期 LMWH 或 UFH,而且术后出院继续治疗 2~4 周	2C

IPC(intermittent pneumatic compression):间歇充气加压装置;LMWH(low molecular weight heparin):低分子量肝素;UFH(unfractionated heparin):普通肝素。

Reprinted with permission from Rahn DD,Mamik MM,Sanses TV,et al. Venous thromboembolism prophylaxis in gynecologic surgery:a systematic review. *Obstet Gynecol* 2011;118(5):1111-1125. Copyright © 2011 by The American College of Obstetricians and Gynecologists.

醇(misoprostol)和氨甲环酸(tranexamic acid)已被证明可以减少子宫肌瘤切除术时的失血量,只要没有禁忌证,可以作为辅助用药减少失血量。

慢性疼痛患者

由于麻醉性耐受与长期使用阿片类药有关,应该告知有此病史的患者需要采用多模式的术后疼痛管理方法,保证术后疼痛控制的合理预期,对这些患者的管理至关重要。为了改善镇痛效果,建议尽可能联合使用非阿片类镇痛药(阿司匹林、对乙酰氨基酚、非类固醇抗炎药、COX 2 抑制剂)、曲马多、阿片类药、抗抑郁药、抗癫痫药、肌肉松弛剂、N-甲 基 -*D*- 天 冬 氨 酸(N-methyl-D-aspartate,NMDA)受体拮抗剂和表面或局部麻醉剂。筛查抑郁和焦虑等合并症对优化治疗很重要。神经轴麻醉(硬膜外麻醉)和术中局部麻醉,如局部注射麻醉、腹横肌平面阻滞(transversus abdominis plane block,TAPB)在腹部大手术患者中尤其有用。

围手术期抗凝的管理

对于接受抗凝治疗的患者,手术医师必须考虑继续和停止手术治疗相关的风险。在某些情况下,宜将患者过渡到短期作用或容易逆转的"桥接治疗"(表 2.8)。桥接治疗的实例包括低分子量肝素

(low molecular weight heparin LMWH)和普通肝素(unfractionated heparin UFH)。

表 2.8

抗凝"桥接治疗"方案

治疗剂量:(目的是维持 aPTT 1.5~2 倍的对照 aPTT)

依诺肝素 1mg/kg,每天 2 次或

达肝素 100IU/kg,每天 2 次或 200IU/(kg·d)或

亭扎肝素 175IU/(kg·d)或

静脉注射普通肝素

预防剂量:

依诺肝素 30mg,每天 2 次或每天 40mg 或

达肝素,每天 5 000IU 或

普通肝素 5 000~7 500IU SC,每天 2 次

Reprinted from Douketis JD,Spyropoulos AC,Spencer FA,et al. Perioperative management of antithrombotic therapy. Antithrombotic therapy and prevention of thrombosis,9th ed:American College of Chest Physicians Evidence-Based Clinical Practice Guidelines. *Chest* 2012;141(2 suppl):e326S-e350S. Copyright © 2012 The American College of Chest Physicians. With permission.

对于服用维生素 K 拮抗剂(如华法林)的患者,建议在手术前 5 天停止用药,并在此期间过渡到桥接治疗。为了确保抗凝效果已经解决,手术组应该在手术前一天检查 INR[译者注:国际标准化比值,international normalized ratio,INR,是患者凝血酶原时间与正常对照凝血酶原时间之比的 ISI 次方(ISI:

国际敏感度指数,试剂出厂时由厂家标定),是可以校正凝血活酶试剂差异对凝血酶原时间测值进行标准化报告的方法],如果没有正常化,手术医师可以给 1~2mg 维生素 K 口服,并在手术当天重复检查 INR。通常情况下,患者可以在术后 12~24h 内恢复服用维生素 K 拮抗剂。

长期使用 LMWH 的患者可以在术后 48~72h 重新开始皮下 LMWH 治疗。

对于围手术期使用较新的口服抗凝治疗(直接 Xa 因子抑制剂利伐沙班和阿吡沙班和直接凝血酶抑制剂达比加群)的了解较少。如果没有现有的逆转剂,这些药物的管理在急症或紧急手术的情况下是困难的。目前已经提出了两种方案:手术前 5 天停止用药并开始桥接治疗,或者在未进行桥接治疗的情况下,手术前 1~5 天停止用药。这些药物的围手术期管理应与患者的心脏病医师、个人 / 初级医疗提供者(Personal Care Provider/primary care provider,PCP)或血液病医师合作处理。

对于桥接治疗,手术医师应在术前 24h 给予最后剂量的 LMWH,在术前 4~6h 静脉注射 UFH。术后继续桥接治疗,直到 INR 达到治疗水平,通常需要 5 天。

长期抗血小板治疗患者的管理

长期抗栓治疗中断相关的风险与术后 VTE 的风险不同,抗血小板(抗血栓)治疗旨在预防动脉血栓栓塞。

2012 年 ACCP 指南为长期抗栓治疗的患者提供了建议。这些指南包括桥接治疗的适应证、治疗选择以及术后何时恢复长期抗凝(基于与计划手术相关的血栓栓塞风险和大出血风险)。与手术相关的出血风险必须考虑和权衡血栓栓塞并发症的风险,目的是尽量减少手术时不能控制的出血,同时避免血栓栓塞事件的发生。

对于机械心脏瓣膜或心房颤动患者,建议进行桥接治疗。接受阿司匹林作为抗血小板治疗的患者,在围手术期不应停止这种治疗。

围手术期慢性病药物治疗的管理

大多数药物可以在围手术期继续使用。然而,关于慢性病药物的最佳围手术期管理的数据很少,在此汇总了所选择的最佳实践如下。

- β 受体拮抗剂:对于长期使用 β 受体拮抗剂(如控制心绞痛或心律失常)的女性,必须在围手术期继续使用这些药物。此外,在围手术期心脏事件风险最高的女性中,术前使用 β 受体拮抗剂,至少术前 7~30 天开始使用,才与心脏事件的减少有关。受体阻滞剂被认为可以通过增加儿茶酚胺的释放而减少心肌的氧需求,并通过预防或控制心律失常来减少缺血。

- 血管紧张素转换酶抑制剂,血管紧张素 II 受体阻滞剂:由于长期的低血压,围手术期的使用值得关注,但这些药物也可能降低术后高血压。对于充血性心力衰竭或高血压患者,这些药物在围手术期继续使用是安全的,但在手术前应保持 24h。服用血管紧张素 II 受体阻滞剂应在术后 48h 内恢复,以减少 30 天死亡率。

- α_2 激动剂:由于停药和反弹性高血压的风险,在围手术期继续使用。

- 哮喘药物:手术时不需要停药。

- 钙通道阻滞剂:手术时不需要停用这些药物。

- 氯吡格雷(Clopidogrel):建议手术前 5~7 天停止用药,术后 12~15h 重新开始用药,从负荷量开始,手术后 12~24h 时恢复治疗剂量

- 皮质类固醇:两组患者均可在术前使用应激剂量类固醇。第一组,如果治疗中断,使用长期类固醇(>3 周)的患者有围手术期肾上腺功能不全的危险。因此,在这种情况下,应继续在围手术期使用糖皮质激素,并在手术时联合给予应急剂量(表 2.9)。第二组,手术时没有服用类固醇,但手术后 2 个月内服用了一个疗程的高剂量类固醇(定义为 5 天或 5 天以上的泼尼松或同等剂量)的女性应被认为是潜在的肾上腺素不足。这类患者还应接受应急剂量类固醇治疗(表 2.9)。应急剂量类固醇不适用于服用任何剂量糖皮质激素少于 3 周的患者和接受少于 5mg/d 泼尼松或同等剂量的患者。

- 地高辛(digoxin):手术时不需要停药。

- 利尿剂:考虑到低钾血症(理论上会增加围手术期心律失常的风险,可能会增强肌肉松弛剂的作用,或引发麻痹性肠梗阻)和低血容量,手术当天早上服用利尿剂,这种治疗可以在患者服用口服液体时恢复。如果患者因心力衰竭而服用利尿剂,手

表2.9	
手术中应急类固醇的推荐剂量	
手术的复杂性	**推荐剂量**
小型手术或局部麻醉(如腹股沟疝气修补术)	晨服常规类固醇剂量
中型手术应激(如下肢血管重建、全关节置换术)	晨服常规类固醇剂量,手术前静脉注射 50mg 氢化可的松;每 8h 25mg 氢化可的松,持续 24h;然后恢复正常每日剂量
大型手术应激(如全直肠结肠切除术、心内直视手术)	晨服常规类固醇剂量,麻醉诱导前静脉注射 100mg 氢化可的松;每 8h 50mg 氢化可的松,持续 24h;然后逐日递减 1/2 剂量,直至维持水平的剂量

术医师可能会考虑在围手术期使用不经肠道的利尿剂。

- H$_2$ 受体阻滞剂,质子泵抑制剂:手术时不需要停药。

- 降血脂非他汀类药物(烟酸、吉莫西汀和非诺贝特):建议在手术前一天停用。这类药物可导致肌肉病变和横纹肌溶解,在围手术期风险更高。考来烯胺(cholestyramine)和考来替泊(colestipol)也会干扰药物的肠道吸收。依泽替米贝(ezetimibe)在围手术期的风险尚不清楚。

- 胰岛素:如果患者接受一天一次的剂量,或者有胰岛素泵,其可以继续使用常规剂量。理想情况下,1 型糖尿病患者在早上的第一件事就是接受手术。对于当天晚些时候的手术,应减少手术当天胰岛素使用的量。如果患者每天使用一次胰岛素,剂量应减少 1/2~2/3;如果每天使用胰岛素 2 次或 2 次以上,剂量应减少 1/3~1/2,必须密切监测围手术期血糖。

- 非类固醇抗炎药(nonsteroidal anti-inflammatory drugs,NSAID):如果可能,建议手术前 3 天停用 NSAID(除非患者为了充分控制疼痛需要这类药物)。布洛芬(ibuprofen)对血小板功能的影响只有 24h,所以可以在手术前 24h 停用。

- 口服避孕药或激素替代疗法:对于低风险手术(如果预期下床时间较早),可以在围手术期继续使用含雌激素的激素。对于选择性的中度或高风险手术,有些人建议在手术前 4~6 周停止药物治疗,以避免血栓栓塞事件。如果没有足够的时间停止该类药物治疗,对于高风险的手术(<4~6 周),就必须预防血栓形成。VTE 增加的风险应与停用这类药物可能出现的后遗症相平衡,包括意外妊娠和更年期症状(潮热)。

- 口服降糖药:所有口服降糖药(磺脲类、二甲双胍、噻唑烷二酮类、葡萄糖钠共转运蛋白 2 抑制剂、二肽基肽酶Ⅳ)应持续到手术日早晨,当天早上保留。磺脲类药物会增加低血糖的风险,二甲双胍禁用在组织缺氧、乳酸积累或肾低灌注可能发生的情况下。虽然大多数口服降糖药可以在术后患者进食后重新使用,但对于怀疑肾灌注不足、严重肝损害或充血性心力衰竭的患者,二甲双胍应推迟使用,在肾功能恢复正常后可以恢复使用二甲双胍。

- 他汀类药物:手术无需停用这些药物。

草药和膳食补充

手术前至少 24h 应避免使用麻黄(ephedra/Ma Huang),因为会增加心脏病发作和卒中的风险。大蒜(garlic)补充品会增加出血的风险,应该在手术前至少 7 天停止使用;银杏(ginkgo)也会增加出血,应该在手术前至少 36h 停止使用;人参(ginseng)能降低血糖,并可能增加出血的风险,应该在手术前至少 7 天停止使用;卡瓦根(Kava)可增加麻醉剂的镇静作用,并与致命的肝毒性有关,因此手术前至少 24h 应停止使用;圣约翰草(St. John's wort)可加速某些药物的代谢(细胞色素 P450 的诱导),应在术前至少 5 天停药;缬草(valerian)作用类似苯二氮䓬类(benzodiazepine)停药,可增加麻醉药的镇静作用,这种药物应该在手术前几周逐渐减量;紫锥菊(echinacea)与过敏反应和免疫刺激有关,目前尚无术前停药的相关数据。

术后加速康复方案

加速康复系统是一个综合的多学科方案,以加快术后恢复。该方案的使用,首次在结直肠手术中进行评估,显示了住院时间的缩短,并发症的显著减少,以及成本的显著节省。2016 年发布了妇科肿瘤手术后加速康复(Enhanced Recovery After Surgery,ERAS)指南,概况见表 2.10。手术路径的

表 2.10

妇科肿瘤手术 ERAS 指南

项目	建议	证据水平	建议等级
手术前			
患者教育和咨询	专注围手术期咨询	低	强
术前优化	术前 4 周应停止吸烟和饮酒 (酗酒者) 术前应积极识别、查明和纠正贫血	吸烟:高 酒精:中 贫血:高	强
术前肠道准备	机械性肠道准备不应常规应用 (即使在计划肠道切除时)	中	强
术前禁食和碳水化合物治疗	在麻醉诱导前 2h 应允许清亮液体摄入,6h 允许固体摄入 碳水化合物负荷降低术后胰岛素抵抗,应常规使用	固体 / 液体:高 碳水化合物负荷:中	强
麻醉前用药	应避免常规使用镇静剂 (减少术前焦虑)	低	强
血栓栓塞预防	有 VTE 风险的患者应接受预防治疗 (表 2.6) 正在接受激素替代疗法或口服避孕药的患者应在术前停药或考虑替代药物	VTE:高 HRT:低 OCPS:高	强
抗生素预防和皮肤准备	切皮前 60min 内常规静脉使用抗生素;在手术时间长或发生严重失血时应给予额外剂量 如果必须脱毛,最好剪除。氯己定乙醇比聚维酮碘水溶液更适合用于皮肤清洁	高 高 高	强
手术中			
标准的麻醉方案	应使用短效麻醉剂以使患者快速苏醒 应采用通气策略,潮气量为 5~7mL/kg,PEEP 为 4~6cmH$_2$O,以减少术后肺部并发症	低 中	强
术后恶心和呕吐	应采用多模式方法,用 2 种止吐剂防止术后恶心和呕吐	中	强
微创外科 (minimally invasive surgery,MIS)	在可能的情况下,当专业技术和资源可用时,建议合适的患者使用 MIS	发病率:低 康复:高	强
鼻胃插管	应避免常规鼻胃插管	高	强
	如果术中插入鼻胃管,应在逆转麻醉前取出鼻胃管	高	
防止术中体温过低	应常规使用适配的主动加温装置维持正常体温	高	强
围手术期液体管理	在保持体液平衡时,应避免非常严格或随意的补液方案	高	强
	在有大量失血 (>7mL /kg) 或 SIRS 反应的大型开放手术和高危患者中,建议使用先进的血流动力学监测,易于个体化液体治疗和优化氧输送	中	
手术后			
预防血栓栓塞	患者应穿间歇式气动减压袜	高	强
	腹部或盆腔恶性肿瘤患者开腹手术后,应给予延长 VTE 预防 (28d)	高	

表 2.10

妇科肿瘤手术 ERAS 指南（续表）

项目	建议	证据水平	建议等级
术后液体治疗	静脉输液应在 24h 内终止；平衡晶体优先选择 0.9% 生理盐水	中	强
围手术期的营养护理	建议在最初 24h 内正常饮食	高	强
术后肠梗阻的预防	术后应考虑使用缓泻剂	低	弱
	应该考虑使用口香糖	中	弱
术后血糖控制	维持血糖 <10~11.1mmol/L，>11.1mmol/L 的水平应给予胰岛素治疗	高	强
	监测血糖，避免低血糖	高	
术后镇痛	除非存在禁忌证，镇痛应采用多模式方法（非类固醇抗炎药、对乙酰氨基酚、加巴喷丁、地塞米松）	多模式：高 非类固醇抗炎药 / 对乙酰氨基酚：高 加巴喷丁：中 地塞米松：低	强
腹腔引流	不推荐用于接受淋巴结切除术或肠道手术的患者	中	强
尿引流	导尿管的使用时间应较短（如 24h）	低	强
尽早活动	应鼓励患者在术后 24h 内走动	低	强

VTE（venous thrombus embolism）：静脉血栓栓塞；HRT（hormone replacement therapy）：激素替代治疗；OCPS（oral contraceptives）：口服避孕药；SIRS（Systemic Inflammatory Response Syndrome）：全身炎症反应综合征。

From Nelson G, Altman AD, Meyer LA, et al. Guidelines for pre- and intra-operative care in gynecologic/oncology surgery: Enhanced Recovery After Surgery（ERAS）society recommendations-part Ⅰ. *Gynecol Oncol* 2016;140（2）:313-322. Copyright © 2015 The Authors. With permission from Elsevier.

基本组成部分包括：关于手术目标和术后预期的全面患者教育；术前禁食和术前口服碳水化合物和电解质液的使用；包括非阿片类镇痛药和区域麻醉在内的多模式镇痛；术后尽早恢复正常饮食和活动。在妇科手术方面的研究已经证明在住院时间、患者满意度和降低费用方面有显著的改善。

- 大多数药物可以一直持续到手术当天。有些药物需要保留，以避免术中或术后并发症。
- 围手术期应避免服用所有草药补充品。
- 推荐使用 ERAS 方案，改善手术效果和加速康复。

（冷若冰　赵兴波　译）

要点

- 当患者和手术医师相互决定继续手术治疗，手术医师应评估患者的病变范围和合并症，以评估术中和术后并发症的风险。
- 术前评估可能包括手术医师、麻醉师、初级医疗提供者和专科医师之间的合作，以优化术前患者的状况。
- 对接受择期手术的患者人群进行常规术前实验室检测不太可能改变临床管理。妇科手术前的选择性术前检查应根据患者的情况和手术计划而定。

参考文献

Abdullah Agha MM, Argent V, Reginald P. Gynecologic surgery in the elderly population: an increasing trend over two decades. *Aging Clin Exp Res* 2015;27(3):383–385.

ACOG Practice Bulletin number 84: Prevention of deep vein thrombosis and pulmonary embolism. *Obstet Gynecol* 2007;110(2 Pt 1):429–440.

ACOG Practice Bulletin Number 195: Prevention of infection after gynecologic procedures. *Obstet Gynecol* 2018;131(6):e172–e189.

ACOG Committee Opinion Number 619: Gynecologic surgery in the obese woman. *Obstet Gynecol* 2015;125(1):275–278.

Al-Niaimi AN, Ahmed M, Burish N, et al. Intensive postoperative glucose control reduces the surgical site infection rates in gynecologic oncology patients. *Gynecol Oncol* 2015;136:71–76.

Ang-Lee MK, Moss J, Yuan CS. Herbal medicines and perioperative care. *JAMA* 2001;286(2):208.

Bettelli G. Preoperative evaluation in geriatric surgery: comorbidity, functional status, and pharmacological history. *Minerva Anestesiol* 2011;77(6):637–646.

Bilimoria KY, Liu Y, Paruch JL, et al. Development and evaluation of the universal ACS NSQIP surgical risk calculator: a decision aid and informed consent tool for patients and surgeons. *J Am Coll Surg* 2013;217(5):833–842.

Butori N, Tixier H, Filipuzzi L, et al. Interest of uterine artery embolization with gelatin sponge particles prior to myomectomy for large and/or multiple fibroids. *Eur J Radiol* 2011;79(1):1–6.

Chung F, Abdullah HR, Liao P. STOP-Bang Questionnaire: a practical approach to screen for obstructive sleep apnea. *Chest* 2016;149(3):631–638.

Chung F, Yuan H, Yin L, et al. Elimination of preoperative testing in ambulatory surgery. *Anesth Analg* 2009;108(2):467.

Clegg A, Young J, Iliffe S, et al. Frailty in elderly people. *Lancet* 2013;381(9868):752–762.

Douketis JD, Spyropoulos AC, Spencer FA, et al. Perioperative management of antithrombotic therapy. Antithrombotic therapy and prevention of thrombosis, 9th ed: American College of Chest Physicians Evidence-Based Clinical Practice Guidelines. *Chest* 2012;141(2 Suppl):e326S–e350S.

Espin-Basany E, Sanches-Garcia JL, Lopez-Cano M, et al. Prospective, randomized study on antibiotic prophylaxis in colorectal surgery. Is it really necessary to use oral antibiotics? *Int J Colorectal Dis* 2005;20:542–546.

Fajdos C, Hawn MT, Kile D, et al. Risk of major non-emergent inpatient general surgical procedures in patients on long-term dialysis. *JAMA Surg* 2013;148(2):137–143.

Fanning J, Valea FA. Preoperative bowel management for gynecologic surgery. *Am J Obstet Gynecol* 2011;205(4):309–314.

Feely MA, Collins CS, Daniels PR, et al. Preoperative testing before noncardiac surgery: guidelines and recommendations. *Am Fam Physician* 2013;87(6):414–418.

Fleisher LA, Beckman JA, Brown KA, et al. American College of Cardiology: American Heart Association Task Force on Practice Guidelines; American Society of Echocardiography; American Society of Nuclear Cardiology; Hearth Rhythm Society; Society of Cardiovascular Anesthesiologists; Society for Cardiovascular Angiography and Interventions; Society for Vascular Medicine and Biology; Society for Vascular Surgery/ ACC/AHA 2007 guidelines on perioperative cardiovascular evaluation and care for noncardiac surgery. *J Am Coll Cardiol* 2008;52(9):793–794.

Fleshier LA, Fleischmann KE, Auerbach AD, et al. 2014 ACC/AHA guideline on perioperative cardiovascular evaluation and management of patients undergoing non cardiac surgery: executive summary: a report of the American College of Cardiology/American Heart Association Task Force on Practice Guidelines. *Circulation* 2014;130(24):2215.

Fronkjaer M, Eliasen M, Skov-Ettrup LS, et al. Preoperative smoking status and postoperative complications: a systematic review and meta-analysis. *Ann Surg* 2014;259(1):52.

George EM, Burke WM, Hou JY, et al. Measurement and validation of frailty as a predictor of outcomes in women undergoing major gynecological surgery. *BJOG* 2016;123(3):455–461.

Gould MK, Garcia DA, Wen SM, et al. Prevention of VTE in nonorthopedic surgical patients: antithrombotic therapy and prevention of thrombosis. 9th ed: American College of Chest Physicians Evidence-Based Clinical Practice Guidelines. *Chest* 2012;141(2):e227S–e277S.

Hamrahian AH, Roman S, Milan S. The management of the surgical patient taking glucocorticoids. *UpToDate*. Waltham, MA: UpToDate Inc. Feb 2017.

Hickman LC, Kotlyar A, Shue S, et al. Hemostatic techniques for myomectomy: an evidence-based approach. *J Minim Invasive Gynecol* 2016;23(4):497–504.

Iavazzo C, Mamais I, Gkegkes ID. Use of misoprostol in myomectomy: a systematic review and meta-analysis. *Arch Gynecol Obstet* 2015;292(6):1185–1191.

Johansson T, Fritsch G, Flamm M, et al. Effectiveness of non-cardiac preoperative testing in non-cardiac elective surgery: a systematic review. *Br J Anaesth* 2013;110(6):926–939.

Johnson MP, Kim SJ, Langstraat CL, et al. Using bundled interventions to reduce surgical site infection after major gynecologic cancer surgery. *Obstet Gynecol* 2016;127(6):1135.

Johnson BE, Porter J. Preoperative evaluation of the gynecologic patient: considerations for improved outcomes. *Obstet Gynecol* 2008;111(5):1183–1194.

Kehlet H, Gilmore DW. Multimodal strategies to improve surgical outcome. *Am J Surg* 2002;183(6):630.

Kheterpal S, O'Reilly M, Englesbe MJ, et al. Preoperative and intraoperative predictors of cardiac adverse events after general, vascular, and urological surgery. *Anesthesiology* 2009;110(1):58–66.

Kristensen SD, Knuuti J, Saraste A, et al. 2014 ESC/ESA guidelines on non-cardiac surgery: cardiovascular assessment and management. The Joint Task Force on non-cardiac surgery: cardiovascular assessment and management of the European Society of Cardiology (ESC) and the European Society of Anesthesiology (ESA). *Eur Heart J* 2014;35(35):2383.

Lefebvre A, Saliou P, Lucet JC, et al. Preoperative hair removal and surgical site infections: network meta-analysis of randomized controlled trials. *J Hosp Infect* 2015;91(2):100–108.

Ljungqvist O, Scott M, Fearon KC. Enhanced recovery after surgery: a review. *JAMA Surg* 2017;152(3):292.

Lockhart EM, Willingham MD, Abdallah AB, et al. Obstructive sleep apnea screening and postoperative mortality in a large surgical cohort. *Sleep Med* 2013;14(5):407–415.

Maeda K, Saiki Y. Reconsideration of frailty in relation to surgical indication. *Gen Thorac Cardiovasc Surg* 2018;66:201–213.

Makers MA, Segev DL, Pronovost PJ, et al. Frailty as a predictor of surgical outcomes in older patients. *J Am Coll Surg* 2010;210:901–908.

McBane RD, Wysokinski WE, Daniels PR, et al. Periprocedural anticoagulation management of patients with venous thromboembolism. *Arterioscler Thromb Vasc Biol* 2010;30:442–448.

McEkkucitt KA, Havrilesky LJ, Myers ER, et al. Preoperative screening strategies for bacterial vaginosis prior to elective hysterectomy: a cost comparison study. *Am J Obstet Gynecol* 2011;205:500.e1.

Miller KL, Baraldi CA. Geriatric gynecology: promoting health and avoiding harm. *Am J Obstet Gynecol* 2012;207(5):355–367.

Modesitt SC, Sarosiek BM, Trowbridge ER, et al. Enhanced recovery implementation in major gynecologic surgeries effect of care standardization. *Obstet Gynecol* 2016;128(3):457–465.

Nagappa M, Patra J, Wong J, et al. Association of STOP-bang questionnaire as a screening tool for sleep apnea and postoperative complications: a systematic review and bayesian meta-analysis of prospective and retrospective cohort studies. *Anesth Analg* 2017;125(4):1301.

Nelson G, Altman AD, Meyer LA, et al. Guidelines for pre- and intra-operative care in gynecologic/oncology surgery: Enhanced Recovery After Surgery (ERAS) society recommendations-part I. *Gynecol Oncol* 2016;140(3):313–322.

Nelson G, Altman AD, Meyer LA, et al. Guidelines for pre- and intra-operative care in gynecologic/oncology surgery: Enhanced Recovery After Surgery (ERAS) society recommendations-part II. *Gynecol Oncol* 2016;140(3):323–332.

Nile-Weise BS, van den Broek PJ, da Silva EM, et al. Urinary catheter policies for long-term bladder drainage. *Cochrane Database Syst Rev* 2012;(8):CD004201.

Rahn DD, Mamik MM, Sanses TV, et al. Venous thromboembolism prophylaxis in gynecologic surgery: a systematic review. *Obstet Gynecol* 2011;118(5):1111–1125.

Sesti F, Ticconi C, Bonifacio S, et al. Preoperative administration of recombinant human erythropoietin in patients undergoing gynecologic surgery. *Gynecol Obstet Invest* 2002;54(1):1.

Steiner HL, Strand EA. Surgical-site infection in gynecologic surgery: pathophysiology and prevention. *Am J Obstet Gynecol* 2017;217:121–128.

Swanton A, Sellathurai A, Reginald P. Gynaecological surgery in the older population: a comparative study between two 3-year samples over a decade. *J Obstet Gynaecol* 2006;26(5):452–453.

Tanner J, Norrie P, Melen K. Preoperative hair removal to reduce surgical site infection. *Cochrane Database Syst Rev* 2011;9(11):1–49.

Turk DC, Wilson HD, Cahana A. Treatment of chronic non-cancer pain. Lancet 2011;377:2226–2235.

West S, Ruiz R, Parker WH. Abdominal myomectomy in women with very large uterine size. *Fertil Steril* 2006;85(1):36.

第二部分

妇科手术原则

妇科医师的基本麻醉知识

David C. Mayer, Christine P. McKenzie

麻醉基本概念	高危患者的麻醉	**腹腔镜或机器人手术的特别注意事项**
麻醉医护团队	**麻醉实施**	体位摆放
标准麻醉监测	高级监护	与 CO_2 充气相关的改变
意识连续性	全身麻醉	优化腹腔镜和机器人手术的术中通气
术前评估和优化	区域麻醉	围手术期并发症
风险评估	**液体管理和成分输血治疗**	**加速康复**
气道评估	围手术期液体管理	
围手术期禁食指南	失血管理	

　　个体化麻醉的目标是在确保患者舒适和安全的同时,为手术团队提供所需的患者条件,以完成必要的或期望的手术。然而,麻醉本身是复杂的,甚至是致命的。了解这些原则可以使术者更好地为患者做好手术准备,并与麻醉医护团队(anesthesia care team, ACT)沟通手术需求和手术者关心的问题。

麻醉基本概念

麻醉医护团队

　　临床麻醉包括围手术期会诊、合并症的管理、急慢性疼痛的治疗和危重症医学。在围手术期,患者的治疗或者由麻醉医师亲自执行,或者由麻醉医师指导。更多的非医师麻醉工作者是健康医疗系统的关键成员,以便为手术患者提供高效和安全的医护服务。用于描述由麻醉医师进行医学指导或监督的非医学麻醉工作者的模式的术语是 ACT。1982 年,美国麻醉医师协会(American Society of Anesthesiologist, ASA)发表了"关于麻醉医护团队的声明",首次定义了医护团队模式的概念和最低标准(最后修订于 2013 年 10 月)。**表 3.1** 描述了各类麻醉人员的培训水平和角色,以及用于围手术期医护模式的其他术语。ASA 的立场是每个患者

的围手术期医护都要包括一名麻醉医师。对非医师麻醉工作者的任务授权应由麻醉医师确定,并应遵守国家法律和机构政策。麻醉医师负责执行麻醉前评估、确定麻醉和手术的医疗准备情况,并为意外紧急情况提供危重医护管理。在本章节中,当所讨论的事项在标准上是麻醉医师的职责时,将使用术语"麻醉医师"一词。当麻醉医师或非医师麻醉工作者执行上述任务时,则使用术语"麻醉工作者"。

标准麻醉监测

　　ASA 声明"基本麻醉监测标准"描述了患者监测的最低标准。麻醉工作者和每个患者之间的互动界面(interface),使用日益复杂的麻醉工作站(anesthesia delivery system, ADS)(**图 3.1**)。无论采用何种麻醉技术,都必须持续监测患者的氧合情况。在全身麻醉(general anesthesia, GA)期间,必须使用呼气末二氧化碳(end-tidal carbon dioxide, $ETCO_2$)检测仪监测通气情况。在控制通气时,必须有一个能够监测呼吸管路断开连接的设备。当仅使用区域麻醉或局部麻醉完成手术时,应使用定性临床体征观察通气情况。如果使用中度或深度镇静剂,则需要监测呼出的二氧化碳(carbon dioxide, CO_2)。在所有麻醉类型中,循环监测必须包括连续的心电图描记,至少每 5min 评估一次血

表 3.1	
麻醉医护团队术语及定义	
术语	定义
麻醉医师	麻醉医护团队主任；获得行医执照的医师，并在经过认证的麻醉住院医师培训机构中完成了培训计划
麻醉护士（CRNA）	已完成认可的麻醉护士培训课程和认证考试的注册护士（RN）
麻醉助理（AA）	已完成认可的助理麻醉医师培训计划和认证考试的健康护理专业人员
麻醉师 [a]	麻醉护士或麻醉助理
实习麻醉护士 [b]	目前正在参加经认证的 CRNA 培训课程的注册护士
镇静护士或镇静医师助理（PA）[c]	执业注册护士、高级执业护士或完成符合所有地方、机构、州和 / 或国家标准培训的医师助理，管理处方镇静和止痛药物，并在轻度镇静或中度镇静，但非深度镇静期间进行患者的监测
医学指导	描述麻醉医师对非医师麻醉工作者提供督导的收费项目。麻醉医师最多监督 4 种同时使用的麻醉药
医学监督	一种收费项目，描述麻醉医师在指导其他麻醉工作者的同时监督超过 4 种麻醉药或个人提供其他服务（如在术前门诊完成麻醉咨询）的情况。该术语也可用于描述非麻醉医师（即外科医师）对非医师麻醉工作者的医疗监督
麻醉技师	接受了不同麻醉技术、仪器、供应和技术方面培训的专职医护人员，以在麻醉医护管理期间协助麻醉工作者

Excerpted from the "Statement on the Anesthesia Care Team, 1991" of the American Society of Anesthesiologists.

[a] 在非医师不能实施麻醉的国家，从事麻醉学工作的医师被称为 "麻醉师"（anaesthetist 或 anesthetist）。

[b] 实习麻醉护士必须由麻醉医师或麻醉护士（CRNA）按 1∶1 的比例进行监督指导。

[c] 从事者只能在训练有素且有资质医师的直接指导监督下工作。

压（blood pressure，BP）和心率（heart rate，HR）。当使用 GA 时，必须通过连续触诊脉搏、留置动脉导管、超声监测外周脉搏或脉搏血氧来监测循环是否充足。当麻醉患者的体温可能或预期会发生显著变化时，必须监测每个患者的体温。重要的是要考虑到麻醉医师的临床判断可能会超过这些基本标准。

意识连续性

在各种外科手术中，患者可经历持续的深镇静或麻醉。在手术室外进行的需要镇静的妇科手术应在联合委员会（the Joint Commission）设定的参数范围内进行。医疗保险和医疗补助服务中心规定，医院的所有镇静操作都必须在医师的指导下使用（表 3.2）。

术语 "监护麻醉（monitored anesthesia care，MAC）" 是指由经过麻醉培训的人员执行的根据手术而定的不同镇静程度，必要时可以提供更深的镇静水平或全身麻醉。手术和操作人员相关因素，例如手术时长、侵入性、备用操作人员及其受培训程度、手术部位和镇静实施人员的培训水平等，决定了镇静的程度和可使用的药物范围。需要考虑患者的因素包括其需抗焦虑和镇痛的程度、用药史（药物相互作用或耐受性）、合并症和年龄。如果手

表 3.2					
镇静深度					
	程度	反应	呼吸道	自主通气	心血管功能
1	轻度	对言语刺激正常反应	无影响	无影响	无影响
2	中度	对言语或触觉刺激有目的的反应	不需干预	充足	通常可维持
3	重度	在反复或疼痛刺激之后有目的的反应	可能需要干预	可能不充足	通常可维持
4	全身麻醉	对疼痛刺激无反应	常常需要干预	经常不充足	可能受损

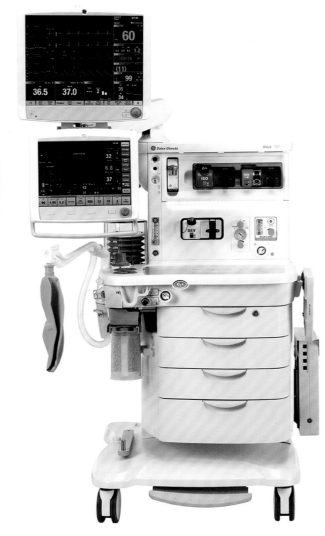

图 3.1　麻醉工作站,典型配置有生理监护仪(Aisys CS^2 image courtesy of GE Healthcare.)

术刺激性不强,或疼痛传导可以被区域或局部麻醉中断,则可以尝试镇静下手术,例如宫颈旁阻滞下的宫颈扩张和刮宫术,患者自身的选择也是一个重要因素。气道阻塞高风险的患者,如病态肥胖或阻塞性睡眠呼吸暂停(obstructive sleep apnea,OSA)或吸入风险增加的患者(如妊娠 >16 周)不适合深度镇静。

术前评估和优化

风险评估

　　术前评估的目的是降低围手术期并发症的风险和手术相关发病率。麻醉前评估的关键因素包括回顾既定手术计划及其指征、现病史和既往病史、现用药和药物过敏史、个人生活史(包括酒精、烟草或非法毒品的使用)、对以往麻醉药的反应以及一个针对性的体格检查。麻醉医师采用 ASA 身体状况分类系统对个体患者的健康状况进行总结(表 3.3)。

表 3.3	
美国麻醉医师协会身体状况分类系统	
ASA 身体状况分类	**举例**
1　正常健康人	
2　无功能限制的轻微全身性疾病	当前吸烟者、酗酒者、I 类和 II 类肥胖(30kg/m²<BMI<40kg/m²)、轻度肺部疾病、控制良好的 DM 或 HTN
3　导致功能限制的严重系统性疾病	控制不良的 DM 或 HTN,COPD,III 级肥胖(BMI>40kg/m²),EF 中度降低(>3 个月前)MI,CVA,TIA 和 CAD/ 支架病史
4　有持续性生命危险的严重系统性疾病	近期(<3 个月内)MI、CVA、TIA 或 CAD/ 支架、持续心肌缺血或严重瓣膜疾病、脓毒血症、DIC 或 AKI
5　非手术生命不能维持的患者	巨大创伤,缺血性肠病,AAA 破裂
6　进行器官捐献的脑死亡患者	
E　需急症手术的患者	

　　BMI(body mass index):体重指数(kg/m²);DM(diabetes mellitus):糖尿病;HTN(hypertension):高血压;COPD(chronic obstructive pulmonary disease):慢性阻塞性肺疾病;EF(ejection fraction;):射血分数;MI(myocardial infarction):心肌梗死;CVA(cerebrovascular accident):脑血管意外;TIA(transient ischemic attack):短暂性脑缺血发作;CAD(coronary artery disease):冠心病;DIC(disseminated intravascular coagulation):弥散性血管内凝血;AKI(acute kidney injury):急性肾损伤;AAA(abdominal aortic aneurysm):腹主动脉瘤。

　　外科手术按紧急程度可分为三个级别:择期手术(无紧迫性,延迟手术对患者无危害或危害极小)、急性手术(对急性发作或临床有恶化、潜在威胁生命的情况进行的手术)和紧急手术(必须立即手术,以纠正危及生命或肢体的情况)。手术相关发病率和死亡率的增加与急性或紧急手术的进行有关。另一个术语是限期手术,限期手术是指延迟手术可能会增加患者的损伤(例如,恶性疾病的手术)。计划手术可以提醒麻醉医师所需的麻醉类型、预计术后疼痛程度、患者的体位摆放、预期出血量和监护需求。充分了解这些因素以及患者的情况，使得麻醉工作者可以更好地评估围手术期风险。

气道评估

麻醉前评估的一个重要组成部分是对患者气道的全面评估，包括回顾既往麻醉史、体格检查和患者病史。在制定麻醉诱导和气道管理计划时，麻醉医师必须评估面罩通气或插管的潜在困难以及吸入的风险。没有哪一项体格检查可以独立预测患者存在气道困难的可能性；然而，当各种因素综合在一起时，存在困难的风险会增加。与插管困难或面罩通气风险增加相关的其他因素，包括失败或有创的气道管理病史、既往麻醉后牙齿损伤或气道长时间肿痛、头 / 颈部手术史或放射治疗史、OSA、颈椎病或活动受限、或颞下颌关节疾病。预测面罩通气困难的独立因素包括是否有胡须、BMI>26kg/m²、牙齿缺失、年龄 >55 岁和打鼾史。增加患者误吸风险的因素，包括近期经口进食、急性创伤、急性胃肠道（gastrointestinal，GI）疾病、急性阿片类药物治疗史、严重的胃食管反流、重症监护住院中、妊娠（孕龄 >16 周）、分娩后以及胃瘫相关系统性疾病（糖尿病、胶原血管病、晚期帕金森病）。

围手术期禁食指南

据估计，吸入性肺炎的发生率，在择期手术中每 3 000~6 000 例发生 1 例，但在紧急麻醉时高达 1/600。误吸的发生，必须有足量的胃内容物反流、食管下括约肌的保护性张力消失、闭合声门的上气道反射被抑制。随着镇静药物或 GA 的使用，食管下括约肌张力和上气道反射会被抑制。对于围手术期患者来说，唯一可以调控的因素是胃内容物的量。因此，术前禁食是麻醉准备的主要环节，以最大限度地减少胃内容物误吸入肺的风险。**表 3.4** 所示为 2017-ASA 围手术期禁食指南。降低误吸风险的胃内容物"安全"量以及围手术期禁食的确切时限尚不清楚。然而，该指南包含降低围手术期误吸风险所需的禁食时间的最佳证据。术前使用即时超声来确定胃容积是一种定量胃内容物的方法，目前正被越来越多地使用。

表3.4	
围手术期禁食指南	
摄入物质	最短禁食时间 /h
清流质（水、碳酸饮料、果汁ᵃ、茶、黑咖啡、电解质 / 运动饮料）	2
母乳	4
婴儿配方奶	6
除母乳外的奶类	6
清淡简餐（烤面包和清流质）	6
难消化饮食（高脂食物）	8

ᵃ 无果肉的果汁。

高危患者的麻醉

术前麻醉会诊是指麻醉医师在手术前几天或几周内进行的麻醉评估，通常在术前咨询门诊进行。术前麻醉会诊为影响和优化围手术期医疗提供了许多机会。图 3.2 是北卡罗来纳州立大学用于确定是否需要麻醉前会诊或评估的示例演示图。

恶性高热（malignant hyperthermia，MH）是一种罕见的危及生命的临床综合征，常发生在麻醉药物暴露后的易感个体中。已知易诱发 MH 的药物是琥珀酰胆碱和吸入类麻醉剂，MH 易感性具有遗传特征。在敏感个体中，暴露于诱发剂时会造成肌肉细胞内钙离子的过度释放，导致肌肉收缩和高代谢状态。MH 的症状和体征包括 CO_2 产生增加、O_2 消耗增加、酸中毒、肌肉僵硬、心动过速、体温升高和心肌溶解。治疗包括立即停用所有 MH 诱发剂、用丹曲林（dantrolene）、降温和支持治疗。如果有任何关于 MH 个人或家族史的担忧，均应建议患者进行术前麻醉会诊。

肥胖相关疾病包括糖尿病、心血管疾病、OSA、非酒精性脂肪肝和骨关节炎。肥胖患者的手术需要仔细考虑这些相关情况，做好术前计划、围手术期风险评估和优化、严格遵守静脉血栓预防措施，有效地控制术后疼痛。

衰老是损伤和退化的渐进累积过程。老年患者术后管理目标并无差异，然而，实现这些目标可能更具挑战性。老年患者围手术期的主要问题是术后谵妄和认知功能障碍或衰退。镇痛不足与谵妄以及睡眠剥夺、呼吸障碍、肠梗阻、活动不便利、胰岛素抵抗、心动过速和高血压有关。老年患者容

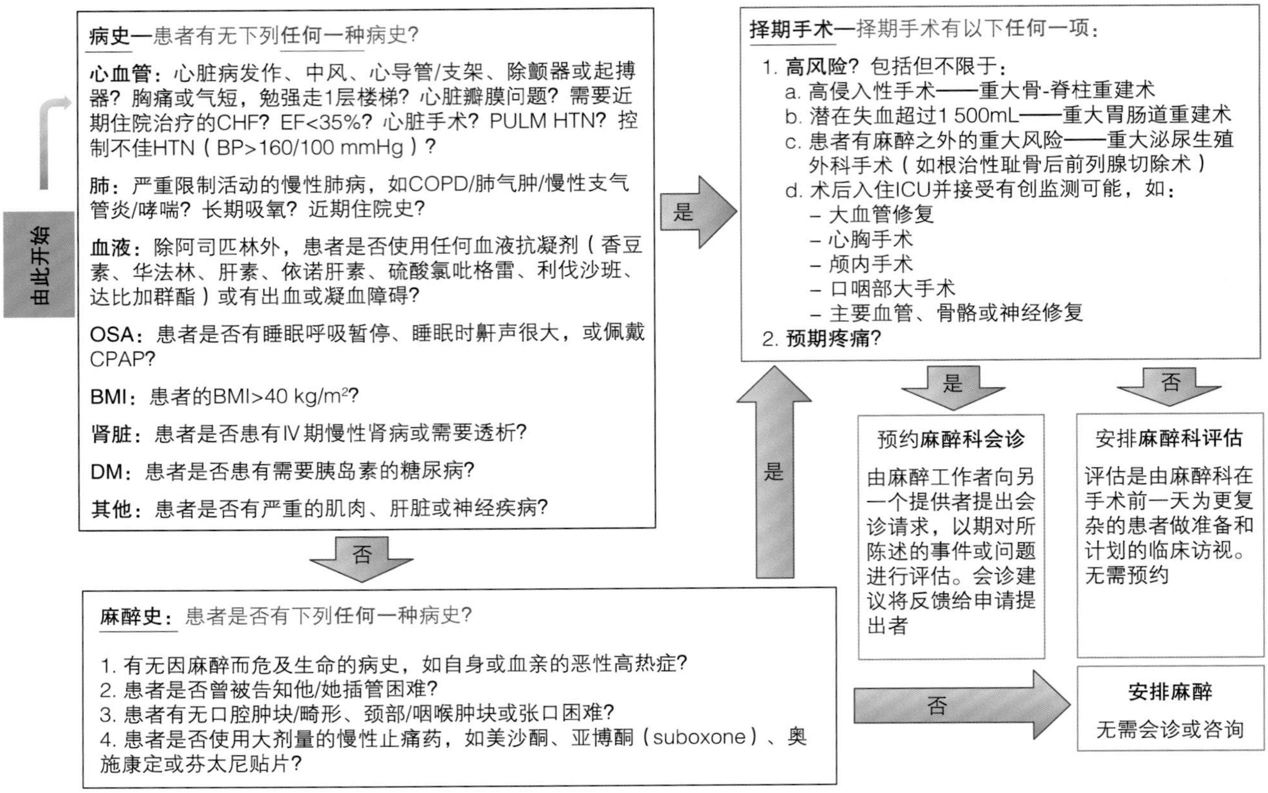

II

病史—患者有无下列任何一种病史？

心血管：心脏病发作、中风、心导管/支架、除颤器或起搏器？胸痛或气短，勉强走1层楼梯？心脏瓣膜问题？需要近期住院治疗的CHF？EF<35%？心脏手术？PULM HTN？控制不佳HTN（BP>160/100 mmHg）？

肺：严重限制活动的慢性肺病，如COPD/肺气肿/慢性支气管炎/哮喘？长期吸氧？近期住院史？

血液：除阿司匹林外，患者是否使用任何血液抗凝剂（香豆素、华法林、肝素、依诺肝素、硫酸氢氯吡格雷、利伐沙班、达比加群酯）或有出血或凝血障碍？

OSA：患者是否有睡眠呼吸暂停、睡眠时鼾声很大，或佩戴CPAP？

BMI：患者的BMI>40 kg/m²？

肾脏：患者是否患有IV期慢性肾病或需要透析？

DM：患者是否患有需要胰岛素的糖尿病？

其他：患者是否有严重的肌肉、肝脏或神经疾病？

由此开始

否

麻醉史：患者是否有下列任何一种病史？

1. 有无因麻醉而危及生命的病史，如自身或血亲的恶性高热症？
2. 患者是否曾被告知他/她插管困难？
3. 患者有无口腔肿块/畸形、颈部/咽喉肿块或张口困难？
4. 患者是否使用大剂量的慢性止痛药，如美沙酮、亚博酮（suboxone）、奥施康定或芬太尼贴片？

择期手术—择期手术有以下任何一项：

1. 高风险？包括但不限于：
   a. 高侵入性手术——重大骨-脊柱重建术
   b. 潜在失血超过1 500mL——重大胃肠道重建术
   c. 患者有麻醉之外的重大风险——重大泌尿生殖外科手术（如根治性耻骨后前列腺切除术）
   d. 术后入住ICU并接受有创监测可能，如：
      – 大血管修复
      – 心胸手术
      – 颅内手术
      – 口咽部大手术
      – 主要血管、骨骼或神经修复
2. 预期疼痛？

是

是

是

否

预约麻醉科会诊

由麻醉工作者向另一个提供者提出会诊请求，以期对所陈述的事件或问题进行评估。会诊建议将反馈给申请提出者

安排麻醉科评估

评估是由麻醉科在手术前一天为更复杂的患者做准备和计划的临床访视。无需预约

否

安排麻醉

无需会诊或咨询

图3.2　北卡罗来纳州立大学（University of North Carolina）术前门诊用于确定是否需要麻醉前会诊或评估的示例演示

易出现疼痛控制不足，并出现与疼痛相关的不良反应。注重全面的围手术期医护计划，如术后加速康复（enhanced recovery after surgery，ERAS）项目，可以改善所有患者包括老年患者的术后康复和预后。

麻醉实施

高级监护

除无镇静的局麻手术外，所有手术都必须遵循ASA的基本监测标准。在大多数妇科手术中，通过上肢无创示波血压（noninvasive oscillometric blood pressure，NIBP）袖带可以充分监测血压。当患者手臂被收拢裹在一侧时血压难以测量，此时，NIBP袖带通常放在另一手臂上。在大型妇科手术中最常使用的增强监护是动脉内导管（动脉置管），其严重并发症诸如感染、缺血和组织坏死的发生率极低。该监测形式有几个指征，表3.5对这些指征进行了总结。最常见的指征是血压检测频率需要比ASA基本监测标准中的5min间隔更为频繁。这种情况常见于失代偿性心力衰竭、严重的缺血性心脏病或

脑血管病患者。

表3.5
动脉置管血压监测的适应证
连续监测每搏血压
● 有使用血管活性药物的指征，或存在已知心血管合并症（如不能耐受低血压/高血压）的患者预期需要血管加压药物
● 预计会有较大液体量变化的外科手术
● 需要控制性降压或升压
● 快速或突然失血的可能性（即肿瘤靠近或附着在大血管上）
频繁的血气分析
● 控制不佳的1型糖尿病
● 严重呼吸系统疾病患者的pH、PaO_2、$PaCO_2$测定
● 与显著失血相关的连续血红蛋白和酸碱评估
无法使用无创血压袖带监测血压
● 病态肥胖
急需用脉压变化来评估血管内容量
● 预计会有较大液体量变化的外科手术
● 低体液容量的患者

机械通气患者的脉压变异度（pulse pressure variation，PPV）是循环容量状态的动态标志，具有

良好的生理基础。在通气过程中,胸腔内压力变化会影响心脏充盈。自主通气过程中,吸气时胸腔压力为负,会瞬时增加静脉回流和血压;而正压通气时则会发生相反的情况,吸气/供气时静脉回流减少。PPV 的增加表明患者的血容量反应性,提示需要补充循环血量。采用头低脚高位和腹腔内注气似乎不影响 PPV。大多数麻醉监测系统具有 PPV 监测功能,无需额外设备即可从动脉置管获得强化信息。

虽然除了测量所有静脉或吸入麻醉剂的浓度外,没有必要监测麻醉深度,但脑电图(electroencephalographic,EEG)监视器的使用可以使某些患者受益。双谱指数(bispectral index,BIS)是北美最常用的脑电信号处理技术。BIS 传感器放置在患者前额表面,传感器根据量化的脑电图信号和频率获得一个数据,派生的数据提醒麻醉工作者镇静的深度,BIS 监测有助于减少术中觉醒和缩短恢复时间。

全身麻醉

GA 是指药物诱导的中枢神经系统的可逆性抑制,导致对所有外部刺激的反应和感知消失。然而,这个宽泛的定义是存有疑问的,因为麻醉不是简单地去传入状态,遗忘是麻醉的一个重要方面。所有麻醉药并不会对所有的感觉变化产生同等的抑制作用。对麻醉状态更实用的定义方式是使用不同组成部分来定义。麻醉状态的组成部分包括意识不清、健忘、镇痛、制动和对伤害性刺激的自主神经反应减弱。表 3.6 概述了标准全身麻醉的过程。

表 3.6

全身麻醉的过程

	描述
诱导	1. 确保标准监控设备到位并可正常运行
	2. 与手术团队一起完成诱导前核查
	3. 患者预给氧
	4. 注射诱导药物,使患者失去意识
	5. 启用面罩通气
	6. 插管前注射神经肌肉阻滞药物 [a]
	7. 插管并通过听诊和持续的呼气末 CO_2 来判断插管位置
	8. 放置其他静脉导管或有创监测器
维持	1. 通过平衡技术或全静脉麻醉维持麻醉深度
	2. 用四个成串刺激肌松监测仪监测神经肌肉阻滞深度
	3. 术后使用阿片类药物和镇痛佐剂进行镇痛
	4. 评估和维持血管内容量状态
	5. 通过评估潮气量、气道压力和 ETCO$_2$ 来保持足够的通气量
	6. 监测生命体征,并按照其变化进行处理
苏醒	1. 确保血流动力学稳定和体温正常
	2. 与手术团队沟通并确定处置方案
	3. 在手术团队即将完成手术时降低麻醉深度
	4. 进行四个成串刺激评估,逆转神经肌肉阻滞
	5. 启动自主通气,为拔管做准备
	6. 在符合拔管标准后拔管
	7. 确保拔管后通气的充足性、氧合及血流动力学的稳定性
	8. 把患者转送到术后恢复室
术后恢复	1. 到达术后恢复室,即刻向术后医护团队提供有关患者术前评估、手术过程和术后任何需要关注的问题的详细报告
	2. 监测患者的精神状态、镇痛程度、血流动力学稳定性和容量状态
	3. 与手术团队沟通任何有关患者病情稳定或术后并发症的问题
	4. 当符合出室标准后,患者即可离开术后恢复室

[a] 如果使用声门上气道装置,它将在失去意识后放置,通常不使用神经肌肉阻断药物。

诱导

诱导和苏醒被认为是麻醉过程最关键的两个阶段。在诱导时,麻醉医师使用药物使患者失去知觉。这些药物对心血管有显著影响,可以降低上呼吸道肌肉张力导致通气障碍,抑制呼吸驱动,导致呼吸暂停。在诱导前,ACT 将在患者身上放置标准的 ASA 监护并确保所有监护器都能正常工作,患者得到充分的监护。

诱导通常是静脉给药的方式进行。在婴幼儿,为免于给清醒的婴儿行静脉穿刺,吸入性诱导往往是首选。吸入性诱导是通过逐渐增加吸入麻醉剂的浓度,通常是一氧化二氮(nitrous oxide)和七氟烷(sevoflurane)的混合物,直到失去知觉。吸入性诱导也可用于恐惧针头的成年患者或不容易建立周围静脉通道的患者,然而,静脉诱导更好,因为其快速可靠。

丙泊酚(propofol)是目前麻醉实践中最常用的诱导剂,其他的麻醉诱导剂包括依托咪酯(etomidate)、氯胺酮(ketamine)和美索比妥(methohexital),其他巴比妥类(barbiturates)和苯二氮䓬受体类药物(benzodiazepines)也可用于麻醉诱导,但在现代临床实践中并不常用。丙泊酚起效快,作用时间短,是一种理想的诱导剂,副作用包括注射时有灼热感和静脉扩张引起的低血压。丙泊酚没有镇痛作用,在喉镜检查时不能很好地减弱血流动力学反应,因此,通常在诱导时使用附加佐剂,包括静脉注射利多卡因(lidocaine)和阿片类药物(opioids)。静脉注射利多卡因可以减少注射丙泊酚时的灼热感,并减弱对喉镜检查时的血流动力学反应(表 3.7)。

表3.7
常用诱导药物
丙泊酚
氯胺酮
美索比妥
依托咪酯

如果手术不需要气道管理[放置声门上导气管(supraglottic airway,SGA)或气管插管],则维持自主通气。如果正在使用 SGA(见下文),通常在失去知觉后立即放置。如果需要气管插管,麻醉医师通常会在插管前给予神经肌肉阻断药物(neuromuscular blocking drug,NMBD)使骨骼肌松弛(表 3.8)。

表3.8
神经肌肉阻滞剂
琥珀酰胆碱(succinylcholine)
维库溴铵(vecuronium)
罗库溴铵(rocuronium)
顺阿曲库铵(cisatracurium)
泮库溴铵(pancuronium)

气道管理

麻醉和镇静药物以多种方式影响自主通气,包括呼吸抑制或呼吸暂停、口咽肌松弛导致气道阻塞、抑制正常的气道反射增加误吸风险。在制定气道通气计划时,麻醉医师要考虑直接或间接喉镜下快速插管的难易程度,使用面罩或 SGA 进行通气的难易程度,发生误吸的风险以及气道操作失败的潜在发生率。

预给氧或吸氧脱氮是指用氧气取代肺部氮气的做法,可以让患者在麻醉诱导产生的呼吸暂停期间维持足够的 O_2 饱和度。患者在发生呼吸暂停前,呼吸室内空气(breathing room air)最多可维持 90% 以上氧饱和度最长至 2min,而适当的预给氧可使该时间延长至 10min。当呼出气体 O_2 浓度超过 80% 时,表明患者预给氧充分。充分的预给氧可以通过让患者使用紧密贴合的面罩呼吸器呼吸 100% O_2 4min 来完成。而患有严重心肺疾病、功能残气量下降(如肥胖、妊娠)或 O_2 耗量增加的患者,即使进行了充分的预给氧,氧饱和度也会更快地下降。对于可疑氧储备减少、面罩通气困难或有误吸风险(面罩通气相对禁忌证)的患者,充分的预给氧对于在呼吸暂停期间维持足够的 O_2 饱和度变得尤为重要。

在标准的 GA 诱导过程中,会出现呼吸暂停,麻醉工作者必须提供辅助通气和氧合。通常情况下,除非有禁忌证(如高误吸风险),否则,麻醉面罩是支持通气的最初选择。面罩呼吸器可以作为唯一的通气支持方法,但是,此方法通常只适用于简短手术。面罩通气的便捷性可能决定使用何种 NMBD 来促进插管。如果面罩通气困难,肌肉松弛可改善面罩通气的条件和难易程度;然而,如果使用 NMBD,在 NMBD 代谢完全或被神经肌肉逆转剂逆转之前,患者将失去自主通气的能力。

插管是将气管内导管(endotracheal tube,ETT)通过喉部插入气管的操作。可以通过直接喉镜(direct laryngoscopy,DL)、可视喉镜或纤维支气管镜获得声带图像,以便于直接插入气管插管。典型的成人 ETT 末端有一个套囊,将气管与咽部隔开,以便进行正压通气,并防止气管吸入胃内容物。喉镜暴露程度使用 Cormack-Lehane 分级进行描述(图 3.3)。患者合适的体位选择是优化插管条件的关键,倾斜体位是肥胖患者的理想体位。可视喉镜的使用提供了喉部的间接视图,这有助于 ETT 的放置,特别是前气道或颈部活动受限的患者(图 3.4)。作为一名手术医师,熟悉困难气道的管理大有裨益,以便在潜在关键时刻协助麻醉团队。

维持期

麻醉的维持阶段开始于诱导和气管插管固定之后。经典的麻醉是使用不同的静脉给药和吸入给药实现的"平衡麻醉"。表 3.9 显示了常用的吸入药物、静脉麻醉药物和佐剂。吸入药物是最常用的全麻维持药物。麻醉工作者可以选择使用全凭静脉麻醉剂(total intravenous anesthetic,TIVA),最常见的是使用丙泊酚作为主要的麻醉维持剂。TIVA 技术最常用于术后恶心、呕吐(postoperative nausea and vomiting,PONV)的高危患者。使用 TIVA 可降低 PONV 的发病率和严重程度。

表 3.9	
常用麻醉药和佐剂	
吸入	一氧化二氮(nitrous oxide)、异氟烷(isoflurane)、七氟烷、地氟烷(desflurane)
静脉麻醉药	丙泊酚、依托咪酯、氯胺酮
佐剂	右美托咪啶(dexmedetomidine)、咪达唑仑(midazolam)、利多卡因

在腹部和胸部手术中,手术医师要求放松骨骼肌,使用肌肉麻痹药物以获得最佳的手术条件。NMBDs 会产生麻痹效果,然而,它们并无遗忘或镇静作用。不适当地使用 NMBDs 可能会导致患者意识清醒却无法移动。麻醉工作者使用四个成串刺激(train-of-four,TOF)技术通过外周神经刺激器监测神经肌肉阻滞。对于大多数外科手术来说,四个成串监测点中出现 2~3 点肌颤的患者通常提示肌肉松弛已足够,但神经肌肉阻滞并不严重,在手术结束时仍可以恢复。

作为平衡麻醉技术的一部分,阿片类药物被用于减少手术刺激引起的交感神经反应。阿片类药物的使用通常会降低维持患者无反应所需的吸入或静脉麻醉药物的浓度,并部分减少这些药物心脏抑制作用。术中阿片类药物的使用也提供术后镇痛。然而,阿片类药物在术后有明显的副作用,如过度镇静、呼吸抑制、恶心、呕吐、尿潴留和便秘。

除了使用阿片类药物或增加麻醉药物浓度以外,椎管内麻醉、外周神经阻滞、局麻浸润或交感神经阻滞药物也可完全或部分阻断手术刺激引起的交感反应。术中使用 α 和 / 或 β 受体拮抗剂来钝化交感反应可能减少术中阿片类药物的给药剂量。减少术中阿片类药物的使用实际上可以改善术后疼痛控制,并减少阿片类药物的一些不良反应。

ADS 包括通气控制模块及显示系统,如图 3.5 所示。全麻过程中,所有通气参数均由此面板设置,包括吸入氧浓度、通气模式、潮气量、呼吸频率、呼气末正压(positive end-expiratory pressure,PEEP)、吸气压力、气道峰压。此外,所有的警报都设置在此面板上,如潮气量低于阈值,或气道峰压高于预期,术中要时时确认,尤其是在采取干预措施后,如进行腹腔注气和 / 或头低脚高位体位等。顺应性的变化、设定潮气量与实际潮气量之间的差异以及气

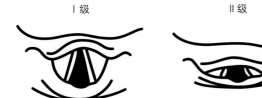

图 3.3　喉镜暴露视野的 Cormack-Lehane 分级系统。Ⅰ级,声门全貌可见;Ⅱ级,声门部分可见;Ⅲ级,仅见会厌,未见声门;Ⅳ级,声门或会厌均不可见(From Samsoon GL,Young JR. Difficult tracheal intubation:a retrospective study. *Anesthesia* 1987;42:487-490. Copyright © 1987 The Association of Anaesthetists of Gt Britain and Ireland. Reprinted by permission of John Wiley & Sons,Inc.)

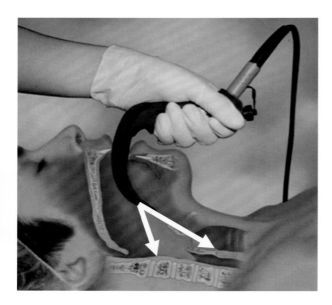

图 3.4　可视喉镜下关于视轴的描绘（Modified with permission from Chu LF, Fuller A. *Manual of clinical anesthesiology*, 1st ed. Philadelphia, PA: Wolters Kluwer Health/Lippincott Williams & Wilkins; 2012. Figure 9.1A）

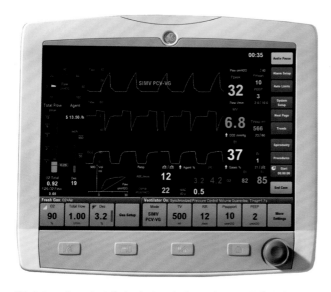

图 3.5　显示呼吸参数的呼吸机控制模块。屏幕底部的灰色框参数由麻醉工作者设置，顶部的示踪图（黄色）表示气道压力，气道压力峰值警报由麻醉工作者设置，中间的示踪图（绿色）显示流速，底部示踪图（白色）显示的是呼气末二氧化碳浓度（Avance CS^2 image courtesy of GE Healthcare.）

道峰压和 ETCO$_2$ 的变化是需要审视的最关键参数。

苏醒

　　当手术团队即将完成手术操作时，麻醉工作者应为患者的苏醒和术后复苏做好准备。麻醉工作者应确保患者苏醒前的血流动力学稳定及体温正常。体温过低或血流动力学不稳定的患者应维持气管插管和镇静状态，以确保足够的通气和舒适度，直到其生命体征稳定。

　　神经肌肉阻滞必须在手术结束时得以逆转，以确保患者有充足的肌力维持通气和上呼吸道张力和反射。传统上抗胆碱酯酶药物（如新斯的明）用以逆转 NMBDs 的作用。抗胆碱酯酶药物通过增加神经肌肉接头处的乙酰胆碱含量来拮抗 NMBD，但也对其他受体产生胆碱能效应，从而导致副作用，如心动过缓、低血压、支气管痉挛、唾液或呼吸道分泌物增加、胃肠道动力和消化液增加、瞳孔缩小、恶心和呕吐。为了避免这些副作用，抗胆碱酯酶药物可以与抗胆碱能药物（如格隆溴铵或阿托品）联合使用。在利用抗胆碱酯酶药物进行逆转时，必须有证据来表明神经肌肉阻滞（TOF 检测 4 个肌颤中有 2~4 个）的恢复程度，确保逆转的充分性。

　　当确定了苏醒和拔管的适宜性后，麻醉工作者会降低麻醉维持用药的浓度。药物减量的时机取决于具体的药代动力学特性和给药时间。术语"静脉输注即时半衰期"是指基于药物持续输注时间之上的药物消除时间。药物的脂溶性影响其静脉输注即时半衰期。药物的脂溶性越高或患者的脂肪含量越高（即肥胖），导致苏醒所需时间越长，尤其是在手术时长较长时（>4h）。延迟苏醒是指 GA 术后 30~60min 内意识不能恢复，最常见的原因是麻醉药物、镇静药物或止痛药物残留，其他潜在的原因包括药物或酒精过量、术前进食、低体温、严重代谢紊乱、低血糖和围手术期脑血管意外。

　　ETT 的移除及其时机选择是复苏过程中最关键的一步。表 3.10 给出了拔管的具体标准。拔管过早的风险包括通气不足、呼吸道阻塞、误吸和喉痉挛。如果进行深麻醉下拔管，当拔除 ETT 时，患者仍处于深度麻醉状态，对外界刺激无反应。但是，多数拔管会在患者清醒并能遵循指令时进行。拔管最危险的时机（有发生喉痉挛的高风险）是患者既未深度麻醉又未从麻醉中完全苏醒（第二阶段或兴奋期）。拔管前可出现心动过速和高血压，交感神经阻滞剂可以减弱这些反应，艾司洛尔（esmolol）由于作用时间短的特点而通常用于此目的。当拔除患者的气管插管后，在患者被送往麻醉后苏醒室

(postanesthesia care unit,PACU) 之前,麻醉工作者必须确保患者通气充足。

表 3.10
拔管标准

1. 充足的氧合
   - $SpO_2>92\%$,$PaO_2>60mmHg$
2. 充足的通气
   - $ETCO_2<50mmHg$,$PaCO_2<60mmHg$
   - $TV>5mL/kg$,$RR>7$
3. 血流动力学稳定
4. 无神经肌肉阻滞
   - 持续无消退的手足抽搐,TOF 比值 >0.9。
   - 头部抬起维持 5s 或握手
5. 神经功能完好
6. 无明显的酸碱和 / 或电解质紊乱
7. 体温正常

术后恢复

到达 PACU 后,必须向术后护理团队(nursing care team)提供有关患者病史、手术过程、术中事件和术后计划的详细报告。有效的沟通对于预防错误和伤害至关重要。PACU 的最低监测要求包括定时评估和记录 HR、心律、BP、呼吸道通畅度、O_2 饱和度、通气频率及其特征,以及入室前 15min,每 5min 一次,随后每 15min 一次的疼痛程度。每位患者都应该进行连续脉氧仪和单导联心电图监测,并记录入室和出室时的体温、意识水平、精神状态、神经肌肉功能、容量状态和恶心程度等基本项目。

表 3.11 概述了最常见的 PACU 并发症。腹腔镜手术后患者的 PONV 发生率升高。此外,女性性别是一个很强的危险因素。在腹腔镜手术中,预防性使用止吐药和采取最大程度降低 PONV 发生率的麻醉方案似乎是可行的。难治性恶心和呕吐是门诊手术患者入院的主要原因,否则此类患者在完成门诊手术后即可出院。

表 3.11
麻醉后苏醒室(PACU)并发症

心肌缺血

低血压

呼吸性酸中毒

误吸

表 3.11
麻醉后苏醒室(PACU)并发症（续表）

尿潴留

少尿

眼外伤

听力障碍

口腔 / 咽 / 喉损伤

神经、软组织和关节损伤

术后肌痛

低体温

颤抖

持续镇静

苏醒反应

谵妄与认知功能障碍

术后恶心和呕吐

区域麻醉

区域麻醉是指通过对身体某个区域的支配神经进行局部麻醉,使该区域的感觉丧失。区域麻醉可以是中枢 / 椎管内(比如硬膜外、脊髓或马尾)或周围麻醉,用于外科手术麻醉或术后镇痛。手术采用区域麻醉时,可结合一定程度的镇静或 GA。虽然在充分的椎管内或外周麻醉下通常也实施镇静,但此类患者并不需要或者可能仅需轻度镇静即可。

脊髓麻醉

脊髓麻醉是在蛛网膜下腔注射含 / 不含阿片类药物的局部麻醉剂,使 T_4 以下区域的感觉完全阻滞。脊髓麻醉可用于腹部、泌尿系、骨盆、会阴或下肢手术。通常情况下,脊髓麻醉是一次性注药,可提供 2~3h 的手术麻醉。麻醉持续时长取决于选用的局麻药物、药物总剂量和患者因素。吗啡鞘内注射可用于脊髓麻醉中,提供延长 (12~24h) 的术后镇痛,但该方式的副作用包括瘙痒、恶心和呕吐等并不少见。迟发性呼吸抑制虽不常见,但却是吗啡鞘内注射的一个公认严重并发症。考虑到呼吸抑制的可能性,所有接受吗啡脊髓用药的患者在给药后 24h 内都需要进行呼吸监测(每小时呼吸频率评估、呼出气 CO_2 监测或连续脉冲血氧监测)。吗啡鞘内注射可减少阿片类药物全身性的应用需求,减少手术应激反应，并改善术后恢复。鉴于这些益处，某些围手术期护理计划将单次吗啡鞘内注射作为多模式镇痛方案的一部分。脊髓麻醉的并发症包括低血压、心动过缓、麻醉不足、瘙痒、高位脊髓麻醉或全脊髓麻醉（急需插管的颈部高度阻滞导致膈肌功能丧失）、脊髓血肿、感染（脑膜炎或脓肿形成）、神经损伤和硬膜穿刺后头痛。

硬膜外麻醉

硬膜外麻醉与脊髓麻醉适用的手术范围相同。对于有严重的脊髓麻醉低血压风险（如主动脉狭窄）或不能耐受低血压（如严重的心血管或肺部疾病）的患者，麻醉医师可能更倾向于使用硬膜外技术而不是脊髓麻醉。硬膜外麻醉也可以与脊髓麻醉（腰-硬膜外联合麻醉，combined spinal-epidural，CSE）相结合，用于需时更长的手术麻醉。然而，硬膜外导管最常见的应用是用于术后镇痛，此种用途的硬膜外导管通常于术前放置并测试，用于镇痛，并与 GA 联合进行术中麻醉。术后留置硬膜外导管以继续提供术后镇痛，与静脉阿片类药物相比，硬膜外麻醉具有更好的镇痛效果，可减少手术应激反应，促进肠功能的早期恢复，减少高危患者心血管或肺部并发症的发生。

尽管有这些公认的好处，但硬膜外麻醉并未被证明能够持续减少术后并发症，并且不能在 ERAS 方案中缩短住院时间。对于接受多模式镇痛的腹腔镜或机器人手术的患者，硬膜外麻醉并不能使其受益。对于开放性手术，硬膜外镇痛在许多情况下可以良好地控制疼痛，但在使用多模式镇痛的 ERAS 方案中，良好的疼痛控制不一定能降低并发症发生率或缩短住院时间。对于接受开放性手术且疼痛控制困难或肺部并发症风险较高的患者，应充分考虑硬膜外镇痛。硬膜外麻醉的并发症与脊髓麻醉的风险相似。

外周神经阻滞

外周神经阻滞（peripheral nerve blocks，PNB）可提供持久有效的麻醉和镇痛。外周神经阻滞可以提供完整的手术麻醉、作为 GA 的镇痛补充或用于术后镇痛。与全身镇痛相比，采用区域麻醉控制术后疼痛效果更好，并且可以减少全身镇痛的副作用，特别是阿片类药物的相关副作用。有许多不同的外周神经阻断技术与上、下肢手术相关，而与妇科手术无关。蛛网膜下腔麻醉或硬膜外麻醉常用于腹部、胸部或会阴的麻醉或镇痛；然而，有多种 PNB 技术可用于小范围镇痛或降低椎管内麻醉时下肢运动阻滞的发生率。在妇科肿瘤手术中最常用的 PNB 之一是腹横肌平面阻滞（transversus abdominis plane，TAP）。PNB 可采用单点注射技术，或者可以置入导管，通过持续输注局部麻醉剂为术后多日提供镇痛。使用传统局麻药（如罗哌卡因或布比卡因，ropivacaine 或 bupivacaine）的单点注射技术通常可以提供 8~12h 的镇痛效果。布比卡因脂质体（liposomal bupivacaine）是一种新近开发的局部麻醉药，在注射部位布比卡因分子缓慢释放，作用时间延长，通常可达 72h。布比卡因脂质体在术后镇痛中的应用越来越多，包括在许多 ERAS 方案中。PNB 相关并发症主要与周围组织损伤、神经或神经自身的损伤以及局麻毒性有关。

液体管理和成分输血治疗

血管内容量状态通过患者的病史、生命体征、体格检查、化验检查、尿量和有创性血流动力学监测来评估。这些都是间接测量，在做临床决策时应考虑多重测量。不幸的是，麻醉药物和手术过程中的神经内分泌应激反应改变了术中的许多体征和症状，使得这些指标在术后即刻测量中的可靠性降低。手术过程中，麻醉工作者将主要依靠尿流速率、正压通气时的血压变化、应用血管扩张类和血管加压类麻醉药物时的血压变化以及酸碱平衡情况来确定血容量状态。

围手术期液体管理

补液的一种简单方法是用与丢失液体相似的液体代替隐性丢失。最好的复苏液体究竟是胶体还是晶体，一直存在争议。类晶体是含或不含葡萄糖的盐溶液，用于复苏目的的晶体是等张的，设计成模拟人体的电解质成分（例如，生理盐水、乳酸林格氏液）。然而，它们也是低渗性的。因此，当用晶体补液时，可以快速达到与血管外液体的平衡，并且只有 1/3 体积的晶体液留存在血管内。胶体溶液含有高分子量的物质，如蛋白质或淀粉分子，用于留存在血管内维持渗透压。支持使用胶体进行体液复苏的麻醉工作者认为,胶体在恢复血管内容量和心排血量方面更有效(需要更小的量)。晶体的支持者则认为,晶体当给予足量时,其在恢复血管内容量方面与胶体有同等效果。用晶体来补充血管内容量时需要比胶体多 3~4 倍的体积,使用胶体溶液可以更快地纠正严重的血管内丢失。与胶体溶液相比,快速补充大量晶体溶液(>4~5L)时,更容易引起组织水肿。

围手术期液体治疗的组成包括正常生理维持所需(补充正常丢失)、补充既存液体不足,以及补充手术创面液体丢失和失血。表 3.12 显示了不同的液体组分以及确定所需补液量的方法。

失血管理

术中失血的评估是一项极具挑战性的工作,麻醉工作者和手术团队倾向于低估失血。然而,由于目测失血量较困难,该测量方法通常不够准确。测量术中吸引器储液罐中的总液体量,并减去非血液液体如冲洗液或腹水,通常是确定失血量的第一步。其余部分是通过对手术巾、纱布垫和手术室地板上可见血液进行目测估计来完成。一块完全饱和的 10cm×10cm 纱布约含 10mL 血液,一块完全饱和的纱布垫约含 100~150mL 血液。敷料称重可以提高失血评估的准确性,然而,在围手术期,这种方法通常只适用于儿科患者。连续监测血细胞比容反映的是红细胞与血浆的比例,不一定能反映急性失血。

手术患者往往需要输血。然而,输注血液制品并非没有风险,在决定是否给患者输血时,必须考虑每一单位血液制品的风险与收益。指示输血的血红蛋白阈值的临床问题是一个广泛讨论和回顾的话题,100g/L 的历史阈值已被放弃。几项设计良好的大型研究表明,只有血红蛋白值降至低于 70g/L,患者的发病率和死亡率才会增加,而以较高的血红蛋白阈值进行输血可能对患者有害,并导致更严重的结果。有重大心血管疾病病史的患者的输血阈值仍未确定,但这些患者可能受益于较高的输血阈值。ASA 的围手术期血液管理指南指出,当血红蛋白浓度高于 100g/L 时,几乎从不提示输注红细胞,而当血红蛋白浓度低于 60g/L 时,几乎都提示输注红细胞。"血红蛋白浓度在 60~100g/L 时判断是否值得或需要输注红细胞,应基于潜在或实际正在发生的持续出血(速度和程度)、血管内容量状况、终末器官缺血情况以及心肺储备是否充足来确定。"

鉴于输血的危害,现有各种各样的血液保存技术,以减少输血相关并发症,表 3.13 汇总了其中一些并发症。当预期有大量失血、或有患者(如 Jehovah 的见证人)因宗教原因拒绝接受血液制品时,可应用氨甲环酸(tranexamic acid)等抗纤溶药物,使所有高失血风险的手术患者(例如子宫肌瘤切除术)从中受益,该药物已被证明在多类手术中可以减少失血和输血的需要。

表 3.12

液体维持、亏损和丢失

	容量丢失的类型	补液方案
正常生理维持所需	尿液、GI 分泌液、汗液、皮肤及肺部隐形丢失	第一个 10kg,4mL/kg/h 第二个 10kg,2mL/(kg·h) 20kg 以上的每增加 1kg,1mL/(kg·h)
既存不足	禁食时间过长;术前出血、呕吐、腹泻或利尿;创伤、感染或腹水导致的液体隔离;过度通气、发热和出汗造成的隐形丢失	禁食维持量可以用上述公式计算,尽管这通常高估了缺失量 其他丢失可能难以计量
术中丢失	失血	失血量可用不同的方法计量,可用晶体或胶体溶液,分别以 3∶1 或 1∶1 的比例补液
	蒸发丢失;体内重分配(第三间隙)	基于组织创伤 轻:0~2mL/(kg·h) 中:2~4mL/(kg·h) 重:4~8mL/(kg·h)

GI(gastrointestinal):胃肠道。

表 3.13
输血相关并发症

感染性并发症

- 病毒感染
  - HIV
  - 丙型肝炎
  - 乙型肝炎
  - 西尼罗病毒
  - 巨细胞病毒
  - 人嗜 T 细胞病毒
- 新发感染
  - Chagas 病和疟疾
  - 克 - 雅病
  - 细小病毒
  - 登革病毒和巴贝虫
- 细菌污染
  - 血小板增加的风险

非感染性并发症

- 发热性非溶血性输血反应
- 轻微过敏反应（荨麻疹、潮红）
- 过敏性 / 类过敏反应
- 急性溶血性输血反应
- 迟发性溶血性输血反应
- 同种异体免疫
- 输血相关性急性肺损伤（TRALI）
- 移植物抗宿主病
- 输血后紫癜
- 输血相关免疫调节（TRIM）
- 输血相关心血管超负荷（TACO）
- 高钾血症
- 枸橼酸盐中毒
- 低体温
- 铁过载

腹腔镜或机器人手术的特别注意事项

体位摆放

许多腹腔镜骨盆手术需要摆放陡峭的头低脚高位（Trendelenburg position），而该体位的采用带来了一些挑战。陡峭的头低脚高位有生理方面的影响，这一点在病态肥胖患者中更为突出。随着手术时间的延长，可能发生诸如面部、喉部和结膜水肿等生理变化。即使在气腹建立之前，隆突就有可能向头侧移位从而导致需要支气管内插管，这种情况在注入 CO_2 建立气腹后就更有可能出现。患者可能在手术床上发生移位，这可能导致周围神经损伤，以臂丛神经损伤最常见。许多方法被用来减少患者发生移位和神经损伤，但仍有必要经常检查患者的体位和衬垫。

头低脚高位引起的生理变化影响多个器官系统。眼压（intraocular pressure, IOP）可能升高，并与手术时长相关；功能性残气量可能减少；每搏输出量和平均动脉压增加，这可能导致 HR 下降；中心静脉压升高；该体位的颅内压也会升高。大部分与体位相关的生理变化都可耐受，并在恢复仰卧位后恢复正常。面部及喉部水肿可能需要较长时间方可消除。在对接机器人之前，建议进行倾斜预演，即通常所说的"倾斜测试"，以获得患者能耐受头低脚高位的最大倾斜度。这使得麻醉团队得以确认患者是否充分固定在手术台上，并评估患者是否能耐受头低脚高位。此外，这可能有助于确定肥胖患者的基线通气设置参数。

与 CO_2 充气相关的改变

CO_2 注气形成的气腹与各种器官系统的变化有关（表 3.14）。这些变化随着气腹的释放而消失，大多数患者都能很好地耐受。CO_2 是血溶性的，因此其在血液中的积聚会导致动脉 CO_2 分压的增加，伴随着 pH 下降，该变化随气腹的释放而消失。高碳酸血症的程度似乎并不受手术时长的影响，但相较于腹腔手术，盆腔手术可能对其影响更重。在注气过程中，动脉到 ETCO2 的梯度可能保持稳定或升高，而该升高在既往有呼吸系统疾病和年龄较大的患者中可能更明显。功能残气量降低、肺顺应性降低、通气 / 灌注比例可能改变。当膈肌被推向头侧时，小气道关闭和肺不张的可能性增加。陡峭的头低脚高位可能会加剧这些变化，导致不利于气体交换的异常状况。

在心血管方面，交感神经系统输出增加，导致循环系统血管阻力和平均动脉压升高。大多数（但并非所有）研究已经证实了这些变化。这可能是动脉 CO_2 分压增加和其他因素导致儿茶酚胺释放的结果。虽然心血管系统的稳定性在健康患者中通常得以维持，但有许多报道表明，其在有明显的合并症或低血容量的患者中存在失代偿现象。病态

表 3.14
腹腔镜 / 气腹伴随的生理学变化
全身血管阻力和血压升高
心率变化
• 心动过缓：注气、迷走神经反应
• 心动过速：交感神经系统输出增加
心排血量的各种(最低)变化
功能残气量降低
通气 - 灌注比例失调加重
隆突和膈肌向头侧移位
动脉 -$ETCO_2$ 分压梯度增加
脑血流和颅内压增加
脏器和肝脏血流量减少
肾灌注和尿量减少

肥胖并不会加重心血管系统的变化。

优化腹腔镜和机器人手术的术中通气

在陡峭的头低脚高位和气腹状态下，维持正常的氧合和呼吸系统参数，对某些患者来说是困难的或不可能的。有潜在肺部疾病或病态肥胖的患者，通常会给麻醉团队带来通气困难的挑战。采用的正压通气模式可以是容积控制通气（volume-controlled ventilation，VCV）或压力控制通气（pressure-controlled ventilation，PCV）。VCV 是最常见的围手术期通气技术，但 PCV 通常被推荐用于腹腔镜手术。在 VCV 模式下，当腹腔镜手术中发生顺应性降低时，为了达到目标潮气量，气道压力峰值可能会增加到潜在的有害水平。然而，在 PCV 模式下，所获得的目标吸气压力配置可能无法提供足够的潮气量。目前公认的术中通气策略建议最佳潮气量为 6~8mL/kg。标准的潮气量目标为 5~8mL/kg 去脂体重，但在腹腔镜手术中采用陡峭头低脚高位时，短时间内可接受较低值（3mL/kg）。气道峰压应保持在 40cm H_2O 以下，气道平台压应小于 35cm H_2O。当在头低位和气腹期间使用 VCV 模式时，吸气峰压（peak inspiratory pressures，PIP）超过 40cm H_2O 的情况并不少见。与 VCV 相比，PCV 期间气道峰压较低，而平均气道压相同或更高。较高的平均气道压有助于预防肺不张，促进通气 - 灌注匹配，而较低的平均气道压对气压伤有保护作用。无论采用何种通气模式，吸

气时接受允许的高碳酸血症，通常是必要的，也是可以良好耐受的。

在腹腔镜妇科手术中，跟踪趋势并做出适当的改变对优化氧合和 CO_2 清除是至关重要的。$ETCO_2$ 的目标通常在 35~40mmHg，但短期内允许 50~60mmHg 范围的高碳酸血症可能是必然的。在腹腔镜手术中，PEEP 被证实可以改善氧合，应予以应用。PEEP 水平应该为至少 4cmH_2O，但只要气道峰压允许较高的 PEEP 值，PEEP 压力在 10cmH_2O 才是最佳的。另外，肺复张策略（40cmH_2O 压力持续 15~40s）可用于多数患者，完成一次或多次肺复张可能有助于气体交换。I：E 比是吸气时间与呼气时间的比值，初始设定为 1：2，但更小的比值（1：1），甚至是反比值通气（I：E<1）可能有助于进一步优化氧合。相反，阻塞性肺病患者可能需要更低的 I：E 比（更长的呼气时间）为 1：2.5 或 1：3，以允许完全呼气和防止呼吸叠加。

有些患者为确保充足氧合和通气而进行的这些操作并不成功。患有严重呼吸系统疾病、颅内压（ICP）升高或眼压（IOP）升高的患者可能需要开放性手术，并从联合硬膜外镇痛和 GA（利用较低的气道压力）中获益。麻醉医师应该在术前咨询门诊对合并这些问题的患者进行评估。

围手术期并发症

与开放式手术相比，机器人妇科手术的麻醉围手术期并发症没有增加。大多数并发症与体位和腹腔充气有关（表 3.15）。在围手术期意识到潜在

表 3.15
腹腔镜和机器人手术的围手术期并发症
心血管系统损害 / 衰竭
• CO_2 栓塞
• CO_2 气胸、CO_2 纵隔、CO_2 心包
• 心律失常
• 高注气压
• 重度呼吸性酸中毒
视力障碍
周围神经损伤
皮下气肿
低体温
气道水肿
术后恶心和呕吐

的严重心肺损害是至关重要的，心血管问题包括心律失常、气体栓塞、呼吸性酸中毒、CO_2 气胸和 CO_2 纵隔。当气腹期间出现低氧血症、低血压、心律失常和 $ETCO_2$ 减少（低灌注量）时，应怀疑 CO_2 引起静脉气体栓塞。CO_2 迅速扩散，即过度通气和释放气腹应是有效的治疗步骤。如果这些操作不能恢复稳定的心肺功能，那么应该立即采取更积极的心肺复苏措施。通常头低位可以继续保持。

CO_2 气胸是腹腔镜手术中罕见的并发症，通常与邻近膈肌的手术有关。CO_2 进入胸膜腔与膈肌缺损有关，但也可能继发于引起张力性气胸的机制（肺大疱破裂）。除了胸廓扩张不均匀和血流动力学不稳定外，还可能存在皮下气肿。虽然胸部 X 线检查可以确认诊断，但治疗应立即开始。气腹必须释放，这可能在无需更积极治疗的情况下即有效。在紧急情况下，可以通过针式胸膜腔造口术（needle thoracostomy）来紧急排出气体。更罕见的并发症包括当注入的 CO_2 气体在纵隔和心包内积聚时发生的 CO_2 纵隔和 CO_2 心包。相关的心血管问题可能很严重，胸部 X 线片（CXR）有助于诊断。由于 CO_2 的高溶解性，许多与气体积聚相关的潜在问题在气腹释放后将迅速解决，而不会产生重大影响。

皮下气肿的特点是捻发音（crepitus），常继发于腹腔外注入 CO_2 气体，可见于腹部、胸部、腹股沟和颈部，通常与其他疾病无关。偶尔可伴高碳酸血症，动脉血气显示呼吸性酸中毒可确诊。如果术后在头部区域如颈部和面部发现严重的皮下气肿，预示着气体可能已经进入胸腔和/或纵隔。在这种情况下，如果有心肺功能障碍的证据，就需要进行 CXR。

腹腔镜盆腔手术中低体温的发生率与开腹手术相似。这很可能是由于在较大体表面积区域内注入了未加热和干燥的 CO_2 气体，使得热量从患者热传递给气体，手术时长是影响因素之一。术中体温监测是必需的，并应使用主动式患者加温装置（如暖风毯和静脉输液加热器）。

腹腔镜手术后有眼部并发症的报道。最常见的是角膜擦伤，但最严重的是围手术期视力丧失（perioperative visual loss，POVL），其可能是毁灭性的，并导致永久性视力丧失。据报道，其可发生在脊柱手术和腹腔镜手术后。眼压在头低脚高位时升高，并呈时间依赖性。眼压升高通过压迫血管减少视神经血流。因为慢性青光眼患者通常有高眼压，所以慢性青光眼可能是一个危险因素。对于被认为 POVL 风险较高的患者，避免低血压、使用胶体和利用丙泊酚来维持麻醉（与吸入剂相比）可能会降低风险。与丙泊酚相比，强效吸入剂的使用更能升高眼压。对于长时间采用头低脚高位的腹腔镜病例，一些学者特别建议术中进行 IOP 监护，如果眼压升高，则进行局部眼治疗。在机器人手术中，防止控制臂和其他活动部件造成直接眼部损伤也很重要。

加速康复

ERAS（Enhanced Recovery after Surgery）是手术后加速康复的首字母缩写。ERAS 的概念是由一群来自北欧的外科医师建立的，他们组成了一个研究小组，旨在探索接受结肠切除术的患者的循证医护途径。从 2001 年协作组成立到 2005 年，该研究组表明，当前的实践和基于现有证据的最佳实践之间存在很大的差异。2005 年，该研究组发布了他们第一个针对接受结肠手术患者的循证共识方案。在该研究组最初发表的论文中，他们强调，需要住院治疗的因素——静脉使用阿片类药物，静脉输液和卧床休息——往往会延迟功能恢复和延长康复时间。公众普遍认为，手术的应激反应不可避免，传统的术后医护注重延长患者及其胃肠道的休息时间，以便使其从手术应激反应中恢复过来。ERAS 的概念挑战了传统的方法，更注重现代麻醉剂、镇痛剂和代谢支持技术的适当应用，以及早期活动和进食，以减少手术的应激反应，加速康复。ERAS 路径的系统实施已使术后住院时间平均减少 2.5 天，并发症发生率降低高达 50%，并显著提高了结直肠手术后的五年生存率。最初 ERAS 相关方案和研究是在结直肠外科进行的，然而，这些原则现在已应用于世界各地的许多机构和外科学科，包括妇科和妇科肿瘤学。

> **要点**
>
> ■ 术前麻醉会诊对影响和优化围手术期医护提供了很多机会。麻醉医师必须评估手术患者是

否存在增加患者不良后果风险的因素。这通常
于手术前几天或几周在术前咨询门诊完成。

■ 麻醉状态的组成部分包括意识丧失、失忆、镇痛、制动和对有害刺激的自主反应减弱，每一种麻醉类型并不需要完全剥夺所有这些成分。然而，个体麻醉的目标是确保患者舒适和安全的同时，为手术团队提供所需的患者条件，以完成必要或期望的手术。

■ 诱导和苏醒被认为是麻醉最关键的两个时刻。ETT 的移除及其时机选择是复苏过程中最关键的一步。最危险的拔管时间是当患者既未深度镇静又未完全苏醒时。

■ 在接受腹腔镜手术的女性患者中，PONV 的发生率很高。谨慎使用预防性止吐药，使用能最大限度地降低 PONV 发生率的麻醉方案，并积极治疗 PACU 中的 PONV。难治性恶心和呕吐是患者入院的主要原因，否则患者在门诊手术后即可出院。

■ 硬膜外麻醉对疼痛的控制效果极佳，然而，在 ERAS 方案中，常规使用硬膜外麻醉并没有被证明可以持续减少术后并发症或住院时间。对于接受开放性手术且疼痛控制困难或肺部并发症风险较高的患者，应充分考虑硬膜外镇痛。

■ 陡峭的头低脚高位和腹腔注气常使血压和中心静脉压升高，总体而言，心功能无明显改变。在手术完成后，各项心血管参数通常会快速恢复到基线水平。

■ 腹腔镜手术中二氧化碳的积聚是由于气体自腹膜吸收，以及由于体位和体质导致通气潜能的下降，该情况通常在放气后迅速得到缓解。当发生心肺功能不稳定时，应警惕气体进入心包膜、纵隔或胸膜腔内。

（秦晓燕 赵兴波 译）

参考文献

Abdalmageed OS, Bedaiwy MA, Falcone T. Nerve injuries in gynecologic laparoscopy. *J Minim Invasive Gynecol* 2017;24(1):16–27.

Abrishami A, Ho J, Wong J, et al. Sugammadex, a selective reversal medication for preventing postoperative residual neuromuscular blockade. *Cochrane Database Syst Rev* 2009;(4):CD007362.

Alakkad H, Kruisselbrink R, Chin K, et al. Point-of-care ultrasound defines gastric content and changes the anesthetic management of elective surgical patients who have not followed fasting instructions: a prospective case series. *Can J Anaesth* 2015;62(11):1188–1195.

Almarakbi WA, Fawzi HM, Alhasehmi JA. Effects of four intraoperative ventilatory strategies on respiratory compliance and gas exchange during laparoscopic gastric banding in obese patients. *Br J Anaesth* 2009;102(6):862–868.

American Society of Anesthesiologist Practice Guidelines for Preoperative Fasting and the Use of Pharmacologic Agents to Reduce the Risk of Pulmonary Aspiration: Application to Healthy Patients Undergoing Elective Procedures: An Updated Report by the American Society of Anesthesiologists Task Force on Preoperative Fasting and the Use of Pharmacologic Agents to Reduce the Risk of Pulmonary Aspiration. *Anesthesiology* 2016;126(3):376–393.

American Society of Anesthesiologists Task Force on Perioperative Blood Management. Practice guidelines for perioperative blood management: an updated report by the American Society of Anesthesiologists Task Force on Perioperative Blood Management. *Anesthesiology* 2015;122(2):241–275.

Apfelbaum JL, Silverstein JH, Chung FF, et al. Practice guidelines for postanesthetic care: an updated report by the American Society of Anesthesiologists Task Force on Postanesthetic Care. *Anesthesiology* 2013;118(2):291–307.

Awad H, Santilli S, Ohr M, et al. The effects of steep Trendelenburg positioning on intraocular pressure during robotic radical prostatectomy. *Anesth Analg* 2009;109(2):473–478.

Barash PG. *Clinical anesthesia*, 8th ed. Philadelphia, PA: Wolters Kluwer/Lippincott Williams & Wilkins, 2009.

Borsellino G, Francis NK, Chapuis O, et al. Role of epidural analgesia within an ERAS program after laparoscopic colorectal surgery: a review and meta-analysis of randomized controlled studies. *Surg Res Pract* 2016;2016:7543684.

Butterworth JF, Mackey DC, Wasnick JD, et al. *Morgan & Mikhail's clinical anesthesiology*, 5th ed. New York, NY: McGraw-Hill, 2013.

Chin JH, Lee EH, Hwang GS, et al. Prediction of fluid responsiveness using dynamic preload indices in patients undergoing robot-assisted surgery with pneumoperitoneum in the Trendelenburg position. *Anaesth Intensive Care* 2013;41(4):515–522.

Distinguishing Monitored Anesthesia Care (MAC) from Moderate Sedation/Analgesia (Conscious Sedation)— American Society of Anesthesiologists. 2013. From http://www.asahq.org/quality-and-practice-management/practice-guidance-resource-documents/distinguishing-monitored-anesthesia-care-from-moderate-sedation-analgesia.

Fearon KC, Ljungqvist O, Von Meyenfeldt M, et al. Enhanced recovery after surgery: a consensus review of clinical care for patients undergoing colonic resection. *Clin Nutr* 2005;24(3):466–477.

Ferguson SE, Malhotra T Seshan VE, et al. A prospective randomized trial comparing patient-controlled epidural analgesia to patient-controlled intravenous analgesia on postoperative pain control and recovery after major open gynecologic cancer surgery. *Gynecol Oncol* 2009;114(1):11–116.

Ferschl MB, Tung A, Sweitzer B, et al. Preoperative clinic visits reduce operating room cancellations and delays. *Anesthesiology* 2005;103(4):855–859.

Futier E, Constantin JM, Pelosi P, et al. Intraoperative recruitment maneuver reverses detrimental pneumoperitoneum-induced respiratory effects in healthy weight and obese patients undergoing laparoscopy. *Anesthesiology* 2010;113(6):1310–1319.

Gali B, Bakkum-Gamez JN, Plevak DJ, et al. Perioperative outcomes of robotic-assisted hysterectomy compared with open hysterectomy. *Anesth Analg* 2018;126(1):127–133.

Gan TJ, Diemunsch P, Habib AS, et al. Consensus guidelines for the management of postoperative nausea and vomiting. *Anesth Analg* 2014;118(1):85–113.

Greco M, Capretti G, Beretta L, et al. Enhanced recovery program in colorectal surgery: a meta-analysis of randomized controlled trials. *World J Surg* 2014;38(6):1531–1541.

Gupta A, Stierer T, Zuckerman R, et al. Comparison of recovery profile after ambulatory anesthesia with propofol, isoflurane, sevoflurane and desflurane: a systematic review. *Anesth Analg* 2004;98(3):632–641.

Gustafsson UO, Oppelstrup UO, Thorell A, et al. Adherence to the ERAS protocol is associated with 5-year survival after colorectal cancer surgery: a retrospective cohort study. *World J Surg* 2016;40(7):1741–1747.

Herling SF, Dreijer B, Wrist Lam G, et al. Total intravenous anaesthesia versus inhalational anaesthesia for adults undergoing transabdominal robotic assisted laparoscopic surgery. *Cochrane Database Syst Rev* 2017;(4):CD011387.

Hughes MJ, Ventham NT, McNally S, et al. Analgesia after open abdominal surgery in the setting of enhanced recovery after surgery: a systematic review and meta-analysis. *JAMA Surg* 2014;149(12):1224–1230.

Jaju R, Jaju PB, Dubey M, et al. Comparison of volume controlled ventilation and pressure controlled ventilation in patients undergoing robot-assisted pelvic surgeries: an open-label trial. *Indian J Anaesth* 2017;61(1):17–23.

Kalmar AF, Foubert L, Hendrickx JF, et al. Influence of steep Trendelenburg position and CO_2 pneumoperitoneum on cardiovascular, cerebrovascular, and respiratory homeostasis during robotic prostatectomy. *Br J Anaesth* 2010;104(4):433–439.

Kertai MD, White WD, Gan TJ. Cumulative duration of "triple low" state of low blood pressure, low bispectral index, and low minimum alveolar concentration of volatile anesthesia is not associated with increased mortality. *Anesthesiology* 2014;121(1):18–28.

Kheterpal S, Han R, Tremper KK, et al. Incidence and predictors of difficult and impossible mask ventilation. *Anesthesiology* 2006;105(5):885–891.

Kim JY, Shin CS, Kim HS, et al. Positive end-expiratory pressure in pressure-controlled ventilation improves ventilatory and oxygenation parameters during laparoscopic cholecystectomy. *Surg Endosc* 2010;24(5):1099–1103.

Kwak HJ, Jo YY, Lee KC, et al. Acid-base alterations during laparoscopic abdominal surgery: a comparison with laparotomy. *Br J Anaesth* 2010;105(4):442–447.

Lestar M, Gunnarsson L, Lagerstrand L, et al. Hemodynamic perturbations during robot-assisted laparoscopic radical prostatectomy in 45 degrees Trendelenburg position. *Anesth Analg* 2011;113(5):1069–1075.

Lian M, Zhao X, Wang H, et al. Respiratory dynamics and dead space to tidal volume ratio of volume-controlled versus pressure-controlled ventilation during prolonged gynecological laparoscopic surgery. *Surg Endosc* 2017;31(9):3605–3613.

Ljungqvist O, Young-Fadok T, Demartines N. The history of enhanced recovery after surgery and the ERAS society. *J Laparoendosc Adv Surg Tech A* 2017;27(9):860–862.

Maessen J, Dejong CH, Hausel J, et al. A protocol is not enough to implement an enhanced recovery programme for colorectal resection. *Br J Surg* 2007;94(2):224–231.

Nelson G, Atman AD, Nick A, et al. Guidelines for pre- and intra-operative care in gynecologic/oncology surgery: Enhanced Recovery After Surgery (ERAS®) Society recommendations—Part I. *Gynecol Oncol* 2016;140(2):313–322.

Nelson G, Atman AD, Nick A, et al. Guidelines for postoperative care in gynecologic/oncology surgery: Enhanced Recovery After Surgery (ERAS®) Society recommendations—Part II. *Gynecol Oncol* 2016;140(2):323–332.

Nuzzi R, Tridico F. Ocular complications in laparoscopic surgery: review of existing literature and possible prevention and treatment. *Semin Ophthalmol* 2016;31(6):584–592.

Perlas A, Arzola C, Van de Putte P. Point-of-care gastric ultrasound and aspiration risk assessment: a narrative review. *Can J Anaesth* 2018;65(4):437–448.

Punjasawadwong Y, Phongchiewboon A, Bunchungmongkoi N. Bispectral index for improving anaesthetic delivery and postoperative recovery. *Cochrane Database Syst Rev* 2014;(6):CD003843.

Rosenblatt WH. Preoperative planning of airway management in critical care patients. *Crit Care Med* 2004;32(4 suppl):S186–S192.

Sessler DI, Sigi JC, Kelley SD, et al. Hospital stay and mortality are increased in patients having a "triple low" of low blood pressure, low bispectral index, and low minimum alveolar concentration of volatile anesthesia. *Anesthesiology* 2012;116(6):1195–1203.

Shiga T, Wajima Z, Inoue T, et al. Predicting difficult intubation in apparently normal patients: a meta-analysis of bedside screening test performance. *Anesthesiology* 2005;103(2):429–437.

Soltanizadeh S, Degett TH, Gogenur I. Outcomes of cancer surgery after inhalational and intravenous anesthesia: a systematic review. *J Clin Anesth* 2017;42:19–25.

Son JS, Oh JY, Ko S. Effects of hypercapnia on postoperative nausea and vomiting after laparoscopic surgery: a double-blind randomized controlled study. *Surg Endosc* 2017;31(11):4576–4582.

Statement on Anesthesia Care Team—American Society of Anesthesiologists. 2013. From http://www.asahq.org/quality-and-practice-management/practice-guidance-resource-documents/statement-on-anesthesia-care-team

Standards for Basic Anesthetic Monitoring—American Society of Anesthesiologists. 2015. From http://www.asahq.org/quality-and-practice-management/practice-guidance-resource-documents/standards-for-basic-anesthetic-monitoring

Takahata O, Kunisawa T, Nagashima M, et al. Effect of age on pulmonary gas exchange during laparoscopy in the Trendelenburg lithotomy position. *Acta Anaesthesiol Scand* 2007;51(6):687–692.

Van de Putte P, Perlas A. The link between gastric volume and aspiration risk. In search of the Holy Grail? *Anaesthesia* 2018;73(3):274–279.

Whiteley JR, Taylor J, Henry M, et al. Detection of elevated intracranial pressure in robot-assisted laparoscopic radical prostatectomy using ultrasonography of optic nerve sheath diameter. *J Neurosurg Anesthesiol* 2015;27(2):155–159.

Wodlin NB, Nilsson L, Kjolhede P. Health-related quality of life and postoperative recovery in fast-track hysterectomy. *Acta Obstet Gynecol Scand* 2011;90(4):362–368.

盆腔手术患者的体位摆放

Kimberly Kenton，Margaret G. Mueller

神经损伤发生率	神经损伤的 Seddon 分类法	临床意义与管理
下肢	危险因素	上肢
上肢	下肢	臂丛神经解剖
神经基础解剖学及其与损伤发生的 关系	腰骶神经丛解剖	正确体位摆放以预防神经损伤
	正确体位摆放以预防神经损伤	临床意义与管理

妇科手术中的周围神经病变往往是一过性和自限性的,大多数患者症状都能得到完全缓解。然而,长期的运动和感觉障碍可能会严重影响患者的生活质量,因此,为了将长期损伤的后果降至最低,对妇科医师而言,充分了解下肢和上肢神经损伤的类型和风险尤为重要。大多数妇科手术时的周围神经损伤与患者的体位(上肢和下肢)、托腿架、自固定牵开器的使用、低位横切口或套管穿刺端口位置以及手术时间过长有关。

源自腰骶神经丛和臂丛神经丛的周围神经及其血供容易受到压迫或拉伸作用的影响,这通常会导致髓鞘轻度损伤,造成局部传导阻滞,表现为神经功能暂时性丧失,并在损伤后数小时至数月才能完全恢复。有时也会发生较严重的神经损伤,即结缔组织结构完好的轴突受损,在这些情况下,轴突可以随着时间的推移而再生。极少情况下,会发生盆腔神经横断,轴突和结缔组织同时被破坏,导致最严重的神经损伤,此种情况预后最差。了解这些神经损伤类型及其相关康复预后,对于答复患者咨询和规划神经生理学会诊非常重要。

应该尽一切努力避免神经损伤,因为多数损伤是可以预防的。因此,若妇科医师对臂丛和腰骶丛神经丛的解剖结构、神经损伤发生机制、常见危险因素等有深入的了解,将有可能最大限度地降低神经损伤的发生并加快其康复。

神经损伤发生率

妇科手术相关周围神经损伤的发生率不足2%,其中,腰骶神经丛损伤(发生率为 1.9%)较臂丛神经或上肢周围神经损伤(发生率为 0.16%)更常见。

下肢

某单个机构对 600 多名接受妇科手术的女性进行了一系列前瞻性研究,结果表明,周围神经损伤的发生率为 1.8%(95%CI 1.0%~3.2%)。该研究中的手术方式以经阴道术式(43%)最多见,其次是腹腔镜手术(26%)和开放式手术(22%)。大多数患者需要术中使用托腿架(stirrups):其中 46% 的患者使用靴型(boots)托腿架,47% 的患者使用拐杖型托腿架(candy cane stirrups)。虽然神经损伤发病率在不同类型托腿架之间没有显著差异,但使用拐杖型托腿架的女性发生周围神经损伤的人数是那些使用靴型托腿架女性的两倍。幸运的是,91% 的神经损伤患者在中位数 32 天(1 天至 6 个月)内,症状得以完全缓解。在发生神经损伤的 11 例患者中,有 9 例患者在未接受任何治疗情况下自愈,有 1 例患者接受了痛点注射治疗,1 例患者接受了物理治疗。

上肢

一项纳入 3 200 例腹腔镜手术患者的单中心

回顾性研究,报道了 10 年来发生的 5 例上肢神经损伤,发生率为 0.16%。2010 年 Shveiky 等发表的文献综述中,报道了 24 例已发表的腹腔镜术后臂丛神经损伤的病例,多数患者在 1 周至 9 个月内痊愈。尽管臂丛神经和上肢神经损伤并不常见,而且大多属自限性,但其可导致重大的麻醉医疗事故索赔。美国麻醉医师协会(American Society of Anesthesiologists) 完结索赔研究数据库(Anesthesiologists Closed Claims Study Database) 的一项综述发现,15% 的索赔是针对麻醉相关的神经损伤。在女性中,近 1/2(46%) 的完结索赔是上肢神经损伤:29% 是臂丛损伤,17% 是尺神经损伤。该综述还表明,使用肩托架(shoulder braces)与臂丛神经损伤相关,不管有无过失,40% 的索赔都得到了赔偿。

神经基础解剖学及其与损伤发生的关系

　　周围神经(图 4.1)是周围神经系统中的轴突结构,发挥向中枢神经系统传入信息(感觉神经)和

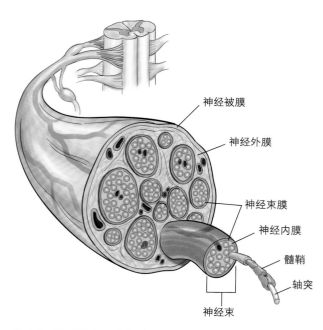

图 4.1　周围神经。每根神经纤维或轴突被覆神经内膜,然后成组的神经纤维排列成神经束,并被神经束膜包裹。最外层,数组神经束被神经外膜包裹,神经外膜在运动和受压时提供了一种缓冲保护作用。神经外膜内含有血供,可以穿过神经束膜供应神经纤维本身。最后,表面层或称为神经被膜包绕神经外膜,这对神经的自然运动至关重要

接收中枢神经系统的传出信息(运动神经)的作用。了解周围神经的基本结构有利于手术医师识别神经损伤的潜在部位和机制,在制订手术方案以及选择患者术中体位时应充分考虑这些因素,以最大限度地减少神经损伤的发生。每条神经纤维或轴突及其相关的施万细胞(Schwann cells)由神经内膜(endoneurium)包裹,神经内膜由一种疏松的胶原基质组织构成,具有支撑细胞外间隙的作用。数条神经纤维排列成束状,并被神经束膜(perineurium)包裹,神经束膜由一种致密、强韧的结缔组织鞘构成,起到保护神经纤维免受外部创伤的作用。数组神经束由神经外膜(epineurium)包裹,神经外膜是一种疏松的结缔组织,在运动和压迫过程中起到缓冲保护作用。重要的是,神经外膜内含有血管供应,其可穿透神经外膜以供给神经纤维本身。最后,神经外膜外包绕一表面层或被膜(adventitia),对于神经的自然运动起至关重要的作用。

　　神经纤维排列成束,周围覆以疏松结缔组织以及弹性的神经外膜,对于保护和增强周围神经顺应性具有重要意义。换言之,这种组织结构有助于使周围神经抵抗压迫和拉伸性损伤。与包含许多细神经束和较厚神经被膜的神经相比,只包含一两个大神经束和较薄神经被膜的神经对压迫性损伤更敏感。当发生压迫性神经损伤时,压迫的强度和持续时间长短在神经恢复中具有重要的意义。局部施压 80mmHg 可使受压神经段血管完全阻塞和发生缺血,当受压或缺血持续 70min 时,可造成不可逆神经损伤。由于神经结构发生缺血和机械变形,即使在较低压力下也会发生不可逆的神经损伤。这些数据有助于妇科医师对周围神经损伤做出预防。例如,如果手术时长超过 2h,短暂调整自固定牵开器或托腿架允许局部组织再灌注也许是有益的。

　　同理,当周围神经被牵拉时,神经纤维排列成嵌入神经外膜的束状结构,从而允许神经纤维自然移动。例如,当我们伸手抓物时,神经会被拉伸,但神经纤维不会因为这种伸缩效应而受损。然而,当神经延长超过其长度的 15% 时,神经纤维的血供会受到影响,从而导致不可逆的神经损伤。

　　使用 Seddon 分类法,对神经损伤按照损伤严重程度进行分类,将有助于手术医师预测患者神经损伤的预后和康复情况。不同程度的周围神经损

伤会导致各种症状和体征,从肌肉无力到感觉改变、疼痛以及反射缺失的感觉异常。神经损伤的严重程度与神经受压或拉伸造成缺血的程度和持续时间有关。

神经损伤的 Seddon 分类法

神经失用

神经失用(neurapraxia)或称局部传导阻滞,是最轻微的神经损伤形式。神经受牵拉时会发生一过性缺血,由此导致受累神经局部的传导阻滞,而轴突或施万细胞并未受到影响。这种类型的损伤对运动神经的影响比对感觉神经更大。短暂性传导阻滞通常会在几分钟内消失(类似于"脚麻");然而,较长时间的牵拉伤可能造成神经水肿和脱髓鞘,从而阻止冲动传导。神经失用损伤通常需要数天至 6 周即可缓解。

轴突断伤

神经受到长时间或过度的压迫或牵拉时,可能会发生轴突的实际断裂而仅保留起支撑作用的施万细胞,这将导致轴突断伤(axonotmesis),并在损伤后 24~36h 开始出现 Wallerian 变性。轴突断伤会影响运动、感觉和自主神经功能,这些功能可能需要数周至数月才能缓解。因为支持施万细胞未受影响,所以尽管轴突发生断裂,但通常可完全再生。轴突以 1~2mm/d 的速度生长,因此,明确损伤位置有助于手术医师就患者的康复给予预测和建议。

神经断伤

神经断伤(neurotmesis)是最严重的神经损伤形式,通常由于神经完全横断引起神经断伤,包括轴突、施万细胞及所有结缔组织均断裂。由于断裂的轴突缺乏支持组织,其往往需要手术干预,重新连接起支持作用的结缔组织,否则神经将无法再生。

危险因素

幸运的是,由于妇科手术中周围神经损伤的相关危险因素多与手术方式及术中体位摆放有关,因此多数危险因素是可控的。在对接受妇科手术治疗的女性进行的最大规模的前瞻性研究中,作者没有发现患者的年龄、体重指数、Charleston 共病指数、吸烟史、周围血管病、神经疾病、腰椎病变、手术持续时间与周围神经损伤之间的关联。然而,值得注意的是,该研究中神经损伤的发病率很低,增加了发生 II 型错误的可能性。相反,一项采用更大数据库的研究,即美国外科医师学会国家外科质量改进计划(American College of Surgeons National Surgical Quality Improvement Program)的研究结果表明,吸烟者的神经损伤风险增加,而微创技术、较短的手术时间与降低周围神经损伤的风险相关。

对周围神经损伤而言,患者的术中体位选择是一项可控危险因素。术中采用背卧截石位的患者腰骶丛神经损伤的风险增加。一项大型回顾性研究显示,背卧截石位每增加 1h,神经损伤风险增加 100 倍。同样,前瞻性研究表明,背卧截石位手术时长超过 2h 与神经损伤风险的增加相关。类似的多项研究报告认为,臂丛神经损伤与腹腔镜和 / 或机器人手术中摆放头低脚高位、使用肩托架以及臂外展大于 90° 等因素之间存在关联。在 2010 年的文献综述中,Shveiky 等报道了 24 例腹腔镜手术后臂丛神经损伤病例。手术平均时长为 215min,全部采用头低脚高位,其中 38% 患者使用了肩托架。

下肢

腰骶神经丛解剖

腰骶神经丛支配下肢、下腹壁和会阴区域。

腰神经丛由第 1~4 腰神经(L_1~L_4)以及第 12 胸神经的脊神经前支组成,形成于椎间孔的外侧,穿过腰大肌。L_1 前支分为三支:其中两支形成髂腹下神经和髂腹股沟神经,第三支与 L_2 前支汇合形成生殖股神经。L_2 腹侧支分为四支,分别形成生殖股神经、股外侧皮神经、闭孔神经和股神经。L_3 腹侧支与 L_2 汇合,形成股外侧皮神经、股神经和闭孔神经。L_4 腹侧支分为三支,形成闭孔神经和股神经,并与 L_5 汇合形成腰骶干。腰骶干起于腰大肌内侧,并与第 1~3 骶神经前支汇合,形成骶丛(梨状肌前方)和阴部神经丛。

骶丛支配下肢和骨盆带肌,盆丛支配会阴和盆腔脏器。S_1~S_3 前支及腰骶干形成坐骨神经,在腿部分支形成胫神经和腓总神经。骶丛还为骨盆带肌提供部分分支。

神经、神经根和损伤易感因素（表 4.1）

髂腹股沟 / 髂腹下神经

髂腹下神经和髂腹股沟神经由 L_1 神经根前支发出，仅为传入或感觉类型的神经纤维，从腰大肌的上、外侧缘发出，横向穿过腰方肌，在髂嵴附近，穿过腹横肌，向内斜肌内下方走行。在标本研究中发现，髂腹股沟神经自距髂前上棘内 2.5cm 和下方 2.0cm 处的内斜肌发出。因此，位于髂前上棘下方的低位横切口和腹腔镜套管穿刺端口可能会导致该神经的受压或撕裂。同样，如果切口外侧延伸超过 3.5cm，始于耻骨联合上方 2cm 的低位横向切口可能会损害髂腹下神经。应注意不要将筋膜缝合线缝置在筋膜切口以外，以尽量减少对神经的卡压。

髂腹下 / 髂腹股沟神经卡压诊断三要素：放射至耻骨上、阴唇或大腿区域的切口处剧烈灼痛、感觉异常、局部麻醉药物注射后疼痛缓解。单次或重复注射长效局部麻醉药，如 0.25% 的布比卡因，通常会使症状完全消失。但是，有时也有必要采用拆线或神经松解术等手术措施进行干预。一项对 317 名女性取下腹部切口行妇科腹腔镜检查的回顾性队列研究显示，缝闭筋膜的患者发生髂腹下神经和 / 或髂腹股沟神经损伤的风险为 5%，173 例未缝闭筋膜的患者均无神经损伤。几乎所有神经损伤者在手术后 1 天内均出现切口部位的剧烈灼痛，在经过神经阻滞或 Lidoderm 贴片治疗以及缝线松解术后，缓解效果良好。治疗神经卡压病损的其他措施包括物理治疗瘢痕松动术、小剂量类固醇激

表 4.1					
腰骶神经、神经根和损伤易感因素					
神经	**神经根**	**神经类型**	**支配区域**	**症状**	**损伤易感因素**
髂腹股沟 髂腹下	L_1	传入	内斜肌 腹横肌 大阴唇	灼痛、切口处感觉异常	低位横切口 下象限切口 自动牵开器
股外侧皮神经	$L_2 \sim L_4$	传入	股外侧	股外侧至膝关节区域的疼痛和感觉异常	屈髋 自固定牵开器
股神经	$L_2 \sim L_4$	传入 传出	股四头肌 股前侧 小腿内侧	无法完成： • 屈髋 • 伸膝 • 股内收 股前部感觉减退 膝反射消失	自固定牵开器 髋关节过度屈曲
闭孔神经	$L_2 \sim L_4$	传入 传出	内收肌 股内侧	无法完成股内收 股内侧感觉迟钝	髋关节屈曲过久
坐骨神经	$L_4 \sim S_3$	传入 传出	足肌 股后侧 小腿外侧	腿后侧疼痛 无法完成： • 伸大腿 • 小腿屈曲 股后侧、小腿和足部感觉迟钝 跟腱反射消失	髋关节过度屈曲 小腿过伸
腓总神经	$L_4 \sim S_2$	传入 传出	小腿前侧	足下垂 无法足背屈 小腿外侧和足部感觉减退	髋关节的牵引和旋转 伸膝 腓骨侧受压
阴部神经	$S_2 \sim S_4$	传入 传出	尿道阴道括约肌 肛门外括约肌 阴蒂、会阴和肛周皮肤	压力性尿失禁 大便失禁 盆腔疼痛	经阴分娩

素口服以减轻神经周围炎症,以及神经类止痛药,如加巴喷丁(gabapentin)或小剂量三环类抗抑郁药(tricyclic antidepressants)。

股外侧皮神经

股外侧皮神经起源于 L_2~L_4 神经根,沿腰大肌外缘穿过腹股沟韧带外侧,靠近髂前上棘,主管大腿外侧感觉。使用托腿架使髋关节长时间屈曲时,股外侧皮神经的卡压发生率为 0.4%。当该神经穿过腰大肌时,其会受到长形自固定牵开器叶片的压迫。股外侧皮神经损伤的患者表现为自大腿前外侧一直到膝区域的感觉异常性股痛或灼热样疼痛、感觉异常和感觉迟钝。

股神经

股神经作为腰丛的最大分支起源于 L_2~L_4 的前支,行走于腰大肌外侧缘,经腹股沟韧带下方进入股部,分为运动支和感觉支。股神经支配股四头肌,并分出感觉支至大腿前侧和小腿内侧区域。由于股神经走行于腰大肌中并且经髂腹股沟韧带离开骨盆,所以股神经很容易受到卡压伤,当长的牵引器叶片压迫腰大肌时,可能压迫到股神经。鉴于此,体形较瘦的患者有更高的神经损伤风险。低位横切口也可导致骨盆侧向压迫腰大肌和神经。较早的研究报道,使用自固定牵开器的开腹手术术后股神经损伤的发生率高达 11%。

术中使用托腿架架腿的患者也存在股神经损伤的风险。股神经在穿过髂腹股沟韧带时会受到压迫。使用托腿架时应注意避免过度的髋关节屈曲、外展和外旋,手术助手也应避免倚靠大腿以防产生压迫。

股神经损伤的患者表现为在髋关节屈曲、膝关节伸展和内收方面受限。髋关节不能弯曲会导致从坐姿起立、下床或上楼梯都有困难。因此,这些患者在手术后往往无法下床,也会出现股前侧感觉丧失或感觉异常,以及膝跳反射缺失。

闭孔神经

闭孔神经起源于 L_2~L_4 神经根前支,经腰大肌和闭孔内肌下行,支配大腿内收肌群。与大多数其他腰骶神经损伤不同,在妇科恶性肿瘤或子宫内膜异位症的腹膜后清扫术中,闭孔神经最有可能在闭孔间隙内被切断或挤压。通过对髂外动脉和静脉施加轻微的侧方牵拉收缩来打开闭孔间隙,以增加对闭孔神经的辨识度。如果在手术中发现闭孔神

经横断,应立即用细线缝合修复神经周围的支持结缔组织,以促进轴突再生,将长期不良影响降到最低。

在泌尿生殖手术中,如经闭孔尿道中段悬吊术或阴道旁缺损修补术,也可能切断闭孔神经。因此,在阴道旁修复术中解剖耻骨后间隙时,手术医师应在缝合前确定闭孔切迹和神经血管束的位置。最后,在托腿架放置不当时,闭孔神经会被拉伸,长时间的髋关节屈曲会导致闭孔处的闭孔神经伸展。

闭孔神经损伤的患者表现为大腿内收失能、大腿内侧感觉丧失或感觉异常。这些患者通常反映行走和驾驶障碍。闭孔神经损伤和股神经损伤在体格检查上往往很难区分,区别在于,闭孔神经损伤患者仍存留有膝跳反射。

坐骨神经

坐骨神经起源于 L_4~S_3 前支,经坐骨大孔出骨盆进入臀部,沿股后侧下行,至腘窝上方分成两支:胫神经和腓总神经。坐骨神经支配大腿的肌腱以及小腿的运动和感觉。

坐骨神经固定于坐骨切迹和腓骨头之间,使其当托腿架使用不当致髋关节过度屈曲时容易受到牵拉损伤。膝关节的伸展和髋关节的屈曲进一步加剧了坐骨神经的伸展,正如在拐杖型托腿架和高位截石位术式中所发生的情况。坐骨神经在开腹手术中很少受伤,但在处理骶髂窝(sacroiliac fossa)出血时可能会被缝线结扎。

坐骨神经损伤最常表现为感觉性症状。当坐骨神经受到结扎或卡压时,患者常出现向小腿后侧放射的严重疼痛,通常表现为足无力和跟腱反射消失。这些患者通常存在大腿后侧、小腿腓侧以及足底的感觉迟钝或感觉异常,并伴有髋关节伸展和膝关节屈曲的无力。

腓总神经

腓总神经是坐骨神经的两大分支之一,也是患者使用托腿架摆放体位时最常损伤的神经,其于腓骨头前方绕行,支配小腿肌前侧负责足背屈及足外翻的肌肉群。

腓总神经的一系列特点使其特别容易受到牵拉和挤压两种损伤的影响。腓总神经由坐骨神经分支而来,而坐骨神经固定在坐骨切迹和腓骨头之间,在托腿架使用过程中,使得腓总神经容易发生与长时间的膝关节屈曲和髋关节过度旋转有关的

牵拉损伤。腓总神经绕行于腓骨头局部的走行方式也决定了其在托腿架使用过程中容易受到挤压损伤。采用靴型托腿架并进行合适的体位摆放可以减少这些损伤风险。然而，手术团队也必须确保小腿外侧不会受到靴型托腿架的挤压。患者的脚后跟应该牢牢固定在靴子后部，以避免小腿外侧倚靠在托腿架上。如果脚跟没有被妥善固定在靴子里，可能会导致小腿外侧倚靠在托腿架上，从而压迫到位于托腿架和腓骨头之间的腓总神经。为了预防腓总神经的损伤，当患者使用托腿架摆放体位时，要确保髋关节适度的屈曲和外展以及膝关节适度的屈曲，避免髋关节过伸、外旋、膝关节过伸和腓骨头的侧向受压。腓总神经损伤的患者通常表现为足下垂，在行走时很容易诊断。这些患者通常会经历小腿外侧和足部的内翻和感觉丧失。

阴部神经

阴部神经来源于 $S_2 \sim S_4$ 的前神经根，于骶棘韧带近端的骨盆内汇合后，经坐骨大孔出骨盆，随后经坐骨小孔重入骨盆，在此进入闭孔内肌筋膜鞘或 Alcock 管（译者注：阴部管）。它最终分出三个终末支：阴蒂背神经，负责阴蒂区域的感觉；会阴神经，负责支配尿道阴道括约肌和会阴皮肤；以及直肠下神经，支配肛门外括约肌和肛周皮肤。

阴部神经在穿过骨盆内的 Alcock 管时容易受到压迫、拉伸损伤，也容易发生卡压伤。阴部神经病变的常见病因是阴道分娩。已经有研究结果表明阴道分娩后肛门外括约肌和尿道阴道括约肌部位阴部神经损伤的神经生理学证据。同样，研究也证明了患有压力性尿失禁和大便失禁的女性阴部神经病变的神经生理学证据。在脱垂和两便失禁修补手术的阴道前壁剥离过程也可能损伤支配尿道和阴道前壁的阴部神经分支。阴部神经损伤的患者可能出现压力性尿失禁和 / 或大便失禁。

阴部神经也可能被卡压而出现阴部神经痛。阴部神经痛是阴部神经支配区域的神经病理性疼痛。阴部神经痛的诊断可通过使用 Nantes 标准来实现，该标准阐明了该综合征的五个特征，包括阴部神经分布区域的疼痛、坐位时疼痛加重、患者夜间不会疼醒、没有感觉丧失以及行阴部神经局部阻滞可缓解疼痛。阴部神经易受卡压损伤的区域包括位于骶棘韧带与骶结节韧带之间的区域、阴部管和耻骨支下表面。通常，在骶棘韧带悬吊术中，当

部分神经被缝合线卡压时，后会出现这种综合征。虽然阴部神经痛的主要治疗方法是局部麻醉注射保守治疗，但偶尔也需要神经松解术来缓解症状。

正确体位摆放以预防神经损伤

在背卧截石位手术中，注意使用托腿架患者的下肢体位摆放，可减少或预防许多下肢周围神经损伤的发生。确切的体位选择取决于手术类型，例如腹腔镜手术时的低位截石位和阴道入路时的高位截石位，但是，均应遵循有关下肢摆放的一些原则。作者建议在麻醉诱导前即完成患者下肢在托腿架中的摆放，以确保患者的舒适度，最大限度地减少神经压迫的发生，并将术中神经损伤的可能性降至最低。

靴型托腿架

当使用靴型托腿架（booted stirrups）时（图 4.2），患者脚跟的重量应该落在脚支撑的近端部分，以防对位于腓骨头和靴形支架之间的腓总神经形成压迫。理想情况下，髋部应该与患者的躯干呈 $90° \sim 170°$ 的角度弯曲。髋关节的较大屈曲（角度更小）可能会造成对闭孔神经牵拉，而髋关节伸展或臀躯角度（hip-trunk angle）超过 $180°$ 则可能造成腰椎拉伤。髋关节屈曲不应超过 $60°$，以防止压迫腹股沟韧带下的股神经或拉伸固定在坐骨切迹处的坐骨神经。膝盖应屈曲，使得小腿与大腿之间的角度在 $90° \sim 120°$，双大腿成角不应大于 $90°$，以尽量减少对闭孔神经的牵拉。最后，应该保持最轻度的

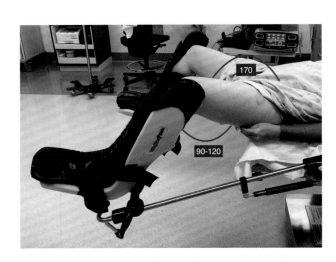

图 4.2　靴型托腿架。患者的髋部与躯干成 170° 角弯曲，膝关节弯曲，要求小腿和大腿之间的角度在 90°~120°

髋外旋。

拐杖型托腿架

　　拐杖型托腿架（candy cane stirrups）（图 4.3）通常用于阴道手术时摆放高位截石体位，然而，靴型托腿架类似的下肢体位摆放原则同样适用于拐杖

型托腿架。与靴型托腿架相比，拐杖型托腿架对下肢的支撑作用较小，因此，其使用存在一定的理论风险。对下肢支撑作用的减弱同时增加了髋关节外展超过 90° 和外旋的风险。手术医师应确保足部牢固地放置在托腿架上并抬高，以防止髋部过屈，因为过屈会压迫股神经和拉伸坐骨神经。还应

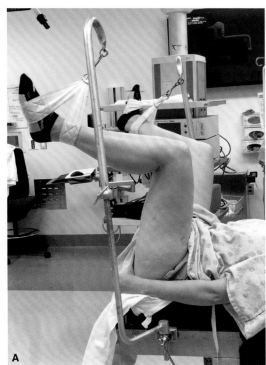
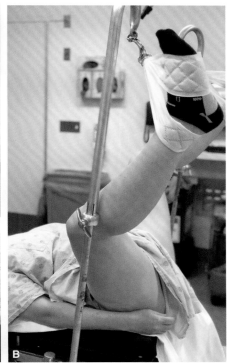
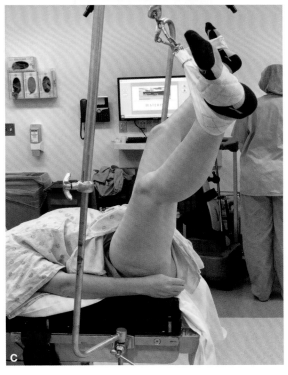

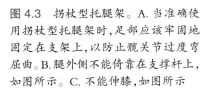

图 4.3　拐杖型托腿架。A. 当准确使用拐杖型托腿架时，足部应该牢固地固定在支架上，以防止髋关节过度弯曲。B. 腿外侧不能倚靠在支撑杆上，如图所示。C. 不能伸膝，如图所示

注意防止腿外侧倚靠在支撑杆上,压迫绕行于腓骨头部的腓总神经。一项大型研究发现,在接受高位截石位手术的患者中,使用拐杖型托腿架(2.6%)的患者,下肢神经损伤的发生率是使用靴型托腿架(1.3%)患者的两倍,尽管差异没有统计学意义。

牵开器

在开放性手术中,手术医师应选用最短叶片的自固定牵开器,以尽量减少对位于牵开器和腰大肌下方的股神经的压迫。过瘦的女性发生股神经和/或股外侧皮神经受压的风险更高。同样,在低位横切口手术关闭筋膜层时,手术医师应确保充分暴露筋膜边缘,在远超出筋膜外侧缘位置缝合会使患者易发生髂腹股沟神经和/或髂腹下神经的卡压伤。

临床意义与管理

在妇科手术中发生的多数下肢周围神经损伤是神经失用性损伤,会在几周至几个月自行恢复,不需要进一步的评估。无论如何,所有疑诊周围神经损伤的患者都应进行详尽的病史和体格检查,并特别注意神经肌肉部分。病史采集应侧重于患者的感觉和运动症状,包括运动功能障碍、疼痛、感觉异常或感觉减退。体格检查应包括对下肢各肌肉群运动强度的客观评价和对各神经支配区的感觉评估。手术医师应检测患者下肢反射是否存在及对称性,并评估患者的步态。运动功能障碍或行走困难的患者,可以从早期物理治疗和支持性护理中受益。如果怀疑有更严重的神经损伤或患者症状在3~4周内没有改善,应考虑做电生理诊断检查。电生理诊断检查有助于预估康复时限和预后,手术医师可以借其来指导患者并设置现实期望值。虽然神经失用性损伤预后良好、恢复快,但有些神经损伤有神经性失用和轴突断伤的成分。虽然神经失用性损伤恢复迅速,但由于 Wallerian 变性和轴突再生所需时间较长,决定了轴突断伤需要较长的时间才能恢复。随着局部传导阻滞和脱髓鞘的消失,这些患者的某些功能往往能很快恢复,但在轴突再生后数月内不能完全恢复。同样地,在周围神经损伤后仓促地进行电生理诊断检查也不能区分神经失用症和轴突断伤。损伤后立即检查,两者的电生理诊断结果均表现为局部传导阻滞,相互之间不能区别。Wallerian 变性的发生需要 10~30 天,然后呈现出与轴突断伤一致的电生理诊断结果。因此,损伤后过早进行的电生理诊断检查可能会低估损伤的严重程度。一般来说,这些检查不应在早于手术/损伤后 3~4 周进行。

上肢

臂丛神经解剖

臂丛神经由颈神经最后四支(C_5~C_8)和第一胸神经(T_1)的神经根前支形成,负责上肢的传出(运动)和传入(感觉)神经支配。脊神经根排列成干,干又分成束和支,最后分出上肢和肩部的外周末梢神经。臂丛神经主要分为三个神经干:来自 C_5、C_6 前支的上干,来自 C_7 前支的中干,来自 C_8、T_1 前支的下干。每条神经干分成前部和后部,继而相互结形成三条神经束,三条神经束根据它们在锁骨下腋动脉周围的位置而命名:来自上、中神经干前部的外侧束,来自下神经干前部的内侧束,以及来自三条神经干后部的后侧束。上肢五条主要的外周神经均源自臂丛神经束,其中,外侧束形成肌皮神经和部分正中神经;内侧束形成部分正中神经、尺神经;后侧束形成桡神经和腋神经。臂丛神经的解剖学特点使这些神经和神经根容易受到牵拉和压迫损伤。臂丛神经位于颈后三角斜角肌之间的夹角内。

神经、神经根和损伤易感因素(表 4.2)

尺神经

尺神经是臂丛内侧束(C_8,T_1)的主要终末分支,穿过鹰嘴沟,靠近肱骨内上髁。尺神经位于该处浅表位置,因此容易受到压迫损伤,使尺神经病变成为最常见的手术体位相关上肢神经病变。

尺神经向前臂的部分屈肌提供传出神经纤维,控制手指屈曲、外展和内收的手内在肌,并向尺侧 1.5 指提供传入神经纤维。尺神经不为手臂提供感觉神经。

由于内上髁处的尺神经仅受皮肤和筋膜的保护,所以尺神经在此处易受到托臂板或手术台的压迫。如果手臂在托臂板上内旋或外旋并收拢在患者一侧,肘部衬垫不足时,尺神经尤其容易受损伤。肘关节在胸部屈曲使尺神经容易在内上髁周围伸展。

表 4.2

臂丛神经、神经根和损伤易感因素

神经	神经根	神经类型	支配区域	症状	损伤易感因素
尺神经	C_8~T_1	传入 传出	前臂屈肌 负责手指弯曲、外展和内收 的手内在肌 尺侧 1.5 指的感觉	手指的外展和内收无力 爪形手 无法握拳 尺侧 1.5 指的感觉减退与感觉 异常	来自托臂板或手术 台的压迫
正中神经	C_6~C_8, T_1	传入 传出	前臂前侧 手内在肌 - 拇指和外侧 2 指的感觉	腕和手指的屈曲无力 拇指无力 拇指和示指不能做 O 形 拇指和外侧 2.5 指的感觉减退	托臂板上肘部过伸
桡神经	C_5~T_1	传入 传出	前臂伸肌 臂后侧 桡侧 3.5 指后侧感觉	拇指外展无力,手指不能伸 直,手腕下垂 桡侧 3.5 指指背感觉减退	肱骨受压

尺神经损伤患者不能握拳,并表现为手指外展、内收无力,导致临床上被称为"爪形手"的现象。尺侧 1.5 手指的感觉丧失和感觉异常也很常见。

正中神经

正中神经是由来自臂丛神经(C_6~C_8, T_1)的外侧束和内侧束的脊神经纤维组成,通过肘前窝进入前臂,没有分支支配上臂。正中神经支配前臂前侧的大部分肌肉群及作用于拇指和桡侧两指的手内在肌。

在妇科手术中,正中神经损伤最常见的发生机制是肘部过伸造成的牵拉,如患者的手臂自托臂板上滑落。

正中神经损伤的患者通常会有手腕和手指屈曲无力,拇指所有动作无力,拇指和示指不能做 O 形。拇指和桡侧 2.5 指的感觉缺失也很常见。

桡神经

桡神经走行于肱骨螺旋沟内,为腕、指伸肌群提供运动神经,为桡侧 3.5 指背侧提供感觉神经。桡神经源自 C_5~T_1 神经纤维,是臂丛神经后侧束的最大分支。桡神经主要支配后臂和前臂伸肌群及该区域的皮肤。术中肱骨受压可导致神经与手术台之间的桡神经受压。

桡神经损伤导致腕伸肌群无力,并导致桡侧 3.5 指背侧的感觉丧失或感觉异常。患者会出现拇指外展无力,手指不能伸直以及腕下垂。

臂丛神经损伤

臂丛神经处于腋窝的浅表位置,其近端附着于椎体和椎前筋膜,远端附着于腋筋膜,使得臂丛神经在妇科手术中容易受到压迫和拉伸损伤。臂丛神经靠近活动的骨结构包括锁骨、第一肋骨、肱骨和喙突,也增加了它的易损性。

过度外展、外旋和肩部后移会拉伸臂丛神经,肩部支架放在太内侧也会导致该神经受压。

臂丛损伤最常见的机制是腹腔镜和陡峭的头低脚高位手术,使臂丛神经受到牵拉伤。臂丛神经丛很容易受到手臂过度外展(上神经根 C_5~C_6)或陡峭的头低脚高位伸展的影响,当患者头部滑动时,陡峭的头低脚高位会伸展下神经根(C_8, T_1)。臂丛神经损伤导致手臂无力、反射减弱和感觉障碍。臂丛神经上干的牵拉伤可导致 Erb 麻痹,其特征是屈肘和前臂旋后功能的丧失,导致经典的"服务员索要小费姿势"。相反,下神经根的损伤会导致手内在肌和腕屈肌群的功能丧失,形成经典的"爪形手"。在陡峭的头低脚高体位中,为防止患者滑动所使用的肩托,与增加神经丛损伤有关,特别是在手臂伸展的情况下。为避免压迫臂丛神经,肩托支架应直接放置在肩锁关节上方,而不是更内侧或更外侧。腕带还可以将患者固定在一定位置,并导致神经牵拉伤。同样,手臂外展大于 90°,位于第一肋骨和锁骨之间的臂丛神经会受到拉伸,该损伤在上肢内旋时会更加严重。

一项小型随机对照试验比较了两种不同的姿势——记忆泡沫垫和带肩托的豆袋,在陡峭的头低脚高位手术中改善患者术中位移的情况。带肩托的豆袋组患者位移更小，但是，术后神经症状方面，两组之间并无显著差异。

正确体位摆放以预防神经损伤

托臂板

如果使用托臂板（图 4.4），患者手臂外展与躯体之间成角不应超过 90°，且手臂应呈旋后或中立状态，以最大限度地减少对尺骨沟的压力。虽然用些衬垫会有帮助，但衬垫的用量应该降到最低。额外的衬垫，如蛋篓式（egg crates）和凝胶式衬垫（gel padding）非但没有降低压力，反而增加了界面的压力。

手臂收拢

当收拢患者双臂于其身体两侧（图 4.5）时，应注意手臂的位置，确保前臂和手处于中立的位置。如果手臂旋后，尺骨鹰嘴沟移向后内侧，暴露尺神经，使其易受手术台压迫而损伤。

头部

在摆放患者体位时，手术医师应避免患者头部背屈或侧伸，这种体位增加了患者肩和头部之间的角度，使臂丛神经处于拉伸状态，尤其是当患者处于陡峭的头低脚高位时。

临床意义与管理

与下肢周围神经损伤类似，妇科手术中的多数上肢神经损伤都是自限性的神经失用性损伤，不会有后遗症。有上肢神经病变症状的患者应通过反射试验充分评估上肢运动强度和感觉，以确定其可能的病因。多数医师建议对任何存在功能障碍

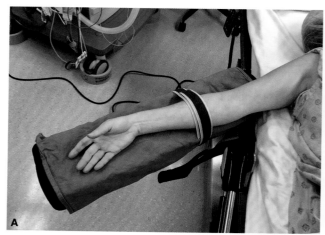
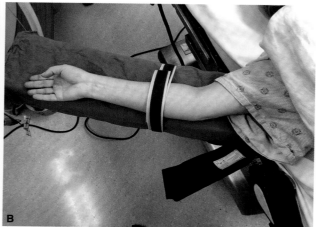

图 4.4　托臂板。A. 手臂在托臂板上应保持旋后或中立状态，外展角度小于 90°。B. 手臂位置摆放不当，外展超过 90°

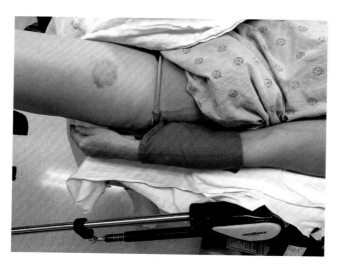

图 4.5　手臂收拢。当收拢手臂时，应注意手臂的位置，保持前臂和手处于中立位置

的患者进行支持性护理和早期物理治疗。在术后3~4周内仍未实质性恢复的患者（与神经失用症一致），应进行电生理诊断评估。

■ 妇科手术中，尽管仔细摆放患者体位也可能会发生周围神经损伤，但全面的解剖学知识和正确的患者体位摆放应该能最大限度地降低周围神经损伤的风险。

■ 妇科手术中，虽然大多数周围神经损伤是自限性的，但长期的运动和感觉神经障碍会严重影响女性的生活质量。因此，为了将长期损伤的后果降至最低，对妇科医师而言，重要的是要充分了解下肢和上肢神经损伤的类型和风险。

■ 妇科医师应该使用神经损伤 Seddon 分类法来指导患者神经损伤后的预后和康复，并确定是否需要进一步进行电神经诊断检查以及检查时机。

　　■ 神经失用或局部神经传导阻滞是最轻微的神经损伤形式。由于轴突或施万细胞没有受到破坏，神经失用损伤在几天到几周内就会消失。

　　■ 在神经遭受较长时间的缺血或变形的情况下，轴突本身可能会受到损伤。轴突断伤后，Wallerian 变性在 24~36h 开始；然而，由于施万细胞保持完整，轴突将以 1~2mm/d 的速度再生。如果手术医师了解可能的损伤部位，她 / 他可以估计恢复的时间，而这通常需要几个月。

　　■ 神经断伤是最严重的神经损伤形式，导致轴突、施万细胞和支持结缔组织的破坏。这些类型的神经损伤需要手术干预，以重新连接神经周围的支持结缔组织。

■ 妇科手术中，多数的周围神经损伤与患者的体位（上肢和下肢）、托腿架、自固定牵开器的使用、低位横切口或套管穿刺端口位置以及手术时间过长有关。

■ 许多周围神经损伤可通过了解危险因素并结合神经损伤的原理来预防。但是，如果观察到周围神经损伤，对于症状轻微的患者，保守治疗和密切随访是令人满意的。然而，如果并发运动障碍，则建议进行物理治疗。

■ 对于有神经卡压症状的患者，比如疼痛和感觉异常，可以考虑使用局部麻醉剂、三环类抗抑郁药、神经病理性止痛药和 / 或类固醇激素。

（秦晓燕　赵兴波　译）

参考文献

Abdalmageed OS, Bedaiwy MA, Falcone T. Nerve injuries in gynecologic laparoscopy. *J Minim Invasive Gynecol* 2017;24:16–27.

Akhavan A, Gainsburg DM, Stock JA. Complications associated with patient positioning in urologic surgery. *Urology* 2010;76:1309–1316.

Barnett JC, Hurd WW, Rogers RM Jr, et al. Laparoscopic positioning and nerve injuries. *J Minim Invasive Gynecol* 2007;14:664–672; quiz 73.

Benson JT, McClellan E. The effect of vaginal dissection on the pudendal nerve. *Obstet Gynecol* 1993;82:387–389.

Bohrer JC, Walters MD, Park A, et al. Pelvic nerve injury following gynecologic surgery: a prospective cohort study. *Am J Obstet Gynecol* 2009;201:531.e1–531.e7.

Bradshaw AD, Advincula AP. Optimizing patient positioning and understanding radiofrequency energy in gynecologic surgery. *Clin Obstet Gynecol* 2010;53:511–520.

Cajal S. *Degeneration & regeneration of the nervous system*. New York, NY: Hafner, 1959.

Cardosi RJ, Cox CS, Hoffman MS. Postoperative neuropathies after major pelvic surgery. *Obstet Gynecol* 2002;100:240–244.

Chan JK, Manetta A. Prevention of femoral nerve injuries in gynecologic surgery. *Am J Obstet Gynecol* 2002;186:1–7.

Chaudhry V, Cornblath DR. Wallerian degeneration in human nerves: serial electrophysiological studies. *Muscle Nerve* 1992;15:687–693.

Corona R, De Cicco C, Schonman R, et al. Tension-free vaginal tapes and pelvic nerve neuropathy. *J Minim Invasive Gynecol* 2008;15:262–267.

Dahlin LB, Danielsen N, Ehira T, et al. Mechanical effects of compression of peripheral nerves. *J Biomech Eng* 1986;108:120–122.

Duffy BJ, Tubog TD. The prevention and recognition of ulnar nerve and brachial plexus injuries. *J Perianesth Nurs* 2017;32:636–649.

Farag S, Rosen L, Ascher-Walsh C. Comparison of the memory foam pad versus the bean bag with shoulder braces in preventing patient displacement during gynecologic laparoscopic surgery. *J Minim Invasive Gynecol* 2018;25:153–157.

FitzGerald MP, Kotarinos R. Rehabilitation of the short pelvic floor. II: Treatment of the patient with the short pelvic floor. *Int Urogynecol J Pelvic Floor Dysfunct* 2003a;14:269–275; discussion 75.

FitzGerald MP, Kotarinos R. Rehabilitation of the short pelvic floor. I: Background and patient evaluation. *Int Urogynecol*

J Pelvic Floor Dysfunct 2003b;14:261–268.

Gagnon J, Poulin EC. Beware of the Trendelenburg position during prolonged laparoscopic procedures. *Can J Surg* 1993;36:505–506.

Gregory WT, Lou JS, Stuyvesant A, et al. Quantitative electromyography of the anal sphincter after uncomplicated vaginal delivery. *Obstet Gynecol* 2004;104:327–335.

Gregory WT, Lou JS, Simmons K, et al. Quantitative anal sphincter electromyography in primiparous women with anal incontinence. *Am J Obstet Gynecol* 2008;198:550.e1–550.e6.

Harney D, Patijn J. Meralgia paresthetica: diagnosis and management strategies. *Pain Med* 2007;8:669–677.

Hockel M. Laterally extended endopelvic resection: surgical treatment of infrailiac pelvic wall recurrences of gynecologic malignancies. *Am J Obstet Gynecol* 1999;180:306–312.

Hoffman MS, Roberts WS, Cavanagh D. Neuropathies associated with radical pelvic surgery for gynecologic cancer. *Gynecol Oncol* 1988;31:462–466.

Irvin W, Andersen W, Taylor P, et al. Minimizing the risk of neurologic injury in gynecologic surgery. *Obstet Gynecol* 2004;103:374–382.

Kenton K, Mueller E, Brubaker L. Continent women have better urethral neuromuscular function than those with stress incontinence. *Int Urogynecol J* 2011;22:1479–1484.

Korompilias AV, Payatakes AH, Beris AE, et al. Sciatic and peroneal nerve injuries. *Microsurgery* 2006;26:288–294.

Kroll DA, Caplan RA, Posner K, et al. Nerve injury associated with anesthesia. *Anesthesiology* 1990;73:202–207.

Labat JJ, Riant T, Robert R, et al. Diagnostic criteria for pudendal neuralgia by pudendal nerve entrapment (Nantes criteria). *Neurourol Urodyn* 2008;27:306–310.

Litwiller JP, Wells RE Jr, Halliwill JR, et al. Effect of lithotomy positions on strain of the obturator and lateral femoral cutaneous nerves. *Clin Anat* 2004;17:45–49.

Lundborg G. Ischemic nerve injury. Experimental studies on intraneural microvascular pathophysiology and nerve function in a limb subjected to temporary circulatory arrest. *Scand J Plast Reconstr Surg Suppl* 1970;6:3–113.

Lundborg G, Rydevik B. Effects of stretching the tibial nerve of the rabbit. A preliminary study of the intraneural circulation and the barrier function of the perineurium. *J Bone Joint Surg Br* 1973;55:390–401.

Mensah-Nyagan AG, Meyer L, Schaeffer V, et al. Evidence for a key role of steroids in the modulation of pain. *Psychoneuroendocrinology* 2009;34(suppl 1):S169–S177.

Morgan K, Thomas EJ. Nerve injury at abdominal hysterectomy. *Br J Obstet Gynaecol* 1995;102:665–666.

Muller-Vahl H, Munte TF, Vahl CF. Postoperative ulnar nerve palsy—is it an unpreventable complication? *Anesth Analg* 1993;77:404–405.

Park AJ, Fisch JM, Walters MD. Transient obturator neuropathy due to local anesthesia during transobturator

sling placement. *Int Urogynecol J Pelvic Floor Dysfunct* 2009;20:247–249.

Rahn DD, Phelan JN, Roshanravan SM, et al. Anterior abdominal wall nerve and vessel anatomy: clinical implications for gynecologic surgery. *Am J Obstet Gynecol* 2010;202:234.e1–234.e5.

Robinson LR. Traumatic injury to peripheral nerves. *Muscle Nerve* 2000;23:863–873.

Romanowski L, Reich H, McGlynn F, et al. Brachial plexus neuropathies after advanced laparoscopic surgery. *Fertil Steril* 1993;60:729–732.

Rydevik B, Lundborg G, Bagge U. Effects of graded compression on intraneural blood blow. An in vivo study on rabbit tibial nerve. *J Hand Surg [Am]* 1981;6:3–12.

Seddon HJ. A classification of nerve injuries. *Br Med J* 1942;2:237–239.

Shin JH, Howard FM. Abdominal wall nerve injury during laparoscopic gynecologic surgery: incidence, risk factors, and treatment outcomes. *J Minim Invasive Gynecol* 2012;19:448–453.

Shveiky D, Aseff JN, Iglesia CB. Brachial plexus injury after laparoscopic and robotic surgery. *J Minim Invasive Gynecol* 2010;17:414–420.

Stahl S, Norman D, Zinman C. [Postoperative ulnar nerve palsy of the elbow]. *Harefuah* 1997;133:533–535, 90.

Stoelting RK. Postoperative ulnar nerve palsy—is it a preventable complication? *Anesth Analg* 1993;76:7–9.

Stulz P, Pfeiffer KM. Peripheral nerve injuries resulting from common surgical procedures in the lower portion of the abdomen. *Arch Surg* 1982;117:324–327.

Vasilev SA. Obturator nerve injury: a review of management options. *Gynecol Oncol* 1994;53:152–155.

Villafane JH, Pillastrini P, Borboni A. Manual therapy and neurodynamic mobilization in a patient with peroneal nerve paralysis: a case report. *J Chiropr Med* 2013;12:176–181.

Wallis CJD, Peltz S, Byrne J, et al. Peripheral nerve injury during abdominal-pelvic surgery: analysis of the National Surgical Quality Improvement Program Database. *Am Surg* 2017;83:1214–1219.

Warner MA, Martin JT, Schroeder DR, et al. Lower-extremity motor neuropathy associated with surgery performed on patients in a lithotomy position. *Anesthesiology* 1994;81:6–12.

Warner MA, Warner DO, Harper CM, et al. Lower extremity neuropathies associated with lithotomy positions. *Anesthesiology* 2000;93:938–942.

Watanabe S, Bruera E. Corticosteroids as adjuvant analgesics. *J Pain Symptom Manage* 1994;9:442–445.

Weidner AC, South MM, Sanders DB, et al. Change in urethral sphincter neuromuscular function during pregnancy persists after delivery. *Am J Obstet Gynecol* 2009;201:529.e1–529.e6.

Zivkovic F, Tamussino K, Ralph G, et al. Long-term effects of vaginal dissection on the innervation of the striated urethral sphincter. *Obstet Gynecol* 1996;87:257–260.

手术技术、器械和缝线

John T. Soper

手术器械	手持拉钩/牵开器	解剖技巧
手术刀	固定拉钩	提拉和切割
剪刀	**缝线**	推开和扩展
组织镊	自然可吸收缝线	摩擦/擦拭
持针器	自然永久缝线	水分离
组织钳	合成缝线	**探查盆腔腹膜后间隙**
其他解剖钳和器械	合成永久缝线	骨盆缘和直肠侧间隙的解剖
宫颈扩张器	合成倒刺缝线	髂内动脉和子宫动脉的结扎
吸引器	金属缝线	骶前间隙的解剖
吻合器	手术缝针	耻骨后间隙或 Retzius 间隙的解剖
机械止血装置	手术结	膀胱侧间隙的解剖
超声刀	**手术技术**	

　　妇外科学生应该了解基本的外科器械和基本的手术操作技术,再加上对外科解剖学的功能性理解,这些都是目前正在使用的无数微创技术的基础。

　　重要的是,妇外科医师(gynecologic surgeons)是通过协助主刀医师(primary surgeons)进行各种手术来学会怎样做手术,这样他们就可以在手术的关键步骤中观察到手术操作的重点在哪里。主刀医师是如何暴露重要结构? 如何解剖组织? 在解剖过程中这些组织有什么反应? 手术医师如何最大限度地减少手术部位的组织挤压和创伤? 在手术操作关键步骤中,使用何种手术器械和技术来显露(to provide visualization)? 在手术过程中,助手应如何做出响应才能最大限度地提高手术的效率和安全性? 这些都是外科医师在整个职业生涯中需要思考的问题,尤其是随着常规手术(old operations)采用新方法的发展时,以便能够适应未来手术平台和技术上的改变。

手术器械

手术刀

　　手术刀是最基本的手术器械。本质上,它有一种锋利的刀片,可以通过产生最少的组织挤压和创伤来切割或分离组织。可拆卸的一次性不锈钢刀片组装在不同长度的手柄上。手术过程中当刀片变钝时,及时更换刀片很重要,以便手术刀能够胜任任何操作要求(图 5.1A)。

　　经典的手术刀刀背呈直棱状,切割面呈椭圆形。10 号刀片最常用于切开皮肤、皮下组织和较深的筋膜层,而较小的刀片(例如 15 号、20 号和 22 号)则用于更精细的解剖。开腹时,不要采用执笔式持手术刀,应采用握持式持手术刀,示指沿着手柄和刀刃背面的近端延伸握持,这样可以增加接触组织面的刀刃长度,而不仅仅是用刀尖进行切割。手的重量有助于组织的切割分裂,手术医师可以接收到关于组织切割时的触觉信息(图 5.1B)。

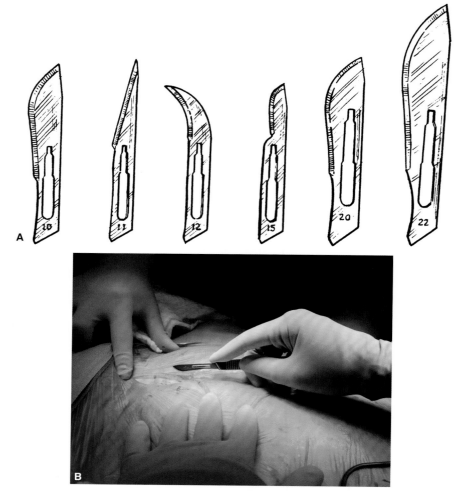

图 5.1　（A 和 B）手术刀片

其他类型的手术刀片包括三角形的 11 号手术刀片，与其他刀片不同的是，这种刀片头部是尖的，经常用于放置引流管时的"刺"式切开，或者在宫颈锥切活检标本时做小而深的切割。12 号钩状手术刀片在妇科手术中并不常用。

剪刀

妇科手术需要用到各种剪刀。手术剪刀不仅可以用来切断组织，还可以将剪刀尖推进手术平面、撑开剪刀打开手术空间，通过剪刀背面钝性部分解剖分离组织。握剪刀时，拇指和环指应放在对应的指环内，示指和中指沿着剪刀手柄的轴和刀片的近端延伸。这样在解剖和切割组织时，可以稳住刀片。在解剖组织时，通常应握持弯剪刀，使剪刀的弧度与手指的弧度相吻合。

Mayo 剪刀的刀片较厚，略弯曲，末端较钝，用以切割筋膜和粗蒂。有几种不同刀柄和刀片长度的 Mayo 剪刀。Jorgenson 剪刀是 Mayo 剪刀的改良，有着锋利弯曲的刀片，在子宫切除术中，被用来切断宫颈下方的阴道断端。Metzenbaum 剪刀有更长的手柄和更精细的弯曲刀片，适合切割薄弱组织，例如腹膜或膜状粘连。Potts 剪刀的刀刃是直的，锐利的刀尖与手柄平面成一定角度，常用于分离和铲切输尿管(to divide and spatulate ureters)（图 5.2）。

线剪的设计与 Mayo 剪刀相似，但是刀片直、尖端钝，将末端倾斜 45° 后方便剪线。在剪线的过程中，应当保证剪刀的末端在视野范围之内，以避免意外损伤，剪线的过程中应该用线剪的尖端剪线。线剪普遍较钝，不应用来切割组织。

组织镊

基本的组织镊是由两根金属条在一端连接组

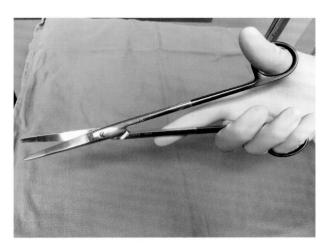

图 5.2　手术剪刀（Courtesy of John T. Soper, MD.）

成（图 5.3），在分离、缝合或暂时止血过程中，可用于夹持和操纵组织。

平镊的末端有细小的锯齿，可用于夹持血管、高度血管化或脆弱的组织。DeBakey 镊子的尖端设计精巧，用于夹持血管或脆弱的组织，但在抓取厚组织或用力牵拉时通常无效果。钝的 / 平的镊子头端较宽，但没有锯齿，适合夹持和操纵致密组织。Russian 镊有钝的凹痕和倾斜的凹面头端，增大了夹持组织的表面积。环形头镊子的特点是具有无损伤环形头端，可增加头端的表面积，从而能更加安全地夹持组织。

齿牙镊的头端有齿，可以"咬"进组织中，能够牢牢夹持质硬组织，如筋膜等。Bonney 镊具有大齿的头端和一个坚固的锯锉状柄，主要用于夹持筋膜。鼠齿镊比 Bonney 镊更精细，它们的特征是头端的相对侧分别有双齿和单齿，这些设计对于安全地夹持如筋膜或阴道等坚韧组织都非常有用。Adson 镊的重量较轻，齿细小，最常用于钉合或缝闭皮肤时操纵皮肤。

持针器

在妇科开腹手术中，所用到的持针器大多数都是卡扣锁钳，有不同长度的手柄和短钳头（图 5.4）。钳口面有交叉平行的脊纹，可以稳固地抓持缝针。大多数缝针夹持在头端约前 1/3 处，使用手腕旋前 / 内旋来驱动缝针最有效，而不是"反手"驱动缝针来穿透组织。缝针穿过组织时，手指放置在指环的外面，是最灵活的持式。持针器有不同长度的手柄，以适应手术视野的深度。

直持针器，顾名思义，其钳口是不弯曲的。钳头的大小和钝度不同，较小的持针器不应用于夹持大的缝针，可以大于 90° 的角度夹持缝针，以适用于受限术野的操作缝合。

Heaney 持针器的头端弯曲，专门设计用于受限术野的操作，最常用于阴道手术。为了符合人体

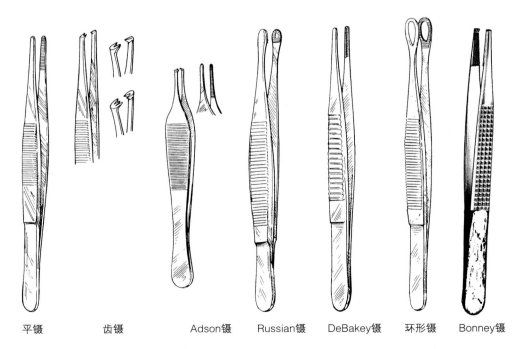

| 平镊 | 齿镊 | Adson镊 | Russian镊 | DeBakey镊 | 环形镊 | Bonney镊 |

图 5.3　组织（按捏）镊（Courtesy of Zinnanti Surgical, Santa Cruz, CA.）

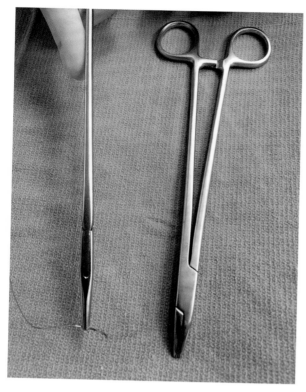

图 5.4   持针器（Courtesy of John T. Soper, MD.）

工程学，将针尖指向钳口的凸面很重要。

组织钳

这些钳子用来夹持组织并施加压力，各种钳子有不同的用途（图 5.5），几乎所有组织钳都有带卡扣锁装置的指环。

止血钳（hemostatic clamps）的特点是头端钳口有横向脊纹。它们被设计用来安全地钳闭血管或血管组织，其有各种大小规格供选用。Kelly 钳的头端较钝，最常用于夹闭血管，但夹持厚组织时通常不够牢固。Tonsil（扁桃体）钳的特点是头尖，除了能够夹持小的血管蒂外，还可用于分离解剖。Anderson 钳与扁桃体钳类似，头端较尖，但手柄较长，通常用于夹持脆弱的血管蒂，例如骨盆漏斗韧带等。

Babcock 钳的特点是有平滑无创伤的头端，可用于夹持脆弱的组织，如输卵管、肠管或输尿管。而 Allis 钳的头端有短细的锯齿状边缘，可用于阴道前、后壁修补时夹持盆腔内的筋膜 / 阴道皮瓣，或子宫切除术中夹持阴道断端。

抓持钩（Tenaculums）可以是单齿的，也可以是多齿的，例如 Lahey 抓持钩。抓持钩可用来穿透和固定组织。在经阴子宫切除术中用于抓持并牵拉宫颈，在经腹子宫切除术或子宫肌瘤切除术中用于抓持和操纵平滑肌瘤。

Kocher 钳的头端有横向脊纹和粗大的齿，用于夹持筋膜或坚韧的组织，如阴道切口边缘。它们有时被用作子宫切除钳，钳住的组织不容易滑动，但钳子头端的齿可能导致损伤和出血。

在子宫切除术中，可使用各种卡扣锁钳，用于钳夹宫旁和宫颈旁组织（图 5.6）。Heaney 钳或 Heaney-ballentine 钳相对较短，力度较重，其头端钳口有脊纹和钝齿，有弯钳或直钳。Masterson 钳也是类似于 Heaney 钳具有较重的力度，但钳口没有齿，通常比 Heaney 钳的钳柄更长。

Zeppelin 钳（"Z 钳"）或宫旁钳的特点是在钳口上有纵向和交叉平行的脊纹，每一钳叶上都有一齿槽缺口。这样设计是为了减少钳口闭合的力量，不会压碎组织，与 Heaney 或 Masterson 钳相比，产生更少的组织坏死。

值得注意的是，弯曲型子宫切除术钳应使钳子的凹曲线（concave curve of the clamp）朝向子宫。凹曲线背对子宫，当施加压力时，钳头会向外侧移动，危及输尿管。

肠钳（bowel clamps）是一种非创伤性钳，在肠道手术期中用于封闭肠道，减少肠道内容物的溢出。血管钳（vascular clamps）也是非创伤的，有各种类型——直的、成角度的和弯曲的，被设计用于夹闭大血管，如腔静脉或大动脉，对血管壁和血管内膜造成的组织破坏或挤压损伤最小。

其他解剖钳和器械

直角 Mixter 钳是一种卡扣锁止血钳，头端相对尖锐，大约呈 90°，特别适合于控制狭窄术野中的小血管出血，也常用于解剖过程中分离和牵拉组织。

Kitner "花生米"是用钳子头端夹住的棉质纱布球（cotton pledget），通常用 Kelly 钳或 tonsil 钳夹持。Kitner 通过抵着一个平面施加摩擦或推挤力，来解剖分离疏松结缔组织（areolar tissues），常用于膀胱阴道间隙，分离膀胱与盆腔筋膜。

环状钳或卵圆钳是一种长柄卡止钳，其头端有一个环，并有适度的凹槽，可用来夹持组织，但最常用于夹持折叠的小纱布。它们可以在手术出血部位提供压力，与纱布一起使用，吸干血液或液体，

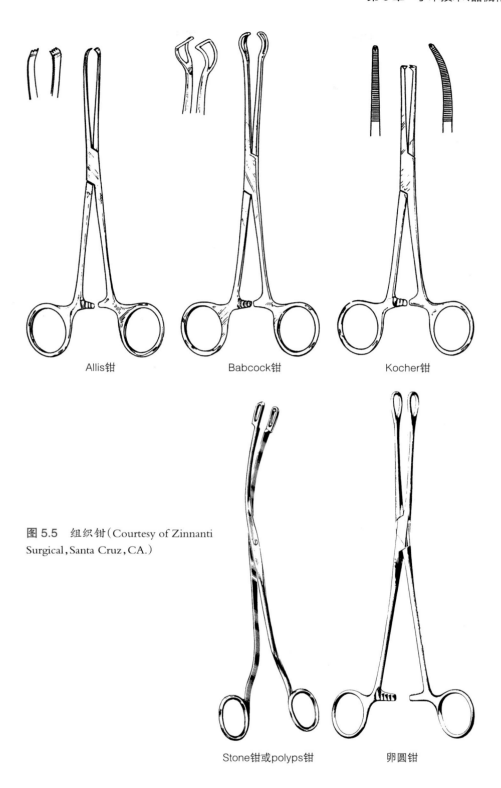

Allis钳　　　　Babcock钳　　　　Kocher钳

图 5.5　组织钳（Courtesy of Zinnanti Surgical, Santa Cruz, CA.）

Stone钳或polyps钳　　　　卵圆钳

夹持回缩的组织，或用于在皮肤上或阴道内涂抹消毒液。

Stone 钳（取石钳）又长又弯，头端有一个开放的椭圆形环，环上有凹槽，最初被设计用于清除肾结石或胆结石，但也经常用于诊刮时宫腔的探查，在这种应用中，Stone 钳通过已扩张的宫颈管进入宫腔，张开、旋转、夹闭清除子宫内膜息肉或刮宫已脱落的组织。

宫颈和子宫刮匙用于诊刮宫颈管或宫腔内组织。Kevorkian 宫颈刮匙足够细窄，可进入未扩张

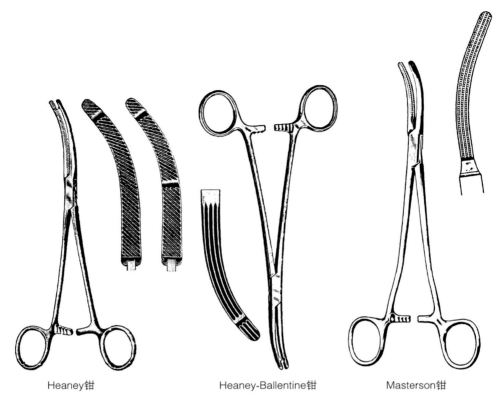

Heaney钳　　　　Heaney-Ballentine钳　　　　Masterson钳

图 5.6　子宫切除术中使用的钳子（Courtesy of Zinnanti Surgical, Santa Cruz, CA.）

的宫颈，进行宫颈管诊刮。子宫刮匙的头端是环袢状的，有各种大小可供选择。锐利的子宫刮匙行诊断性刮宫时，应使用最大的刮匙，以温和的力量通过扩张的宫颈。抽吸式刮匙常用于终止妊娠，吸除稽留流产组织（miscarriages）和葡萄胎。

宫颈扩张器

宫颈扩张器是金属或塑料的棒状器械，可以最小的创伤扩张宫颈，从而允许其他手术器械顺利通过，例如刮匙或者取石钳。Pratt 扩张器的头端呈锥形，而 Hegar 扩张器的头端为圆形。锥形头端的扩张器扩张宫颈所需的力度较小，并且对子宫颈造成的组织创伤也较小，但直径较小的锥形扩张器比圆形头端的扩张器更容易形成进入宫颈间质或肌层的假道。在宫颈扩张时，可以先用抓持钩固定宫颈，并用连续增粗的扩张器扩张宫颈。扩张器尺寸采用法国单位，大致对应于毫米测量的周长。更多的诊刮器械参见第 12 章。

吸引器

Yankauer 吸引器的特点是一个略微弯曲的金属或塑料管，中央有一个大的开口，钝头处有几个小孔。这样设计可有效地从开放的腔隙或定向局部腔隙抽吸液体。它常被用作解剖工具。套管吸引器（The pool suction device）是一种在外层壳上有多个侧孔的直双层抽吸装置，这样可利于抽吸组织结构之间聚集的液体，如大容量腹水或肠祥之间的冲洗液。

还有几种可重复使用或一次性的装置，可同时抽吸并冲洗手术部位。这些长器械被设计用来通过腹腔镜端口，以便在微创手术中使用，有直径 5mm 和 10mm 的器械可供使用。

血细胞回输设备（the cell saver device）是一种带有筒瓶（canister）的抽吸系统，可利用离心力将被吸入的血细胞从冲洗液和血清中分离出来，内含少量肝素用于抗凝，回收的血细胞可以进行自体输血。特别是在不接受输血的患者中，在没有感染组织或肠道内容物污染的情况下，有可能出现大量失血的情况下使用。具体见第 8 章有关血细胞回输设备使用的其他说明。

吻合器

在 1960 年代，吻合器最初由苏联设计，它以一种安全、无破坏性的双排吻钉闭合肠道或血管。胸腹型(thoracoabdominal，TA)和胃肠型(gastrointestinal anastamosis，GIA)吻合器，都带有一个预装好吻钉的钉仓，通过更换钉仓可以重复使用。端-端吻合器(end-to-end anastomosis，EEA)不能重复使用。订合线恒定的压力铺好，每一吻钉都固定在B形结构中，允许血液流向被切割组织的边缘。吻钉也有各种尺寸可供选择，2.5mm的吻钉(闭合后1.0mm)可用于吻合血管，3.5mm吻钉(闭合后1.5mm)或4.8mm吻钉(闭合后2.0mm)可保障沿钉合线的组织血液灌注，多用于切闭肠管。与手工缝制吻合肠管相比，这种方法效率高、速度快。对这些原有装置改进后，使其能够用于开腹或腹腔镜手术。不同制造商(如:Ethicon、Covidien)的型号规格略有不同。

TA吻合器(图5.7A)在组织间订入双排吻钉，但不能切割组织，有多种长度规格的钉仓可供选择

(30mm,60mm,90mm)。已经开发出可吸收吻钉的钉仓，可用于闭合阴道。

GIA或线性吻合器(图5.7B)也有多种长度规格供选择(60mm、80mm、100mm)。已开发出可吸收吻钉的钉仓用于闭合阴道。

吻合器被击发时，会施放两排吻钉，同时推进吻钉之间的刀片来切割组织。这种吻合器常用来切割肠管，或与TA吻合器联合使用，行侧对侧(功能性端到端)肠吻合术。在根治性子宫切除术时，可使用血管钉仓来切割骨盆漏斗韧带或侧方的主韧带。

EEA吻合器(图5.7C)有一个钉砧，其"螺钉"中心柱可置入肠腔内，用荷包缝合的方法将肠管的边缘固定在中心柱上。通过切开肠管或通过肛门，可将该装置的手柄插入肠管的另一段。该装置同时包含一个"螺母"中心柱，它沿钉合线或其他肠段的肠壁伸出，中心柱的螺钉和螺母端扣合在一

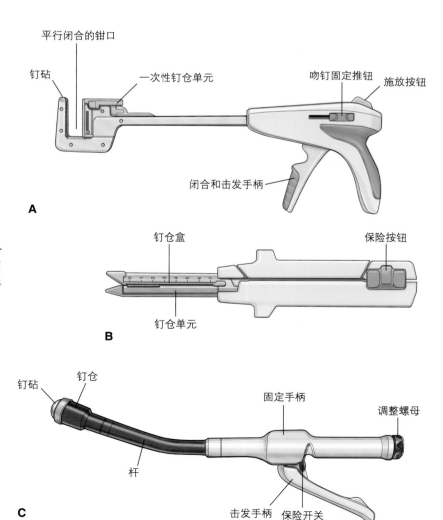

图5.7 最常用于妇科手术的外科吻合器包括:(A)胸腹型(TA)吻合器;(B)胃肠型(GIA)吻合器;(C)端对端吻合器(EEA)

起,当钉砧被缩回,充分接触时,击发吻合器,同时施放圆形的双排吻钉线,并在钉线内侧切断两节段肠管,这样就完成了 EEA。在妇科恶性肿瘤减瘤术中,它最常用于切除远端乙状结肠后吻合肠管。

机械止血装置

止血夹(hemoclip)可以机械的方式来夹闭血管管腔,有多种尺寸规格可供选择。钛夹是永久性的、无组织反应性、无磁性,所以磁共振成像扫描检查时无需移除已经放置过的血管钛夹。可吸收夹是由类似于可吸收缝线材料的聚合物制作而成,尖端可卡扣锁定。类似的夹子已被研发用于输卵管闭塞手术。这些夹子可以通过手动或施放钳放置。

超声刀

超声刀头端的金属刀片对陶瓷刀片产生快速的机械振动,这种振动产生摩擦并最终加热使蛋白质变性,可以闭合直径 5mm 以下的血管。对组织施加适当的张力,就可以切割组织,例如腹膜。

超声乳化技术(cavitron ultrasonic surgical aspirator, CUSA)或超声快速振荡装置,与吸力相结合,碎化组织并吸除残留组织碎片。快速振荡产生的热量可使蛋白质发生变性并封闭小血管。有些外科医师在妇科肿瘤手术中,使用这些器械设备对腹膜肿瘤进行"减瘤"。

手持拉钩 / 牵开器

手持拉钩(图 5.8)是最通用的牵开器,可以满足大多数牵开需求。然而,这些拉钩需要第二个手术助手,其无法积极参与手术过程,唯一的作用就是暴露手术视野。

Army-Navy 拉钩是一种两端有薄而浅叶片的直角拉钩,提供对皮肤和皮下组织的牵开作用。阑尾拉钩有一个凹面宽而浅的叶片,牵拉皮肤和皮下组织,暴露范围更宽。

Deaver 拉钩是一种弯曲型拉钩,有多种宽度和长度。手术者要求"竖立"拉钩时,是要求对拉钩的顶端施压,以暴露深部手术视野;要求"竖下"

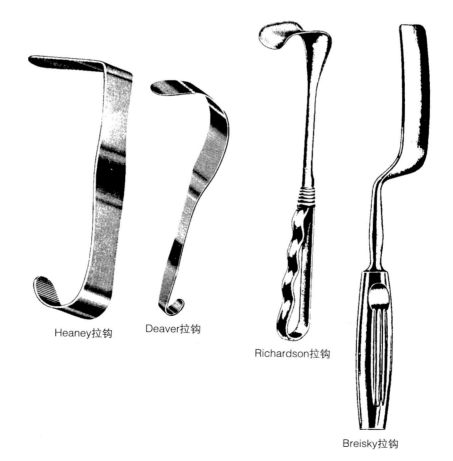

Heaney拉钩　　Deaver拉钩

Richardson拉钩

Breisky拉钩

图 5.8　拉钩(Courtesy of Zinnanti Surgical, Santa Cruz, CA.)

时,是要求放平拉钩向后牵拉,增加牵拉角度,暴露更宽、更浅的手术视野。Richardson 拉钩是一种直角拉钩,具有多种宽度和长度,这种拉钩对于牵开和提起腹壁非常有用。可塑性拉钩是一种"绶带"或条带状性质的牵引器,有各种宽度的可供选择,这些可塑性拉钩可定制,以满足具体的牵开需求。

Bayonet 拉钩为阴道手术提供了一个直而深的叶片。阴道直角拉钩提供了一个薄的直角叶片和长的手柄,便于暴露阴道。在经阴手术中,重锤拉钩(weighted speculum)常用于被动牵拉阴道后壁。

静脉拉钩边缘光滑,头端呈锐弯曲状。最常用于牵拉大血管,例如行盆腔淋巴结清扫术或切除与侧壁黏附的盆腔肿瘤时,用于牵拉髂外血管。

固定拉钩

这些重要的手术工具是通过拉钩的叶片产生相对组织的牵引力,来使其保持在原位(图 5.9)。手术医师在使用这些腹部固定拉钩时必须小心,避免侧向牵拉时压迫腰大肌。压迫腰大肌下方的股神经根会导致其损伤,从而导致大腿屈曲无力。

甲状腺拉钩头端有多个分叉的皮肤耙齿钩,末端是蛤式卡扣锁,扣合指环使头端张开,暴露组织。这些拉钩为解剖提供浅表组织暴露,在妇科手术中常用于腹股沟淋巴结解剖。

O'Connor-O'Sullivan 牵开器有四个叶片,Balfour 牵开器有三个叶片,这些牵开器可用于简单的妇科盆腔手术。O'Connor-O'Sullivan 在展开时有固定的周长,这就限制了其暴露面积,适用于脐下切口的有限暴露。Balfour 牵引器有两个侧壁牵开叶和一个膀胱牵开叶,这种结构设计能够很好地暴露盆腔,但不能很好地将肠管垫排在手术野之外。

Bookwalter 拉钩及其改良型是腹部和盆腔手术时最常用的牵开器类型。牵开器用一根支柱固定在手术台上以保持稳定,锯齿形环上允许安装多个直角、弯曲或可塑的拉钩,锯齿环有各种不同的大小,还可以倾斜角度,因此,它适用于几乎所有腹部切口,或用于复杂的阴道手术。

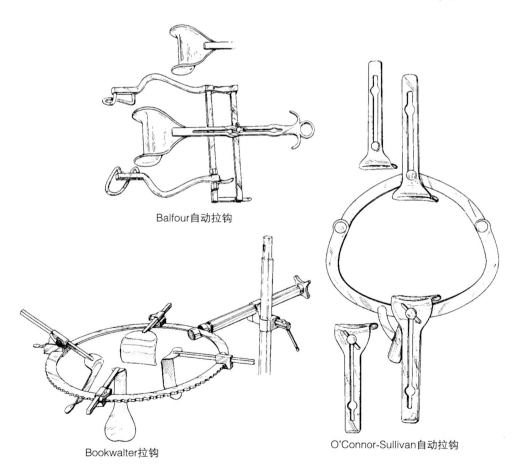

Balfour自动拉钩

Bookwalter拉钩

O'Connor-Sullivan自动拉钩

图 5.9　腹壁拉钩(Courtesy of Zinnanti Surgical,Santa Cruz,CA.)

缝线

　　各种各样的天然和合成材料缝线可用于外科手术。妇外科医师应该对不同缝合材料的性质及其应用有功能性的了解。可吸收缝线主要用于缝合不需要长期稳定的组织,在泌尿系统中使用永久性缝线可导致结石的形成。子宫切除术中,使用可吸收缝合线缝合断端,可避免输尿管远端周围长期的组织聚集。穿透阴道黏膜的永久性缝线会导致慢性炎症,通常不用于缝合阴道断端。永久性缝线通常用于缝合筋膜或需要长期保持结构完整的部位,例如阴道骶棘韧带悬吊术。关于缝线及其使用将在第 7 章中进行更多的讨论。

　　美国药典(The U.S. Pharmacopeia, USP)规定了各种类别缝合线的抗拉强度和直径标准。缝线的尺寸类别基于直径进行定义,大于 0 号的缝线通过递增编号数值进行定义,而小于 0 号的缝合线通过增加零的个数(00,000 等)来定义。较细的缝线用数字表示为 2-0、3-0 等,其中第 1 个数字表示 0 的数目。

　　USP 根据缝线材料在体内的吸收速率以及成分是天然材料还是合成材料,对其进行分类,如图 5.10 所示。可吸收缝线在人体组织中 60 天内失去其大部分抗拉强度,不可吸收缝线的抗拉强度持续时间大于 60 天且进一步分为三类。第 I 类包括丝线或合成纤维,第 II 类包括棉线或亚麻纤维或涂层纤维制成的缝线(增加涂层是为了改善操作或抗降解,但是不增加抗拉强度),第 III 类包括金属丝制成的缝线。下面详细介绍各种缝线。

自然可吸收缝线

　　虽然这些缝线通常被称为"肠线",但它们是由羊或牛的肠道黏膜下层纯化的胶原蛋白制成。它们来源于外源蛋白,可通过白细胞分泌的酶所引起的炎症反应降解,它们在感染组织中能够更快速降解。这类缝线不应该用于缝合皮肤,因为炎症反应会导致瘢痕,并成为感染的病灶。理论上,关注朊病毒("疯牛病")的传播,而增加了生产的成本。由于这些担忧,这些材料已经从欧洲和日本的市场上撤出。

　　"普通肠线"可以快速降解,7 天内大约失去超过 70% 的抗拉强度,70 天左右完全降解。这种缝线仍然用于 Pomeroy 式输卵管结扎,因为缝合线迅速降解后,可使得输卵管的断端分开。与使用延迟可吸收线或不可吸收线相比,造成的瘘管更少。

　　"铬肠线"是经过铬酸盐处理的缝线,铬酸盐可与缝合线材料上的抗原位点相结合,与普通肠线相比,"铬肠线"诱发更少的炎症反应并可以延迟吸收。铬肠线在第 7 天仍保持 50% 以上的抗拉强度,在第 21 天时,仍有一定的抗拉强度。

自然永久缝线

　　在过去,许多编织纤维(丝、棉、亚麻)用于缝合筋膜或其他需要永久闭合的组织。目前,最常用的是编织丝线。这种缝合材料具有良好的操作和打结特性,线结的安全性好。然而,蚕丝线是一种能够引起炎症反应并缓慢降解的外源蛋白,它大约在第一年内失去超过 50% 的抗拉强度,通常在第 2~3 年内被吸收或失去所有的抗拉强度。因为它是多

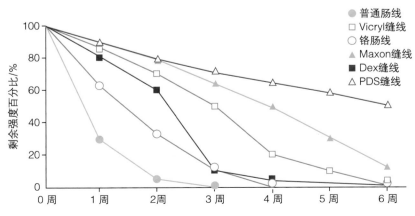

图 5.10　可吸收缝线在体内术后不同时间剩余抗拉强度百分比

股编织缝线,邻近组织液可通过毛细管(capillary action)作用被吸收到丝线中,因此不适合在严重污染或感染的组织中使用。

合成缝线

自 1970 年代以来,高分子化学(polymer chemistry)的发展促使各种可吸收和永久性缝合材料的出现,这些材料模仿并改良了自然缝合材料的性能。与自然可吸收缝合线不同,合成可吸收缝线通过水解作用降解,而不是炎症反应,从而引起更少的组织反应。

合成可吸收编织缝线

在妇科手术中最常用的缝线材料是聚乙醇酸,这是一种乙醇酸和聚乳酸 910 的聚合物,乳酸和乙醇酸的共聚物。这些材料具有非常相似的生物学特性,通过水解以相当恒定的吸收速率分解,产生的炎症有限。这些缝合线在第 7~10 天时仍然能够保存 100% 的抗拉强度,第 14 天时抗拉强度为 50%~60%,在第 21 天时为 20%~30%,并在 28 天时基本被完全吸收,这些缝线的初始抗拉强度优于同尺寸型号的铬肠线。

Lactomer 9-1(内酯 9-1,Polysorb:Covidien,Mansfield,MA)由乙交酯和丙交酯合成。为降低摩擦系数,该缝线材料表面涂有己内酯 / 乙交酯共聚物和硬脂酰乳酸钙,在第 2 周时的抗拉强度约为 80%,第 3 周时约为 30%,在第 56~70 天时被完全吸收。

Polyglactin 910(聚乳酸 910,VicrylRapide)缝线是由低分子量的聚乳酸组成,经过伽马射线照射处理后可加速吸收。与普通肠线相同,它会在 7 天内失去 70% 的抗拉强度,在第 10~14 天时抗拉强度全部消失。它可以代替普通肠线,吸收过程中不会发生炎症反应,因此可以用于缝合皮肤。

合成可吸收单丝缝线

这种类型的缝线最常用于潜在污染区域的缝合,或者筋膜缝合。与永久性缝线相比,延迟可吸收缝合线发生慢性脓肿的概率较低,在缝闭筋膜时能够提供同等强度。

Polyglytone 6211(聚乙二酮 6211,Caprosyn,Covidien)是一种由乙交酯、己内酯、碳酸三甲酯和丙交酯组成的复杂聚合物,它的吸收曲线与 Polyglactin910 相似。Poliglecaprone 25(Monocryl,聚卡普隆 25)的降解曲线与肠线相似:第 7 天时抗拉强度为 50%~60%,第 14 天时抗拉强度为 20%~30%,第 21 天时几乎完全失去抗拉强度。Glycomer 631(糖酸聚合物 631,Biosyn:Covidien,Mansfield,MA)是由乙交酯、对二氧环己酮和三亚甲基碳酸酯组成的三嵌段聚合物,它是一种抗拉强度与编织乙醇酸共聚物相当的单丝,它的抗拉强度在第 2 周时大约为 75%,第 3 周时下降至 40%。

Polyglyconate(聚葡糖酸酯,Maxon)和聚对二氧环己酮(polydioxanone,PDS)的组织反应性很小,吸收速度缓慢,第 1 周时抗拉强度维持在大约 90%,第 2 周时维持在 80% 左右,第 4 周时 50% 左右,第 6 周时 25% 左右,这些缝合线最常用于缝合筋膜。

合成永久缝线

尼龙(Nylon)可作为编织(Nurolon,Surgilon)或单丝(Dermalon,Ethilon)缝线。一般情况下,编织尼龙缝线打结的安全性更好。这类线相对惰性,组织反应性较小,它在组织中通过缓慢的水解作用而降解,每年损失 15%~20% 的抗拉强度。

聚酯缝线(Polyester suture)只有编织形式。无涂层缝线(Mersilene,Dacron)打结的安全性优于涂层缝合线,涂层可以改善它的操作特性。Polytetrafluorethylen 或 Teflon(聚四氟乙烯或特氟龙,Polydek,Ethiflex,Tevdek),polybutilate(聚丁酸盐,Ethibond),Silicone(硅树脂,Tri-Cron)都是类似的缝线。

聚丙烯(Polypropylene,Prolene,Surgilon)是由线性碳氢聚合物组成的单丝缝合线。这些缝合线具有较高的记忆能力,但也有一定的可塑性;因此,与尼龙线打结相比,在适当的部位,能够将线结压扁平化,使得线结具有更高的安全性。

合成倒刺缝线

带刺缝线可安全地咬合组织,并使其张力沿缝线均匀分布,不需要打结。这类线经常使用于腹腔镜下阴道断端的缝合,腹腔镜下疝气修补术以及一些整形手术。应当注意的是,带刺缝合线的尺寸是从带刺尖端测量的直径,因此 0 号倒刺缝合线相当于 2-0 的无刺缝线的粗细。

Quill 缝线有双向倒刺,两端都有缝针。聚卡普隆25（poliglecaprone 25），聚对二氧环己酮（polydioxanone）（均为可吸收），尼龙和聚丙烯（均为不可吸收）均可供选择。V-Loc 缝合线为单向倒刺，有单一缝针和套圈末端，V-Loc 可吸收缝线有一个数值表示缝线被完全吸收降解的天数，例如：V-Loc 90（glycomer 631）和 V-Loc180（polyglyconate）。V-LocPBT 由聚丁酸酯（polybutester）合成，可提供永久性闭合。

金属缝线

金属缝合线可以是单丝或单股的。与其他缝合材料相比，不引起组织反应，具有最大的抗拉强度，但在腹部手术中很少使用。

手术缝针

手术缝合针可以是带线缝针（缝线牢固地嵌合在针尾上）或被设计成轻拉释放型（译者注：针尾有线的释放口，快速轻拉拽针时释放缝线）。当需要穿透多层组织时，例如连续缝合线，通常使用带线缝针。当使用带线缝针进行单手打结时，应注意保护针尖。释放型缝针（Pop-off needle）通常用于简单缝合或8字缝合，应慎用于缝合深部组织，因为无意中释放没有保护的针头可能会导致针刺伤的风险。图中是外科手术中常用的各种缝针的形状和轮廓（图 5.11）。

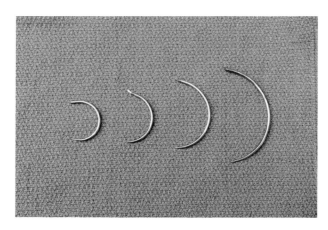

图 5.11　常用弯针的形状。从左到右：UR-6 缝针、CT-2 缝针、CT-1 缝针、CTX 缝针

圆针（smooth needles）有着圆形的横截面，缝合血管组织或筋膜其创伤最小，理论上，圆形轮廓可以将小血管和组织纤维推挤向一侧。有多种尺寸和轮廓的缝针供选择：CTX 缝针非常大，粗大结实，常用于缝闭筋膜；CT 1 和 CT 2 缝针为半圆形，粗大结实，常用于子宫切除术中缝合宫旁和宫颈旁组织，也常用于缝闭阴道和筋膜；SH 缝针的截面较小，弯曲度较浅，常用于 GIA 或泌尿外科手术；UR 缝针相当粗壮结实，弧度较大，适合于狭窄区域的缝合，可用于阴道旁和膀胱悬吊手术或腹腔镜手术后大的穿刺端口的缝合；RB 缝针的弧度很浅并且横截面较小，常用于缝合撕裂的血管。

三角针（cutting needles）的横截面为三角形，缝合时往往会割裂血管而不是将血管推挤向一边，有各种不同的弧形轮廓可供选择，主要用于缝合皮肤。带切割剖面的直针有时用于缝合皮肤，由于直针通常不需要持针器，因此在使用时应格外小心避免针刺伤。使用这些缝针时，远离手术者或与手术者成 90° 角进行缝合。

手术结

手术结是外科医师手术技能的重要组成部分。虽然看似平凡的技能，但练习使用各种材料的缝线进行打结很重要。应掌握双手和单手打结技术，使用惯用手和非惯用手，以便在手术中任何情况下都能打出安全的结，即使是在暴露有限的情况下。

平结（flat knots）在最初的 2~3 次绕线中比滑动结（sliding knots）有更好的拉伸强度，推荐用于筋膜缝合。平结的另一个优势是使用单股丝线打结时，失败的可能性较低，其单一缺点是在盆腔深部或侧面受限时打结困难。打方结（square knots）时需要在手上方和手下方交替绕线，方结不容易失败，因为横向张力增加了线结的安全性。外科结（surgeon's knot）的第一个结绕线两次，然后再打一个方结，第一个结绕线两次不易滑脱，从而增加了线结的安全性。祖母结（granny knot）为两个相同方向绕线的单结——不管是手上方还是手下方绕线，它的优点是可以在打第二个结时将线结收紧，虽然在第 2~3 个结时线结的安全性不如方结或外科结那样安全，但是在第 4~5 个结后，其最好的张力强度大致相当于一个方结。

滑结（sliding knots）是由于打结的过程中一个线端拉紧，只用另一个线端打结造成的。打结的过程中交替绕线方向比单一方向更加安全。与平结相比，滑结的优势在于能在第一个结的根部保持张力,同时滑结还适合于狭窄操作空间的深部打结。滑结的主要缺点是其抗拉强度不如方结,除非超过 3 个结。滑结常用于结扎盆腔深部的血管蒂。

应该注意的是,使用这些技术进行打结时,如果使用两根不同直径的缝合线或者将一条线系在同一线的双袢圈上时都可能会导致线结的抗拉强度不够,这在连续缝合筋膜的时候尤为重要(图 5.12)。参见第七章关于手术结的附加讨论。

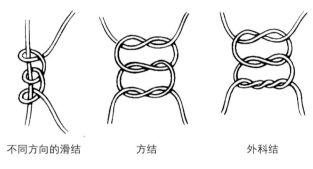

不同方向的滑结　　　　方结　　　　外科结

图 5.12　滑结和平结

手术技术

解剖技巧

外科专业的学生在手术操作之前,必须具有扎实的手术解剖学知识。许多外科手术操作需要重复机械操作,例如分离组织,打结,或使用缝针缝合组织。通过重复操作,可以将这些任务内在化(internalized)为肌肉记忆(muscle memory)。

每一项手术操作都可以被分解为具体的步骤或目标。在学习期间,通常是在协助主刀医师时,学习者观察手术操作的过程,以内在化具体手术所需的步骤,并观察经验丰富的外科医师的操作。现在,有大量的手术学习视频,外科医师在对患者进行手术之前,还可以在一些学习平台上回顾手术操作技巧的模拟。

外科解剖是暴露相关手术解剖结构的机械过程,以便在不造成不必要的出血风险和重要结构损伤的情况下进行既定的手术,同时造成最小的组织损伤或失活。重要的是要记住,大多数腹部和盆腔器官都包裹着一层薄薄的内脏筋膜(visceral fascia)。在腹膜后区域,内脏筋膜鞘之间的潜在间隙有疏松的结缔组织。了解潜在的腹膜后间隙及

其边界对盆腔手术至关重要,因为没有主要结构穿行这些间隙。

在一些手术中,手术解剖相对简单,而在其他情况下,由于炎症、既往手术史、放疗或恶性肿瘤导致解剖变异时,特别是一些困难的操作,外科手术必须要每毫米地进行,以恢复正常的解剖关系。重要的是,在没有确认重要器官得到保护时,要避免盲目解剖或切开不透明的致密组织。经验丰富的外科医师需要将解剖知识与每一步的手术目标相结合,从而进行有效、安全的解剖。此外,外科医师还应该学会辨认经常模糊的视野,特别是关键结构只能部分显示或被血液或瘢痕化遮挡时。

提拉和切割

这项技术是用两把抓持器械提拉组织平面的一部分,通常是筋膜或腹膜,使其篷起这些结构。用手术刀切开或用剪刀剪开组织,从而能够进入组织平面下方的间隙(图 5.13)。

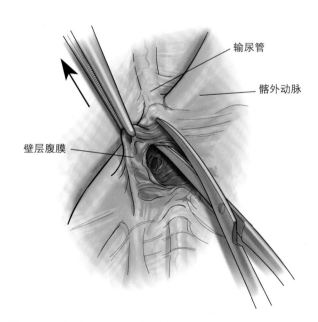

输尿管

髂外动脉

壁层腹膜

图 5.13　提起并切开腹膜(Redrawn from Rogers RM, Taylor RH. The core of a competent surgeon:a working knowledge of surgical anatomy and safe dissection techniques. *Obstet Gynecol Clin North Am* 2011;38(4):777-788. Copyright © 2011 Elsevier. With permission.)

这项技术在腹部切开皮肤、皮下组织和筋膜后进入腹膜时使用。术者用无创镊子或组织钳抓住并提起腹膜,助手同样抓住并提起腹膜,术者松开腹膜,重新抓持,并在切开腹膜之前用镊子提起,这

样可以使最初被抓住的肠管脱落。剩余的腹膜可在提起对侧边缘后切开,以便能够直接观察。

当进入腹膜后间隙时,也可采用同样的方式切开后腹膜。需要注意的是,在腹膜下还要剪开一层薄的内脏筋膜,才能容易地展露腹膜后间隙。

推开和扩展

在此操作中,将剪刀或直角解剖钳等器械的头端插入潜在间隙并打开(图5.14),这样可以打开部分间隙,从而能够重复操作,逐步扩大间隙。通常,因为担心切开过程中损伤下方的组织,初学者(novice surgeons)倾向于使用解剖器械。当间隙被部分打开时,可以同时使用两种器械(例如,钳子和剪刀)轻轻地扩展组织。

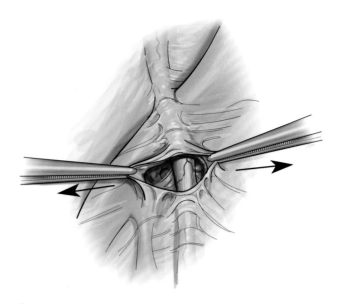

图5.15　牵拉/反牵拉技术扩展组织(Redrawn from Rogers RM,Taylor RH. The core of a competent surgeon: a working knowledge of surgical anatomy and safe dissection techniques. *Obstet Gynecol Clin North Am* 2011;38(4):777-788. Copyright © 2011 Elsevier. With permission.)

摩擦/擦拭

可以使用解剖器械推开内脏筋膜平面,扩展潜在间隙(图5.16)。通常采用Kitner"花生米"或纱

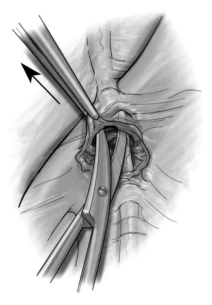

图5.14　推开和扩展技术展露间隙(Redrawn from Rogers RM,Taylor RH. The core of a competent surgeon:a working knowledge of surgical anatomy and safe dissection techniques. *Obstet Gynecol Clin North Am* 2011;38(4):777-788. Copyright © 2011 Elsevier. With permission.)

牵拉/反牵拉

可以将组织向相反的方向轻轻牵拉(图5.15)。通过向相反的方向牵拉切口边缘或在组织间隙被部分打开之后,使用两个较长的解剖器械(例如镊子)轻轻扯开(to gently lever)组织。通常情况下,与组织平面成直角的简单牵引就可以使疏松的结缔组织分离,这样对于识别并电灼阻断小的穿行血管很有用。

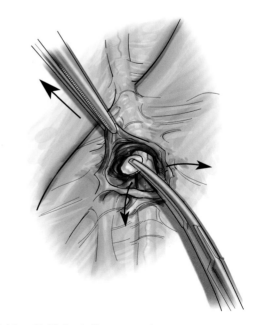

图5.16　用闭合的剪刀图示摩擦/擦拭解剖分离方法(Redrawn from Rogers RM,Taylor RH. The core of a competent surgeon:a working knowledge of surgical anatomy and safe dissection techniques. *Obstet Gynecol Clin North Am* 2011; 38(4):777-788. Copyright © 2011 Elsevier. With permission.)

布卷（sponge stick）推展膀胱阴道间隙。如果组织与筋膜平面粘连致密，可以使用剪刀，平行于组织平面每毫米地小幅度推进，直到能够使用摩擦 / 擦拭的方法。

水分离

在一个潜在间隙中快速注入生理盐水或类似液体，产生静水压力从而分离间隙。这常被外科医师用于腹腔镜手术中打开腹膜后间隙，也同样用于在阴道前或后壁修复过程中，用于膨起阴道前壁或后壁组织。

通常，可以联合使用这些技术，例如，首先用剪刀的尖端通过推开和扩展来打开间隙，然后在已打开的间隙内轻轻地牵拉来进一步扩大空间。重复操作，手术医师可以通过视觉和触觉输入来识别组织特征。

探查盆腔腹膜后间隙

在妇科实施较多的手术，如子宫切除术或卵巢切除术时，需要掌握盆腔手术解剖学的基础知识，包括腹膜后主要间隙的位置和边界，以及盆腔各层次重要结构的解剖关系（图 5.17）。通常，当腹膜内解剖是扭曲的，解剖腹膜后间隙是明确重要解剖关系的唯一选择。

骨盆缘和直肠侧间隙的解剖

输尿管沿骨盆漏斗韧带的后内侧走行，在骨盆入口侧壁，髂总动脉分出髂内动脉和髂外动脉。在进行卵巢切除术时，特别是由于炎症、子宫内膜异位症或肿瘤导致解剖结构扭曲时，将骨盆漏斗韧带与输尿管和侧壁血管分离开尤其重要。

在骨盆缘，从内侧向外侧解剖时有三个主要的手术层面：阔韧带内侧叶与输尿管及其周围的内脏鞘膜；髂内血管及前支与淋巴管，以及髂外血管和淋巴结（图 5.18）。闭孔神经和血管位于髂外血管的后方，恰好位于腰大肌（前）和闭孔肌的内侧。

确定输尿管最可靠的方法是切开与输卵管和骨盆漏斗韧带平行的外侧阔韧带的后叶，打开腹膜后间隙，腹膜切口可以向上延伸至结肠外侧的结肠侧沟。使用牵拉 / 反牵拉技术，将大部分压力施于阔韧带内侧叶平面上，就会打开进入腹膜后间隙。以垂直角度牵引侧壁血管是展开直肠侧间隙最有效的方法。最有效的初始定位输尿管的方法是在骨盆入口边缘，而不是在盆腔深部其穿过输尿管隧道处。输尿管在髂总动脉分叉处 1cm 内进入盆腔，然后向内侧和后方下行至膀胱。在髂内动脉外侧可打开直肠侧间隙，从而暴露整个输尿管盆腔段，直到它进入输尿管隧道。观察输尿管蠕动，以确定

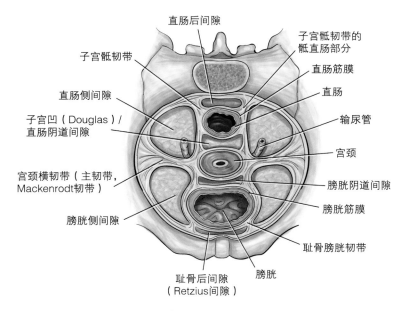

图 5.17 盆腔无血管间隙与主要解剖结构之间的关系

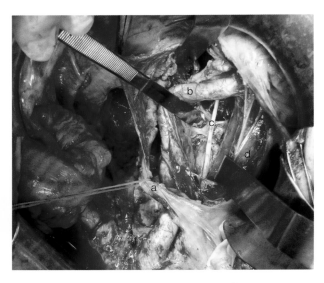

图 5.18 右侧直肠侧间隙和膀胱侧间隙的解剖。a. 右侧输尿管；b. 右侧髂外动脉；c. 闭孔神经；d. 右侧闭孔间隙的脂肪（Reprinted with permission from Wexner SD, FleshmanJW. *Colon and Rectal Surgery: Abdominal Operations*, 2nd ed. Philadelphia, PA: Wolters Kluwer, 2018.Figure 41.3.）

其结构。

在肥胖患者中，大量的腹膜后脂肪可能会使腹膜后结构的暴露变得困难。重要的是要认识到，大部分脂肪包含在淋巴组织内，并有薄的内脏筋膜包裹。首先，在侧面打开阔韧带，然后识别血管外侧的腰大肌，通常情况下，提起骨盆漏斗韧带，牵拉卵巢血管下方阔韧带的内表面，可以打开间隙。另一种方法是，在覆盖血管的脂肪束上，也可以通过推 / 展和牵拉技术进行内侧解剖，然后将剥离方向从外侧到内侧改变为从前向后，进入直肠侧间隙的上部。

游离输尿管有时是必要的。目的是在不剥离长段输尿管周围组织，避免输尿管失去血供的前提下，将输尿管游离。夹住阔韧带的内侧叶，提拉至输尿管上方水平。采用推开和扩展的方法，与输尿管成直角解剖，直到一小段输尿管被游离。如果致密纤维累及输尿管，应当从密集的纤维区域开始游离。为避免损伤输尿管，应抓提输尿管周围组织，而不是输尿管本身。应当使用可塑性拉钩、压脉带或其他器械来牵拉输尿管，而不要长时间抓持输尿管。

髂内动脉和子宫动脉的结扎

髂内动脉结扎有时用于控制手术出血和产后出血。髂内静脉位于髂内动脉的后内侧。髂内静脉的走行、位置以及分支存在较多变异。结扎髂内

动脉时，应打开膀胱上动脉外侧和髂外血管内侧的膀胱旁间隙。清除膀胱上动脉的外侧的蜂窝组织，并反向进入盆腔。牵拉髂内动脉，从远端到近端暴露。使用直角钳，由前面向后面推开 / 扩大，分离髂内动脉远端至其跨过髂内静脉处，然后穿过缝线准备结扎。与从后向前分离相比，按照这个方向进行分离不太可能损伤髂内静脉丛。通常穿过两根缝合线，然后打结，动脉就不会被离断。更多的处理细节请阅读第 8 章和图 8.3。

在根治性子宫切除术中，需要分离子宫动脉和主韧带，在减瘤手术或子宫内膜异位症导致的子宫直肠窝封闭时，有助于控制子宫的血供。主韧带是由子宫动脉深处的血管和宫旁组织组成，这是直肠侧和膀胱侧间隙之间的"网"状组织。在打开膀胱侧间隙后，应将膀胱上动脉远端游离在膀胱外侧，这样可平行于髂外血管进行牵拉，沿着膀胱上动脉仔细解剖，逆行进入盆腔，可确认子宫动脉。将缝线绕过子宫动脉后结扎，或缝扎（图 5.19）。更多的讨论见第 8 章和知识框 8.1。

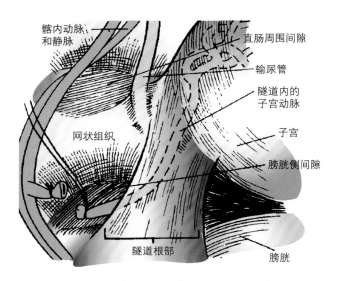

图 5.19 盆腔内膀胱侧和直肠侧间隙的解剖结构（Reprinted with permission from Jaffe RA, Schmiesing CA, Golianu B. *Anesthesiologists Manual of Surgical Procedures*, 5th ed. Philadelphia, PA: Wolters Kluwer Health, 2014.Figure 8.1.9.）

骶前间隙的解剖

骶骨阴道悬吊术和骶前淋巴结切除术中，需要进入骶前间隙的上部。实际上，这里是低位"腰椎前"间隙的起始部。有时，需要进入更深的骶前间

隙,并解剖至尾骨水平,以便于在解剖困难,或者妇科肿瘤减瘤术中,需要整块切除直肠乙状结肠(骶前间隙的解剖见第 1 章和图 1.33)。

　　为进入这一间隙,将乙状结肠牵向左侧牵拉,在结肠右侧或右侧髂总动脉上方打开骶骨岬上方的腹膜,必须小心避开右侧输尿管。首先采用牵拉/反牵拉和推开 - 扩展技术将腹膜向前分离,这将暴露主动脉和髂总静脉分叉处。要避免向后贸然分离,因为骶正中动、静脉从髂总血管的交会处下行,走行于最低腰椎前韧带和骶骨岬的前方,继续沿着骶骨凹陷下行。损伤进入骶中静脉的交通静脉支可导致难以控制的出血,因为被切断的静脉回缩至骨膜的下方。

　　可进一步打开骶骨 / 血管和乙状结肠远端 / 直肠肠系膜之间的结缔组织,从子宫骶韧带下方延伸至尾骨尖端。在解剖过程中,大部分操作需要轻柔地朝向前方,以便能从骶骨前韧带向上提拉乙状结肠远端和直肠近端。

耻骨后间隙或 Retzius 间隙的解剖

　　展露这一间隙(图 5.17)是耻骨后悬吊手术、游离膀胱是行输尿管再植术和盆腔脏器切除术的关键。打开膀胱头侧腹膜,首先从中线沿着耻骨表面轻柔地分离,避免损伤沿尿道和膀胱底部外侧的双侧血管丛。这种解剖通常在膀胱颈部下方继续进行,暴露尿道外侧的盆底筋膜。如果要进行膀胱切除术,这种剥离可以游离整个尿道。

膀胱侧间隙的解剖

　　进入膀胱侧间隙有两个入路:①从展露好的耻骨后间隙(图 5.17)侧方解剖进入,最常用于阴道旁修复时;②经腹腔入路,最常用于根治性子宫切除术或盆腔淋巴结切除术。

　　当从耻骨后间隙进入时,膀胱上动脉位于该间隙的前方。首先,沿着耻骨上支和下支的凹曲面,轻柔地扩展打开这一间隙,随着这一间隙的进一步展露,将阴道前壁向后方牵拉,并略微向对侧。在耻骨下支水平将会遇到肛提肌板,沿着肛提肌解剖可以显露位于闭孔神经和侧壁血管下方的肛提肌肌腱。

　　经腹腔入路,首先在髂外血管的内侧分离圆韧带,并打开阔韧带的前、后叶至圆韧带。最常见的

情况是,在膀胱外侧的腹壁上有一个腹膜脊,这是膀胱上动脉的延续,可以透过腹膜抓住,并向内侧牵拉,这样可以部分打开该间隙。在肥胖的患者中,从附着于髂外血管远端的脂肪淋巴组织的中间分离结缔组织,也可以打开该间隙。向内侧牵拉膀胱上动脉来进行扩展分离通常最有效,附着在膀胱上动脉上的脂肪组织可直接从动脉上剥离,继续向深层解剖分离,直到暴露提肛肌板,再向后面剥离,直到暴露出髂外血管和髂内动脉。关于展露盆腔间隙的更多讨论见第 25 章。

要点

■ 低截石位是大多数盆腔开放手术的理想选择。这样第二助手可以站在患者两腿之间,以改善手术野的暴露。这一体位已经暴露阴道和肛门,在进行困难的结构解剖时,可以将纱布卷置入阴道内,或插入直肠内,都有助于识别这些结构。此外,如果需要确定输尿管是否通畅或行输尿管支架植入,该体位适合进行膀胱镜检查。

■ 手术野的良好照明对任何手术都至关重要。顶灯(overhead lights)应放置在不受手术术者们头部阻挡的位置,可能需要在手术过程中动态移动。通常,头灯(headlight)对于持续照明盆腔深部手术视野是有用的。

■ 长时间的开腹手术会让手术医师筋疲力尽。最符合人体工程学的姿势可以避免单台手术过程中不必要的紧张和疲劳,并最终延长盆腔外科医师的职业生涯。手术术者应背部挺直,肩膀向后,双脚略分开与肩同宽,重量均匀分布在两脚之间。

■ 手术台的高度应该在患者腹部表面略低于手术者腰部的高度,这样就可以看到盆腔全景。手术医师的手臂放在两侧,肘部的伸展度略大于 90°,如果手术台太高,手术医师就需要抬高自己的肘部,肩膀就会紧张,在手术过程中消耗能量。

■ 在长时间的手术过程中,经常会发现由于手术野暴露不足,手术医师需要扭曲体位才能观察到关键结构或牵拉邻近组织。手术医师应该意识到这些情况,并尽量改变姿势,以避免上背部和下背部的紧张。

■ 手术结是手术医师技能的重要组成部分。虽

然是看似平凡的技巧，但使用不同材料的缝线练习打结非常重要。

■ 进行较多的妇科手术，如子宫切除术或卵巢切除术，需要具备盆腔外科解剖学基础知识，包括主要腹膜后间隙的位置和边界，以及盆腔各层重要结构间的解剖关系。

（万吉鹏　王飞　赵兴波　译）

参考文献

Balgobin S, Hamid SA, Wal CY. Mechanical performance of surgical knots in a vaginal surgery model. *J Surg Educ* 2013;70(3):340–344.

Behm T, Unger JB, Ivy JJ, et al. Flat square knots: are 3 throws enough? *Am J Obstet Gynecol* 2007;97(2):172–175.

Bogliolo S, Masacchi V, Dominari M, et al. Barbed suture in minimally invasive hysterectomy: a systematic review and meta-analysis *Arch Gynecol Obstet* 2015;292(3):489–497.

Duefias-Garcia OF, Sullivan GM, Leung K, et al. Knot integrity using different suture types and different knot-tying techniques for reconstructive pelvic floor procedures. *Int Urogynecol J* 2018;29(7):979–985.

Galczynski K, Chauvet P, Ferreira H, et al. Surgical film: laparoscopic dissection of female pelvis in 10 steps. *Gynecol Oncol* 2017;147(1):189.

Gingold JA, Falcone T. Retroperitoneal pelvic anatomy during excision of pelvic sidewall endometriosis. *J Endometr Pelvic Pain Disord* 2016;8(2):62–66.

Hurt J, Unger JB, Ivy JJ, et al. Tying a loop-to-strand suture: is it safe? *Am J Obstet Gynecol* 2005;192(4):1094–1097.

Ivy JJ, Unger JB, Mulkherjee B. Knot integrity with non-identical and parallel sliding knots. *Am J Obstet Gynecol* 2004;190(1):83–86.

Kadar N. Surgical anatomy and dissection techniques for laparoscopic surgery. *Curr Opin Obstet Gynecol* 1996;8(4):266–277.

Patel SV, Paskar DD, Vedule SS, et al. Closure methods for laparotomy incisions for preventing incisional hernias and other wound complications. *Cochrane Database Syst Rev* 2017;11:CD005661.

Reich H. Pelvic sidewall dissection. *Clin Obstet Gynecol* 1991;34(2)412–422.

Rogers RM, Pasic R. Pelvic retroperitoneal dissection: a hands-on primer. *J Minim Invasive Gynecol* 2017;24(4): 546–551.

Rogers RM, Taylor RH. The core of a competent surgeon: a working knowledge of surgical anatomy and safe dissection techniques. *Obstet Gynecol Clin North Am* 2011;38(4):777–788.

Van Leeuwen N, Trimbos JB. Strength of sliding knots in mulifilament resorbable suture materials. *Gynecol Surg* 2012;9(4):433–437.

电子和激光能量原理在妇科手术中的应用

Ted L. Anderson, Magdy Milad

自 1800 年代末以来，医学和外科手术越来越依赖于能量的应用。事实上，今天大多数妇科手术都结合了某种形式的能量应用。遗憾的是，许多外科医师并不完全了解控制预期生物学效应的基本物理原理，或者不了解该如何有效地操纵设置和技术来达到这些效果。典型的轮转规培住院医师（typical resident）或妇产科专业毕业的住院医师（fellow）通常只接受过有限的关于电外科原理和应用的正式培训。重要的是，外科医师对电外科原理认知的局限性，可能会造成能量的意外传递，从而导致即刻或延迟的并发症。

在过去的 30 年里，电外科器械和发生器逐渐发展成复杂的系统，它们可以与组织相互作用，通过调节、限制甚至中断能量传递，以响应组织阻抗的快速变化。在某些情况下，同一器械设备可以提供多种能量模式。为了安全有效地使用这些设备和系统，当代妇外科医师必须具备关于能量产生、输送和组织效应的工作知识。

本章的目的是介绍电外科手术和激光技术的基本原理。更确切地说，作者希望用一种实用的方法来说明这些原理如何应用于妇科手术领域，以促进现有器械的安全使用。

电外科的历史与发展

早在公元前 4 世纪，埃及人就描述了一种称作"火钻子"（"fire drill"）的装置用于治疗伤口，这种装置可以沿着其轴迅速转动，产生热量。在同一世纪，有一种鱼被称为"海雷神"（"thunderer of the sea"），它能发出电击，被认为碰触时有潜在的治疗能力。在 Hippocratic 文集的早期著作（约公元前 400 年）中，Hippocratic 的追随者描述了通过直接加热治疗各种肿瘤和痔的方法。这一时期，热量的使用往往是通过将经过特定的加热金属设备直接放置在伤口上，其本质上是造成Ⅲ度烧伤，并没有调节组织效应的能力。因此，"烙术"一词就从希腊语 kauterion 演变而来，意思是"热烙铁"。大约在 1600 年，英国内科医师和科学家 William Gilbert 引入了"electricus"这一术语，意为"琥珀样"，因为他们发现物体在琥珀棒上摩擦后会相互吸引。电被广泛使用之后，这个概念被进一步扩展为"电烙术"，描述的是用电加热设备的金属尖端，然后直接加热组织。

18 世纪 Benjamin Franklin 的有关电的实验，引发了直接将电流应用于人体组织可能在医学上具有优势的想法。当 John Wesley（英国）、Johann Kruger（德国）和 Jean-Antoine Nollet（法国）进行麻痹实验时，Franklin 及其荷兰（尼德兰）同事 Jan Ingenhousz 描述了几次意外的非致命性头部电击后的"高度兴奋状态"，并提出将此法用于治疗忧郁症。

两项重大发现为电在现代医学上的应用铺平了道路。首先是 Michael Faraday 和 Robert Todd 对电磁感应（electromagnetic induction）的认识，带来了可靠地利用和存储电能的能力，这为电外科发生器（electrosurgical generators）的发展开辟了一条道路。第二个发现是对 Luigi Galvani 研究成果的延伸，Galvani 证明，电流作用于青蛙腿会引起肌肉收缩。William Morton 和 ArsenneD'Arsonval 认识到，在高于 100kHz 的频率下，电流可以通过人体而不会引起疼痛或灼伤，也不会引起肌肉（包括心肌）痉挛，即 Faradic 效应。D'Arsonval 进一步指出，电流直接影响体温、氧气吸收和二氧化碳的消除，并随着电流通过身体而增加。值得注意的是，温度的增加与"电流密度"的平方成正比。

1900 年代初期，法国外科医师 Joseph Rivière 可能是第一个在临床上使用电的人，以电击的方式治疗手部溃疡。1920 年代，Grant Ward 证明连续正弦波形（sinusoidal electrical waveform）电流更适合切割组织，而间断正弦波形电流的凝血效果更好。这导致了神经外科医师 Harvey Cushing 和物理学家 William Bovie 之间当时被认为是臭名昭著的合作（infamous collaboration），研发了一种电外科装置（又名发生器），用于神经外科手术中的术中止血。他们在 1928 年发表了一系列颅内肿瘤切除病例的结果，其中有一段 Bovie 博士的摘录，描述了应用于组织表面的脱水（干燥）、切割和凝结的原理。这些具有里程碑意义的事件催生了电在医学上的现代应用时代。不幸的是，Bovie 因他的发明而受到惩罚，并被告知只有江湖骗子才会在手术中使用电。最终，Bovie 以 1 美元的价格卖掉了专利，死时身无分文。

电外科的基本原理

电烙/灼术（electrocautery）和电外科手术（electrosurgery）不是同义词。电烙术是指将直流电（directcurrent）通过高电阻的器械（如金属丝）上产生热量，然后将热器械直接用于组织上以破坏组织，这就像用一根电热丝灼热皮肤一样（患者组织不包括在电环路中）。电烙术的常见用途是在急诊科用于减轻指甲下的血肿。不用说，电烙装置在传统的手术室中并不常用。相反，电外科手术是利用交流电（alternating current, AC）射频的形式将动能转移到组织中，从而提高细胞内温度，通过调节细胞内温度来达到预期的组织效应（患者组织包括在电环路中）。

电外科手术有三个必备要素。首先，必须有一台电外科装置或发生器，以将手术室壁装电源（频率为 60Hz）（译者注：中国的交流电频率为 50Hz）输送的电流调整到更高的频率（>200 000Hz），并以所需的形式进行输送；其次，必须有一个激活电极（active electrode），以所需的形式将电传递到目标组织；第三，必须有一个回路电极或分散电极来使电路完整。

电外科装置通过组织的电流遵循物理学的基本原理。交流电迫使能量粒子（电子）在正极和负极之间的组织中快速往返。电路这个术语是用来描述电子所经过的路径，在电路中，电流通常通过导体（如导线）传输，但也可以通过活体组织传输。经过细胞的电流会改变细胞电解质的极性（Na^+、Ca^{2+}、K^+、Cl^- 等）。电磁能量使阴离子向正极迁移，阳离子向负极迁移，这就是所谓的电化学效应（galvanic effect）。重要的是，射频频谱中高频电子流的频率超过了细胞膜去极化所需的频率（100kHz），并且不影响钠或钙通道的开启。不过，作为热力学变化的结果，这些细胞内带电离子的摩擦力产生动能激发和随后的细胞内热效应。

电子通过导体的流动称为电流，是由两种相反的力控制的，即电压（推动电子沿电路流动的力）和电阻（与电子自由流动相反的力）。如图 6.1 所示，欧姆定律定义了这种关系。从这个关系可以看出，要增加电子流（电流），必须增加电动势（电压）或减少阻抗（电阻）才能自由流动。有人指出，把它想象

$$\frac{电流(I)}{(安培)} = \frac{电压(V)(伏特)}{电阻(R)(欧姆)}$$

图 6.1 欧姆定律描述了电子在电路中的流动

成水在花园的软管中流动可能会帮助理解。如果你扭结软管(增加阻抗),你的水流(电流)将会减少,而解决这个问题的唯一方法就是按比例增加水压(电压)。

我们可以通过研究功率的概念来进一步探讨电阻和电压之间的关系。功率的定义是单位时间内执行某项功能所需的瞬时能量,以瓦为单位。具体来说,功率的定义是电动势(电压)乘以电子流量(电流),即 $W=V \times I$。利用欧姆定律($I=V/R$)的数学代换,我们可以推导出功率(瓦特)与电压的平方除以电阻有关,即 $W=V^2/R$。在实践中,这意味着随着电阻的增加,为了维持执行某个功能所需的功率,电压也会相应地增加。重要的是,我们必须利用和控制好电压,以有效和安全地完成电外科手术。如果再回到软管类比,这意味着如果阻力增加(使软管扭结),则为了维持单位时间内的功率或瞬时能量执行工作功能(为花园浇水),电压(水压)必须增加。由此,我们掌握了电外科应用的基本的数学和物理学基础。

电外科设备(发生器)

电外科设备的输出

电流通过电外科器械(激活电极)以每秒 20 万~300 万个周期(Hz,赫兹)的频率在电外科设备和手术视野内的组织之间传递。这些频率是射频频谱中的一部分。如图 6.2 所示,这个范围包括普通家用电器(60Hz)、广播电视(10^8Hz)、微波(10^{10}Hz)和伽马射线(10^{24}Hz)(译者注:中国的交流电频率为50Hz)的频率。频率低于每秒 100 000 次会引起强直性肌肉收缩(Faradic 效应)。而在电外科手术过程中,当电流频率调到 100 000Hz 以下时,很少会

发生肌肉抽搐或神经刺激现象,这可能是由生物物理环境中的多个电路回路相互作用所致。

大多数现代的使用电晶体的(solid-state)电外科设备都能产生超过 8 000V 的电流。然而,在通常情况下大多数输出的电压都在 500~3 000V,频率在 500 000Hz 以上。此外,现在大多数发生器都是根据输出功率进行校准的,由手术人员设定的功率反映了电外科手术开始时使用的功率。随着能量的应用,组织温度升高,阻抗增加,根据我们之前的计算,此时功率会降低。此外,许多现代的电外科设备被描述为自适应发生器(adaptive generators),它们通常设计为与具体器械协同工作,在计算机控制下实时调整输出,比如,它们他们可以通过测量手术部位的组织阻抗来相应地调节输出。此外,电外科设备通常具有限制最大电压的功能,从而减少"杂散能量"的意外影响。

分散电极("回路极板")

过去的发生器都是接地设计,这意味着"地面"是电路的一部分。不幸的是,这使得电路可以绕过分散极板(有时称为接地极板),通过其他路径到达地面,从而在心电图导线等部位造成患者意外的热损伤。隔离电路电外科设备在 1960 年代末引入,这种设备提供的电流会返回到原设备(而不是"接地")以完成电回路。此外,流向患者的电流是来自整体式电外科设备中绝缘的变压器产生的。因此,当电路中断时,电子无法进入地面,也就不会有电流的流动。这里引入"回路电极"的概念,而不是"接地极板",尽管这两个术语经常(错误地)互换使用。从技术上讲,即使是"回路"电极这个术语也是用词不当,因为电流通过它的频率和功率与"激活"电极相同。术语"分散电极"最准确地描述了用于远离手术区域部位的电极板。由于其较大

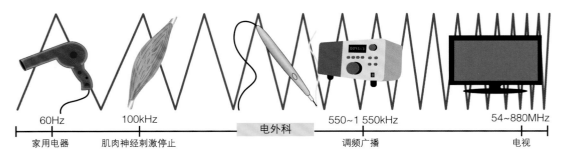

图 6.2　射频频谱。高频电刀产生的频率与 AM 无线电波的范围重叠,因此被称为"射频"

的表面积分散了电流,它实际上消除了受伤的风险。然而,如果分散电极放置不当或在术中部分脱落,则电极某些点的电流密度可能过大,从而导致灼伤。

回路电极监测于1980年代引入,至今仍在使用。在该系统中,分散电极由两个并排的导电面组成,由绝缘体隔开,所有导电面都包含在同一个极板中(图6.3)。电外科设备中的内置监视器通过低阻抗巡检电流(low-impedance interrogatory current)来测量极板与皮肤接触的完整性。两个极板之间的阻抗应该保持在20~100Ω,这是通过均匀的皮肤接触来实现的。如果接触不良,则会发生报警,电刀发生器

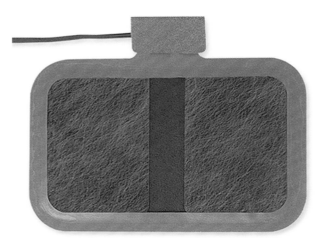

图6.3 分散电极或"回路"电极由包含在极板衬垫内的两个并排电极组成。巡检电路确定两者之间的阻抗,除非达到组织阻抗(20~100Ω),否则不允许设备启动

会自动中断输出。分散电极应保持干燥,并将其长边放置在最靠近手术野的位置,这样可以使电流沿前缘最大限度地分散。极板的尺寸各不相同,包括适用于新生儿、儿童和成人的各种大小,为了患者的安全,前两种为患者安全提供的能量输送有限。

电外科电路、波形和组织效应

单极电路和双极电路

所有现代电外科设备均具备通过单极或双极电路和连续或间断波形输出的射频输出来调节电流的能力。按照惯例,我们通常将这两种模式分别称为电切(CUT)和电凝(COAG),以向 Ward 和 Bovie 在1920年代描述的组织效应致敬。但是,术语电切和电凝是误称,因为它们是指组织效应而不是波形,下面将详细讨论。此外,术语单极电流也是一个误称,因为所有电路在技术上都必须是双极的。

更适合用于区别不同电外科电路的是激活电极和分散电极之间的相对位置。在单极电路中,激活电极(产生组织效应的器械)和分散电极彼此相距很远。因此,射频能量通过激活电极进入人体后,每秒数千次的方向交替,并通过无数的路线分散,最终沿着对分散电极阻力最小的路径完成电回路(图6.4)。激活电极上射频能量的集中(高电流密度)会导致该部位产生局部组织效应(如灼伤)。相反,

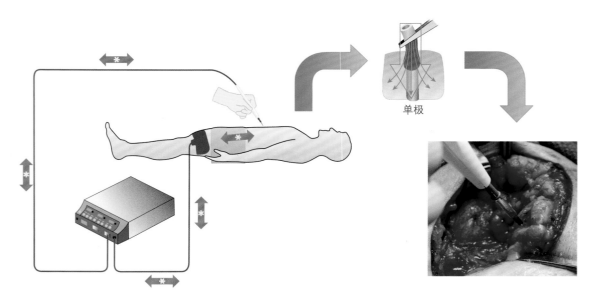

单极

图6.4 单极电回路。射频(电流)从电外科设备通过激活电极传递到患者,然后通过患者分散,最终通过放置在远处的回路电极返回到电外科设备完成电回路

射频能量通过身体和在分散电极处的弥散特性（低电流密度）解释了为什么没有明显的组织效应。运用该原理，外科医师只需通过改变用于传递能量的器械表面积（例如，通过选择使用标准电刀的刀刃或刀背面朝向组织，或者通过使用针式电极来改变电流密度）或通过改变功率设置（图 6.5）就可以来调节激活电极处的组织效应。

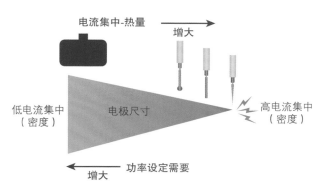

图 6.5　电流密度。激活电极处较高的射频能量集中是该部位产生组织效应的原因。增大电极尺寸会降低电荷密度，减小局部效应。此外，当电流从激活电极向外辐射时，组织效应显著降低

在双极电路中，激活电极和分散电极是同一器械的组成部分，具有相似的表面积。因此，两个电极上的电流密度基本相同。重要的是，患者参与双极电路的唯一部分是电极之间的组织（图 6.6）。然而，热量可以超出电极的边缘，称为侧向热扩散（lateral thermal spread）。

连续波形与间断波形

在单极电回路中，射频能量可以以连续（电切）波形或间断脉冲（电凝）两种形式的电流进行传递。在电切模式中，激活电极传递连续不间断的正弦波形（连续工作周期）；在电凝模式中，射频能量以脉冲形式传递，传递时间仅占一个周期的 6%（间断工作周期）。在静息阶段，含有变性蛋白质的干燥、冷却、凝固组织的电阻增加，这样就增大了持续能量传递所需要的电压。大多数电外科设备提供一种"混合"模式，在这种模式下，工作周期（duty cycle）从 40% 到 80%，从而使设备具有切割和凝结的混合特性（图 6.7）。需要注意的是，当使用混合模式时，传递的功率是基于电切模式设置的。例如，如果电切设置为 60W，电凝设置为 40W，那么 50% 的混合模式将在 50% 的时间内输出 60W，剩余 50%的时间内输出 0W（也就是说，选择混合模式时，电凝的设置对输出的能量没有影响）。

所有双极设备都使用连续正弦波形（电切）提供射频能量。可在双极模式下使用的现代器械也利用压力来降低血管脉压，减缓通过中间组织的血流，从而确保血管壁的融合（接合）。这进一步帮助能量在电极之间保持集中，以达到最理想的组织效应。此外，通常还结合反馈机制，来确定电极之间的组织何时足够干燥。这种组织响应技术使自适

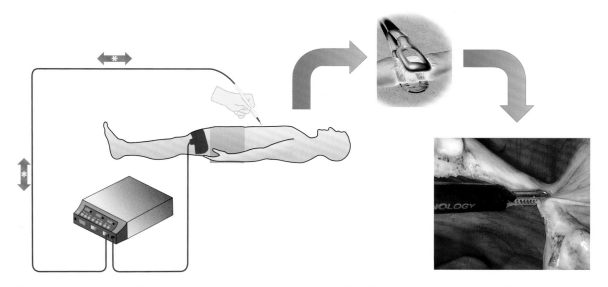

图 6.6　双极电回路。射频（电流）通过激活电极从电外科设备传递到患者，并通过位于同一器械中的分散电极返回到电外科设备完成电回路，只有位于电极之间的组织参与了电回路

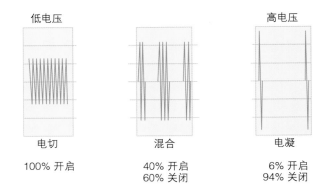

图 6.7　连续（电切）工作周期和间断（电凝）工作周期的不同之处在于，同一周期内，射频能量传递的持续时间和传递能量所需的电压不同。大多数电刀发生器提供混合模式，通过改变工作周期的持续时间，提供两种模式的一些特性。

应电外科设备能够测量组织阻抗数千次，并能在完全实现组织效应时停止能量的输出。

尽管术语电切和电凝在电外科词典中已根深蒂固，但是为了更好地实现组织效应，考虑波形和技术会更加有用。射频能量可通过非接触模式下的快速升温（汽化），或通过缓慢的深度脱水和蛋白质变性（干燥），或者通过表面电子喷射形成电弧（电灼）来切割组织，通常导致组织炭化（表 6.1）。温度变化与上述影响中的每一种都有关联，虽然细胞死亡受时间、温度和压力的共同控制，但我们知道组织中不可逆的损伤通常发生在 ≥60℃ 时，其原因是细胞内蛋白质变性和凝结；当组织被加热到 ≥90℃ 时会发生细胞脱水（水分蒸发），这被称为干燥（desiccation）；温度迅速上升到 ≥100℃ 会导致细胞壁破裂，因为液态水会通过汽化变成蒸汽（vaporization）；当温度 ≥250℃ 时，组织开始烧焦、炭化，并产生电灼（fulguration）效应。

表 6.1		
组织效应可以通过改变波形和使用激活电极的接触或无接触技术来改变		
	无接触	接触
电切（连续）	汽化	干燥
电凝（间断）	电灼	干燥

组织效应

波形和组织接触的影响

如前所述，电切模式依照电外科设备确定的高

频率传递方向交替的连续正弦波形。如果该射频通过一个小的激活电极（高电流密度）传递，并使用非接触技术，就会产生快速而强烈的细胞内热量，使受影响的细胞汽化。蒸汽占据的空间比细胞中的水大得多，产生两种影响。首先，它会使细胞爆裂。其次同样重要的是，它消散产生的热量，以减少对邻近组织的热损伤。因此，这种情况下几乎没有凝固作用。如果激活电极移动太慢，或停留在一个点太久，组织就会脱水，阻抗就会增加，这样组织脱水（干燥）的速度就会减慢。因此，外科医师应当使用小或薄的激活电极，在接触组织之前激活的连续波形（电切模式），从而能够快速有效地分离组织。电离空气的峰值电压约为 200V，在电极滑动时，通过爆裂细胞，使周围的热量或组织凝固最小化，从而促进形成一层蒸汽。

在频率为 500kHz 的电凝模式下，射频能量的突发频率超过每秒 31 000 次。然而，在纯电凝模式下，这只占不到 5% 的时间。在 "关闭" 期间，组织被冷却和变性（凝固），这增加了阻抗。如果电凝波形的峰值电压与电切波形相同，则单位时间内输出的平均功率会更小，因为电凝模式大部分时间内射频能量是关闭的。为了提供相同的功率，电凝波形必须提供与电切波形相同的平均电压。为此，在射频能量被传递的百分比时间内，必须要有较大的峰值电压（图 6.8）。此时产生的高压火花会更广泛地发散，并且由于间歇性加热效应，细胞温度不会迅速上升或充分汽化。因此，细胞脱水的速度会更加缓慢，不会在组织中爆裂产生切口，结果是产生了更大的组织阻抗。由于更高的峰值电压（更大的电动势），电凝波形可以驱动电流通过更高的电阻，从而可以实现浅层的组织电灼和深层的组织干燥，即使在脱水发生后也是如此。电灼和干燥都是组织凝结的形式。在干燥时，电流的密度与激活电极接触的组织面积有关。这能使热量渗透得更深，使组织表面的炭化程度降到最低。另一方面，当（非接触）表面产生火花时，就会发生灼伤。由于高电流密度下的高峰值电压，火花在重复间歇循环中随机喷射，导致组织坏死和炭化。在电流密度相等的情况下，非接触电灼在产生表面坏死和炭化方面更为有效。然而，接触干燥会导致更深层的组织脱水。

激活电极移动的速度对组织效应也有很大影响。回想一下，在理想的速度下，激活电极通过汽

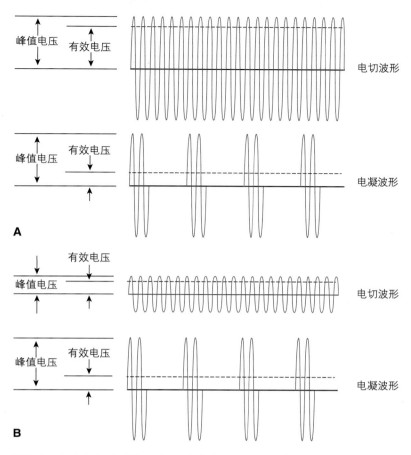

图 6.8　当纯电切和纯电凝电流的峰值电压相同时（如图 A 所示），电凝电流的输出功率只有电切电流的 1/3；相反，当纯电切和纯电凝电流的峰值功率相同时（如图 B 所示），电凝的峰值电压大约是电切的 3 倍。RMS（root mean square）：有效值 / 均方根

化细胞的路径来切割组织时副作用最小。另一方面，移动电极过慢（增加停留时间）会增加周围组织的热量，导致相应程度的组织凝结，当浅表组织被烧灼后，就会充当自己的绝缘体。在同一组织上停留的时间超过电灼效应所需要的时间，有可能引起更深的组织损伤，并有可能产生电子流的杂散路径。同样地，移动激活电极过快将导致连续波形接触模式（干燥），因为它离开了电离空气的微环境（汽化细胞产生的一层蒸汽）。

电极类型

外科医师可以结合运用波形、激活电极的特性和手术技术来实现组织效应（图 6.9）。可以通过改变电极的大小来实现对组织效应的附加操作。电

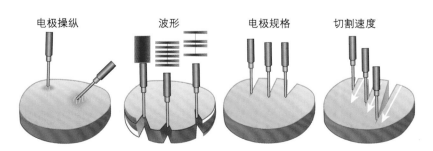

图 6.9　调节组织效应的变量包括电极操纵（接触与非接触）、波形（电切、电凝或混合）、电极规格（电流密度）和激活电极移动的速度

极规格能够影响电流密度,针式电极产生的电流密度比宽面的刀片电极要大。因此,针式电极将会产生更快、更高的温度,有利于汽化(切割),而较宽的刀片电极会导致较低的电流密度和较慢的温度上升,有利于组织干燥。

组织阻抗

最后,为了达到理想的组织效应,外科医师必须考虑目标组织的构成。组织阻抗(电阻)主要取决于含水量,也会影响电外科手术的结果。阻抗在干燥和瘢痕组织中高,在脂肪组织中适中,而在含水量较高的血管组织中很低。在电外科手术中,组织的阻抗是动态的。此外,完成特定电外科手术效果所需要的功率因人而异。身材苗条、肌肉发达的患者整体上是更好的导电体。肥胖或消瘦的患者可能对电流有更多的组织阻抗,因此可能需要应用更高的功率来达到同样的效果。当电极应用于高阻抗区域时,达到给定电外科手术效果所需的功率将会更高。电阻越大,杂散电流寻找替代作用位点的可能性就越大,例如,当水分蒸发、组织凝结时,阻抗就会上升——有时甚至会达到阻止电流流过组织的程度。

分散电极的位置

分散电极的放置也是一个因素。离手术部位越远,阻力越大,达到手术效果所需的功率就越高。如果外科医师反射性地增加功率设定和输出电压,电流就更有可能克服组织阻力,寻求接地阻力最小的替代途径,这可能会导致意外的热损伤。

单极电路的安全问题

正如我们所看到的,欧姆定律的原理,以及"电流必须完成一个电路,否则就不会流动""电接地""电流沿最小电阻路径流动"的规则,为射频能量在外科手术中可预测地使用提供了基础。然而,这些相同的原理说明了非预期能量路径的潜在危险。当不了解电外科原理或者没有正确设置或使用设备时,就会出现并发症。据报道,电外科器械造成的伤害为 2.2‰~5‰。值得注意的是,这些损伤并不总是在手术时被发现,电外科手术损伤通常在术后 3~7 天出现并发症。据信,还有许多未被确

认的伤害,其中一些并不严重,因此被忽视了。对组织的意外热损伤可能与许多因素有关,包括直接和间接的能量应用。作者在这里讨论最常见的可能导致患者受伤的意外能量应用的例子。

开放式激活

外科医师在接触组织之前有意激活有效电极(开放式激活),可以产生电灼效应(前面已讨论)。或许这方面最好的例子就是使用球状电极在宫颈环形电切术(LEEP)的创面进行电灼。虽然在某些情况下这可能是有意为之,但当激活电极距离靶组织足够远时(例如,在开腹手术中的激活电极,在距离目标几英寸时激活射频能量),这将成为潜在的危险。当电极遇到非常高的空气阻力时,能量电荷在电极的顶端积累起来。有了足够的功率,电动势(电压)可以导致射频能量通过绝缘体的电阻将能量释放到最近的位置,可能会产生杂散电路和意外的组织损伤。此外,如果金属存在于磁场中,作为最小阻力的路径,能量可以通过电弧到达金属。

直接耦合

当一个激活电极接触到一个导电器械,该器械将射频能量输送到它所接触的另一个部位(组织)时,直接耦合就发生了。这一原理的一种有意的使用方法是将激活电极的电流通过在手术部位抓持血管的镊子或止血钳。将手持器械的尖端贴近组织并在接触后激活,避免了开放式激活,提供了更彻底的凝结。此外,手持止血钳或镊子的人应该与器械保持良好和平稳的接触,以避免电流集中,并在组织凝结时成为阻力最小的路径,从而造成灼伤。腹腔镜检查中直接耦合的一个常见例子是激活的单极剪刀接触了邻近的肠抓钳,导致射频能量直接转移到非预期部位(肠道)。或者,当激活电极接触到与肠道接触的腹腔镜时,也可能发生这种情况。

绝缘失效

这种"散射能量"可能在腹腔镜手术中比在开腹手术中更常见。由于在使用摄像系统和腹腔镜时,通常仅有不到 15% 的手术野被看到,所以它经常被忽视。腹腔镜器械用绝缘体覆盖以保护周围组织。覆盖在轴上的绝缘层的破损可以通过多种

机制发生,例如通过套管反复移动器械,或在清洗和处理以供重复使用时,可能会导致射频能量通过这些破损处放电,造成与开放式激活相似的后果。由于绝缘失效,肠道经常受到杂散射频能量的影响。通常,乙状结肠壁(或其他组织)变苍白,手术医师应假定组织破坏比可见的更深。这种类型的组织损伤(苍白,变白)在未来更有可能会加重。如果发生这样的肠损伤,一般处理策略是肠切除并修复。未被发现的肠道损伤死亡率为 3%。

电容耦合

　　电容是指物体储存电荷的能力。当相邻的两个导体被绝缘体隔开时,就会发生电容耦合。用这样一种机制来描述它最好,即尽管绝缘完好无损,但激活电极中的电流诱导附近的另一个导体中(无意地)产生感应电流。例如,当使用手术腹腔镜时,绝缘的有效电极(如剪刀)通过手术区域内的一个通道端口,这就造成了有效电极与腹腔镜进行电容耦合的理想情况(图 6.10)。

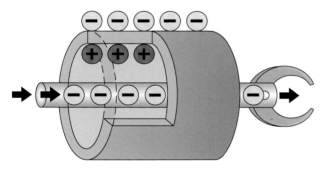

图 6.10　电容耦合是由绝缘体隔开的两个导体之间产生的电流感应。激活电极携带有效电流,并在附近的导体中感应出单独的电流

　　所有标准单极电手术器械都会有一定程度的电容耦合,但很少会有危险。电容耦合的"散射能量"是否会引起临床损伤取决于(a)传输的电流总量,(b)防止积聚的能量弧形放电到非预期组织目标的能力,以及(c)电流返回分散电极时的集中度(即电流密度)。电压或频率的变化都会产生电容耦合,与电凝相比,低电压电切模式的电容耦合性更低。薄的绝缘会减弱电极与周围导体的有效分离,并会增加感应电流。

　　通常情况下,电容耦合可能会产生足够的电流而导致伤害。当使用金属穿刺套管时,它可以与激活电极产生电容性耦合。此外,当常规绝缘电极通过金属冲洗器时,大约 70% 的电流可在冲洗器中感应到。当激活电极通过腹腔镜的手术通道时,也会发生同样的情况。穿过腹壁的纯金属穿刺套管将通过腹壁分散杂散电流,这时因为射频能量在到达离散电极的过程中通过更大的表面积被释放,所以影响很小或没有影响。如果在第一个例子中金属穿刺套管是由塑料套管固定的,或者如果使用塑料穿刺套管,那么射频能量可以累积起来,直到它克服了周围空气的阻抗,通过阻力最小的路径放电到意想不到的目标组织。另一个常见且很少被认识到的例子是单极电手术器械的导线缠绕在手术巾的止血钳上以保持稳定时(图 6.11),随着电手术器械的长时间使用,止血钳可能会通过电容耦合充电,而电能可能会通过最小电阻路径释放到地面,从而导致手术巾起火或患者烧伤。

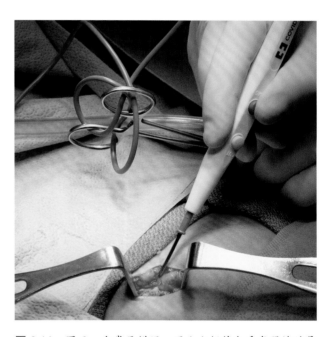

图 6.11　图示一个常见错误。用止血钳将电手术器械的导线固定在手术巾上,为止血钳提供了电容耦合和释放累积能量的机会,从而造成手术单起火或患者烧伤。这是一个安全问题,应该避免

激活电极监测

　　通过对生物物理学的理解,可以减少单极电外科手术中电容性耦合电流的潜在伤害,但更可以通过"聚拢"杂散电流并将电容性耦合限制在手术器械上的激活电极监测系统来消除这种危害。这种

装置（Encision,Inc.,Boulder,CO）已经上市,无论使用哪种套管,都消除了电容风险。该装置由覆盖在激活电极轴上的护罩组成,该护罩将所有电容耦合电流通过返回电极回流到电外科设备单元,从而避免意外的射频能量放电。此外,如果激活电极的绝缘层中有任何可能导致直接耦合到其他金属器械或邻近组织的缺口,则会向外科医师发出音响警报（图 6.12）。

氩气束凝血器

氩气束凝血器是一个安装在绝缘套管内的单极激活电极,通过该套管可将氩气以高达 12L/min（开腹手术）或 4L/min（腹腔镜手术）的速度喷出,它不是通常认为的一种激光器类型。由于氩气的两种独特特性,该仪器非常适用于可控的非接触式组织表面电灼。首先,电子更喜欢跟随氩气流,而不是通过室内的空气或二氧化碳（CO_2）,因为后者对电子流动具有更大的阻力。由于电子选择在阻力最小的路径中流动,它们在氩气流中保持平行（平行排列）,因此可以有效地引导放电产生火花。其次,氩气的电离性质使其在激活电极上流动时,增加了电火花完成到组织表面循环的距离。这些属性造成电火花明亮的蓝色色调,使得光束更容易被发现并准确地瞄准,该仪器最适合用于组织表面的

凝结（图 6.13）。氩气在压力下喷出,将积聚在出血点表面的血液吹走,使得凝结效果更分散和有效。为了实现预期的凝结效果,氩气刀必须像刷漆一样移动,以防止深层组织损伤。

双极器械

第一代

双极电外科器械在 1970 年代中期开始普及,作为单极器械的替代品,希望避免上述杂散电流的并发症。虽然在杂散辐射损伤方面,双极电外科手术器械通常被认为比单极器械更安全,但也不是没有并发症。重要的是记住,热损伤的范围超出器械电极的尖端和两侧。当组织充分干燥后,继续应用电能可能会将加热的水分和随后产生的蒸汽传递到邻近的组织,造成热扩散效应。为了减少这种可能性,当看不到水蒸气、组织变成白色时,手术医师应该停止放电。

过度干燥会导致组织炭化而产生黏性,通常称为"汞膏"。此外,如果长时间使用电凝功能,由于细胞内容物分子分解成糖,激活电极可能会黏附在组织上。当需要深层组织干燥时,应使用电切功能,以确保组织的深度穿透。如果改为使用电凝功能,例如在输卵管绝育中,它可以立即导致表面炭化和

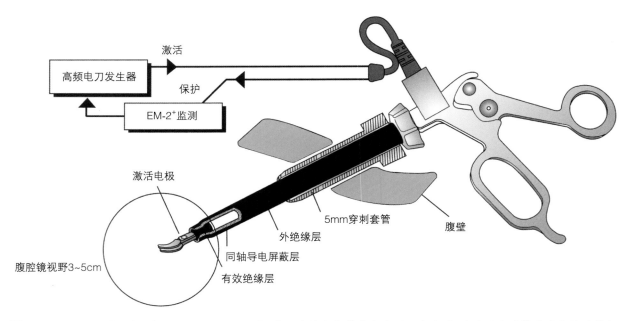

图 6.12　Encision 系统（之前称为 ElectroShield 系统）通过将电容感应电流返回发生器,消除了腹腔镜手术中使用单极器械时意外电容损伤的危险。如果发生绝缘损坏,手术医师就会收到警报

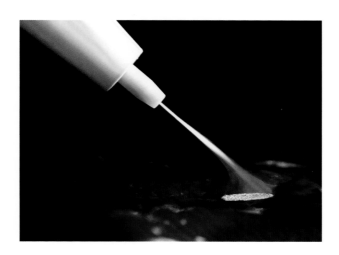

图 6.13　氩气束凝血器。电子以准直的方式沿着氩气流运动,氩气延伸将火花导向组织表面。电离气体有它自己独特的颜色,使电火花很容易可见,以便进行准确电灼

电子流动的停止,使组织阻抗增加,侧向热扩散增加,而此时下方的输卵管内腔仍然保持通畅。由于其连续的低电压波形,使用电切模式可以更精确地控制组织内的能量传递。

当使用双极器械时,建议使用"内联电流剂"来帮助监测组织阻抗的增加,以观察组织是否完全干燥。

第二代

在引入简单的双极电外科设备后,具备更多功能的器械设备被开发出来,将组织干燥和汽化结合在同一设备中。将这些功能整合在一个器械设备内可以提高效率,因为这样手术医师就不需要为不同的组织效应更换手术器械。同时,也希望减少传统双极设备的热扩散、组织炭化和"烟雾"的形成。现在有几种被称为"封闭"装置的双极器械,可以用来抓持、分离和凝闭直径达 7mm 的血管并切割组织。这些组织凝闭装置都利用组织反应技术来控制压力、温度和时间,使相对的组织边缘结合在一起,它们在高温下变性并动员组织内的胶原蛋白和其他蛋白质,以固定或重组胶原纤维形成组织凝闭,然后,利用某种机械构件对凝闭的组织进行切割。

等离子能量技术

等离子能量平台(Olympus America,Center Valley,PA)通过手持双极器械提供脉冲射频能量,并具有

连续的组织阻抗监测功能。该设备的设计目标是产生更少的热量,同时确保适当的温度来有效地进行胶原变性,而不快速干燥。当发生器发出射频能量脉冲时,设备会测量组织阻抗,并改变(降低)电压以匹配阻抗。在两次脉冲之间,组织冷却,允许胶原蛋白的复性(固定),这个循环一直持续,直到完成组织的完全封闭和干燥。某些等离子能量装置包括可用于切割的刀片。该能量平台的几种相关器械可用于开腹、腹腔镜和阴道手术。至少有一种等离子能量装置,还集成了超声技术功能,可同时凝闭和切割组织。

LigaSure 技术

LigaSure(Medtronic,Boulder,CO)是一种结合了高压力和脉冲能量的双极设备。将待凝闭的组织夹在器械的钳口中,并在能量传递过程中对组织施加经过校准的压力。在提供适当数量的连续射频能量以封闭组织的同时,对组织阻抗进行监测。在此过程中,弹性蛋白和胶原蛋白会变性,从而形成永久性的凝闭。这种凝闭能够抵抗变形,并能承受超过 360mmHg 的压力。然后,使用内置切割刀片切割凝闭的组织。腹腔镜、经腹和经阴道手术都可以使用这项技术。对于任何已经完成的凝闭,多次激活设备没有什么好处。矛盾的是,第二次钳夹组织激活太接近初始凝闭处,可能会受到蒸汽的影响,从而造成组织张力和脆弱。

EnSeal 技术

EnSeal 腹腔镜血管融合系统是一种双极凝闭装置。组织蒂的温度是由该装置的高压缩钳口的局部导电性决定的。通过在低于 100℃ 的温度下生成导电聚合链,碳晶体矩阵限制了沿闭合线上的组织温度,该聚合物链在高于 100℃ 的温度下分解,从而限制能量传递和侧向热扩散。该设备有一个中央机械刀片,可同时压缩组织以迫使水分从细胞中流出,从而减少组织内产生多余的蒸汽,起到切割的作用。

VIO 技术

Erbe(Marietta,GA)的 VIO 技术旨在电切和电凝模式下都能提供最低的有效调节功率输出。该设备可以自动检测微电弧(火花)的形成,其切割

效果在很大程度上独立于与切割速度、电极形状和组织类型。它的设计也是为了提供可重复的凝固与优化的功率输出。除了标准的单极和双极应用，该技术还包括超低电压单极波形的选择，能通过专有的电压控制和功率分配输出，凝闭和熔合最大可达 7mm 的血管。对于单极应用，该技术配备了中性电极安全系统（NESSY），该系统不仅监测设备与电极之间的电气连接，还可以监测高频电流的分散情况。

电外科在宫腔镜手术中的应用

单极

本章之前已经讨论过的相同的电外科原理也适用于宫腔镜，但有一个明显的例外，那就是需要膨胀宫腔并提供电绝缘环境（替代开腹手术中的空气绝缘体或腹腔镜手术中的二氧化碳气体）。对于单极切除，这是通过使用非离子液体如甘氨酸、甘露醇或山梨醇来实现的。这些介质会被不同程度地吸收，这取决于手术时间、膨宫压力和切除组织的血管性质等因素。过量吸收会带来液体和电解质失衡的危险，以及由介质本身代谢导致的并发症（例如甘氨酸代谢为水和氨）。这些问题将在第 13 章中进行综述。

宫腔镜技术可包括子宫内膜环电极切除术和球形电极消融术。技术上的可变性还包括使用的瓦数、电极的移动速度，甚至包括施加在子宫内膜上的压力（压力越大，与有效电极接触就越多，电流密度就越低）。有些手术医师只使用电凝波形，而另有些医师则使用电切波形，甚至是两者的序贯或空间组合。然而，大家知道，使用电切波形，在宫腔前表面气泡的产生和积累较少。在消融手术结束时，有些手术医师会切换到 75W 的电凝波形。随着波形峰值电压的增加，由更高电动势驱动的电子会"寻找"低阻抗的未处理区域，从而确保组织的完全凝固。

除了上文简要描述的液体管理问题外，还有三种常见的，如果不是唯一的，与宫腔镜手术相关的电外科并发症。第一种是由于在射频能量应用过程中激活电极造成的子宫穿孔，这可以通过绝不在电极延伸时推进宫腔镜和仅在向宫腔镜缩回电极时激活有效电极，使损伤最小化。如果确实发生了这种类型的并发症，则可能需要进行腹腔镜手术或开腹手术（根据技术水平），以评估可能的盆腔或腹部器官损伤。第二种是宫腔镜外鞘的电容耦合导致阴道或会阴部意外灼伤。由于非离子流体（绝缘体）将电切镜（导体）的内外保护套与激活电极隔开，因此可能发生电容耦合。外鞘中相对较高的电流密度在接触生殖器组织的小区域时可造成灼伤。最后，电极绝缘层缺损也可能造成伤害，尤其是当使用间断电凝电流、宫颈过度扩张且与外鞘接触不到 2cm 的情况下，这种类型的损伤是由长时间激活已经干燥的组织（电阻增加）产生的高电流密度和随后的电流转移造成的。

双极

有一系列的器械可以用于宫腔镜手术，使用双极技术可以达到预期的电切效果。双极电外科手术的一个优点是能够在盐水环境中使用，减少了非离子液体吸收的潜在危险。此外，陶瓷绝缘体将两个相邻的电极隔开，形成电路的隔离。其性能与对应的单级产品类似，能够在保留双极电外科手术的所有固有安全特性时，进行组织汽化和干燥。然而，双极设备产生的气泡可能更多（由于需要设置更高的功率），这就引起了对气体栓塞的担忧。

多家外科手术器械公司都能生产双极宫腔镜切除设备，其外径为 7~9mm。它们都包括一个专用的双极电刀发生器和各种专门用于不同组织的宫腔镜双极电极。该系统的一个关键特性是，它能够根据电极类型自动调整到最佳的功率设置，发生器可根据激活电极的局部阻抗变化来改变输出功率。形成的高阻抗的气囊（vapor pocket）可以包绕并隔离激活电极，使其在接触组织之前不通过生理盐水完成电回路。一旦接触发生，电流就会流向组织，通过寻求最小阻力的路径，经由生理盐水返回到靠近激活电极的近侧的回路电极，最后返回到发生器。

使用 NovaSure 全子宫内膜消融系统可以实现非切除双极子宫内膜消融。该系统包括一个一次性使用的三维双极装置和自适应射频发生器，可在平均 90s 内对子宫内膜进行可控破坏。将该装置经宫颈插入宫腔后，收回保护套使其就位，以展开与子宫腔相适应的扇形双极电极。在展开过程中，将测量到的宫腔长度和宽度输入到发生器,发生器计算出确保宫腔消融所需的输出功率。在激活过程中,使用真空来确保良好的电极组织接触,并清除血液、子宫内膜碎片和蒸汽,从而消除任何不可控的蒸汽消融效果。术语"整体"是指同时处理整个宫腔(图 6.14)。

使用恒定功率输出发生器,最大输出功率为 180W,消融深度是通过在手术过程中监测组织阻抗来控制的。较短的电极中心间距,在局部区域和宫腔下段,产生较浅的消融深度。较宽的电极中心间距,在宫体部的消融深度就较深。不需要在治疗前对子宫内膜进行预处理或减薄,射频能量传递将一直持续到监测组织的阻抗达到 50Ω(代表子宫内膜低电阻和子宫肌层高电阻之间的区别),或者在 2min 后,NovaSure 系统自动停止能量输送。

超声波技术

超声设备产生的组织效应类似于先进的双极设备,但应用的不是电外科原理,热能的来源是超

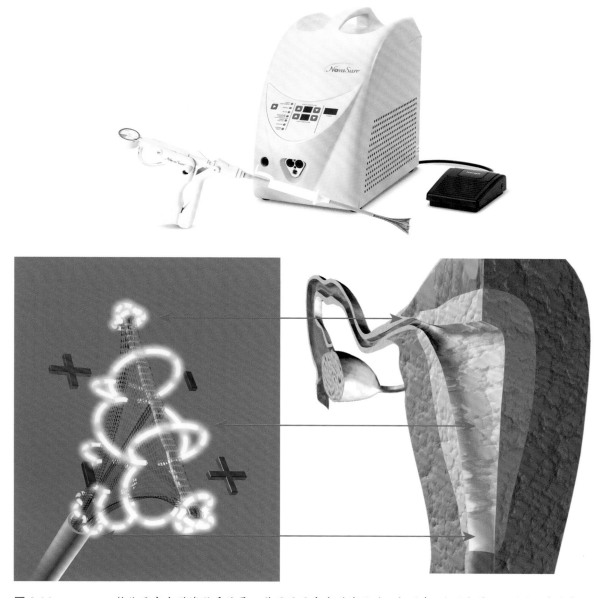

图 6.14　NovaSure 整体子宫内膜消融系统是一种用于子宫内膜消融的双极设备,使用金属网状电极,真空条件下与组织紧密接触,以及控制阻抗的发生器,这种设计可以实现在宫角部和宫腔下段产生较浅的消融深度,而在宫腔中部产生较深的消融效果

声刀刀头的振动,它能通过机械振动／摩擦来加热组织。超声刀头将振动能量传递给钳口间的组织,从而激发水分子产生热量,这些热量被充当散热器(heat sink)的刀头钳口吸收。机械能的频率通常在23~55kHz。

通过改变超声刀工作头端的振动位移,可以实现不同的组织效应。较高的振动位移设定(100μ)更适合快速离断组织,同时能够减少侧向热扩散,但是对组织和血管的凝闭效果降低。或选择较短的振动位移(50μ)更有利于组织止血,但会导致更大的潜在侧向热扩散和空化效应(cavitation)。

当蒸汽从汽化的细胞中释放出来,使组织平面膨胀时,就会发生空化效应。虽然单极汽化在一定程度上也会发生空化效应,但是因为超声刀工作头端的高频振动,超声能量能够在更低的温度下发生空化效应。因此,超声波设备与先进的双极设备,相似之处在于都是将电能依次转化为机械能,再转化为热能,以作用于组织。然而,对于双极设备,摩擦的来源是细胞内(分子),而超声波设备在没有电流通过组织的情况下,从振动手柄产生细胞外摩擦,然后才在细胞内加热。重要的是要记住,超声刀工作头端在完成封闭操作后,会保持几秒钟的高温,如果此时工作头端接触到邻近脏器,可能会导致意外损伤。

目前有多种超声设备可用,包括:Harmonic scalpel(超声刀),Harmonic ACE+7,HD1000i,AutoSonix和Sonicision,以及SonoSurg等。大多数Harmonic超声刀都被批准用于凝闭7mm的血管,类似于之前描述的双极设备。

激光技术

历史背景和展望

虽然Albert Einstein在1917年首次介绍了激光技术的基础,但直到1960年才出现工作用激光器,并在大约5年后才被应用于医学。LASER(激光)实际上是"受激辐射式光频放大器(light amplification by stimulated emission of radiation)"的首字母的缩写。激光的能量来自高度准直(平行光线)和相干(同相位,无干涉波长)的光的发射,这些光发射可以通过一系列的透镜或光纤传输到手

术部位,而不会严重降低这些特性。这样,几乎任何需要汽化、消融、切开、切除或凝固组织的外科手术都可以使用激光进行。激光能量可以在不接触组织的情况下逐层地毁坏组织,热损伤很小。

激光通过在光学谐振腔(optically resonant chamber)内介质中被激发的原子释放光子,产生光能。激光的激活介质通常以晶体或气体形式存在的原子集合,它的性质决定了各类型激光器的名称。当介质受到外部源(例如电)的刺激时,环绕介质原子核的原子被激发到一个更高能态的轨道。当电子衰减到静止能级时,光子形式的光能就被释放出来,这个过程被称为自发辐射。电子不仅可以被外部能量源激发,还可以被邻近的光子轰击,从而导致相位相同(相干)、波长相同(单色)、沿同一方向传播而不散发(准直)的光子的衰变和发射,这个过程被称为受激发射。

电子所在的光学谐振腔,也就是产生光子的地方,由两面反射镜排列。一个反射镜是完全反射的,另一个是位于光腔线轴一端的半透明反射镜。光子发射的方向是完全随机的。它们由反射镜聚焦,并沿着光腔的轴线来回共振。当激光器"被激发"时,与腔体光轴同向的光子被释放出来,通过半透明的镜子,并以单色平行相干激光束的形式从激光器中发射出来。

激光发生器使用聚焦附件来传递光能,用于浅表使用(例如阴道镜检查或下生殖道检查)、阴道内部分重建、开腹手术和腹腔镜检查。历史上,所有的激光器都能够通过柔性石英光纤传输能量,唯一的例外是CO_2激光器,它是沿刚性管通过镜子反射传输的。然而,最近开发了一种中空柔性光纤传输系统,用于传输CO_2激光能量,并带有用于表面、腹腔镜和机器人使用的适配器。

激光技术的原理

三个参数影响激光能量的传输。第一个变量是功率。功率的设置取决于手的速度和手术技巧,随着医师使用激光平台的经验不断丰富,通常会增加功率,以便在更短的时间内处理更多的组织。与电外科手术不同,(在激光手术中)更高的功率会导致更少的热损伤,但如果停留时间过长,能量将比预期的穿透得更深。这就是为什么在更高的功率下,手的移动速度需要更快,以适应组织效应。

第二个参数是时间。简单地说,激光聚焦在一个点上的时间越长,应用到该区域的能量就越多。这可以通过在所需的治疗区域内移动激光束或以脉冲的形式传递激光能量来改变。由于软组织的热松弛时间约为 0.8ms,因此(脉冲间隔)小于或等于该参数的脉冲激光能够最大限度地减少热传导。

第三个可以控制的参数是光束光斑的大小。这类似于通过改变激活电极尖端的射频能量电流密度来改变组织效应。功率密度(单位为 W/cm^2)与光斑面积的大小成反比,因此当光束直径加倍时,功率密度降为原来的四分之一。相反,将光斑尺寸减小 1/2,功率密度就会增加 4 倍。

如前所述,激光能量以相干和平行的方式从发生器中产生,理论上可以以这种形式无限传播。然而,激光聚焦到一个固定的焦距取决于设备的应用(表面、开腹手术、或腹腔镜使用)。手术医师可以通过额外的透镜或机械设备进一步改变焦点,通过聚焦或分散激光能量,激光器可用作切割或凝固的工具。

激光的类型和应用

1973 年首次报道了激光技术在妇科的应用,当时 Kaplan 及其同事使用 CO_2 激光治疗宫颈病变。磷酸钛氧钾(KTP)激光器和掺钕钇铝石榴石(Nd：YAG)激光器在腹腔镜应用中,尤其是在治疗子宫内膜异位症和不孕症患者方面,越来越受普及。部分是因为它们的特殊性质,但同样也是因为柔性光纤传输系统比 CO_2 激光的刚性镜像系统更容易使用。然而,由于成本意识的提高和 1990 年代后期先进射频设备的出现,除下生殖道疾病以外,激光技术在其他疾病中的应用都大幅减少。

激光组织损伤有三个区域:汽化区,由于加热组织未汽化而导致的组织死亡区,以及由于热从激光部位传导而造成的组织损伤区。因为它通过蒸发和抽吸来移除组织,所以吸除烟羽组织(plume),在没有坏死组织覆盖的情况下就可以愈合。由于神经末梢被激光束封闭,所以激光手术后疼痛减轻。

妇科手术中,最常用的激光是 CO_2、氩气、KTP 和 Nd：YAG(表 6.2)。氩气和 KTP 激光器产生特定波长的光波,具有特殊的颜色。Nd：YAG 和 CO_2 激光器的波长属于不可见光谱,因此,一个氦 - 氖激光器或二极管激光器(632nm,红色)通常与它们结合使用,用作光束定向和帮助聚焦。

CO_2

CO_2 激光器是用途最广、应用最广泛的激光器。所有的激光能量要么被吸收(产生组织效应),要么被散射、传输或反射。软组织体积约80%是水,很容易吸收 CO_2 激光能量,因此限制了穿透能力。CO_2 激光能量的吸收深度约为 0.1mm,这意味着所有的能量都会在这个深度耗尽。因此,所见即所得。在射频能量应用可能更危险的关键区域,应用 CO_2 激光是相对安全的,如膀胱附近、靠近输尿管的侧壁和肠浆膜层。高度聚焦的激光束产生狭窄的组织汽化类似于手术刀切开的切口。然而,散焦光束扩大了光斑,使得相同设置下能量密度降低,可处理薄的表面。因此,CO_2 激光器通过增加能量密度提供了优良的汽化和切割效果,通过光束聚焦提供了良好的凝固。由热传导造成的损伤量与操作激光的时间成正比。CO_2 激光的缺点包括烟雾的产生,这种烟雾称为“烟羽”,需要频繁地抽吸方能充分暴露看清楚目标。

掺钕钇铝石榴石(Nd：YAG)

与 CO_2 激光器类似,Nd：YAG 激光器发出的不可见光束需要一束瞄准光束来引导。然而,这

表 6.2				
激光特点				
类型	**激光介质**	**波长 /nm**	**颜色**	**穿透深度 /mm**
Argon	氩气	488~512	蓝绿	0.5
KTP	磷酸钛氧钾	532	绿	1~2
Nd：YAG	掺钕钇铝石榴石	1 064	近红外	3~4
CO_2	CO_2 气体	10 600	红外	0.1

种能量穿透组织的深度更大，为 3~4mm，并且由于 Nd∶YAG 能量在被其目标吸收之前就已经在组织中散射，热损伤比 CO_2 大。它不容易被水吸收，蒸发效果不好，但有更好的凝结性能。由于其穿透深度和在液体环境中的性能，早期应用在宫腔镜手术中，包括子宫内膜消融术。虽然，这种激光光纤通常用于非接触技术，但是在光纤末端添加一个蓝宝石尖端（sapphire tip），激光能量就可以聚焦并转换成热量，用于接触模式下，这提高了它的汽化能力，但尖端需要通过传输纤维用气体或液体冷却。

KPT 和氩气

KTP 激光器和氩气激光器在可见光光谱中具有相似的波长，并都通过光纤传输。与 CO_2 激光器相比，这些激光器的优点包括有选择性地被血红蛋白和其他色素组织吸收，以及产生更少的烟羽。这些激光器产生中等散射，是 CO_2 激光器的 100 倍，导致切割能力显著降低，但凝结效率显著提高。

主要的缺点是需要戴特殊的有色眼镜，这样会扭曲盆腔视野，使得看清楚子宫内膜异位症的微小植入灶很困难。

激光的安全性

激光用于妇科手术已有近 40 年的历史。虽然总体上安全记录良好，但潜在损伤的可能性也很大。建议希望使用激光技术的手术医师进行激光使用方面的学习和实践培训。还有一些与使用激光技术相关的指导原则应该牢记在心：

- 手术间所有人员应配戴与所使用激光（包括任何瞄准光束）波长相匹配的安全防护眼镜。
- 在手术间的门上放置一个醒目的警告标志，写明激光何时使用。
- 当激光器不主动发射时，应将其置于待机模式。
- 手术区域附近的手术巾应具有阻燃性，并尽可能地保持湿润。
- 吸引器应有足够的吸力来吸走激光使用中产生的烟羽。
- 了解所使用的激光对具体组织产生的作用。使用 Nd∶YAG 激光所产生的深穿透能量比使用 CO_2 激光能量，更容易对血管或输尿管造成损伤。
- 用于传输激光能量的纤维很脆弱，可能会断裂，并在断裂点处释放激光能量，可能会伤害患者和 / 或手术间内的人员。

特殊手术情况

妊娠

据认为，在妊娠患者中使用电外科设备对任何发育阶段的胎儿都没有不良影响。由于胎儿沐浴在富含电解质的羊水中的分散作用，在低电流密度情况下，羊水对胎儿具有保护作用。就像成人电外科手术中所有电刀发生器的输出频率都高于 Faradic 效应（刺激肌肉收缩的水平）一样，胎儿也是如此。

在剖宫产手术中，唯一需要担心的是激活电极意外接触到胎儿，从而导致组织热损伤。这并不意味着要避免使用电刀切开子宫，而是应在切口线下，羊膜囊和子宫肌层之间，要有一个"支撑物"。虽然使用非导电材料（如塑料吸头）似乎是明智的，但是金属圈套牵开器（metal ribbon retractor）也可以使用，因为它有一个大的表面积，可以扩散电流密度。当手术医师使用戴着手套的手指作为支撑时应谨慎，因为如果使用开放式激活，末端积聚的电压可能会击穿手套，产生破洞，并可能造成意外伤害。

穿体饰品和假体植入

目前尚无文献报道与穿体装饰有关的电外科手术损伤。尽管如此，理论上，有绝缘缺陷的器械可能会把电流从激活电极传导至金属物体上，从而造成皮肤灼伤。因此，护理组织机构的指南建议，在可能情况下，在手术前要去除脐部和唇部的穿体饰品，但没必要去除远离手术部位的穿体饰品或其他金属饰品，这些物体离激活电极太远，并且在电回路之外，不会有大的电流密度。如果不希望或不可能去除环状和 / 或穿体饰品，则将金属物体粘贴在皮肤上，以产生最大的接触面积，将会降低电流密度，并将任何潜在风险降至最低。

同样的原则也适用于金属植入的假体装置。较大的表面积可以最大限度地减少患者灼伤的可能性，目前还没有与假体装置和电外科手术相关的不良患者事件的报道。值得注意的是，覆盖着的瘢痕更有可能通过增大电阻来影响电回路（虽然这种影响是很小）。珠宝首饰和穿体饰品（jewelry and piercing）问题仅存在于使用单极电外科器械时，在使用双极或超声刀设备时就无需担心。

植入式装置

任何植入式心脏起搏器（implanted cardiac pacemaker）、植入式心律转复除颤器（implantable cardioverter-defibrillator）、再同步化装置（resynchronization device）或心室辅助装置（ventricular assist device）都被称为心脏植入式电子装置（cardiac implantable electronic device，CIED）。术前必须调查患者使用设备类型的性质和患者对该设备的依赖情况。在患者准备手术时，大多数医院都有能力对这些设备进行监测和管理。如果不能完全理解设备和制造商的建议并采取相应措施，可能会导致不良后果。CIED 产生电磁干扰的可能性取决于与电路之间的距离（从激活电极到分散电极）、所使用的射频波形和类型，以及 CIED 本身的类型和绝缘情况。注意必须要将分散电极放置在这样一个位置，即激活电极和分散电极之间的路径不会靠近 CIED 发生器或导线。有了这种预防措施，受到干扰的风险就会很低（尽管至少还有一些潜在的干扰，因为射频电路在激活电极和分散电极之间并非线性传递）。

电外科手术中 CIED 可能发生的不良影响包括设备永久性损坏、设备无法正常工作、设备重置以及植入式心脏除颤器（implantable cardiac defibrillator，ICD）治疗不恰当传递（可能导致并发症，包括低血压、快速性心律失常或缓慢性心律失常、心肌组织损伤以及心肌缺血或心肌梗死等）。在为严重依赖 CIED 的患者计划手术时，应考虑使用双极装置（电路仅限于钳尖之间的组织，杂散射频能量很少）代替单极装置。

CIED 的术前管理包括重新编程或禁用算法（reprogramming or disabling algorithms）以及暂停抗快速性心律失常功能。放置在 CIED 上的临床磁体可以使起搏器的起搏方式改为非同步模式，并暂停 ICD 治疗心动过速。然而，磁体不应在 ICD 上常规使用，术前、术中和术后都应时刻配备临时起搏器和除颤设备。

尽管持续监测心电图至关重要，但该信号也可能受到电磁干扰，这会使 CIED 的故障检测复杂化。

因此，还应通过脉搏血氧仪（pulse oximetry）或有创动脉波形（invasive arterial waveform）来监测外周灌注情况。

有一些使用电流的非心血管设备，在电外科手术期间可能会受到射频能量的影响。这些设备包括用于治疗胃轻瘫的神经刺激器和胃神经刺激器（gastric neurostimulator）。应当尽量减少对这些设备的干扰，不过，这些设备的故障后果不会像 CIED 那样立即危及生命。

手术间内电外科手术的危险

明火隐患

由于手术室环境存在接近风险的三个因素：火源（激活电极）、氧化剂（压缩纯氧或手术间内空气，含 21% 的氧气）和燃料源，这就增加了发生明火的机会。手术空间（operative space）中存在大量燃料，包括乙醇、手术消毒液、手术单 / 巾、手术衣、手术海绵以及患者的皮肤或毛发。此外，在麻醉监护中，通过面罩或鼻导管输送的气体比室内空气重，可能会聚集在手术野附近的手术巾下。在开放激活、电容耦合和线路绝缘破损的情况下，激活电极上的电火花，或者只是在表面电灼过程中有意地离子喷射，都可能会点燃这些潜在的燃料源，从而引发明火。因此，必须检查电外科手术器械的完整性，留出时间让手术部位完全干燥，并使用良好的电手术技术来降低明火风险。

如果手术间发生明火，"破坏无菌环境"应该是最后考虑的问题。应尽可能迅速和安全地扑灭明火。关闭所有电外科电源，应尽可能从患者身上移开燃烧的物品（手术单 / 巾、纱布 / 海绵等），并应使用适当的灭火器。重要的是，在发生电气明火时不应使用液体灭火器，在开放性伤口附近也不要使用干粉灭火器，在这种情况下，应该选择使用无毒阻燃气体（nontoxic fire-retardant gas）灭火器。

外科手术烟雾

毫无疑问，电外科手术的热特性使其在加热、汽化、电灼或干燥组织的过程中产生外科手术烟雾。由此产生的气溶胶（aerosol）中含有大量有毒化学物质和碳氢化合物残留物，其中许多被美国环保署（Environmental Protection Agency，EPA）列为"优先控制污染物"。此外，在手术烟雾中还鉴定出了像血液、病毒 DNA 和细菌等生物污染物，特别是在激光烟雾中。虽然通过这种方式传播的病毒或细菌污染物的生存能力和感染潜力存在争议，但在电手术烟雾中已经确认了这些实体的存在。值得注意的是，气溶胶污染物的浓度与电流密度、有效电极激活的时长和被破坏组织的数量成正比。

在开腹手术和经阴手术过程中，手术间内的每个人都会不同程度地暴露在手术烟雾中。毫无疑问，每次腹腔镜器械进出穿刺套管时都会发生暴露，术中或术后释放气腹时暴露更加严重。外科口罩的设计更多是为保护患者不受手术间内工作人员的伤害，而不是为手术团队提供保护。事实上，外科手术烟雾中超过 3/4 的颗粒物直径为 $1.1\mu m$ 或更小，远低于标准外科口罩 $5\mu m$ 的过滤能力。在外科手术中佩戴 N95 口罩是不现实的（更不用说不舒服了），即使可以佩戴，整个过程是否合适也可能存在很多问题。因此，外科口罩绝不应当作为防止电外科手术产生烟雾的主要防护措施。

有越来越多的主动和被动排烟系统被用于开腹和腹腔镜手术。然而，很多电外科手术对于排烟的考虑通常太少，排烟计划应该是每个手术病例术前准备的一部分。

要点

- 电外科手术电流（电子的流动）与电压（电动势）正相关，与阻抗（对电子流动的阻力）负相关。遵循三个规则：①电流必须形成一个完整电回路，否则就不会流动；②电流通向地面；③电流遵循电阻最小的路径。
- 电外科设备发生器可输出不同电流和电压的正弦电流波形，连续输出（切割 -CUT）、高中断输出（凝结 -COAG）或中等中断输出（混切 -BLEND）。
- 通过运用不同的波形、组织接触与非接触、激活电极的大小和形状以及激活电极的移动速度（停留时间）的变化，可以实现对特定组织的效应，受过培训的外科医师可以通过整合这些变量来达到预期的效果。
- 使用单极系统时，在靠近手术部位的清洁、干

燥、剃净区域使用带有分散电极（板 / 垫）的返回电极监测系统，避免贴放置于骨突起和瘢痕组织上，其最长的边缘应朝向手术部位。

- 为避免电容耦合，请勿将器械线固定在金属钳上，避免电极的开放式激活，并在短时间（约 3s）内激活电极。
- 考虑使用双极，它提供不间断波形；考虑使用电流流量计来确认组织完全脱水干燥。
- 对装有心脏起搏器和其他植入式心脏装置的患者，应可考虑使用双极能量器械。如果必须使用单极，请遵循植入物制造商的安全建议。
- 手术中使用激光时，确保手术间内的每个人都有与所使用的激光和引导光束类型相适应的护眼措施。
- 检查电外科手术器械的完整性，使让手术消毒液完全干燥，备有阻燃气体灭火器随时可用，使用良好的技术来减少手术间内明火的风险。
- 考虑排放烟雾的计划，以保护手术团队免受汽化烟雾中生物和无机污染物的伤害。

（万吉鹏 崔敏 赵兴波 译）

参考文献

Alkatout I, Schollmeyer T, Hawaldar NA, et al. Principles and safety measures of electrosurgery in laparoscopy. *JSLS* 2012;16:130.

Azadgoli B, Baker RY. Laser applications in surgery. *Ann Transl Med* 2016;4:452.

Chekan EG, Davidson MA, Singleton DW, et al. Consistency and sealing of advanced bipolar tissue sealers. *Med Devices (Auckl)* 2015;8:193.

Cushing H, Bovie W. Electrosurgery as an aid to the removal of intracranial tumors. *Surg Gynecol Obstet* 1928;47:751.

Feldman LS, Brunt LM, Fuchshuber P, et al. Rationale for the fundamental use of surgical energy (FUSE) curriculum assessment: focus on safety. *Surg Endosc* 2013;27:4054.

Jones SB, Munro MG, Feldman LS, et al. Fundamental use of surgical energy (FUSE): an essential educational program for operating room safety. *Perm J* 2017;21:16.

Lamberton GR, Hsi RS, Jin DH, et al. Prospective comparison of four laparoscopic vessel ligation devices. *J Endourol* 2008;22:2307.

Licht SH. *The history of therapeutic heat*, 2nd ed. New Haven, CT: Elizabeth Licht Publications, 1965.

Llarena NC, Shah AB, Milad MP. Bowel injury in gynecologic laparoscopy: a systematic review. *Obstet Gynecol* 2015; 125(6):1407–1417.

Massarweh NN, Cosgriff N, Slakey DP. Electrosurgery: history, principles, and current and future uses. *J Am Coll Surg* 2006;202:520.

Mayooran Z, Pearce S, Tsaltas J, et al. Ignorance of electrosurgery among obstetricians and gynaecologists. *BJOG* 2004;111:1413.

Odell RC. Pearls, pitfalls, and advancement in the delivery of electrosurgical energy during laparoscopy. In: Amaral JF, ed. *Problems in general surgery*. Philadelphia, PA: Lippincott Williams & Wilkins, 2002:5.

Sutton C, Abbott J. History of power sources in endoscopic surgery. *J Minim Invasive Gynecol* 2013;20:271.

Vilos GA, Rajakumar C. Electrosurgical generators and monopolar and bipolar electrosurgery. *J Minim Invasive Gynecol* 2013;20:279.

Wu MP, Chen SL, Yen EY, et al. Complications and recommended practices for electrosurgery in laparoscopy. *Am J Surg* 2000;179:67.

II

妇科手术切口

James J. Burke II

切口瘢痕是所有腹部手术的永久性标志之一,对患者而言是最显而易见的。在选择切口时,妇科医师必须考虑促使进行手术的潜在病变、是否怀疑为恶性肿瘤、有无上腹部疾病以及患者潜在的合并症等情况。虽然,妇科手术切口的类型很多,但手术切口的选择必须高度个性化。

手术切口的选择如果影响手术入路,则不应被患者的美容要求所影响。相反,切口过大或位置不当可能会增加感染、疝或裂开的风险,并留下难看的瘢痕。在签订手术同意书的过程中,应告知患者切口的位置、选择具体切口的理由,以及拟行切口可能产生的任何并发症。

伤口愈合生理学

当进行手术切口时,需要损伤组织以接近病变器官,同时也导致组织的急性伤口。这种伤口破坏了保护人体免受细菌和其他病原体入侵的屏障。伤口愈合是一个调节和协调的生物学过程,它通过多种细胞和细胞外途径来恢复组织的完整性,从而恢复其屏障功能。这些可控的急性伤口愈合是在渐进的、系统的、平衡的修复过程中愈合,其包括四个阶段:止血、炎症、增生和重构(图 7.1)。

止血

止血期在切开手术切口过程中损伤血管时即开始。由于细胞质内钙离子水平持续升高,介导了血管管壁环形平滑肌的收缩。组织灌注减少,导致组织缺氧和酸中毒,引起血管活性物质如腺苷和一氧化氮的生成。随后,动脉血管舒张和松弛。同时,肥大细胞释放组胺,血管舒张及通透性增加,允许炎症细胞进入伤口周围的细胞外间隙。

血凝块的形成,是由于血管内皮细胞受损,由此引发内源性和外源性凝血途径的级联反应,以及血小板活化发生。当血管内皮细胞受损使内皮下组织暴露于血液循环中时,导致凝血因子XII(Hageman 因子)的激活,启动内源性凝血途径。通过级联反应,凝血因子 X 被激活,将凝血酶原(prothrombin)转化为凝血酶(thrombin),纤维蛋白原(fibrinogen)转化为纤维蛋白(fibrin),最终导致纤维蛋白栓的形成。与此同时,血管内皮受损导致组织因子暴露于血液循环中时,启动外源性凝血途径,该暴露会导致凝血因子VII和其他外源性凝血途径的激活,从而导致凝血酶的激活。

最后,血小板因凝血酶、血栓素或二磷酸腺苷(adenosine diphosphate,ADP)的激活而发生形态变化。这种构象变化导致血小板分泌 α 颗粒和致密颗粒的内容物,这些颗粒中包含有调节伤口愈合所

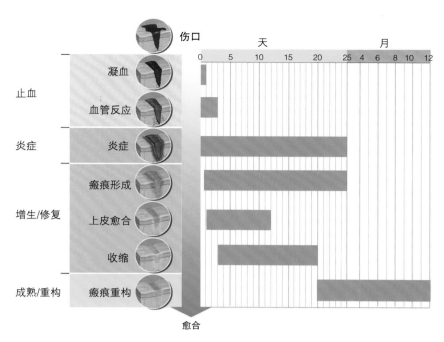

图 7.1　伤口愈合过程

必需的多种生长因子和细胞因子,使血小板激活成为伤口愈合过程中的关键一步。活化的血小板黏附并聚集在胶原蛋白暴露的部位,形成血小板栓而止血。血小板内的纤维蛋白、血管性血友病因子、肌动蛋白和肌凝蛋白丝(myosin filaments)进一步强化该血小板栓。活化的血小板对伤口愈合至关重要,它分泌超过 300 个信号分子,影响和调控血小板、白细胞、内皮细胞和其他伤口愈合所需细胞的功能。除了上述止血过程外,在伤口愈合这一阶段,受损的细胞膜导致花生四烯酸(arachidonic acid)的分解,从而产生刺激炎症反应的强效信号分子,如前列腺素、白三烯和血栓素。表 7.1 列出了伤口愈合过程中重要的生长因子。

炎症

炎症期在伤口形成后立即开始,其特征是伤口处炎症细胞浸润以防止感染并清除伤口碎屑。中性粒细胞是一种高移动性的细胞,在受伤 1h 内就会迁移浸润伤口,并在最初 48h 内持续向伤口内迁移。中性粒细胞通过多种信号通路介导被募集到伤口区域,例如补体级联反应、白细胞介素激活和转化生长因子 β(transforming growth factor beta,TGF-β)信号通路等。这些活性成分以“面包屑 -bread crumb”轨迹形成一个朝向伤口方向的梯

表 7.1	
伤口愈合过程中的生长因子	
伤口愈合过程	生长因子
炎症期	G-CSF,TGF-β_1,TGF-β_2
增生期	PDGF,FGF,VEGF
上皮化期	EGF,KGF,GM-CSF
重构期	TGF-β_3

G-CSF(granulocyte colony-stimulating factor):粒细胞集落刺激因子;TGF(transforming growth factor):转化生长因子;PDGF(platelet derived growth factor):血小板源性生长因子;FGF(fibroblast growth factor):成纤维细胞生长因子;VEGF(vascular endothelial growth factor):血管内皮生长因子;EGF(epidermal growth factor):表皮生长因子;KGF(keratinocyte growth factor):角质细胞生长因子;GM-CSF(granulocyte-macrophage colony growth factor):粒细胞巨噬细胞刺激因子。

From Chicharro-Alcántara D,Rubio-Zaragoza M,Damiá-Giménez E,et al. Platelet rich plasma:new insights for cutaneous wound healing management. J Funct Biomater 2018;9(1):10. doi:10.3390/jfb9010010. https://creativecommons.org/licenses/by/4.0/

度,中性粒细胞遵循该梯度迁移,这被称为趋化作用(chemotaxis)。中性粒细胞是清除伤口细菌和碎屑所必需的,它通过几种不同的机制来完成清理工作。通过吞噬作用,中性粒细胞可以直接摄取并破坏外来颗粒。

此外,这些细胞含有多种毒性物质(乳铁蛋白、蛋白酶、中性粒细胞弹性蛋白酶和组织蛋白酶),通

过脱颗粒释放,直接杀死细菌,破坏坏死组织。最终,中性粒细胞通过染色质和蛋白酶"陷阱"杀灭细菌,从而生成氧自由基,氧自由基与氯结合对伤口进行杀菌。中性粒细胞一旦完成任务就会发生凋亡,并从伤口脱落或被巨噬细胞吞噬。

巨噬细胞被血小板和受损细胞释放的化学信息所吸引,在受伤后48~72h到达伤口。巨噬细胞通过释放额外的生长因子,介导血管生成和纤维增生,以及合成一氧化氮,是过渡到伤口愈合增生阶段的关键协调细胞。淋巴细胞在受伤72h后浸润伤口,通过生成细胞外基质(extracellular matrix,ECM)支架和胶原重塑成为调节伤口愈合的关键因素。伤口愈合的这一阶段将一直持续至创面清洁及不存在细菌。然而,持续炎症状态(protracted inflammation)可导致广泛的组织损伤和增生延迟,并导致创面的慢性愈合(表7.2)。

表7.2

参与伤口愈合的细胞

细胞类型	损伤后的启动时间	功能
血小板	数秒	形成血栓 激活凝血级联反应 释放炎症介质
中性粒细胞	24h达峰值	吞噬细菌的作用 清理伤口 释放蛋白水解酶 生成氧自由基 增加血管通透性
角质细胞	8h	释放炎症介质 刺激角质细胞迁移 形成新血管
巨噬细胞	48~72h	吞噬中性粒细胞 炎释放症介质 形成新血管 释放生长因子
淋巴细胞	72~120h	调节伤口愈合增殖期 胶原蛋白沉积
成纤维细胞	120h	合成肉芽组织 合成胶原蛋白 产生ECM 释放蛋白酶 释放炎症介质

ECM(extracellular matrix):细胞外基质。

Reprinted from Singh S, Young A, McNaught C.The physiology of wound healing.*Surgery* 2017;35(9):473-477. Copyright © 2017 Elsevier. With permission.

增生

当完成止血后,伤口上的碎屑和细菌被清除,创面缺损即可开始修复。这种增生是通过血管生成、肉芽组织形成、胶原蛋白沉积、上皮形成和伤口收缩等复杂过程完成。血栓形成后,并伴随着TGF-β、血小板源性生长因子(platelet-derived growth factor,PDGF)和成纤维细胞生长因子(fibroblast growth factor,FGF)的释放,血管生成就开始了。为应对缺氧,血管内皮生长因子(vascular endothelial growth factor,VEGF)被释放,并与其他细胞因子共同作用,通过新生血管来修复受损的血管。基质金属蛋白酶(mixed metalloproteinases,MMP)是一个蛋白酶家族,在缺氧组织中可被浸入的中性粒细胞激活。这些酶通过释放VEGF和重塑ECM来介导血管生成。随着血管生成过程的进展,形成了丰富的新生毛细血管网。这些血管"渗漏"且脆弱,导致伤口水肿加重,并使正在愈合的肉芽组织呈现粉红色外观。

在伤口损伤后,血凝块中释放的生长因子立即刺激成纤维细胞的增殖。这些成纤维细胞在TGF-β和PDGF信号分子的作用下向伤口方向迁移,当达到足够数量后,通常在第3天左右,成纤维细胞开始分泌ECM蛋白(透明质酸、纤维连接蛋白和蛋白多糖),随后生成胶原蛋白。此时的肉芽组织由多种类型的胶原组成,但主要是不成熟的Ⅲ型胶原,与更成熟的Ⅰ型胶原相比,Ⅲ型胶原属于弱胶原。这种胶原蛋白的产生对于为组织和伤口提供初始强度是必要的。当生成足够的ECM后,成纤维细胞就会转变为肌成纤维细胞,产生伪足,使肌成纤维细胞与周围的蛋白质、纤维连接蛋白和胶原蛋白连接,以协助伤口收缩。这些肌成纤维细胞也可以通过调节MMP的活性而促进血管生成。

伤口一期愈合时(大多数手术伤口),胶原蛋白的生成在第5天达到最大,可在皮肤下触及"伤口脊"。在初始损伤后,上皮细胞很快开始从伤口边缘迁移。通过上皮-间质转化(epithelial-mesenchymal transition,EMT)这一生物学过程,使得上皮细胞获得运动能力并穿过伤口表面。对于一期愈合的伤口,这一阶段的上皮化可以在24h内完成。细胞因子浓度的变化使得上皮细胞从运动表型转化为增殖表型,以重建上皮细胞水平来完成伤口修复。对于二期愈合的伤口，缺损可能很大，上皮化过程需要在伤口发生明显收缩的前提下才能开始。受伤后 7 天，伤口会在肌成纤维细胞的驱动下开始收缩。收缩速度为每天 0.75mm，从而使伤痕缩短。伤口的形状决定了伤口收缩的速度，线性伤痕收缩最快，圆形伤痕收缩最慢。

重塑

从第 8 天到第 2 年，伤口的重塑和成熟在合成和降解的平衡中进行。胶原蛋白的初始沉积是无序的，随着时间的推移，在应力增加区域的胶原蛋白的重塑增加了抗拉强度。到第 3 周，Ⅲ型胶原已经被人体中最常见的 Ⅰ 型胶原所取代。尽管进行了重塑，但伤口永远无法达到与原始组织相同的抗拉强度水平，3 个月时仅获得 50% 的原始抗拉强度，重塑完成后仅获得 80% 的原始抗拉强度。随着瘢痕的成熟，血管分布水平降低，随着时间的推移，伤口外观颜色逐渐从粉红色变成灰色。

伤口愈合过程中一个或多个阶段的中断可能会产生两种截然不同的损害性后果：发展为慢性伤口或形成增生性瘢痕（hypertrophic scar）或瘢痕疙瘩（keloid）。慢性伤口（chronic wounds）被定义为一种愈合时间超过 12 周的屏障缺陷，因未进行有序、及时修复以恢复结构和功能的完整性而产生。增生性瘢痕和瘢痕疙瘩的形成是伤口过度愈合的形式，其特征包括初始炎症过程、成纤维细胞功能上调和 ECM 过度沉积。增生性瘢痕往往不会超过原始伤口边界，且通常具有自限性，会随时间推移而消失。增生性瘢痕主要由与皮肤表面平行排列的Ⅲ型胶原组成。相反，瘢痕疙瘩是一种异常坚硬的瘢痕形成（vigorous scarring），往往延伸到原始伤口边缘之外，而且不会消退。瘢痕疙瘩会引起感觉过敏（hyperesthesia）和瘙痒，常见于非洲裔美国人、亚洲人和深肤色人种。瘢痕疙瘩由杂乱无章的 Ⅰ 型和Ⅲ型胶原沉积组成。

影响伤口愈合的不良因素包括：年龄、合发症（如心脏病、结缔组织病、糖尿病和肝脏疾病）以及生活方式（如营养状况、肥胖、吸烟和非法药物的使用）。既往放疗、化疗、类固醇和非类固醇抗炎药（nonsteroidal anti-inflammatory drug，NSAID）使用史也会影响伤口的正常愈合。除上述因素以外，细菌负荷也可以中断渐进、有序的伤口修复过程，影响

伤口愈合。细菌在 48h 内于伤口处定植，其毒性较低，而且不会侵入组织。已提出一个临界阈值为 10^5 个细菌，以描述可阻碍伤口愈合的临床相关感染的定植细菌数目。伤口污染被定义为非复制型细菌的感染，而定植被定义为复制型细菌黏附在伤口上而不造成组织损伤，两者都不会造成伤口的延迟愈合。然而，处于临界值的细菌定植可能会导致伤口延迟愈合。在急性伤口中，细菌作为自由漂浮的浮游生物存在，必须加以迅速控制，以防止组织破坏和伤口化脓。慢性伤口中的细菌并不是作为浮游生物存在，而是作为生物膜以抵抗宿主炎症级联反应和抗生素治疗。

手术伤口是一种可控的创伤形式，可根据污染程度进行分类，以预测术后伤口感染的风险。伤口感染的风险与伤口的分类直接相关（表 7.3）。妇科医师实施的大多数腹部手术包括子宫切除术，只要进入阴道，该手术就被归类为清洁 - 污染的手术。

腹部切口

大多数妇科手术采用的腹部切口可分为横切口和纵切口。对于腹膜外切口和进入与女性生殖道无关的器官时，有时会使用改良的斜切口。由于正中切口能够轻松、快速进入腹腔，所以腹部切口最初是常规采用腹白线正中切口。1809 年，McDowell 成功完成了第一例腹部手术，在早期的腹部手术中，通常避免使用更耗时的横切口。一个毫无根据的担忧是腹直肌的横断会由于肌肉的回缩而留下缺损。然而，情况并非如此，因为现在我们知道腹直肌与前筋膜的几处横向黏附阻止了肌肉的回缩。1880 年代末至 1990 年代初，出现了几种横切口，如 Küstner 切口、Pfannenstiel 切口、Mayard 切口和 Cherney 切口等。用于盆腔手术的大多数横切口是按照首次描述该切口的外科医师的名字来命名，然而很少有腹部纵切口用人名命名。

由于担忧伤口并发症，以前的观点是不能使用电刀切开腹部皮肤。最近一项 meta 分析研究了使用手术刀和使用电刀做皮肤切口时伤口并发症的发生率，发现无论采用何种切法，伤口并发症的发生率没有差异。作者认为，目前的证据表明，使用电刀和使用手术刀做腹部切口一样安全。

以前的实践支持使用单独的手术刀做皮肤切

表 7.3

伤口分类

分级	分类	定义	伤口感染率（%）
I	清洁伤口	伤口是在理想的手术室条件下进行的，通常为择期手术，没有进入口咽腔或呼吸道、消化道或泌尿生殖道的管腔。没有遇到炎症组织，无菌操作技术也没有中断。基本上都是闭合伤口，很少引流，几乎 75% 的手术都是清洁伤口	1~5
II	清洁 - 污染伤口	在进入口咽腔、呼吸道、消化道或泌尿生殖道时发生的伤口，但没有明显的溢漏。当清洁伤口，存在小的无菌操作技术中断时也包括在这一类中。这些手术约占所有手术的 16%	3~11
III	污染伤口	这类伤口包括开放性、新鲜的和创伤性的伤口，无菌操作技术有严重中断的手术，以及遇到急性非化脓性炎症的切口，如胆囊炎或膀胱炎	4~17
IV	感染伤口	不新鲜（>4h）的外伤伤口、内脏穿孔或涉及临床明显感染的手术都属于这一类。含有异物或坏死组织的伤口也被认为是感染伤口	5~27

From Ortega G，Rhee DS，Papandria DJ，et al. An evaluation of surgical site infections by wound classification system using the ACS-NSQIP. *J Surg Res* 2012；174：33；Cruse PJE，Foord R. The epidemiology of wound infection：a 10-year prospective study of 62 939 wounds. *Surg Clin North Am* 1980；60：27；Culver DH，HoranTC，Gaynes RP，et al.Surgical wound infection rates by wound class，operative procedure and patient risk index. National Nosocomial Infections Surveillance System.*Am J Med* 1991；91：152S.

口，并在继续切开更深层次组织时更换手术刀。弃用切开皮肤的手术刀，现在被认为是一种过时的做法，这一做法并未证明能够降低伤口感染率，反而在手术区域留下额外的"利器"，这可能会伤害医护人员。在一项随机前瞻性研究中，使用 1 或 2 把手术刀进行切口，术后伤口感染率没有差异，用于皮肤切口的手术刀可以安全地用于切开皮下和深层组织。

横切口

盆腔手术的横切口因具有最好的美观效果而有吸引力。此外，低位横切口的强度是腹中线纵切口的 30 倍，具有较轻的疼痛感，且对术后呼吸干扰较少的特点。据报道伤口裂开更常见于纵切口，较早的文献表明，纵切口发生切口脏器膨出的风险增加 3~5 倍，切口疝形成的风险增加 2~3 倍。然而，最近的研究表明，正中纵切口与横切口相比，伤口裂开风险并没有差异，甚至正中纵切口还有微弱的优势。在底特律 Hutzel 医院，由 Hendrix 及其同事完成的一项大型研究发现，下腹部横切口（pfannenstiel）和纵切口发生筋膜裂开的风险并没有差异。

横切口也有一些相关缺点，横切口的手术时间较长，出血相对较多，有时会造成腹壁神经断裂，多层筋膜和肌肉的分离，形成潜在的腔隙，从而导致血肿或血积液 / 血清肿的形成。大多数低位横切口影响对上腹部的充分探查。

Pfannenstiel 切口

大多数手术医师认为 Pfannenstiel 切口是所有妇科手术切口中安全性最好的，其美容效果好，但暴露范围受限（尤其是对上腹部）。此类切口可选择性应用于妇科恶性肿瘤患者，同样，也可选择性用于需要暴露盆腔的非恶性疾病患者，如严重的子宫内膜异位症和子宫下段变形的较大子宫平滑肌瘤，或者因术后出血，需要再次手术时。

最初的、真正的 Pfannenstiel 切口被描述为一个略弯曲（凹向上）的横切口，可以在手术医师认为适合的任何水平面进行。此类切口的长度通常为 10~15cm，关于该切口的操作细节见图 7.2A—D，从中线分离腹直肌，避免了像在 Küstner 切口中那样，从腹直肌前筋膜上剥离皮下脂肪的必要性，它将穿入的神经和小血管分开，这些神经和小血管从下面的肌肉进入筋膜供应筋膜，尽管它可能削弱切口。

如果 Pfannenstiel 切口向外侧延伸超过腹直肌边缘，进入腹外斜肌和腹内斜肌，可能损伤髂腹下神经或髂腹股沟神经，从而形成神经瘤（neuroma formation）。此外，缝闭这些外延的筋膜切口可以将这些神经卡压在缝线或周围瘢痕组织中。为避免侧向延伸切口（包括 Cherney 或 Mayland 切口）导致

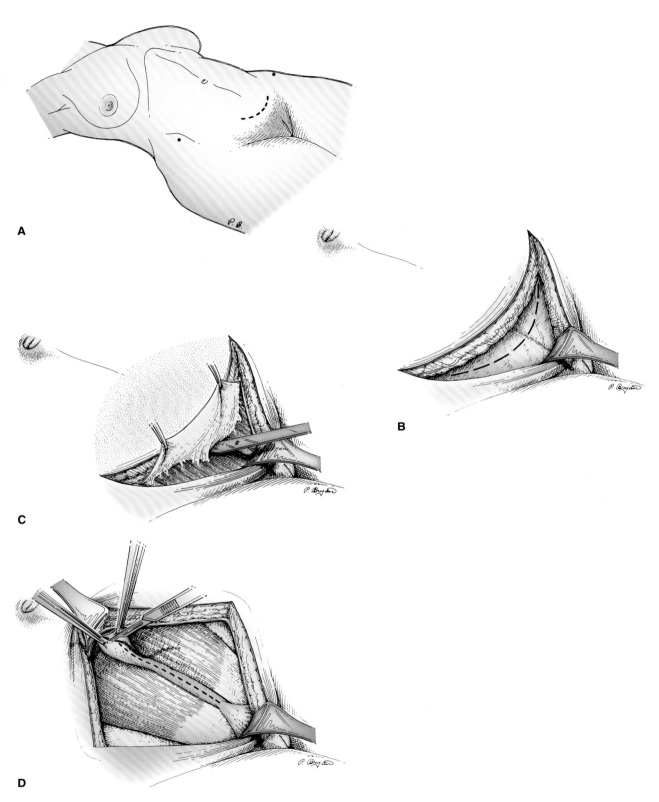

图 7.2　A. Pfannenstiel 切口略高于耻骨联合呈椭圆形；B. 横向切开腹壁的皮肤、皮下脂肪和筋膜；C. 分别从上方、下方、外侧将筋膜与腹直肌分离，结扎或电凝穿入的小血管；D. 分离腹直肌，在中线打开腹膜

的神经损伤,侧向延伸切口的缝合应仅在腹外斜肌筋膜内进行。

对于清洁伤口或者清洁-污染伤口,可以采用连续缝合法关闭筋膜。缝合时可以使用聚乙醇酸缝线、聚乳酸 910 缝线(如 Vicryl),或使用延迟可吸收缝线中的一种。皮下缝合通常不是必需的,采用皮下缝合(最好是单丝),并用手术胶带(如 Steri-Strips)、皮肤胶或皮肤钉进行加固。

Küstner 切口

有些手术医师提倡采用 Küstner 切口,不适当地将其称为改良的 Pfannenstiel 切口。与所有其他横切口相同,Küstner 切口在髂前上棘水平下方取略弯曲的横向皮肤切口,略低于耻骨发际线,切开皮下脂肪,向下至腹外斜肌腱膜和腹直肌前鞘(图 7.3A)。在切口外侧缘的皮下脂肪中,可能遇到

腹壁下动脉和静脉的浅支,遇到这些血管时可以结扎或电凝闭。清理暴露切口上、下的筋膜,直到暴露出从脐部到耻骨联合处足够的区域,以便在腹白线上行纵切口。因为术后可能形成小血肿或血清肿,所以没有必要过度分离切口外侧缘的脂肪和筋膜。切开筋膜后,以与普通中线切口相同的方式,分离腹直肌进入腹腔(图 7.3B)。由于在腹壁皮瓣皮下脂肪中充分止血的重要性,这种切口肯定比低中线切口或 Pfannenstiel 切口耗时多。该切口几乎没有抗拉伸优势,而且延伸性受到严重限制。如果采用这种切口,因为会产生大量"死腔",应考虑采用皮下闭式引流,尽管这种做法存在争议。

Cherney 切口

Chereny 切口与分离肌肉的 Maylard 切口的不同之处在于横断腹直肌的位置。与 Pfannenstiel 切

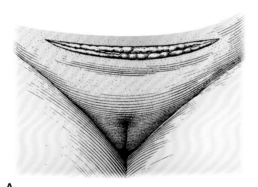

A

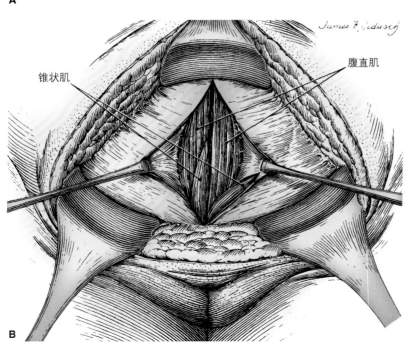

锥状肌

腹直肌

B

图 7.3 Küstner 切口。A. 皮肤切口略低于发际线。B. 正中纵向切开筋膜,暴露腹直肌和锥状肌,将腹直肌向外侧牵拉,沿中线切开腹膜

口一样,两种切口的皮肤和筋膜均横向切开。但是 Cherney 主张在腹直肌插入耻骨联合的肌腱处将其游离出来。然后将腹直肌向头侧牵拉以改善暴露。横向的 Cherney 切口比从脐部到耻骨联合的正中切口大约长 25%。

　　Cherney 切口能很好地进入 Retzius 间隙并显露盆腔侧壁。有时,手术医师采用 Pfannenstiel 切口时发现该切口不足以充分暴露止血,或者不够大,不足以暴露盆腔深处相关异常区域。在这种情况下,最安全的方法不是半横断腹直肌,而是采用 Cherney 切口,部分切断腹直肌可能会导致腹直

肌外侧缘的腹壁下血管损伤。如果在 Pfannenstiel 切口基础上继而采用 Maylard 切口,则腹直肌前鞘将与腹直肌广泛分离。在这种情况下,重新对合筋膜边缘时,肌肉末端很可能会回缩而不能再重新对合。可能有必要行水平褥式缝合以重新连接腹直肌末端,而由于肌肉回缩该操作可能会很困难,并且在肌肉末端缝合有形成血肿的风险。

　　即使已打开腹膜,也可以钝性解剖 Retzius 间隙,为施行 Cherney 切口充分显露空间(图 7.4A)。在腹直肌外侧缘会发现走行于此处的腹壁下血管。锐性分离锥状肌,然后,在腹直肌纤维肌腱进入耻

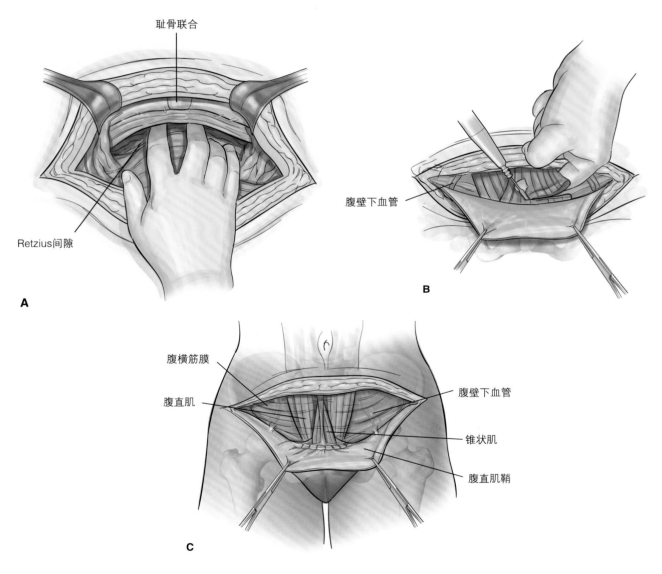

图 7.4　A. 展露 Retzius 间隙,术者用手轻轻地下压,很容易从相对不流血的中线,将膀胱从耻骨联合上分离出来。B. 术者将手置于腹直肌的后方,轻轻地将腹直肌向头侧牵拉,然后使用 Bovie 电刀将腹直肌从其插入耻骨联合处切断。腹膜切口可以向外侧延伸,应避开位于侧方的腹壁下血管。C. 将腹直肌肌腱与下方筋膜瓣部分的内侧面重新缝合,注意腹壁下血管位于腹直肌外侧缘位置

骨联合处将其锐性切开（图 7.4B）。切开可以采用凝切完成。此区域的出血可以忽略不计，而且也不需要结扎腹壁下血管。显露这些血管时，可以将腹膜切口向侧方延伸至距膀胱头侧端约 2cm。

如前所述，横切口特别是 Cherney 切口和随后描述的 Maylard 切口，都会导致神经损伤。当在这些广泛延伸的切口中使用带深侧叶片的自动拉钩时，股神经受损的风险增大。如果在上述两种切口中使用自动拉钩，拉钩侧叶的深度应足以达到切口边缘下，而不能停靠在腰大肌上。

缝合 Cherney 切口时，使用延迟可吸收线或永久性缝线，间断水平褥式缝合将腹直肌肌腱末端与腹直肌前鞘下层腱膜重新缝合 5~6 针（图 7.4C）。为避免发生骨髓炎，腹直肌不应缝合到耻骨联合的骨膜上。使用 1 号或 0 号延迟可吸收线连续缝合筋膜，正如 Pfannenstiel 切口的筋膜缝合一样。其

余部分的缝合与在 Pfannenstiel 切口的缝合类似，根据手术医师个人偏好。

Maylard 切口

1907 年，Ernest Maylard 首次描述了 Maylard 切口。这个切口是一个真正横断肌肉的切口，下腹壁各层均要被横向切开。该切口能够很好地暴露盆腔，被很多外科医师用于盆腔根治性手术，包括子宫根治性切除术加盆腔淋巴结清扫术和盆腔脏器切除术等。对于可疑附件区肿块患者而言，虽然正中切口为首选，但有些患者可能会考虑选择这种更美观的手术切口。必须告知患者，如果术中证实为恶性肿瘤，横切口将变为"曲棍球棒"或 J 形切口（图 7.5），或使用另外单独的上腹部切口，用于评估上腹部和腹膜后腹主动脉旁淋巴结。

自最初描述以来，Mayard（也称为 Mayard-Bar-

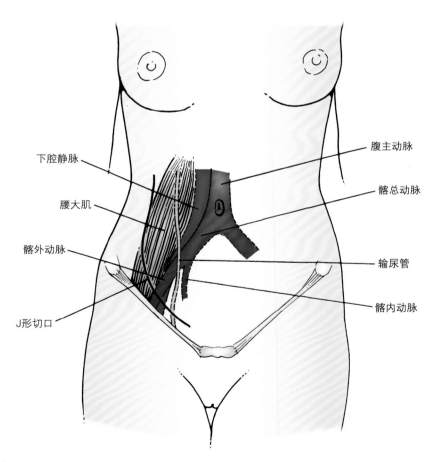

图 7.5　右侧 J 形切口显露相关的深层结构，输尿管、髂血管和大血管，大血管起始于脐部头侧约 3cm 处，平行于圆韧带下行（Reprinted from Gallup DG. Abdominal incisions and closures. In: Gallup DG, Talledo OE, eds. *Surgical atlas of gynecologic oncology*, 1st ed. Philadelphia, PA: WB Saunders; 1994:43. Copyright © 1994 Elsevier. With permission.）

denheuer) 切口已在几个方面进行了改良。切开皮肤前,先用无菌记号笔在计划好的切线上做三到四个垂直标记,这些标记有助于以后对合皮肤边缘。根据手术指征、患者的年龄和体重,在耻骨联合上方 3~8cm 处做皮肤横切口。皮肤切口不宜选择在很深的皮肤折痕处(deep skin crease)或腹部大的赘肉下方(beneath a large panniculus),因为该位置的厌氧环境会增加伤口并发症的风险。横向切开筋膜,并避免将筋膜与下面的肌肉分离。

当将横筋膜切口延伸到腹直肌边缘外侧时,就可以识别出位于每条肌肉后外侧边缘的腹壁下血管(一些手术医师建议即使切断腹直肌,也要保留这些血管)。通过使用手术器械钝性剥离或手指轻柔剥离,将血管从附着处游离。切开腹直肌前先结扎血管,以避免血管撕裂、缩回和血肿形成(图 7.6)。手术医师用手将腹直肌从腹膜上挑起,然后将其置于手指间,用凝切切断肌肉。

为了在缝合时更好地对合肌肉,可以在进入腹膜之前将下方的肌肉缝合到上方的筋膜上。使用 2-0 延迟可吸收线进行 U 形缝合,线结打在筋膜的前方。横向切开腹膜。

筋膜的缝合与其他横切口的缝合相同,也是采用连续缝合的方法。肌肉不需要单独缝合(除了上文中提到的情况例外),尽管一些手术医师更喜欢使用聚乙醇酸缝线进行连续缝合关闭壁层腹膜(图 7.7)。

对于因髂总动脉或主动脉末端阻塞而继发下肢循环障碍的患者,应谨慎使用 Mayard 切口。在这种情况下,来自腹壁下动脉的血流可能是下肢唯一的额外侧支循环。结扎这条动脉可能会导致下肢缺血和真正的血管外科急症。对于有下肢血液循环障碍临床证据的妇科患者,建议采用正中切口。

纵切口

一般来说,纵切口可以提供良好的暴露,易于延伸,并能快速进入腹腔。无论是正中切口还是正中旁切口,所产生的瘢痕都可能很宽。

中线(正中)切口

中线切口是出血最少的切口,也是能够快速进入腹腔/盆腔的切口。该切口暴露效果良好,神经损伤最少。然而,刀口裂开和切口疝也更常见。因为筋膜区域血管相对较少,而且经产妇通常存在腹直肌分离,所以中线切口是最容易掌握的妇科切口。如果患者之前有腹部中线切口史,手术医师应从原切口更偏头侧位置切开皮肤和腹膜,以避免损伤粘连的肠管。在未生育的女性中,腹直肌的中线分离可能并不明显。在这些患者中,下方的锥状肌是指导手术医师进行腹直肌中线分离的有用标志。因为中线切口易于延伸,所以在妇科医师使用的所有切口中,中线切口是最通用的(图 7.8A—D)。

应在打开腹膜进入腹腔之前,完成对腹壁切口前几层的彻底止血。当系统地完成腹部探查后,则

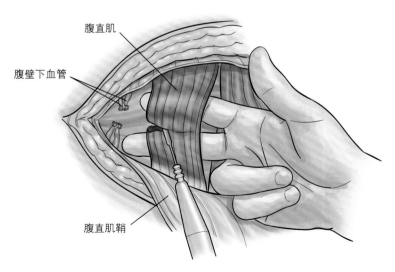

图 7.6　Mayard 切口。使用手术刀或 Bovie 电刀将腹直肌切开。当肌肉被切断时,术者将手撤回。腹壁下血管已被分离、结扎、横断

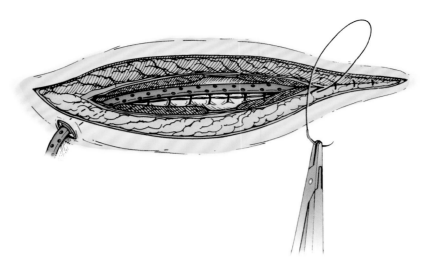

图 7.7 使用 2-0 聚乙醇酸线缝合腹膜。如果止血不彻底，可以使用闭式引流系统，在距筋膜边缘 1.5cm 处，使用延迟可吸收缝线进行连续缝合（Reprinted from Gallup DG. Abdominal incisions and closures. In：Gallup DG，Talledo OE，eds. *Surgical atlas of gynecologic oncology*. 1st ed. Philadelphia，PA：WB Saunders；1994：43. Copyright © 1994 Elsevier. With permission.）

应小心地将肠管包裹后置于盆腔外，很少需要超过 2 或 3 个湿润的剖腹手术纱布垫来完成盆腔暴露。如果需要更多的纱布垫或者难以包裹上腹部内容物，可能是由于麻醉不充分，或者是因为在合并既往腹部手术史的患者，粘连因素阻碍了肠管的移动。术中使用的纱布垫越多，小肠末端神经末梢损伤的可能性越大，从而导致术后乏力性肠梗阻。使用更现代的平面固定牵开器（table-fixed retractor），如 Bookwalter 牵开器，不仅能改善纵切口和横切口的暴露，也避免了术中使用过多的纱布垫。

正中旁切口

真正的正中旁切口位于中线外侧，纵向分开腹直肌。与中线切口或正中切口相似，正中旁切口具有良好的延展性和暴露性，尤其是切口所在的盆腔一侧。然而，与正中切口相比，由于正中旁切口需要劈开腹直肌，其发生出血和神经损伤的风险增加。改良的正中旁切口在切开腹直肌后鞘和腹膜之前，先向侧方牵拉腹直肌，该方法避免了与腹直肌劈开相关的潜在风险的发生。正中旁切口的强度被认为优于中线切口。最近一项 meta 分析比较了正中切口、横切口和正中旁切口的预后，结果显示，正中切口疝的发生率高于横切口（*RR* 1.77，95% *CI*：1.09~2.87）和旁正中切口（*RR* 3.41，95% *CI*：1.02~11.45）。

肥胖患者的切口

肥胖在美国很普遍（epidemic），超过 30% 的成年人有肥胖，体重指数（BMI）≥30kg/m², 而约 20% 的成年人体重指数≥40kg/m²，为极端肥胖。肥胖是术后伤口感染的一个公认危险因素，因此，对肥胖患者而言，腹部切口位置的选择具有挑战性。Pitkin 首次观察到肥胖患者行经腹子宫切除时，手术风险和术后风险均增加。该报道指出，肥胖组患者术后发热明显多于非肥胖组患者（59% vs. 36%），肥胖组患者的伤口并发症明显多于非肥胖组患者（29% vs. 4%）。据 Krebs 和 Helmkamp 报道，当采用脐周横切口（periumbilical transverse incision）时，重度肥胖患者的伤口感染率为 24%。由于该横切口需要切断肌肉，所以进入腹腔的时间可能会较长，而且出血会相对更多。如果肥胖患者选择横切口，应远离厌氧潮湿的下腹部皮肤褶皱环境。

1977 年，Morrow 及其同事建议改进肥胖症妇科患者的术前护理、手术操作和术后护理，结果观察到仅有 13% 的伤口感染率。随后 Gallup 改良了 Morrow 的方案，当肥胖患者采用改良方案时，伤口感染率下降至 3%，而未采用该方案的患者伤口感染率为 42%。

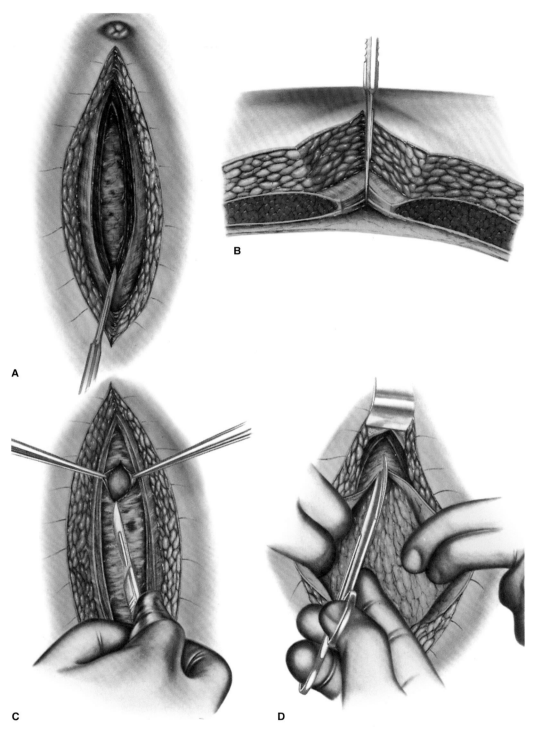

图 7.8　A. 用手术刀切开下腹部正中腹白线。B. 腹壁切面显示皮肤、皮下脂肪、腹直肌前、后鞘和下方的腹膜。C. 手术刀切开腹膜，显示小肠突入腹膜开口处。D. 用 Mayo 剪刀扩大腹膜开口至脐部

肥胖患者的正中切口

　　如果肥胖患者选择正中切口，建议根据脂肪赘肉（panniculus）的大小，在仰卧位和背侧膀胱截石位，沿垂直轴方向将脐部向尾端牵拉至耻骨联合或

低于耻骨联合水平，因为切口通常需绕过脐部，所以皮肤切口通常为绕脐切口，并且由于脐部位置的尾端偏移而使切口更多地向头侧延伸。筋膜的切口通常会延伸到耻骨联合。Greer 和 Gal 描述了一种改良的脐上纵切口，整个切口位于脐部上方，腹

壁脂肪赘肉上方的平坦区域。肥胖患者的腹部切口还有其他几种选择,Querleu 报道了一种横向切口,类似于前文描述的 Maylard 切口,提起脂肪垫后,不应在耻骨上褶皱处选择切口,因为此处皮肤血运较差、皮肤较薄,并且由于潮湿温暖的厌氧环境有利于促进微生物的大量增殖,而使该处遭受大量微生物的浸渍。正中切口似乎是大多数外科医师选择的切口(图 7.9)。

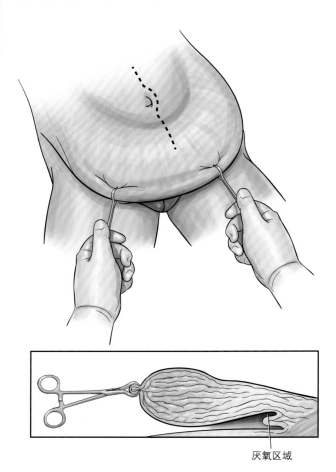

图 7.9　肥胖患者的正中切口。将脂肪赘肉层向下牵拉,避免在褶皱下潮湿厌氧环境(内陷)处进行腹壁切口

厌氧区域

手术完成后,可连续全层缝合腹壁筋膜,使用单丝延迟可吸收缝线(偶尔也可使用单丝不可吸收线),如聚二氧环酮缝线(polydioxanone suture,PDS),不使用皮下缝合和 / 或引流,用钉皮器关闭皮肤时,皮钉需留置 2 周再拆除。

脂肪赘肉切除术和腹部成形术

对于重度肥胖患者,另一种手术策略是在计划行盆腔手术前先切除大面积的脂肪赘肉。

几项系列研究已经证实了同时进行腹壁去脂术(abdominoplasty)和其他外科手术的安全性,Hopkins 及其同事对同时行脂肪赘肉切除术和妇科手术的患者进行了回顾性研究分析,研究纳入了 78 名接受该手术的患者(平均体重 126kg),值得称赞的是其手术感染率仅 2.6%,平均失血量为71mL,其中 4 名患者发生很小的刀口裂开。

尽管切除大面积脂肪赘肉能更好地暴露手术视野,但还是应慎重选择患者进行这种有潜在危险的手术。此外,必须劝导患者积极减肥并改变饮食习惯(nutritional habits)。如果患者不致力于改变生活方式,那么进行广泛的腹部去脂术似乎是不切实际的,并引发相关并发症。如果手术并非紧急,可以选择推迟手术,直到患者体重减少达到计划减重的 40%~50%。

在脂肪赘肉切除术和腹部成形术的各种手术方法中,Kelly 最初提出的椭圆形横切口是一种可选的手术方法。在此基础上的两种改良横向脂肪赘肉切除术也是有效的,最常见的手术包括从腰侧面至脐上方 3~4cm 的椭圆形"西瓜"切口。如果患者要求保留脐部,可将脐部游离并转移到上方腹壁皮瓣上,然而,Cosin 及其同事指出,这种转移会导致伤口并发症的增加。下切口,通常在沿着将悬垂腹壁和耻骨上皮肤分开的凹陷皮肤褶皱处取横切口,以略楔形的方式切除深层脂肪,使深层脂肪向外延伸,略超出皮肤边缘,以避免皮肤边缘缺血。为避免术后形成血肿和感染,必须注意充分止血(这是一个耗时的过程)。应避免过度进行灼凝止血,因为灼凝后坏死组织会产生有利于细菌生长的环境。切口的外侧角部分可能需要单独行 V 形切口,以避免多余脂肪集聚成难看的褶皱,当缝合这些 V 形楔切口后,切口的角度转换成为 Y 形,这样就消减了腹壁侧面多余的皮肤。切除大面积脂肪赘肉后,可以采用横切口或者纵切口进入腹腔。建议采用纵切口以提高暴露效果(图 7.10A—F)。

会阴部切口

对于经阴手术,充分暴露同腹部手术一样重要。当腹部手术暴露不充分时,可采取延长切口或其他措施改善暴露水平,也可以采取某些措施来改善经阴手术的暴露。狭窄的阴道开口可能会限制

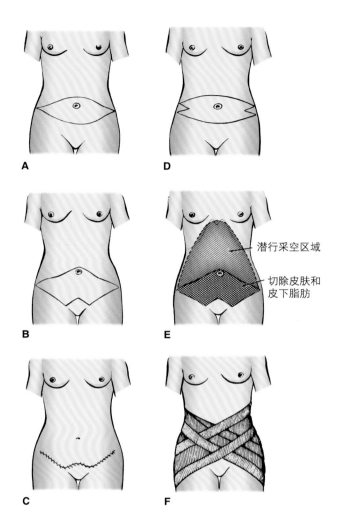

图 7.10　脂肪赘肉切除术切口。A. 从髂嵴区域开始向脐部上方和下方延伸的椭圆形横切口。B. 外侧角 V 形切口可以消除腹壁皮肤上的皱褶。C. 耻骨阴阜上的 W 形切口沿着腹股沟韧带延伸到髂嵴。D. 上方切口经过脐部上方，将上方皮瓣广泛游离到胸骨和肋骨边缘。E. 切除脂肪赘肉层和皮肤后，将上方皮瓣缘无张力地缝合到下方皮肤缘上。F. 使用结实富有弹性的敷料交叉缠绕腹壁，对腹壁提供支持并预防血肿的形成

阴道上段的暴露，但在手术开始时可以通过正中或会阴侧斜切口进行扩大，可在阴道口的一侧或两侧做侧斜会阴切口。如果有必要，可行会阴正中切开，并横向缝合关闭，阴道开口将比以前更大，这些切口可采用 2-0 或 3-0 延迟可吸收线缝合。

　　有时，因为性活动缺乏或未生育、阴道黏膜萎缩、阴道修补术病史或恶性肿瘤放疗病史等原因，整个阴道口径都很小。阴道穹隆可能固定在相对较高的位置，下降幅度较小。有时无法经阴道充分暴露手术视野，一些手术可能需腹部入路。另一方面，有时需要采用 Schuchardt 切口进行充分暴露，

该切口可扩大整个阴道，显著改善阴道上段的暴露。因此，如果做 Schuchardt 切口，那些原本需要开腹手术的患者也可以通过经阴手术获得令人完全满意的效果。

　　根据 Speert（1958）报道，1828 年，Langenbeck 为了治疗宫颈癌，在会阴部做了一个深度松弛的切口，尝试行经阴子宫切除术。在 1881 年 Olshausen 以及在 1891 年 Duhrssen 都分别使用过类似的切口，1893 年 Karl Schuchardt 描述了 Schuchardt 切口：

　　为了更容易地经阴道暴露活动受限的子宫，患者取截石位，抬高臀部，从大阴唇的中后 1/3 开始做一个矢状面的大切口，凸向外侧……向骶骨后方延伸，至距离肛门两指宽处。仅在坐骨直肠窝的脂肪组织处加深伤口，同时保留提肛肌的漏斗、后方的直肠和骶韧带完整无损。在阴道内部，打开阴道侧壁深达坐骨直肠窝，沿着阴道侧壁做一个延伸到子宫颈的长切口，从而形成一个可以暴露所有结构的手术视野。

Schuchardt 切口

　　右利手手术者通常会在患者阴道左侧壁做此切口，而左利手手术者可能发现在患者阴道右侧壁做此切口更容易。在一些极特殊情况下，建议做双侧切口。切口选择在哪一侧取决于需要切除病变所在的位置。在要切开的组织特别是切缘的阴道黏膜下层注射无菌生理盐水，将有助于切开。助手将示指尽可能深地放置在位于尿道左侧的阴道内，向左上方提拉。术者通过将两指放入阴道并向右下按压而施加反向牵拉力。这种牵拉与反向牵拉力使阴道左侧壁得到拉伸。用电刀从阴道口 4 点位开始切开，向下沿着臀部皮肤方向延至肛门水平，向上穿过阴道黏膜到达阴道上 1/3 处。随着切口深度的增加，术者可利用左手手指使直肠向内侧偏移，以保护直肠不受伤害。用电刀切开耻骨直肠肌后可见坐骨直肠窝脂肪。如有必要，可分离左侧的膀胱侧间隙。为获得最佳的暴露效果，阴道切口顶端应与子宫颈周围的切口贯通，期间通过电凝或结扎进行止血。

　　手术结束，Schuchardt 切口用 2-0 和 3-0 延迟可吸收线缝合，尝试对合耻骨直肠肌的边缘并消除坐骨直肠窝内的死腔，该切口通常不需放置引流。

　　Schuchardt 切口最常用于早期浸润性宫颈癌的

经阴道广泛子宫切除术。作者也使用该切口,进行广泛的解剖,以切除位于阴道穹隆部位的子宫内膜异位症病灶;为进行困难的经阴道子宫切除术或膀胱阴道瘘修补术、输尿管下段损伤修复术、耻骨直肠肌上方的机化血肿(organized hematomas)清除术、经阴道淋巴囊肿引流术或直肠后方骶骨前下部的良性畸胎瘤切除术,获得更好的暴露。Schuchardt切口可以将技术上困难、复杂、危险的阴道手术转变为简单、容易、安全的手术。很难理解为什么产科手术能如此迅速进行会阴切开术,而妇科手术却如此不情愿(图7.11)。

缝线和手术结

缝线

多年来,各种不同类型的缝线被用于缝合伤口,以减轻对愈合组织的破坏力。其中包括亚麻线、棉线、丝线;金、银、铁、钢线;脱水肠线、动物毛发;树皮;还有其他一些植物纤维。近年来,随着聚合物技术(polymer technology)的进步,合成材料逐渐成为缝线材料。然而,到目前为止,还没有研究或外科医师明确地证明有一种适合所有情况的完美缝合线。

理想的缝线材料应具有以下特点:线结的安全性、惰性、足够的抗拉强度、柔韧性、易于操作、通过组织的顺畅性、无致敏性、抗感染性和可预测的可吸收速率。尽管拥有这些理想的属性,伤口中缝线材料(异物)的存在还是会引起过度的组织炎症反应,它会降低身体对感染的防御,并干扰伤口愈合的增生阶段(见上文),由于瘢痕组织形成过多,最终导致伤口强度降低。

目前使用的缝线材料可以通过多种方式进行分类:缝线尺寸、抗拉强度、可吸收与不可吸收、多丝与单丝、刚度和柔韧性、最后是光滑的与带刺的等。表7.4列出了产科和妇科手术中常用的缝线,

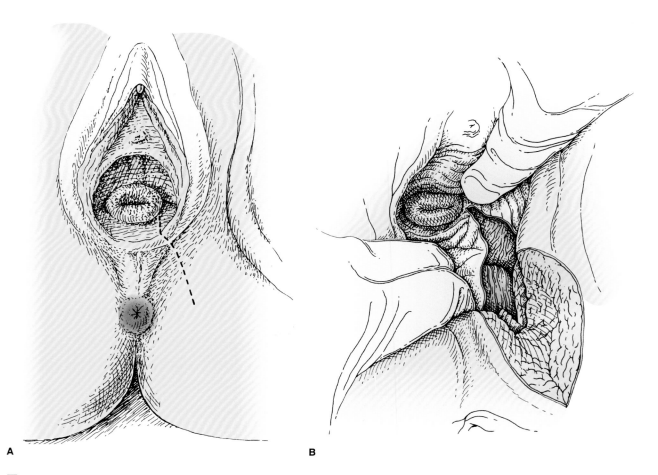

A　　　　　　　　　　　　　　　**B**

图7.11　A.Schuchardt切口从阴道口4点位开始,向臀部延伸,沿阴道后外侧壁至宫颈。B.暴露坐骨直肠窝的脂肪,分离耻骨直肠肌,通过切口可以暴露左侧膀胱侧间隙和直肠侧间隙

表 7.4

常用可吸收缝线和不可吸收缝线的特点

缝线 可吸收 多纤丝	抗拉强度消失 50% 的时间 /d	抗拉强度消失 100% 的时间 /d	完全吸收时间 /d	吸收率	组织反应 / 降解	操纵	记忆
普通肠线 (twisted)	3~5	14~21	70	不可预测	高 / 蛋白酶解	一般	低
铬肠线 (twisted)	7~10	14~21	90~120	不可预测	高 / 蛋白酶解	一般	低
快速可吸收涂层 polyglactin 910 (编织) (VicrylRapide)	5	14	42	可预测	低 / 水解	很好	低
涂层 polyglactin 910 (编织) (Vicryl)	21	28	56~70	可预测	低 / 水解	很好	低
涂层 polyglycolide (Dexon Ⅱ) (单纤维丝)	14~21	28	60~90	可预测	低 / 水解	很好	低
Polyglytone 6211 (Caprosyn)	5~7	21	56	可预测	低 / 水解	好	低
聚卡普隆 25 (Monocryl)	7	21	91~119	可预测	低 / 水解	好	低
糖酸聚合物 631 (Biosyn)	14~21	28	90~110	可预测	低 / 水解	好	低
聚葡糖酸酯 (Maxon)	28~35	56	180	可预测	低 / 水解	一般	高
聚二氧六环酮 (PDS Ⅱ) (倒刺)	28~42	90	183~238	可预测	低 / 水解	一般	高
聚卡普隆 25 (Monoderm)	7~10	21	90~120	可预测	低 / 水解	好	低
聚二氧六环酮 (PDO) (不可吸收多股纤维丝)	28~42	90	180	可预测	低 / 水解	一般	高
丝线 (编织)	180	365	730	不可预测	高 / 蛋白酶解	很好	低
棉线 (twisted)	180	>730	n/a	不可预测	高 / 蛋白酶解	很好	低
聚酯纤维 (编织)	n/a	n/a	n/a	n/a	低 / 无	好	中
尼龙 (编织) (Nurolon, Surgilon) (单股纤维丝)	n/a	1 年, 89%; 2 年, 72%; 11 年, 66%		不可预测	低 / 水解	好	高
聚丙烯 (Prolene, Surgilene)	n/a	n/a	n/a	n/a	低到无 / 无	差	高
尼龙 ((Ethilon, Dermalon, Monomid))	见上	见上	见上	不可预测	低 / 水解	差	高
聚丁酯 (Novafil)	n/a	n/a	n/a	n/a	低 / 无	好	低
不锈钢缝线	n/a	n/a	n/a	n/a	低到无 / 无	一般	高

n/a (Not Applicable):(本栏目)不适用。

相对抗拉强度,降解类型(如果有)和操纵特性。

描述缝线规格粗细(size)的标准有两个:美国药典(USP)和欧洲药典(EP)。USP 是更常用的标准,它建立于 1937 年,用于缝线材料的标准化和比较,对应于公制度量。这一标准规定了平均直径的限制,以及三种缝合线(胶原蛋白、合成可吸收缝合线和不可吸收缝线)的最小结拉力。Size/ 规格是指缝线的直径,用"0"表示,描述缝线规格的 0 越多,线的直径就越小(例如,4-0 大于 5-0)。从直观上看,线的规格越小,缝线的线结抗拉强度就越小。然而,抗拉强度也取决于缝线的组成成分。

缝线的抗拉强度取决于缝线的直径和组成缝线的材料,简单地说就是使缝线断裂所必需的力量[以重量衡量(磅或千克)]。通常有两种形式进行测量:直拉和线结拉力,直拉力测试是当该力作用于缝线的两端时导致缝线端裂的张力,而线结拉力测试是在缝线中间打结后导致缝线断裂所需的力量。

根据缝合材料是否在 2~3 个月内失去全部抗拉强度或保留抗拉强度超过 2~3 个月,可将其分为可吸收材料或不可吸收材料。缝线材料的降解取决于材料是天然材料(例如由羊肠或牛肠制成的肠胶原手术缝线)还是合成材料[如聚乳酸 910 或聚二氧六环酮(polydioxanone),前者通过蛋白质水解降解,后者通过水解作用降解]。尽管这两种材料的降解过程都会在组织中引起强烈的炎症反应,但是组织对合成材料的反应远低于对天然蛋白类似物的反应。

如果一种缝线是由一种以上的纤维制成的,它被认为是多丝缝线。就伤口愈合而言,多丝缝线与单丝缝线相比没有任何优势,反之亦然。然而,与相同规格的单丝缝线相比,多丝缝线对组织造成更多的微损伤,诱发更强烈的炎症反应,毛细作用增强(更多的缝隙和间隙),导致微生物扩散,以及较同等规格的单丝缝线相比形成更大的线结。但是,与单丝缝线相比,多丝缝线更大的优势是更好的操控性和柔韧性,并超过对任何伤口愈合的危害。

对缝线进行分类时,缝线的硬度和柔韧性与强度和吸收率一样重要,因为这些特性决定了材料的操控性和手感。硬度反映了缝线是软的还是硬的,能够记忆或弹回,并决定打结的容易程度。此外,

由于缝线能或不能顺应周围组织的拓扑结构,其硬度也与有无机械刺激有关。

手术结

考虑到以上提到的所有特点,缝线打结几乎和缝线本身一样是手术的组成部分。为了避免缝线的滑脱以及急性和慢性伤口并发症(裂开和疝形成),需要打结来固定组织。然而,在线结上而非缝线上,张力可能分布不均匀,这可能会轻微干扰伤口的均匀愈合和重塑。不管线结的结构和材料如何,缝线最薄弱的部分是线结,其次是紧挨线结的部分。根据不同的研究报道和使用的缝线材料种类,抗拉强度的下降范围为 35%~95%,这些薄弱部位通常是缝合失败的部位。最后,线结的安全性取决于缝线的范围大小,以及需要对合的组织。虽然滑结,也称为非相同滑结(nonidentical sliding knots),可以在盆腔脏器中安全使用,但缝合腹壁筋膜时应打方结,绕线的次数取决于缝合线的材料。

除了解各种可用缝线材料的物理特性和特点外,手术医师在选择上述材料之前,还必须考虑缝合处的组织特点和生理环境。然而,由于所有缝线材料都会诱发一定程度不必要的炎症反应,选择强度和炎症之间的平衡是为特定组织挑选特定缝线的关键。例如,由于对腹直肌筋膜的断裂力大,与妇科其他区域所用的缝合材料相比,需要使用具有更强抗拉强度的缝线材料,来缝合这类伤口。尽管使用聚乙醇酸缝线(在产科和妇科中有很长的安全历史)并非不合理(特别是用于缝闭横切口的筋膜时),但是在一些特殊情况下,似乎应该选择一种延迟吸收单丝缝线缝闭腹壁筋膜,如聚二氧六环酮缝线或聚葡糖酸酯(polyglyconate)缝线。

关闭纵切口

尽管正中切口可以快速进入腹腔,并提供腹部和盆腔解剖的良好暴露,但由于腹壁中线相对无血管的解剖学特点,以及侧向拉力,使得中线切口相对薄弱,术后容易发生早期和晚期伤口并发症。切口疝(Incisional hernia,IH)是腹部手术正中切口常见的晚期并发症,据报道发生率为 10%~23%(在一

些高危人群中高达 38%），通常将来需要某些手术干预，增加了患者的发病率，降低了患者的生存质量。大多数切口疝发生在术后早期，与筋膜边缘的早期分离有关。由于筋膜的再生能力有限，在术后早期，缝线将这些筋膜边缘固定在一起的能力至关重要。筋膜愈合过程相当缓慢，需要至少 6 周的缝合支持才能完全愈合，以降低切口疝形成的风险。外科医师可控制几个变量［例如减少手术部位感染（surgical site infections，SSI）、选择合适的缝合方法，使用合适的缝合技术等］以降低切口疝的形成率。

手术医师有权选择一种缝线来关闭腹部正中切口，虽然有无数种选择的存在，但是对于选择哪种缝合材料，甚至缝合技术还没有共识。在过去的 20 年里，已经完成了多项前瞻性随机临床试验，比较一种缝线与另一种缝线，评估伤口并发症，如切口疝的形成、伤口感染、缝合窦道的形成、伤口疼痛和切口裂开。虽然有些缝线优于其他种类，但到目前为止，还没有一种缝线成为缝合正中切口的唯一最佳选择。如上所述，缝合正中切口最重要的因素之一是需要使筋膜边缘闭合至少 6 周，以减少切口疝的形成。与闭合筋膜少于 6 周的快速可吸收缝线相比，使用不可吸收的单丝缝线和缓慢可吸收（例如，PDS；**表 7.4**）缝线缝合切口，切口疝的发生概率较低。

与多纤维丝缝线相比，单纤维丝缝线发生 SSI 的概率可能更低，这是由于多纤维丝线存在间隙，细菌可以逃避吞噬作用。Diener 等进行的一项关于腹部正中切口手术缝合的 meta 分析，发现切口疝的发生率在可吸收缝合线组显著低于不可吸收缝合线组（*OR* 0.41，95% *CI*：0.43~0.82，*P*=0.001），延迟可吸收缝线组低于快速可吸收缝线组（*OR* 0.65，95% *CI*：0.190.88，*P*=0.02）。不管伤口使用不可吸收缝线还是延迟可吸收缝线，或者延迟可吸收缝线还是快速可吸收缝线，伤口裂开、伤口窦道形成、伤口感染、伤口疼痛等次要终点之间差异无统计学意义。作者得出结论，对于选择正中切口的初次或二次开腹手术，腹壁筋膜应使用延迟可吸收的（单丝）缝线进行连续缝合，作者没有对急症情况下缝合腹壁筋膜的方法进行推荐。然而，最近一篇 Cochrane 综述结论认为缝线的吸收特性（可吸收对比不可吸收，延迟对比快速吸收）、缝合方法（全层缝合对

比分层缝合），或者缝合技术（连续缝合对比间断缝合）都不影响切口疝的发生。缝线的吸收特性、缝合方法、缝合技术对伤口感染、伤口裂开均无显著影响。

对于腹部正中切口的缝合，良好的缝合技术和选择最好的缝合材料都是密切相关的。尽管证据表明没有一种超好的缝线或者缝合技术可减少切口疝的发生，但与间断缝合相比，连续缝合显然更容易、完成速度更快，是首选（**图 7.12**）。

在临床上关闭腹部时，将缝线处的张力标准化是困难的。然而，与较低的张力相比，缝线张力较高与 SSI 的发生率增高相关，原因可能是针脚间的软组织被挤压和失活，导致组织坏死，增加了 SSI 的发生。对于连续缝合，缝合线长度与切口长度（suture length-to-wound length，SL/WL）比与切口疝的形成直接相关（SL/WL 比值≥4 时切口疝发生较少），但还取决于缝合的针数、缝线的规格粗细、缝线的张力以及伤口的长度。

SL/WL 比值的计算：［A−（B+C）］/D

A= 所用缝线的长度

B= 起始结处残余缝线的长度

C= 完成结处残余缝线的长度

D= 皮肤切口长度

可以通过"大边距"（"large bites"）或"小边距"（"small bites"）密针间距（closer intervals）的方式来增大 SL/WL 比值（**图 7.13**）。几十年来，一直建议缝合时距筋膜边缘至少 1~1.5cm 处，针间距 1cm，这一外科格言纯粹是基于实验数据。然而，最近 Cengiz 等人的实验数据证实，与更大的边距相比（距离伤口边缘 10mm，针间隔 10~15mm），采用更小的边距（距离伤口边缘 5~8mm，针间隔 4~5mm）缝合伤口后的第 4 天，伤口愈合更牢固。

在有伤口裂开高危因素患者中，尚未证明 Smead-Jones 间断缝合技术（**图 7.14**）优于连续缝合技术。该技术是一种远侧 - 远侧，近侧 - 近侧，间断的全层缝合技术。第一针（远侧 - 远侧）包括每侧的筋膜和腹膜，近侧 - 近侧这一针仅缝合前筋膜。宽边距的起始缝合可以减轻伤口愈合的张力，随后的近侧 - 近侧缝合可以使筋膜边缘更好地对合。使用不可吸收或延迟可吸收的缝合线，该缝合方法成功的关键是边距较宽的远侧 - 远侧缝合（至少距离筋膜边缘 1.5~2cm）。见知识框 7.1。

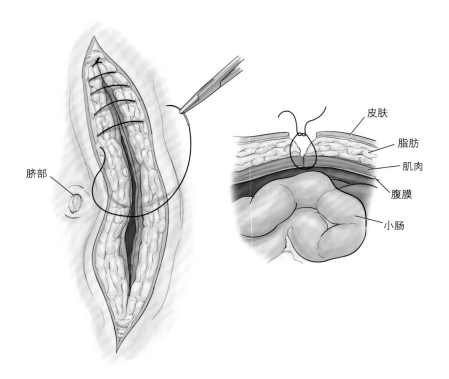

图 7.12 连续全层缝合中线切口。一针缝透(插图)前筋膜、肌肉、后筋膜以及腹膜,距离筋膜边缘 5~8mm,间距为 5~8mm("小针距")

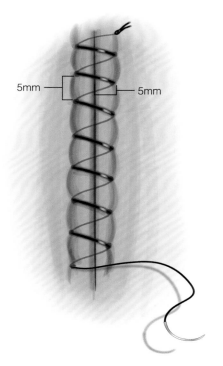

图 7.13 以小针距或小边距缝合腹部中线切口,使得所用缝线长度与伤口长度(SL/WL)的比值至少为 4∶1

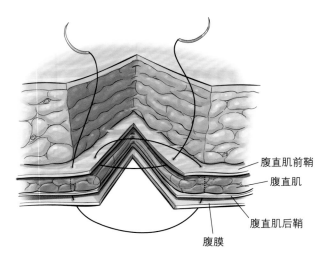

图 7.14 Smead-Jones 分层缝合。这是一种远侧 - 远侧、近侧 - 近侧缝合技术,前筋膜缝入近侧 - 近侧缝合内。使用 1 号尼龙线或 1 号聚丙烯缝线(或其他延迟吸收缝线),成功缝合的关键是远侧 - 远侧缝合的宽边距(距筋膜边缘至少 1.5~2cm),这种缝合技术可以采用间断缝合或连续缝合的方式进行

知识框 7.1　缝合伤口建议操作步骤
● 使用缓慢可吸收的单丝缝线
● 使用连续缝合技术
● 一层一层地缝合伤口
● 避免缝合处张力过大——适合但不要卡压筋膜边缘
● 仅缝合筋膜，针边距 5~8mm，针间距 5~8mm
● SL/WL 的比值应≥4

引流的使用

有时，输卵管 - 卵巢脓肿或其他类型的盆腔感染手术后，放置腹腔引流是恰当的。此外，在复杂的子宫切除术或其他盆腔手术后，放置腹腔内引流对于引流腹膜面渗出可能是有帮助的。虽然过去用于预防淋巴囊肿或输尿管瘘，盆腔根治性手术后并非常规放置腹膜后引流。

对于在皮下间隙预防性放置引流以减少血肿和皮下积液的形成或减少脓肿和感染的发生仍有争议。一项大型的 meta 分析显示，剖宫产手术、乳房缩小手术、腹部手术（清洁 - 污染伤口）、股骨伤口以及髋关节和膝关节置换术后，可不用放置皮下引流。不建议仅仅因为患者肥胖而放置引流。在一项前瞻性研究中，Farnell 及其同事分析了 3 282 个不同类型的切口，与清洁 - 污染伤口或污染伤口中不放置引流的患者相比较，放置皮下闭式引流系统，并联合使用或者不用抗生素或盐水冲洗，并没有明显的优势。然而，在污染伤口患者中，放置皮下引流和使用抗生素冲洗是一种趋势。

引流可分为两类：被动引流和主动引流。被动引流主要是作为一个由重力辅助的溢流"阀"发挥作用，而主动引流则是与某种类型的吸引装置相连。如果使用引流，首选密闭式引流装置，如 Jackson-Pratt 引流管或 Blake 引流管。两者都有小的贮液器（100mL），辅助医务人员（paramedical personnel）在病房和家庭中管理起来相对容易。与 Jackson-Pratt 引流管相比，Blake 引流管内有纵向脊状结构，从而减少被小组织碎片或血凝块阻塞的概率。然而，还没有比较这两种引流装置的大型前瞻性随机试验来验证这一观点。为避免血凝块形成和随后导致的阻塞，应使引流管尽早接入抽吸装置，通常是在切口缝合完成的同时。此外，应指导护理人员（和其他护理者 -caregivers）在引流期间，

每班（或每天几次）挤捏引流管（to strip the drain catheter），引流管保持在原位。筋膜下或皮下间隙内的引流管可以被拔除，但不能向里推进。当引流液少于 50mL/24h 后，通常是在术后第 2 或 3 天，就可以将引流管安全拔出。

延迟一期和二期愈合

大多数妇科手术的切口都能一期愈合，即通过缝线、缝钉、黏性胶或夹子将切口 / 伤口的边缘固定在一起而愈合。然而，当感染风险高或软组织损伤严重时，有些伤口会敞开以待其愈合。这些伤口的愈合过程是通过新生组织从切口底部向上生长来实现的，该过程被称为二期愈合。有时，由于皮肤表面 SSI、血肿或皮下积液等原因，最初一期愈合的伤口会裂开，导致伤口边缘部分或完全分离，这些伤口通常通过二期愈合或延迟二期缝合愈合。多年前，军事外科医师已经认识到延迟一期伤口闭合在处理可能污染的伤口方面的价值，最近创伤外科医师又发现它能控制腹腔脓毒症。同样，在一些高危患者中，包括肥胖、癌症以及上下联合操作手术、感染或肠道内容物造成污染的患者中，延迟一期伤口闭合伤口感染率的患者与一期缝合的患者相比显著降低，前一组的感染率为 2.1%，后一组为 23.3%。

延迟闭合的一种方法是使用由湿 - 干的敷料换药（wet-to-dry dressing changes）。筋膜缝合后，可每隔 2cm 缝置不可吸收线，垂直褥式缝合（远侧 - 远侧；近侧 - 近侧），但并不收紧。然后用大量的生理盐水和 0.25% 的 Dakin 溶液（次氯酸钠）冲洗伤口。伤口敷料纱布每天更换 2 次，采用湿 - 干技术方法，使用无菌生理盐水或 0.25% 的 Dakin 溶液冲洗伤口。当感染迹象消失后，则停止使用 Dakin 溶液，因为它会阻碍上皮形成。在 4~5 天内，根据皮下肉芽组织的外观，将之前缝合的缝线收紧打结，对合皮肤边缘。将安息香酊（Tincture of benzoin）放置在闭合切口的外侧边缘，用无菌胶带（Steri-Strips）拉近对合凹凸不平的皮肤边缘。

或者，也可以用宽距钉（widely spaced staples）对合切口皮肤的边缘，用盐水浸泡（感染面浸泡 Dakin 溶液）过的纱布（如 Nu 纱布或 Kerlix 纱布条）将中间间隙"吸干 -wicking"。当有足够多的肉芽组织出现后，患者出院前在床边，用局部利多卡

因浸润后,用不可吸收的单丝缝线重新缝合皮肤边缘。

在一期缝合伤口后几天,有些患者会出现血肿、皮下积液或伤口浅表感染,这时需要通过拆除缝钉或皮下缝线以打开伤口。通常情况下,需要完全敞开伤口,以便充分引流和清除坏死组织,进行细菌培养检查可以帮助选择抗生素。伤口敞开以待二期愈合,每天更换 1 次或 2 次用生理盐水或 Dakin 溶液浸泡过的纱布伤口敷料。虽然大多数二期愈合伤口的清理工作是由家庭保健人员(home health care personnel)来完成,但这种愈合的方法给患者带来诸多不便。许多医疗中心已倾向于在 2~5 天后延迟缝合伤口。

在一项产科和妇科患者的大型队列研究中,Walters 和及其同事们发现了切口延迟缝合类似的优势。35 例进行重新缝合的患者,85.7% 的伤口成功愈合。本研究中患者腹部切口裂开的原因包括感染、血肿或皮下积液等。所有患者的筋膜层都是完整的,所有患者接受至少 4 天的伤口清创和清洗。该队列中所有患者的重新缝合操作都在手术室进行,并接受三剂头孢唑林(cefazolin)抗生素。缝合方式为全层缝合,使用 2 号单丝尼龙缝线。不过,全层缝合需要较长的操作时间,患者经历更多的疼痛。

伤口负压治疗技术

对于高危患者,建议采用伤口负压治疗(negative pressurewound therapy,NPWT),而不是让切口敞开以待二期愈合。该装置可用于开放性伤口(开放式 NPWT)(图 7.15)或者在一期缝合(闭合式 NPWT 或切口 NPWT)后的伤口上放置(图 7.16)。自 1997 年这种慢性伤口治疗方法首次报道以来,NPWT 凭借其加速伤口愈合的能力,已彻底改变了伤口愈合领域。对于开放式 NPWT,将黑色聚氨酯泡沫(black polyurethane foam)或白色聚乙烯醇泡沫(white polyvinyl alcohol foam)切割成符合伤口的形状,密封,并与产生低于大气压(50~125mmHg)泵的管道相连接。泵的模式可以是间歇性的,也可以是连续的。其作用机制是泡沫封闭伤口,加速上皮化,并将任何渗出液引流出来。此外,负压可以建立组织皱缩张力,刺激细胞增殖、血管生成和生长因子发挥作用(elaboration)。此外,还可以

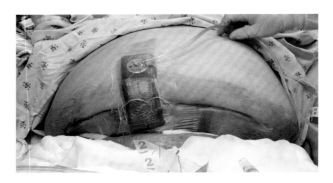

图 7.15 开放式伤口负压治疗装置

减轻炎症和水肿,并伴随所有相关介质和伤口细菌负荷减少。黑色泡沫具有更大的孔径,可有效地刺激伤口收缩和肉芽组织的形成。白色泡沫具有较小的孔径,可用来限制肉芽组织的生长。NPWT 的禁忌证包括裸露的血管、吻合伤口、器官、神经、恶性肿瘤、未治疗的骨髓炎、非肠道瘘和未探查过的瘘管和坏死组织。放置 NPWT 之前,需要积极清除坏死组织。伤口负压治疗可在关闭筋膜后,在手术室立即使用,或者在缝合因手术部位表皮感染、血肿或皮下积液导致的伤口裂开后使用。

伤口闭式负压治疗技术

伤口闭合式负压治疗技术的作用机制是增加伤口血流量,减少缝线的横向应力和剪切应力,从而降低伤口裂开的风险,增加淋巴清除率,并减少血肿和皮下积液的形成。最近一项 meta 分析回顾分析了闭合式 NPWT 与标准伤口护理的使用两种方法,结果发现与标准护理相比,闭合式 NPWT 能显著减少伤口感染的发生(RR 0.54,95% CI:0.33~0.89)和皮下积液的形成(RR 0.48,95% CI:0.27~0.84),伤口裂开率并无差异。这种技术在妇科手术中还没有得到很好的研究。

对于二期愈合的伤口,不管缝合或重新缝合的方法如何,闭合式负压治疗将显著影响患者的身体、社会和心理。最近一项关于患者对开放性手术伤口认知的研究表明,二期愈合会削弱患者的自我意识,导致患者无法履行社会角色和义务,并减少正常社交活动。该研究强调,医护人员(health care workers)需要通过不断告知患者有关伤口处理过程中的信息,并设定伤口完全愈合时间的现实目标,来改善与患者的沟通交流。

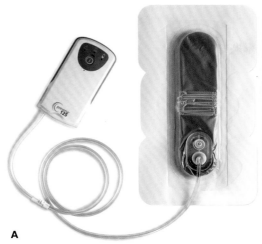
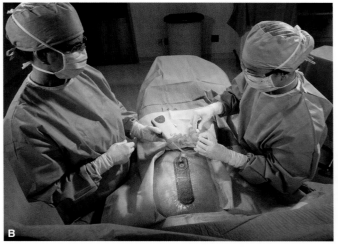

图 7.16　A. 20cm 带泵敷料。B. PREVENA 切口处理装置（Used with permission. Courtesy of KCI，an Acelity Company）

伤口裂开和内脏膨出

伤口裂开是开腹手术术后最严重的并发症之一。伤口裂开（内脏膨出或腹壁崩裂）的发生率在妇科手术中为 0.3%~0.7%，在所有腹部手术中为 0.4%~3.5%。不幸的是，伤口裂开后的死亡率持续在 10%~44%。尽管有更好的围手术期护理、更新的缝合材料和更好的缝合技术，在过去的 40 年中伤口裂开的发生率一直保持不变。

从技术角度而言，伤口裂开是指腹部切口所有层均裂开，但根据裂开组织层次的不同而有不同的术语。表皮裂开是指皮肤和皮下到筋膜层的所有组织层分离。如果筋膜层部分裂开，这种形式的裂开称为不完全或部分裂开。然而，如果腹膜裂开，则称为伤口完全裂开。最后，如果肠管从伤口凸出来，就会使用"内脏膨出"（也称为"腹壁崩裂"）这个术语。

伤口裂开的发病机制分为手术相关因素和患者相关因素。手术医师可控制的因素包括切口类型、缝合技术、缝合材料的选择，以及努力控制围手术期感染等。患者相关因素包括年龄大于 65 岁、营养状况不良、机械因素如伤口血肿、阵发性咳嗽和胃肠道问题（干呕、呕吐、肠梗阻）、恶性腹水的快速增多、慢性肺部疾病、长期使用类固醇、血流动力学不稳定、急症手术和伤口感染等。有趣的是，没有单独的证据表明，性交、伤口内有异物和患有糖尿病会增加伤口裂开的发生。

研究表明，切口类型与伤口裂开的发生率有关，与正中切口相比，横切口和正中旁切口中的伤口裂开发生率较低。虽然 Pfannenstiel 切口中也有伤口裂开的报道，但系统综述显示，与纵切口相比，横切口的伤口裂开和内脏膨出发生率更低。过去认为缝合方式和缝线类型与伤口裂开有关。几项系统性综述表明，缝合方式（全层缝合或分层缝合）和缝线的选择（延迟可吸收线或不可吸收线）均不影响伤口裂开的发生。术后早期发生的伤口裂开，最常见原因是缝合技术，保持 SL/WL 的比值大于 4，不管采用连续缝合还是间断缝合，伤口裂开的发生率均较低。伤口完全裂开和内脏膨出可能是与组织破坏相关，而非缝合失败，其主要机制为缝线切割组织（cutting through tissue）。如果缝合处组织由于坏死性感染而降解，通常会发生在缝合伤口后的 7~10 天，因为感染发展需要一段时间。不过，严重 SSI 导致的伤口裂开或内脏膨出的概率非常低（0.1%）。

内脏膨出通常发生在术后 5~14 天，平均约 8 天。伤口完全裂开和即将发生内脏膨出的早期迹象之一是表面完整的伤口有粉红色浆液渗出。这一迹象会出现在 23%~84% 的病例中，在内脏膨出发生的前几天可能会持续出现。虽然这种渗出通常是由于隐匿性血肿引起，但还是需要仔细检查这些伤口，用棉签探查吻合钉或缝线之间的伤口，以评估筋膜闭合的完整性。通常情况下，在腹壁崩裂的临床症状明显之前，患者就意识到有东西脱出、撕裂痛或崩裂感。

当发现内脏膨出时,可以戴上无菌手套将肠管放回切口内,用浸过生理盐水的棉垫轻轻包裹,并用束腹带(abdominal binder)固定。应开始使用广谱抗生素,并行血常规和电解质检查,以便将患者紧急送回手术室。由于这种情况很少见,所以明智的做法是咨询具有处理复杂伤口并发症专业知识的外科医师(如创伤外科医师、疝外科医师)。

目前,指导处理内脏膨出的证据不足。van Ramshorst 等的一篇综述中,发现文献中的治疗方案并非来自前瞻性实验设计,研究报道的结果不一致或存在缺失。对于破裂口较小,身体健康状况较差,不适合立即手术的患者,非手术治疗也是一种选择。这种治疗包括用湿 - 干敷料覆盖伤口,每天更换。或者,一旦患者病情改善,就计划进行延迟缝合,可以采用 NPWT 装置。如果是清洁伤口或清洁 - 污染伤口,腹壁崩裂原因是缝合技术缺陷所致,和 / 或筋膜边缘清洁且组织足够,可以尝试一期缝合,使用一个缓慢吸收单丝缝线,较小的针距连续全层缝合,保持 SL/WL 比值≥4∶1。如果腹内压(intra-abdominal pressure,IAP)过高,或预计过高,或者筋膜边缘参差不齐或挛缩时,一期缝合筋膜很可能失败或者没有缝合的可能。这些情况可能需要在清洁的伤口和生物补片上放置合成补片,在有感染的情况下,使用或不使用 NPWT 装置。如果腹壁崩裂的原因是感染,则需要确定感染的原因(腹腔内脓肿或吻合口瘘)并加以控制。其他手术方法包括松解筋膜切口和放置组织皮瓣后缝合切口。皮下组织和皮肤通常保持敞开状态,包扎后延迟缝合或放置 NPWT 装置。

保留缝线(retention sutures)的使用存在争议。然而,如果伤口边缘参差不齐或患者身体状况较差,则可使用 2 号尼龙缝线或聚丙烯缝线贯穿式缝合保留缝线(through-and-through retention suture)。缝线距离皮肤边缘至少 2.5~3cm,并贯穿缝合腹壁全层。考虑到水肿,缝线针间距为 2cm(图 7.17)。为防止缝到下方的肠管,在第一针缝线打结之前,先将所有的缝线都提起。贯穿缝合线之间,没有对合的皮肤边缘,可以使用 3-0 聚丙烯线间断缝合对合。贯穿缝线应当保留 3 周。术后应立即使用鼻胃管,避免腹胀,继续使用广谱抗生素,并根据血培养结果调整抗生素。

腹壁崩裂的并发症包括复发性腹壁崩裂、腹壁

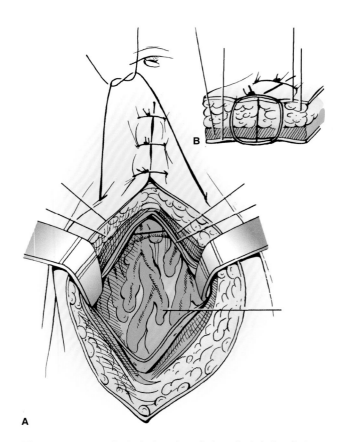

图 7.17　A. 用保留缝线进行内脏膨出二期缝合(通常使用 1 号聚丙烯缝线 - 可以套上橡胶垫),最好使用 2 号聚丙烯缝线。B. 全层缝合

切口疝形成、死亡和肠 - 皮肤瘘形成。由于最初手术缝合和裂开已经使筋膜受损,再次缝合失败率很高,复发裂开率在 0%~35%。尽管采取了上述干预措施,腹壁崩裂的死亡率仍为 10%~44%,主要原因是心肺并发症和感染。即使完成了初步修复,腹壁崩裂患者中发生切口疝的比例非常高。

切口疝

切口疝是妇科手术中线切口(横切口较少)后常见的晚期并发症。据估计,腹部中线切口手术术后切口疝的发生率为 11%~20%,更具体地说,经腹子宫切除术后切口疝的发生率为 8%~16.9%。对于特定高危患者群体,这一比例甚至更高,超过 30%。几项研究表明疝气的发生需要一定时间,Mudge 和 Hughes 的报道称,不到 50% 的疝在术后 1 年内发生。Höer 等观察到 75% 的疝发生需要 2 年时间才能形成。由于大多数关于疝发生率的研究都是在术后 12 个月或不到 12 个月时进行随访,因此疝的

实际发生率很可能被低估了。疝发生于筋膜边缘和邻近肌肉分离而腹膜完整的情况,皮下组织留有缺损,肠管和大网膜可以疝入。虽然最初的筋膜缺损可能很小,最终疝囊的大小可呈现不同的比例,并累及整个下腹壁。疝的大小取决于肠道和大网膜的活动性,以及最终薄弱处的孔径大小。小肠可疝出的筋膜缺损越小,嵌顿、梗阻和梗死的频率就越高。

腹壁疝(ventral hernias)对患者有显著的影响:它们体积会增大、使个体功能恶化、导致皮肤破裂、或需要紧急手术的嵌顿和绞窄,而结果很差。此外,选择性修补可能是复杂的,并发症发生率高,包括 SSI,发生率为 20%~30%;疝复发,发生率为 20%~30%。据估计,美国每年要花费 32 亿美元用于腹壁疝的手术治疗,腹疝修补手术后的每一个主要并发症都要花费医疗保健系统 3 万至 21 万美元。

手术切口的选择影响术后切口疝的发生率,横切口疝的发生率较低。尽管大量的研究探讨了中线切口的缝合材料(缓慢可吸收缝线对比不可吸收缝线)以及缝合类型(连续缝合对比间断缝合),但尚未发现能够减少切口疝发生的缝合材料或缝合方法。然而,研究表明,通过小针距(边距 5mm 和间距 5mm)以确保 SL/WL 比值 >4∶1,可以降低切口疝的发生率。

与切口疝发生相关的患者危险因素包括肥胖(BMI ≥ 30kg/m^2)、腹直肌分离 >25mm、贫血、糖尿病、恶病质、年龄增加、急诊手术、冠状动脉疾病、吸烟、慢性阻塞性肺疾病、腹主动脉瘤手术史、使用皮质类固醇,术前尿毒症等。其他发生术后疝气的危险因素包括纵切口、肝病相关性腹水、肥胖、妇科恶性肿瘤、急性腹腔炎症和吸烟。

50% 的腹壁疝患者自述有下腹部不适和不同程度的腹胀症状。腹壁疝较大的患者可能会注意到皮肤下的肠蠕动,并自述当在平卧位时,膨出会变小,在咳嗽和用力时疝更明显。随着时间的推移,疝环扩大和 / 或更多肠段进入疝囊,疝会继续增大。传统上,切口疝的诊断依赖于患者症状驱动的体格检查,这些检查包括患者仰卧位和站立位时,视诊和触诊患者的腹壁,用或不用 Valsalva 动作。如果疝较大且 / 或明显,体格检查就足以诊断,但在肥胖患者中发现切口疝通常较为困难。CT 扫描被认为是诊断切口疝的无创金标准,然而,患者暴露于电离辐射、患者处于静止仰卧位时进行评估以及检查费用高是其显著的缺点。Beck 等人比较了动态腹部超声(dynamic abdominal sonography for hernia,DASH)和 CT 成像在检测切口疝方面的差异,发现 DASH 具有高敏感度(98%)和高特异度(88%),以及高阳性率(91%)和阴性率(97%)预测价值。DASH 的优点包括能够获得实时结果,能够在患者床边测试多种体位,完全无需暴露于电离辐射。

要点

■ 术前手术谈话应包括讨论切口的位置,选择该切口的理由,以及任何潜在的切口并发症。

■ 筋膜缝合(中线纵切口和部分横切口)应采用延迟可吸收单丝线缝合,绝对不能使用普通肠线或铬肠线缝合筋膜。

■ 当考虑使用引流时,应当使用闭式引流装置(如 Jackson-Pratt 或 Blake),不应使用被动引流装置,如 Penrose 引流管。

■ 单丝缝线应该打 3 个方结(6 次绕线)或 1 个外科结 +2 个方结(4 次绕线)。

■ 对于皮肤表面裂开,可以考虑延迟愈合或使用 NPWT 装置,而不是采用湿 - 干换药的二期愈合,以改善患者愈合。与 NPWT 相比,在门诊换药延期愈合,对患者来说可能价格更便宜,也更方便。

（万吉鹏　王飞　秦晓燕　赵兴波　译）

参考文献

Altman AD, Nelson G, Nation J, et al. Vacuum assisted wound closures in gynecologic surgery. *J Obstet Gynaecol Can* 2011;33:1031.

Baucom RB, Beck WC, Holzman MD, et al. Prospective evaluation of surgeon physical examination for detection of incisional hernias. *J Am Coll Surg* 2014;218:363–366.

Beale EW, Hoxworth RE, Livingston EH, et al. The role of biological mesh in abdominal wall reconstruction: a systematic review of the current literature. *Am J Surg* 2012;204:510.

Beck WC, Holzman MD, Sharp KW, et al. Comparative effectiveness of dynamic abdominal sonography for hernia vs computed tomography in the diagnosis of incisional hernia. *J Am Coll Surg* 2013;216:447–453.

Bickenbach KA, Karanicolas PJ, Ammori JB, et al. Up and down or side to side? A systematic review and meta-analysis examining the impact of incision on outcomes after abdominal surgery. *Am J Surg* 2013;206:400–409.

Bosanquet DC, Ansell J, Abdelrahman T, et al. Systematic review and meta-regression of factors affecting midline incisional hernia rates: analysis of 14,618 patients. *PLoS One* 2015;10(9):e0138745. doi:10.1371/journal.pone.0138745.

Brown SR, Goodfellow PB. Transverse versus midline incisions in abdominal surgery (review). *Cochrane Database Syst Rev* 2005;(4):CD005199. doi:10.1002/14651858. CD005199.pub2.

Bucknall TE, Cox PJ, Ellis H. Burst abdomen and incisional hernia: a prospective study of 1129 major laparotomies. *Br Med J* 1982;284:931.

Burger JW, Lange JF, Halm JA, et al. Incisional hernia: early complications of abdominal surgery. *World J Surg* 2005;29:1608. doi:10.1007/s00268-005-7929-3.

Campbell JA, Temple WJ, Frank CB, et al. A biomechanical study of suture pullout in linea alba. *Surgery* 1989;106:888.

Charoenkwan K, Chotirosniramit N, Rerkasem K. Scalpel versus electrosurgery for abdominal incisions. *Cochrane Database Syst Rev* 2012;(6):CD005987. doi:10.1002/14651858.CD005987.pub2.

Cherney LS. A modified transverse incision for low abdominal operations. *Surg Gynecol Obstet* 1941;72:92.

Chicharro-Alcántra D, Rubio-Zaragoza M, Damiá-Giménez E, et al. Platelet rich plasma; new insights for cutaneous wound healing management. *J Funct Biomater* 2018;9(10). doi:10.3390/jfb9010010.

Deerenberg EB, Harlaar JJ, Steyerberg EW, et al. Small bites versus large bites for closure of abdominal midline incisions (STITCH): a double-blind, multicenter, randomized controlled trial. *Lancet* 2015;386:1254–1260.

Desai KK, Hahn E, Pulikkotill B, et al. Negative pressure wound therapy: an algorithm. *Clin Plast Surg* 2012;39:311.

Diener MK, Voss S, Jensen K, et al. Elective midline laparotomy closure: the INLINE systemic review and meta-analysis. *Ann Surg* 2010;251:843.

Dodson MK, Magann EF, Sullivan DL, et al. Extrafascial wound dehiscence: deep en bloc closure versus superficial skin closure. *Obstet Gynecol* 1994;83:142.

Durai R, Mownah A, Ng PC. Use of drains in surgery: a review. *J Perioper Pract* 2009;19(6):180–186.

El-Nashar SA, Diehl CL, Swanson CL, et al. Extended antibiotic prophylaxis for prevention of surgical site infections in morbidly obese women who undergo combined hysterectomy and medically indicated panniculectomy: a cohort study. *Am J Obstet Gynecol* 2010;202:e1.

Eke N, Jebbin NJ. Abdominal wound dehiscence: a review. *Int Surg* 2006;91:276–287.

Esmat ME. A new technique in closure of burst abdomen: TI, TIE and TIES incisions. *World J Surg* 2006;30:1063–1073.

Flegal KM, Carroll MD, Kit BK, et al. Prevalence of obesity and trends in the distribution of body mass index among US adults, 1999–2010. *JAMA* 2012;307:491.

Fink C, Baumann P, Wente MN, et al. Incisional hernia rate 3 years after midline laparotomy. *Br J Surg* 2014;101:51–54.

Frazee R, Manning A, Abernathy S, et al. Open vs closed negative pressure wound therapy for contaminated and dirty surgical wounds: a prospective randomized comparison. *J Am Coll Surg* 2018;226:507–512. doi:10.1016/j.jamcollsurg.2017.12.008.

Gal D. A supraumbilical incision for gynecologic neoplasm in the morbidly obese patients. *J Am Coll Surg* 1994;179:18.

Gallup DG. Modification of celiotomy techniques to decrease morbidity in obese gynecologic patients. *Am J Obstet Gynecol* 1984;150:171.

Goldberg SR, Diegelmann RF. Wound healing primer. *Surg*

Clin North Am 2010;90:1133.

Goodenough CJ, Ko TC, Kao LS, et al. Development and validation of a risk stratification score for ventral incisional hernia after abdominal surgery: Hernia Expectation rates in intra-abdominal surgery (The HERNIA project). *J Am Coll Surg* 2015;220:405–413.

Greenberg JA, Clark RM. Advances in suture material for obstetric and gynecologic surgery. *Rev Obstet Gynecol* 2009;2:146.

Hasselgren AO, Harbery E, Malmer H, et al. One instead of two knifes for surgical incision. *Arch Surg* 1984;118:917.

Hendrix SL, Schimp V, Martin J, et al. The legendary superior strength of Pfannenstiel incision: a myth? *Am J Obstet Gynecol* 2000;182:1446.

Henriksen NA, Deerenberg EB, Venclauskas L, et al. Meta-analysis on materials and techniques for laparotomy closure: the MATCH review. *World J Surg* 2018;42:1666. https://doi.org/10.1007//s00268-017-4393-9

Hermann GG, Bagi P, Christofferson I. Early secondary suture versus healing by second intention of incisional abscesses. *Surg Gynecol Obstet* 1988;167:16.

Hurt J, Unger JB, Ivy JJ, et al. Tying a loop-to-strand suture: is it safe? *Am J Obstet Gynecol* 2005;192:1094.

Hyldig N, Birke-Sorensen H, Kruse M, et al. Meta-analysis of negative-pressure wound therapy for closed surgical incisions. *Br J Surg* 2016;103:477–486.

Israelsson LA, Millbourn D. Closing midline abdominal incisions. *Langenbecks Arch Surg* 2012;397:1201.

Israelsson LA, Millbourn D. Prevention of incisional hernias: how to close a midline incision. *Surg Clin North Am* 2013;93:1027–1040.

Ivy JJ, Unger JB, Hurt J, et al. The effect of number of throws on knot security with non-identical sliding knots. *Am J Obstet Gynecol* 2004;191:1618.

Kalan LR, Brennan MB. The role of the microbiome in nonhealing diabetic wounds. *Ann N Y Acad Sci* 2018. doi:10.1111/nyas.13926.

Kim JC, Lee YK, Lim BS, et al. Comparison of tensile and knot security properties of surgical sutures. *J Mater Sci Mater Med* 2007;18:2363.

Kosins AM, Scholz T, Cetinkaya M, et al. Evidence-based value of subcutaneous surgical wound drainage: the largest systematic review and meta-analysis. *Plast Reconstr Surg* 2013;132:443.

Krasner DL, Rodeheaver GT, Sibbald RG. *Chronic wound care: a clinical source book for healthcare professionals.* Malvern, PA: HMP Communications, 2007.

Küstner O. Der suprasymphysare kreuzschnitt, eine methode der coeliotomie bei wenig umfanglichen affektioen der weiblichen beckenorgane. *Monatsschr Geburtsh Gynakol* 1896;4:197.

Landis SJ. Chronic wound infection and antimicrobial use. *Adv Skin Wound Care* 2008;21:531.

Langer K. Cleavage of the cutis (the anatomy and physiology of the skin): presented at the Meeting of the Royal Academy of Sciences, April 25, 1861. *Clin Orthop* 1973;91:3.

Matindale RG, Deveney CW. Preoperative risk reduction: strategies to optimize outcomes. *Surg Clin North Am* 2013;93:1041–1455.

Maylard AE. Direction of abdominal incision. *Br Med J* 1907;2:895.

McBurney C. The incision made in the abdominal wall in cases of appendicitis, with a description of a new method of operating. *Ann Surg* 1894;20:38.

McCaughan D, Sheard L, Cullum N, et al. Patient's perceptions and experiences of living with a surgical wound healing by secondary intention: a qualitative study. *Int J Nurs Stud* 2018;77:29–38.

Millbourn D, Cengiz Y, Israelsson LA. Effect of stitch length on wound complications after closure of midline incisions: a randomized controlled trial. *Arch Surg* 2009; 144:1056.

Molokova OA, Kecherukov AI, Aliev FSh, et al. Tissue reactions to modern suturing material in colorectal surgery. *Bull Exp Biol Med* 2007;143:767.

Nho RLH, Mege D, Ouaïssi M, et al. Incidence and prevention of ventral incisional hernia. *J Visc Surg* 2012;149:e3–e14.

Ortega G, Rhee DS, Papandria DJ, et al. An evaluation of surgical site infections by wound classification system using the ACS-NSQIP. *J Surg Res* 2012;174:33.

Papadia A, Ragni N, Salom EM. The impact of obesity on surgery in gynecological oncology: a review. *Int J Gynecol Cancer* 2006;16:944.

Patel SV, Paskar DD, Nelson RL, et al. Closure methods for laparotomy incisions for preventing incisional hernias and other wound complications. *Cochrane Database Syst Rev* 2017;(11):CD005661. doi:10.1002/14651858.CD005661. pub2.

Pearl ML, Rayburn WF. Choosing abdominal incision and closure techniques. *J Reprod Med* 2004;49:662.

Pfannenstiel JH. Uber die vortheile des suprasymphysaren fascienguerschnitt fur die gynaekologischen koeliotomien. *Samml Klin Vortr Gynaekol (Leipzig) Nr 268* 1900;97:1735.

Pharmacopoeia. *Pharmacopoeia web site.* http://www.pharmacopoeia.com.cn.html. Accessed on April 14, 2013.

Pitkin RM. Abdominal hysterectomy in obese women. *Surg Gynecol Obstet* 1976;142:532.

Pillai CK, Sharma CP. Review paper: absorbable polymeric surgical sutures: chemistry, production, properties, biodegradability and performance. *J Biomater Appl* 2010;25(4):291–366.

Poussier M, Denève E, Blanc P, et al. A review of available prosthetic material for abdominal wall repair. *J Visc Surg* 2013;150:52. http://dx.doi.org/10.1016/j.jviscsurg. 2012.10.002

Rasmussen RW, Patibandla JR, Hoplins MP. Evaluation of indicated non-cosmetic panniculectomy at time of gynecologic surgery. *Int J Gynaecol Obstet* 2017;138(2):207–211.

Rees VL, Coller FA. Anatomic and clinical study of the transverse abdominal incision. *Arch Surg* 1943;47:136.

Sandy-Hodgetts K, Carville K, Leslie GD. Determining risk factors for surgical wound dehiscence: a literature review. *Int Wound J* 2015;12(3):265–275.

Schuchardt K. Eine neue Methode der Gebarmutterexstirpation. *Sentralbl Chir* 1893;20:1121.

Seiler CM, Bruckner T, Diener MK, et al. Interrupted or continuous slowly absorbable sutures for closure of primary elective midline abdominal incisions: a multicenter randomized trial (INSECT). *Ann Surg* 2009;249:576.

Singh S, Young A, McNaught CE. The physiology of wound healing. *Surgery* 2017;35(9):473–477.

Smid MC, Dotters-Katz SK, Grace M, et al. Prophylactic negative pressure wound therapy for obese women after cesarean section: a systematic review and meta-analysis. *Obstet Gynecol* 2017;130:969–978.

Tecce MG, Basta MN, Shubinets V, et al. A risk model and cost analysis of post-operative incisional hernia following 2,145 open hysterectomies-defining indications and opportunities for risk reduction. *Am J Surg* 2017;213:1083–1090.

van Ramshorst GH, Eker HH, Harlaar JJ, et al. Therapeutic alternatives for burst abdomen. *Surg Technol Int* 2010;19:111.

van Rissel EJC, Trimbos BJ, Booster MH. Mechanical performance of square knots and sliding knots in surgery: a comparative study. *Am J Obstet Gynecol* 1990;162:93.

Wang PH, Huang BS, Horng HC, et al. Wound healing. *J Chin Med Assoc* 2018;81:94. https://doi.org/10.1016/j.jcma.2017.11.002

Webster J, Osborne S. Preoperative bathing or showering with skin antiseptics to prevent surgical site infections. *Cochrane Database Syst Rev* 2012;(9):CD004985. doi:10.1002/14651858.CD004985.pub4.

Wright JD, Herzog TJ, Tsui J, et al. Nationwide trends in the performance of inpatient hysterectomy in the United States. *Obstet Gynecol* 2013;122(201):233–241. doi:10.1097/AOB.0b013e318299a6cf.

Yu L, Kronen RJ, Simon LE, et al. Prophylactic negative-pressure wound therapy after cesarean is associated with reduced risk of surgical site infection: a systematic review and meta-analysis. *Am J Obstet Gynecol* 2018;218:200.e1. https://doi.org/10.1016/j.ajog.2017.09.017

盆腔出血的手术控制

David G. Mutch and Lindsay M. Kuroki

出血风险的术前评估	**自体输血**	**血管结扎术**
择期手术	**术中出血控制**	容易出血的高危区域
术中的成分替代治疗	手术准备	**术后出血的处理**
术中出血的术后监护	手术管理	应用动脉栓塞处理出血
输血	使用止血剂控制出血	**总结**

外科手术要避免和控制出血,但不可避免,每个外科医师都会面临难以控制的手术出血。手术医师需要预测手术的下一步骤,拥有先进的知识储备和手术技能,以便快速评估临床情况并指导手术团队,才能迅速有效地完成出血的控制。

出血风险的术前评估

择期手术

在为择期手术患者准备手术时,应评估已存在的出血性疾病,对手术出血的潜在影响(表 8.1)。术前凝血筛查(表 8.2)应作为病史和体格检查的补充,并根据所引发的危险因素进行个体化筛查(例如:既往急诊手术;有自发性出血或易发生瘀斑

表 8.1
凝血障碍的危险因素
自发性瘀斑或出血史
术后有异常的瘀斑或大出血史
术后有瘀斑或出血家族史
与瘀斑或出血有关的药物
目前的药物治疗与最近一周内的出血改变有关
既往的凝血检查
当前的凝血检查

的个人或家族史;使用可能影响凝血的药物如抗血小板药物、获得性维生素 K 缺乏和纤维蛋白溶解治疗等)。

标准的术前血液准备要求了解患者的特殊需求和具体的手术方式。对于如无其他健康问题单

表 8.2			
凝血状态的检测			
检测项目	参考范围 [a]	异常值	意义
血细胞比容 /%	37~47	25	组织缺氧
白细胞计数 /mL	4×10^3~12×10^3	3×10^3~25×10^3	易感染,白血病
血小板计数 /mL	140×10^3~400×10^3	100×10^3~700×10^3	出血,骨髓增生异常
纤维蛋白原 /(mg/dL)	150~400	100	出血,肝病,血管内消耗
凝血酶原时间 /s	10~13	14	凝血因子缺乏
活化部分凝血活酶时间 /s	28~38	40	凝血因子缺乏,抑制剂
PFA-100	胶原 - 肾上腺素	延迟闭合时间	药物效果筛查

[a] 参考范围可能因实验室、检测方法、仪器或试剂而有所不同。

纯子宫切除术的常规妇科手术,只需要血型和筛查血液样本。如果发现了意料之外的抗体,血库应通知备血医师,并留出 2U 的抗原阴性、交叉匹配、兼容的血液。在紧急情况下,血库可以立即提供通用供体 O 型阴性血。在更复杂的手术如癌症手术或预估有大量失血的手术中,可能需要更多的血液、新鲜冻存血浆和血小板。

术中的成分替代治疗

当术中出血量超过患者估计血量的 15% 时,手术医师应考虑输注红细胞补充急性失血。一般来说,一个成年人 15% 的血容量(以 mL 计算)等于患者的体重(以 kg 计算)乘以 10。例如,一个 75kg 的女人,其 15% 的血容量是 750mL(75×10)。在考虑输血的风险和好处时,也应仔细考虑患者的估计血容量和术前血红蛋白 / 血细胞比容、估计术中失血、预期额外失血、缺氧和代谢并发症的风险等。

重要的是要牢记,相比卧床休息患者,术中出血患者对凝血因子和血小板的需求更高。使用血液和血液成分治疗大血管破裂引起的大量出血有以下目的:

1. 维持足够的血容量和红细胞循环,为组织提供氧气。

2. 充分血液替代以达到充足的凝血和止血。

3. 防止因凝血因子和血小板不足的消耗性凝血病而加重出血。

需要在整个手术过程中对患者的上述目标进行反复评估,并与麻醉和手术室工作人员进行清晰地沟通。

用晶体扩张容积纠正血容量不足以来维持血流动力学稳定,而输浓缩红细胞则用来维持和改善组织氧合。每一单位浓缩红细胞含有约 250mL 红细胞,如无持续出血可将成人血细胞比容提高大约 3%,大量输血方案的发展改善了结局并降低死亡率。大多数方案关注的是输注比例,每输 3U 红细胞至少输注 2U(500mL)新鲜冷冻血浆,每输 5U 浓缩红细胞至少输注 1U 血小板(300mL)。患者的体型大小和年龄影响血液替代(表 8.3)。

大出血时,血小板计数 <100 000/mL 则应补充血小板。如果手术预期要进行很长时间或供血

表 8.3
大量输血方案(Massive Transfusion Protocol, MTP)

启动 MTP 的标准

- Ⅳ级休克,估计至少需要 10U 血液
- 急性大量或即将发生的失血,以及可能短期内持续大量失血,估计至少需要 10U

起始血液制品发放

- 如果 MTP 被激活,应将血型和筛查报告立即发送到血库,在 30min 内,第 1 期血液制品,将由血库人员完成配送到达患者医疗单元
- 第 1 期包括以下内容
  - 10U 红细胞
  - 6U 新鲜冰冻血浆
  - 1U 血小板

持续 MTP

- 在默认情况下,将至少每 30min 血库继续准备一个周期直到该方案停止
- 第 2 期和所有后续周期包括
  - 6U 红细胞
  - 6U 新鲜冷冻血浆
  - 1U 血小板

MTP 终止

- 主治医师或麻醉主治医师决定是否终止 MTP
- 停止 MTP 的患者指征包括
  - 死亡
  - 血流动力学稳定
  - 主治医师或麻醉主治医师的判断

量 >6U,则应在手术接近结束或手术止血完成时,给予体积为 300mL 的 6U 血小板,这一剂量应一次使用以提供最大的效果。采集和运送血小板可能需要一段时间,所以应充分告知血库以保证术中使用。

在评估患者凝血状态时,应谨记凝血因子是不断变化的。

替代治疗后凝血酶原时间(prothrombin time, PT)和活化部分凝血酶时间(activated partial thromboplastin time, APTT)延长(分别超过 14s 和 40s)时,必须首先考虑内源性疾病,只要稍后排除即可。边缘性血友病患者或肝病患者在应激、创伤或血液替代后可能会因为凝血需求增加而出现大量出血。因此,应开始以 2U(500mL)增量的新鲜

冷冻血浆来纠正输注大量红细胞所造成的不足。如果在快速输入 6U 新鲜冷冻血浆的情况下仍有渗血,应怀疑有凝血问题或其他持续出血性疾病。

当纤维蛋白原水平低于 100g/L 时,输入 20U 冷沉淀可补充纤维蛋白原。如果纤维蛋白原水平最初低于 100g/L,并在整个手术和恢复过程持续低水平,就必须怀疑是肝病或血管内消耗。20U 的冷沉淀可迅速使达到治疗水平的纤维蛋白原,并在数小时后仍能监测到。术中目标是保持 PT<14s,APTT<40s,纤维蛋白原 >100g/L,血小板 $>80 \times 10^3$/mL(表 8.4)。

术中出血的术后监护

术中出血后的术后监测目的是评估凝血障碍及血液替代和其他成分替代的必要性。术中复苏后,也需要术后警戒性监测。在血液成分治疗中,应仔细监测静脉和动脉压力以及心排血量。缓慢的输注速度通常可以实现止血,而避免心血管超负荷。如果凝血值达到正常然而出血持续,应考虑为手术原因。需要密切监测的具体血液学参数包括:

1. 血小板计数可能降低,因为仅输注了浓缩红细胞或新鲜冷冻血浆。

2. PT 和 APTT 可能延长,因为输浓缩红细胞时没有输新鲜冷冻血浆。

3. 纤维蛋白原水平可能降低,因为血浆扩容稀释或并发的弥散性血管内凝血(disseminated intravascular coagulation,DIC)。

无论患者是否正在出血,术后密切监测可获得上述指标,最终目的是及时识别和解决出血性疾病。

输血

讨论可能需要输注的血液制品并评估其风险、获益以及治疗的替代方案对妇科医师来说非常重要。在美国,最常见的输血相关病毒感染是非甲型、非乙型肝炎,占既往输血获得性肝炎的 90%~95%,

表 8.4

血液制品

血液制品	体积 /mL	附加因子	预期反应		常规适应证
PRBC 1U	200~250	纤维蛋白原:10~75mg	增加: 1mg/dL Hgb 3% Hct		ABLA MTP 手术失血
血小板 SDP	300~500	纤维蛋白原:2~4g/L(360~900mg)	增加: 30~60 000/mm³		血小板计数 <10 000 MTP
RDP[a]	50/U	凝血因子:等效于 200~250mL 血浆 "6 袋" 混合的 RDP 类似于 SDP			已知血小板质量缺陷性出血
FFP[b] 1U	180~300	纤维蛋白原:400mg 凝血因子:1mL 含每种因子的 1 个活性单位	降低: PT/INR PTT		凝血障碍 华法林过量 DIC
Cryo 10 袋		纤维蛋白原:1 200~1 500 凝血因子:Ⅷ,vWF,Ⅻ	降低: PT/INR PTT 增加:纤维蛋白原		vWD DIC 血友病 A

[a] 4~10 个 RDP 单位在输血前混合。
[b] FFP 效果持续时间约为 6h。

ABLA(acute blood loss anemia):急性失血性贫血;Cryo(cryoprecipitate):冷沉淀;DIC(disseminated intravascular coagulation):弥散性血管内凝血;FFP(fresh frozen plasma):新鲜冷冻血浆;Hct(hematocrit):血细胞比容;Hgb(hemoglobin):血红蛋白;MTP(massive transfusion protocol):大量输血方案;PRBC(packed red blood cells):浓缩红细胞;RDP(random donor platelets):随机捐献血小板;SDP(single-donor platelets):单体捐献血小板;vWD(von Willebrand disease):血管性血友病;vWF(von Willebrand factor):血管性血友病因子。

Reprinted with permission from Klingensmith ME,Abdulhameed A,Bharat A,et al.,eds. *The Washington manual of surgery*,6th ed. Philadelphia,PA:Wolters Kluwer Health/Lippincott Williams & Wilkins;2012:133.

并导致每年高达 3 000 人死亡。当出现输血相关死亡或明显的疾病时,妇外科医师必须能够说明输血是有指征的。

在决定是否在围手术期输注红细胞时,必须权衡可能需要改善氧合和不良后果的风险,包括短期和长期。缺点一般分为两类:感染性疾病的传播和免疫机制引起的不良影响(表 8.5)。此外,大量输血即在 12~24h 内输血超过患者血容量的 50%,可能伴随着使用大量的止血剂和代谢并发症。表 8.5 总结了输血风险。

表8.5	
输血反应或感染风险	
疾病或状态	**风险**
病毒感染	
乙型肝炎	1 : 300 000
西尼罗河病毒	1 : 350 000
丙型肝炎	1 : 15 000 000
HIV	1 : 2 000 000
HTLV	1 : 44 000 000
急性输血反应	
过敏(轻度,荨麻疹反应)	1 : 20
发热 / 寒战(非溶血性)	1 : 50
TACO	1 : 100
TRALI	1 : 12 000
急性溶血(错误输注)	1 : 40 000
急性溶血(不兼容血浆)	1 : 50 000
迟发性溶血反应	1 : 50 000
脓毒血症反应(单采血小板)	1 : 100 000
过敏反应	1 : 500 000

HIV(human immunodeficiency virus):人免疫缺陷病毒;HTLV(human T-cell lymphotropic virus):人 T 细胞嗜淋巴病毒;TACO(transfusion-associated circulatory overload):输血相关循环血容量超负荷;TRALI(transfusion-related acute lung injury):输血相关的急性肺损伤。

Reprinted with permission from *A compendium of transfusion practice guidelines*, 3rd ed. American Red Cross, 2017. © 2017 American National Red Cross. All rights reserved.

自体输血

从患者身上采集,供同一患者以后输注的血液称为自体血(autologous blood)。在美国,自体输血占捐献血液的 5% 以上,并且通过术前献血提供。自体输血得到了美国医学会科学事务委员会(Council on Scientific Affairs of the American Medical

Association)和美国血库协会医院输血实践委员会(Committee on Hospital Transfusion Practice of the American Association of Blood Banks)的批准。

美国血库协会的择期术前自体献血标准如下:

● 个体血红蛋白≥110g/L 或血细胞比容≥34%。

● 抽血的频率不超过 3 天一次,也不要在手术前 72h 内。

80 岁以上的患者一般不鼓励术前自体献血,活动性感染患者绝对禁止。以下任何一种情况也不能让患者接受术前自体献血:不稳定心绞痛或静息心绞痛、近 3 个月内心肌梗死、心力衰竭、主动脉狭窄、室性心律失常、短暂性缺血发作或明显高血压。

自体血有可能成为最安全的输血类型。它最大限度地降低了发生免疫介导溶血、发热或过敏反应的风险,并降低了病毒性传播的风险,如肝炎、疟疾、巨细胞病毒和人类免疫缺陷病毒(HIV)。在对常见血液抗原有抗体的罕见血型患者中,它可能是唯一可用于输血的血液。拒绝输血患者也可以接受自体输血,如果患者符合献血标准,应在术前提供。

根据患者的年龄和输血的可能性,每挽救一个"质量调整寿命年"(quality adjusted year of life)的自体输血成本效益为 23.5~2 300 万美元。考虑到这些缺点,并且仅有 2% 的择期子宫切除术患者需要输血,所以,不推荐常规术前的自体献血。

自体输血的另一种选择是术中血液回收或细胞回收。细胞回收器通过使用肝素抗凝的双腔吸引导管从手术部位回收血液;然后,血液被收集到心脏切开术时用的蓄容器中,其内有过滤器去除粗碎屑;血液被泵入一个旋转的离心碗,在此红细胞被分离,并用生理盐水清洗;然后浓缩到 50% 的血细胞比容;随后收集上清废物,其含有盐水、抗凝血剂、活化凝血因子、血小板、白细胞、游离血红蛋白和其他小碎片;清洗后的红细胞被注入回输袋,通过过滤器直接输注给患者。处理大约 250mL 的浓集细胞需要 8~10min。除其他临床因素外,其应用于妇科手术的禁忌证还包括有来自阴道断端或肠的污染,以及有来自卵巢良性或恶性肿块的内容物污染。自体血输血的标准见表 8.6。

表 8.6
择期手术前自体献血标准

- 血红蛋白≥110g/L 或血细胞比容≥34%
- 抽血不应超过每 3 天一次，且不在术前 72h 内
- <80 岁（相对指征）
- 无活动性感染
- 无心绞痛
- 近 3 个月无心肌梗死
- 无充血性心力衰竭
- 无主动脉瓣狭窄
- 无高血压

术中出血控制

手术准备

Johns Hopkins 医院的第一任外科主任 William S. Halsted 对外科做出了诸多贡献，其中一项就是强调精细的解剖、组织的柔和处理、精确止血、伤口精准对合和无菌操作的外科技术。基础解剖学知识和精确的手术技术是避免出血的基础，良好的暴露、使用合适的器械、正确地进行钳夹和仔细地缝扎处置，对于减少术中失血都至关重要。

理想的暴露对限制失血至关重要。应当使用吸引器，并优先于使用手术纱布，后者不但可能对易受损伤的浆膜表面造成破坏，而且导致难以准确测定实际失血量。将血液吸入标有刻度的瓶子进行测量，可以更准确地测量出血量。良好的照明也很重要，除了标准的手术室照明灯外，手术医师和 / 或助手佩戴的头灯还可以在骨盆深处提供聚焦照明。还有带照明的牵开器和一次性的带光纤照明冲吸器可以改善阴道手术的照明。

对于开腹盆腔手术，患者通常采用头低脚高位（Trendelenburg 体位），用湿润的开腹手术纱布垫排垫肠管，以便更好地暴露骨盆内部。使用 C 形的 Bookwalter 或 Balfour 牵开器可以提供极好的暴露效果。为了不掩盖出血来源，最好将手术视野内手术钳的数量保持在尽量最少。根据腹壁厚度、患者体积和骨盆深度等选取器械的长度，器械的手柄应该伸出并高于切口水平。手术医师必须站得足够高，向下看到骨盆内，而且患者的腹壁大约应该在手术者的脐部水平。

1911 年，Cushing 医师引入了止血银夹，用于夹闭无法到达的颅内血管。目前的止血夹材质有不锈钢、钛和新合成的可吸收的透 X 线的聚二氧六环酮（polydioxanone polymer）聚合物等。后者的优点是如果进行随后的计算机断层扫描（computed tomography，CT）不会造成条纹伪影。止血夹几乎不会引起组织反应，有不同大小，易于使用。骨盆尤其是腹膜后解剖中难以接近的血管出血结扎比较困难，止血夹可提供安全的出血控制。一个小血管用 DeBakey 钳和使用至少 2 个止血夹子可快速夹闭。一次性施放器 / 钳可携带多个夹子避免了重新装填的需要，便于快速使用。如果使用得当，止血夹可减少失血，便于解剖，缩短手术时间。

现代的电外科装置是能为电极尖端提供50万～200万赫兹交流电的射频发生器。电外科器械可用于小血管凝结或切开脂肪或肌肉。如果使用"混合"模式切开，在器械分离组织时会将小血管凝结。针状电极可用于精确切开，且对两侧组织的热效应损伤最小。将电极靠近组织，按下"凝固"按钮让火花跳跃到组织表面即可实现小血管的表面凝结。重要的是不要让血液集聚，因电外科器械在干燥的表面凝固更有效。如出血明显，可用细尖钳或镊子夹住血管，用电刀的尖端触碰金属钳施加电流止血。在组织钳内置的双极电极对于在长时间的解剖过程中凝固较小的血管也很有效，电外科的使用经验将带来最大的效率和最小的组织损伤。

外科医师应该全面掌握骨盆解剖学知识，熟悉骨盆平面和无血管间隙。精确地缝合落点是一项基本的手术技能，如盆腔出血，在高压紧张状态下手术医师应能够高效地缝合止血。所有大血管的蒂都应单独结扎，应使用延迟可吸收缝线牢牢地系上方结。血管蒂应小，尽可能地裸化血管，以便打一个安全的结。

正确地选择缝线是止血的重要环节。如果选择不正确，缝线可能会断裂，或蒂部张力过大，线会切透蒂组织。细针与细缝线对控制局部静脉或动脉出血很有用，但较粗的缝线及较宽蒂的结扎，不太可能应用于贯穿缝合提拉感染或恶性组织。

手术管理

尽管有足够的技术和仔细的解剖，严重的出血可使任何手术突然复杂化。解剖区域的过度出血

会使组织沾血、视野模糊、限制技术发挥，如果控制不当将需要血液替代品。这种情况的结果取决于手术医师快速反应的时间、知识储备、技术能力和获得安全结果的领导能力。当出现意外剧烈出血，应将用手指按压出血点，以迅速、非创伤性的方式控制；当血液被吸出并暴露指尖时，可将手指轻柔地转离出血点，同时用细尖钳或镊子镇定地夹住出血的血管，吸引同时准备提供暴露；根据出血的位置和邻近结构，可以安全地使用 Bovie 电刀，方法是通过电外科器械的尖端触碰金属钳施放电流来实现。在大多数情况下，这将足以控制出血，虽然经常有必要放置另一把钳子，钳夹或缝合第一把钳子周围，以控制另一侧撕裂的血管或邻近的其他出血。重要的是要避免在出血部位放置过多的止血钳，因为这会遮盖出血部位，并可能对血管造成额外的创伤。多次缝合和／或钳夹可能导致更多的出血和伤及邻近的结构，如输尿管、膀胱、盆腔血管和神经。

　　如果简单的方法控制出血的即时尝试不成功，应该用指尖、卵圆钳（sponge forcep）等按压、钳夹控制出血，或者偶尔可用填塞纱布压迫。手术医师应该退一步、深呼吸、仔细考虑现在情况下的处境。应当让麻醉医师了解出血情况，并咨询其患者是否稳定、累计失血量、输血用血液制品可用性和静脉通道。麻醉师将负责补充液体和血液，并监测凝血因素。因此，重要的是麻醉师要了解持续出血的棘手情况。必须不断地重新评估控制出血的预期困难，并在手术团队中清晰地沟通。手术医师应该请求适当的帮助来控制出血，可能包括要求额外的吸引、特殊的器械、更多的擦洗和／或巡回护士，甚至更有经验的助手或术中会诊如妇科肿瘤科医师、泌尿科医师、结直肠外科医师、普通外科医师或血管外科医师。谨慎的做法是预先考虑到这些事情，并考虑到援助到达所需的时间。如果患者情况稳定，而且必要的器械已经准备好，那么考虑重新解剖结构，获得良好的暴露，并再次尝试控制出血是合理的。通常，对出血区域经过 10min 左右的按压控制，就会大量减少失血。此时，可以更清楚地看到血管或出血部位，并可使用钳子、缝扎或血管夹控制（知识框 8.1）。

　　控制盆腔出血的方法应根据出血是源自动脉还是静脉而定。骨盆动脉性出血通常伴有剧烈喷

知识框 8.1　出血处理步骤

盆腔出血的手术控制

初步评估及处理

- 使用开腹手术纱布，用手指按压住。
- 吸引邻近区域改善能见度。
- 轻柔地转离、显露出血蒂，如可能，用 DeBakey 钳或直角钳夹住出血蒂。
- 根据蒂的大小和邻近结构的距离，可使用止血夹、电灼微小出血或缝扎。

持续或多量出血

- 持续按压（注意不要移除任何先前放置的止血夹）。评估止血药物是否能缓解出血，如有指征就可使用。
- 通知麻醉医师和手术间护士们发生了活动性大出血（brisk bleeding）：检查患者稳定性并保持体温。评估当前估计的失血量，确保静脉通道足够有效，送实验室检验，并通知血库可获得血液制品。如果需要，激活大量输血方案。
- 请求额外帮助：
  - 额外的 Yankauer 吸引器或者特殊器械。
  - 更多的擦洗或手术间巡回护士。
  - 术中会诊（如妇科肿瘤医师、泌尿外科医师、结直肠外科医师、普通外科医师、血管外科医师）。

射，因为血管壁较厚不易发生延展性撕裂，动脉破裂更容易控制。小动脉可以钳夹结扎也可以用止血夹，或者两者都用。如果动脉已从视野缩回只有一小边缘仍然可见，则可用钳子钳住其边缘并轻柔地扭转，从而充分减少出血，以允许施放止血夹或结扎。

　　骨盆静脉出血是更加困难的问题，程度从轻微渗血到危及生命的出血不等。盆腔静脉脆弱、迂回曲折、隐匿、怒张。血液可能来源自深层多处的受损静脉，难以抵达而结扎，盲目地使用钳夹和缝扎很危险，可能会无意中损伤周围的结构，并可能导致更多的出血。应避免电凝大静脉裂伤，因为这将不可避免地造成更大的破口，使其更难修复。如大静脉损伤而发生的出血，使用 DeBakey 钳控制出血。如果可以安全使用止血夹，应将其放置；否则，在不使静脉腔狭窄的情况下，使用 5-0Monocryl 缝线缝扎小面积出血即可。根据血管损伤的大小和出血量，可能需要血管外科会诊（图 8.1）。

　　有时，控制静脉出血的最佳方法是用手指或纱布垫按住出血部位至少 5min，之后出血可能会减少或停止，出血的血管可被识别，并使用止血夹或缝扎控制出血。因为盆腔静脉的压力较低，指压控

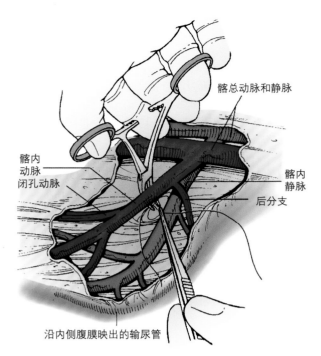

髂总动脉和静脉

髂内
动脉
闭孔动脉

髂内
静脉

后分支

沿内侧腹膜映出的输尿管

图 8.1 右髂内动脉结扎。从外侧到内侧进钳，结扎髂内动脉前分支。注意附着在内侧腹膜上映出的输尿管

制静脉出血是有效的，非创伤性压迫不太可能引起静脉的进一步撕裂损伤。需要仔细解剖分离出出血源头上方和下方的血管，以便进行更精确地结扎或施放止血夹。如能将血管充分游离，用另一钳子轻轻地滑到第一把钳子下面，使其尖端游离得到钳夹，在钳子周围精细缝扎。如有必要，还可以在线结的两侧各施放一个血管夹。

如果此时出血仍未得到控制或按压出血部位后出血仍未改善，需请求会诊以获得额外的帮助和专家的意见。应给予血液和凝血因子替代，并根据团队所有成员的意见重新评估情况。避免酸中毒和低体温，因两者都可能干扰凝血系统的正常功能。手术医师必须保持专注，发挥良好的判断力和领导能力，这包括发挥手术团队每个成员的技能和想法。

使用止血剂控制出血

伴有恶性肿瘤、炎症或广泛粘连松解后的弥漫性非特异性静脉渗血，通常可通过电灼或纱布填塞5~15min 加以控制。当这些技术无效时，应考虑使用止血剂。表 8.7 提供了此类药剂的概述，但不限于此。重要的是要记住患者的凝血因子必须正常，这些产品才能最有效果。

物理制剂如骨蜡（bone wax）和氧化锡（putty）通过激活血小板促进止血，并为血栓沉积提供支架。骨蜡由蜂蜡、石蜡和蜡软化剂组成，其便宜且有效。使用时要谨慎，应该涂抹在出血区域的表面，而不是留下一个凸起的栓子。使用骨蜡的并发症包括感染和肉芽肿形成。

干基质是另一类止血材料，能有效激活凝血级联，但在出血活跃的情况下效果较差。应将药剂应用于出血部位，并用手术纱布轻轻按压。较老的制剂，如氧化再生纤维素纤维是一种薄的柔韧的编织薄片或柔软多层的绒毛状垫片，可以分层成薄片或作为一个可变形的垫片整体使用。这些材料对革兰氏阳性和革兰氏阴性菌具有杀菌活性，大约需要14 天才能完全吸收。可吸收明胶海绵垫有多种尺寸，也可裁剪为适合的大小。这些硬性海绵可用于干燥环境或用盐水湿润使其柔韧。这两种薄片或薄垫都可以应用于渗出的表面上，并用力在其上按压大约 5min，在此期间在纤维素或明胶基质上将形成凝块。

微纤维胶原"粉末"是一种柔软的颗粒状物质，可用在半干燥的表面或小裂隙中止血。这种牛胶原物质充当纤维蛋白的起点，加速血管表面血栓的形成，它只能控制小动脉或小静脉的出血。在使用这种材料时必须谨慎，因为它可在盆腔内产生继发性纤维化，甚至可能持久触及其肿块。有报道称使用这种止血剂后，出现腹膜后纤维化和输尿管梗阻。

利用现有的止血机制，生物活性止血剂在应用 10min 内起效。目前，可用的凝血酶制剂有牛凝血酶、人凝血酶和重组凝血酶三种。局部凝血酶可使用喷粉器涂抹，使凝血酶分布到大面积的损伤组织上。

流质的止血剂容易附着在出血的区域，同时具有活性和被动的成分。被动成分是牛或猪明胶基质，活性凝血酶可以作为组成部分，也可以额外添加。流质的制品产品需要配制，它们的成本通常高于物理制剂或活性制剂。层层堆叠的组合制剂诸如 Gelfoam 和 Avitene 等也可应用于出血区域。如果凝血因子因多次输血而耗尽，明胶海绵可以浸泡在凝血酶中，当使用这种材料时其区域应尽可能地保持干燥。

与凝血酶产品不同，纤维蛋白封闭剂由凝血酶

表 8.7	
组织封闭剂和止血剂	
制剂	成分
物理（机械性）制剂	
Bone wax	蜂蜡 - 石蜡 - 棕榈酸异丙酯
干基质（可局部吸收）	
INSTAT	牛微纤维胶原蛋白粉
Avitene，Helistat，Ultrafoam	微纤维胶原
SURGICEL，SURGICEL FIBRILLAR，SURGICEL NU-KNIT	氧化纤维素止血纱布
SURGICEL SNoW	多聚糖微球止血粉
Arista，Vitasure	多聚糖微孔球止血粉
Surgifoam，Gelfoam	猪明胶，明胶海绵
生物活性制剂	
Thrombin-JMI	牛凝血酶
EVITHROM	混合人凝血酶
Recothrom	重组凝血酶
流质　FLOSEAL	牛明胶基质和混合人凝血酶
SURGIFLO	牛明胶（和 / 或凝血酶）
纤维蛋白封闭剂　TISSEEL	混合人血浆（人纤维蛋白原 - 凝血酶 - 抑肽酶）
Crosseal	人纤维蛋白原 - 凝血酶 - 氨甲环酸生物胶
EVARREST Fibrin Sealant Patch	嵌入人纤维蛋白原和人凝血酶的柔性复合贴片
Vitagel	患者自身血浆和牛凝血酶
CryoSeal	患者自身血浆
EVICEL	纤维蛋白原 - 凝血酶
合成封闭剂　CoSeal	聚乙二醇血管封合剂
BioGlue	牛血清白蛋白 - 戊二醛生物胶

和浓缩纤维蛋白原组成，所以它们不依赖于血液纤维蛋白原。纤维蛋白胶，一个可生物降解的组织封闭胶和局部止血剂，已成功地用于控制在盆腔、微血管、心血管和胸部手术中危及生命的出血，最近报道用在控制肝移植中的出血。纤维蛋白胶由等量的冷沉淀物（高浓缩的人纤维蛋白原）和牛凝血酶制成，从而在局部模拟了生理凝血的最后阶段。现有喷药器或双注射器套装的制品可用。

EVARREST 纤维蛋白封闭片是 FDA 批准的用于腹膜后、腹腔内、盆腔和非心脏胸外科手术中的徒手压迫止血，当标准外科止血方法无效时，作为软组织出血的辅助止血方法。与传统的辅助止血方法相比，在具有较多风险的手术情况下，包括凝血病和抗凝患者，首次尝试时，它已显示出卓越的止血效果，成功率高达 98%。EVARREST 纤维蛋白封闭片有 5cm × 10cm 或 10cm × 10cm 的规格，由人纤维蛋白原和人凝血酶组成，嵌在柔性复合贴片中，为损伤部位提供机械支持和黏附，贴敷后用手持续按压 3min。该产品可控制血管较大破口的活动性出血，可替代所谓的降落伞袋包填塞（见下文手术填塞和图 8.2）。

妇外科医师通常没有充分使用止血带（tourniquets）来控制出血。然而，止血带在肌瘤切除术和子宫融合术这两种特别的手术中可能是有用的。止血带也常被血管外科、胸外科和创伤外科医师用来阻塞大血管。通过在子宫血管外侧的阔韧带上开一个小孔，将压脉带（vessiloop）或儿科用细硅橡胶尿管环绕固定在子宫峡部上下。祥带也可以通过阔韧带上同一个孔，环扎骨盆漏斗韧带。当祥带拉紧时，用 Kelly 钳夹住，子宫全部血液循环

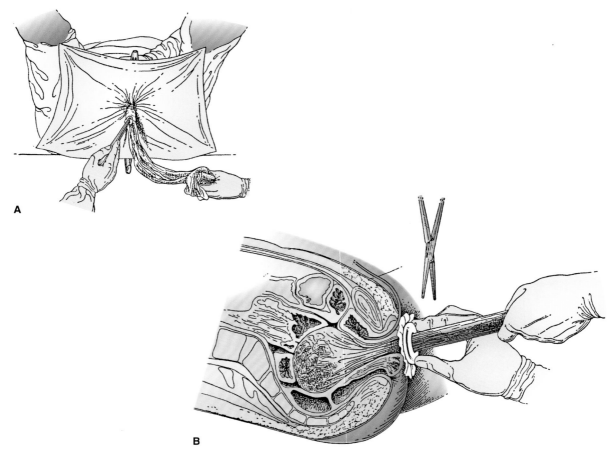

图 8.2　降落伞包可用于控制盆腔脏器切除术后的盆腔深部静脉出血。A. 经阴道或会阴开口用纱布卷填满一个塑料薄膜或纱布垫至盆腔底部。B. 然后将纱布填塞球向下牵拉,对盆底血管施加压力

就被阻断了。这项技术可以将此两种手术失血量减少到最低。同样,在修复不能被舍弃的大静脉或动脉壁上的大裂口时,压脉带或血管夹可以在缺损处上、下方使用。

血管结扎术

髂内动脉结扎

双侧髂内动脉结扎是控制盆腔出血的方法之一。1893 年,Johns Hopkins 医院的 Howard Kelly 医师进行了双侧髂内动脉结扎术,以控制因子宫癌而行子宫切除术中的出血。之后 Mengert 及其同事再次引入髂内动脉结扎术。随后,Burchell 进行了广泛的研究,证明结扎点远端的动脉,脉压在同侧显著降低(77%),如果结扎双侧髂内动脉,脉压降低85%,这可使血管受损出血部位形成血凝块,而结扎点远端血管血流仅减少 48%。

因为保留一些到骨盆的侧支循环很重要,这包括腰动脉、髂腰动脉、骶中动脉、骶外侧动脉、痔上动脉、痔中动脉、臀动脉,所以,重要的是结扎髂内动脉前分支 / 前干,要远离后分支 / 后干的起始部,如图 8.1 所示。为了结扎髂内动脉,需要在髂外动脉上方,打开圆韧带到骨盆漏斗韧带之间的腹膜,辨识髂内动脉,并轻柔地将其裸化。为了避免影响输尿管血供,将其留在腹膜内侧映行可见。盆腔侧壁上也能找出髂内静脉,但只要能清楚地看到动脉并将其从侧壁上剥离,就没有必要分离髂内静脉而增加出血的风险。在双重结扎髂内动脉前干之前,必须辨识清楚后干。用直角钳将不可吸收缝线从动脉外侧绕行到内侧,并在髂总动脉分叉远端约2cm 处打结。第二个独立结扎结,置于初始结扎处远端,以避免再通。在这一操作中,不建议对血管进行贯穿缝合或切断。如果可能,应结扎双侧髂内动脉以取得最好的效果。此外,在不增加出血或不危及其他骨盆结构的情况下,应结扎离出血点最近的动脉分支,例如子宫动脉是髂内动脉的第一个内

脏分支,如果出血是来自子宫就可以辨识出这条动脉并单独结扎它。这比结扎整个髂内动脉前干可能要困难得多,在盆腔大出血、盆腔解剖扭曲或休克时不应尝试此结扎。

卵巢血管结扎术

当出现大出血,但没有切除子宫的指征(如某些产科手术)时,除结扎双侧髂内动脉外,同时结扎双侧卵巢动脉也很重要。将腹膜外侧切口沿骨盆漏斗韧带延伸,可以很容易地完成此操作。首先辨识输尿管很重要。应单独永久结扎,但不能切断卵巢动脉。这避免了需要多次结扎、血管回缩及腹膜后出血的风险。作为更快、更容易的闭塞方法,也可以在每条卵巢动脉上放置单个的血管夹,应注意避免损伤卵巢静脉。如果区分卵巢动脉和静脉有困难,在骨盆漏斗韧带内,同时结扎卵巢动脉和静脉也可以接受。尽管卵巢动脉和静脉循环结扎,导致术后卵巢囊性增大的发生率很高,但这种并发症比不结扎卵巢动脉导致的复发性盆腔出血相比更可接受。有对结扎髂内动脉后的妊娠进行研究,并报道了许多双侧髂内动脉结扎,合并或不合并双侧卵巢动脉结扎后的足月分娩。这样的证据提供了令人信服的证据,证明随着时间的推移,子宫可以得到丰富的侧支血供应。根据 Burchell 的研究,结扎这两种供血可以减少多达 50% 的盆腔血流。然而,只要保留侧支通路,就不会发生盆腔组织缺血性坏死。

卵巢动脉和子宫动脉结扎术

作为在骨盆漏斗韧带处结扎的一种替代方法,Cruikshank 和 Stoelk 描述了一种在输卵管系膜内侧与子宫动脉吻合处结扎卵巢动脉的技术。此处结扎可以维持流向输卵管和卵巢的血流,但

会阻塞卵巢动脉流向子宫的血流(图 8.3)。因为这项技术可以使卵巢供血不间断,所以它可能更可取(知识框 8.2)

知识框 8.2　手术控制盆腔出血的操作步骤

髂内动脉结扎
- 从圆韧带至骨盆漏斗韧带,打开髂外动脉上方的腹膜。
- 识别起源于髂总动脉或腰大肌内侧缘的髂内动脉,并沿着它向上到达髂总动脉分叉处。
- 让输尿管附着在腹膜内侧映可见。
- 在骨盆侧壁更外侧的位置识别髂内静脉。
- 如果可能,识别髂内动脉的前干和后干。
- 用直角钳将不可吸收缝线从动脉外侧绕行到内侧,并在髂总动脉分叉处远端约 2cm 处打结。
- 在初始结扎处远端置线打第二个线结以避免再通,把线结打紧。
- 不要分离静脉。

卵巢血管结扎
- 沿骨盆漏斗韧带将腹膜外侧切口延伸。
- 识别输尿管。
- 单独永久结扎卵巢动脉,避免损伤卵巢静脉。
- 在卵巢动脉上放置单个的血管夹,方法更快捷。

子宫动脉结扎
- 应上提子宫,并与目标子宫动脉形成一定的角度。
- 通过观察或触摸确定子宫动脉。
- 1-0 可吸收线缝过子宫血管内侧和其下方 2cm 的子宫肌层,针在子宫血管的头侧和侧方穿过子宫阔韧带的无血管区域,缝线牢固打结。

手术填塞

在少数情况下,当标准方法的按压、夹闭、结扎或止血剂的应用不能成功控制出血时,应考虑使用填塞方法。如果患者长时间出血且病情不稳定,则盆腔填塞可填入出血部位达到情况稳定。24~48h 后患者返回手术室,在补充凝血因子和血容量后进行探查。如果出血持续,下一个选择是放射介入血

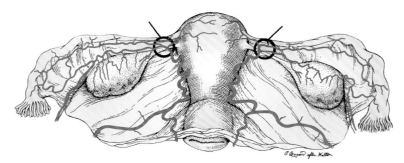

图 8.3　除结扎髂内动脉前干外,还可在输卵管系膜内侧结扎经卵巢动脉流入子宫的血管,而不影响流入输卵管和卵巢的血供

管栓塞。

作为控制盆底静脉持续出血的最后手段,一些手术医师发现阴道降落伞包或伞包法是有用的。这一部位位于骨盆的深处,从上方或下方暴露都不理想。这种技术包括在展开的纱布或塑料布中填入一大包松散的纱布,布的中心通过阴道塞入,并从上方将其放置在盆腔内。然后,用多个纱布卷从下面填充塞满(图 8.2A)。当获得足够的体积时,将布的各个角皱缩在一起,填充末端由阴道拉出,使塞满的填充物压迫盆底,从而压迫盆底肌肉和阴道旁组织的血管(图 8.2B)。在阴道口用几个坚固的钳子夹住,持续向下牵引此皱缩的布边,因它们紧靠会阴,所以用纱布或泡沫橡胶垫住。钳子柄应扣合,但皱缩的布边松动时,可能需要不时地重新钳夹紧固,以保持包裹布的压迫力。在盆腔内放置引流管以监测出血,并留置导尿管,以避免尿道阻塞和监测尿量。在会阴牵引下放置填塞包 24~48h,直到出血减少,凝血因子和其他参数恢复正常。通过阴道取出填塞包,首先取出里面的纱布,然后取出外面的袋子、纱布/塑料布或纱布垫。

当需要进行第二次手术来进行彻底的止血修复时,腹部被有意地保持开放以方便再探查。而患者在重症监护病房密切监护,以纠正低血容量休克、低体温、代谢异常和任何凝血病变。可选择包括使用 Bogota 包、负压系统(纱布垫和海绵等)、包扎敷料和 Wittmann 补丁或 Velcro burr 将腹部暂时关闭。不管使用何种技术,它们的特点都是无张力闭合(图 8.4)。

1984 年,哥伦比亚波哥大的 Oswaldo Borraez 首次提出 Bogota 袋。它是一种无菌塑料袋(通常为 3-L 尿液冲洗袋),置于腹部缺损处并与前腹壁的皮肤或筋膜缝合,作为密封屏障它可以减少体液流失,避免内脏摘除,防止肌肉筋膜坏死,还有一个额外的好处,即当肠缺血时可以直接看到腹部内容物。还可以使用有孔塑料敷料来覆盖腹部内容物,并将其安全地塞进结肠旁沟。Jackson-Pratt 引流管放置在上方和下方,并在其上放置一个无菌手术包覆盖,Ioban 敷料可用来有效地关闭伤口,可以用 Velcro 尼龙粘扣敷料来帮助腹部闭合。它们被缝合在筋膜上,然后每 4~6h 前移一次,使筋膜聚拢到一起。当腹内压力增加时 Velcro 尼龙粘扣会松开,因此这种技术产生腹腔间隔室综合征(abdominal

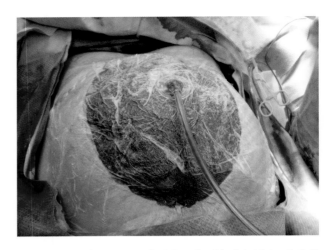

图 8.4 当一期缝闭不可能时和/或预期重新探查,开放式腹部负压系统可暂时充当腹部关闭。其目的是移除腹膜液体,减少水肿,保护腹腔内容物,并为再入腹腔提供快速通道(Reprinted with permission from Mulholland MW. *Greenfield's surgery*, 6th ed. Philadelphia, PA: Wolters Kluwer, 2016. Figure 25.3.)

compartment syndrome)的风险较低。它还有一个优点就是只要在正中松开 Velcro 尼龙粘扣,就可以很容易地进入腹腔。

必须高度警惕并识别腹腔间隔室综合征的征象:少尿、气道压力峰值升高和腹内压升高。评估腹内压的第一次时机是在手术室,腹部关闭时。如果呼吸机的吸气压力峰值上升 15~20mmHg,则可能是腹部脏器正在压迫膈肌。如果腹膜后压,超过下腔静脉内压,则静脉回流受损,导致心排血量减少的低血压。测定膀胱内压(>25mmHg)是筛查腹内高压和腹腔间隔室综合征的标准方法。除了腹部填塞,其他妇科患者相关腹腔间隔室综合征的潜在病因,包括钝性或穿透性腹部创伤、腹腔内或腹膜后出血、患者大量腹水、肠壁水肿以及可能由于休克而出现第三间隙的术后患者。

容易出血的高危区域

髂血管

骨盆解剖中最危险的地方之一是髂总动静脉分叉的区域。在许多妇科肿瘤分期手术中,这个是盆腔淋巴结切除术的上界标志。在髂总动脉远端与腰肌之间深部解剖时,有损伤髂内静脉及其分支和腰骶神经干的风险。当手术医师轻柔地牵拉周围的结缔组织时,可能会无意中撕裂相对松弛和薄弱的静脉壁或把其拉入解剖剪中。由于静脉壁可能不明显,所以要谨慎进行。髂外静脉或髂内静脉或其主要分支撕裂伤,会导致凶险的、放血性严重出血。在这些静脉的内侧,骶外侧静脉消失在骶椎孔中,血管撕裂也可能导致致命的出血,特别是当血管进入暴露不足的小孔处撕裂时,难以触及静脉,可能需要采取极端措施控制这种出血。用骨蜡填充小孔通常是不成功的。可以用多层可吸收明胶海绵和微纤胶原组成多层(三明治)强力固定按压 20min,最终将其缝合固定。这一区域被称为骨盆的"死亡之冠"(the "corona mortis" of the pelvis)名副其实(图 8.5)。

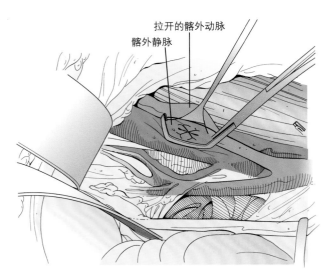

图 8.5 钳夹静脉裂伤处,准备修补(Reprinted with permission from Cundiff GW, Azziz R, Bristow RE. *Te Linde's atlas of gynecologic surgery*, 1st ed. Philadelphia, PA: Wolters Kluwer Health/Lippincott Williams& Wilkins; 2013.)

闭孔窝

在解剖闭孔窝时,特别是在其底部会遇到大量的髂内动静脉分支变异。分隔直肠侧和膀胱侧间隙的"网状"宫颈旁组织内含有髂内动、静脉分支。在根治性子宫切除术中,这些血管必须仔细地夹闭或缝扎。通过小心地结扎或夹闭每条遇到的血管,可以在直肠侧和膀胱侧间隙之间解剖,从而将这两个间隙连接起来。闭孔动脉和闭孔静脉通常位于闭孔神经下方,如果受损可将其结扎或夹闭。如果这些血管在未结扎的情况下,经闭孔缩回到大腿上部,出血会延伸至大腿内。

直肠侧间隙

必须小心地分离输尿管和髂内动脉之间的直肠侧间隙,因为有损伤靠近骨盆侧壁的髂内静脉的危险。开始时分离是向后方,但很快就转变为更靠近尾端的方向。如果不改变方向就会导致间隙底部的静脉破裂和出血。如果直肠侧间隙分离困难,例如盆腔放疗后应首先打开膀胱侧间隙以确定主韧带,并从子宫血管起始处开始延伸打开。直肠侧间隙应从下方逐渐打开,内侧识别输尿管,外侧显示髂静脉。直肠侧间隙可以通过锐性分离或用纱布花生米推压而扩大(译者注:将一小块纱布裹实成"花生米"状,用于疏松结缔组织的推压分离)。

耻骨后间隙

耻骨后间隙,或称 Retzius 间隙,是膀胱和耻骨联合之间的潜在间隙,它的外侧边界是盆筋膜腱弓和坐骨棘。阴道固定术过程中,可能会遇到 Santorini 静脉丛。在此间隙中,可能遇到的其他重要的血管结构,包括闭孔神经血管束、变异的闭孔动、静脉和髂外动、静脉。放置无张力阴道带过程中,常见的出血可以用手指压迫控制。然而,也有病例报告描述从阴道放置 Foley 导管至 Retzius 间隙以填塞压迫耻骨后间隙的出血。

主动脉和腔静脉

虽然结扎腔静脉通常不会有严重的问题,但腔静脉裂伤应该修复。止血的方法是将手指压放在损伤部位,手指慢慢缩回并通过吸引获得必要的暴露,当手指缩回时,用 5-0 Prolene 线小血管针,从一侧到另一侧连续缝合关闭裂伤处。同样的技术也可用于修复其他如髂总静脉和髂外静脉的大静脉撕裂伤。通常不会有什么不良后果,但最好修补裂伤,可把 Gore-Tex 或其他材料补片缝在破口上。由于静脉压力较低,这方法通常能成功,并维持静脉的功能。相反,髂总动脉和髂外动脉的撕裂,则必须进行修复。结扎这些血管会导致严重的后果,如果损伤无法修复就应更换动脉。腔静脉裂伤的修复,应由熟悉血管修复的手术医师或血管外科会诊医师进行。主动脉血管参见第 1 章。

骶前间隙

在打开骶前区时,选择骶骨前动、静脉表面的平面分离,通常可以避免出血。在骶骨前筋膜和覆盖在骶骨骨膜上的血管表面的正确平面上,进行钝性解剖,可以很容易地进入直肠后间隙。如果操作得当,这个平面可以延展到骶骨尾端和外侧缘下方,而不会有明显的出血。Timmons 及其同事、Khan 及其同事建议当常规方法止血无效时,用金属图钉控制骶前出血。直接将消毒过的金属图钉按压在骶前筋膜的出血点上,用拇指将图钉顶压推入骶骨。其他方法,如使用骨蜡、图钉、包裹和止血剂的组合也能成功地止血。在使用止血夹、缝扎或电灼时应谨慎注意,因为如果不精确地使用这些技术,会加剧静脉出血(图 8.6)。见第 1 章骶前间隙解剖。

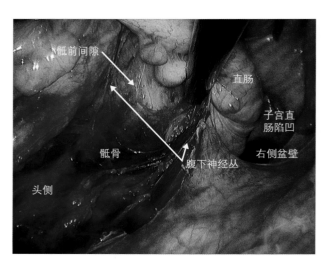

图 8.6　骶前间隙(Reprinted with permission from Mulholland MW, Albo D, Dalman R, et al. *Operative techniques in surgery*, 1st ed. Philadelphia, PA: Wolters Kluwer Health, 2014.)

术后出血的处理

血流动力学不稳定或腹围持续增大的患者应重新进行手术探查。术后出血的类型、时间以及患者的稳定状态是决定再次手术的主要考虑因素。超声或 CT 扫描应该能确定出血是在腹膜内或腹膜后。应该对之前的手术进行脑内复盘,以确定有无不可靠的结扎或者令人棘手的可能持续出血的部位。

并非所有的术后出血都需要再次手术探查,有时可以使用血液制品进行保守治疗。术后盆腔血肿会导致严重的并发症,特别是如果血肿很大并且感染时。血肿可发生在阴道穹隆上方沿盆腔侧壁,在腹膜后延伸至肾脏、膀胱侧间隙、腹壁、坐骨直肠窝和外阴。当患者诉说坐骨直肠窝和外阴区域不适时,查体可能发现很明显的血肿。如果血肿位于附着于阴道的耻骨直肠肌下方,血肿不会进入盆腔,而是局限在会阴和臀部。盆腔血肿可以因为患者术后不适和贫血超过正常预期,体温逐渐升高,术后腹胀消退缓慢而得以诊断。通过超声或 CT 扫描可以确诊,并有助于描绘血肿的确切大小和位置。大血肿应通过放射介入,放置小密闭抽吸引流管引出、排空。然而在特殊情况下,引流管放置可能难以实施,甚至有禁忌,在这种情况下,等待几个月让血肿逐渐被吸收更可取。不幸的是,有时血肿不会完全被吸收,残留纤维化会继续存在并有持续症状。

如果选择再次手术,患者情况应尽可能地稳定或至少可在病房积极输血。应准备好两套吸引器和足够的工作人员及充足数量的助理人员。如果患者之前做过腹部手术,应该重新打开原切口。当腹部打开后,应清除血块,并开始寻找最可能出血部位,移除盆腔区域的血块时应格外小心。

出血部位应仔细地结扎、缝合或夹闭。开腹后没有发现活动性出血的部位也不罕见。这有点令人不安,因为会担心在再次关腹后,问题再次发生。应尽一切努力确定出血的来源,包括用温水、无菌水冲洗,以更好地观察出血。

在再次手术中,患者输尿管损伤的风险增加。解剖变异后,除了小心进行钳夹和结扎染血的组织外,明智的做法是在手术结束时确认输尿管的完整性。可以通过静脉注射 5mL 靛蓝染料并经膀胱镜观察,从输尿管口流出的染料来确认,或者如果已经打开膀胱顶部,可以直接观察来确认。再次手术后,患者发生术后并发症如肺不张、肠梗阻、术后感染、切口并发症和多次输血引起的凝血障碍的风险也会增加。提前预料到这些并发症,就可以采取措施预防或在它们发生时正确处理。

应用动脉栓塞处理出血

1969 年,Nusbaum 及其同事描述了通过选择性地在肠系膜上动脉置管,并向终末血管注入小剂量的升压素,来控制食管静脉曲张出血的动脉栓塞术。随后在出血脏器内利用颗粒物质止血得到迅速发展。选择性血管造影动脉栓塞术,已用于控制经腹和经阴子宫切除术后出血以及其他妇科手术,如宫颈癌和妊娠滋养细胞疾病、产后出血、腹腔妊娠出血和腹膜后出血。经验表明选择性盆腔动脉栓塞是一个相对简单和安全的手术,结果引人关注。栓塞治疗术后和创伤后出血的临床成功率通常超过90%。因此,对于病情稳定或不能耐受再次手术的患者,栓塞术而不是手术结扎作为控制出血的首选方法。

血管内栓塞需要熟练的具备专业知识的放射介入科医师,在局部麻醉下经皮股动脉置管,可逆行直接进入髂内动脉(图 8.7),也可以用肱动脉来进入血管系统。如果先前的髂内动脉结扎阻塞了这条通路,尽管难度较大,也可通过其中一条侧支动脉行盆腔血管造影,定位特定的出血血管。如果出血速率为 2~3mL/min 或以上,则可通过血管造影和透视准确地确定出血部位,在髂内动脉或特定的侧支血管置管以便注射。有多种材料可用于栓塞,包括明胶海绵小片、金属线圈、硅橡胶小球、自体血块、皮下组织和其他止血材料。明胶海绵是最实用和最容易注射的材料之一,它无菌、无抗原,在血管中滞留 20~50 天,并形成一个纤维蛋白网状结构,

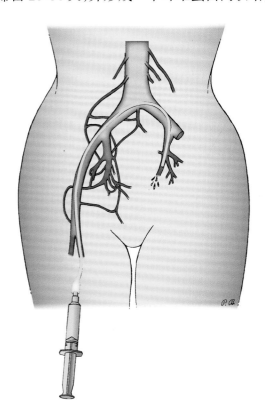

图 8.7 在局部麻醉下股动脉置管,进入髂内动脉及其分支

在此基础上可以形成血栓。其直接作用是阻塞远端动脉或小动脉、降低出血血管中的脉压,从而使血栓形成和出血停止。在血管造影观察下注射材料,当再次血管造影显示出血的血管已被阻塞时,移除导管,并仔细监测患者有无进一步出血的迹象。

栓塞术后,患者通常没有并发症或局部缺血的证据。那些未做过子宫切除术的患者,月经恢复正常。有些患者会表现出包括疼痛、发热、血管血栓形成引起的白细胞增多和组织坏死等轻微的栓塞后综合征。已被报道一些较严重的孤立病例,包括膀胱坏死、膀胱阴道瘘、神经病变和造影剂引起的肾脏毒性,总的并发症发生率估计小于 10%。

总结

手术医师和手术团队对患者仔细地进行术前评估和制订深思熟虑的术前计划,将有助于预防和减少重大手术出血量。当发生明显出血时,手术医师必须对情况负责,制订控制出血的计划,与手术组其他成员清晰沟通,并执行止血所需的技术步骤。

要点

■ 预防和控制手术出血的准备工作,在手术前就已开始。应该对患者进行全面评估,以确定增加出血可能性的危险因素。应根据患者的情况、治疗目标和手术团队的能力进行个体化制订手术方法。

■ 作为术前知情同意的一部分,应常规与患者讨论输血的可能性和风险。输血引起发热反应的风险约为1%。通过输血传播乙肝的概率约为 1/18 万,而在现代血液存储流程下传播 HIV 的概率为 1/190 万。

■ 在手术过程中,良好的暴露、解剖学知识、仔细的解剖、钳夹和缝合都是降低不可控出血风险的重要技术和技能。最终,必须用优秀的手术判断和领导能力来为患者取得最好的结果。

■ 当发生危及生命的术中出血时,应明确出血点、加压、动员人员和请求必要的设备。这是所有紧急情况中最具挑战性的,需要领导能力、良好的判断力、学识、有效的技术和技能以及良好的沟通能力。

■ 当术中出血量超过患者血量的 15%（500~1 000mL）时，应考虑输血。患者的病史、生命体征、额外失血的可能性和预期的处理过程应决定输血特定血液产品的紧急程度（例如，浓缩红细胞、血小板、冷沉淀）。

■ 至少每 120min 或输血 10U 后，随访一次血细胞比容、凝血因子、血清钙、电解质和葡萄糖。虽然最好应用实际血清水平的凝血因子，但一般在给予每 6~8U 浓缩红细胞后，再给予 2 个单位的新鲜冷冻血浆。如果纤维蛋白原水平低于 100g/L，应给予 20U 的冷沉淀。如果血小板计数低于 100 000 且患者正在大量出血，则应给予 6U 的血小板。

■ 止血方法如填塞、使用血栓剂和髂内动脉结扎是控制盆腔出血的策略。

■ 术后出血可能很难诊断。注意生命体征、尿量、盆腔引流量、切口出血或阴道出血等，临床体征有助于出血的及时识别和适当处理。腹部和盆腔超声和 CT 成像是有助于诊断持续性出血的关键影像学方法。

■ 动脉性出血的介入放射治疗和再手术均是治疗术后出血的有效方法。当患者病情相对稳定，且有经验丰富的介入放射治疗团队时，通常首选栓塞治疗，因为这是一种损伤较轻的治疗方法。

（李涛　王飞　赵兴波　译）

参考文献

Achneck H, Sileshi B, Jamiolkowski R, et al. A comprehensive review of topical hemostatic agents: efficacy and recommendations for use. *Ann Surg* 2010;251(2):217–228.

Camuzcuoglu H, Toy H, Vural M, et al. Internal iliac arty ligation for severe postpartum hemorrhage and severe hemorrhage after postpartum hysterectomy. *J Obstet Gynaecol Res* 2010;36(30):538–543.

Celentano V, Ausobsky J, Vowden P. Surgical management of presacral bleeding. *Ann R Coll Surg Engl* 2014;96(4):261–265.

Charoenkwan K. Effective use of the Bakri postpartum balloon for posthysterectomy pelvic floor hemorrhage. *Am J Obstet Gynecol* 2014;210(6):586.e1–586.e3.

Christos S, Naples R. Anticoagulation reversal and treatment strategies in major bleeding: update 2016. *West J Emerg Med* 2016;17(3):264–270.

Domingo S, Perales-Puchalt A, Soler I, et al. Clinical outcome, fertility and uterine artery doppler scans in women with obstetric bilateral internal iliac artery ligation or embolization. *J Obstet Gynaecol* 2013;33(7):701–704.

Duckett J, Tamilselvi A, Jain S. Foley catheter tamponade of bleeding in the cave of Retzius after a tension free vaginal tape procedure. *J Obstet Gynaecol* 2005;25(1):80–81.

Echave M, Oyagüez I, Casado M. Use of Floseal®, a human gelatine-thrombin matrix sealant, in surgery: a systematic review. *BMC Surg* 2014;14:111–124.

El-Sedfy A, Chamberlain RS. Surgeons and their tools: a history of surgical instruments and their innovators. Part V: pass me the hemostat/clamp. *Am Surg* 2015;81(3):232.

Fischer CP, Bochicchio G, Shen J, et al. A prospective, randomized, controlled trial of the efficacy and safety of fibrin pad as an adjunct to control soft tissue bleeding during abdominal, retroperitoneal, pelvic, and thoracic surgery. *J Am Coll Surg* 2013;217(3):385–393.

Gunter O, Au B, Isbell J, et al. Optimizing outcomes in damage control resuscitation: identifying blood product ratios associated with improved survival. *J Trauma* 2008;65(3):527–534.

Katz M, Sugay S, Walker D, et al. Beyond hemostasis: spectrum of gynecologic and obstetric indications for transcatheter embolization. *Radiographics* 2012;32(6):1713–1731.

Klingensmith M, Abdulhameed A, Bharat A, et al., eds. *The Washington manual of surgery*, 6th ed. Philadelphia: Lippincott Williams & Wilkins, 2012:133.

Koea J, Batiller J, Aguirre N, et al. A multicenter, prospective, randomized, controlled trial comparing EVARREST fibrin sealant patch to standard of care in controlling bleeding following elective hepatectomy: anatomic versus non-anatomic resection. *HPB (Oxford)* 2016;18(3):221–228.

Kumar S, Malhotra N, Chumber S, et al. Control of presacral venous bleeding, using thumbtacks. *Arch Gynecol Obstet* 2007;276(4):385–386.

Lier H, Krep H, Schroeder S, Stuber F. Preconditions of hemostasis in trauma: a review. The influence of acidosis, hypocalcemia, anemia, and hypothermia on functional hemostasis in trauma. *J Trauma* 2008;65:951–960.

Mannucci P, Levi M. Prevention and treatment of major blood loss. *N Engl J Med* 2007;356:2301–2311.

McBeth P, Weinberg J, Sarani B, et al. Surgeon's guide to anticoagulant and antiplatelet medications part one: warfarin and new direct oral anticoagulant medications. *Trauma Surg Acute Care Open* 2016;1:1–5.

McQuilten Z, Crighton G, Brunskill S, et al. Optimal dose, timing and ratio of blood products in massive transfusion: results from a systematic review. *Transfus Med Rev* 2018;32(1):6–15.

Piccini J, Garg J, Patel M, et al. Management of major bleeding events in patients treated with rivaroxaban vs. warfarin. Results from the ROCKET AF trial. *Eur Heart J* 2014;35(28):1873–1880.

Rock W, Meeks G. Managing anemia and blood loss in elective gynecologic surgery patients. *J Reprod Med* 2001;46(5 suppl):507–514.

Rutherford E, Skeete D, Brasel K. Management of the patient with an open abdomen: techniques in temporary and definitive closure. *Curr Probl Surg* 2004;41(10):815–876.

Stramer S, Dodd R; AABB Transfusion-Transmitted Diseases Emerging Infectious Diseases Subgroup. Transfusion-transmitted emerging infectious diseases: 30 years of challenges and progress. *Transfusion* 2013;53(10 Pt 2):2375–2383.

Vassallo R, Goldman M, Germain M, Lozano M; BEST

Collaborative. Preoperative autologous blood donation: Waning indications in an era of improved blood safety. *Transfus Med Rev* 2015;29(4)268–275.

Wysham W, Roque D, Soper J. Use of topical hemostatic agents in gynecologic surgery. *Obstet Gynecol Surv* 2014;69(9):557–563.

Yeung L, Sarani B, Weinberg J, et al. Surgeon's guide to anticoagulant and antiplatelet medications part two: antiplatelet agents and perioperative management of long-term anticoagulation. *Trauma Surg Acute Care Open* 2016;1:1–7.

Yu S, Cohen J, Parker W. Management of hemorrhage during gynecologic surgery. *Clin Obstet Gynecol* 2015;58(4): 718–731.

Zou S, Stramer S, Dodd R. Donor testing and risk: current prevalence, incidence, and residual risk of transfusion-transmissible agents in the US allogeneic donations. *Transfus Med Rev* 2012;26(2):119–128.

II

腹腔镜手术原则

Marisa R. Adelman，Howard T. Sharp

腹腔镜最初仅是用于诊断目的和进行简单手术（如输卵管绝育术）的器械，现在已发展成为修复或切除腹部和盆腔器官的复合协作系统（coordinated system）。随着技术的不断进步和腹腔镜手术的日益复杂，新的挑战和并发症已经被认识。合理地使用设备和技术，可以大大地增加患者的安全性和满意度。为此，本章的目的是回顾当代设备、手术技术，以及避免和处理腹腔镜手术并发症的策略。

1910 年，瑞典的 Hans Christian Jacobaeus 首次使用了腹腔镜，用一支蜡烛和一根空心管组成的 Nitze 膀胱镜照亮了腹膜腔。1930 年代末期，腹腔镜被用于诊断异位妊娠和进行输卵管绝育。"冷光"和光纤的使用是一个里程碑式的创新，并在 1960 年代使用单极电外科手术进行了输卵管绝育术。1970 年代，在德国实施了先进的腹腔镜手术，如输卵管切除术、子宫肌瘤切除术、卵巢切除术、卵巢囊肿切除术和输卵管造口术。内镜手术的先驱者奠定了至关重要的基础，使现代妇外科医师能够在常规基础上使用各种能量系统，在越来越符合人体工程学和高效的条件下，进行先进的高级别腹腔镜手术。

诊断性腹腔镜：系统性检查

在许多情况下，腹腔镜检查可以提供有价值的临床信息。它可以帮助评估包括卵巢扭转、卵巢囊肿破裂、异位妊娠、阑尾炎、盆腔炎等急性盆腔痛和腹痛的患者。在较不紧急的情况下，评估如慢性盆腔疼痛和不孕症时，用于鉴别盆腔粘连、子宫内膜异位症、疝气、子宫肌瘤和附件肿块。进行诊断性腹腔镜检查前，应完成详细的病史、体格检查和适当的影像学检查。通常因慢性疾病或不孕症药物保守治疗失败的患者，而接受诊断性腹腔镜检查，可以获得额外的信息并指导治疗。

系统的诊断性腹腔镜检查，全面记录异常发现很重要。手术医师应该检查双侧卵巢和输卵管、子宫形状，包括是否存在肌瘤、前和后陷凹、腹膜表面是否存在子宫内膜异位、有无粘连、阑尾外观；上腹部解剖包括肝脏边缘、胆囊、横膈膜表面。置入腹腔镜后，应检查套管穿刺锥（trocar）端口正下方和气腹针（Veress needle）穿刺轨迹，是否无意中损伤了内脏或血管。然后，使用头低脚高位来观察盆腔及其器官。

应该对卵巢全面检查。可以简单地用探棒或其他钝性器械将卵巢向上翻转，或从对侧端口用无创伤钳抓住并旋转子宫卵巢韧带以提起卵巢。这样可以很好地观察卵巢的下表面，便于检查卵巢窝和骨盆侧壁。抓起卵巢时，应检查腹膜后的输尿管走行，通过观察骨盆边缘其穿行髂总动脉时的蠕动来定位输尿管。早期识别输尿管的一个优点是容易观察,因为随着手术时间的延长,长时间的二氧化碳暴露和操作触碰会导致腹膜表面水肿。抓持输卵管应小心以减少出血和创伤,使用输卵管抓钳,抓握输卵管至输卵管系膜。检查输卵管的近端有无结节,这提示可能是结节性输卵管炎。仔细检查输卵管伞端,寻找粘连闭锁(phimosis)的任何迹象,观察圆韧带并向外侧示踪以确定是否存在腹股沟疝。

　　检查前陷凹(anterior cul-de-sac)最好使用举宫器(uterine manipulator)将子宫置于后倾位,这个位置可以完全地观察到子宫前表面和膀胱壁层腹膜。检查前腹壁是否存在子宫内膜异位症或疝气,最好通过举宫器将子宫置于前倾位显示后陷凹(posterior cul-de-sac)。应注意腹膜窗的存在或后陷凹缺失及子宫骶韧带扭曲,也应使用如钝性探棒或无创伤抓钳等器械探触查后陷凹,以触诊可能嵌在直肠阴道间隔内的子宫内膜隐匿性结节。表浅的后陷凹可能看起来是正常的腹膜表面,而实际上是被异位子宫内膜封闭的后陷凹。子宫骶韧带的顶端位于宫颈后面,呈V形结构。应检查阔韧带是否存在子宫内膜异位症、粘连或肌瘤。

　　最好使用无创伤抓钳检查阑尾是否存在炎症、子宫内膜异位症或粪石。也应检查上腹部,注意肝、胆囊和膈下面,如果需要,也可以使用2把无创伤抓钳"捋"肠检查大肠和小肠。全景式360°的检查有助于确保没有遗漏可能贴于上腹部前腹壁的肠管粘连。如果存在这种粘连,可能会在不知情的情况下,将套管穿刺锥导入粘连或肠道。这种情况下,可以通过一个位置较低的套管端口,置入腹腔镜来直视观察脐部穿刺端口,以排除外这种情况(表9.1)。

表9.1
诊断性腹腔镜检查
• 卵巢
• 输卵管
• 子宫
• 子宫骶韧带
• 圆韧带
• 输尿管
• 阑尾
• 上腹部器官
• 疝
• 子宫内膜异位症
• 粘连

　　如果需要,可以进行输卵管通色法检查(chromopertubation),通过举宫器向子宫内注入稀释的亚甲蓝(methylene blue)或蓝胭脂红(indigo carmine)溶液以评估输卵管的通畅程度。可能由于输卵管梗阻、痉挛或宫颈漏液的原因,伞端未溢出染色液,因此插入的导管密闭宫颈很重要。

腹腔镜手术

　　大多数传统经腹或经阴道的手术,现在可以通过腹腔镜进行,手术者的经验是必须考虑的一个关键因素。常见的腹腔镜手术包括粘连松解、子宫内膜异位症的治疗、输卵管绝育、卵巢囊肿切除术、卵巢切除术、输卵管切除术、输卵管造口术和子宫切除术。更高级别的手术包括盆腔器官脱垂修复、输卵管再吻合、子宫肌瘤切除术、根治性子宫切除术、淋巴结切除术。选择患者也是手术成功的关键,无法长时间维持头低脚高位的慢性疾病或极度中央性肥胖,限制骨盆器官入径会使本已困难的手术复杂化。现代的腹腔镜设备由成像系统、气体注入系统和专用的手术器械组成。

成像系统

　　成像系统包括腹腔镜镜体、光源、摄像装置和监视器。高清晰度数码相机与高清晰度平板显示器增强的分辨率能力兼容,大多数成像系统还配备了打印机和录像机功能来进行记录。腹腔镜镜体的基本形式是一个望远镜,镜体的直径为1.8~12mm,远端(物镜)可提供不同的镜面角度(图9.1)。最常用的腹腔镜镜体直径是5mm和10mm,虽然10mm镜头的分辨率轻微提升,但考虑到

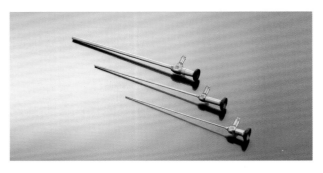

图9.1　腹腔镜使用的镜体。下:5mm,45°视角的物镜,中间:5mm,0°视角的物镜,上:10mm,0°视角物镜(KARL STORZ SE &Co. KG,Germany.)

优越的高清设备多可以忽略,10mm 的镜头可用 12~15mm 的套管穿刺套器,而且起雾现象少于通过较大的端口放置的 5mm 镜头。最常用的是 0° 偏角镜头,它提供了一个直观的视图。30° 斜视镜头可以显示正面大视图,但必须不断地调整方向以维持视野。腹腔镜光源由氙气或卤素等高强度光源供能,通过光纤电缆传输。光纤电缆能够传输足够的热量烧灼纸巾会导致皮肤灼伤,在操控光源时要仔细。摄像单元由摄像头、电缆和摄像控制器件组成。摄像头连接到镜体的目镜上,通过镜体的物镜捕捉视野传输图像。大多数腹腔镜摄像可投射高清图像高达 250 000~2 073 600 像素,需要具有 1 080 高清显示器来提供最佳可视化效果。

注气系统

注气机的设计目的是输送气体,扩大腹腔和优化盆腔器官的显示。通过插入 Veress 气腹针或 Hasson 穿刺套管,连接过滤管、注气机和气源来实现注气。推荐使用连接 0.3μm 过滤器的进气管,以防止来自注气机和气源的细菌、微粒和碎片对腹腔内造成污染。Veress 气腹针可重复使用或一次性使用,其包含装有弹簧钝头的针尖,钝头尖端在穿过腹壁时会回缩,穿入腹膜后钝头尖端弹出(图 9.2),这样是为了避免刺伤肠道或其他腹腔内器官。

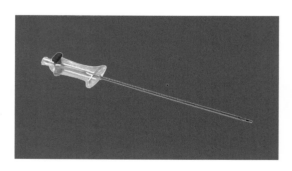

图 9.2 一次性 Veress 气腹针

现在最常用的气体是二氧化碳(carbon dioxid),二氧化碳的优点是能迅速被血液吸收。然而,它会在湿润的腹膜表面转化为碳酸从而引起疼痛。有些学者提倡使用加热或水合的气体,以预防腹腔镜手术中出现低体温。一项 Cochrane 的一篇综述得出结论,使用加热气体注气,无论是否湿化,对患者预后的益处都很小。具体来说,就是对术后疼痛、

中心温度(core temperature)变化或住院观察的时间没有影响。这在一定程度上,是因为当气体在注气管道中流动 50~100cm 时,注气机装有的加热装置对最末端气体温度的影响很小或者没有。在较长时间的手术中,使用加热的体表毯可以更好地预防体温过低。

手术器械

穿刺器(穿刺锥和套管,Trocars and sleeves)用来穿透腹壁,引入腹腔镜和手术器械(图 9.3)。穿刺器套管的直径从 3mm 至 15mm 不等,有可重复使用的、一次性的和可回收的套件。一次性套件由完全一次性使用的穿刺器和套管组成,它的优点是提供始终如一的锐度,但价格较贵;可重复使用穿刺器套件的优点是成本效益最高,但必须保持穿刺器的锋利;另一种选择是可回收套件,它由一次性带刀片或无刀片的穿刺器和可重复使用的套管组成,所有套件都可以使用。多数套管上有一个可连接注气管的 Luer-Lok 端口,穿刺器的锥尖端可以呈角锥形、圆锥形、刀叶片状、钝尖头,或有光纤接入(optical access)。圆锥形和钝尖头穿刺器的优点是造成的筋膜缺损较小,但需要较大的力量进行穿入。光纤接入穿刺器使手术医师能够在穿刺过程中看到腹壁的各层。可扩展的穿刺器套管鞘(expandable trocar sheaths)可以先用气腹针穿过腹壁,然后扩展到能进入 5~12mm 的端口,这种方法的优点是可以产生较小的腹壁缺损,从而减少疝气形成和损伤腹壁下血管的风险。

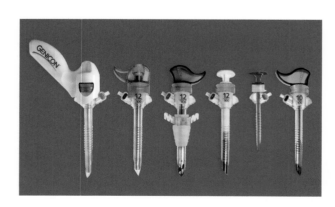

图 9.3 穿刺锥和套管。从左至右显示:12mm 光学钝尖端、12mm Hasson 钝尖端、12mm 屏蔽尖端、5mm 角锥尖端和 5mm 无刀片尖端(Courtesy of Genicon.)。光学尖端是透明的,可以放置在屏显视野内,在插入穿刺套管端口时能看到结构层次

辅助器械通过辅助端口放置(图 9.4)。这些包括钝头探棒、各种各样的抓钳包括有齿抓钳和无创伤抓钳、剪刀、持针器、推结器、活检钳、冲吸器、能量输送工具、标本取出袋和组织碎切器。放置举宫器以改善子宫、输卵管、卵巢和前后陷凹的暴露。有可重复使用和一次性使用的器件,有些举宫器以固定位置插入,而子宫活动受限,而另一些则是铰接式,可使子宫向前、向后和侧向移动。其中,许多举宫器都可以进行输卵管通色素法试验,以评估输卵管是否通畅。大多数举宫器上附有一个阴道穹隆切开托杯(colpotomizer cup),以勾勒出阴道穹隆轮廓,方便在腹腔镜下子宫切除术时切开阴道。一些装置包括球囊(气囊封堵器),注气后可以防止在阴道切开时,气体从阴道逸出。海绵棒或 EEA-sizer 可以作为阴道穹隆切开托杯的替代品。

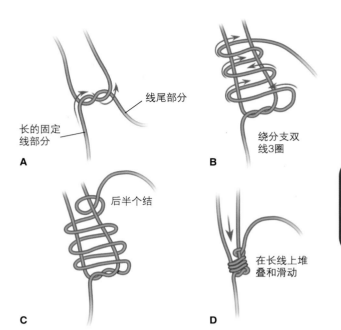

图 9.5　(A—D)Roeder 套扎线圈。这是一个滑动结,可以用规格缝线打结,并用一个推结器收紧线结,可替代预先打结的线套

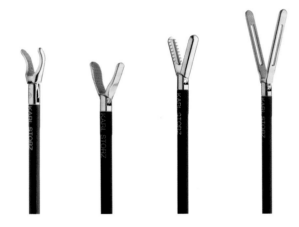

图 9.4　腹腔镜手术的辅助器械。从左至右显示:Maryland 分离钳、无创伤抓钳、活检钳和肠钳。Maryland 分离钳常用于小块组织的抓持,或用于如卵巢囊肿切除时界面分离。无创伤抓钳可以提供良好的抓持而不损伤组织。活检钳有小而锋利的钳齿,可以提供更多的抓持力,但也会造成小的穿刺伤。肠钳可用于非创伤性的肠道抓持,也可用于钝性分离(© KARLSTORZ SE & Co. KG,Germany.)

腔内机械装置

腔内机械是一组用于分离组织、缝合、钉合和放置止血夹的器械。腹腔镜下最简单的结扎方法是使用预打结的线套,作为推杆上的滑动结,推杆用于推动线套环绕组织蒂打结止血。Roeder 线套是预打结线套可供替代的选择,其本质就是一个滑动结,由一个推拉收结器拉紧(图 9.5)。腹腔镜下缝合可以使用常备的缝线,理想的长度为

90~120cm。持针器钳持缝针,可以在腹腔镜端口外(体外结)或体内(体内结)打结。腹腔镜下缝合需要大量的练习,确保持针器将针钳入并准确地缝合。为了简化这一点,可以使用腔内机械缝合装置,其中针是预先装载的,通过闭合手柄和激发开关,使缝线穿过组织而缝合,可以通过这种方式完成间断或连续缝合。可用可吸收的夹子和钛夹固定缝线的末端,避免需要再打结。

许多最初设计用于胃肠吻合术的吻合器,现在可以用于妇科腹腔镜手术中组织的切割和闭合,内镜血管夹可应用于出血的血管和血管蒂的夹闭,实现止血。

能量传输装置

能量传输设备包括电外科(单极和双极器械)、超声波和激光能量。单极器械使用的电流从激活电极流经患者组织,通过返回电极板流出,再进入电外科设备(electrosurgical unit,ESU)。针式电极、L 钩形和大多数内镜剪刀都是单极电外科器械;双极器械,如 Kleppinger 钳和新型阻抗控制双极系统,使用激活电流通过组织,然后通过同一器械内的回流电极返回 ESU;超声波能量利用振动碎裂组织中的氢键,导致血管的闭合(coaptation)和切割;

激光能量可以汽化、切割,并在不同程度上凝结组织。电外科能量在第 6 章中详细讨论。

手术套间

手术套间的有效定位是腹腔镜手术成功的关键。一般来说,右利手手术医师站在患者的右侧,助手站在患者的左侧,但是有些手术医师更喜欢站在患者的左侧。如果只有一台显示器可用,通常放在患者两腿之间。如果有两台显示器,通常放置在患者小腿附近,手术医生直视范围内。较新的手术套间有安装在天花板上的可移动平板屏幕,高度符合人体工程学(图 9.6A、B)。手术医师应能看到注气机监测仪面板,以便跟踪腹内压力的变化。注气管、光源缆线、电外科线和冲吸管应该安排有序,避免这些管线缠绕,以便在突然发生出血时能立即使用所有的器械。经验丰富的手术间人员对腹腔镜手术也同样重要,洗手技术员(scrub technician)通常站在近手术医师的患者尾侧,如果需要举宫协助时或偶尔站在患者的两腿之间。巡回技术员(circulating technician)协助排除设备故障和传递所需品。

腹腔镜手术中患者体位

应将患者置于手术台上取低坡截石位,臀部置于手术台边缘或略超出,以便放置和使用宫内举宫器,并在手术中需要时可暴露会阴。患者的大腿应与腹部在同一平面,以便于使用腹腔镜器械时,保证活动自由度。当膝盖弯曲并抬高到腹壁平面以上时,放置在较低位端口内的器械手柄会与腿部相互接触,则很难达到骨盆边缘和上腹部。脚蹬支架应该有足够的填充物来支撑小腿,而不产生压力点(见第 4 章安全体位摆放)。腓神经在此体位尤其容易受到压迫损伤,应注意防护。最好使用可以在不掀掉无菌巾的情况下,可以抬高脚蹬的支架,这样在需要时可以采用高截石位,更容易进入阴道。为避免对股神经、坐骨神经或闭孔神经的牵拉损伤,大腿屈曲不超过 90°,髋部外展不应超过 45°,应避免外旋。在陡峭的头低脚高位时,防滑措施包括防滑垫、豆袋和肩托。几乎所有的这些设置都要求将手臂收拢到侧面,并将手臂收拢到手掌朝上(或拇指朝上)的自然位置,以避免压迫尺神经。当使用肩托时应小心谨慎,因为已有报道过于内侧放置会损伤臂丛神经。

腹部入路

开始可采用气腹针、开放式进镜或直接插入穿刺套管,通过脐部或其他部位进入腹腔。在放置套管之前,使用气腹针建立气腹。当穿刺针穿过腹壁时,可以感受到脐处的融合筋膜层或腹直肌,然后是腹膜。随着针芯上的压力释放,顿圆头针芯弹出,针尖锋部分相对回缩,听到最后一声"咔哒"响,标志着进入了腹膜腔。1971 年,Harrith Hasson 医师首次使用了开放式进镜技术,以避免盲目穿刺放置套管。Hasson 开放式入路采用筋膜小切口进入腹膜腔,不需要事先注气,直接置入套管,即通过脐部首先放置套管。

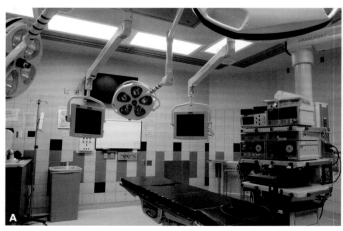
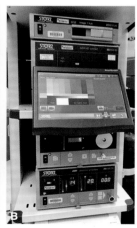

图 9.6　A. 符合人体工程学的手术套间,可移动的平板屏幕安装在天花板的吊塔上。B. 设备吊塔详细布置包括摄像输入(上),光源(中),和注气机控制(下)

脐孔入路

当使用气腹针选择脐部入路时,根据穿刺套管的大小,用手术刀在脐基底部切开一皮肤小口,提起皮肤,切口应与患者的长轴平行。这样就可以将切口埋没在脐孔基底部,在此有一个自然汇合的组织平面,而获得良好的美容效果。应注意只切开皮肤,避免意外割伤邻近脐部的大血管。麻醉医师应该用鼻胃管给胃减压,以减少将气腹针或穿刺套管插入过度膨胀胃的风险。可通过神经肌肉阻滞剂,使患者的腹部放松。患者应平躺在手术台上或中间位置,使用头低脚高位可能会使气腹针或穿刺套管的轨迹比预期的更接近大血管。在较瘦的患者中,应将气腹针或穿刺套管指向骶骨的凹陷处,以避开大血管(图 9.7)。在肥胖患者中,主动脉通常在脐平面以上,因此,只要充分提高腹壁,就可以以90°角插入气腹针或穿刺器(图 9.8)。当针穿过腹直肌融合筋膜和腹膜时,可以听到或感觉到单独的咔哒声 / 感。

当计划行开放式 Hasson 入口时,在脐基底部切一小口,进行分离直至看到筋膜。用 Allis 或 Kocher 钳提起筋膜(附有腹膜)成帐篷形,用剪刀将其切开,在直视下进入腹膜腔。在筋膜切口的每个角均缝线,并固定在 Hasson 套管上,术毕用锚定缝线用于闭合筋膜(图 9.9)。

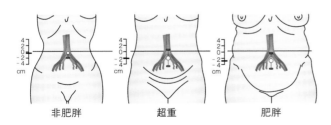

图 9.7 插入 Veress 气腹针

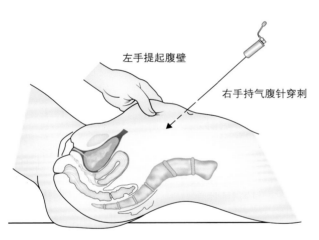

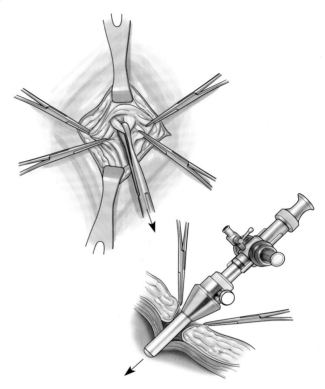

图 9.9 Hasson 穿刺套管放置。在脐的基底部,平行或垂直于患者长轴方向切开皮肤,向下分离直至看到筋膜,使用 S 形或甲状腺拉钩直接拉开,用 Allis 或 Kocher 钳从侧面抓住,蓬起筋膜,用剪刀锐性切开,直视下快速进入腹膜腔。分别在筋膜切口的每个角缝线标记,将 Hasson 穿刺套管插入切口,用侧方的缝线固定,锚定缝线用于术毕时筋膜的闭合

图 9.8 非肥胖、超重和肥胖患者脐部的位置及其与主要血管的关系〔Modified with permission from Hurd WW, Bude RO, DeLancey JO, et al. The relationship of the umbilicus to the aortic bifurcation:implications for laparoscopic technique. *Obstet Gynecol* 1992;80(1):48-51. Copyright © 1992 by The American Congress of Obstetricians and Gynecologists.〕

选择入路位置

当气腹针注气不成功或预期脐部附近有粘连时,通常从另一个位置即左上象限(Palmer 点)可以成功进入。对于腹壁整形术(abdominoplasty)后脐部不再符合典型解剖关系的患者,这也是首选的技术。常用替代脐部的两个位置是 Palmer 点和左第 9 肋间隙。Palmer 点位于锁骨中线,左肋缘下部 3cm 处(图 9.10A)。将皮肤向尾侧牵拉,气腹针向头侧 15° 倾斜(图 9.10B),这样有助于引导气腹针

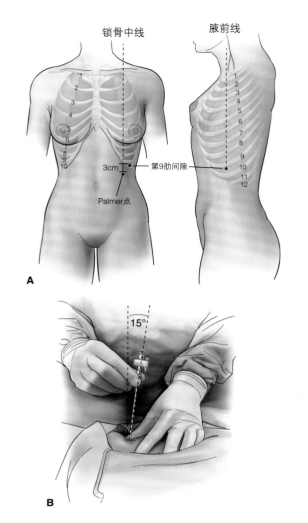

图 9.10 A. Palmer 点位于锁骨中线，左侧肋缘下方 3cm 处。B. 根据患者长轴向头侧偏 15° 插入 Veress 气腹针

与腹膜成 90° 角，便于进针。如使用第 9 肋间隙，气腹针应定位在第 9 肋骨和第 10 肋骨之间，擦着（grazing）第 10 肋骨的顶部，这样擦顶进针将肋间神经血管束损伤的风险降到最低。无论患者体重如何，胸腔都能提供一个自然抬高的无肠空间，使用这种技术发生气胸的可能性很小。在实施这两种技术之前，应进行脾大的触诊，并放置胃管。进针注气后，就可以放置 5mm 的穿刺套管。

一篇 Cochrane 对腹腔镜入路技术的综述中，评估了气腹针插入、开放式入路（Hasson）和直接入路（无预置气腹而置入穿刺套管）。尽管开放式技术入路失败的风险较低，但没有证据表明在预防大血管或内脏并发症方面，使用哪项单一技术具有优势。

气腹针是否正确地插入腹腔内可以通过几种技术来确定。观察小于 <10mmHg 的开放腹内压（opening intra-abdominal pressure）提示正确的腹内放置；另一种方法是"悬滴法"，在气腹针的顶部滴放少量无菌生理盐水，如果针位置正确，生理盐水滴就会被吸入腹腔；或者，也可以通过观察连接在气腹针上的注射器筒中生理盐水柱的下降来进行测试。回抽附在气腹针上的注射器，可以检测有无血液或胃肠道内容物。一项前瞻性、观察性研究气腹针四种放置试验，比较了对双击法、悬滴法、回抽法和初始注入压力法。对诊断不正确的腹膜前置入和注气，注气压高最为敏感。正确地进入腹腔内，在如病态肥胖或大网膜离得很近时的情况下，偶尔也可能会遇到高注气压。在这种情况下，可以提起腹壁让大网膜从气腹针上脱离，并观察到适当的压力开启。如果在提起腹壁几秒钟内，没有产生更适当的注气压力，则必须假定气腹针在不正确的位置，应该重新插入。

注气流速大约以 1L/min 的低流量进行，直到有迹象确定针置入在腹腔内，如低腹内压（10mmHg）或右上腹叩诊失去钝感。如果"腹腔内压"读数高于 10mmHg，则腹腔外注气的可能性很高，应重新评估入路。在有可靠迹象正确置针的情况下，偶尔可使用高流量注气。在注气期间，腹腔内压不应超过 20~25mmHg，以避免干扰膈肌运动幅度和压迫中心静脉的腔静脉回流。在根据身体体质的情况下，设置注气流速 1~5L/min，建立合适的气腹后，依据前面阐述的位置，将穿刺套管插入。通过腹腔镜看到腹腔确认进入，然后将注气管连接到套管上。

辅助套管的位置

对于大多数腹腔镜手术来说，一个或两个辅助端口通常就足够了。更复杂的手术可能需要多达五个，这些可置于腹壁下动脉外侧或膀胱上方中线处。穿刺套管的大小和数量将取决于手术操作和所使用的设备。诊断性腹腔镜中 3~5mm 的套管用以操控盆腔器官，获得充分的视野。大多数用于组织操作的器械可以通过 5mm 的端口。一些能量传递系统和组织取出系统需要使用较大的端口（8~15mm）。在使用一次性穿刺套管时，预见到对大端口的需求可以大大地节省成本。应在直视下，以可控的方式穿刺置入辅助套管。

置入外侧穿刺套管可损伤腹壁下血管。这些血管来源于髂外血管分支，穿刺置入外侧套管之前通常可以看到其沿前腹壁走行。也可以在前腹壁三角区内发现它们,其内侧是脐内侧韧带,外侧是圆韧带插入点(图9.11)。在正常体重女性中,腹腔镜下看到腹壁下血管的成功率为88%,肥胖女性中下降到63%。然而,通过透光显示腹壁浅动脉更取决于体重,正常体重女性中识别率为84%,而肥胖女性中仅有23%。在穿刺套管预定置入的位置用腰椎穿刺针穿过前腹壁,可以帮助找到远离腹壁下血管的安全路径。如果看不到血管,通常可以测量耻骨联合上方5cm、外侧8cm处找到一个安全的位置。一项用超声检查测量腹壁下动脉和脐之间的距离研究中,中位数为4.75cm。此外,在脐水平腹壁下血管与中线的距离从未超过6cm,因此,应认为6cm是距中线最小的安全距离。

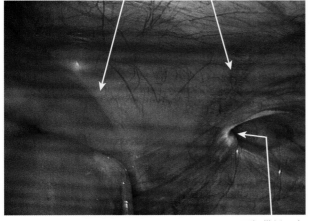

脐内侧韧带　　腹壁下血管

圆韧带插入点

图9.11 注意腹壁下血管与脐内侧韧带和圆韧带插入点的关系

因置入外侧穿刺套管及其后的缝合结扎和纤维化卡压可损伤髂腹下神经和髂腹股沟神经,应注意避免穿刺套管过度外置。然而,这些神经走行有相当大的解剖变异,并不能总会避免损伤。用新鲜冷冻尸体定位神经显示髂腹股沟神经进入腹壁在髂前上棘(anterior superior iliac spine,ASIS)内侧平均为3.1cm、下方3.7cm;髂腹下神经进入腹壁在ASIS内侧平均为2.1cm、下方0.9cm。在高于ASIS水平2cm其内侧的任何位置置入穿刺套管,可以避开研究中发现的几乎所有髂腹股沟神经和髂腹下神经,尽管这样的置入可能并不总是实用的。

置入耻骨上的辅助穿刺套管应位于膀胱上方,耻骨联合上方两指宽已经成为放置中线穿刺套管的标准术语。由于不同术者手指宽度差异显著,且考虑到使用耻骨上方位置穿刺会增加损伤膀胱的风险,因此用腰椎穿刺针穿过前腹壁中线,以确保穿刺端口在膀胱上方也是值得的。如果患者之前有过剖腹手术,膀胱可会向上膨起,有必要将穿刺套管放置在更高的位置,充盈膀胱可进一步勾勒出其边界。

组织取出

组织小碎片如腹膜活检标本,可以通过5mm套管取出,大而致密的标本需要更大的端口(10~15mm)。充满液体的标本,如卵巢囊肿,可放置于塑料标本取出袋中(图9.12),在塑料袋内抽吸液体以避免溢出。也可以切开阴道后穹隆取出标本,切开阴道可以像经阴道子宫切除术一样在阴道进行,也可以在腹腔镜下进行。腹腔镜下阴道切开是先将润滑的海绵棒插入阴道后穹隆,以举起子宫直肠陷凹,然后,使用海绵棒作为支撑,在子宫骶韧带之间切开阴道后穹隆,标本可直接通过切开的阴道取出,或在内镜标本袋的协助下取出,切开的阴道可以经腹腔镜或经阴缝闭。另一种方法是采用腹部小切口取出标本,可以用手动或机电设备进行碎切。最近手术标准的变化,要求在包裹内进行组织碎切,既有利于完整取出标本,也是由于假定良性的标本,术后有可能诊断为恶性肿瘤。

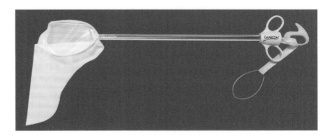

图9.12 标本取出袋(Courtesy of Genicon.)。袋子一般通过10mm的端口置入,推入柱塞(手柄)后,术者将标本放入袋子内,拉动环柄收紧袋子,在直视下拉出柱塞(手柄)将金属箍取出

腹腔镜下缝合

体外打结通常以滑动方结的形式进行,通过充当手术医师手指的推结器,多次通过套管将线结推到组织上(图9.13A—D和图9.14),体内打结是通过将缝线缠绕在腹腔镜持针器上在腹腔内打结,使用与"器械打结"相同的技术(图9.15A,B)。

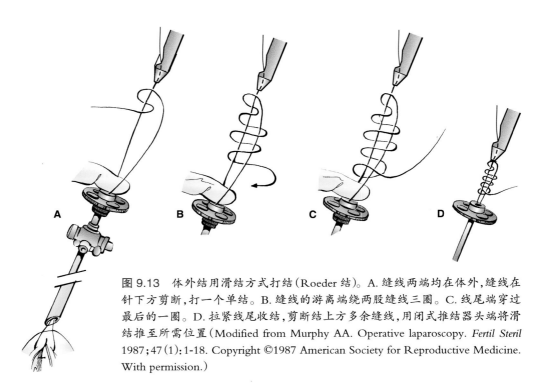

图 9.13　体外结用滑结方式打结（Roeder 结）。A. 缝线两端均在体外,缝线在针下方剪断,打一个单结。B. 缝线的游离端绕两股缝线三圈。C. 线尾端穿过最后的一圈。D. 拉紧线尾收结,剪断结上方多余缝线,用闭式推结器头端将滑结推至所需位置（Modified from Murphy AA. Operative laparoscopy. *Fertil Steril* 1987;47(1):1-18. Copyright ©1987 American Society for Reproductive Medicine. With permission.）

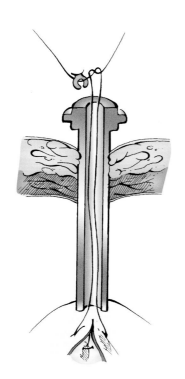

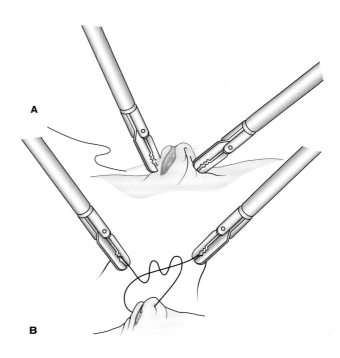

图 9.14　Clarke 推结器体外打结。在针的下方剪断缝线,缝线的两端均在体外。完成一个单(半结)结,推结器放置在两线尾中任何一根上,将第一个"半结"推向组织,直至松紧合适,移开推结器,重复第一个结的第二个"半结",当第一个结系好后,再重复绕结推到目标组织即可（Modified from Hulka JF, Reich H. *Textbook of laparoscopy*, 2nd ed. Philadelphia, PA: WB Saunders, 1994:202. Copyright © 1994 Elsevier. With permission.）

图 9.15　体内打结。A. 针缝过组织。B. 使用器械打外科结,然后拉紧

筋膜闭合

大于 10mm 的筋膜缺损应关闭，以防止切口疝的发生。可以在直视下，使用 UR6 针将筋膜以间断缝合或 8 字形缝合关闭。另外还可以使用筋膜封闭装置，尤其适用于前腹壁较厚和难以直视筋膜的患者（图 9.16A—D）。这些闭合装置在腹腔镜直视情况下使用，帮助在切口适当距离（1cm）处进行筋膜缝合。有些设计需要勾回一个线圈，而其他设计是自动收回缝线末端。此外，某些设计可以闭合任何宽度的筋膜，而另一些则保证预先确定的筋膜宽度。装置的选择很大程度上取决于医师偏好和可用性，无论是经腹还是在腹腔镜下，重要的是确保适当宽度筋膜的缝闭，以免筋膜关闭不全和随后发生疝。

腹腔镜手术操作

粘连松解

盆腔粘连与不孕和慢性盆腔疼痛有关。应该认识到，慢性盆腔疼痛通常是一种复杂的情况，并且在没有胃肠道梗阻症状的情况下，粘连松解术通常不能治愈疼痛。进行粘连松解时，最好的结果依赖于显微外科技术的使用，温和地抓持组织和电灼最小组织的细致止血。粘连松解可通过多种技术进行，包括钝性和锐性分离、电分离、水分离和激光分离。钝性分离是粘连松解的最基本形式，虽然不推荐，但该技术通常用于处理薄的、无血管的粘连。几乎任何类型的腹腔镜器械都可以用于牵拉粘连以完成分离，如果遇到出血或明显的阻力，应放弃使用这种技术。

锐性剥离是处理所有粘连的首选方法，特别是厚而无血管的粘连。与电刀分离或能量器械分离相比，锐性分离的优点是降低了电外科意外损伤的风险。用无创伤抓钳抓持粘连组织，保持张力，用剪刀来松解黏附带，重要的是要把剪刀的尖端朝向光学观察角度，以避免血管或肠道损伤。

可采用水分离技术分离盆腔侧壁的粘连，避免损伤输尿管或大血管，这也是一种去除子宫内膜异位症结节的有用技术。这种技术是抓住腹膜，切开

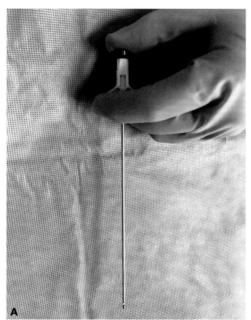
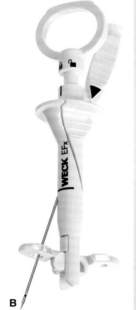
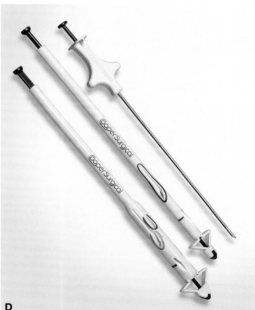
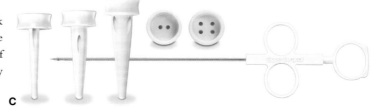

图 9.16　筋膜闭合装置。A. Endo Close。B. Weck EFx（Courtesy of Teleflex, Inc. Research Triangle Park, NC.）。C. Carter-Thomason（Courtesy of Cooper Surgical.）。D. Carter-Thomason Ⅱ（Courtesy of Cooper Surgical.）

一个足够大的切口,放置动力冲吸装置的尖端,加压液体注入腹膜下,使其从深层组织中膨出,然后完全分离粘连或腹膜。

具有电能的单极和双极器械经常用于松解较厚的有血管的粘连。当使用电外科器械时,必须小心,避免损伤肠道。单极器械如剪刀、针状电极等是分离粘连的理想器械。可以使用的双极器械有Kleppinger钳、双极剪刀或新型可控组织的封闭血管双极电外科器械。超声能量不使用电外科原理,而且具有有限的横向热扩散优点。

激光分离在腹腔镜手术中取得了很大的成功,它的一个优点是横向热传播极小。激光的小尺寸光斑使其成为在精确粘连松解时的有效工具。CO_2激光器的穿透深度为0.1mm,非常适合切割。保持黏附张力的同时,CO_2激光通过腹腔镜的操作通道或辅助端口引入使用。

侧壁和腹膜后间隙的解剖

当出现盆腔侧壁粘连或子宫内膜异位症时,经常需要确定输尿管和髂血管的走行。如可以在骨盆边缘确认输尿管,但由于粘连、子宫内膜异位或输尿管尾侧的卵巢肿块,输尿管随后又被遮蔽时,可抓住并打开覆盖侧壁的腹膜(图9.17A,B)。可用Maryland分离钳轻柔地展开腹膜,以暴露输尿管。如果解剖变形,可能需要从骨盆边缘开始分离或打开圆韧带。如果要打开圆韧带,应该用能量器械尽可能地将其向侧方分开,使用钝抓钳分

离腹膜后间隙,在阔韧带的内侧叶上观察输尿管,避开髂血管。分离直肠侧间隙,确定解剖标志,可防止意外的血管或输尿管损伤,输尿管松解需要将其从血供血管、子宫骶韧带或子宫内膜结节上分离。

子宫直肠陷凹的解剖

陷凹闭塞多继发于子宫内膜异位症,常累及直肠、直肠阴道隔或子宫骶韧带。分离子宫直肠陷凹可能是必要的,通过腹腔镜应由熟练的手术医师施行。目的是松解粘连,切除大的或深的子宫内膜病灶,切除或汽化浅表的小病灶。

使用举宫器将子宫移至前倾位置,并在直肠中放置直肠探棒,以勾勒出直肠轮廓并向后牵拉直肠。在阴道内放置海绵棒(sponge stick)或在举宫器上放置阴道切开杯,将直肠与阴道分开(图9.18)。用剪刀、激光、超声刀或可控组织的双极电外科系统,从子宫或阴道后方仔细解剖直肠的前部,使用单极和传统双极器械对直肠有明显的热损伤风险。如果选择水压解剖,应继续进行分离直到直肠阴道隔的疏松间隙。如果输尿管靠近剥离部位,应确定其位置并在剥离子宫直肠陷凹前,松解输尿管。纤维性子宫内膜异位症可以从阴道后壁或子宫骶韧带上切除。如果子宫内膜异位症延伸到阴道黏膜,也应切除此部分,可选择经阴道或腹腔镜下缝闭阴道后壁。在切除子宫内膜结节前、后的触诊,有助于确保完全切除。

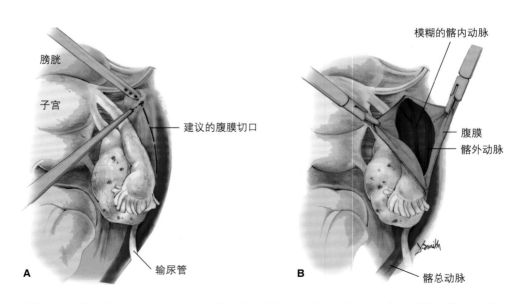

图9.17   解剖腹膜后间隙。A. 切开覆盖盆腔侧壁的腹膜。B. 打开腹膜,识别输尿管和血管

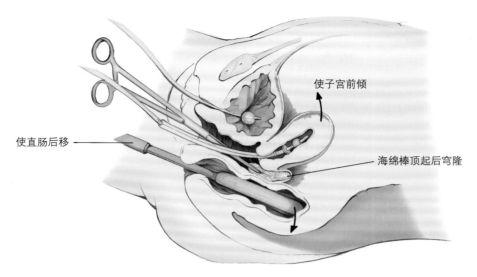

使子宫前倾

使直肠后移

海绵棒顶起后穹隆

图 9.18　子宫直肠陷凹的解剖。子宫、阴道后穹隆和直肠内的器械有助于确定解剖结构

有关腹腔镜输卵管切除术、输卵管卵巢切除术、子宫肌瘤切除术和子宫切除术的详细内容，请参阅第 17 章、第 18 章和第 21 章。

腹腔镜手术的相关并发症

血管损伤

在所有与腹腔镜相关的损伤中，血管损伤是最严重的生命威胁，特别是在主动脉、腔静脉或髂血管损伤的情况下。损伤可发生在气腹针插入、套管穿刺或解剖组织过程中。小血管的损伤可以用双极电凝、止血夹或腹腔镜缝合技术处理。在置入外侧穿刺套管时可能会损伤腹壁下血管，腹壁下动脉是髂外动脉的分支，沿腹壁腹膜向头侧走行。如果损伤了它，可以通过套管置入 Foley 导管充胀气囊，用钳子在腹壁上固定，保持张力压迫止血（图 9.19A，B）；也可以通过对侧端口进入双极钳操作，尝试电凝止血；或者，可以使用内镜筋膜封闭装置，在血管的每一侧都缝合，以实现血管闭塞；这种损伤也可以通过扩大套管切口来观察、钳夹并结扎出血的血管来处理。对大血管的损伤需要立即开腹，按压并修复，通常还需要输血，修复大血管的损伤可能需要血管外科医师的协助。

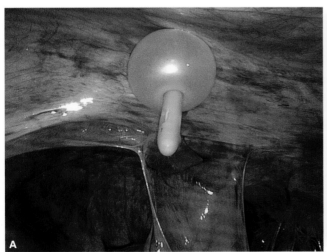
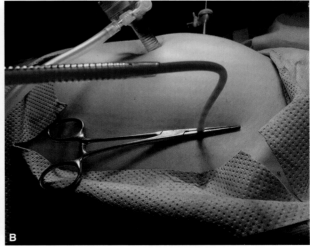

图 9.19　使用 Foley 球囊压迫腹壁下动脉止血。A. 腹腔内视图，球囊牢固地贴压在腹壁上。B. 拉紧 Foley 管，贴近腹壁钳住

泌尿道损伤

在子宫切除术和卵巢切除术中,当切断和结扎卵巢和子宫血管时,最容易损伤输尿管。在子宫下段和子宫颈位置分离膀胱时,最容易损伤膀胱。腹腔镜下子宫切除术中,输尿管损伤的发生率为0.02%~0.4%,很少在术中得到诊断;腹腔镜下子宫切除,术中膀胱损伤的发生率为0.05%~0.66%,常在术中得到诊断。尽管手术类型不同,损伤的发生率低于以前认可的腹腔镜手术损伤发生率。

输尿管损伤的危险因素包括既往手术造成的解剖变形、子宫内膜异位症使子宫直肠窝消失或子宫内膜异位症累及子宫骶韧带。若术中诊断了输尿管损伤,可采用支架置入、膀胱再植入或端-端吻合的方法处理。输尿管损伤术后诊断时间一般在2~7天,但如果延迟数年才诊断,就可能发现肾脏功能丧失。在大多数病例中,经皮或膀胱镜置入支架技术可用于处理损伤,或直到可以进行手术修复。开腹手术通常用于膀胱再植术或端-端吻合术,但有经验的医师,可通过腹腔镜或机器人进行修复。

膀胱损伤的危险因素包括膀胱膨胀,既往手术解剖变形,子宫内膜异位症致前陷凹消失。在穿刺套管置入前,在膀胱内插入Foley导尿管,并使用侧方穿刺套管位置,将会减少膀胱损伤的风险。如果使用了耻骨上中线穿刺套管位置,无法识别膀胱的顶部,向膀胱内注入300mL水或生理盐水即可确定膀胱边缘。术中膀胱损伤的征象包括术野中有透明的液体、可见膀胱撕裂伤、Foley尿袋内注气膨胀。为做出确切诊断可直接检查膀胱壁,或经Foley导尿管逆行注入无菌生理盐水稀释的亚甲蓝。为了检查损伤的程度并确保没有累及输尿管,可以进行有意的膀胱切开或膀胱镜检查。

在急症情况下,小的(<1cm)、简单的、孤立的膀胱损伤,可仅使用导尿管引流处理。如果Foley导尿管不能提供足够的引流,或者尿道或输尿管同时有损伤,则应进行手术修复。膀胱切开术缝合应采用可吸收缝合线水密、多层修复。只要输尿管和膀胱颈部没有受损,在有足够暴露和外科专业知识的情况下,小的损伤可以在腹腔镜下进行修复。

泌尿道损伤的患者术后表现为腹痛、发热、血尿、胁痛或腹膜炎,常有白细胞增多。延误诊断可能导致需要进行二次手术或瘘管形成。在复杂的经阴道、腹腔镜和经腹盆腔手术后,应进行术中诊断性膀胱镜检查,以评估可能的泌尿道损伤。

胃肠道损伤

胃肠道损伤是腹腔镜手术中最致命的损伤,死亡率高达3.6%。损伤可发生于气腹针插入、穿刺套管插入、粘连松解、组织分离、血供阻断损伤或热损伤。一般情况下,只要气腹针穿刺不伴有出血或其他组织操作造成的撕裂,就不需要修复。对于无撕裂的结肠穿刺,建议用抗生素、大量冲洗和抽吸进行非手术处理。

胃损伤的危险因素包括上腹部手术史和麻醉诱导困难,因为胀气的胃可能膨胀到低于脐水平。在气腹针或穿刺套管穿刺前,用口胃管或鼻胃管吸引将降低这种损伤的风险。胃损伤应该分两层修复,修复后应该充分冲洗和抽吸腹腔,目的是清除任何的食物颗粒和胃液。术后通常维持鼻胃管吸引,直到出现正常肠蠕动。

因为小肠冗余(redundancy),且倾向于脱出术野,小肠的损伤可能也不明显。此外,穿刺器的穿透损伤可能在腹腔镜视野之外。当存在前腹壁多发粘连时,应探查潜在的损伤。可以用下象限的辅助端口来检查看清楚脐部端口,如果没有腹壁粘连,但又怀疑有肠损伤,可以使用腹腔镜无创伤抓钳"捋肠"检查或开腹用手探查。5mm或更大的小肠全层损伤应分两层修复,如果小肠裂伤超过管腔直径的1/2,建议行肠段切除术。

与小肠和胃的损伤相比,未被发现的大肠损伤,因为高浓度大肠菌群,可能与严重的并发症相关。因此,如果怀疑结肠有损伤,应使用无创伤性肠钳或开腹手术仔细检查该区域。大肠损伤的处理取决于损伤的大小、部位和从损伤到诊断的时间长短。一般来说,一旦诊断为结肠损伤,就应使用广谱抗生素,并应咨询有肠道损伤经验的外科医师。在损伤小、污染轻微的情况下,缺损可以分两层缝闭,并充分冲洗。检测是否泄漏,可用生理盐水灌满子宫直肠窝,用肠钳阻塞乙状结肠近端,用硬的直肠镜或带导管头的球型注射器向直肠注入空气,寻找泄漏气泡的漏气点。

组织学上热损伤与外伤性损伤不同,因此必须区别对待。肠热性损伤与外伤性损伤在组织学上的区分表现为凝固性坏死、毛细血管不能长入和白细胞浸润。由于这种凝固性坏死,即使在损伤附近的肠管仍呈现正常外观,热损伤部位也需要广泛切除,因为热损伤的程度可能需要几天才能显现出来。关于热能肠损伤的讨论见第 36 章。

神经损伤

发生在腹腔镜手术中的神经损伤,大多数是神经压迫或挫伤,通常在术后会自行好转。神经损伤最严重的情况是神经完全断裂,常导致永久性失能。正确的术前和术中患者体位是提供腹腔镜手术安全环境的重要组成部分。发生下肢神经病损最重要的危险因素是维持截石位的时间,因此,减少截石位的时间是主要的预防策略。

腹腔镜期间发生的股神经病损,可能与髋部过度屈曲、过度外展和手术时间过长有关。当行经阴道或腹腔镜手术,患者采用截石位时,大腿弯曲不应超过 90°,外展不大于 45°。如果患者在手术中从低截石位改为高截石位,则应保持这种关系。

闭孔神经病损与根治性盆腔手术或淋巴结切除术中的直接损伤密切有关,但也可能因髋关节过度屈曲而发生。由于离开了闭孔的闭孔神经直接贴于骨骼上,如果髋部过度屈曲,特别是长时间的手术,它可能会出现严重的成角和变形。在腹腔镜下耻骨后分离术中,特别在阴道旁修复阴道前壁外侧缺损时。闭孔神经血管束也很脆弱,在这些间隙进行手术,医师必须精通闭孔神经的解剖。

发生坐骨神经损伤是由于神经的过度拉伸引起。据报道,手术中大腿保持在自由悬挂式马镫腿腿架(free-hanging stirrups)上短至 35min,就会出现坐骨神经损伤。当膝关节和髋关节弯曲时,由于神经固定在坐骨切迹和腓骨头处,坐骨神经的腓神经段受到的张力最小。当膝关节伸直或外旋时,随着髋关节屈曲,沿神经的张力增加。患者腿长、肥胖或身材矮小,都增加了坐骨神经持续损伤的风险。在悬挂式马镫腿腿架中,腿长或肥胖的患者有髋关节外旋的倾向,腿短的患者膝关节屈曲较轻,在这种情况下,用马镫腿腿架支撑脚踝和小腿可能更合适。

下肢神经病损,大多数在手术后的前 3 个月内会自行恢复。那些损伤持续存在的患者中,约 50% 的腓总和股总神经损伤患者,在术后 12 个月完全恢复运动功能。然而,坐骨神经损伤的患者可能会经历漫长的恢复期,且运动功能永远不能完全恢复。当怀疑神经损伤时,应考虑神经病学医师会诊,并开始物理治疗。

臂丛神经损伤的发生率为 0.16%,尤其是双侧损伤可能是灾难性的。臂丛起源于 $C_5 \sim T_1$ 的前神经根,从锁骨后面穿过第一肋骨,部分固定在上臂筋膜上。当患者处于陡峭的头低脚高位,躯干相对于伸展的手臂滑动时,或当肩托放置过于正中时,上神经根会被拉伸,这导致上臂无力和一系列称为 Erb 麻痹的后遗症。当手臂外展超过 90° 时,可挤压在锁骨和第一肋骨之间的下神经根,这导致前臂和手远端无力,并形成一系列的后遗症,称为 Klumpke 麻痹。与下肢神经病损一样,应考虑神经病学医师会诊,并应开始物理治疗。

穿刺孔疝

腹腔镜手术切口疝的发生率很低(0.15%)。手术时应该关闭 ≥10mm 的筋膜缺损,然而,关闭筋膜并不能完全防止疝的形成。穿刺套管部位的疝可表现为隐匿性或嵌顿性疝,通常用 Valsalva 检查法,可以在穿刺切口处触到缺损或看到肿块。

要点
■ 腹腔镜手术医师应该知道自己的局限性,并毫不犹豫地寻求帮助。
■ 谨慎选择患者是任何手术成功的第一关键要素。
■ 谨慎摆放患者体位,尽量缩短手术时间,减少神经损伤的发生。
■ 牵拉 - 反牵拉和暴露在开放和腹腔镜手术中都很重要,为了最大限度地发挥这些作用,增加穿刺套管端口通常是有帮助的。
■ 复杂的盆腔手术可考虑术中使用靛胭脂或荧光素钠进行膀胱镜检查。
■ 并发症很少见,但可能很严重,甚至危及生命,特别是在套管穿刺器穿入时,可能会损伤大的血管。
■ 在腹腔镜进入腹腔后,首先应仔细和系统地检查腹腔和盆腔,这是了解患者症状发生原因的关键。

(李涛　张辉　赵兴波　译)

参考文献

Abdalmageed OS, Bedaiwy MA, Falcone T. Nerve injuries in gynecologic laparoscopy. *J Minim Invasive Gynecol* 2017;24:16.

Adelman MA, Bardsley MS, Sharp HT. Urinary tract injuries in laparoscopic hysterectomy: a systematic review. *J Minim Invasive Gynecol* 2014;21:558.

Ahmad G, Gent D, Henderson D, et al. Laparoscopic entry techniques. *Cochrane Database Syst Rev* 2015;8: CD006583.

Alkatout I. Complications of laparoscopy in connection with entry techniques. *J Gynecol Surg* 2017;33:8.

Alkatout I, Mettler L, Maass N, et al. Abdominal anatomy in the context of port placement and trocars. *J Turk Ger Gynecol Assoc* 2015;16:241–251.

Birch DW, Manouchehri N, Shi X, et al. Heated CO_2 with or without humidification for minimally invasive abdominal surgery. *Cochrane Database Syst Rev* 2011;(1):CD007821.

Clarke-Pearson DL, Geller EJ. Complications of hysterectomy. *Obstet Gynecol* 2013;121:654.

Cohen A, Tulandi T. Long-term sequelae of unconfined morcellation during laparoscopic gynecological surgery. *Maturitas* 2017;97:1.

Gingold JA, Falcone T. The retroperitoneal approach to endometriosis. *J Minim Invasive Gynecol* 2017;24:896.

Gomez RG, Ceballos L, Coburn M, et al. Consensus statement on bladder injuries. *BJU Int* 2004;94:27.

Holihan JL, Chen JS, Greenberg J, et al. Incidence of port-site hernias: a survey and literature review. *Surg Laparosc Endosc Percutan Tech* 2016;26:425.

Hulka JF, Reich H. *Textbook of laparoscopy*, 2nd ed. Philadelphia, PA: WB Saunders, 1994:202.

Hurd WW, Amesse LS, Gruber JS, et al. Visualization of the epigastric vessels and bladder before laparoscopic trocar placement. *Fertil Steril* 2003;80:209.

Hurd WW, Bude RO, DeLancey JO, et al. The relationship of the umbilicus to the aortic bifurcation: implications for laparoscopic technique. *Obstet Gynecol* 1992;80:48.

Llarena NC, Shah AB, Milad MP. Bowel injury in gynecologic laparoscopy: a systematic review. *Obstet Gynecol* 2015;125:1407.

Oliveira MA, Pereira TR, Gilbert A, et al. Bowel complications in endometriosis surgery. *Best Pract Res Clin Obstet Gynaecol* 2016;35:51.

Owens M, Barry M, Janjua AZ, Winter DC. A systematic review of laparoscopic port site hernias in gastrointestinal surgery. *Surgeon* 2011;9:218.

Sandadi S, Johannigman JA, Wong VL, et al. Recognition and management of major vessel injury during laparoscopy. *J Minim Invasive Gynecol* 2010;17:692.

Sharp HT, Adelman MR. Prevention, recognition, and management of urologic injuries during gynecologic surgery. *Obstet Gynecol* 2016;127:1085.

Siprasad S, Yu DF, Muir GH, et al. Positional anatomy of vessels that may be damaged at laparoscopy: new access criteria based on CT and ultrasonography to avoid vascular injury. *J Endourol* 2006;20:498.

Siufi Neto J, Santos Siufi DF, Magrina JF. Trocar in conventional laparoscopic and robotic-assisted surgery as a major cause of iatrogenic trauma to the patient. *Best Pract Res Clin Obstet Gynaecol* 2016;35:13.

Sukhu T, Krupski TL. Patient positioning and prevention of injuries in patients undergoing laparoscopic and robot-assisted urologic procedures. *Curr Urol Rep* 2014;15:398.

Taylan E, Sahin C, Zeybek B, Akdemir A. Contained morcellation: review of current methods and future directions. *Front Surg* 2017;4:15.

Ulker K, Anuk T, Bozkurt M, Karasu Y. Large bowel injuries during gynecological laparoscopy. *World J Clin Cases* 2014;2:846.

Whiteside JJ, Barber MD, Walters MD, et al. Anatomy of ilioinguinal and iliohypogastric nerves in relation to trocar placement and low transverse incisions. *Am J Obstet Gynecol* 2003;189:1574.

机器人手术原则

Arnold P. Advincula, Obianuju Sandra Madueke-Laveaux

设备	视像系统	**机器人在妇科中的作用**
达芬奇手术系统	**对接 Si 和 Xi 平台**	需要缝合的手术
手术者操控台	**集成高保真模拟器**	需要精细解剖的手术
患者侧方台车	**组织取出**	肥胖患者和大病理标本
内置机械腕器械	**筋膜关闭**	**总结**

在美国,微创手术已被广泛接受成为外科治疗的标准。在这场进化中有许多创新不可或缺,其中包括一项颠覆性技术即机器人技术。大多数人都认为机器人手术是传统腹腔镜技术的进化,机器人手术的特点是关节连接,而不是固定器械,三维(3D)成像,并改进人体工程学,以提高手术医师的舒适度。这些特点中的每一个都在机器人作为手术工具的范式转变中扮演着关键角色。腕式器械和增强的深度感知的结合,提供了一个潜在的精准度和灵活性水平,在执行包括缝合和精细解剖等复杂手术任务的程序时,提供了无与伦比的优势。改进的人体工程学解决了手术医师的舒适问题,这是一个关键,但经常被忽视的问题,在患者安全和手术医师生涯中扮演着重要的角色。

总的来说,机器人手术的这些特点使手术医师能够克服传统腹腔镜的一些限制,如反直觉的手运动、二维可视化和手术野内器械的有限运动范围。与传统腹腔镜手术相比,机器人手术具有更短的学习曲线。

机器人手术的局限性包括缺乏触觉反馈、手术医师的远程位置和成本,这些一直是争议和争论的焦点。虽然自 2000 年代初机器人手术出现以来,市场已经引入更新的手术机器人,但只有达芬奇手术系统(the da Vinci Surgical System, Intuitive surgical, Sunnyvale, CA)一种设备被广泛应用于妇科手术。因此,本章的重点围绕在两种最新迭代的达芬奇 Si 和达芬奇 Xi 手术系统(the da Vinci Si and Xi Surgical Systems.)的应用。将连同虚拟和增强现实模拟整合一起,详细讨论其组件、设置和必要的仪器。

设备

达芬奇手术系统

达芬奇手术系统主要有四部分:
1. 术者操控台
2. 患者侧方台车
3. 内置机械腕器械
4. 视像系统

手术者操控台

操控台通常被称为工作站或驾驶舱,手术医师坐在那里进行机器人辅助腹腔镜手术,同时查看手术野的高清晰度三维图像。当坐着时,手术医师用他/她的手指握住一对主控制器,使手腕和肘部自然地放置,就像在做开放式手术。手术医师的手指、手腕和手的每一个动作都被精确、实时地转化为患者侧方台车上的手术器械动作。操控台包括一个内置的麦克风,便于与床边助手进行清晰有效的交流。可选择集成第二个控制台,允许两名手术医师以教学或协同关系同时控制机械臂与附属器械。

此外,在手术控制台内还有脚踏板,可执行一系列功能,包括激活各种能量源(单极和双极射频电流),以及在手术手臂和相机运动之间进行切换。一个易于使用的触控屏板允许定制机器人设置以及调整,优化手术医师的人机工程学(图 10.1)。

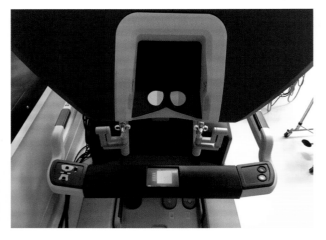

图 10.1　有立体视屏、主控制器和脚踏板的手术者操控台

患者侧方台车

这是达芬奇手术系统中，直接连接到患者身上的组件。患者侧方的台车包括四个机械臂，它们分别安装在固定柱（Si 系统）或旋转臂（Xi 系统）上，会根据手术医师在控制台的指令移动。这些机器人手臂通过机器人套管固定在患者身上，这一过程称为"对接"。它们可以以多端口或单端口机器人手术配置，第四个机械臂不需要执行任何一种安装，可以根据外科医生的喜好放置。当锚定后，内置机械腕器械就被装到机械臂上。机械臂和附加器械由手术医师直接控制，根据所使用的平台可获得多象限访问的手术野。机器人手术系统的安全检查防止了器械或机器人手臂的随机运动（图 10.2）。

内置机械腕器械

这些器械是达芬奇外科系统所专用的，设计兼备流畅性和灵活性，允许 7° 角移动和 90° 关节弯曲，允许用指尖控制的直接运动，同时将运动按比例缩小，并减少手术医师的震颤。每个内置腕器械为一个特定的目的设计——切割、解剖、钳夹、凝固、缝合和抓控组织。这些具有独特功能的器械就是缺乏触觉感或触觉反馈感，尽管有时被认为是批评的焦点，但有经验丰富的机器人手术医师，通过基于从组织变形和张力中获得的线索，已经学会了通过发展视觉触觉（visual haptics）来弥补触觉反馈的不足。

器械的选择非常宽泛，相当于传统腹腔镜和开

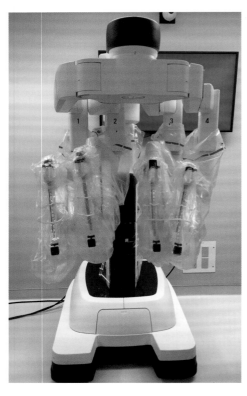

图 10.2　机械手被罩裹的患者侧方台车（Xi 平台）

放式手术平台上的许多选择，如持针器、夹子释放钳（clip appliers）、各种抓持钳、吸引冲洗器和吻合器等。以下的列表提供了达芬奇手术系统上可选择使用的各种器械，特别是能量器械的示例（图 10.3）。

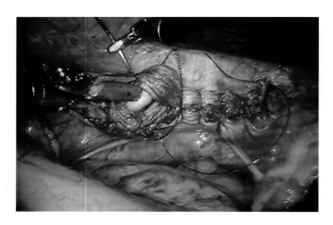

图 10.3　使用内腕器械（Cobra Grasper & Mega 缝合切割持针器）缝合阴道残端示例

单极灼切器械（Si/Xi）

- 热切剪刀
- 非一次性灼切钩（Permanent Cautery Hook）

- 非一次性灼切铲刀（Permanent Cautery Spatula）

双极灼凝器械（Si/Xi）

- Maryland 双极钳
- *PK* 解剖钳（仅限 Si）
- 有孔双极钳（Fenestrated Bipolar Forceps）
- 弯头双极分离钳（Curved Bipolar Dissector）
- 双极长抓钳（Long Bipolar Grasper）
- 微型双极钳（Micro Bipolar Forceps）
- 血管封闭器（Vessel Sealer）

超声能量器械（Si/Xi）（Ultrasonic Energy Instruments（Si/Xi））

超声高频外科集成系统超声弯剪（Harmonic ACE Curved Shears）

视像系统

三维内镜提供高清晰度的手术视野图像，并传输到手术操控台。视觉系统的核心安装在一辆装有内置触屏功能监视器的滚动小车上，视像系统还具有诸如电子成像和荧光成像等先进功能。荧光成像提供实时成像和注射吲哚菁绿（Indigo Cyanine Green，ICG）后，评估血管、淋巴管和组织，荧光引导技术适用于子宫内膜异位症切除和肿瘤手术分期。

对接 Si 和 Xi 平台

就像传统的腹腔镜手术中一样，用 Allen Yellofins 托腿架（Allen Medical Systems，Acton，MA）将患者摆放于低背卧截石位，然后以通用的无菌方式进行准备和铺巾。患者的定位是机器人手术重要的早期步骤，因为与传统的腹腔镜手术不同，一旦机器人对接，识别之前在定位上遗漏的错误，并做出任何纠正都是非常具有挑战性的。适当填充患者的四肢，避免过度的关节屈曲、伸展和外展，以防止神经性损伤。使用标准电动或最大倾斜至少30°的手术台。更新的机器人手术平台，还可以在将机器人手术系统连接到患者的同时，同步专用手术台的移动（如果不将患者侧方台车与患者分离，这一过程通常是不可能完成的）。应采取防滑措施，以确保在头低脚高位（Trendelenburg 体位）倾斜时防止患者滑动。

在患者麻醉并安全定位后放置穿刺套管。尽管套管放置的位置变化有很多，本文作者提供一个精简和可重复的过程。在脐部注射 2mL 的 0.25% 麻卡因（Marcaine），做一个切口后插入 Veress 气腹针，将气腹压力设置为 20mmHg。接下来，将一个 5mm 或 8mm 的辅助套管（A）放置在左上象限或右上象限（取决于手术医师对患者侧方台车停放位置的偏好），穿刺套管位于锁骨中线，低于肋缘至少 2~3cm 或更多，在脐部 5mm 的 0°腹腔镜直视下置入这个套管。当辅助套管就位后，调整至合适的头低脚高位后，在脐部放置 8mm 或 12mm 的机器人套管，作为内镜置入套管（C）。在传统的三臂机器人手术中，两个机器人套管被放置在腹部的左右两侧，与脐部平齐，刚好位于从髂前上嵴引出的一条垂直线的内侧。这些侧置套管可分别放置在脐水平的尾侧或头侧 1~2cm 处，以针对较小或较大的病变（图 10.4）。在传统的四臂机器人手术中，第三个机器人套管放置在辅助套管对侧的上象限（图 10.5）。所有套管都在腹腔镜引导下穿刺置入。套管放置完成后，将气腹压降至 15mmHg，巡回护士或指定人员将患者侧方台车推到患者身边，以便开始对接过程。如果进行单端口机器人手术，则在

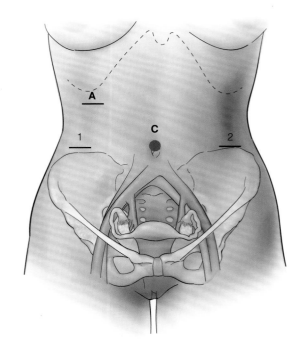

图 10.4 三臂机器人套管端口放置（达芬奇 Si 或达芬奇 Xi）。A：辅助套管；C：摄像机（内窥镜）套管；1：机械臂 1；2：机械臂 2

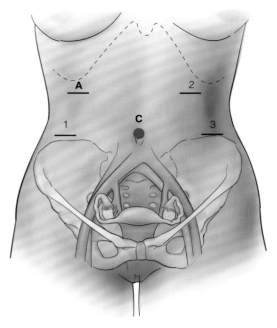

图 10.5 四臂机器人套管端口放置(达芬奇 Si 或达芬奇 Xi)。A:辅助套管;C:摄像机(内镜)套管;1:机械臂 1;2:机械臂 2;3:机械臂 3

脐部使用一个特殊端口,该端口能够容纳三个机器人套管和一个辅助套管(图 10.6),放置类似于传统的单切口腹腔镜手术(single incision laparoscopic surgery,SILS)。

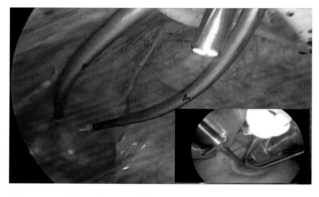

图 10.6 单端口机器人手术器械视图,插图:腹部视图显示 SILS 套管的放置

对接是将患者侧方台车的机械臂连接到插入患者体内的专用机械套管(辅助套管除外)的过程(图 10.7)。机械套管的策略性放置,对于机械臂和内腕器械的正常运作至关重要,避免对接完成后的外部机械臂碰撞。为了避免机械臂的外部碰撞,套管放置需保证相邻的机械臂套管之间至少需要

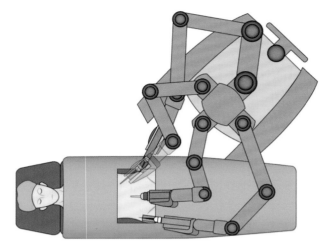

图 10.7 左侧对接示例(达芬奇 Si)(Courtesy of Dr. Arnold P. Advincula.)

有 8~10cm 的距离,对于单端口机器人手术来说这一规则除外。根据所使用的机器人手术平台、手术医师偏好和所要进行的妇科手术类型,患者侧方台车与患者的右髋或左髋成一定角度(侧对接 Si),或垂直于患者的右或左躯干(侧对接 Xi),或患者的两腿之间(中心对接 Si 或 Xi)。作者建议,如果采用传统的多端口三角机器人手术(triangulated robotic surgery),在妇科手术过程中,可以选择右侧或左侧对接,以允许暴露会阴,床边助手能够在需要时,方便地进行经阴道举宫操作。单端口机器人手术通常包含中心对接,这对患者侧方台车的定位而言并不复杂,但不容易暴露会阴。

最新的达芬奇 Xi 平台引入了一种新升级的患者侧方台车设计,修改简化和流程化机器人对接过程。相比 Si 平台机械臂更薄,触手更长。还采用了"一抓就走"的技术,可以在对接过程中更容易、更有效地操纵手臂。机器人手臂被安装在一个吊杆上,通过触碰患者侧方台车上的触屏接口按钮就可以展开机械臂,该界面易于学习,并具有指导演练、语音帮助和精确设置等功能。外部激光瞄准系统确保机器人手臂的精确放置和最佳定位,而内置的内镜瞄准系统进一步增强了臂架的高度和机器人手臂的定位。对于 Si 和 Xi 平台建议采用类似的方法放置套管。

集成高保真模拟器

达芬奇手术系统具有一个高保真虚拟现实机

器人模拟器。为增强现实感,可选的模块化组件和相关软件集成到实际的手术医师操控台。通过使用录像和系统技能练习提供手术训练。模拟器训练范围从基本技能到高级技能水平,允许培训住院医师(residents)、高年住院医师(fellows)和主治医师(attending)不同的基础技能集。每个练习包括以下一个技能类别:内腕操控、内镜移动、缝针控制和驱动、能量和解剖、系统设置和第四臂集成。可以使用预先构建的课程,以及自定义模拟器体验的能力,以满足用户的特定需求。也可用独立的模拟器,如 RobotiX Mentor(3D Systems,Littleton,CO)和 dV-Trainer(Mimic Technologies,Inc,Seattle,WA)(图 10.8)。

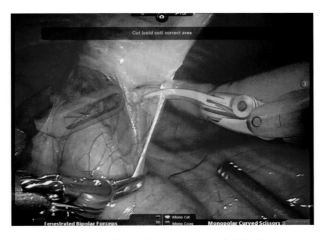

图 10.8　达芬奇模拟器上的高保真模拟练习

关于使用模拟以获得进行机器人手术所需技能的文献正在出现。有证据表明结合机器人模拟器的训练方案具有预测有效性。在一项研究中,Culligan 等演示了在人类活体手术中,将新获得的机器人模拟器技能转化为专家级的表现。这些证据支持了机器人仿真能够缩短新手用户的学习曲线。

组织取出

随着机器人手术以微创的方式,扩展了处理更大的病变的能力,组织取出的问题变得越来越重要,尤其鉴于围绕着能量方式粉碎的争议。一种取出标本的方式被称为体外 C 形碎切组织取出法(Extracorporeal C-Incision Tissue Extraction,

ExCITE),这项技术可以经脐部或通过开放的阴道残端经阴进行。通常情况下,在取出组织的过程中,机器人是断开的。

取出的过程包括将组织放入一个适当大小的取物袋/标本取出袋中,并通过脐部或阴道残端将其提出来。如果采用腹部入路,将脐部套管端口部位延长约 3cm,并在标本取出袋内安放一个小的一次性切口牵开器,以利于牵开筋膜和稳定标本取出袋的稳定(图 10.9 和图 10.10)。使用 11 号手术刀片,将标本旋切成大块条带“取芯”,依次取出,注意不要损坏标本袋。当完成标本取出后,在直视下用可吸收编织缝线,缝闭延长的脐部套管端口筋膜。在经阴道取出标本时,标本也应装入取物袋内,然后通过开放的阴道残端取出。传统的阴道拉钩放置在取物袋内,采用类似上述的技术切割取出标本。完成后,可以从下方经阴手工缝闭阴道残端,也可以从上方盆腔内机器人辅助下缝闭。

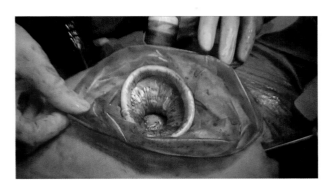

图 10.9　ExCITE 技术的放置

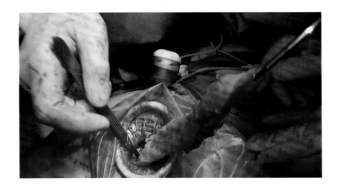

图 10.10　使用 ExCITE 技术切取肌瘤

筋膜关闭

腹腔镜切口疝的发生率在 1%~6%,而 1cm 或更大端口的疝气发生率增加。在机器人手术中使用 8mm 的套管,除非内镜使用 12mm 套管或需要更大的辅助套管。单端口机器人手术和经脐部标本提取,需要至少 25~30mm 的切口。任何 1cm 或更大的腹部切口,用可吸收线缝合关闭。使用腹腔镜端口关闭器械,可以方便筋膜的关闭,但使用传统的弯针缝闭就足够且经济。

机器人在妇科中的作用

为了简要概述妇科手术,可以利用当今机器人手术系统固有的独特特征,将它们分为三大类,并提供示例。

1. 需要缝合的手术(子宫肌瘤切除术,输卵管再吻合,骶骨阴道固定术)。

2. 需要精细解剖的手术(深部浸润性子宫内膜异位症[DIE],肿瘤)。

3. 涉及肥胖患者和/或大病理标本的手术。

需要缝合的手术

内腕器械的 7°角自由移动和 90°弯曲的腕关节,使机器人成为执行密集缝合手术的优秀工具。希望保留子宫或未来生育的子宫肌瘤患者,进行手术治疗常选术式是子宫肌瘤切除术,是一种缝合密集型手术,受益于机器人的协助。虽然过去一直采用开腹手术的方式,但随着微创手术的出现,腹腔镜子宫肌瘤切除术(laparoscopic myomectomy,LM)变得更加普遍,并被接受为"金标准"术式。常规 LM 的技术挑战包括沿着正确平面剖开切除子宫肌瘤,随后进行多层次缝闭切开的子宫。子宫切开缝闭不良的最可怕和毁灭性后果,仍是子宫肌瘤切除术后的妊娠子宫破裂。为了降低妊娠中期和晚期子宫破裂的风险,建议 LM 严格候选标准,排除肌瘤大于 5cm、多发性肌瘤和深部肌壁间肌瘤的患者。

使用机器人辅助的 LM,即机器人辅助子宫肌瘤切除术(robotic assisted laparoscopic myomectomy,RALM)是一种克服传统 LM 局限性的替代方法。在 2004 年,作者首次在 35 名女性身上,应用机器人手术进行了子宫肌瘤切除术。自此报告发表以来,多项回顾性研究证实了 RALM 的安全性、可行性和有效性。最近,评估减少 RALM 端口的可行性和安全性的研究已经发表(图 10.11)。

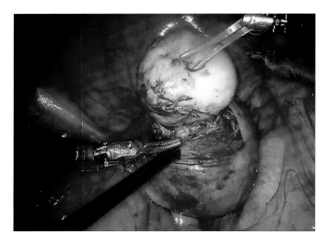

图 10.11 肌壁间肌瘤切除术

虽然在文献中有足够的证据支持 RALM 而不是剖腹手术,但当比较 RALM 与传统 LM 时情况并非如此。在 2016 年 Lavazzo 等对 RALM 与传统 LM 或开腹手术进行的系统回顾和 meta 分析中,RALM 与 LM 之间没有显著差异。尽管现有证据强烈表明 RALM 的作用包括降低转开腹手术率,0~3%(RALM)与 11.3%(常规 LM),但仍需要更多的比较研究来确定 RALM 的作用,特别是在患者候选资格、结果和成本效益方面。

输卵管再吻合术是一种替代体外受精(in vitro fertilization,IVF)常用的术式。它需要仔细处理先前切断的输卵管,解剖分离近端和远端部分,然后用非常细的线缝合重新对接。通过放大手术视野、震颤过滤、动作缩放和腕部器械的使用,增强深度感知,便于执行显微手术任务(图 10.12)。

1962 年,首次描述了经腹骶骨阴道固定术(sacrocolpopexy),并最终成为脱垂选择的术式。虽

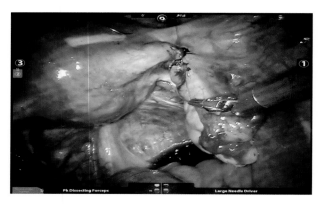

图 10.12 输卵管再吻合时的体内打结。1:机械臂 1;3:机械臂 3

然经腹骶骨阴道固定术优于包括骶棘韧带固定术（sacrospinous ligament fixation）、子宫骶韧带悬吊术（uterosacral ligament suspension）和阴道网片术（vaginal mesh）等各种经阴道脱垂修复术，但其缺点是手术时间长、恢复期较长和费用增加。为了克服这些缺点，最终描述并采用了腹腔镜术式。虽然，腹腔镜下骶骨阴道固定术的住院时间较短和出血量较少，但其手术时间差异很大。尽管，有文献证明腹腔镜手术优于腹部入路，但由于其学习曲线困难，特别是在放置补片时需要大量的缝合，因此，其在妇科泌尿科医师（urogynecologists）的总体接受度受到限制。正是由于这些原因，机器人辅助骶骨阴道固定术（robotic-assisted sacrocolpopexy，RASC）才得以发展（图 10.13）。

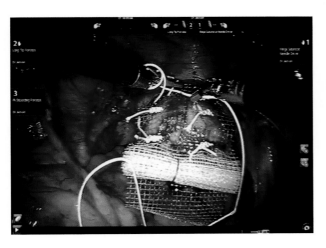

图 10.13　RASC 骶骨阴道固定术中固定网片

　　RASC 已被接受，认为是一种安全、有效、可靠的治疗阴道脱垂的方法，然而与传统腹腔镜相比，其优点仍存在争议。比较传统腹腔镜和 RASC 的研究，报告了矛盾的结果。2015 年一项 meta 分析得出 RASC 并发症和解剖结果的优势仍不明晰。2016 年的一项 meta 分析承认了机器人手术的优势及其"提升手术性能"的作用，但对机器人手术的高成本提出了警告，并强调了有必要通过谈判协商降低成本。

需要精细解剖的手术

　　需要精细解剖的妇科手术，受益于与机器人手术平台一起使用的关节器械内置的震颤过滤和运动降幅。与改进的成像相结合，这些特征增强了手术医师根据需要操纵手术野以识别和描绘组织平面的能力。一般属于这一类的具体手术包括 DIE 切除、广泛粘连病灶的松解以及需要根治性切除（包括淋巴结清扫）的肿瘤手术。

　　DIE 是子宫内膜异位症的一种严重形式，它的定义是病变在腹膜下延展超过 5mm。这些病变可发生在直肠阴道隔、直肠、乙状结肠、膀胱和阴道等处。理想的 DIE 切除需要对盆腔解剖结构有透彻地理解、熟练的手术技术识别组织平面的能力以及进行精细解剖的技巧，因此，机器人手术方式非常适合 DIE 切除（图 10.14）。

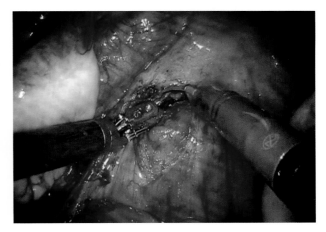

图 10.14　深部浸润性子宫内膜异位症累及左侧子宫骶韧带

　　有趣的是，机器人技术在子宫内膜异位症手术中的作用有争议，到目前为止还没有与腹腔镜方法相比的随机对照试验，来评估其潜在的益处。现有文献主要包括病例报告和回顾性研究，表明机器人在高分期子宫内膜异位症手术中的作用，较长的手术时间一直是与机器人 DIE 切除相关的最大批评点。

　　尽管围绕机器人在子宫内膜异位症手术中的作用存在争议，而且缺乏设计良好的随机试验来解决它的使用，但越来越多的生育专家提倡在生殖手术中使用机器人，由于在常规腹腔镜较差的人体工程学环境下，难以达到手术熟练程度，并认识到机器人技术的优势。虽然机器人在子宫内膜异位症手术中的作用仍存在广泛的争议，但现有文献足以证明机器人辅助腹腔镜是一种安全、可行、有效的手术切除子宫内膜异位症的途径。

广泛粘连的松解和根治性肿瘤切除,包括淋巴结切除术,都利用了机器人手术的优势,尤其是在精细的解剖能力方面。过去,盆腔粘连被认为是腹腔镜手术的禁忌证,也是转行开腹手术和术后再入院的危险因素。Chiu 等报道,存在严重粘连疾病的情况下,相比传统腹腔镜子宫切除术,机器人子宫切除术减少了手术时间和出血量。此研究作者将相对容易的粘连分解归因于增加了灵活性的腕器械,有助于在困难角度进行解剖,以及利用第 3 只机械臂进行反向牵引的能力。

肥胖患者和大病理标本

无论腹腔镜手术是通过传统方法,还是通过机器人辅助进行,任何一种方法都存在技术上的挑战和限制。当接受治疗的患者和 / 或病灶体积大时,这些限制就会被放大。与传统腹腔镜手术相比,机器人的方式允许手术医师对较大的子宫进行子宫切除术。研究表明,对于大于 750g 的子宫,机器人子宫切除术的成本和手术时间较好。

肥胖症在美国是一种流行病,也是外科医师苦恼的一个主要原因,因为近年来肥胖率持续上升。肥胖患者伤口愈合不良、感染风险和转行开腹手术的风险较高。微创手术在肥胖人群中的价值在于改善术后结局。使用腕关节器械到达困难的角度,结合第 3 只机器手臂以利于反向牵引,以及通过收起富余的肠道和脂肪组织来改善暴露等都是机器人手术的关键特点,使其成为一个很好的执行肥胖和 / 或大病理标本等复杂术式的工具。机器人手术为肥胖患者和病理标本大又复杂的患者,提供了一种安全可行、替代开腹手术和传统腹腔镜手术的选择方法。

总结

对外科医师来讲,机器人医疗设备带来的改进是有益的,特别是能涉及影响患者结局和扩展可用的治疗选择。这些年来,各种部件不断发展,且主要集中在腕部器械、改善视像和人体工程学上。与其同步发展的高保真度模拟集成,促进必要技能的获取。妇外科医师一旦掌握了这一技术,就会利用其能克服传统腹腔镜手术的局限性和障碍的功能,试用到各种各样的手术中。

要点
■ 带有震颤过滤和动作缩放技术的腕关节器械、三维成像和人机工程学都是机器人手术的标志。
■ 策略性的套管布置和对接是机器人手术成功的关键。
■ 高保真度模拟练习促进了机器人手术技能的发展。
■ 机器人平台有利于大病理标本的手术治疗,取出方法可用于取出大标本。

（李涛　王飞　赵兴波　译）

参考文献

AAGL Advancing Minimally Invasive Gynecology Worldwide. AAGL practice report: morcellation during uterine tissue extraction. *J Minim Invasive Gynecol* 2014;21(4):517–530.

Advincula AP, Song A, Burke W, Reynolds KR. Preliminary experience with robot-assisted laparoscopic myomectomy. *J Am Assoc Gynecol Laparosc* 2004;11:511–518.

Anger JT, Mueller ER, Tarnay C, et al. Robotic compared with laparoscopic sacrocolpopexy: a randomized controlled trial. *Obstet Gynecol* 2014;123(1):5–12.

Ascher-Walsh CJ, Capes TL. Robot-assisted laparoscopic myomectomy is an improvement over laparotomy in women with a limited number of myomas. *J Minim Invasive Gynecol* 2010;17:306–310.

Barakat EE, Bedaiwy MA, Zimberg S, et al. Robotic-assisted, laparoscopic, and abdominal myomectomy: a comparison of surgical outcomes. *Obstet Gynecol* 2011;117:256–265.

Bikkendaal MD, Schepers EM, van Zwet EW. Hysterectomy in very obese and morbidly obese patients: a systematic review with cumulative analysis of comparative studies. *Arch Gynecol Obstet* 2015;292(4):723–738.

Callewaert G, Bosteels J, Housmans S, et al. Laparoscopic versus robotic-assisted sacrocolpopexy for pelvic organ prolapse: a systematic review. *Gynecol Surg* 2016;13(2):115–123.

Chiu LH, Chen CH, Tu PC. Comparison of robotic surgery and laparoscopy to perform total hysterectomy with pelvic adhesions or large uterus. *J Minim Access Surg* 2015;11(1):87–93.

Cho HY, Kim HB, Kang SW, Park SH. When do we need to perform laparotomy for benign uterine disease? Factors involved with conversion in vaginal hysterectomy. *J Obstet Gynaecol Res* 2012;38:31–34.

Coolen AL, van Oudheusden AM, van Eijndhoven HW, et al. A comparison of complications between open abdominal sacrocolpopexy and laparoscopic sacrocolpopexy for the treatment of vault prolapse. *Obstet Gynecol Int* 2013;2013:528636.

Coronado PJ, Herraiz MA, Magrina JF, et al. Comparison of perioperative outcomes and cost of robotic-assisted laparoscopy, laparoscopy and laparotomy for endometrial cancer. *Eur J Obstet Gynecol Reprod Biol* 2012;165:289–294.

Costantini E, Mearini L, Lazzeri M, et al. Laparoscopic versus abdominal sacrocolpopexy: a randomized controlled trial. *J Urol* 2016;196(1):159–165.

Culligan P, Gurshumov E, Lewis C, et al. Predictive validity of a training protocol using a robotic surgery simulator. *Female Pelvic Med Reconstr Surg* 2014;20:48–51.

Fleming ND, Ramirez PT. Robotic surgery in gynecologic oncology. *Curr Opin Oncol* 2012;24:547–553.

Freeman RM, Pantazis K, Thomson A, et al. A randomized controlled trial of abdominal versus laparoscopic sacrocolpopexy for the treatment of post-hysterectomy vaginal vault prolapse: LAS study I. *Int Urogynecol J* 2013;24:377–384.

Gargiulo AR. Computer-assisted reproductive surgery: why it matters to reproductive endocrinology and infertility subspecialists. *Fertil Steril* 2014;102(4):911–921.

Gargiulo AR, Nezhat C. Robot-assisted myomectomy: broadening the laparoscopists's armamentarium. In: Tinelli AA, Malvasi A, eds. *Uterine myoma, myomectomy and minimally invasive treatments*. Switzerland: © Springer International Publishing, 2015:193.

Goud JG, Gottapu K, Kumar V. Robotic versus total laparoscopic radical hysterectomy with pelvic lymphadenectomy for the treatment of early cervical cancer. *Int J Reprod Contracept Obstet Gynecol* 2014;3(1):34–39.

Hanafi MM, Hsu YS, Fomo AN. Comparative study between robotic laparoscopic myomectomy and abdominal myomectomy and factors affecting short-term surgical outcomes. *J Reprod Med Endocrinol* 2010;7:258.

Herrmann A, De Wilde RL. Laparoscopic myomectomy—the gold standard. *Gynecol Minim Invasive Ther* 2014;3(2):31–38.

Jategaonkar PA, Yadav SP. A quick and simple method of laparoscopic port closure. *Hellenic J Surg* 2014;86(2):114–115.

la Chapelle CF, Bemelman WA, Bongers MY, et al. A multidisciplinary evidence-based guideline for minimally invasive surgery: part 2—laparoscopic port instruments, trocar site closure, and electrosurgical techniques. *Gynecol Surg* 2013;10(1):11–23.

Lane FE. Modified technique of sacral colpopexy. *Am J Obstet Gynecol* 1982;142:933.

Lavazzo C, Mamais I, Gkegkes ID. Robotic assisted vs laparoscopic and/or open myomectomy: systematic review and meta-analysis of the clinical evidence. *Arch Gynecol Obstet* 2016;294:5.

Leigh SG, Bryant SA, Rheaume PS. Comprehensive surgical staging for endometrial cancer in obese patients: comparing robotics and laparotomy. *Obstet Gynecol* 2009;114(1):16–21.

Lim CS, Mower EL, Mahnert N, et al. Risk factors and outcomes for conversion to laparotomy of laparoscopic hysterectomy in benign gynecology. *Obstet Gynecol* 2016;128(6):1295–1305.

Lue JR, Pyrzak A, Allen J. Improving accuracy of intraoperative diagnosis of endometriosis: role of firefly in minimal access robotic surgery. *J Minim Access Surg* 2016;12(2):186–189.

Maher C, Feiner B, Baessler K, Schmid C. Surgical management of pelvic organ prolapse in women. *Cochrane Database Syst Rev* 2013;(14):CD004014.

Medeiros LR, Rosa MI, Silva BR, et al. Accuracy of magnetic resonance in deeply infiltrating endometriosis: a systematic review and meta-analysis. *Arch Gynecol Obstet* 2015;291:611.

Moawad GN, Abi Khalil ED, Tyan P, et al. Comparison of cost and operative outcomes of robotic hysterectomy compared to laparoscopic hysterectomy across different uterine weights. *J Robot Surg* 2017;11(4):433–439.

Mowat A, Maher C, Pelecanos A. Can the learning curve of laparoscopic sacrocolpopexy be reduced by a structured training program? *Female Pelvic Med Reconstr Surg* 2018;24(4):272–276.

Neme RM, Schraibman V, Okazaki S, et al. Deep infiltrating colorectal endometriosis treated with robotic-assisted rectosigmoidectomy. *JSLS* 2013;17(2):227–234.

Nezhat FR, Sirota I. Perioperative outcomes of robotic assisted laparoscopic surgery versus conventional laparoscopic surgery for advanced-stage endometriosis. *JSLS* 2014;18(4).

Oliver JL, Kim JH. Robotic sacrocolpopexy—Is it the treatment of choice for advanced apical pelvic organ prolapse? *Curr Urol Rep* 2017;18:66.

Pana K, Zhangb Y, Wanga Y, et al. A systematic review and meta-analysis of conventional laparoscopic sacrocolpopexy versus robot-assisted laparoscopic sacrocolpopexy. *Int J Gynecol Obstet* 2016;132(3):284–291.

Paraiso MF, Jelovsek JE, Frick A, et al. Laparoscopic compared with robotic sacrocolpopexy for vaginal prolapse: a randomized controlled trial. *Obstet Gynecol* 2011;118(5):1005–1013.

Park JH, Cho S, Choi YS, et al. Robot-assisted segmental resection of tubal pregnancy followed by end-to-end reanastomosis for preserving tubal patency and fertility: an initial report. *Medicine (Baltimore)* 2016;95(41):e4714.

Parker WH, Iacampo K, Long T. Uterine rupture after laparoscopic removal of a pedunculated myoma. *J Minim Invasive Gynecol* 2007;14(3):362–364.

Payne TN, Dauterive FR, Pitter MC, et al. Robotically assisted hysterectomy in patients with large uteri: outcomes in five community practices. *Obstet Gynecol* 2010;115(3):535–542.

Pellegrino A, Damiani GR, Trio C, et al. Robotic shaving technique in 25 patients affected by deep infiltrating endometriosis of the rectovaginal space. *J Minim Invasive Gynecol* 2015;22(7):1287–1292.

Pitter MC, Srouji SS, Gargiulo AR, et al. Fertility and symptom relief following robot-assisted laparoscopic myomectomy. *Obstet Gynecol Int* 2015;2015:967568.

Pluchino N, Litta P, Freschi L, et al. Comparison of the initial surgical experience with robotic and laparoscopic myomectomy. *Int J Med Robot* 2014;10:208–212.

Pundir J, Pundir V, Walavalkar R, et al. Robotic-assisted laparoscopic vs abdominal and laparoscopic myomectomy: systematic review and meta-analysis. *J Minim Invasive Gynecol* 2013;20:335–345.

Rassweiler J, Gözen AS, Frede T, Teber D. Laparoscopy vs. robotics: ergonomics—Does it matter? In: Hemal A, Menon M, eds. *Robotics in genitourinary surgery*. Switzerland: Springer, 2011:63.

Rosero EB, Kho KA, Joshi GP, et al. Comparison of robotic and laparoscopic hysterectomy for benign gynecologic disease. *Obstet Gynecol Surv* 2014;69(1):18–19.

Sánchez A, Rodríguez O, Jara G, et al. Robot-assisted surgery and incisional hernia: a comparative study of ergonomics in a training model. *J Robotic Surg* 2018;12:523–527.

Sandberg EM, Cohen SL, Jansen FW, Einarsson JI. Analysis of risk factors for intraoperative conversion of laparoscopic myomectomy. *J Minim Invasive Gynecol* 2016;23(3):352–357.

Siesto G, Ieda N, Rosati R, Vitobello D. Robotic surgery for deep endometriosis: a paradigm shift. *Int J Med Robot* 2014;10(2):140–146.

Sinha R, Sanjay M, Rupa B, Kumari S. Robotic surgery in gynecology. *J Minim Access Surg* 2015;11(1):50–59.

Soliman PT, Westin SN, Dioun S, et al. A prospective validation study of sentinel lymph node mapping for high-risk endometrial cancer. *Gynecol Oncol* 2017;146(2): 234–239.

Soto E, Lo Y, Friedman K, et al. Total laparoscopic hysterectomy versus da Vinci robotic hysterectomy: is using the robot beneficial? *J Gynecol Oncol* 2011;22:253–259.

Stephan JM, Goodheart MJ, McDonald M. Robotic surgery in supermorbidly obese patients with endometrial cancer. *Am J Obstet Gynecol* 2015;213:49.e1–49.e8.

Sung HH, Ko KJ, Suh YS, et al. Surgical outcomes and safety of robotic sacrocolpopexy in women with apical pelvic organ prolapse. *Int Neurourol J* 2017;21(1):68–74.

Supe AN, Kulkarni GV, Supe PA. Ergonomics in laparoscopic surgery. *J Minim Access Surg* 2010;6(2):31–36.

Tanaka A, Graddy C, Simpson K, et al. Robotic surgery simulation validity and usability comparative analysis. *Surg Endosc* 2016;30(9):3720–3729.

Truong MD, Advincula AP. The Extracorporeal C-Incision Tissue Extraction (ExCITE) technique. *OBG Manag* 2014;26(11):56.

Unger CA, Lachiewicz MP, Ridgeway B. Risk factors for robotic gynecologic procedures requiring conversion to other surgical procedures. *Int J Gynaecol Obstet* 2016;135:299–303.

Wright JD, Ananth CV, Lewin SN, et al. Robotically assisted vs laparoscopic hysterectomy among women with benign gynecologic disease. *JAMA* 2013;309:689–698.

Young H, Tyan P, Khalil A, et al. Reduced port robotic myomectomy: feasibility and safety. *Fertil Steril* 2017;108(3):e206.

第三部分

妇科患者围手术期和术后护理

第 11 章

妇科患者术后护理

Rajiv B. Gala

术后即刻护理	术后谵妄	术后输血
镇痛	心脏并发症	伤口护理
饮食	肺部并发症	静脉血栓栓塞
液体和电解质	胃肠道并发症	
术后中期护理	肾脏并发症和电解质失衡	

术后并发症是决定妇科手术短期疗效的最重要因素。通过充分的术前计划（进行风险评估）和细致的术后护理，可以将术后发病率降至最低。术前评估的意义在于识别有静脉血栓栓塞并发症风险的患者，并进行预防性抗凝治疗。优化营养状况和支持治疗被证实可以促进伤口愈合、减少术后恢复时间和住院时间。

术后即刻护理

术后治疗项目对于指导术后护理是必需的，应包括以下内容：生命体征、呼吸护理、镇痛、饮食和实验室检查。术后应立即密切监测血压、脉搏、呼吸和血氧饱和度。在麻醉后监护病房（postanesthesia care unit，PUC），这些生命体征测量的频率取决于手术的复杂性和患者的稳定性。所有显著的生命体征异常都应与麻醉医师和手术医师沟通。

术中麻醉记录单帮助记录所有术中输注液体（晶体、胶体和任何血液制品）和术中丢失量，包括出血量和尿量。在整个术后期间继续记录将有助于正确评估液体容量和必要的术后补液。当拔除留置的 Foley 导尿管后，如果患者在 4~6h 内仍不能排尿，应通知手术医师。

使用诱发性肺量计（incentive spirometer）和深呼吸练习的积极肺扩张训练，可以减少肺部并发症的相对风险高达 50%。

早期下床可防止肺不张和分泌物淤积，因为直立姿势有助于血流的重新分配并最大限度地减少分流。应该鼓励患者在术后当天把腿从床边垂下来、行走或坐在椅子上。

镇痛

术后疼痛管理，就像所有手术护理一样，从术前评估开始。既往存在疼痛综合征的患者和有阿片类药物使用史的患者，可能对阿片类镇痛剂有较高的耐受性。然而，即使在相似的手术之后，不同的患者也会经历不同程度的术后疼痛。造成这些差异的因素包括手术时长、切口类型和术中牵拉的幅度。轻柔的组织处理、微创入路和良好的肌肉松弛度有助于减轻术后疼痛的严重程度。术前通过设置适当的预期值，可以改善患者疼痛感知中的焦虑和情绪成分。

术后疼痛的预防非常重要，不仅是为了增加患者的舒适度，有效镇痛可能会改善手术的效果。术后疼痛可导致儿茶酚胺和其他应激激素的释放，引发血管痉挛和高血压，进而可能导致脑卒中、心肌梗死（myocardial infarction，MI）和出血等并发症。镇痛效果欠佳会导致对护理的满意度下降，恢复时间延长，对医疗资源的使用增加，费用增加。

术后疼痛的生理学过程包括疼痛冲动通过内脏传入纤维传递到中枢神经系统，在中枢神经系统启动脊髓、脑干及大脑皮质反射。骨骼肌痉挛、血管痉挛和胃肠道（gastrointestinal，GI）肠梗阻是由刺激前角神经元引起的；脑干对疼痛的反应包括血压、通气和内分泌功能的改变；自主运动和心理变化，如恐惧和焦虑，是大脑皮质对疼痛的反应，这些情绪反应降低了疼痛感知的阈值,并使疼痛体验持续。

疼痛管理的多模式选择可以大致分为非阿片类药物和阿片类药物(表 11.1)。

非阿片类药物治疗方案

非阿片类药物主要包括对乙酰氨基酚和非类固醇抗炎药(nonsteroidal anti-inflammatory drugs,NSAID)两大类。术后联合应用静脉注射(intravenous,IV)NSAID 和对乙酰氨基酚的多模式疼痛管理,可以增强镇痛效果,降低麻醉需求,并减少高达 30% 的术后恶心和呕吐发生率。高剂量的对乙酰氨基酚具有肝脏毒性,每天总剂量不应超过 4 000mg;NSAID 可能有肾毒性,慢性肾病患者应慎用。

阿片类药物治疗方案

中度至重度疼痛主要使用阿片类药物。妇科手术后最常用的三种肠外给予的阿片类药物是吗啡(morphine)、氢吗啡酮(hydromorphone)和芬太尼(fentanyl)。

吗啡是妇科手术后最常用的处方药,是一种有效的阿片受体激动剂,会导致兴奋、呼吸抑制和胃肠动力下降。血药浓度峰值出现在静脉注射后 20min 内,持续 3~4h。瘙痒是其常见的副作用,可以使用抗组胺药物治疗。

氢吗啡酮(dilaudid)是吗啡的半合成类似物。它有多种给药途径,包括口服、肌内注射(intramuscular,IM)、静脉注射、直肠和皮下注射(subcutaneous,SC)。氢吗啡酮在静脉注射后约 15min 达到峰值浓度,其作用持续 3~4h。氢吗啡酮适用于吗啡过敏患者的自控镇痛(patient-controlled analgesia,PCA)。

芬太尼是一种有效的合成阿片类药物,亲脂性高于吗啡,作用持续时间和半衰期更短。静脉注射后几分钟内达到止痛高峰,持续时间仅为 30~60min。

饮食

术后应尽可能早地恢复饮食。如果患者清醒、警觉并能吞咽,可以在手术后 2h 进清流质(Clear liquids)。在大多数情况下,应该不晚于术后第一天开始进食固体食物。2014 年,Cochrane Collaborative 回顾了妇科手术后的早期进食情况,结论认为早期进食是安全的,不会增加如术后恶心、呕吐、腹胀或需要留置鼻胃管的负面结果。

液体和电解质

术后补液需充分考虑术中失血、不显性失水(insensible losses)、维持需求、引流损失,以及组织水肿、腹水和肠梗阻造成的第三间隙损失(third-

表 11.1

麻醉镇痛药和非阿片类镇痛药在疼痛治疗中的应用

通用名	给药途径	起始剂量 /mg	等量止痛剂量 /mg	持续时间 /h	半衰期 /h
麻醉镇痛药					
吗啡	IV/IM		10	3~4	1.5~2
	PO		30	8~12	
氢吗啡酮	IV/IM		1.3~1.5	3~4	2~3
	PO		7.5		
芬太尼	IM		0.1	0.5~1	2~4
氢可酮	PO	5~10	30	4~5	2~3
羟考酮	PO	5~10	15~30	3~6	4~5
非阿片类镇痛药					
对乙酰氨基酚	PO/IV	100~325mg q4~6h(24h 最大剂量 4 000mg)			2~4
布洛芬	PO/IV	400~600mg q6h(24h 最大剂量 2 400mg)		4~8	2~4
萘普生钠	PO	550mg q12h(24h 最大剂量 1 100mg)		12	13

space losses)。按照患者体重(以 kg 为单位)乘以 30(例如,60kg 的患者为 1 800mL/24h),可以粗略估计出显性和非显性损失的每天维持所需量。发热和过度换气会增加维持需求。脓毒症和肠梗阻需要持续补液,而不是维持量。液体需求量必须经常重新评估,如有特殊情况,应每 24h 或更频繁地进行重新评估。

在大范围手术(extensive operation)之后,第一天应该每 4~6h 重新评估一次液体需求量。如尿量、心率和血压等临床体征可以指导肾功能正常患者的液体管理。初始恢复期的特征是液体潴留,当应激反应(stress response)消退,液体潴留随之消退,液体就会被从外周动员起来,此时,就没有必要再补液。这种体液动员表现为外周组织水肿减轻和尿量的增加。在液体潴留期应谨慎使用利尿剂,因为可能会出现血容量不足和症状性低血容量。

传统的手术补液管理包括静脉补充含葡萄糖注射液。这种疗法的目的不是提供足够的热量作为营养支持,而是提供足够的糖类来防止瘦肉组织(lean body mass)的分解。如果摄入量不足以满足关键器官的需要,人体就会分解肝糖原来提供葡萄糖。一旦肝糖原储备耗尽(大约 1 天不摄入),瘦肌肉就会通过糖异生转化为葡萄糖。在健康受试者中,每天提供 100g 的外源性葡萄糖就足以防止瘦肌肉的分解。

一般情况下,每天需给予 5% 葡萄糖生理盐水(dextrose in normal saline)或乳酸林格氏液(lactated Ringer solution)1 750~2 000mL。因为钾随着手术创伤进入血液循环,以及因醛固酮活性增加导致钾的排泄减少,所以术后不必立刻补钾。术后液体治疗的选择取决于患者的合并症、手术类型和其他影响患者液体平衡的情况(表 11.2)。

血清电解质的测定

对于需要短期静脉补液的患者,无需常规检测血清电解质。有严重内科合并症的患者,如 1 型糖尿病或慢性肾脏疾病,或术后更复杂的患者(有额外液体丢失、脓毒症、既存的电解质异常或其他因素的患者)可能需要进行电解质检查。

术后中期护理

术后谵妄

谵妄的诊断

谵妄(delirium)是一种急性认知功能障碍,以波动性定向障碍、感觉障碍和注意力下降为特征,虽然近 10%~25% 的术后患者会经历谵妄,但对老年人群的影响最大。

谵妄的风险

疼痛和谵妄经常并存,彼此能促进对方的发展。手术计划应定期评估镇痛的效果,并监测谵妄的早期迹象。术后阶段会使患者暴露于大量可能会导致或加重谵妄(表 11.3)的因素之下,这些因素可以相互增强,进一步形成恶性循环。例如,术后疼痛可导致活动能力下降,引起呼吸窘迫、肺不张和低氧血症;为控制疼痛而不断增加的麻醉药物剂量会导致呼吸抑制和呼吸性酸中毒;低氧血症和谵妄引发躁动,促使苯二氮䓬类药物的使用,但该类药物会进一步导致呼吸功能恶化及谵妄。如果这种恶性循环持续存在,将会导致严重并发症,甚至死亡。

谵妄患者的评估

一旦术后谵妄的诊断成立,重要的是识别导致谵妄的原因,因其可能危及生命,必须立即采取行动。病史上应侧重于突发事件,如跌倒或所用药物(阿片类药物和镇静剂)的急性改变,手术医师应考虑到戒酒的因素,因为通常会低估酒精的使用。综

表 11.2							
静脉输液的组成							
	(mOsm/L)	Na⁺(mEq/L)	Cl⁻(mEq/L)	K⁺(mEq/L)	Ca²⁺(mEq/L)	葡萄糖(g/L)	pH
正常血浆	290	140	103	4	2.2	0.7~1	7.4
0.9%NₐCl	308	154	154				5.5
乳酸林格液	270	130	109	5	2		6.5
5% 葡萄糖 0.45%NaCl	415	77	77	0	0	50	4

表 11.3	
术后谵妄的危险因素	
内因	**外因**
• 年龄（>65 岁）	• 失血量
• 痴呆	• 手术时长
• 酗酒	• 麻醉深度
• 术后谵妄史	• 转入重症监护室
• 精神类药物的使用	• 感染
• 抑郁症	• 疼痛
• 贫血	• 睡眠障碍
• 糖尿病	• 限制体力活动

Adapted from Schenning KJ, Deiner SG. *Postoperative delirium in the geriatric patient. Anesthesiol Clin* 2015;33(3):505-516. Copyright © 2015 Elsevier. With permission

合生命体征、实验室检查或低氧血症可能提示脓毒症、低血容量、贫血或脱水。体格检查应重点关注常见的感染部位（肺部、伤口和导管），尿潴留可能是药物或感染的结果。最实用的实验室检查项目包括血糖、全套代谢组合检查以及检测贫血的血常规（CBC）。对于生命体征不稳定的患者，应首先保持基本的 ABC（气道控制、补给氧气和液体扩容）。

谵妄的治疗

术后谵妄的治疗应首先解决潜在的病因，重要的是要记住，当这些病因得到纠正后，谵妄的解决可能会延迟，危重患者和老年患者的睡眠节律和定向力方面恢复最慢。白天患者可以在家人和朋友的帮助与鼓励下进行刺激和定向练习，同时促进夜间休息。规律用餐时间和定向沟通是简单有效的，光线暗淡的房间、整个晚上都很安静、尽可能少的干扰，均有助于促进睡眠。如果患者需要镇静，神经抑制剂（如氟哌啶醇，）、非典型神经抑制剂（如奥氮平）或低剂量 5- 羟色胺再摄取抑制剂（如曲唑酮）的耐受性优于苯二氮䓬类药物。

心脏并发症

高血压病

与高血压控制良好的患者相比，术前高血压控制不好（舒张压 >110mmHg）的患者，手术后血压更不稳定。术后 24h 内，一些可能的触发因素可能导致血压升高。首先，突然停用 β 受体拮抗剂或作用于中枢交感神经的拮抗剂（如可乐定）可引起反弹性高血压。其次，在术后恢复期，交感神经亢进可能源于镇痛不当或戒酒。最后，随着过量的组织间液回流到脉管（vascular space），可能导致液体超载和高血压。对于急性血压管理，平均血压不应降低超过 20% 或低于 160/100mmHg。

瓣膜病变

有潜在心脏结构缺陷的患者，在接受侵入性手术后罹患心内膜炎的风险增加。异常的瓣膜、心内膜或内皮可长期藏匿血液中的细菌，从而发生感染和炎症。美国心脏协会（American Heart Association）认为对于心内膜炎高危患者，如人工心脏瓣膜、发绀型先天性心脏病或心内膜炎病史（即使没有结构异常）等，抗生素的预防性应用是合理的。然而，并没有证据表明需要在胃肠手术中预防感染性心内膜炎。

术后出现充血性心力衰竭或晕厥症状以及有风湿性心脏病（rheumatic heart disease，RHD）病史的患者应考虑瓣膜病的可能。

主动脉瓣狭窄

主动脉瓣狭窄是左心室流出道的固定梗阻，其限制了心脏的储备功能以及对应激的适当反应。心脏每搏输出量可能由于流出道梗阻而受限，因此，心动过缓将降低此类患者的心排血量。同样，主动脉瓣狭窄的患者对低血压的耐受性也较差。主动脉瓣疾病患者发生心肌缺血的风险也会增加。

主动脉瓣反流

主动脉瓣反流与舒张期血液反流回左心室和前向每搏输出量减少有关，心动过缓可因舒张期延长而加重反流。药物治疗包括使用硝苯地平（nifedipine）以控制心率和降低后负荷。

二尖瓣狭窄

二尖瓣狭窄是一种流入性梗阻，阻碍左心室充分充盈。当发生心动过速时，充盈时间缩短，从而导致肺充血。利尿剂（diuretics）和降低后负荷的药物将增强前向血流，尽量减少心肺充血。二尖瓣关闭不全也可能损害左心室功能，导致射血分数降低和充血性心力衰竭。全身血管阻力的降低和心房对射血分数贡献的增加都可以增加前向血流并减少反流量。二尖瓣关闭不全还与肺动脉高压伴充血有关，因为瓣膜的病理性变化阻碍前向血流，导致左房扩张。

二尖瓣脱垂

二尖瓣脱垂（MVP）在女性中发病率高达15%，体格检查时通常表现为收缩中期滴答声和收缩晚期的杂音。MVP与二尖瓣关闭不全、左心室功能不全的存在，可以很好地预测心脏相关事件的发病率，如血栓栓塞事件、心内膜炎和心力衰竭的发展。在围手术期应尽量减少前负荷，以免加重MVP。MVP患者在交感神经刺激下存在室性心律失常的风险，通过适当的镇痛可以使这种风险降最小化。

心肌梗死

术后心肌梗死很少见，但在心肌梗死后3个月内接受手术的患者中，其发病率可能高达37%。氧供应量下降和氧需求量增加可能会增加围手术期冠状动脉缺血的风险。降低氧供应量的因素包括低血压、冠状动脉灌注降低或贫血导致的携氧能力下降。增加心肌氧需求的因素包括后负荷增加、心动过速和心脏收缩力增强。

大多数术后MI患者没有典型的胸痛或胸闷症状，因为其一定程度上被术后镇痛药所掩盖。最常见的主诉症状是呼吸困难，术后MI的ECG改变也通常并不典型，如S-T改变和病理性Q波，而且往往不太明确。肌酸激酶同工酶（CK-MB）在6h内出现异常，心肌肌钙蛋白I和心肌肌钙蛋白T对心肌梗死的诊断具有高特异性。术后MI的治疗不同于非手术患者，其主要原则是改变氧的供需平衡，尤其需要注意纠正心律失常和改善血流动力学状况。心脏重症监护病房（cardiac critical care unit，CCU）最适合提供持续监测、心肺支持和心脏病会诊。

肺部并发症

妇科手术后的肺部并发症仍然是增加发病率、死亡率和医疗资源使用的一个重要原因。尽管麻醉、手术和术后治疗不断进步，但腹部手术后仍然会发生肺不张、肺炎和肺血栓栓塞性疾病。这可能与妇科手术越来越多地在高龄患者中进行，多种合并症以及术后肺部并发症的风险增加。妇科手术患者术后肺部并发症的危险因素在不同的研究中有所不同，但与其他接受腹部手术的患者组是一致。

麻醉的影响

全身麻醉可导致呼吸生理学的重要改变（表11.4）。麻醉药物不仅影响对氧气和二氧化碳的通气反应，而且影响呼吸模式。吸入型和静脉注射型的麻醉药物都会降低通气反应，但对呼吸模式的影响不同。吸入型麻醉药物产生的典型呼吸模式是有节奏的、快而浅的呼吸模式，没有间歇性叹息（大呼吸）；而静脉注射型麻醉药物与缓慢、深呼吸有关。术中，吸入型麻醉药只有少量代谢，大多数麻醉药储存在如肌肉和脂肪等组织中。

表 11.4
麻醉对呼吸生理的影响
对氧气和二氧化碳的通气反应降低
有节奏、快而浅的呼吸模式
减少功能残气量
膈肌功能障碍
肺不张
通气 - 灌注不匹配
缺氧性肺血管收缩减弱
黏液纤毛清除障碍

在麻醉结束时，大部分潴留的麻醉剂通过肺部排出。长时间的麻醉会导致麻醉药物的浓度过高，从而导致潴留在组织中的药物一直持续到恢复阶段，术后，这种持续的麻醉效果可能导致临床上出现明显的呼吸抑制。

麻醉和手术后观察到的肺功能变化主要是肺活量和功能残气量的下降以及肺水肿，这些变化在肥胖、重度吸烟或既往有肺部疾病的患者中尤其明显。功能残气量与积极参与气体交换的功能肺泡单位数直接相关。老年患者尤其易发生，因为老年患者肺顺应性降低、闭合容积增加、残气量增加、无效腔增加，所有这些都增加了术后肺不张的风险。

术后功能残气量的减少是由缺乏周期性最大通气的浅潮气呼吸引起，部分原因归结为疼痛。在正常呼吸时，每小时会进行几次最大通气。如果缺乏这些最大通气，数小时内即发生肺泡塌陷，导致经肺分流和肺不张。术后的一个重要变化是呼吸泵功能从膈肌转移到辅助呼吸肌的转变，从而导致呼吸的浅快模式。在进行关于腹腔脏器和腹膜的操作时，由于刺激内脏和躯体神经通路而抑制膈神经的输出,从而会损伤膈肌的收缩功能。功能残气量的减少会对围手术期的气体交换产生明显的不良影响,尤其是低氧血症的发生。

肺不张

从概念上讲,肺不张是由于肺泡内气体扩张或吸收失败,而导致的部分或整个肺内气体的缺失。然而,肺不张的定义在不同临床研究中并不统一,因为大多数研究都将肺不张归入了术后肺部并发症这一笼统定义。普遍接受的肺不张诊断标准包括:易发生肺不张的临床情况下的氧合受损、不明原因体温高于 38℃ 以及胸部 X 线片显示的肺容积减少或新发透光度降低区域。

肺不张的病理生理学效应包括呼吸顺应性降低、肺血管阻力增加、易发生急性肺损伤和低氧血症。对于肺部健康的患者,在麻醉诱导后 5min 内,肺不张发生在肺的从属区域(dependent areas),并导致生理性分流。尽管大多数妇科手术在盆腔进行,但需延伸到上腹部的手术切口或手术过程会加重对呼吸的影响(表 11.5)。肺不张也可能是更严重的术后肺部并发症的先兆,如术后肺炎。

表 11.5
上腹部手术对呼吸生理的影响
肺容量减少:残气量、肺总容量、功能残气量和肺活量
反射抑制膈神经活性,导致膈肌功能下降
增加颈部和肋间辅助吸气肌的使用
腹部呼气肌的紧张和相动性收缩

腹部手术后发生肺不张的危险因素包括高龄、肥胖、腹腔内脓毒症、麻醉时间过长、鼻胃管放置和吸烟。与选择性减压术相比,常规鼻胃管放置可显著增加肺不张的发生率,但并不降低误吸的风险。

减少肺不张的主要方法是深呼吸。对大多数患者来说,早期活动和鼓励深呼吸(尤其是站立时)就足够了。主动肺充气练习能够将气体重新分配到低顺应性区域。有效的深呼吸练习需要患者保持清醒并配合。腹部手术后不建议进行常规胸部物理治疗,因为其可能会使患者感到疲惫,并可能导致支气管痉挛,从而导致一过性低氧血症。进行诱发性呼吸训练可以促进周期性过度通气,这对于肺部并发症风险较高的患者(例如,老年、虚弱或明显肥胖的患者)尤其有效。

肺不张的发生风险可以通过一系列干预措施来降低。与开腹手术相比,腹腔镜手术后肺不张较少,因为腹腔镜手术可以减轻术后疼痛,从而减轻对术后呼吸肌功能的不良影响。此外,如果在手术前(术前 6~8 周)就开始戒烟,也能有效地预防肺不张的发生。但如果在手术前不久才开始戒烟,黏液纤毛清除率的改善和咳嗽的减少可能会导致分泌负担,这反而增加了术后肺部并发症的风险。

肺水肿

术后肺水肿是由高静水压力引起的(由于左心室衰竭或液体超负荷、毛细血管通透性增加,或两者兼而有之)。肺实质水肿使小支气管变窄,肺血管阻力增加。此外,肺水肿可能增加肺部感染的风险。全身性脓毒症显著增加毛细血管通透性。在无明确病因的情况下,术后出现的进展性肺水肿应视为脓毒症的证据。术后充分的液体管理和对心力衰竭的早期治疗是重要的预防措施。

肺炎

医院获得性肺炎是美国第二常见的医院内感染(nosocomial infection),具有高发病率和高死亡率。肺炎在手术患者中的发病率依手术方式和医院的不同而不同,为 1%~19%。引起医院内获得性肺炎(hospital-acquired pneumonia,HAP)最常见的细菌病原体包括革兰氏阴性需氧杆菌,如铜绿假单胞菌(*Pseudomonas aeruginosa*)、大肠杆菌(*Escherichia coli*)、肺炎克雷伯菌(*Klebsiella pneumoniae*)和不动杆菌(*Acinetobacter species*)。

医院内获得性肺炎的非特异性临床表现使其诊断变得困难。2016 年,美国感染病学会 / 美国胸科学会关于医院内获得性肺炎的管理指南,继续推荐基于肺部新发浸润症状以及可以证明浸润是感染来源的临床证据的临床诊断,包括新出现高于 38℃ 的发热、脓痰、白细胞增多和血氧饱和度下降。医院内获得性肺炎是指在入院 48h 或更长时间后发生的肺炎,由住院时未潜伏的生物体引起。

推荐广谱抗生素方案用于医院内获得性肺炎的治疗(表 11.6)。如果高度怀疑吸入性肺炎,应考虑特异性抗厌氧菌治疗(使用甲硝唑或克林霉素)。美国胸科学会推荐的处理流程如图 11.1 所示。

表 11.6

重症监护室外医院内获得性肺炎（HAP）的管理

β- 内酰胺 /β- 内酰胺酶抑制剂 或 第三代非抗铜绿假单胞菌头孢菌素 或 氟喹诺酮类	**早发型 HAP** **<5 天**
抗铜绿假单胞菌头孢菌素 或 氟喹诺酮类	**迟发型 HAP** **>5 天**
β- 内酰胺类 + 氨基糖苷类 或 喹诺酮类	**严重 HAP 感染以下** **细菌风险** 铜绿假单胞菌 革兰氏阴性杆菌
碳青霉烯类 或 β- 内酰胺 /β- 内酰胺酶抑制剂	**厌氧菌**
万古霉素 或 利奈唑胺	**耐甲氧西林金黄色** **葡萄球菌**（Methicillin- resistant S. aureus, MRSA）

Adapted from Kalil AC, Metersky ML, Klompas M, et al. Management of adults with hospital-acquired and ventilator-associated pneumonia: 2016 clinical practice guidelines by the Infectious Diseases Society of America and the American Thoracic Society. *Clin Infect* Dis 2016; 63(5): e61-e111; DiPasquale M, Aliberti S, Mantero M, et al. Non-intensive care unit acquired pneumonia: a new clinical entity? *Int J Mol Sci* 2016; 17(3): 287.

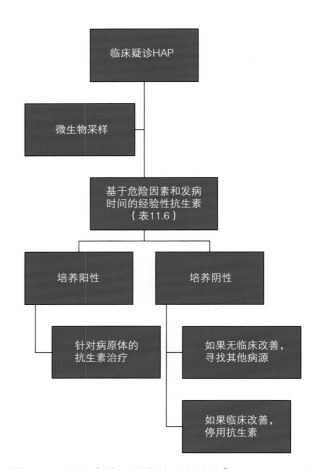

图 11.1　医院获得性肺炎的处理流程[Adapted from Di Pasquale M, Aliberti S, Mantero M, et al. Non-intensive care unit acquired pneumonia: a new clinical entity? *Int J Mol Sci* 2016; 17(3): 287. doi: 10.3390/ijms17030287. https://creativecommons.org/licenses/by/4.0/]

初始治疗宜选用静脉给药，对于临床反应良好和胃肠道功能良好的患者，可改为肠内给药。如果患者感染多重耐药菌的风险较高，应首先考虑联合治疗，单药疗法适用于低风险患者。疗程要根据临床反应而定，通常为 8 天。如果病原菌是铜绿假单胞菌，则需要更长的疗程（15 天）。临床改善通常需要 48~72h，在此期间不应改变治疗方法，除非临床病情迅速恶化。对治疗有反应的患者，应根据微生物学结果，进一步制订更具针对性的治疗方案；对治疗无反应的患者，应评估是否存在耐药菌、肺炎并发症（如肺炎旁胸腔积液或脓胸）、肺外感染部位或表现为肺炎症状和体征的非感染性病因（如伴药物相关肺损伤的药物热）。

呼吸衰竭

大多数患者能耐受术后肺功能的改变。术前肺功能较差的患者可能无法在术后即刻维持足够的通气，并可能发展为呼吸衰竭。

早期呼吸衰竭的危险因素主要包括上腹部手术、严重创伤和合并肺部基础疾病。在大多数存在这些情况的患者中，呼吸衰竭可无明显诱因地迅速发生（2h 之内）。相比之下，术后晚期呼吸衰竭（术后 48h 以上发生）通常由间接事件诱发，如肺栓塞、腹胀或阿片类药物过量。呼吸衰竭表现为呼吸急促（例如，呼吸频率 25~30 次 /min）、潮气量低。实验室检查表现为 PCO_2 急性升高至 45mmHg 以上，PO_2 下降至 60mmHg 以下。

初始治疗包括立即气管插管和通气支持，以确保肺泡充分通气。插管后，首先确定是否有其他的相关肺部疾病需要立即治疗，如肺不张、新发肺炎或气胸。

预防呼吸衰竭需要细致的术后肺部护理工作。

对于已有肺部疾病的患者,避免脱水至关重要。肺功能低下需通过过度通气来补偿,而额外的通气往往带来更多的水分蒸发和脱水。低血容量可导致分泌物黏稠和浓痰,使其难以从气道清除。此外,随着吸入氧分数(fraction of inspired O_2,fiO_2)升高,氧气置换肺泡内稳定的氮气,肺泡塌陷随之发生。最后,高 fiO_2 可能会损害由相对低氧血症维持的呼吸中枢的功能,从而进一步降低通气。

胃肠道并发症

开腹手术后,胃肠蠕动暂时减少。小肠在 24h 内恢复蠕动,但胃的蠕动可能恢复得较慢。右半结肠功能恢复需 48h,而左半结肠则需 72h。

术后恶心和呕吐

术后恶心和呕吐是手术后最常见的主诉之一,在高危患者中发生率为 30%~70%。术后恶心、呕吐风险增加的因素包括女性、不吸烟者、既往有晕动病或术后恶心和呕吐病史的患者,以及手术时间过长的患者。

术后恶心和呕吐的药物预防应根据患者的风险水平而定。对于有术后恶心、呕吐中 / 高度风险的患者,联合使用预防性止吐药物可以促进康复。促进术后康复的关键因素还包括不含阿片类药物的镇痛技术和适度饮水。持续性恶心可能从不同类别止吐药物的联合应用(表 11.7)中获益。

术后肠麻痹

术后肠麻痹是腹部大手术后出现的一种短暂的胃肠动力障碍,其特征为恶心、呕吐、腹胀、腹痛 / 膨胀、大便或排气消失,以及肠内气体和液体积聚,所有这些情况均导致经口摄入耐受性差。即便在无肠道操作时,长时间的肠麻痹也是开腹手术后常见的并发症,可见于高达 40% 的患者。

术后发生肠麻痹的确切机制尚不完全清楚。研究表明,可能与神经和炎症机制有关。肠壁拥有在胃肠道和脊髓之间起抑制作用的神经丛,这些神经通路的存在可能解释了在无肠道操作的开腹手术中发生肠麻痹的原因。此外,一氧化氮等炎症介质存在于受累肠道和腹膜中,并可能在肠麻痹的发展中发挥作用。肠麻痹的非手术原因包括药物和电解质异常。

早期下床活动一直被认为有助于预防术后肠麻痹。虽然术后早期站立和行走已被证明对肺功能和预防肺炎有重要的好处,但活动对术后肠麻痹却无明显影响。

根据结直肠相关文献报道,嚼口香糖可以缩短首次排气和首次排便的时间。此外,阿维莫泮(alvimopan),一种外周 μ 阿片受体拮抗剂,与胃肠道阿片受体结合,可能会预防肠麻痹的产生。微创手术入路和不含阿片类药物的镇痛方案是减少肠麻痹发生率的良好成熟策略。麻醉镇痛,虽然对控制术后疼痛有效,但已被证明可以延长术后肠麻痹的持续时间,尤其是作为持续输注或 PCA 时。已有许多研究用来比较各种类型的阿片类镇痛药,试图找到一种不延长肠麻痹的药物类型。目前还没有发现具有明显优越性的药物,目前所有可用的阿片类药物都会导致肠麻痹。

表 11.7			
止吐药			
名称	**种类**	**剂量**	**备注**
苯海拉明	抗组胺剂	25~50mg PO q6h 25mg IV/IM q6h	• 可导致镇静、便秘和尿潴留
羟嗪	抗组胺剂	25~100mg PO/IM q6h	• 不可静脉用药 • 可导致镇静、便秘和尿潴留
异丙嗪	吩噻嗪衍生物	12.5~25mg PO/IV/IM q6h	• 具有抗胆碱能活性 • 可导致神经阻滞剂恶性综合征、锥体外系症状和癫痫
甲氧氯普安	多巴胺拮抗剂	5~10mg PO q6h 10~20mg IM q6h	• 对偏头痛和胃轻瘫有效 • 可导致神经阻滞剂恶性综合征、锥体外系症状和癫痫
昂丹司琼	5- 羟色胺拮抗剂	4~8mg PO/IM/IV q6~12h	• 最小的副作用

肠麻痹可通过临床症状来识别,如腹胀、恶心、无肠鸣音和排气等均可利于诊断。腹部 X 线影像典型表现为小肠和结肠扩张裥。虽然并无特定的实验室检查来评估机械性肠麻痹,但通过检查血清电解质,以确保血钾在正常水平。

对肠麻痹患者的治疗应以静脉补液开始,以纠正容量不足、电解质紊乱及酸碱失衡。呕吐患者可考虑选择性胃肠减压(经鼻饲管)。如果存在任何感染/脓毒症的迹象,应尽早使用抗生素。在密切观察临床和电解质的前提下,保守治疗可持续数天。

小肠梗阻(Small Bowel Obstruction)

术后早期肠梗阻定义为机械性肠梗阻,主要累及小肠,发生在腹部手术后的 30 天之内。临床表现可能经常被误认为肠麻痹,一些症状可重叠(表 11.8)。小肠梗阻的临床表现与肠麻痹相似,可能需要计算机断层扫描(computed tomography,CT)或其他造影成像来排除肠梗阻。术后早期肠梗阻的临床表现包括腹部绞痛、呕吐、腹胀和顽固性便秘。由于难以区分肠麻痹和术后早期肠梗阻,在已发表的系列报道中,术后早期肠梗阻的发生率各不相同,在腹部手术中报告的发生率为 0.7%~9.5%。

回顾性大样本研究显示,约 90% 的术后早期肠梗阻由炎性粘连引起,是由于手术操作中肠壁表面和腹膜的损伤所致。损伤后释放的炎症介质导致浆膜和腹膜表面纤维蛋白粘连的形成。随着炎症介质的清除以及损伤的消退,这些粘连最终成熟为纤维性、牢固的带状结构。在术后早期,粘连表现为炎性、纤维素性,因此,此时通常不会引起完全性机械肠梗阻。

腹内疝是术后早期肠梗阻的第二个最常见原因,除非再次开腹手术探查,否则很难诊断。在腹部手术中当肠系膜、大网膜、盲端沟或囊留有缝隙或缺损时,就会发生内疝。幸运的是,术后早期很少发生内疝。然而,在已行肠吻合术或结肠造口术的情况下,必须考虑到内疝的可能。开腹或腹腔镜手术中筋膜闭合缺陷可导致术后早期嵌顿性腹壁疝及梗阻。不同于粘连性肠梗阻,内疝往往需要手术干预,这是因为内疝导致完全梗阻和绞窄性肠梗阻的可能性更大。

术后早期肠梗阻的处理取决于能否将粘连性肠梗阻(大部分)与内疝、其他病因肠梗阻以及肠麻痹区别开来。临床医师通常依靠影像学来区分肠梗阻和肠麻痹,两种情况的腹部立位 X 线平片均表现为气液平和胀气,因此很难用腹部立位 X 线平片来区分肠梗阻和肠麻痹。使用水溶性造影剂的上消化道造影检查具有更好的准确性,使用口服造影剂的腹部 CT 在鉴别术后早期肠梗阻和术后肠麻痹方面具有 100% 的敏感性和特异性。

当明确诊断后,应根据患者需求制定个体化治疗方案。通常需要经鼻置胃管进行持续胃肠减压,休息、胃肠减压和维持血容量是关键。粘连性肠梗阻需要一段时间的期待治疗和支持治疗,因为大多数粘连性肠梗阻可通过支持治疗和期待治疗而自愈。目前尚无数据用于指导肠梗阻保守治疗的具

表 11.8

术后肠麻痹与术后小肠梗阻的鉴别诊断

临床特点	术后肠麻痹	术后小肠梗阻
腹痛	腹胀不适,非痉挛性疼痛	严重痉挛性疼痛
与先前手术的关系	通常在手术后 48~72h 内	通常延迟,远期发病可能需要 5~7d
恶心与呕吐	有	有
腹胀	有	有
肠鸣音	无或不活跃	有蠕动波和尖锐的肠鸣音
发热	仅出现在与相关腹膜炎有关的情况下	很少出现,除非变成肠道坏疽
腹部 X 线	小肠和大肠呈膨胀的肠裥;结肠积气	单发或多发的膨胀肠裥(通常是小肠),伴气液平
治疗	采用鼻饲胃肠减压、灌肠和胆碱能药物刺激保守治疗	采用鼻饲胃肠减压保守治疗或手术探查

体时长。在经过适度选择的患者中,保守治疗 2~5 天也并非不可以,而保守治疗 14 天后,自愈率将低于 10%,此时,应考虑手术探查。在完全性肠梗阻或腹部 CT 提示腹内疝或完全性肠梗阻的情况下,应建议尽快手术矫治。

全静脉营养(Total Parenteral Nutrition)

在腹部 / 盆腔手术后,可能会出现短时间的营养摄入不足,且通常是可接受的。然而,对于已经存在营养不良的患者,或术后肠功能延迟恢复(超过 7 天)的患者,应开始给予营养支持。

虽然一些妇科术后患者可能需要肠外营养支持,但肠内营养支持是首选,因为已有证据表明肠内营养支持的并发症发生率较低,肠内营养支持对小肠功能正常的患者是有效的。如果患者无法吞咽,可以使用鼻胃管有效地提供充分的营养支持。需要长期肠内营养支持的患者则最好采用放置胃造瘘管或空肠造瘘管。

一些住院患者可能需要全肠外营养(total parenteral nutrition,TPN)来治疗胃肠梗阻、长期肠梗阻、短肠综合征、放射性肠炎、腹腔脓肿、胰腺炎、局部肠炎或肠外瘘等疾病。任何情况下,超过 7~10 天不能经口摄入足够营养的患者都可能需要中心静脉肠外营养。因为维持充足的营养比改善不良的营养状况要容易得多,所以要及时决定进行 TPN 治疗。

无论是何种营养支持途径,每个接受营养支持的患者都应定期评估其营养需求,以确保提供充足的营养支持。评估从热量和蛋白质需求开始,结合患者身高、体重、年龄、性别、应激因素和活动等因素使用公式和列线图估计基础消耗能量值。术后患者根据调整体重(adjusted body weight,ABW),维持体重所需的基线热量为 25kcal/(kg·d),蛋白质为 1~1.5kcal/(kg·d)。对于有极端代谢需求的患者,该指标可以上调。值得注意的是,这些估计值可能会对某些亚群体,尤其是肥胖患者,造成营养不足或营养过剩。

无论何种营养支持,都必须提供必要的营养成分,包括碳水化合物、脂肪、蛋白质、水溶性和脂溶性维生素、电解质、微量元素以及必需的脂肪和氨基酸。微量元素在所有肠内营养制剂中都大量存在,属于肠外营养配方中的标准添加部分。

在某些医院,TPN 的管理是由医师、护士和医疗保健专业人员共同组成的专业小组协助进行。虽然团队成员的组成和确切职能因医院而异,但大多数团队由医师、护士、药剂师和营养师组成。该小组在每个机构的角色各不相同,包括从咨询服务到患者营养需求的全面管理。该团队任何形式的工作方法都是非常有益的,因为它为患者临床提供了高度集中的具备常识、专业知识以及可跨学科交流的人员。团队成员可以提供有关营养治疗的继续教育、持续审核和收集质量控制数据,并研究提高 TPN 作为一种治疗方式的安全性和有效性。大多数团队都采用标准化操作方案,该方案涵盖了患者评估、插管技术、解决方案和执行的监控功能。

一旦患者能够耐受肠内饮食来提供充足热量,手术医师可以停止 TPN。然而,中央静脉肠外营养的突然停止可能导致反弹性低血糖。作者建议在停药前逐步降低高营养液总量至 42mL/h。一些机构建议,当停止中央静脉肠外营养后,患者应再接受 10% 葡萄糖治疗持续 12h。

肾脏并发症和电解质失衡

泌尿系统的术后管理包括密切监测尿量和电解质、禁用或慎用肾毒性药物、每天测量体重、调整所有经肾脏清除的药物。术后肾衰竭会增加围手术期死亡率。术前脱水可导致低血容量或术中低血压,而这两种情况都会增加术后肾衰竭的风险。肾毒性药物和造影剂肾病(contrast nephropathy)是医院获得性肾衰竭的常见原因。

血尿素氮、肌酐升高以及术后少尿[<0.5mL/(kg·h)],预示术后肾衰竭的发生。一种系统分类方法将急性肾衰竭的原因分为三类:肾前性、肾性和肾后性损伤。

少尿

肾前性少尿是对低血容量的生理反应,在术后很常见。急性出血、呕吐、严重腹泻和术中容量补充不足引起的低血容量可导致肾灌注减少。血容量减少表现为心动过速和直立性低血压。为应对低血容量,肾素 - 血管紧张素系统被激活,从而释放抗利尿激素,促使钠和水被肾小管重吸收。纠正血容量不足是治疗的关键。因此,对患者体液不足的准确评估至关重要。

缺血性损伤可导致肾小管坏死和滤过率降低。这种损伤可能在肾前性环境中更为常见,肾小管更容易受到肾毒性药物(如非类固醇抗炎药、氨基糖苷类和造影剂)的损伤。利用血清和尿液中的钠（Na$^+$）和肌酐（Cr）水平计算的钠排泄分数（fractional excretion of sodium，FE$_{Na}$）有助于区分肾性和肾前性少尿（表 11.9）。比值小于 1 提示肾前性,而比值大于 3 提示肾后性。尿钠水平也具有差异性,低于 20mEq/L 提示肾前性少尿,而大于 40mEq/L 提示肾性少尿。

表 11.9		
钠的排泄分数（FE$_{Na}$）		
FE$_{Na}$=(尿钠 × 血肌酐)÷(尿肌酐 × 血钠)× 100		
	尿钠	**FE$_{Na}$**
肾前性	<20mEq/L	<1%
肾性	>40mEq/L	>1%
肾后性	>40mEq/L	>3%

肾后少尿最常见的原因是 Foley 尿管阻塞。在未留置导尿管的患者中,最有可能出现尿潴留。更严重的原因包括输尿管或膀胱被结扎或撕裂。重要的是要记住,在部分或单侧梗阻时可以看到足够的尿量。血尿、胁痛或肠麻痹应立即考虑泌尿道损伤。肾超声检查时显示肾盂积水对确定输尿管梗阻具有高度敏感性和特异性。其他识别输尿管梗阻的影像学方法包括 CT 静脉造影或逆行肾盂造影。然而,由于静脉造影剂的肾脏毒性,其对于肌酐水平升高的患者可能不是理想的选择。

电解质失衡

在术后电解质异常很常见。低钠血症是指血清钠水平低于 135mEq/L,当血钠水平降至 125mEq/L 以下时,开始出现临床症状。低钠血症最常见的原因是静脉大量输注低渗晶体液;其次,由于疼痛或药物引起的抗利尿激素综合征(syndrome of inappropriate ADH,SIADH)可通过水潴留导致低钠血症。最后,大量腹泻、呕吐或鼻胃负压引流可能会导致钠的流失。严重的低钠血症可导致伴有脑水肿、癫痫发作、颅内压升高,甚至呼吸停止的代谢性脑病,不幸的是,这些症状与血清钠水平无关。理想的补钠速度不超过 0.5mEq/(L·h),纠正的钠目标值为 130mEq/L。纠正速度过快可能导致渗透性

脱髓鞘综合征(osmotic demyelination syndrome)。输注等渗液和对基础疾病的治疗将使大多数低钠血症的情况得到纠正。

相反,高钠血症定义为血清钠浓度超过 145mEq/L。常见的原因是低渗体液的流失,如腹泻、胃液分泌和汗液。尿崩症(diabetes insipidus)是一种肾脏水分流失的状况,同时产生过多无溶质尿液,此时机体为尽力维持循环血量,出现细胞脱水的状况。脑细胞的脱水萎缩会导致血管出血和永久性神经损伤。用等渗液或胶体液进行容量替代治疗可以纠正血流动力学的不稳定。脑细胞的萎缩本质上是通过形成一种离子渗透压分子的代偿性化合物来纠正渗透压。因此,应避免过于积极的治疗,因为这可能会矫枉过正,造成脑水肿、癫痫、昏迷,甚至死亡。

低钾血症是指血清钾浓度低于 3.5mEq/L。低血钾血症通常由腹泻或继发于代谢性碱中毒的异常肾功能损伤引起。轻度低钾血症通常无症状,但随着病情进展出现的非特异性症状包括全身无力和便秘。当血清钾浓度低于 2.5mEq/L 时,开始出现肌肉坏死,当血清钾浓度低于 2.0mEq/L 时,可发展为上行性麻痹(ascending paralysis)。可以通过口服或静脉注射进行补钾,与静脉注射相比,口服补钾更安全,因为它进入血液循环的速度更慢,并降低了发生医源性高钾血症的风险。静脉补钾的最大速率是 20mEq/h。应该记住的是,血清镁的消耗将导致难以纠正的低钾血症。

高钾血症是指血清钾浓度超过 5.5mEq/L,最常见于肾病患者,也可见于肌坏死、溶血和酸中毒。假性高钾血症可由外伤性溶血或凝固血标本的细胞释放而引起。在未被怀疑的无症状患者中意外发现高钾血症时应重复测量血钾。血清钾浓度超过 6.5mEq/L 将会引发心律失常,超过 8mEq/L 则会导致死亡。这些患者应进行心电监护直到血钾水平恢复正常。高钾血症的治疗应尝试将血清钾转移至细胞内,可以通过静脉注射胰岛素、雾化沙丁胺醇(nebulized albuterol)或碳酸氢钠(如果患者是酸中毒)的方式。静脉注射葡萄糖酸钙可保护心肌细胞,拮抗钾对心肌传导系统的影响。阳离子交换树脂可通过口服或直肠给药,以结合胃肠道中的钾离子,促进排泄。如果这些措施都无效,还可采用血液透析。

术后输血

每年有超过 400 万人接受输血,不同的血液制品或血液成分适用于不同的输血适应证。

输血之前,通过交叉配血来确定血液相容性,是指通过将患者的血液样本与献血者的血液混合,以确认没有凝固。输血前可考虑用对乙酰氨基酚和苯海拉明进行预处理。溶血性输血反应的症状可能包括胁痛、血尿、发热、寒战或呼吸急促。虽然它通常在输血过程中或输血后立即发生,但也可在输血数天后延迟出现。治疗包括停止输血,通过静脉输液和使用对乙酰氨基酚来控制症状。

红细胞

红细胞(red blood cell,RBC)输注可增加贫血患者的携氧能力。大多数无症状患者可耐受 70~90g/L 的血红蛋白水平。输血指征通常为血红蛋白 <70g/L,但在合并心、肺或脑血管疾病的患者中输血指征可能适度放宽。每输注 1 单位的红细胞,血红蛋白水平可升高 10g/L 或血细胞比容增加 3%。

浓缩红细胞的获得是通过将全血离心去除血浆,并加入 100mL 红细胞营养液,形成 300~350mL 的溶液,其中血细胞比容为 55%~60%。另一方面,洗涤红细胞是通过使用生理盐水洗涤去除全血沉淀物中 98% 以上的血浆蛋白,并将其在大约 180mL 的生理盐水中重新悬浮而获得。反复或严重过敏反应的患者可从洗涤红细胞中获益。去白细胞过滤器可去除 99.9% 以上掺入的细胞,储存前去白细胞比床边过滤更有效。该类型红细胞可用于在红细胞或血小板输注时出现反复发热的非溶血性输血反应患者。去白红细胞制品也降低了因免疫抑制而表现为血清阴性的巨细胞病毒患者发生巨细胞病毒感染传播的风险。

血小板

血小板输注适用于治疗血小板减少症患者或伴有先天性或获得性血小板功能障碍的非血小板减少症患者的活动性出血。对于血小板计数低于 50 000/μL 但需行侵入性操作(包括大多数手术)的患者,应预防性输注血小板。单独采集血小板(random-donor platelets,RDP)是从全血中制备的浓缩血小板。6 单位 RDP 组成一个成人治疗量。使用洗涤、照射和去白细胞血小板的临床适应证与上文所述相似。1 个治疗量血小板会使血小板计数暂时增加 30 000~60 000/μL。血小板寿命短,可能需要每 3~4 天重新输注。

新鲜冷冻血浆(fresh frozen plasma,FFP)含有正常水平的所有凝血因子、白蛋白和纤维蛋白原。FFP 适用于弥散性血管内凝血(disseminated intravascular coagulation,DIC)和大量输血等多种凝血因子缺乏患者的凝血因子替代。1mL FFP 含有 1 单位的活性凝血因子。应监测凝血试验以确定疗效和适当的给药间隔。FFP 仅适用于有活动性出血或有急诊手术出血风险的情况。

冷沉淀(cryoprecipitate)是 FFP 在 1~6℃ 下解冻后形成的不溶性沉淀物,含有不低于 150mg 的纤维蛋白原、不低于 80IU 的Ⅷ因子、40%~70% 的血管性血友病因子(von Willebrand factor,vWF)和 20%~30% 的ⅩⅢ因子存在于 FFP 的原始单位中。每单位(袋)冷沉淀使纤维蛋白原水平增加 5~10g/L。冷沉淀用于纠正稀释性凝血障碍和 DIC 中的低纤维蛋白原血症。冷沉淀还可以改善血小板聚集和黏附性,并有助于减少尿毒症患者的出血。

伤口护理

伤口缝合后数小时内,伤口间隙内会充满炎症渗出物。伤口边缘的表皮细胞开始分裂并向伤口表面迁移。伤口缝合后 48h,伤口深层组织结构与外部环境完全隔绝。在此期间,手术室使用的无菌敷料可以为伤口提供保护。如果伤口干燥,在初次取下敷料后不需要重新包扎。如果敷料湿透,应尽早移除,因为浸湿的敷料会增加伤口感染率。在最初的 24h 内,应使遵循无菌原则移除敷料并处理伤口。使用皮钉者(skin staples),可在术后第 5 天拆除,替换以 Steri-Strip 胶带。对于存在横向折痕的切口(如腹股沟、腘区域)或张力大的切口,应考虑延迟拆除皮钉。最后,最近一项 Cochran 综述,对比了术后早期(手术后 48h 内)与术后延迟(手术后 48h 以上)洗澡或淋浴的手术部位感染,发现两组之间没有明显差异。

静脉血栓栓塞

美国每年大约发生 300 万例静脉血栓事件或

静脉血栓栓塞(venous thromboembolisms,VTE)。其中,约 200 万例是在医院内发生的深静脉血栓(deep vein thrombosis,DVT),约 25 万例致命性肺栓塞(pulmonary embolisms,PE)和 23 万例非致命性 PE,25% 的 PE 是致命的。VTE 已被认为是美国医院相关发病率和死亡率最大的可预防病因。在美国,10% 的医院内死亡是由于 PE 导致的,而在一些患者群体,尤其是妇科恶性肿瘤患者,发生 VTE 的风险要高于平均水平,发生率为 15%~20%。如果不采取预防措施,这些患者术后发生致死性 PE 的风险可能高达 40%。而 90% 以上的 PE 患者同时存在下肢或上肢 DVT。

静脉血栓栓塞的诊断

VTE 的临床表现因血栓的位置和范围而异。深静脉血栓的主要症状和体征是疼痛、发热或四肢不对称肿胀。在高危患者如肥胖、妊娠或癌症患者中,应仔细评估其他不太典型的术后主诉症状。PE 几乎没有明确的特征,但呼吸窘迫合并低血压、胸痛和心律失常的发生可能是即将死亡的预兆,是将成功的手术转化为术后死亡的并发症。因为 PE 症状的非特异性使其与其他肺/心脏疾病相似,所以在死于 PE 的患者中,只有 70% 的患者在鉴别诊断中考虑到该病。

放射影像学诊断有两方面目的,一是旨在应用最小侵入的检查达到可接受的 PE 确定性诊断,以保证抗凝治疗,二是排除导致出现此类症状的其他原因。从历史上,患者患 PE 的检查后概率是通过综合 PE 的检查前概率和修正合适的放射学检查结果计算得出。这种方法在过去十年中得到了发展,已开发出使用 Wells 标准和修订的 Geneva 评分(表 11.10)的临床处理流程,并在非手术患者中得到了验证。诊断方面也取得了重大进展,主要是在 CT 和磁共振成像(magnetic resonance imaging,MRI)方面。许多研究已经评估了这些模式,并结合临床标准和血清 D- 二聚体检测,使用影像学检查(图 11.2)。高灵敏度的 D- 二聚体测定提高了 PE 诊断的特异性。然而,该检测的价值在围手术期会降低,因为 D- 二聚体水平在任一有显著血栓形成的事件中(如妊娠、手术恢复和创伤后状态)都会升高。在由临床标准确定为 PE 高风险的患者中,D-二聚体测定增加的信息很少,但在其他所有情况

表 11.10	
Geneva 评分修订版	
风险因素	分值
患者特征	
年龄 >65 岁	1
既往 DVT 或 PE 病史	3
全麻手术后 <1 月	2
恶性肿瘤进展期(目前进展或认为已治愈 <1 年)	2
症状	
单侧下肢疼痛	3
咳血	2
临床体征	
心率 75~94 次 / min	3
心率 >95 次 / min	5
下肢深部静脉触痛或单侧水肿	4
临床风险	**总分**
低	0~3
中	4~10
高	≥11

Adapted from Le Gal G, Righini M, Roy PM, et al. Prediction of pulmonary embolism in the emergency department: the revised Geneva score. *Ann Intern Med* 2006;144(3):165-171. Copyright © 2006 American College of Physicians. All Rights Reserved. Reprinted with the permission of American College of Physicians, Inc.

下,D- 二聚体阴性可以有效地排除 PE 或 DVT。

胸片

正位和侧位胸片是评估假定 PE 的重要初始检查。它可发现导致急性症状的其他可能原因,如肺炎或大量积液,可以减少行其他影像学检查的需求。但是正常的胸片并不能排除 PE。

双功能多普勒超声

这是一种在 B 模式或双功能多普勒成像过程中,使用实时和多普勒方法的组合技术,它可以使有血栓形成的血管可视化。双功能 B 模式成像的高灵敏度和特异性使其成为无创成像方法的首选,从本质上取代静脉造影成为诊断 DVT 的"实用"金标准。

计算机断层扫描

多层螺旋 CT 肺动脉造影(multidetector CT pulmonary angiography,CTPA)是目前评估疑似急性 PE 患者的主要影像检查方法。根据美国放射学会的研究,CTA 使用薄层 CT 采集,与动脉或静脉强

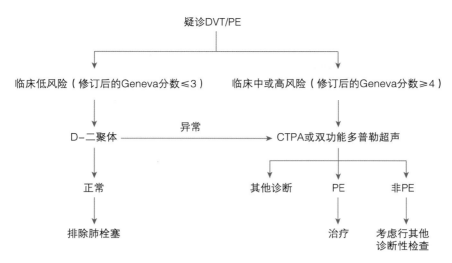

图 11.2　对疑诊深静脉血栓或肺栓塞（DVT/PE）患者的诊断流程［Adapted from Bates SM, Jaeschke R, Stevens SM, et al. Diagnosis of DVT: antithrombotic therapy and prevention of thrombosis, 9th ed: American College of Chest Physicians Evidence-Based Clinical Practice Guidelines. *Chest* 2012; 141(2 suppl): e351S-e418S; Ryu JH, Swensen SJ, Olson EJ, Pellikka PA. Diagnosis of pulmonary embolism withuse of computed tomographic angiography. *Mayo Clin Proc* 2001; 76(1): 59.］

化峰值同步。所得到的体积数据集使用初级横向重建和多平面重建来解读，必须借助 3D 技术解读数据是 CTA 和 CT 之间的主要区别。CTPA 的总体准确性似乎非常高，与临床评估和血清 D- 二聚体检测相结合时，其准确率会更高。CTPA 阳性与临床评估高或脑卒中险相结合，具有较高的阳性预测价值。

由于 DVT 与 PE 的高度相关性，可能需要超声多普勒对下肢静脉回流进行评估，特别是对有 DVT 症状和体征的患者。DVT 的存在并不代表 PE 一定存在，但会增加其存在的可能性。此外，DVT 检查阳性提示患者发生后续 PE 的风险较高。然而，在大多数患者中，DVT 和 PE 的治疗相同，所以当识别 DVT 时，无需进一步对 PE 进行诊断评估。肢体超声多普勒阴性的检查结果并不排除 PE，尽管它显著降低了 PE 的可能性。

静脉血栓栓塞的治疗

除非有禁忌证，否则应考虑对疑似 VTE 患者进行抗凝治疗。治疗分为三个阶段——急性（前 7 天）、长期（7 天至 3 个月）和延长期（超过 3 个月）。传统的抗凝剂包括普通肝素（unfractionated heparin, UFH）、低分子量肝素（low molecular weight heparin, LMWH）、磺达肝素（fondaparinux）和维生素

K 拮抗剂（vitamin K antagonist, VKA，即华法林），而新的直接口服抗凝剂为其提供了更多选择。抗凝剂的选择取决于适应证、患者的基本情况和未来出血的风险。

抗凝剂的选择

普通肝素（UFH）　UFH 可用于急性 VTE 预防和初期治疗。它的优点是半衰期短（约 1h）、可完全逆转以及可在肾衰竭患者安全使用。与低分子量肝素相比，UFH 发生肝素诱发血小板减少的风险增加 8~10 倍。UFH 可经肠外或皮下注射给药。

低分子量肝素（LMWH）　依诺肝素（lovenox）是美国最常用的 LMWH，基于体重计算剂量，并皮下给药，用于急性 VTE 的预防和初步治疗。LMWH 还是过渡到华法林、达比加群或依多沙班的首选桥接药物。尽管不需要检测药效，但如果需要，可以使用抗 Xa 检测。LMWH 是孕妇和癌症患者的首选治疗方法。

磺达肝素　磺达肝素是每天一次皮下注射制剂，用于与 VKA、达比加兰或依多沙班联合治疗急性 VTE。严重的肾衰竭和细菌性心内膜炎是磺达肝素的禁忌证。其长半衰期（17~21h）和缺乏逆转药物限制了其在临床上的应用。

华法林　华法林是一种 VKA，是长期和延

长期 VTE 治疗的经典药物。口服给药需密切监测凝血酶原时间国际标准化比值（international normalized ratio of prothrombin time，INR/PT）。

直接口服抗凝剂（direct oralanticoagulants，DOAC）　新型抗凝剂 DOAC 是 VKA 用于治疗 VTE，有吸引力的替代品。多项随机研究（RCT）显示 DOCA 不逊于 VKA，现在 ACCP 推荐 DOCA 用于 VTE 的长期治疗。与 VKA 相比，DOCA 的主要优势包括较少的药物-药物相互作用、口服给药无需桥接治疗（bridging treatment）、不需要监测 INR/PT 以及固定剂量并快速起效。

利伐沙班（xarelto）和阿哌沙班（eliquis）是直接靶向 Xa 因子抑制剂，可作为 VTE 初始治疗的单药疗法。EINSTEIN PE 试验发现利伐沙班在治疗症状性 PE 方面和华法林同样有效。在 75 岁以上的患者中，利伐沙班确实会轻微增加胃肠道出血的风险，而阿哌沙班并没有出现类似的问题。

达比加群（dabigatran，Pradaxa）和依度沙班（edoxaban，Savaysa）是直接靶向凝血酶抑制剂。在一项大型 meta 分析中，达比加群在 DVT 的短期和长期治疗中似乎和华法林同样有效，但确实增加了心房颤动患者胃肠道出血的风险，增加了心肌梗死或急性冠脉综合征的风险。达比加群和依度沙班都需要 5~7 天的注射抗凝桥接治疗。达比加群是目前唯一具用抗凝血剂逆转剂（依达赛珠单抗，idarucizumab）的 DOCA。

VTE 的医疗管理

在计划进行 VKA 治疗时，UFH 或 LMWH 应作为急性期桥接剂。一旦激活的部分凝血活酶时间（APTT）或抗 Xa 水平达到治疗水平，则应该开始 VKA 治疗。桥接期应至少为 5 天，直到 INR 值大于 2 持续超过 24h。对于某些患者的 VTE 治疗，利伐沙班或阿哌沙班的单药疗法是合理的。利伐沙班每日口服给药 15mg，持续 21 天，然后在剩余时间内每天给药 20mg。阿哌沙班在急性期（前 7 天）每次 10mg，每天两次；长期病程时改为每次 5mg，每天两次。

要点

■ 通过对手术患者进行全面的术前评估，并对围手术期风险因素进行恰当处理，可以尽量减少术后并发症的发生。

■ 应该实施多模式镇痛策略，以促进康复并最大限度地减少阿片类药物的使用。

■ 早期进食（<24h）可加速胃肠道功能恢复，缩短住院时间。

■ 应在术后早期停止静脉输液，并在术后患者可耐受的情况下尽快鼓励其进清流质。

■ 在没有明显病因的情况下，术后出现肺水肿应被视为脓毒症的证据。

■ 静脉血栓栓塞（VTE）一直被认为是美国医院有关发病率和死亡率最大可预防的原因。基于风险的患者分层管理，有助于指导制订最合适的 VTE 预防方案。

（杨春润　秦晓燕　赵兴波　译）

参考文献

Abbas S, Bissett IP, Parry BR. Oral water soluble contrast for the management of adhesive small bowel obstruction. *Cochrane Database Syst Rev* 2007;(3):CD004651.

Al-Sunaidi M, Tulandi T. Adhesion-related bowel obstruction after hysterectomy for benign conditions. *Obstet Gynecol* 2006;108(5):1162–1166.

American Geriatrics Society Expert Panel on Postoperative Delirium in Older Adults. Postoperative delirium in older adults: best practice statement from the American Geriatrics Society. *J Am Coll Surg* 2015;220(2):136–148.e1.

American Thoracic Society; Infectious Diseases Society of America. Guidelines for the management of adults with hospital-acquired, ventilator-associated, and health-care-associated pneumonia. *Am J Respir Crit Care Med* 2005;171(4):388–416.

Barber EL, Clarke-Pearson DL. Prevention of venous thromboembolism in gynecologic oncology surgery. *Gynecol Oncol* 2017;144(2):420–427.

Barber EL, Van Le L. Enhanced recovery pathways in gynecology and gynecologic oncology. *Obstet Gynecol Surv* 2015;70(12):780–792.

Bates SM, Jaeschke R, Stevens SM, et al. Diagnosis of DVT: antithrombotic therapy and prevention of thrombosis, 9th ed: American College of Chest Physicians Evidence-Based Clinical Practice Guidelines. *Chest* 2012;141(2 suppl):e351S.

Bilotta F, Lauretta MP, Borozdina A, et al. Postoperative delirium: risk factors, diagnosis and perioperative care. *Minerva Anestesiol* 2013;79(9):1066–1076.

Charoenkwan K, Matovinovic E. Early versus delayed oral fluids and food for reducing complications after major abdominal gynaecologic surgery. *Cochrane Database Syst Rev* 2014;(12):CD004508.

Committee on Practice Bulletins—Gynecology, American College of Obstetricians and Gynecologists. ACOG Practice Bulletin No. 84: prevention of deep vein thrombosis and pulmonary embolism. *Obstet Gynecol* 2007;110(2 Pt 1):429–440.

Correia MI, da Silva RG. The impact of early nutrition on metabolic response and postoperative ileus. *Curr Opin Clin Nutr Metab Care* 2004;7(5):577–583.

Di Pasquale M, Aliberti S, Mantero M, et al. Non-intensive care unit acquired pneumonia: a new clinical entity? *Int J Mol Sci* 2016;17(3):287.

Drake TM, Ward AE. Pharmacological management to prevent ileus in major abdominal surgery: a systematic review and meta-analysis. *J Gastrointest Surg* 2016;20(6):1253–1264.

Ertas IE, Gungorduk K, Ozdemir A, et al. Influence of gum chewing on postoperative bowel activity after complete staging surgery for gynecological malignancies: a randomized controlled trial. *Gynecol Oncol* 2013;131(1):118–122.

Expert Panels on Cardiac and Thoracic Imaging; Kirsch J, Brown RKJ, Henry TS, et al. ACR Appropriateness Criteria® acute chest pain-suspected pulmonary embolism. *J Am Coll Radiol* 2017;14(5S):S2–S12.

Fabian TS, Kaufman HJ, Lett ED, et al. The evaluation of subatmospheric pressure and hyperbaric oxygen in ischemic full-thickness wound healing. *Am Surg* 2000;66(12):1136–1143.

Ferrer M, Liapikou A, Valencia M, et al. Validation of the American Thoracic Society-Infectious Diseases Society of America guidelines for hospital-acquired pneumonia in the intensive care unit. *Clin Infect Dis* 2010;50(7):945–952.

Ganai S, Lee KF, Merrill A, et al. Adverse outcomes of geriatric patients undergoing abdominal surgery who are at high risk for delirium. *Arch Surg* 2007;142(11):1072–1078.

Gould MK, Garcia DA, Wren SM, et al. Prevention of VTE in nonorthopedic surgical patients: Antithrombotic Therapy and Prevention of Thrombosis, 9th ed: American College of Chest Physicians Evidence-Based Clinical Practice Guidelines. *Chest* 2012;141(2 suppl):e227S–e277S.

Guldner A, Pelosi P, de Abreu MG. Nonventilatory strategies to prevent postoperative pulmonary complications. *Curr Opin Anaesthesiol* 2013;26(2):141–151.

Guyatt GH, Eikelboom JW, Gould MK, et al. Approach to outcome measurement in the prevention of thrombosis in surgical and medical patients: Antithrombotic Therapy and Prevention of Thrombosis, 9th ed: American College of Chest Physicians Evidence-Based Clinical Practice Guidelines. *Chest* 2012;141(2 suppl):e185S–e194S.

Hemmes SN, Serpa Neto A, Schultz MJ. Intraoperative ventilatory strategies to prevent postoperative pulmonary complications: a meta-analysis. *Curr Opin Anaesthesiol* 2013;26(2):126–133.

Hodges KR, Davis BR, Swaim LS. Prevention and management of hysterectomy complications. *Clin Obstet Gynecol* 2014;57(1):43–57.

Jernigan AM, Chen CC, Sewell C. A randomized trial of chewing gum to prevent postoperative ileus after laparotomy for benign gynecologic surgery. *Int J Gynaecol Obstet* 2014;127(3):279–282.

Kalil AC, Metersky ML, Klompas M, et al. Management of adults with hospital-acquired and ventilator-associated pneumonia: 2016 clinical practice guidelines by the Infectious Diseases Society of America and the American Thoracic Society. *Clin Infect Dis* 2016;63(5):e61–e111.

Kalogera E, Dowdy SC. Enhanced recovery pathway in gynecologic surgery: improving outcomes through evidence-based medicine. *Obstet Gynecol Clin North Am* 2016;43(3):551–573.

Kearon C, Akl EA, Comerota AJ, et al. Antithrombotic therapy for VTE disease: antithrombotic therapy and prevention of thrombosis, 9th ed: American College of Chest Physicians Evidence-Based Clinical Practice Guidelines. *Chest* 2012;141(2 suppl):e419S–e496S.

Klein HG, Spahn DR, Carson JL. Red blood cell transfusion in clinical practice. *Lancet* 2007;370(9585):415–426.

Kushnir CL, Diaz-Montes TP. Perioperative care in gynecologic oncology. *Curr Opin Obstet Gynecol* 2013;25(1):23–28.

Lamvu G, Feranec J, Blanton E. Perioperative pain management: an update for obstetrician-gynecologists. *Am J Obstet Gynecol* 2018;218(2):193–199.

Le Gal G, Righini M, Roy PM, et al. Prediction of pulmonary embolism in the emergency department: the revised Geneva score. *Ann Intern Med* 2006;144(3):165–171.

Li J, Chen J, Kirsner R. Pathophysiology of acute wound healing. *Clin Dermatol* 2007;25(1):9–18.

Mavros MN, Velmahos GC, Falagas ME. Atelectasis as a cause of postoperative fever: where is the clinical evidence? *Chest* 2011;140(2):418–424.

Miralpeix E, Nick AM, Meyer LA, et al. A call for new standard of care in perioperative gynecologic oncology practice: impact of enhanced recovery after surgery (ERAS) programs. *Gynecol Oncol* 2016;141(2):371–378.

Nagler EV, Vanmassenhove J, van der Veer SN, et al. Diagnosis and treatment of hyponatremia: a systematic review of clinical practice guidelines and consensus statements. *BMC Med* 2014;12:1.

Nehra V. Fluid electrolyte and nutritional problems in the postoperative period. *Clin Obstet Gynecol* 2002;45(2):537–544.

Nelson R, Edwards S, Tse B. Prophylactic nasogastric decompression after abdominal surgery. *Cochrane Database Syst Rev* 2007;(3):CD004929.

Nishimura RA, Otto CM, Bonow RO, et al. 2017 AHA/ACC focused update of the 2014 AHA/ACC guideline for the management of patients with valvular heart disease: a report of the American College of Cardiology/American Heart Association Task Force on Clinical Practice Guidelines. *J Am Coll Cardiol* 2017;70(2):252–289.

Nunley JC, FitzHarris GP. Postoperative ileus. *Curr Surg* 2004;61(4):341–345.

Raja AS, Greenberg JO, Qaseem A, et al.; Clinical Guidelines Committee of the American College of Physicians. Evaluation of patients with suspected acute pulmonary embolism: best practice advice from the Clinical Guidelines Committee of the American College of Physicians. *Ann Intern Med* 2015;163(9):701–711.

Ryu JH, Swensen SJ, Olson EJ, Pellikka PA. Diagnosis of pulmonary embolism with use of computed tomographic angiography. *Mayo Clin Proc* 2001;76(1):59–65.

Sanders RD, Pandharipande PP, Davidson AJ, et al. Anticipating and managing postoperative delirium and cognitive decline in adults. *BMJ* 2011;343:d4331.

Santoso JT, Ulm MA, Jennings PW, Wan JY. Multimodal pain control is associated with reduced hospital stay following open abdominal hysterectomy. *Eur J Obstet Gynecol Reprod Biol* 2014;183:48–51.

Schenning KJ, Deiner SG. Postoperative delirium in the geriatric patient. *Anesthesiol Clin* 2015;33(3):505–516.

Verbalis JG, Goldsmith SR, Greenberg A, et al. Diagnosis, evaluation, and treatment of hyponatremia: expert panel recommendations. *Am J Med* 2013;126(10 suppl 1):S1–42.

Witte MB, Barbul A. General principles of wound healing. *Surg Clin North Am* 1997;77(3):509–528.

III

第四部分
当代妇科手术规范

宫颈扩张和刮宫术

Ronald T. Burkman,Heather Z. Sankey

适应证	**宫颈扩张和刮宫术**	出血
禁忌证	摆放体位	子宫穿孔
术前评估	盆腔检查	宫颈损伤
病史	准备和视诊	**远期并发症**
体格检查	宫颈扩张	出血
D&C 的其他准备	刮宫	感染
影像学的应用	子宫内膜活检	**抗凝患者的处理**
局部麻醉	**宫腔镜的应用**	
区域麻醉和全身麻醉	**近期并发症**	

宫颈扩张和刮宫术(dilatation and curettage,D&C)是已知的最古老的妇科手术。最原始的窥器(speculum)和子宫探针(uterine sound)早在公元前 300 年就开始使用了。子宫扩张器的描述最早可追溯到 1600 年代,但直到 1843 年,Recamier才引进了一种小汤匙状的器械,将其命名为刮匙(curette)。直到 20 世纪下半叶,D&C 是用于诊断宫腔异常唯一的方法。然而,随着以诊室为基础,较新的子宫内膜活检技术、宫腔镜检查和经阴道超声的出现,D&C 不再常规用于诊断。在某些情况下,它仍然是诊断和治疗许多疾病的一项重要技术。

适应证

D&C 的治疗适应证包括与妊娠相关的疾病,包括选择性流产、医学指征流产以及产后出血和妊娠残留物(包括胎盘)的处理。此外,D&C 最初用于治疗对激素治疗无效的出血和妊娠滋养细胞疾病。无论是子宫内膜取样还是 D&C,都有许多诊断适应证。表 12.1 列出了门诊子宫内膜取样和手术室 D&C 的诊断指征。表 12.2 列出了 D&C 的具体适应证。

表 12.1

子宫内膜取样 * 的适应证

异常子宫出血

- 绝经后出血——任何出血,包括点滴状出血或褐色血迹
- 45 岁到更年期——出血比平时更频繁、更严重或时间更长
- 45 岁以下——高危女性异常出血(肥胖、慢性无排卵状态,如多囊卵巢综合征或继发性闭经后出血,存在 Lynch 综合征),尽管进行了药物治疗,但仍持续出血
- 因子宫内膜增生监测子宫出血的女性
- 在进行子宫内膜消融术之前

宫颈细胞学异常

- ≥35 岁或具有子宫内膜癌高危因素的女性,出现非典型腺细胞(atypical glandular cells,AGC),如果查见子宫内膜细胞和 AGC 的所有亚型
- ≥45 岁有异常出血的女性,查见子宫内膜细胞

* 门诊子宫内膜取样或 D&C。

表 12.2

D&C 的具体适应证

- 不能在门诊进行手术(患者不能忍受,宫颈狭窄)
- 子宫内膜癌高危女性,根据门诊手术或非诊断性样本进行分析的组织不足
- 门诊手术良性结果后持续性异常出血
- 同时行宫腔镜检查或腹腔镜检查

禁忌证

D & C 的禁忌证很少。有严重合并症或既往有麻醉反应的患者,可以先行术前麻醉会诊。如果有持续的盆腔感染,在抗生素治疗完成之前,应避免使用宫腔器械操作。处理感染性流产(septic abortion)的吸宫术例外,但其发生子宫穿孔的风险较高,应引起重视。

患有出血性疾病(如血管性血友病)或正在接受抗凝治疗的女性,通常可以耐受使用抽吸装置(aspiration devices)进行门诊诊断性子宫内膜取样。当为了诊断或治疗需要 D & C 时,应首先咨询血液专科医师,以决定如何处理具有出血体质女性的大出血,以及对接受这种治疗的女性如何停止抗凝。置入宫内节育器(intrauterine contraceptive device, IUD)的女性,偶尔也需要进行子宫内膜取样,这通常用于监测诊断为复杂增生并使用孕激素缓释的 IUD 治疗的患者。虽然 D & C 时一般需要取出 IUD,但通常可以在不取出的情况下,使用抽吸装置进行轻柔采样。如果女性在放置和取出 IUD 或阴道镜检查等过程中,有迷走神经反应的病史,是门诊手术的相对禁忌证。

术前评估

病史

病史应侧重于支持诊断的详细信息,以及进行子宫内膜取样或 D & C 的理由。此外,病史应该确定是否存在禁忌证,以及是否需要患者首诊医师的术前评估,尤其是应该确定既往子宫或宫颈手术史,有无并发症。若拟行门诊手术,重要的是确定是否存在某些健康问题,例如,Ⅲ级肥胖、严重的 COPD 以及对局部麻醉药的过敏等相对禁忌证。此外,还应该确定患者以前是否接受过门诊手术,例如子宫内膜活检、放置 IUD 或阴道镜检查,以及患者对门诊手术带来的不适的耐受性如何。

体格检查

除了评估患者的整体状况外,盆腔检查也有助于手术方式的选择。视诊需注意宫颈是否因之前的分娩或锥形切除术等手术留下了明显的瘢痕。虽然外观并不总能预测是否存在某种程度的宫颈狭窄,但它提醒手术术者该患者可能需要扩张宫颈或使用米索前列醇预处理。此外,要注意子宫的位置,因为在子宫明显前屈或后屈的情况下,探宫腔或扩张子宫颈需要小心谨慎,以避免穿孔的可能。子宫增大可提示异常子宫出血的诊断,如不规则增大的平滑肌瘤或对称增大的子宫腺肌病。如果计划进行妊娠相关的吸宫术,确定子宫大小有助于确定安全进行手术的最合适位置。存在脓性分泌物伴子宫或附件压痛,提示存在盆腔感染。如果怀疑感染,非妊娠相关手术应推迟到抗感染治疗完成。然而,如果诊断为感染性流产,就应该继续手术,因为手术和抗生素的应用是治疗的关键组成部分。

D & C 的其他准备

术前谈话内容应包括对拟实施的手术、手术适应证、意外情况、一般如何处理这些问题,以及不良反应、风险和并发症;同时,应介绍相对于门诊手术的风险和益处,接受门诊手术或门诊手术的优势;麻醉方式的选择也应进行讨论。患者应该有足够的时间来提问,在谈话结束时,应该签署一份正式的同意书 / 文件(a formal consent document),并有见证人在场。谈话讨论的要点应记录在同意书或图表上。

对于几乎所有门诊手术的子宫内膜活检手术,不需要任何实验室检查。需要在手术室进行手术的患者,只需要进行根据其年龄或健康状况所要求的检查。

接受子宫内膜取样或 D & C 的女性不需要预防性抗生素,但是,接受与妊娠有关手术的女性,通常需要应用预防性抗生素。

影像学的应用

在计划的 D & C 或子宫内膜活检之前,有几种影像学的适应证。对于点滴状出血或轻微出血的不希望手术的绝经后女性,可进行经阴道超声检查。如果子宫内膜厚度小于或等于 4mm,患子宫内膜癌的可能性极低,阴性预测值为 99.8%~100%。经阴道超声检查或超声子宫造影建议用于对药物保守治疗无效的、反复的或持续性出血的患者,尤其是考虑可能存在息肉或黏膜下平滑肌瘤时。如

IV

果怀疑病变已侵入宫腔,超声子宫造影比经阴道超声更能明确病变位置。当子宫内膜消融后出现异常出血时,超声子宫造影可以更好地确定宫腔的轮廓,尽管瘢痕可能会使导管难以插入宫腔。子宫内膜活检可能需要使用超声引导定位宫腔。对于妊娠相关疾病的 D & C,阴道超声对于确定胎龄(gestational age)或残留组织的位置等很有帮助。超声检查还可以诊断宫内妊娠以外的其他疾病,如葡萄胎(molar pregnancy),并提供具体的咨询。最后,当宫颈口狭窄且不确定宫颈管走行时,经阴道超声引导也是有用的。

局部麻醉

如果患者事先得到适当的商讨,告知手术步骤,并避免宫颈扩张或宫颈钳夹,接受门诊子宫内膜活检的女性,大多可以耐受该手术而无需镇痛。在手术前 30min 服用口服非类固醇抗炎药(nonsteroidal anti-inflammatory drug,NSAID)的女性会减少痉挛性疼痛(cramping)。在宫颈阴道交界处外侧上方 2~3cm 处或 2、4、8、10 点处,向宫颈周围阻滞麻醉,注射 10~20mL 1% 利多卡因(lidocaine)或 1% 氯普鲁卡因(chloroprocaine)也可减轻疼痛。将 1~2mL 的局部麻醉药涂抹在预钳夹的宫颈处,也可减轻疼痛。最近的资料表明,局部麻醉药注入子宫腔是更有效,将 5mL 1% 利多卡因缓慢注射入宫腔略低于宫底,注射时间超过 1min,注射可使用子宫内膜抽吸器插管(endometrial aspiration device cannula)或 18 号静脉留置针导管(angiocath)进行。在进行活检前,操作者将插管或导管留置 3~5min,以防止局部麻醉药由宫颈管内渗漏。另一种方法是使用清醒镇静(conscious sedation),也称为程序性镇静和镇痛(procedural sedation and analgesia)或神经安定镇痛(neuroleptanalgesia,),它使用伴或不伴镇痛的镇静药(sedatives)来减轻手术过程中的不适,同时维持心肺功能。这项技术可以在门诊使用,需要术中术后进行心电监护,同时配备经过培训的人员、设备和药物,在需要时进行心肺复苏(cardiopulmonary resuscitation)。否则,手术需要在有麻醉支持下,在手术区域或手术室进行。

区域麻醉和全身麻醉

区域麻醉或全身麻醉常用于子宫较大的女性,

进行治疗性 D & C。对于正在进行诊断性 D & C 检查的女性来说,如果需要放松,比如要观察的宫颈明显回缩时,选择麻醉的类型就很重要的。由于这些方法的麻醉风险较高,有潜在疾病(如心肺疾病)的女性,可能需要进行术前评估或额外的实验室检查。

宫颈扩张和刮宫术

摆放体位

预行 D & C 的患者取膀胱截石位,髋部过度外展可能会导致术后疼痛,甚至股神经损伤,所以在摆体位时要小心轻柔。小腿外侧靠近腓骨头的部位应该加垫,以避免压迫腓神经。请参阅关于第 4 章患者的安全体位摆放。手术操作流程步骤,见知识框 12.1。

知识框 12.1   手术操作流程步骤

宫颈扩张和刮宫术

- 患者取膀胱截石位,消毒,铺巾。
- 盆腔检查确定子宫的位置和大小。
- 在清醒镇静下进行宫颈旁阻滞麻醉,或使用其他麻醉技术。
- 用宫颈钳夹持宫颈,牵拉使宫颈管变直。
- 非妊娠相关手术,探针探明宫颈管方向,也可确定宫腔深度。
- 用 Pratt 或 Hegar 扩张棒依次扩张宫颈。
- 对于诊断性手术,使用锐利的刮匙 360° 刮宫腔取样。
- 对于胎盘残留或产后出血的患者,使用环形或卵圆钳夹取组织,避免对子宫腔壁进行过度搔刮,若需要继续刮宫,可使用超声协助确定残留组织的位置,监护下操作。
- 诊刮时怀疑存在息肉,使用卵圆钳试钳取。

盆腔检查

麻醉诱导后进行盆腔检查,以确定子宫的位置、大小和宫颈管的方向,同时应该触诊附件以确定其大小和对称一致性;视诊宫颈以确定是否有瘢痕或存在感染的迹象。在过去的几年里,麻醉下详细的盆腔检查是 D & C 的重要组成部分。然而,随着盆腔超声检查的进步,使用这种影像学检查提供了比双合诊更好的评估检查。因此,如果怀疑盆腔有影响 D & C 的解剖学异常,应该在术前完成盆腔超声检查。

准备和视诊

杀菌液（antiseptic solution）消毒外阴、阴道和宫颈，在大腿和会阴部铺手术巾，常用水溶性碘溶液（aqueous iodine solution）作消毒剂。然而，最近的资料提示氯己定（chlorhexidine）在预防感染方面效果更好。

大多数 D & C 和子宫内膜活检术，可以使用中号 Graves 窥器来暴露宫颈，对于阴道组织冗余的经产女性，应使用加宽、加长的大号 Graves 窥阴器。对于子宫重度前屈或后屈患者，助手可使用 Sims 或侧壁拉钩帮助暴露。有些手术者也更喜欢使用重锤窥器（weighted speculums）与 Sims 或侧壁拉钩相结合，特别是当 Graves 窥器不能充分暴露，而影响操作时。

在 D & C 中，使用抓持钩钳（tenaculum）抓持宫颈前唇牵引，如果使用宫颈旁阻滞麻醉，此时可以进行。有时，由于既往手术或产伤瘢痕形成，看不清大部分的前唇，可以钳持后唇。单齿抓钳（single-tooth tenacula）被广泛使用，但可能会撕裂绝经后女性或有瘢痕的宫颈。此外，在移除抓钳时，钳夹抓持处可能会出血。为了避免这个问题，可以使用多齿抓持钳，甚至就用长把 Allis 钳。另一种选择是使用齿端钝化的单齿抓持钳（图 12.1）。

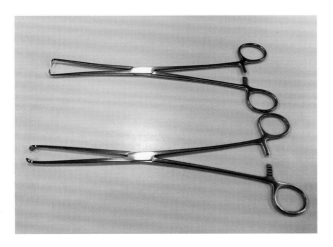

图 12.1　上：单齿抓钩钳，下：多个钝齿的长把 Allis 钳

有时偶尔会遇到即使使用拉钩，也很难暴露宫颈的情况，例如阴道较长或肥胖患者。在这种情况下，可以将一只手的手指插入阴道触摸宫颈，然后用抓钳抓住宫颈的前唇或后唇。通常需要助手用侧壁拉钩来提供牵引暴露，以便手术操作者安全地完成手术。

宫颈扩张

扩张宫颈管之前必须确定其通畅性和方向。在大多数情况下，使用可塑的金属探针来操作。作为替代方法，可以使用一次性探针如 Flexisound™ 探针（图 12.2），它尖端的直径比大多数金属探针小，也可以弯曲以适合宫颈管的方向。探测前用抓钳牵引宫颈，以减少宫颈管的角度，避免器械插入时发生子宫穿孔并保持其稳定性，探针可以用来确定宫腔的深度和宫颈管的方向。如果宫颈存在狭窄，可以用 11 号手术刀戳穿狭窄的浅凹。当探测宫颈管遇到困难，如在 2~3cm 深处遇到阻力，可以使用泪道探针（lacrimal duct probes），细的 Hegar 金属扩张棒（1~4mm），或 Os Finder™ 探棒（图 12.3），以努力确定颈管的开口和方向，后者是单次使用，锥头为 2~4mm。如果仍然遇到阻力，注意不要过度用力，以防止穿孔或产生假道。此时，通过经腹超声来识别宫颈管，并指导扩张棒的插入。如果术前怀疑宫颈管狭窄，可在手术前数小时使用促宫颈成熟剂，如米索前列醇（misoprostol）400μg 口服。

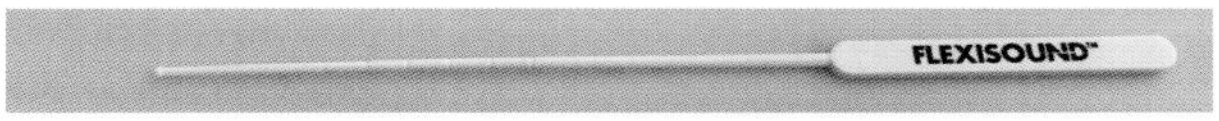

图 12.2　Flexisound™ 一次性探针（Courtesy of Cooper-Surgical.）

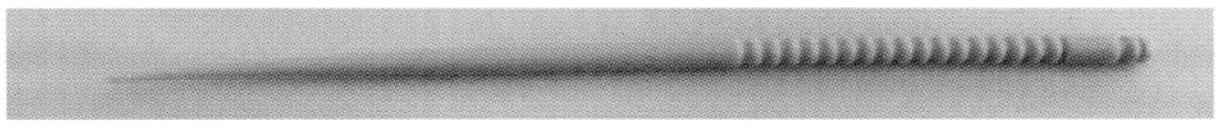

图 12.3　Os Finer™ 探棒（Courtesy of CooperSurgical.）

有各种各样的宫颈扩张棒可用于 D & C，最常用的是 Hegar 和 Pratt 扩张棒。Hegar 扩张棒末端钝头，直径为 1~26mm（图 12.4）；Pratt 扩张棒具有锥形末端头，直径为 13~43F（3F 等于 1mm）（图 12.5）。两种类型的扩张棒在其两端有不同的直径，以允许一个扩张棒直径增加一级，而不需要更换另一个扩张棒。表 12.3 提供了关于 Pratt 和 Hegar 扩张棒，以及 Sims 刮匙头端直径的信息。为了继续扩张宫颈管，非优势手牵拉宫颈的抓钳，以尽可能地拉直宫颈管；执笔式（pencil grip）捏握住扩宫棒中部以精确控制，从小号扩宫棒开始，依次按照探测方向

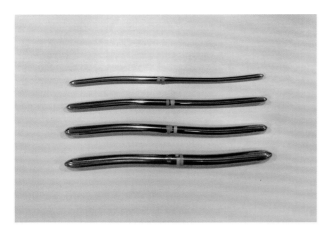

图 12.4 Hegar 扩张棒

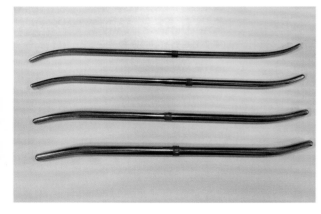

图 12.5 Pratt 扩张棒

表 12.3	
常用 Sims 刮匙和宫颈扩张棒的直径（续表）	
Pratt 扩张棒 [a]	
规格（French）	头端直径 /mm
9/11	3.0/3.7
13/15	4.3/5.0
17/19	5.7/6.3
21/23	7.0/7.3
25/27	8.3/9.0
29/31	9.7/10.3
33/35	11.0/11.7
37/39	12.3/13.0
41/43	13.7/14.3
Hegar 扩张棒 [a]	
规格	头端直径 /mm
3/4	3.0/4.0
5/6	5.0/6.0
7/8	7.0/8.0
9/10	9.0/10.0
11/12	11.0/12.0
13/14	13.0/14.0
15/16	15.0-16.0
17/18	17.0/18.0

[a] 扩张棒每侧头端具有不同的直径。

插入宫颈管，扩张器应刚好穿过宫颈内口，握扩张器手的侧面可起到"止动"的作用，以避免扩宫棒插入过深。对于大多数诊断性 D & C，用 Pratt 扩张棒扩张至 19~21 号，或用 Hegar 扩张棒扩张至 5~7mm，就可以为插入 1 号 Sims 刮匙，或 5mm 直径的宫腔镜提供足够的空间。如果所需的刮匙不能顺利通过宫颈管，可以扩张到略大的一个或两个尺寸的扩宫棒，以允许刮匙进入。

表 12.3	
常用 Sims 刮匙和宫颈扩张棒的直径	
Sims 子宫刮匙	
规格	头端直径 /mm
1 号	7
2 号	8
3 号	9
4 号	11
5 号	14

刮宫

许多类型的器械可以用于刮宫或子宫内膜取样，清除（evacuate）妊娠物和葡萄胎，以及处理不全流产或残留胎盘。

吸刮宫术（suction curettage）使用一条塑料管连接到吸引器上，最常用于妊娠相关疾病和葡萄胎的处理治疗。

传统的 D & C 手术刮匙是金属的，其杆轴是可塑的，可以弯曲以适用于 D & C 手术的角度（图 12.6）。用握手式（handshake grip）持握刮匙手柄（图 12.7），将刮匙插入宫腔至宫底，用示指施加压力或向上倾斜手腕，将刮匙向下拖至宫颈内口，Telfa 敷料置于阴道内，以收集刮出的子宫内膜组织，刮匙绕宫腔 360° 刮宫，以获取尽可能多的组织。尽管以这种方式进行全面的刮宫，但一项对 50 例子宫切除、术前行 D & C 患者的研究数据显示，当时有 84% 的患者得到了充分取样，少于宫腔内膜

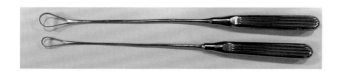

图 12.6 Sims 子宫刮匙,1 号和 2 号

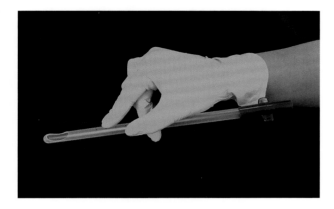

图 12.7 握手式

的 3/4。然而,像子宫内膜癌这样的全球性子宫内膜疾病,在绝大多数情况下都能被成功检测到。置入卵圆钳(polyp forceps)钳取可疑存在的息肉(图 12.8)。偶尔,会遇到这样的患者,尽管多次尝试,并使用了消毒准备和宫颈暴露部分中所描述的技巧,但仍不能充分暴露显示宫颈。对于这样的患者,可以尝试将一根细的抽吸器(aspiration device)管,沿非惯用手的手指通过,触及宫颈外口,将抽吸器管插入宫腔内抽吸内膜组织。

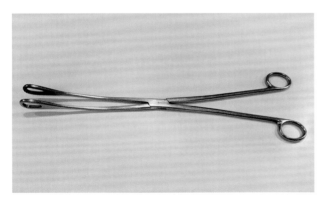

图 12.8 卵圆钳

子宫内膜活检

在门诊进行子宫内膜采样,大大地减少了用于诊断为目的的 D & C 使用。接受子宫内膜活检的患者双腿置于检查台的马镫腿架上,将臀部置于检查台的边缘,以便放置窥器或其他器械;双合诊检查后,置入窥器暴露观察宫颈,然后用消毒液消毒准备宫颈。对于子宫内膜活检患者,可以使用小口径的塑料装置提供吸引力来获取组织,这种装置由活塞杆和薄外鞘构成,例如,Pipelle® 装置(图 12.9),这种装置通常可以直接插入子宫腔,而不需要事先扩张宫颈,而且通常不需要使用宫颈抓钳或探针,因为装置本身附有标记,能够确定腔的深度;当插入宫颈内口上方后,应缓慢推进,直至到达子宫底部;然后就可以观察到宫腔的深度;操作者拉回活塞杆就产生吸力,并在旋转装置的同时来回移动,对子宫腔壁进行 360° 取样。重要的是要保持装置在子宫腔内,以保持抽吸力。如果第一次进入取到的组织量不足,只要保持无菌,就可以重新插入该装置。其他装置使用注射器来提供抽吸力获取组织,例如,EndoSampler™(图 12.10)由一根直径为 3mm 的半刚性塑料管组成,其平口端有连接注射器的接口部件。这种装置通常不需要预先进行宫颈扩张或使用抓钳,当插入至宫底后,操作者可回抽注射器活塞产生吸力,往复抽吸获取组织,确保 360° 取样。另一种装置是使用毛刷进行子宫内膜取样,如 Tao

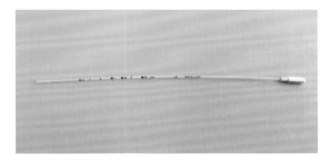

图 12.9 子宫内膜取样装置 / 器——Pipelle®(Courtesy of CooperSurgical.)

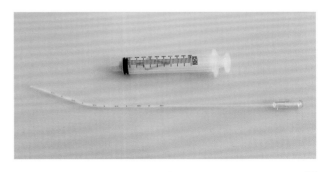

图 12.10 子宫内膜取样装置 / 器——EndoSampler™(Courtesy of MedGyn Products.)

brush™，该装置由外鞘和内置毛刷构成，将其插入宫腔直达宫底，拉回外鞘，旋转毛刷多次，以获取子宫内膜组织样本，然后将外鞘推回，取出该装置。如前所述，如果宫颈内口过于狭窄，难以插入子宫内膜采样装置时，可以使用 OS Finder™ 或其他小口径装置来识别和扩张内口。手术结束后，患者离开前，需密切观察是否发生迷走神经反应，与手术同时发生的血管迷走神经反应可能会产生诸如头晕、出汗和恶心等症状，但很少进展为晕厥。当出现这种情况时，应监测血压，让患者仰卧休息直到症状消失，通常不需要进一步治疗。NSAID 可以用来治疗子宫痉挛性疼痛，这类药镇痛作用可持续大约一天。

宫腔镜的应用

对于有子宫内膜癌高危风险的女性，强烈建议宫腔镜与 D & C 相结合检查，尤其是那些行非诊断性子宫内膜活检术后仍持续出血，或者超声显示子宫内膜薄却持续出血的高危女性。宫腔镜检查将使人们能够明确定位局部病灶并予以活检，而无需整个宫腔取样。宫腔镜检查还可以明确息肉或黏膜下肌瘤引起的异常子宫出血，并同时治疗这些病变，但宫腔镜手术通常需要在能提供全身麻醉的医院内进行。

近期并发症

出血

在妊娠相关疾病或葡萄胎患者的手术中，会发生与 D & C 相关的大量出血。使用宫缩剂，并确保胎盘或滋养层组织全部清除，可以降低大出血的风险。通常，出血会在手术结束时停止。但有时可能需要使用静脉注射雌激素，如马结合雌激素（equine conjugated estrogen，25mg，静脉注射，必要时 4h 重复给药）来控制出血。少数情况下，可能需要宫腔填塞，或用 Foley 导管球囊填塞压迫控制出血。

子宫穿孔

子宫穿孔虽然不常见，但却是与 D & C 相关最常见的并发症。穿孔的危险因素包括妊娠、绝经、宫颈异常（宫颈狭窄、宫颈管扭曲）、重度子宫后倾或前倾；肌瘤、粘连或先天性畸形等病变导致的宫

腔变形；宫腔镜检查或子宫内膜消融术联合 D & C。对于与妊娠相关的手术，在妊娠早期或中期终止妊娠或不全流产时，穿孔的风险为 0.5%。较早的资料表明，在处理产后出血时，穿孔率可能高达 5%。然而，因为许多此类患者手术是在超声引导下进行，因此现在的发生率可能较低。在诊断性 D & C 中，在绝经前和绝经期的女性中，子宫穿孔的发生率分别为 0.3% 和 2.6%。对于扩张宫颈或探查宫腔时出现的子宫穿孔，若无出血，则不需要住院或其他处理。如果完成手术很重要，或者怀疑穿孔部位有明显出血，可以在刮除手术部分完成时，用腹腔镜观察和可能对子宫穿孔部位进行电凝，并评估其他部位是否存在潜在的穿孔。如果在用锐器或吸引器刮宫或使用电灼器械时发现穿孔，则需进行腹腔镜检查明确是否存在肠损伤。如果不确定腹腔镜检查是否充分，特别是对肠道的检查，应进行剖腹探查，如果存在可能的肠道损伤，且不能通过腹腔镜检查排除，这一点尤其重要。

知识框 12.2 总结了锐器宫底部穿孔的处理建议，知识框 12.3 总结了子宫侧壁穿孔的处理建议。

知识框 12.2　可疑宫底部子宫穿孔的处理
• 提醒手术团队可能出现了子宫穿孔。
• 要求立即准备腹腔镜手术设备。
• 监测血压下降、脉率上升和子宫失血的生命体征。
• 检查标本中是否存在肠组织或脂肪这些提示其他器官损伤的迹象。
• 如果患者情况稳定且手术已完成，患者可以期待观察治疗。
• 考虑诊断性腹腔镜检查以评估出血和 / 或对其他器官的损伤和 / 或指导完成手术；如果担心内出血和 / 或其他器官损伤和 / 或需要指导完成手术，应进行诊断性腹腔镜检查。

知识框 12.3　可疑子宫侧壁穿孔的处理
• 立即提醒手术团队监测休克早期的生命体征。
• 如果没有手术助手在场，请求支援。
• 要求准备腹腔镜和 / 或剖腹手术器械设备。
• 进行腹腔镜检查。
• 评估血管手术的可行性。
• 如果患者在任何时候出现不稳定，就可能存在血管损伤，应进行剖腹探查。
• 如果患者病情相对稳定，并且手术医师和团队具有腹腔镜检查的技能，腹腔镜检查可作为即将评估的第一步。如果腹腔镜方法不可靠，就进行剖腹探查。

宫颈损伤

宫颈裂伤可能发生在钳夹牵拉宫颈时,也可能发生在扩张宫颈时产生的假道。过度的牵拉,尤其是单齿抓钳的牵拉,可能会撕裂宫颈。轻微裂伤出血通常可以压迫或应用硝酸银(silver nitrate)或 Monsel 溶液来止血,较大的撕裂伤可能需要缝合。扩张宫颈时用力过大、未能牵拉宫颈以更好地对齐宫颈管或未按照探针指示的方向操作,均可能产生假道。当子宫内膜组织取样不足时,应怀疑器械未通过宫颈内口,或有一个假道存在。很少情况下,特别是在吸刮流产手术中,形成假道可能撕裂子宫动脉或静脉的分支,导致严重的出血。治疗上包括类似于宫颈环扎的缝合,或沿宫颈侧方的高位缝合,必须注意避免缝扎位置过于偏外侧,以防无意中缝扎了输尿管。诊断性腹腔镜可用于评估出血情况,必要时进行缝合止血。

远期并发症

出血

迟发性出血多发生在因终止妊娠、不全流产或清除胎盘残留而进行的 D&C 时,未能完全清除胎盘组织。初始治疗包括使用宫缩剂,如麦角新碱(methergine)或米索前列醇(misoprostol)。偶尔,存在假道的女性会发生再次出血,需要进一步手术来控制止血。

感染

D&C 的术后感染非常少见,因此,不建议常规使用预防性抗生素。子宫内膜炎的发生罕见,D&C 治疗妊娠相关疾病(如感染性流产)后,残留的胎盘组织可能增加感染风险。

宫腔粘连

宫腔粘连,又称为 Asherman 综合征,是 D&C 手术中子宫内膜大量剥脱的结果,绝大多数病例都发生在妊娠相关的 D&C 后。避免太用力刮宫、过度使用吸宫或钝性刮匙刮宫,可减少这种并发症的发生。此外,应用超声可以协助确定是否有胎盘组织残留,以避免不必要的刮宫。

抗凝患者的处理

一般来说,应用抗凝剂如华法林(warfarin)或较新的直接口服抗凝血剂(direct oral anticoagulants, DOAC)如达比加群(dabigatran)、利伐沙班(rivaroxaban)、阿哌沙班(apixaban)、依度沙班(edoxaban)的患者,在子宫内膜活检或 D&C 前不需要停用抗凝药。与停用抗凝药物后出现血栓栓塞的风险和发病率相比,这些手术导致大出血的风险较低。对于服用华法林的女性,应检查国际标准化比率(international normalized ratio, INR),以确保其不超过通常的治疗范围。然而,由于标准的凝血试验(standard coagulation testing)尚未显示可以预测服用 DOAC 患者的抗凝作用水平,因此,不应该对这些患者进行此类试验。在少见情况下,术后出现持续或严重的子宫出血,可以用纱布填塞或 Foley 导管球囊压迫宫腔,如果这些措施无效,可以考虑应用氨甲环酸(tranexamic acid)并暂时停用抗凝药。

要点

- 诊断性 D&C 用于当其他取样技术如门诊活检不能提供足够的组织进行诊断或不能完成时。
- 大多数手术都可以通过使用镇静和宫颈旁阻滞麻醉来完成。
- 使用合适的手术器械和注意手术技巧可降低并发症的风险。
- 在进行困难的 D&C 时,手术医师需要觉察到是否出现子宫穿孔,并准备好腹腔镜检查以评估腹腔内并发症。
- 如果存在宫颈狭窄,可以用 11 号手术刀戳穿狭窄的浅凹。

(杨春润　崔敏　赵兴波　译)

参考文献

Allen RH, Micks E, Edelman A. Pain relief for obstetric and gynecologic ambulatory procedures. *Obstet Gynecol Clin North Am* 2013;40:625–646.

Arora A, Shukla A, Saha SC. Effectiveness of intrauterine lignocaine in addition to paracervical block for pain relief during dilatation and curettage, and fractional curettage. *J Obstet Gynecol India* 2016;66(3):174–179. doi:10.1007/s13224-014-0670-9.

Ates S, Sevket O, Sudolmus S, et al. The value of transvaginal sonography in detecting endometrial pathologies in postmenopausal women with or without bleeding. *Minerva Ginecol* 2014;66(4):335–340.

Committee on Practice Bulletins—Gynecology. ACOG Practice Bulletin No. 128. Diagnosis of abnormal uterine bleeding in reproductive-aged women. *Obstet Gynecol* 2012;120(1):197–206. (Reaffirmed 2016).

de Godoy Borges PC, Dias R, Bonassi Machado R, et al. Transvaginal ultrasonography and hysteroscopy as predictors of endometrial polyps in postmenopause. *Womens Health (Lond)* 2015;11(1):29–33. doi:10.2217/whe.14.50.

Du J, Li Y, Lv S, et al. Endometrial sampling devices for early diagnosis of endometrial lesions. *J Cancer Res Clin Oncol* 2016;142(12):2515–2522. doi:10.1007/s00432-016-2215-3.

Epstein E, Ramirez A, Skoog L, et al. Dilation and curettage fails to detect most focal lesions in the uterine cavity in women with postmenopausal bleeding. *Acta Obstet Gynecol Scand* 2001;80:1131–1136.

Gambadauro P, Martínez-Maestre MÁ, Schneider J, Torrejón R. Endometrial polyp or neoplasia? A case–control study in women with polyps at ultrasound. *Climacteric* 2015;18(3):399. doi:10.3109/13697137.2014.967673.

Gebauer G, Hafner A, Siebzehnrubi E, et al. Role of hysteroscopy in detection and extraction of endometrial polyps: results of a prospective study. *Am J Obstet Gynecol* 2001;2184:59–63.

Hefler L, Lemach A, Seebacher V, et al. The intraoperative complication rate of nonobstetric dilation and curettage. *Obstet Gynecol* 2009;113:1268–1271.

Maheux-Lacroix S, Li F, Laberge PY, Abbott J. Imaging for polyps and leiomyomas in women with abnormal uterine bleeding: a systematic review. *Obstet Gynecol* 2016;128:1425–1436.

McElin TW, Bird CC, Reeves BD, et al. Diagnostic dilatation and curettage: a 20 year survey. *Obstet Gynecol* 1969;33:807–812.

Mohammadian S, Tavana A, Tavana S, et al. Cervical priming by misoprostol before diagnostic dilatation and curettage: a randomized clinical trial. *J Reprod Infertil* 2015;16(3):162–166.

Moradan S, Ghorbani R, Lotfi A. Agreement of histopathological findings of uterine curettage and hysterectomy specimens in women with abnormal uterine bleeding. *Saudi Med J* 2017;38(5):497–502. doi:10.15537/smj.2017.5.19368.

Munro M; Southern California Permanente Medical Group's Abnormal Uterine Bleeding Working Group. Investigation of women with postmenopausal uterine bleeding: clinical practice recommendations. *Perm J* 2013;18(1):55–70. doi:10.7812/TPP/13-072.

Sarvi F, Alleyassin A, Aghahosseini M, et al. Hysteroscopy: a necessary method for detecting uterine pathologies in post-menopausal women with abnormal uterine bleeding or increased endometrial thickness. *Obstet Gynecol* 2016;13(4):183–188. doi:10.4274/tjod.66674.

Soleymani E. Ziari K, Rahmani O, et al. Histopathological findings of endometrial specimens in abnormal uterine bleeding. *Arch Gynecol Obstet* 2014;289:845–849.

Unlu BS, Yilmazer M, Koken G, et al. Comparison of four different pain relief methods during hysterosalpingography: a randomized controlled study. *Pain Res Manag* 2015;20(2):107–111.

Visser NCM, Reijnen C, Massuger LFAG, et al. Accuracy of endometrial sampling in endometrial carcinoma: a systematic review and meta-analysis. *Obstet Gynecol* 2017;130(4):803–813. doi:10.1097/AOG.0000000000002261. Review.

Yang X, Ma K, Chen R, et al. Liquid-based endometrial cytology associated with curettage in the investigation of endometrial carcinoma in a population of 1987 women. *Arch Gynecol Obstet* 2017;296(1):99–105. doi:10.1007/s00404-017-4400-2.

宫腔镜手术

Mindy S. Christianson, Kristin E. Patzkowsky

IV

概述

　　宫腔镜(hysteroscopy)源自希腊语单词 *hystera*(子宫)和 *skopeo*("观察"),它是通过内镜(endoscope)检查宫颈和子宫。1869年,Pantaleoni首次使用宫腔镜检查,当时使用带有外部光源的管道诊断了一位60岁绝经后出血的女性的子宫息肉样增生。现今,宫腔镜是一种外科技术,它通过通常包括金属外鞘和镜体的器械设备,经光纤维束接收外部光源的光线,从而观察宫颈管和宫腔。在手术过程中,膨胀介质膨胀宫腔。在过去的150年里,光学、器械设备和膨宫介质的进步,促进了宫腔镜诊断和治疗宫腔疾病新技术的发展。

　　随着利于患者护理的妇科微创手术的出现,宫腔镜手术在妇科手术中发挥着重要的作用。作为一种诊断技术,宫腔镜可以在直视下精确定位取样。常用的宫腔镜手术包括诊断性宫腔镜检查、输卵管绝育、息肉切除术、肌瘤切除术和子宫纵隔切除术。在许多情况下,黏膜下肌瘤不再需要子宫切除,因为它们可以通过宫腔镜手术达到满意地切除。

　　宫腔镜手术教学是住院医师培训和研究生研讨会(postgraduate seminars)的一个重要内容。宫腔镜手术需要练习和技巧,获得内镜技能的传统方法侧重于课堂培训、指导和练习。从1990年代末到现在,宫腔镜模拟系统(simulation systems)的出现,促进了手眼协调和手术定位的发展。一些具有高级交互式图形的计算机模型为学习者提供了切除肌瘤、子宫内膜消融和输卵管插管的复杂模型(图13.1)。然而,模拟并不能为宫腔镜医师提供必需的最基本技能的经验:安全地将宫腔镜置入宫腔,然后满意地膨宫,这项技能必须在实际手术操作中才能学习获得,没有这些技能,术者就不能安全、成功地进行宫腔镜检查。

设备

　　宫腔镜设备的关键组成部分包括镜体、摄像机、光源、操作鞘系统和膨宫介质。宫腔镜分为硬性或软性,具有固定或可变聚焦,用于诊断或手术。影响设备使用的关键特性包括视野范围、镜头补偿(lens offset)、外鞘直径以及能否使用双极或单极电凝方式。虽然,可以用肉眼通过宫腔镜镜体进行观

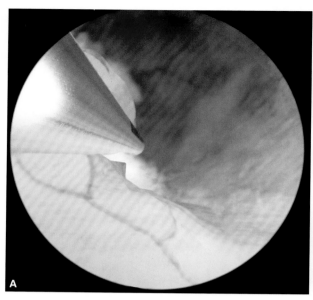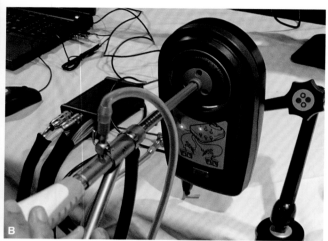

图 13.1　A. 计算机模拟允许妇科医师通过操纵宫腔镜碎切器和切除虚拟的黏膜下肌瘤或息肉进行互动交流。B. 模拟机使用的设备操作方式与实际宫腔镜类似（A：Reprinted with permission from Baggish MS, Valle RF, Guedj H. *Hysteroscopy: visual perspectives of uterine anatomy, physiologyand pathology*, 3rd ed. Philadelphia, PA: Wolters Kluwer Health/Lippincott Williams & Wilkins; 2007.）

察，但现在大多数情况下是通过摄像和视屏系统来观察。

宫腔镜

　　宫腔镜包括三个部分：目镜、镜体和物镜。4mm 的宫腔镜（镜头）因其能使用一个较小的外鞘，并提供清晰的图像，而成为目前普遍的选择（图 13.2）。最理想的光学系统应提供较大的视野，其物镜角度约为 105°，目前一些直径 3mm 的宫腔镜就能提供类似的视野。这种直径 3mm 的宫腔镜，与带有变焦镜头的内镜视频系统相结合，对于诊断性和手术性宫腔镜都非常满意。

　　宫腔镜物镜有多种视角可供选择，最常用的是 0°（直视）或 30° 前斜视（图 13.3）。其他可用的视角包括 12°、15° 和 70°。0° 物镜的主要优点是可以看清宫腔的全景，而 30° 物镜虽然不能一览全景，却有助于显示输卵管开口。

摄像

　　在今天的大多数情况下，宫腔镜使用一个内镜微芯片摄像机直接与目镜相连，并配有数字记录仪。内镜镜头的焦距范围为 25~38mm。28~30mm 的镜头提供了令人满意的放大率（光学放大），其视图与配备的摄像机（数字放大），提供了可媲美显微手术的放大效果。

光源

　　传送到宫腔镜的光的质量和功率由三个因素决定：瓦数、远程光源和连接的光纤光缆。一般有 3 种类型的光源：钨丝灯、金属卤素灯和氙气灯。氙气光光源为视频技术提供了最好的照明，虽然，配备高光敏感的新摄像系统，较便宜的光源就可能令人满意。光纤光缆是光缆的重要组成部分，光缆必须完好无损，才能将最佳光线从光源传送到宫腔镜上。在黑暗背景下观察被拉长的光缆，有无自其侧面发出的光线，因此很容易识别断裂的光缆。

诊断和手术外鞘

　　需要一个诊断外鞘将膨胀介质输入子宫腔，宫腔镜安装在外鞘内，并由一个水密件锁止到位。根据镜体的外径，外鞘的直径可以在 4~5mm，在外鞘的内壁和镜体之间存有 1mm 的间隙，用来输送二氧化碳（CO_2）或液体膨宫介质。外鞘内膨宫介质的注入，由外部可旋转阀门控制。宫腔镜与外鞘之间的套接不精确或松弛都会导致介质泄漏。

　　手术外鞘的直径比诊断外鞘大，大小为 7~

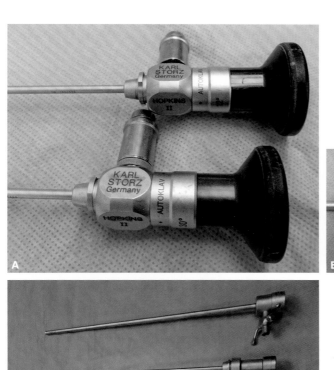

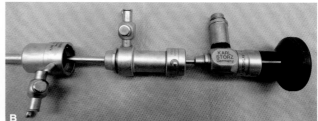

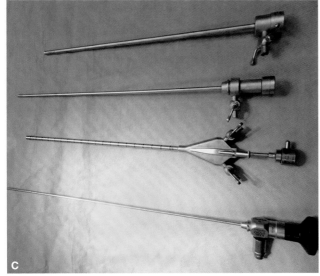

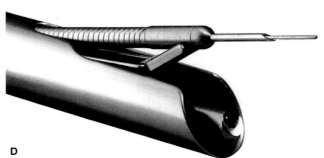

图 13.2　A. 两个常用的 4mm 宫腔镜,上物镜为 12°,下物镜为 30°。B. 宫腔镜使用前需与 5mm 管鞘套接,膨宫介质自内鞘进入宫腔,自外鞘流出(A,B:© KARL STORZ SE & Co. KG,Germany)。C. 宫腔镜手术器械。自上而下:诊断镜外鞘;诊断镜内鞘(未套接在一起);手术镜管鞘,包括流入、流出和插入器械的端口;可与手术镜外鞘或诊断镜外鞘连接的 4mm 镜体。D. 终端桥结处(物镜端)使插管偏转成角度,便于其进入输卵管开口(C,D:Reprinted with permission from Baggish MS,Valle RF,Guedj H. *Hysteroscopy:visual perspectives of uterine anatomy,physiology and pathology*,3rd ed. Philadelphia,PA:Wolters Kluwer Health/Lippincott Williams & Wilkins;2007.)

10mm。标准手术外鞘的腔道可以输入膨宫介质,并放置 3~4mm 的宫腔镜和手术器械。手术器械通道用橡胶接头或垫圈密封,以防止膨宫介质泄漏(图 13.4A,B),标准手术镜外鞘的缺点包括不能用膨宫介质冲洗宫腔以及腔内操作手术工具困难。具有双操作腔道的宫腔镜可以冲洗宫腔,并改进了手术器械的操作。现在普遍使用相互独立的双冲洗鞘组成的外管鞘,它通过内鞘输入膨宫介质,再通过多孔的外鞘输出膨宫介质(图 13.4C,D)。持

续地输入和持续地输出膨宫介质可以使术野非常清晰。单个独立的操作腔道有足够的直径(3mm),用来使用更大、更坚固的手术器械。

电切镜(resectoscope)(图 13.4E)是一种专用的电外科(单极或双极)内镜,其包括双臂电极,该电极安装在触发扳机上,该触发扳机将电极推出鞘外,然后将其拉回鞘内。手术器械主要有 4 种基本电极:切割环、滚珠、纽扣和针形电极(图 13.5A—D)。电切镜的内鞘为安装宫腔镜镜体、输入灌流液和电

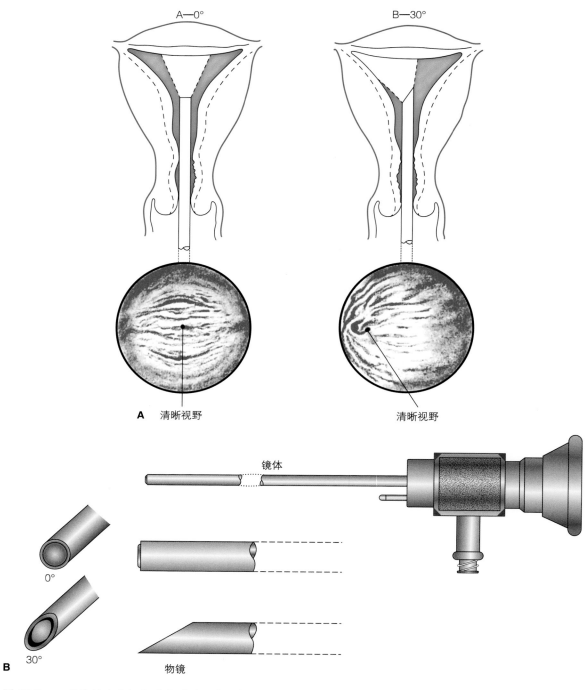

图 13.3 A. 宫腔镜有直视（0°）或前斜视（30°）物镜。B. 宫腔镜细分为三部分：目镜、镜体和物镜（Reprinted with permission from Baggish MS, Valle RF, Guedj H. *Hysteroscopy*: *visual perspectives of uterine anatomy*, *physiology and pathology*, 3rd ed. Philadelphia, PA: Wolters Kluwer Health/Lippincott Williams & Wilkins; 2007.)

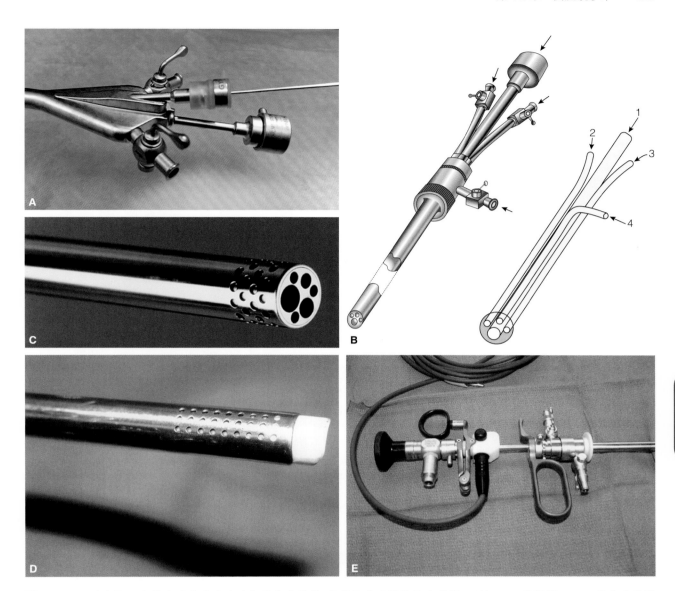

图 13.4　A. 具有输入和输出腔道及冲洗功能的手术外鞘,操作腔道用橡胶接头密封,可插入 7F 的器械。B. 双腔道手术镜外鞘由(1)宫腔镜的独立腔道、(2 和 3)两个手术器械腔道和(4)膨胀液腔道构成。C. 独立腔道的双管鞘机制。外鞘上的孔眼用于液体回流,持续冲洗宫腔。D. 鞘的末端部分为膨宫液输出的外鞘,膨宫液通过内鞘(白色末端)输入。E. 30° 角的宫腔镜与管鞘套接,电线用于传输电流,连接在电极插头上

极的公用管鞘,外鞘输出灌流液,如上所述。大多数电切镜都配备了一个 30° 角的宫腔镜,物镜朝向电极倾斜,以便清楚地显示术野。当电极完全向外伸展时,就看不到它了。大多数电切镜管鞘的外径为 8mm 或更大,因此插入时通常需要扩张宫颈。目前,小直径电切镜使用一个 3mm 的宫腔镜和一个 7~7.5mm 的外鞘。

标准宫腔镜器械包括 7F(即 2.3mm)鳄鱼齿抓钳、活检钳和剪刀(图 13.6)。这些半刚性器械的尺寸过小使它们特别容易碎损,因为轴杆和手柄交界处的扭矩过大,常会导致断裂。与半刚性器械相比,柔性器械不易断裂,且同样容易操作。大的独立腔道管鞘的出现,便可以灵活使用 3mm 手术器械了,因为该尺寸的剪刀和抓钳就不太容易断裂。

多种单极和双极电极可用于手术宫腔镜,单极滚球、针形、刮环状电极(3mm)和峰状(汽化用)环形电极,可以通过大的操作通道插入。其他可用的选择包括双极针状电极,用于肌肉消融(myolysis),以及双极滚球和切割环形电极、双极剪刀和针。宫腔镜管鞘(相对于切除鞘)的一个优点是,手术医师

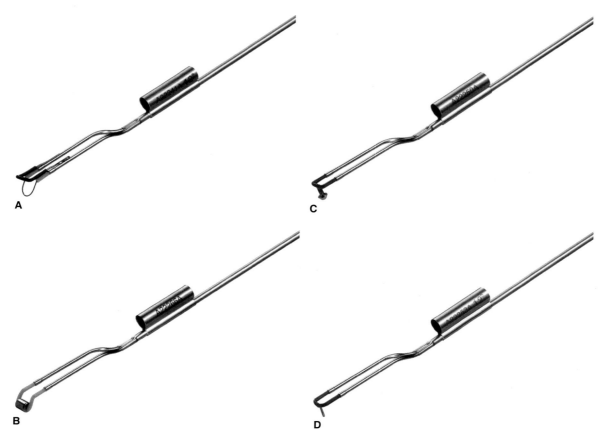

图 13.5 A. 切割环形电极用于刮切黏膜下肌瘤。B. 滚球或滚筒电极常用于子宫内膜消融。C. 纽扣电极专用于点凝固。D. 角状针形电极适用于精细切割,如粘连或有蒂肌瘤

可以插入一个抽吸套管(2.3mm 或 3mm),选择性地清除不能通过撤回内鞘(second sheath)清除的气泡和碎屑。

商品名 Versapoint(Gynecare,Ethicon,Somerville,NJ)的全双极系统,可以通过手术宫腔镜或专用双极电切镜切割和消融。双极电流通过电极的机制以及常用的器械如图 13.7 所示。电极测量直径(electrodes measure)为 5F(即 2mm)直径,因此可以通过标准或单独的宫腔镜通道。双极技术的最大优势是生理盐水作为宫腔镜手术的膨宫介质,可以减少低钠血症的风险(见介质和并发症部分)。

宫腔镜碎切系统(morcellators)是一种可以替代电切镜的手术切除方法,如切除子宫黏膜下肌瘤。两个这类系统是 TruClear 宫腔镜碎切系统(Smith & Nephew,Andover,MA)和 MyoSure 宫腔镜组织切除系统(Hologic,Bedford,MA)(图 13.8 和图 18.8),这两种系统都使用基于吸力的机械能旋转管状切割系统(而不是电切镜使用的高频电能)。

这类系统的优点包括能够使用等渗膨宫介质,如生理盐水,并同时吸出已切除的"肌瘤碎屑"改善术野。

软性宫腔镜

光纤宫腔镜直径 4.8mm,由三个部分组成:柔软可弯曲的前部,刚性可转动的中间部及半刚性的后部。目前有几家制造商生产光纤软性宫腔镜(图 13.9)。现代的光纤宫腔镜可一次性使用,配有无菌护鞘,这样就消除了患者之间需要消毒设备的环节。

膨宫介质的种类和液体管理

在正常情况下,子宫腔是一个潜在的腔隙,前壁和后壁紧贴在一起。为了获得子宫内的全景,子宫壁必须被分开,子宫壁的厚肌层最少需要 40mmHg 的压力,才能使宫腔充分膨胀,以便观察。由于子

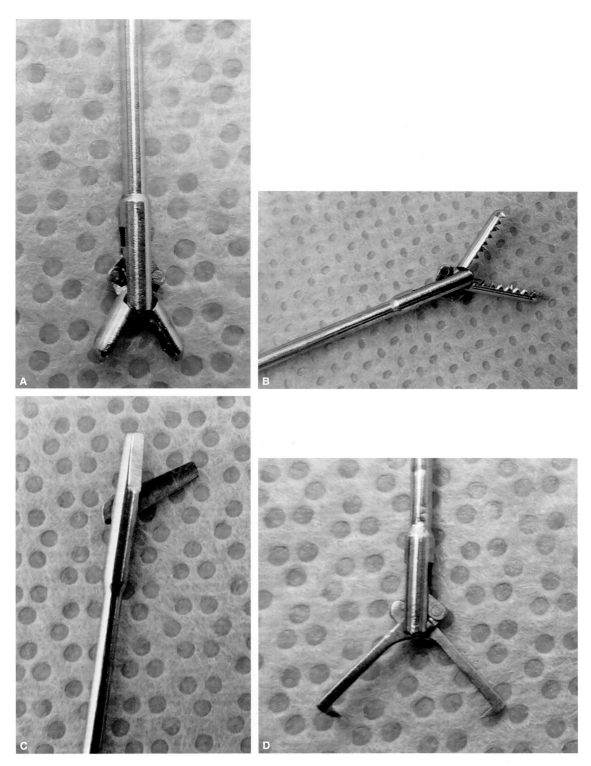

图 13.6　A. 活检钳用于直视下宫腔内活检。B. 鳄鱼齿抓钳非常适用于抓取宫腔内的残留器件或组织。C. 剪刀有多种宫内用途,包括剪切粘连和子宫纵隔。D. 单齿钩抓钳用于刺穿抓持比鳄鱼齿抓钳更安全

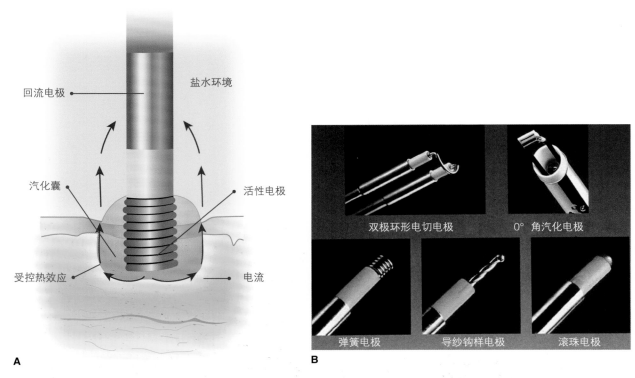

图 13.7　A. 图解 Versapoint 双极系统的工作原理。线圈样底部是活性电极,上部(单独图示)金属部分为回流电极。盐水介质促进两极之间的电流传导(© Ethicon, Inc. 2019. Reproduced with permission)。B. 显示了几种类型的双极电极,双极装置的主要优点是能够使用生理盐水作为膨宫液

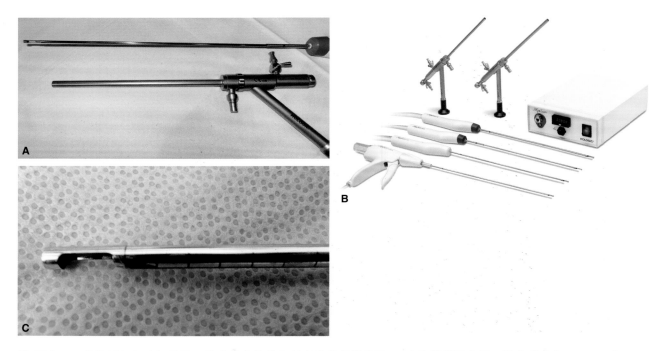

图 13.8　A. 宫腔镜组织碎切系统。注意成角的镜体部分连接成像系统,一次性器械设备插入操作通道(Copyright © 2018 Hologic Inc. All rights reserved)。B. MyoSure 宫腔镜组织碎切系统。图中顶部为配有操作通道和介质液流入通道端口的宫腔镜。外鞘(上起第二)包括铰接闭孔器(articulated obturator),如果手术医师愿意可以盲入。电机连接到吸引管和下面的一次性碎切器件上(Copyright © 2018 Hologic Inc. All rights reserved)。C. 碎切器的工作 / 切割端。注意钝端弯曲处有一个受保护的旋转刀片,刀片使切割组织振荡,并将碎切器腔内的切割部分抽吸移除,切割只能沿其外侧开口边缘进行

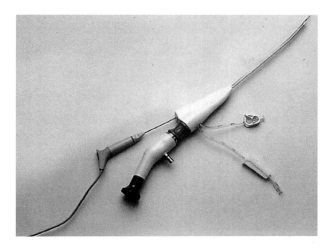

图 13.9 光纤软性宫腔镜可以 360° 旋转操

宫内膜富含血管，与宫腔镜外鞘接触时，常会导致出血。虽然可以使用各种膨宫介质达到所需的膨宫程度，但通常需要约 70mmHg 的压力，这同时会驱动介质通过输卵管进入腹腔。如果有子宫出血，可能需要 125~150mmHg 的膨宫压。宫颈的过度扩张就会伴有宫腔镜管鞘通过时的相对宽松，导致膨宫介质渗漏、膨宫压达不到标准以及膨宫效果不理想。相反，宫颈扩张与管鞘紧密适配，就能维持膨宫介质在宫腔内，维持宫内压高于平均动脉压，维持一个清晰的手术视野。液体膨宫介质在使用前应加热至室温，以避免体温过低。

有几种膨宫介质可供选择。理想的膨宫介质无毒、低过敏且易快速清除，同时保持视野清晰的可视化。膨宫介质的选择取决于计划进行是诊断性或是手术性宫腔镜，以及使用的具体器械。介质可以简单划分为液体和气体，液体介质可进一步细分为低黏度和高黏度流体，低黏度流体按电解质含量分类。表 13.1 提供了宫腔镜可用膨胀介质的概述。

手术医师最终负责监测输入量，并将输入量与流出量核对。输入量的阳性差值要求在 750mL（低渗液）~2 500mL（等渗液）的赤字范围内，应停止手术。宫腔镜手术最好的手术巾是用泌尿外科袋（urologic pouch）（塞入臀部下方），其有一个用于收集并计量流出液体的塑料储液袋，以确定液体赤字（输入量减去流出量）。手术医师和麻醉师必须沟通，因为液体过载的情况，可能会导致潜在的严重并发症，而麻醉团队静脉输液将会进一步增加循环容量。由于维持子宫扩张的膨宫压为 60~70mmHg，

而子宫内膜下静脉压为 4mmHg，存在压力梯度，因此，包括生理电解质溶液在内的任何液体，必然会弥漫到静脉循环中，过量应用都会产生肺水肿。

低黏度的膨宫介质可以悬挂在手术台上方 183~244cm 处，2~3L 的袋子或瓶装液体，由液体的重力作用来输入。另一种选择是旋转加压泵（rotary pump）。许多泵可以实时计量液体，为手术医师提供恒定的流量和输入液体总量的实时信息。使用美国妇产科医师协会（American Congress of Obstetricians and Gynecologists）和美国妇科腹腔镜医师协会（American Association of Gynecologic Laparoscopists）推荐使用自动液体泵（automated fluid pump）和实时液体赤字的监测系统，以最准确地监测输入量和流出量，以防止与液体过载相关的并发症。

液体介质

低黏度

低黏度介质是目前使用的主要灌流液，这些液体必须通过持续灌注冲洗宫腔才能获得清晰视野。标准诊断镜管鞘不允许冲洗，因此，使用低黏度液体膨宫，视野可能不太理想，因为血液会与灌流液混合，形成彩色液体，通过这种液体操作人员才可以看到视野。最安全的膨宫介质是电解质含量为 300mOsm/L 的等渗介质。此外，液体中的钠含量应接近 140mEq/L。

生理盐水和乳酸林格氏液

生理盐水（0.9% 氯化钠）可能是最安全的宫腔镜膨宫介质。经血管过度吸收的并发症包括液体过载和肺水肿，这些都可以通过利尿和支持治疗来处理。因为盐水是一种有效的电子导体，所以当使用单极系统时，它不允许有足够高的电流密度对组织作用。因此，生理盐水不适合单极电外科手术，尽管它在双极电极、激光和机械器械如剪刀时有效。应由护士或手术助手向手术医师提供净输入液体量的连续记录，净输入液体量按挂液升数减去流出液量计算。当计算出任何明显的液体赤字时，通常认为等渗盐水为 2.5L，应在计划晚些时候结束手术。乳酸林格氏乳液（氯化钠、乳酸钠、氯化钾和氯化钙在水中的混合液）具有类似生理盐水的特性，并被认为具有类似的风险。

表 13.1				
膨宫介质类型的概述				
介质	特性	宫腔镜的应用	潜在风险	安全预防措施 / 内容
低黏度,电解质多				
生理盐水	0.9% 盐水 等渗透压 308mOsm/L	诊断性 手术性 双极电切 / 凝	液体过载	手术结束时液体赤字不超过 2 500mL
乳酸林格氏液	水,氯化钠,钾,钙 等渗的 273mOsm/L	诊断性 手术性 双极电切 / 凝	液体过载	
低黏度,电解质少				
5% 甘露醇	6- 碳糖 等渗的 285mOsm/L	手术性 单极电切 / 凝	液体过载 低钠血症	液体赤字达到 1 000mL 时应停止手术 高龄或内科合并症患者,液体赤字达到 750mL 应停止手术
3% 山梨醇	还原型右旋糖 低渗的 178mOsm/L	手术性 单极电切 / 凝	液体过载 低钠血症 高血糖症	
1.5% 甘氨酸	氨基酸 代谢成丝氨酸和氨 低渗的 200mOsm/L	手术性 单极电切 / 凝	液体过载 低钠血症 高血氨症	
高黏度,电解质少				
32% 右旋糖酐 70 (葡聚糖)	32% 右旋糖酐 70 溶于 10% 高渗葡萄糖中	诊断性 手术性	液体过载 过敏反应。出血 倾向	现在少用 可能损坏设备
气体				
二氧化碳	无色气体	仅用于诊断性	气体栓塞 肩部疼痛	一定要使用宫腔镜的注气机而不是腹腔 镜用的注气机 维持流量 <100mL/min 维持宫腔压 <100mmHg 避免仰卧头低脚高位

液体过载:fluid overload;液体赤字(fluid deficit)= 液体输入量 − 流出量。

1.5% 甘氨酸,3% 山梨醇,5% 甘露醇

甘氨酸(1.5%)和山梨醇(3%)溶液首次用于泌尿外科手术。后来,它们被妇科医师用于单极电外科设备,如电切镜。甘氨酸和山梨醇都曾用于宫腔镜膨宫,但两者都有其成分固有的缺点。由于这些溶液是低渗的(山梨醇 178mOsm/L;甘氨酸 200mOsm/L),主要风险是经血管过度吸收,导致急性低钠、低渗状态。当使用这些低渗透介质时,液体赤字值等于或大于 750mL 时,应提醒手术医师有发生低钠血症和低渗的可能性。在这种情况下,手术医师应该(至少)在手术室和 4h 后(基于统计学)评估血钠。低钠血症值得关注,因为这种情况会在循环血液和脑细胞之间产生一个梯度。脑细胞的反应是排出阳离子,减少正向的水浸入大脑,不幸的是,这种阳离子泵送机制在女性中作用降低,可能是由于孕酮的作用。因此,女性在低渗状态下更容易发生威胁生命的脑水肿。甘氨酸的另一个独有风险是,它可以代谢成氨并造成神经损伤。

甘露醇(5%)可与电外科设备一起使用,其近似为等渗。甘露醇的渗透压为 285mOsm/L,是一种渗透性利尿剂。其光学特性相当于甘氨酸和山梨醇,但由于甘露醇的利尿剂特性,它引起低钠血症的可能性不大。

高黏度

葡聚糖(Cooper Surgical Inc.,Trumbull,CT),32% 右旋糖酐70,是一种无色黏稠的溶液,现在很少用于宫腔镜检查。葡聚糖的优点是与血液不相容,视野清晰,但缺点是残留物干燥后会变硬并堵塞宫腔镜管鞘腔。此外,据报道,葡聚糖特有的两种严重的患者反应类型:过敏反应和出血倾向。葡聚糖还有导致液体过载的风险,右旋糖酐的渗透活性较强,每1g葡聚糖注入血管内,就会有20mL的组织液被拉入血液循环。

气体介质

CO_2 是一种无色气体,与血液混合时极易溶解。当由合适的 CO_2 注气泵(insufflation apparatus)输注时,它可以安全地膨宫,CO_2 非常适用于诊断性宫腔镜。宫腔镜注气泵以 mL/min 的流速将 CO_2 注入宫腔,而腹腔镜气泵的流速为 L/min,腹腔镜注气泵不适用于宫腔镜注入,且不安全。CO_2 注入宫腔的流速不应超过 100mL/min,压力应调整到 100mmHg 以下。在注入 CO_2 之前,必须驱除宫腔镜输气管和宫腔镜管鞘内的空气。此外,应避免仰卧头低脚高体位。当 CO_2 流速过大时,就会产生气泡使视野模糊。CO_2 倾向于使子宫内膜变平,这种伪影(artifact)可能使病变处变得模糊不清。CO_2 输入不当会形成气栓,并能产生严重的心血管生理学紊乱。CO_2 作为膨宫介质的优点主要是其清晰可视性,包括进入宫颈管评估检查。CO_2 的一个主要缺点是,CO_2 栓塞的风险,使其不能用于手术性宫腔镜。此外,它还伴有更高的手术相关疼痛,包括肩痛。

术前注意事项

在进行宫腔镜手术前,应获得患者的知情同意,明确手术风险、益处和替代方案。主要手术风险包括子宫穿孔、出血、感染、液体过载的风险,在罕见的情况下,还会损伤肠道、膀胱、血管或神经。总体而言,子宫穿孔的风险为1%~3%。同时还应告知存在二次手术或不能实施手术的风险。宫腔镜检查的禁忌证包括急性盆腔炎或阴道炎、妊娠和近期子宫穿孔,已知宫颈癌或子宫体癌是相对禁忌证。在这种情况下,宫腔镜检查有时可用于诊断(通常由妇科肿瘤医师操作)。活动性出血是相对禁忌证,因为出血可能限制可视化。为了保持视野清晰,降低在妊娠早期进行宫腔镜检查的风险,最好在月经停止后不久(最好是月经周期的第6~10天)的早卵泡期进行宫腔镜检查。如果在早卵泡期很难预约宫腔镜检查,特别是宫腔镜手术,也可选择口服避孕药,维持子宫内膜处于薄的状态,从而增强可视化。

通过宫颈管是宫腔镜手术的一个关键点。对一些患者来说,宫颈狭窄可能会增加并发症的风险,如产生假道或子宫穿孔,预测宫颈狭窄,可以术前干预来降低这些风险。米索前列醇是一种人工合成的前列腺素 E_1(synthetic prostaglandin E_1),被广泛地用于宫腔镜检查前的宫颈扩张,以预防扩张宫颈相关的并发症。虽然,最佳的剂量和给药方式(口服或阴道)尚未确定,但通常在手术前 12~18h 阴道给药 200~400μg 米索前列醇(口服亦可)。2015 年 Cochrane 的系统综述和 meta 分析,包括 19 项评估宫腔镜术前应用米索前列醇促进宫颈成熟的试验。该研究组报道,绝经前和绝经后女性使用米索前列醇与安慰剂相比,需要额外机械扩张宫颈的概率更小,并发症也更少,包括假通道的形成。米索前列醇的副作用包括轻微的腹痛、子宫痉挛痛、阴道出血和体温升高。对于绝经后女性,宫腔镜术前至少应用 2 周的雌激素预处理,阴道内使用 25mg 雌二醇片,可以增强米索前列醇促宫颈成熟的效果。对于有前列腺素应用禁忌证的女性,渗透扩张棒(osmotic dilators)如 laminaria 也是一种选择,缺点是患者需要在手术前到门诊就诊插入。

除了米索前列醇,在宫颈 4 点和 8 点的位置,向宫颈间质注射垂体后叶升压素(vasopressin)稀释液 20mL(80mL 生理盐水中加 4 个单位垂体后叶升压素,浓度为 0.05U/mL)可能会有好处。Phillips 等(1997)证明,宫腔镜检查前应用上述升压素预处理,显著降低了扩张宫颈所需力度。此外,当预计进入宫颈困难时,应进行经腹超声检查,可充盈膀胱后,经腹超声可以提供路径的可视化,并可持续监测机械扩张棒的推进过程。

门诊宫腔镜

据统计,目前有 15%~25% 的美国妇科医师进行门诊宫腔镜检查。随着技术进步、患者更方便和报销情况的改善,这一比例预计还会进一步增加。门诊宫腔镜检查操作从简单的(如诊断性宫腔镜、直视下子宫内膜活检、息肉切除和宫内节育器 [IUD] 取出)到更复杂的手术(如小肌瘤切除、纵隔切除和输卵管绝育)。患者的选择是计划性门诊宫腔镜操作的关键,那些预计有宫颈狭窄或不能忍受该手术的患者,不应选择门诊宫腔镜,而应该选择短的、简单的手术,时间不超过 30min。

诊断性宫腔镜通常使用小直径单通道镜,包括软性光纤宫腔镜和数字宫腔镜,如 Endosee。软性宫腔镜的直径为 3.2~3.5mm,其顶端(物镜)可偏转 90°~120°,不需要宫颈扩张。对于手术宫腔镜,带有 4~5mm 外鞘的单流量刚性宫腔镜可与半刚性器械如剪刀、抓钳和活检钳一起在门诊使用。除了标准的宫腔镜技术外,还可以采用宫腔镜直接进入阴道的入路方式,不使用阴道窥器或宫颈抓钳。宫腔镜直接插入阴道,阴道因膨宫介质而膨胀,宫腔镜进入宫颈外口,穿过宫颈管进入宫腔。Cooper 等(2010)在一项系统综述中报道,与传统的宫腔镜进入宫颈管相比,该技术明显减少了疼痛和不适。

关于镇痛,患者在门诊宫腔镜检查时,表现得都很好。一项对 15 项宫腔镜检查试验的 meta 分析发现,阿片类药物或抗焦虑药物预处理没有任何益处。虽然研究发现非类固醇抗炎药预处理没有任何益处,但通常建议患者在术前约 1h 服用 400~600mg 布洛芬(ibuprofen)(或同等剂量)。经证实宫颈旁神经阻滞可以减轻宫腔镜检查时引起的疼痛,将 1% 的利多卡因 10~15mL 直接注入宫颈就可产生足够的麻醉效果。

妇科医师应先掌握在手术室麻醉下患者进行宫腔镜检查的操作,然后对诊断性病例进行门诊宫腔镜检查,再开展简单的宫腔镜手术。无论在门诊还是在手术室,宫腔镜操作的基本流程都是相似的。

诊断性宫腔镜

诊断性宫腔镜可以在局部麻醉下,在门诊环境下进行,若预期需要手术,也可以在手术室进行。术前准确了解子宫的位置,对于手术的安全进行至关重要。患者取背卧截石位;用碘伏或其他合适的消毒剂消毒会阴和阴道;置入一个 Sims 牵开器或分叶窥器(breakaway speculum),以观察宫颈;单齿抓钳钳持宫颈 12 点处;选择合适的宫腔镜,并检查目镜和物镜的清晰度;如有必要,用浸盐水或浸水软海绵或布擦拭镜头;打开光源,光缆被连接到宫腔镜上;将宫腔镜插入诊断镜管鞘;膨宫介质通过管鞘冲洗以排出鞘内的所有气体。

对于诊断性宫腔镜检查,应该避免常规宫颈扩张,因为即使轻柔地插入宫颈扩张棒也会损伤宫颈和子宫内膜。如果在直视下将宫腔镜插入宫颈管,并且小心地沿宫颈和宫腔的轴线直至到达宫体,应该不会有产生假道或穿孔的风险。通常,宫颈管有纵向皱褶、乳头和裂隙,宫颈内口显示为宫颈管顶端的狭窄。峡部是位于内口上方的圆柱形延伸部分,体部是位于峡部上方的一个宽敞的空腔。图 13.10A 显示宫腔镜检查的正常宫腔,双侧宫角可见输卵管开口,其外观和进入宫腔的角度差异性

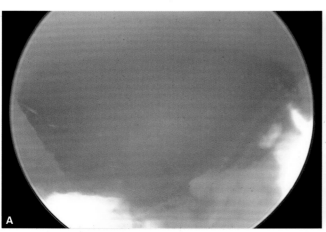
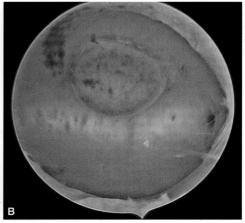

图 13.10　A.诊断性宫腔镜检查显示的正常宫腔。B.宫腔底部的内膜息肉

很大。增生期样子宫内膜光滑,呈粉白色,腺体的开口看起来像白色环形的隆起,周围环绕着网状血管。如上所述,如果可能的话,宫腔镜检查应该尽量在月经周期的卵泡期进行。在分泌期,子宫内膜茂密而柔软,不规则地伸入宫腔内,易被误认为是小息肉。虽然宫角处很容易辨认,但在月经周期的后期可能看不到输卵管开口。

诊断性宫腔镜操作步骤见知识框 13.1。

知识框 13.1　诊断性宫腔镜操作步骤
• 截石位,双合诊:子宫前倾或后倾。 • 排空膀胱,消毒会阴,铺巾。 • 将液体收集袋置于臀部下方。 • 核查宫腔镜设备和膨宫介质是否正确。 • 用双壳窥阴器或 Sims 牵开器暴露宫颈。 • 单齿抓钳钳持宫颈前唇。 • 如果需要进行宫颈扩张(诊断性宫腔镜不需要),不要过度扩张。 • 将宫腔镜置入外口,膨宫介质流出;抓钳钳持并反向牵拉宫颈,直视下插入宫腔镜。 • 宫腔镜进入时检查宫颈管。 • 当进入子宫腔后,在宫腔镜放置到位的情况下,取出窥器或 Sims 牵开器。 • 通过识别输卵管开口来确认 / 定位 • 检查应包括宫颈管、宫腔全景,双侧输卵管口以及子宫前壁和后壁

手术性宫腔镜

宫腔镜需插入手术或电切镜管鞘内。如果使用手术管鞘,则选择适当的橡皮塞接头连接到手术通道口上。膨胀液冲洗管鞘,然后连接导光缆。

小心使用 Pratt 扩张棒扩张宫经,直到手术管鞘适配通过裹紧的宫颈管。随着灌流液的流动,宫腔镜直视下插入宫腔,观察宫腔全景,然后,手术者识别宫腔内标志物(如输卵管开口、宫角深度、病变的位置和附着物、与宫颈内口的距离)。如果宫腔显示不清,可能是宫腔镜插入太深,宫腔镜接触到子宫壁。当视野被遮挡时,最谨慎的第一步是,在膨宫介质持续注入宫腔的情况下,将器械向后拉。

在获得清晰的视野后,将操作器械(例如电极或剪刀)插入,并向前推进以接触到目标组织。具有恒流功能设置的管鞘,可以旋闭回流阀进一步膨胀宫腔,然后,再打开阀门将宫腔冲洗干净。对于复杂情况,手术医师可选择同时行腹腔镜检查,以辅助查看子宫浆膜表面,从而为避免意外子宫穿孔提供额外的保障。同时,行腹腔镜检查对于子宫纵隔切除、宫腔粘连松解和大的黏膜下肌瘤切除更有益。

电外科器械和激光

电外科器械和激光都以类似的方式发挥其组织作用。它们都能在 60~70℃ 时产生凝固,在 100℃ 时产生汽化。通过提高功率密度或保持功率恒定和增加组织暴露时间,可以产生类似的组织作用。一根 1mm 的激光光纤向组织输送 30W 功率,将产生 3 000W/cm^2 的功率密度。一个 3mm 的滚球电极需要产生 300W 的功率,才能产生类似的功率密度。利用热能工作的 Nd：YAG 激光器是宫腔镜手术的首选激光器,Nd：YAG 激光在任何膨宫介质中都可以很好地传输,而单极电外科设备在无电解质的介质中运行效率最高。

手术医师必须熟悉控制电手术器械和激光作用的物理原理,以及这些能量器械对组织所产生的作用。有经验的手术医师(knowledgeable surgeon)不会用滚球电极来切割或用环形电极来凝结组织。选择合适的功率取决于病变和部位,长时间使用高功率会增加严重组织损伤的可能性。

无论手术医师是使用电切镜、手持式电极还是激光,组织作用的深度都是极其重要的,高功率密度或长时间暴露下操作均可导致穿透肌壁的损伤。手术医师必须牢记膨胀的子宫壁厚度(0.5~1cm)要比未膨胀的子宫壁(1.5~2cm)薄得多。由激光光纤或电极造成的子宫穿孔,比用剪刀或其他机械装置造成的子宫穿孔严重得多,因为热能可以对周围结构(如肠管或膀胱)造成严重损伤,最严重的热损伤发生在手术后 2~3 天。在这种情况下,可以使用腹腔镜或开腹手术来确定损伤的严重程度。

手术性宫腔镜操作步骤,见知识框 13.2。

宫腔镜手术的具体步骤

宫腔镜子宫肌瘤切除术

黏膜下肌瘤在宫腔镜下典型的表现为白色球

知识框 13.2　手术性宫腔镜操作步骤

- 遵循诊断性宫腔镜的初始步骤。
- 如果视野不清晰，打开膨宫介质流出阀至清晰，然后重新关闭阀门；如有必要，略开一点以便液体循环。
- 持续监测液体赤字：根据膨宫介质类别，赤字达 750mL（非电解质）或 2 500mL 时停止操作。

肌瘤切除术

- 电切除镜：释放 90° 角的电切环，功率设定在 80~100W，使用连续波（切割）凝切；逐步削除肌瘤，需要时清除肌瘤碎屑；切割时总是将电切环拉向宫腔镜。
- 碎切：通过手术通道放置手持器械，远端尖部靠近肌瘤边缘。保持手持器械稳定，用脚踏板启动切割操作。

息肉切除术

- 插入宫腔镜剪刀，剪切息肉基底部

- 插入宫腔镜钳抓住息肉取出。
- 替代方法：电切镜或碎切（类似于肌瘤切除术）。

隔膜切除术

- 确认宫腔和双侧输卵管内口。
- 使用宫腔镜剪刀或其他切割器械，切开隔膜的中央部分。
- 接近宫底部时要小心，避免穿孔或出血。

粘连松解术

- 进行彻底的宫腔镜检查以确定界标。
- 使用剪刀或其他器械，先剪开膜状和中央部粘连。
- 再剪除边缘和致密粘连部分，总是从下方向上方移动剪切。
- 保持宫腔镜相对于子宫壁在宫腔的中央位置。

形肿块，其上覆盖着脆弱的薄壁血管网。术前建议行生理盐水灌注超声子宫造影（saline infusion sonohy sterogram，SIS）或盆腔 MRI 等影像学检查。典型的肌瘤是无柄或有蒂的，欧洲妇科内镜学会（European Society for Gynaecological Endoscopy）将黏膜下肌瘤分为 0 型、1 型和 2 型，0 型肌瘤 100% 位于宫腔内，1 型肌瘤壁内部分小于 50%，2 型黏膜下肌瘤壁内部分大于 50%。一般来说，0 型和 1 型肌瘤适合宫腔镜切除，而 2 型肌瘤最好采用腹腔镜或开腹手术切除。

宫腔镜技术

几种不同的宫腔镜手术可用于切除黏膜下肌瘤。现今，电切镜已被广泛使用，通常使用单极电切和非电解质膨宫介质，或者双极电切和电解质膨宫介质。切除肌瘤时，使用 90° 的环形电极，通常连接功率为 80~100W 的连续波（切割）电源。在视频监控下，逐步刨削（shaving）切除肌瘤，移除肌瘤组织碎屑块送检病理检查。对于宫底肌瘤，直电极是最有效的器械，而对于位于前壁或后壁的病变，成角电极（angulated electrode）是首选（图 13.11）。电极只能在朝向宫腔镜方向收回时启动，而不能在推离宫腔镜时启动。这种技术最大的缺点在于需要反复去除被刨削掉的组织碎片。

其他电外科技术可以与具有大独立冲洗通道的宫腔镜结合使用，3mm 针状电极、刨削环形电极和双极电极可用于施行上述电切镜的所有可选手术。3mm 可伸缩切割环可以以类似于环形电极的方式进行刨削电切。双极针电极可以多次插入任何大小的黏膜下肌瘤的实质，以凝结肌瘤内部（肌溶解）。

宫腔镜肌瘤碎切器现在常用于切除黏膜下肌瘤。使用这些装置，通过宫腔镜管鞘的操作腔道放置手柄，其远端触贴肌瘤的边缘。当手柄保持固定

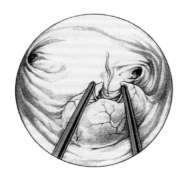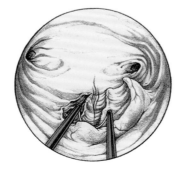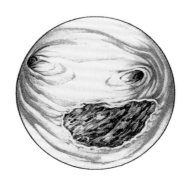

图 13.11　电切镜通过使用成角环形电极刨削技术切除黏膜下肌瘤（From Baggish MS，Barbot J，Valle RF. *Diagnostic and operative hysteroscopy*，2nd ed. St. Louis，MO：Mosby-Year Book，1999. Reprinted with permission from Michael S. Baggish，MD.）

位置时,脚踏板激活切削动作。肌瘤被碎切,直到肌瘤基底部与相邻的肌层齐平,并在此过程中吸除肌瘤碎屑。宫腔镜肌瘤碎切器的优点是在手术过程中术野没有肌瘤碎屑漂浮,比使用电切镜更快。

当切除大肌瘤(3~5cm)和取出时,如果担心子宫穿孔的风险,可同时进行腹腔镜监护。宫底中央部位的肌瘤发生子宫穿孔的风险最大。关于黏膜下肌瘤恶性风险,平滑肌肉瘤的风险小于 1%,虽然如此,任何被切除的肌瘤(或肌瘤的一部分)都应该送病理检查。

子宫内膜息肉

功能性和非功能性息肉是异常子宫出血的常见原因(图 13.10B),功能性息肉往往比非功能性息肉小。功能性息肉的表面与周围的子宫内膜相同,无功能的息肉呈白色突起,表面覆盖着分支血管。通过 SIS 或子宫输卵管造影(hysterosalpingogram,HSG)相对容易诊断息肉,宫腔镜切除优于盲法手术切除。Gebauer 等人比较了盲法切除子宫息肉(刮除和钳除)和宫腔镜,刮除术中有 43% 的病例诊断为息肉,而用息肉钳(polyp forceps)尝试切除息肉的病例中有 68% 显示有息肉残留。

宫腔镜技术

宫腔镜切除子宫内膜息肉有几种方法。过去常用的一种方法是用宫腔镜剪刀剪断息肉的底部,然后用鳄齿抓钳取出息肉,这可以通过双通道宫腔镜或单通道操作宫腔镜来完成,取出宫腔镜的同时取出游离的息肉,送检病理学检查,再次检查切除部位后结束手术。另一种方法是用宫腔镜息肉抓

钳直接抓住息肉,然后扭转将其取出(图 13.12)。如果观察有出血,用 3mm 滚球电极进行凝结(40~50W),或者,可以用可伸缩的电捕套(electric snare loop)、针状电极或激光光纤在息肉的基底部进行切割。息肉也可以用电切镜或类似肌瘤的宫腔镜组织碎切器切除。

子宫纵隔

子宫纵隔是可治疗的流产原因,它通常导致胚胎停育(pregnancy wastage)继发自然流产,大都可以进行宫腔镜手术治疗。典型的诊断是 HSG 或 3D-SIS,两者都显示子宫充盈缺陷,盆腔 MRI 也可以用来确认诊断。1978 年,March 及其同事首次报道了这项旗帜性技术(The standard technique),即在宫腔镜直视下用剪刀切断纵隔。

宫腔镜技术

从宫颈内口水平观察子宫纵隔(图 13.13)。宫腔镜可以进入左、右宫腔内,并看到输卵管开口的具体位置。然后,宫腔镜置回撤至略高于宫颈内口水平处,合适的手术器械插入管鞘,通常是剪刀,从纵隔的中部切开(图 13.14),一般不需要切除纵隔组织,因为纵隔组织在被切开后就会回缩。在某些情况下,同时进行腹腔镜监护更安全。当接近宫底时,手术者依靠腹腔镜检查的助手,来指示宫腔镜光线是否透过了完整的子宫肌壁。另一种技术可以同时行妇科超声监护,以确定是否已经进入子宫肌层,并监测手术器械和子宫浆膜表面之间的距离。手术医师应该意识到切割器械向后漂移的一般倾向,应在纵隔正中间操作。当未注意到这种向

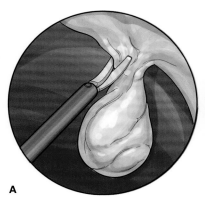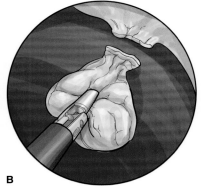

图 13.12　A. 单通道或双通道宫腔镜用于息肉切除,用剪刀将息肉基底部剪断,然后用钳子抓取。B. 用于抓持和切除息肉的钳子

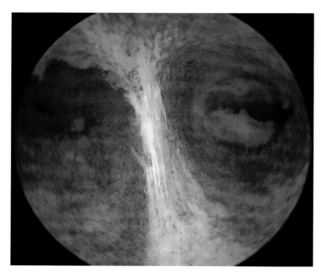

图 13.13 宫腔镜下子宫纵隔延展超过宫腔的 75%（Courtesy of Dr. Samantha Pfeifer.）

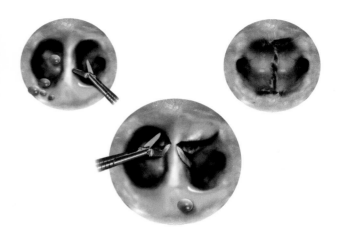

图 13.14 左上：将要切开子宫纵隔前的宫腔镜视图。中间：大约在纵隔正中央切开，注意不要过于向后，较厚的纵隔从外围向中心切开。右上：已完全切开了子宫纵隔（Reprinted with permission from Baggish MS, Valle RF, Guedj H. *Hysteroscopy：visual perspectives of uterine anatomy，physiology and pathology*, 3rd ed. Philadelphia, PA：Wolters Kluwer Health/Lippincott Williams & Wilkins；2007.）

后漂移时，手术器械可能会切入子宫肌层，导致脉动性出血。同样，在宫底水平矫治子宫纵隔过度，会导致子宫肌层的深度穿透，继而出血。如果使用多通道宫腔镜，可以使用 3mm 的滚球电极来灼凝出血血管。双针双极电极是一种安全的电凝替代方法。通常建议患者术后每天服用雌激素，多持续 2~4 周（口服结合雌激素 - 妊马雌酮 2.5mg/d，或口服雌二醇 4mg/d）。在复杂病例中，如由于粘连形成而进行二次纵隔切除术后，置入子宫支架（uterine stent）或 Foley 球囊可能是有益的（图 13.15）。

宫腔粘连

在雌激素缺乏的环境下，由于创伤或感染导致了宫腔前壁和后壁之间形成粘连，宫腔粘连也被称为 Asherman 综合征。子宫粘连的危险因素包括宫腔感染或产后出血，用力过度刮宫，以及反复刮宫术。表现为闭经或月经量减少，HSG 或 SIS 的诊断通常是子宫充盈缺损。既往治疗子宫粘连的方法是盲刮（blind curettage），效果不好。随着全景手术宫腔镜的出现，治疗有了发展，在宫腔镜下检查识别粘连，用剪刀锐性剪开粘连处（图 13.16）。宫腔粘连松解术可能是最具挑战性的宫腔镜手术之一，由于许多血管通道被开放，膨宫介质进入血管内的风险增加。

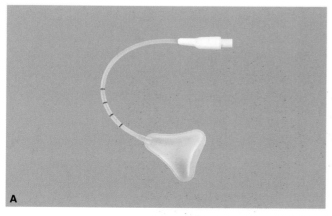

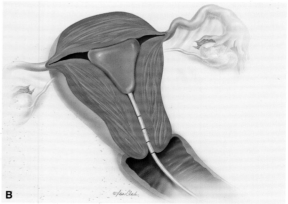

图 13.15 球囊子宫支架放置于手术后的宫腔内，以减少子宫出血。它也可以用来降低再次发生宫腔粘连的风险，10mL 的 Foley 导管（球囊充胀至 5mL 也可用于同样的目的（Instrument：Permission for use granted by Cook Medical，Bloomington，Indiana. Anatomy illustration：© 2013 Lisa Clark courtesy of Cook Medical.）

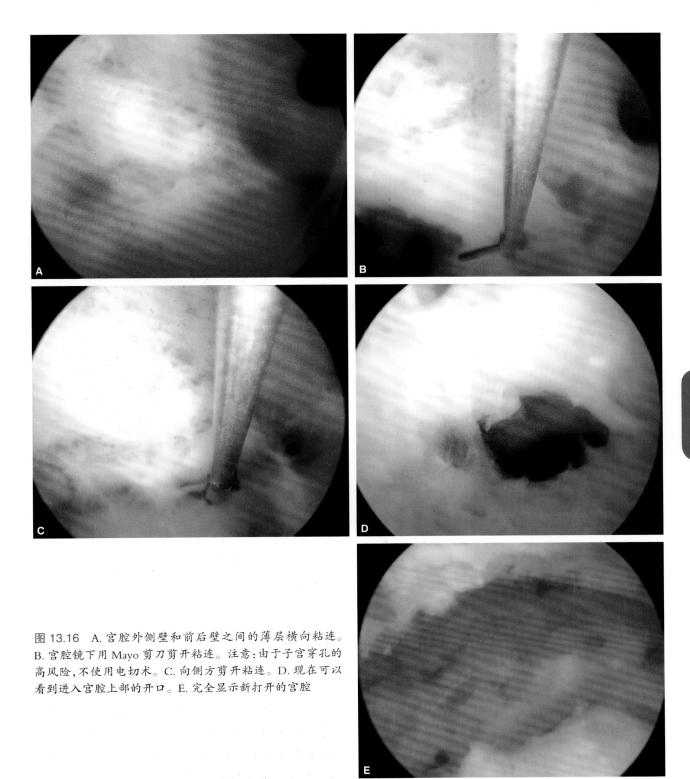

图 13.16　A. 宫腔外侧壁和前后壁之间的薄层横向粘连。B. 宫腔镜下用 Mayo 剪刀剪开粘连。注意：由于子宫穿孔的高风险，不使用电切术。C. 向侧方剪开粘连。D. 现在可以看到进入宫腔上部的开口。E. 完全显示新打开的宫腔

宫腔镜技术

进行彻底的诊断性宫腔镜检查评估粘连的严重程度和宫腔的畸形形态。应该尽量寻找粘连幕带上，飘动的微小血色碎片和组织碎片的小开口，它可以作为一点正常的解剖标志。

同时进行腹腔镜监护一般更谨慎安全，可以防止和立即识别子宫穿孔。软性或半刚性剪刀、电切镜、Versapoint 双极和 Nd：YAG 激光是可以选择的手术器械。尽管有些手术者使用单极针状电极，切

割功率为 40~50W,设置在混切模式 1 或 2 挡;使用 Nd:YAG 激光的初始功率设置为 30~50W;膨宫介质通过管鞘注入宫腔内。首先切断薄膜粘连和中央粘连,并始终密切关注液体的流动。边缘和致密的粘连应该最后处理,始终是从下方切开,向上移动,一个关键策略是将宫腔镜保持在相对于子宫壁的宫腔中间。宫腔通常可以恢复到相当正常的结构形态,术中出血并不少见,尤其是在切除边缘粘连时,因为粘连与肌层之间的边界是模糊的。

除 1 或 2 例单纯性薄膜粘连外,患者术后恢复期均需行雌激素治疗。建议时间为术后 14~28 天。推荐剂量为每天口服 2.5mg 结合马雌激素或每天口服 6mg 雌二醇。放置子宫支架(Cook OB/GYN)、儿童用 Foley 导管球囊或 IUD 防止宫腔壁粘连是标准的术后预防措施,子宫支架或 Foley 球囊通常在手术后放置 7 到 10 天,然后在门诊取出。当放置支架或球囊后,患者应口服抗生素如多西环素(doxycycline)100mg,每天 2 次,预防感染。

输卵管插管

宫腔镜常与腹腔镜同时进行,可用于治疗输卵管阻塞。Novy 等(1988)报道了一种用特殊导管进入输卵管开口,并穿过阻塞的输卵管间质部分的技术。Dumesic 和 Dhillon(1991)报道了一种输卵管插管手术,在该手术中,使用了一个柔性导引插头(a flexible guiding insert)来协助角状中空导管(the cornual cannulation catheter)通过。这些技术对于治疗继发于细胞碎片和输卵管痉挛性间质部梗阻是有用的,这种插管技术的明显优点是它在治疗可能需要体外受精,或需要输卵管间质部吻合的患者时有用。

宫腔镜技术

一种带有金属封闭器(metal obturator)的 5.5F 聚四氟乙烯(Teflon)插管(Novy Cornual Cannulation Set,Cook Medical,Bloomington,IN)通过宫腔镜管鞘的操作孔道插入,取下封闭器,将带导丝的 3F 导管通过位于套管末端的 Y 形适配接头插入 5.5F 套管,插入输卵管开口,并轻柔地插入输卵管内。当输卵管间质部被疏通或遇到阻力时,将导丝拔出,并通过 3F 导管注入靛蓝(indigo carmine)染料,同时腹腔镜检查,可以看到染料从输卵管伞端流出,就可确认其通畅(图 13.17),或者,可以在患者身下放置一个放射片(radiologic plate),然后注射不透射线的染料时摄片。

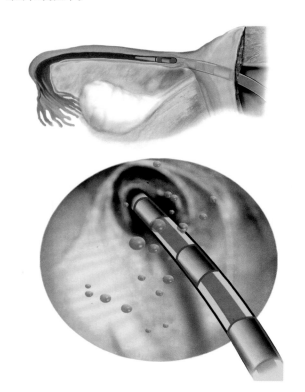

图 13.17 宫腔镜直视下内导丝插入输卵管口并推进,然后在导丝上推进外导管,退出导丝注射靛蓝,助手从上方通过腹腔镜检查观察输卵管的通畅性(Reprinted with permission from Baggish MS, Valle RF, Guedj H. *Hysteroscopy:visual perspectives of uterine anatomy,physiology and pathology*, 3rd ed. Philadelphia, PA:Wolters Kluwer Health/Lippincott Williams & Wilkins;2007.)

绝育术

尝试在宫腔镜下实施女性绝育,使用栓子,或通过电或化学的方法造成输卵管近端阻塞,在过去都已经尝试,其并发症和失败率高,导致停用。2002 年 11 月,美国食品药品管理局(Food and Drug Administration,FDA)批准了 Essure 微型插入栓子(microinsert)的使用,它通过宫腔镜插入。尽管 Essure 被广泛使用,但出于安全考虑,制造商在 2018 年停止了在美国的销售。

子宫内膜消融术

子宫内膜消融术是手术破坏子宫内膜至基底层,深度为 4~6mm。对于有慢性、排卵性、严重月经量过多的患者来说,这是一种理想的治疗方法。消融术也被用于药物治疗失败或有药物治疗禁忌证的急性异常子宫出血的女性。对于希望将来生育的女性、患有子宫内膜癌或子宫内膜增生症的女性或绝经后出血的女性,不建议应用子宫内膜消融术。

所有接受消融术的患者都应先进行子宫内膜取样,以排除子宫内膜增生或子宫内膜癌。术前应进行 SIS、诊断性宫腔镜检查或 MRI 评估,以评估有无其他致病的病因,如息肉、黏膜下肌瘤和 / 或子宫腺肌病,因为这些情况,可能改变治疗建议、结果或会诊。

第一代子宫内膜消融术是指用切除技术消融,或切除子宫内膜。这些手术是在宫腔镜可视下使用滚球、环形电极、气化电极或激光施行。

第二代子宫内膜消融器件都是一次性使用,使用非切除技术消融子宫内膜。目前已获得 FDA 批准的装置设备有双极射频、冷冻消融、循环热液消融以及热双极联合射频系统。各装置的作用机制及具体情况见表 13.2。

与第一代子宫内膜切除技术相比,这些装置所需要的手术操作技能更少。除热液消融外,第二代装置不使用宫腔镜。然而,如果术前未对宫腔进行评估,或术前评估提示息肉或肌瘤(有意治疗),使用这些设备时应考虑行宫腔镜检查。除了使用双极射频通过组织阻抗测量效果的设备外,建议使用 GnRH 激动剂对子宫内膜进行预处理,以优化治疗效果。

疗效和并发症

选择合适的患者,所有的消融手术均有高的成功率和低的失败率。大多数研究报道出血改善高达 90%,闭经率 20%~70%。然而,高达 25% 的患者在 2~5 年内接受了子宫切除术。有几个可提前识别的患者因素,可以影响手术成功的结果,在选择消融候选者时应考虑这些因素。

在进行子宫内膜消融术之前,有一些特殊的患者情况需要特别考虑。

1. 对于有子宫内膜癌风险的患者,担心子宫内膜消融术可能掩盖子宫内膜癌的症状(出血)或由于取样困难而导致诊断延迟。因此,孕激素治疗是治疗继发于慢性无排卵的异常子宫出血的首选。

2. 子宫内膜消融术一般不用来治疗子宫肌瘤或息肉。肌瘤或息肉大小没有公认的标准可以排除消融治疗。除小(<3cm)的 2 型肌瘤外,任何息肉或肌瘤都应在子宫内膜消融术之前或同时切除。

表 13.2

美国 FDA 批准的第二代非切除子宫内膜消融方法

	双极射频 (NOVASURE)	冷冻消融 (HER OPTION)	热液消融(HYRO THERMABLATOR)	热双极联合射频消融 (MINERVA)
机制	双极网状探头向周围的子宫内膜传输射频电流,直到达到特定的组织阻抗	由液氮或差分气体(differential gas)交换冷却的探头尖端形成一个冰球。温度可达 –20℃,距离冰球边缘 3~5mm,对组织造成永久性破坏	加热(90℃)的生理盐水通过宫腔镜管鞘进入宫腔,引起周围子宫内膜的热损伤	电流将氩气电离成等离子体,加热周围的硅树脂薄膜。热量和射频电流一起传导到子宫内膜组织引起损伤
装置直径 /mm	7.5	5.5	7.8	7.0
宫腔深度 /cm	≥6,≤10	≥4,≤10	≥6,≤10.5	≥4
宫腔宽度 /cm	≥2.5	无特殊要求	无特殊要求	≥2.5
供能持续时间	90~120s	10min	10min	120s
子宫内膜预处理	无	促性腺激素释放激素激动剂	宫颈扩张和刮宫术,或促性腺激素释放激素激动剂	无
辅助设备	无	超声	宫腔镜	无

3. 子宫腔的增大应排除其他病变,如子宫肌瘤或子宫腺肌病。在大子宫手术的选择时,考虑采用第一代方法或热液消融(循环热液),以确保所有表面区域的治疗。子宫腺肌病不是子宫内膜消融术的禁忌证。然而,失败的风险较高,因为消融不能治疗潜在的病因,仍是消融后疼痛的一个危险因素。

4. 既往有输卵管结扎史的患者,存在消融后输卵管绝育综合征(postablation tubal sterilization syndrome,PATSS)的风险,其表现为周期性疼痛,继发于输卵管阻塞后隐匿性出血。据估计有 10% 既往有输卵管结扎史的消融患者会出现这种症状。

5. 对于手术时年龄小于 45 岁的患者,失败的风险比年龄较大的患者更高,需要额外的干预。

宫腔镜手术的所有风险都可以概括为子宫内膜消融术。总体并发症发生率低,主要并发症少见。子宫内膜消融术最常见的并发症包括子宫穿孔(<1.3%)、出血(<3%)、宫腔积血(<2.4%)和盆腔感染(<2%)。具体到热液消融系统,皮肤和阴道烫伤之前已经描述。电切消融治疗的子宫穿孔风险(1.3%)高于非电切技术(0.3%)。许多第二代设备都有内置的安全功能,因此如果有穿孔或泄漏的迹象,能量就不会被启动。子宫或宫颈的瘢痕在消融后形成瘢痕时,可能会出现宫腔积血,总体风险较低(0.3%~2.4%),但在电切消融术中风险较高。因此,在进行消融手术时,应尽量避开宫颈和宫颈 - 子宫交界处。

宫腔镜技术

所有拟行子宫内膜消融术的患者,均应首先行激素治疗以尝试控制异常子宫出血,如果药物治疗无效,并且该患者无生育要求,可以考虑行子宫内膜消融术。术前应当进行诊断性宫腔镜检查,子宫内膜取样或两者同时进行,以排除子宫内膜癌或非典型增生,并应进行所有相关的血液检查和会诊。所有患者均提前应用 GnRH 激动剂等药物进行预处理,使子宫内膜萎缩。

除非怀疑子宫穿孔或其他透壁性损伤(transmural injury),否则在子宫内膜消融术时,不需要同时进行腹腔镜监护。根据所选择的手术技术方式,可选用 5% 甘露醇或 0.9% 生理盐水作为膨宫介质。手术宫腔镜或电切镜插入宫腔,治疗宫底的一种方法是将激光光纤或滚球电极从一侧拖到另一侧(宫角到宫角)(图 13.18),然后消融前壁和侧壁,最后消融后壁。为了防止宫颈狭窄,消融不应延伸至内口以下进入宫颈。电外科发生器的功率设置为 50~150W,这取决于球形、桶状或环形电极的大小尺寸。激光功率设置为 40~60W。消融手术的目的是破坏可见的子宫内膜,包括宫角处子宫内膜,深度 1~2mm。传导热效应实际上会扩散得更深,通常会扩散到 3~5mm,这取决于器械在组织上作用的时间。这种穿透转化为子宫表面广泛的浅表肌层破坏和宫腔辐射状的凝固。当子宫内膜脱落时,由于基底小动脉和螺旋小动脉在 100℃ 的热暴露下失活,内膜丧失了再生能力,经过 6~8 周,子宫壁形成瘢痕并挛缩。子宫内膜消融术后可进行后续取样或宫腔镜检查。手术的平均持续时间约为 30min,手术一般出血很少或几乎没有失血,患者通常于手术当天被送回家。

其他手术

取环术

妇科医师偶尔会被请去帮忙,寻找并取出在宫颈外口看不到带尾丝的 IUD。在这种情况下,手术宫腔镜检查有助于在直视下定位并取出 IUD。插入宫腔镜,查看 IUD,如果看到尾丝,就可以置入鳄齿钳夹住尾丝,取出宫腔镜的同时,将其通过宫腔和宫颈取出。如果 IUD 嵌顿,则需要使用刚性抓取钳。明确 IUD 位置后,大齿刚性抓钳夹住节育器的突出部分。当宫腔镜管鞘慢慢撤出宫腔 - 宫颈 - 阴道时,需要用力钳住 IUD。

宫内病变活组织检查术

宫腔镜已经发展成为一种方法,可对宫腔进行活检来排除恶性肿瘤。当怀疑有肿瘤时,将手术宫腔镜插入宫腔,用 9F 活检钳对准肿瘤部位,以类似于阴道镜活检的方式钳取多点活检组织。通过操作通道插入 9F 塑料套管,用 30mL 注射器对套管口进行强力抽吸,取出套管,用生理盐水冲洗出管腔内组织,放置于固定液瓶中。同样,9F 刮匙也可以在直视下插入,或者可以先用诊断性宫腔镜插入子宫,确定病变部位,取出内镜,将 Novak 刮匙插入腔内,在先前定位的部位刮取活检标本。最后,

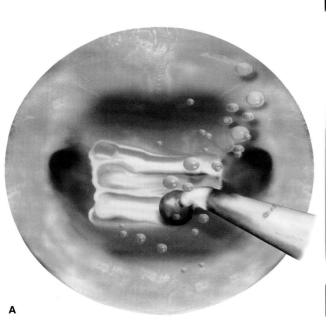
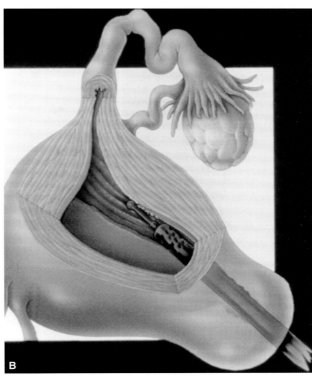

图 13.18 A. 通过整体移动宫腔镜,将球形电极从一侧拖到另一侧,从而消融宫底。B. 通过从上向下拖动带电的球形电极来消融前壁和后壁,这在子宫内膜形成 2~3mm 的沟纹,传导热损伤可以再延伸 1~2mm(Reprinted with permission from Baggish MS, Valle RF, Guedj H. *Hysteroscopy: visual perspectives of uterine anatomy, physiology and pathology*, 3rd ed. Philadelphia, PA: Wolters Kluwer Health/Lippincott Williams & Wilkins; 2007.)

将宫腔镜撤回宫颈内口水平,沿宫腔镜旁插入小 Novak 刮匙,定向刮取宫腔活检标本。

并发症

宫腔镜并发症包括出血、子宫穿孔、假道形成、液体吸收过多以及继发的病理反应。总的来说,并发症的风险较罕见。在一项包括 92 个中心 21 676 例宫腔镜手术的研究中,Aydeniz 等(2002)报道的总体并发症率为 0.22%,特殊并发症的发生率为子宫穿孔(0.12%)、液体过载(0.06%)、术中出血(0.03%)、肠道和膀胱损伤(0.02%)和感染(0.01%)。Jansen 等(2000)报道了包括 82 个中心在内的 13 600 例宫腔镜手术的并发症率为 0.28%。诊断性宫腔镜手术的并发症发生率(0.13%)明显低于手术宫腔镜(0.95%),其中粘连松解术的并发症发生率最高为 4.48%。子宫穿孔是最常见的手术并发症,发生率为 0.76%,其中 54.5% 发生在住院期间。

子宫穿孔

子宫穿孔可能发生在任何手术宫腔镜手术中,但最常见的是在纵隔切除、肌瘤切除和宫腔粘连松解术时。同时进行腹腔镜监护,可以帮助防止这种并发症。由于子宫穿孔通常发生在扩张宫颈过程中,所以在实际放置宫腔镜之前,优化宫颈扩张过程,以避免穿孔和其他并发症,如造成假通道和宫颈裂伤。为了防止在进入过程中穿孔,应该在直视下进入宫颈和内口,同样也应该直视下进入宫腔。麻醉下的检查,可以提供子宫纵轴的方向,同时经腹部超声,也可以帮助指导手术医师,在遇到困难宫颈管操作时的导航。

如上所述,最危险的穿孔是与激光和电外科设备相关的穿孔。在推进或向前移动时,不激活能量器械可以降低此类伤害的风险。脚踏板仅在激光光纤或电外科电极的返回时,才会被激活。如果能量器械确实造成了穿孔,则需要进行剖腹探查或腹腔镜检查以确保没有对肠、膀胱或输尿管造成损伤。

由于手术者很难确定纵隔的顶缘(septum ends)和子宫肌层的起始位置,在宫底部水平,纵隔切除术的最后阶段,穿孔风险最高。穿孔的一个迹象是当膨宫介质从穿孔部位流出时,膨宫效果突然消失(图13.19)。如果没有注意到穿孔,且没有同时进行腹腔镜监护,即使使用非能量器械也有可能出现严重的并发症,但这种情况比使用激光或电极发生的并发症要少得多。如果怀疑穿孔,可以选择腹腔镜检查进行评估,而不是术后的长期观察。子宫穿孔可能导致髂血管损伤,不明原因的血压下降,加上膨宫介质渗漏,应该提醒手术医师注意这种可能性。宫腔镜术中的子宫穿孔会增加患者在未来妊娠期间子宫破裂的风险。

液体过载的处理

液体过载的病理生理后果可能很严重,甚至危及生命,因此,妇外科医师必须警惕预防这一严重的并发症,并发症的风险因膨宫介质的种类而不同。

预防液体过载的方法包括:①尽可能使用等渗液体,如生理盐水;②密切监测液体赤字;③将膨宫压维持在70~80mmHg;④将手术时间控制在1h内或更短。曾有报道,因使用山梨醇和甘氨酸等低渗液导致了严重的低钠血症。例如,在宫腔镜手术中吸收1 000mL甘氨酸膨胀剂可使血钠减少约10mEq/L。美国妇产科医师协会妇科实践

委员会(The American Congress of Obstetricians and Gynecologists Committee on Gynecologic Practice)建议,当患者年龄较大或有合并疾病时,低渗膨宫液赤字达到750mL时,应终止手术。对于所有其他患者,低渗膨宫液赤字达到1 000mL时,应终止手术。当使用等渗膨宫介质时,膨宫液赤字到2 500mL时,应停止手术。根据这一发现,除了终止手术,还应还给患者一个稳态钠水平(a stat sodium level),并给患者使用袢类利尿剂(loop diuretic),如呋塞米(furosemide)。严重的低钠血症通常需要送往重症监护病房;患者应该配合重症监护专家进行治疗,可能需要高渗盐水。

术中和术后出血

宫腔镜手术的常见并发症包括术中和术后出血。术中出血可以通过吸除血液(aspirating the blood)来控制,增加膨宫压,使其超过动脉压,充分挤压子宫肌壁止血。然后,可以用3mm的球形电极以30~40W的功率强制凝固出血的血管;或者使用双极针以20~30W的功率通过自动双极发生器进行多次脉冲凝固。如果膨宫压降低(在手术结束时),仍有出血,最好的控制方法是插入宫内球囊,最初充胀2~5mL(译者注:一般用无菌盐水),如果这个压力不能迅速止血,那么将球囊充胀至10mL,直到出血停止,较大的子宫可能需要更大体积的充胀球囊。必须注意防止宫内球囊过度膨胀,否则会

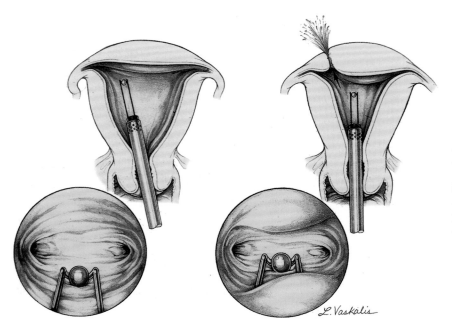

图13.19 当宫腔压下降,宫腔镜周围组织塌陷,产生宫腔视野受损时,应立即怀疑有无穿孔(Reprinted with permission from Baggish MS, Valle RF, Guedj H. *Hysteroscopy:visual perspectives of uterine anatomy,physiology and pathology*, 3rd ed. Philadelphia, PA:Wolters Kluwer Health/Lippincott Williams & Wilkins;2007.)

导致子宫破裂。球囊在宫腔内保留 6~12h,每 6h 逐渐减压一次,最后在移除前完全减压。当出血呈搏动性时,出血来源是动脉而不是静脉。如果这种类型的出血不能立即通过球囊压迫来控制,则通常需要急症行子宫切除术或子宫动脉栓塞术。术后迟发性出血最常见的原因是子宫内膜脱落(消融后)、慢性子宫内膜炎或先前切除的黏膜下肌瘤的肌内部分自发挤出和逐出。

手术视野不清

手术视野不清楚是一个常见的问题,多见于宫腔镜插入过深,宫腔镜直接触到子宫内膜。一种自然的倾向是将宫腔镜推得更深,这可能导致穿孔。可见性差的另一个原因是宫颈扩张引起的出血,解决出血的最好方法是增加宫腔镜介质的流速快速冲洗,并联合抽吸。

宫颈过度扩张同样是一个常见的错误,它会导致膨宫介质渗漏和无法保持膨宫状态,从而导致无法进行宫腔镜手术。血液和组织碎屑可以使视野变得模糊,以至于不能精确操作。如果手术者不能清楚地看到操作术野,最好暂停而不是继续操作。在宫腔内,如果不能识别正常的解剖标志,很容易迷失方向。

气体栓塞

气体栓塞是使用 CO_2 作为膨宫介质的宫腔镜手术的常见并发症。Brandner 等(1999)回顾了 3 932 例病例,发现与气体栓塞相关的亚临床事件发生率为 0.51%,症状性事件发生率为 0.03%。如果腹腔镜 CO_2 注气机连接到诊断性宫腔镜上,则极有可能发生致命性的 CO_2 气体栓塞。因此,手术医师必须对此保持警惕,防止这种情况的发生。

当使用液体膨宫介质时,宫腔镜手术中也可能发生气体栓塞。提示这种并发症的证据包括非特异性的呼气末 CO_2 减少和磨坊水轮杂音(millwheel murmur)。经食管超声心动图似乎是最敏感、最特异的监测方法。宫腔镜的反复进出把环境空气引入宫腔,或电外科手术产生的气泡,被认为是造成气体栓子的原因。在膨宫介质的压力下,空气被动或主动进入子宫静脉窦。如果怀疑是气体栓塞,应立即停止手术。建议在宫腔镜手术中避免头低脚高体位,以降低气体栓塞的风险。

感染

宫腔镜手术发生感染并发症的概率很低。美国妇产科医师协会不建议在诊断性宫腔镜或手术宫腔镜时,使用预防性抗生素。当存在宫颈感染、宫腔感染或输卵管炎时,应避免宫腔镜检查。即使在广泛的宫内手术(如宫腔粘连分离术或子宫肌瘤切除术)后,感染也很少见。Baggish 等(1999)观察到 5 000 例感染病例中,只有 13 例可能与宫腔镜检查有关。Salat-Baroux 等(1984)在 4 000 例宫腔镜检查中,报告了 7 例轻度感染。Agostini 等(2002)报告了 2 116 例手术性宫镜相关的 30 例感染,其中 18 例存在子宫内膜炎情况。

设备故障

诊断性和手术性宫腔镜手术使用的设备复杂,需要注意正确的器件组装、与电或激光能源的连接以及与摄像机和监视器的连接,以便适当地管理膨宫介质。在 Courdier 等最近的一项前瞻性观察研究中(2009),设备故障分为四类:成像、膨宫液和光传输、电路、手术器械。51 例手术性宫腔镜中,37.3%(19 例)发生了设备故障,最常见的问题包括宫腔镜连接和配件不可用或损坏、连接故障或抽吸系统设置不正确。手术者或工作人员的失误导致许多记录在案的错误。进行诊断性宫腔镜和手术性宫腔镜手术时,手术医师应能够组装和拆卸宫腔镜器械和设备,能够连接和激活视频监控系统,并且能够操作宫腔镜液体监控系统。创建制作检查表,以便手术医师和助手在进行宫腔镜手术前进行检查可能是有价值的方法。

术后注意事项

诊断性宫腔镜或手术性宫腔镜术后的患者,通常经历一个不明显的术后过程。当在门诊麻醉下进行手术时,患者在短暂休息后,当天就可以回家,患者可在耐受的情况下,恢复正常的饮食和活动。一般建议盆腔休息一周,包括禁止性交或使用卫生棉条。放置子宫支架或球囊的患者,应采取预防感染和脱落的措施。接受广泛肌瘤切除的患者,在 1~2 周内,可能会出现子宫痉挛性痛和轻微点滴出血,或阴道出血。

对于渴望生育的患者,可以在进行息肉切除术或带蒂肌瘤切除术后的下一个月经周期开始尝试受孕;对于那些在切除有壁内成分的肌瘤后,仍处于恢复状态的患者,一般建议患者术后 3 个月再尝试受孕;在粘连分离或纵隔切除术后进行受孕的时间,取决于术后的恢复情况,但应在术后影像学显示宫腔通畅且无新的粘连形成后再尝试受孕。

要点

- 当预料宫颈狭窄时,米索前列醇预处理,可以降低通过宫颈管进入宫腔的难度。
- 在进行宫腔镜手术之前,必须对宫腔进行清晰、通畅的观察。
- 手术性宫腔镜术中液体、低黏度介质的输注必须准确测量和记录,尤其是甘氨酸或山梨醇等低渗透介质。
- 膨宫介质入量减去出量的正值输注差,即入出赤字,要求赤字 750mL(低渗透液体)到 2 500mL(等渗透液体)不等时,应停止手术。
- 低渗膨胀介质的吸收可导致致命的低钠血症,因此在使用这些介质时,手术医师必须警惕监测液体赤字。
- 二氧化碳作为膨宫介质只能用于诊断性宫腔镜检查,必须使用宫腔镜注气机(而非腹腔镜用的)以降低气体栓塞的风险。
- 使用能量器械进行宫腔镜手术时的穿孔,需要腹腔镜或剖腹手术探查腹腔内组织有无热损伤。对热损伤的怀疑程度可能影响腹腔镜或开腹探查的选择。

(杨春润　崔敏　赵兴波　译)

参考文献

AAGL Advancing Minimally Invasive Gynecology Worldwide; Munro MG, Storz K, Abbott JA, et al. AAGL practice report: practice guidelines for the management of hysteroscopic distending media. *J Minim Invasive Gynecol* 2013;20:137.

ACOG Committee on Practice Bulletins—Gynecology. ACOG practice bulletin No. 104: antibiotic prophylaxis for gynecologic procedures. *Obstet Gynecol* 2009;113(5):1180.

ACOG Committee on Practice Bulletins. ACOG Practice Bulletin. Clinical management guidelines for obstetrician gynecologists. Number 81: Endometrial Ablation. May

2007. *Obstet Gynecol* 2007;109:1233–1248.

AlHilli MM, Hopkins MR, Famuyide AO. Endometrial cancer after endometrial ablation: systematic review of medical literature. *J Minim Invasive Gynecol* 2011;18:393–400.

Agostini A, Cravello L, Shojai R, et al. Postoperative infection and surgical hysteroscopy. *Fertil Steril* 2002;77:766.

Al-Fozan H, Firwana B, Al Kadri H, et al. Preoperative ripening of the cervix before operative hysteroscopy. *Cochrane Database Syst Rev* 2015;(4):CD005998.

Ahmad G, Attarbashi S, O'Flynn H, et al. Pain relief in office gynaecology: a systematic review and meta-analysis. *Eur J Obstet Gynecol Reprod Biol* 2011;155:3–13.

American Congress of Obstetricians and Gynecologists. Technology assessment in obstetrics and gynecology No. 7: hysteroscopy. *Obstet Gynecol* 2011;117:1486.

Aydeniz B, Gruber IV, Schauf B, et al. A multicenter survey of complications associated with 21,676 operative hysteroscopies. *Eur J Obstet Gynecol Reprod Biol* 2002;104:160.

Baggish MS, Valle RF, Guedj H. *Hysteroscopy: visual perspectives of uterine anatomy, physiology and pathology*, 3rd ed. Philadelphia, PA: Lippincott Williams & Wilkins, 2007.

Batukan C, Ozgun MT, Ozcelik B, et al. Cervical ripening before operative hysteroscopy in premenopausal women: a randomized, double-blind, placebo-controlled comparison of vaginal and oral misoprostol. *Fertil Steril* 2008; 89(4):966.

Berman JM. Intrauterine adhesions. *Semin Reprod Med* 2008;26(4):349–355.

Brandner P, Neis KJ, Ehmer C. The etiology, frequency, and prevention of gas embolism during CO(2) hysteroscopy. *J Am Assoc Gynecol Laparosc* 1999;6(4):421–428.

Brown J, Blank K. Minimally invasive endometrial ablation device complications and use outside of the manufacturers instructions. *Obstet Gynecol* 2012;120:865–870.

Christianson MS, Barker MA, Lindheim SR. Overcoming the challenging cervix: techniques to access the uterine cavity. *J Low Genit Tract Dis* 2008;12:24.

Chudnoff S, Einstein M, Levie M. Paracervical block efficacy in office hysteroscopic sterilization: a randomized controlled trial. *Obstet Gynecol* 2010;115(1):26–34.

Cooper NA, Smith P, Khan KS, et al. Vaginoscopic approach to outpatient hysteroscopy: a systematic review of the effect on pain. *BJOG* 2010;117(5):532.

Courdier S, Garbin O, Hummel M, et al. Equipment failure: causes and consequences in endoscopic gynecologic surgery. *J Minim Invasive Gynecol* 2009;16:28.

da Costa AR, Pinto-Neto AM, Amorim M, et al. Use of misoprostol prior to hysteroscopy in postmenopausal women: a randomized, placebo-controlled clinical trial. *J Minim Invasive Gynecol* 2008;15(1):67.

Daniels JP, Middleton LJ, Champaneria R, et al.; International Heavy Menstrual Bleeding IPD Meta-Analysis Collaborative Group. Second generation endometrial ablation techniques for heavy menstrual bleeding: network meta-analysis. *BMJ* 2012;344:e2564.

Della Badia C, Nyirjesy P, Atogho A. Endometrial ablation devices; review of a manufacturer and user facility device experience database. *J Minim Invasive Gynecol* 2007;14(4):436–441.

Di Spiezio Sardo A, Mazzon I, Bramante S, et al. Hysteroscopic myomectomy: a comprehensive review of surgical techniques. *Hum Reprod Update* 2008;14(2):101–119.

Dumesic DA, Dhillon SS. A new approach to hysteroscopic cannulation of the fallopian tube. *J Gynecol Surg* 1991;7:7.

Dyrbye BA, Overdijk LE, van Kesteren PJ, et al. Gas embolism during hysteroscopic surgery using bipolar or mono-

IV

polar diathermia: a randomized controlled trial. *Am J Obstet Gynecol* 2012;207(4):271.e1–e6.

El-Nashar SA, Hopkins MR, Creedon DJ, et al. Prediction of treatment outcomes after global endometrial ablation. *Obstet Gynecol* 2009;113:97–106.

Fouda UM, Gad Allah SH, Elshaer HS. Optimal timing of misoprostol administration in nulliparous women undergoing office hysteroscopy: a randomized double-blind placebo-controlled study. *Fertil Steril* 2016;106(1):196.

Furst SN, Phillipsen T, Joergensen JC. Ten year follow up of endometrial ablation. *Acta Obstet Gynecol Scand* 2007; 86:334–338.

Gebauer G, Hafner A, Siebzehnrubl E, et al. Role of hysteroscopy in detection and extraction of endometrial polyps: results of a prospective study. *Am J Obstet Gynecol* 2002;186:1104.

Glasser MH, Zimmerman JD. The HydroThermablator system for management of menorrhagia in women with submucous myomas: 12–20 month follow-up. *J Am Assoc Gynecol Laparosc* 2003;10(4):521–527.

Glasser MH, Heinlein PK, Hung YY. Office endometrial ablation with local anesthesia using the HydroThermAblator system: comparison of outcomes in patients with submucous myomas with those with normal cavities in 246 cases performed over 5(1/2) years. *J Minim Invasive Gynecol* 2009;16:700–707.

Groenman FA, Peters LW, Rademaker BM, et al. Embolism of air and gas in hysteroscopic procedures: pathophysiology and implication for daily practice. *J Minim Invasive Gynecol* 2008;15:241.

Hamerlynck TW, Dietz V, Schoot BC. Clinical implementation of the hysteroscopic morcellator for removal of intrauterine myomas and polyps. A retrospective descriptive study. *Gynecol Surg* 2011;8(2):193–196.

http://minervasurgical.com/health-care-professionals/technology-overview/. Accessed on December 30, 2017.

http://novasure.com/hcp/about-novasure/how-it-works. Accessed on December 30, 2017.

https://www.heroption.com/professionals/about/HowItWorks.aspx. Accessed on December 30, 2017.

http://www.bostonscientific.com/en-US/products/endometrial-ablation-system/genesys-hta.html. Accessed on December 30, 2017.

Jansen FW, Vredevoogd CB, van Ulzen K, et al. Complications of hysteroscopy: a prospective, multicenter study. *Obstet Gynecol* 2000;96:266.

Laberge P. Garza-Leal J, Fortin C, et al. A randomized controlled multicenter US Food and Drug Administration trial of the safety and efficacy of the minerva endometrial ablation system: one-year follow up results. *J Minim Invasive Gynecol* 2017;24(1):124–132.

Leibowitz D, Benshalom N, Kaganov Y, et al. The incidence and haemodynamic significance of gas emboli during operative hysteroscopy: a prospective echocardiographic study. *Eur J Echocardiogr* 2010;11(5):429.

Lethaby A, Penninx J, Hickey M, et al. Endometrial resection and ablation techniques for heavy menstrual bleeding. *Cochrane Database Syst Rev* 2013;(8):CD001501.

Longinotti MK, Jacobson GF, Hung YY, Learman LA. Probability of hysterectomy after endometrial ablation. *Obstet Gynecol* 2008;112:1214–1220.

March CM, Israel R. Hysteroscopic management of recurrent abortion caused by septate uterus. *Am J Obstet Gynecol* 1987;156:834.

Nada AM, Elzayat AR, Awad MH, et al. Cervical priming by vaginal or oral misoprostol before operative hysteroscopy: a double-blind, randomized controlled trial. *J Minim Invasive Gynecol* 2016;23(7):1107.

Novy MJ, Thurmond AS, Patton P, et al. Diagnosis of cannula obstruction by transcervical fallopian tube cannulation. *Fertil Steril* 1988;50:434.

Oppegaard KS, Lieng M, Berg A, et al. A combination of misoprostol and estradiol for preoperative cervical ripening in postmenopausal women: a randomised controlled trial. *BJOG* 2010;117(1):53.

Pantaleoni D. On endoscopic examination of the cavity of the womb. *Med Press Circ* 1869;8:26.

Pellicano M, Guida M, Zullo F, et al. Carbon dioxide versus normal saline as a uterine distension medium for diagnostic vaginoscopic hysteroscopy in infertile patients: a prospective, randomized, multicenter study. *Fertil Steril* 2003;79:418–421.

Phillips DR, Nathanson HG, Milim SJ, et al. The effect of dilute vasopressin solution on the force needed for cervical dilatation: a randomized controlled trial. *Obstet Gynecol* 1997;89(4):507–511.

Practice Committee of American Society for Reproductive Medicine. Indications and options for endometrial ablation. *Fertil Steril* 2008;90(5):S236–S240.

Prabhakaran S, Chuang A. In-office retrieval of intrauterine contraceptive devices with missing strings. *Contraception* 2011;83(2):102–106.

Ruiz JM, Neuwirth RS. The incidence of complications associated with the use of Hyskon during hysteroscopy: experience in 1793 consecutive patients. *J Gynecol Surg* 1992; 8:219.

Sabbah R, Desaulniers G. Use of the NovaSure impedance controlled endometrial ablation system in patients with intracavitary disease: 12-month follow up results of a prospective, single arm clinical study. *J Minim Invasive Gynecol* 2006;13(5):467–471.

Salat-Baroux J, Hamou JE, Maillard G, et al. Complications from micro-hysteroscopy. In: Siegler A, Lindemann H, eds. *Hysteroscopy*. Philadelphia, PA: JB Lippincott Co., 1984.

Sharp HT. Endometrial ablation; postoperative complications. *Am J Obstet Gynecol* 2012;207:242–247.

Shveiky D, Rojansky N, Revel A, et al. Complications of hysteroscopic surgery: "Beyond the learning curve". *J Minim Invasive Gynecol* 2007;14(2):218.

Townsend DE, McCausland V, McCausland A, et al. Post ablation tubal sterilization syndrome. *Obstet Gynecol* 1993;82:422–424.

van Dongen H, Emanuel MH, Wolterbeek R, et al. Hysteroscopic morcellator for removal of intrauterine polyps and myomas: a randomized controlled pilot study among residents in training. *J Minim Invasive Gynecol* 2008;15(4): 466–471.

Wamsteker K, Emanuel MH, de Kruif JH. Transcervical hysteroscopic resection of submucous fibroids for abnormal uterine bleeding: results regarding the degree of intramural extension. *Obstet Gynecol* 1993;82(5):736–740.

Wishall KM, Price J, Pereira N, et al. Postablation risk factors for pain and subsequent hysterectomy. *Obstet Gynecol* 2014;124(5):904–910.

Yang JH, Chen MJ, Chen CD, et al. Optimal waiting period for subsequent fertility treatment after various hysteroscopic surgeries. *Fertil Steril* 2013;99(7):2092–2096.

IV

流产的手术处理及其并发症

Gretchen S. Stuart, Chava Kahn

本章着重于妊娠丢失（pregnancy loss）清宫和人工流产（induced abortion）的手术处理及其相关并发症。本章也提供了药物处理的简要概述。然而，详细的内容超出这本妇科手术学教科书的范畴。

早期妊娠流产

早期妊娠流产的流行病学

早期流产（first trimester miscarriage，即第一孕季的流产）是指在妊娠前 13^{+6} 周内宫内有空妊娠囊或妊娠囊内有胎芽但没有胎心搏动。在妊娠早期 - 妊娠前 3 个月，术语流产（miscarriage）、自然流产（spontaneous abortion）和早期妊娠丢失（early pregnancy loss）可以互换使用，在文献中对该术语没有共识。就本章而言，作者将使用 ReVITALize 的定义。描述流产或宫内妊娠丢失的最好方法是具体地说明停经的周数和子宫内胚胎 / 胎儿的测量数据或无胚胎，如果没有胚胎妊娠，则测量妊娠囊的大小。

在临床诊断的妊娠中，有 10%~15% 的妊娠发生早期流产。早期流产的危险因素和病因包括遗传、环境或多因素。早期流产最常见的原因是染色体异常，常染色体三体是最常见的染色体异常，其次是多倍体，然后是单体 X。

与早期妊娠流产相关的环境因素包括饮酒、吸烟和饮食。一些研究发现适量饮酒，例如每周三杯以上，会使早期流产的风险增加一倍，但是在任何妊娠阶段都没有确定的安全饮酒量，因此妊娠期应避免饮酒。同样，尽管证据有限，但妊娠早期使用烟草可能导致早期妊娠流产的轻微增加，并且可能有剂量效应（dose effect）。关于咖啡因摄入与早期妊娠流产之间关联的报道是相互矛盾的。但是，最近的证据表明，每天摄入两种以上含咖啡因的饮料可能会使早期妊娠流产的风险增加近一倍。

患者的人口统计学因素和某些孕产妇健康状况也与早期妊娠流产的风险相关。高龄孕产妇和既往有早期妊娠流产史是最常见的危险因素。35 岁时的流产率为 20%，到 40 岁时急剧上升到 40%，45 岁时增加到 80%。同样，早期妊娠流产的风险随着每次有记录的流产的次数而增加，从一次流产后的 20% 增加到三次或更多次之后的 43%。与早期妊娠流产风险增加相关的孕产妇健康状况包括内分泌紊乱，例如控制不好的糖尿病和甲状腺疾病、自身免疫性疾病、高凝状态和慢性感染。

早期妊娠流产的诊断

早期妊娠流产的女性可能会出现阴道流血和

子宫痉挛痛,有些可能会诉说妊娠症状减轻。评估从全面的病史和体格检查开始,尤其要关注患者的月经史和异位妊娠的危险因素,例如性传播感染史或盆腔或腹部手术史。体格检查应着重于有无腹部压痛、阴道穹隆出血以及宫颈处的妊娠物。双合诊检查对于排除宫颈或子宫压痛(可能提示感染性流产)以及附件区肿块或增厚(可能提示异位妊娠)极为重要。

超声检查对早期流产的诊断非常有帮助。很多时候,早期流产的诊断很简单(例如,当子宫内的胚胎或胎儿的头臀长≥7mm,且在超声检查中没有明显的心脏运动时)。在没有可测量的胚胎的情况下,妊娠囊平均直径至少为 25mm 的胎囊对诊断早期妊娠流产,才具有很高的特异性。此外,有时需要一次以上的超声检查才能确认妊娠是否不再生长。

血清 β 人绒毛膜促性腺激素(beta human chorionic gonadotropin,β-hCG)的连续测量可以作为一个重要的辅助工具,有助于诊断正常或异常妊娠(其中异常妊娠的诊断包括早期妊娠流产或异位妊娠)。"临界水平"是指 β-hCG 高于此水平时,应在超声检查中显示可能存在的妊娠囊,而当缺乏时强烈提示早期流产或异位妊娠。当将 β-hCG 的临界水平用作诊断工具时,β-hCG 值应至少为 3 500mIU/mL,以避免可能中断正常宫内妊娠的建议。一旦 β-hCG 水平高于临界水平,重新检查 β-hCG 的价值有限。

早期妊娠流产的处理

流产的临床处理包括期待、药物或手术治疗。具体方法取决于胎儿/胚胎的孕龄/胎龄(gestational age)。通常,只要患者的血流动力学稳定且已排除感染,就应根据患者的偏好决定治疗的方式。期待和药物治疗在这部分中介绍,早期妊娠流产的手术处理与早期妊娠人工流产的手术处理在同一节中介绍。

术前咨询和知情同意过程,对于进行流产手术治疗(miscarriage surgical management)的患者而言,与其他任何手术一样重要。咨询内容包括针对期待、药物或手术治疗的讨论和选择,以及对内科和外科疾病(medical and surgical conditions)以及未来生育计划的全面考虑。

早期妊娠流产的期待治疗

对于大多数早期妊娠流产的女性来说,等待妊娠物自然排出是一种安全的选择。在妊娠 8 周之前,期待治疗的成功率约为 80%。有限的数据表明,等待 2 周后,第 8 周的成功率没有明显提高。因此,如果从流产诊断之日起两周内未完整排出,多数临床医师会进行干预。

研究发现,与手术治疗相比,早期妊娠流产的期待治疗与更高的计划外入院和计划外手术的发生率相关。但是,总体并发症发生率相似,患者的偏好应指导选择干预措施。许多临床医师会鼓励进行随访,以确认孕囊完整排出并评估可能的心理影响,因为对于许多女性而言,这可能是一个极其情绪化的过程(emotional process)。

早期妊娠流产的药物治疗

对于希望缩短完全流产(complete pregnancy expulsion)的时间,但又想避免手术干预的患者来说,药物治疗是一种安全有效的选择。早期妊娠流产的药物治疗类似于药物流产,这将在接下来的节段中进一步讨论。

与人工药物流产不同,可以将米索前列醇(misoprostol)与米非司酮(mifepristone)一起使用或不使用米非司酮,来完成早期妊娠流产的药物治疗。米索前列醇是前列腺素 E_1(prostaglandin E1)类似物,米非司酮是一种 19- 去甲基类固醇(19-nor steroid),可作为竞争性的孕激素受体拮抗剂,并提高子宫肌层和子宫颈对前列腺素的敏感性。

早期妊娠流产的药物治疗是否成功取决于孕龄和用药方案。如果在服用 800μg 米索前列醇前约 24h,给予已满 12 周妊娠流产的患者服用 200mg 米非司酮,84% 的患者可完全排出孕囊。当仅阴道内使用 800μg 米索前列醇时,在妊娠满 12 周流产的患者中,71% 的人在第 3 天完全排出孕囊。如果在 7 天内根据需要给予第二剂 800μg 的阴道内米索前列醇,成功率可提高至 84%。加用米非司酮的成功率比单用米索前列醇后的孕囊排出成功率提高了近 20%,因此应考虑将该方案作为流产药物治疗的一线治疗方案。

早期妊娠流产的手术治疗

早期妊娠流产的手术治疗可以采用手控或电动子宫负压吸引术（uterine vacuum aspiration）。锐器刮宫（sharp curettage）是一种过时的手术方法，其风险远比单纯吸刮术（suction curettage）大得多，因此不应再使用。早期妊娠流产的负压吸引术与早期妊娠人工流产术基本相同。子宫负压吸引术将在本章后面叙述。

早期妊娠人工流产

流行病学

人工流产是美国最常见的手术之一。人工流产也是最安全的手术之一，死亡率估计不到十万分之一。2014年，美国报道了92.6万例人工流产，2014年全国15~44岁女性堕胎率为14.6‰。

人工流产的法律框架

自1973年最高法院对"Roe v. Wade案"做出里程碑式的裁决，使堕胎在美国合法化以来，各州已经通过了1 193项限制堕胎的法律，其中1/3是在过去7年颁布的。因此，美国提供堕胎服务的机构总数正在稳步下降。目前，2018年，40%的育龄女性居住的县，没有堕胎提供机构，25个州有5个或更少的堕胎诊所，有6个州中每个州只剩下一家堕胎诊所。

美国国家科学、工程和医学研究院最近发表了一份关于美国堕胎服务安全和质量的报告，得出的结论是，尽管合法堕胎是安全有效的，但女性获得最符合其需求的堕胎服务的可能性，因居住地点的不同而有很大差异。这很重要，因为无法获得安全、合法的堕胎是进行不安全堕胎手术的最大风险因素，这可能导致严重的孕产妇发病率和死亡率。事实上，2012年，在计划生育（（family planning））资金大幅削减后，一项针对居住在得克萨斯州的女性的调查显示，7%的女性报告称曾尝试过自我堕胎（self-induced abortion）。这明显高于2008年美国一项关于堕胎患者的全国性调查中，2%的女性表示试图自行终止妊娠。

为育龄女性提供服务的临床医师应该熟知其所在州的法律限制。这些知识对于将患者转介给堕胎提供机构的临床医师，以及有堕胎资质的临床医师都很重要。能够迅速将患者转介给服务提供者，通过确保她们在规定的限制范围内尽快得到所需的服务，减少了对患者的伤害，这些知识有助于为女性提供最高质量的服务。

人工流产前咨询

术前咨询包括对妊娠选择的全面审查以及对内、外科疾病的充分评估。药物或手术治疗的选择应该与患者一起评估。此外，就像流产的情况一样，应该审查和讨论其支助系统（support system）、未来的生育计划以及任何避孕的需要和愿望。

早期妊娠人工流产前的术前咨询包括对风险、益处和计划手术的替代方案进行讨论。在人工流产之前，这应该包括确认患者终止妊娠的意愿，以及收养或妊娠至足月的替代选择。一些州规定了咨询的内容，例如，在北卡罗来纳州，患者必须在任何人工流产手术前72h接受电话咨询，电话咨询的内容是由该州的法律规定的。

有些女性可能想进一步了解社区中，关于悲伤管理（grief management）可用资源的信息。女性患者可以从社区的许多来源获得这些资源，包括她所在的教堂或其家庭。对于无法获得此类资源的女性，临床医师可以向其患者推荐在线的和电话资源。

有些女性患者可能希望在人工流产后立即避孕，所有患者都应该得到避孕。宫内节育器和皮下避孕埋植装置（subdermal contraceptive implants）可以在术后立即放置。想要使用激素避孕药的女性应该在流产手术当日或次日立即开始使用，避孕应该以不加评判的方式与寻求堕胎的女性进行讨论。有些女性可能更愿意等一等，然后与她们的家庭医师（primary physician）讨论避孕的问题。

早期妊娠人工流产可以通过药物或手术来处理。有证据表明，流产的药物治疗在10周内有效。早期妊娠人工流产手术可以在诊所或手术室通过子宫负压吸引完成。如果没有伴随严重的内科合并症，理想的处所选择应该基于患者对镇静和麻醉的需求。不幸的是，患者的选择可能会受制于过多的所在州以及资金的限制。

术前评估

对接受早期妊娠流产手术治疗的孕妇（pregnant patient）的术前评估与人工流产的术前评估相似。

超声检查通常用于早期妊娠吸宫前。超声检查的目的是确定宫内妊娠和胎龄,如果按末次月经估计的胎龄与体格检查不符,或子宫位置不清楚,则需要进行超声检查。

在手术之前,了解患者的血细胞比容（或血红蛋白）和 Rh 血型很重要,应根据风险因素、症状或检查有针对性地筛查衣原体（chlamydia）和淋病（gonorrhea）。

负压吸引术的预防性用药

因流产行子宫负压吸引,术前不需要预防性抗生素,相反,建议在人工流产前使用预防性抗生素。1996 年,Sawaya 等进行的一项 meta 分析报告称,预防性使用抗生素可将流产后感染的风险降低近 50%。重要的是,具体的抗生素和具体的剂量不如确保及时获得抗生素重要。医师使用了许多不同的方案,包括多西环素（doxycycline）术前 100mg 和术后 100mg；多西环素仅术前 100mg；阿奇霉素（azithromycin）术前 500mg。替代药物包括四环素（tetracycline）、硝基咪唑（nitroimidazole）和大环内酯类抗生素（macrolide antibiotics）。

对于流产的手术治疗,宫颈准备可能需要,也可能不需要。如果宫颈是闭合的,宫颈准备的方法将与人工流产相同。在人工流产前,宫颈准备包括米索前列醇或渗透性宫颈扩张棒,以促进宫颈扩张和降低子宫穿孔的风险（表 14.1）。

表 14.1

负压吸引、宫颈扩张和清宫手术推荐的宫颈准备方案

估计孕龄	宫颈准备
11^{+6} 周	宫颈准备不是必需的； 如果患者有以下情况,可考虑在术前 3h 颊含米索前列醇 400μg： 1. 年龄 <20 岁 2. 未经产过 3. 无阴道分娩史
12^{+0} 周 ~14^{+6} 周	术前 3h 颊含米索前列醇 400μg

表 14.1

负压吸引、宫颈扩张和清宫手术推荐的宫颈准备方案（续表）

15^{+0} 周 ~16^{+6} 周	渗透性扩张棒或米索前列醇： 渗透性扩张棒： 1. Dilapan-S（数量：1~2 个至少 4h） 2. Laminaria（数量：1~3 个至少 4h） 术前至少 3h 颊含米索前列醇 400μg
17^{+0} 周 ~19^{+6} 周	渗透性扩张棒： 1. Dilapan-S（数量：2~5 个至少 4h）加 Laminaria（数量 1 个,便于取出扩张棒） 2. Laminaria（数量：6~10 个通常过夜） 可在手术前至少 3h 加颊含米索前列醇 400μg；可能需要重复剂量。（只有经验丰富的手术医师才能考虑单独使用米索前列醇进行宫颈准备）
>20^{+0} 周	可能需要一系列多组渗透性扩张棒,用或不用米非司酮或米索前列醇

子宫负压吸引手术

宫颈准备

宫颈准备是指在子宫负压吸引前给予促宫颈成熟剂或宫颈管内插入渗透性扩张棒。充分的宫颈准备可降低子宫穿孔和宫颈裂伤的风险。此外,子宫颈必须扩张至足以容纳适配尺寸的吸管,以确保宫腔内妊娠物的完全排空。在开始手术前进行适当的宫颈扩张也可以缩短手术时间,从而减少患者的不适感。与人工流产相比,在早期妊娠流产的手术治疗中,可能不需要宫颈准备,因为在这种情况下宫颈可能已经扩张。

宫颈准备的类型和起效时间的长短因医师、患者和临床环境而异。有证据表明,对于那些因机械性宫颈扩张而出现并发症风险增加的情况,包括青少年、经验有限的术者以及早期妊娠晚期进行的手术,应考虑进行宫颈准备。为了实现宫颈软化并最小化所需机械扩张的程度,应在手术前至少 3h,颊含 400μg 米索前列醇。早期妊娠负压吸引通常不需要使用渗透性扩张棒,这种技术将在本章后面的部分进行介绍。

镇痛

镇痛（pain control）的选择包括口服抗焦虑药

和麻醉药、静脉注射(IV)适度镇静以及全身麻醉。静脉使用抗焦虑药物和麻醉性药物进行适度镇静已被证明可以减轻手术过程中的疼痛,尽管这可能与术后恶心和呕吐有关。口服抗焦虑药和麻醉药不如静脉给药,而且可能不会比单独的宫颈旁阻滞提供额外的益处。全身麻醉会增加出血、输血和宫颈撕裂的风险。在此基础上,世界卫生组织安全堕胎指南(World Health Organization Safe Abortion Guidelines)建议不要常规使用全身麻醉来进行流产管理。

宫颈旁阻滞

在开始手术之前,应进行双合诊以评估子宫的大小和位置。

放置窥器以充分暴露宫颈,并为扩张棒进入宫颈提供畅通的路径。标准长度叶片的窥器会限制下牵宫颈,从而使手术变得更加困难。因此,有些临床医师更喜欢较短叶片的窥器,例如已商用的Moore 或 Klopfer 改良型 Graves 窥器,其叶片比标准宽度窄 2.54cm。

通过宫颈旁阻滞实现负压吸引的局部麻醉(图 14.1)。通常使用浓度为 1% 或 0.5% 的利多卡因,利多卡因的总剂量不应超过 5mg/kg 或 300mg,以较低者为准。有些临床医师使用含有碳酸氢钠缓冲的利多卡因溶液来减轻不适感。应该在 12 点位置浸润宫颈(为了应用抓持钩钳 -tenaculum),然后在宫颈和阴道交界处的 2 个或 2 个以上部位注射(图 14.1)。

抓持钩钳的放置

子宫负压吸引时用抓持钩钳(tenaculum)对宫颈进行牵引可稳定子宫,并拉直宫颈与宫体之间的角度,减少穿孔的风险。抓持钩钳应牢固夹持宫颈。有些临床医师更喜欢用无创性的宫颈钳来减少宫颈裂伤的风险,尽管与单齿钳相比它们可能更容易滑脱。如果撤除抓持钩钳后子宫颈的穿刺部位出血,直接压迫几乎都可止血,如果按压不能止血,可以涂抹硝酸银或 Monsel 溶液(硫酸亚铁)。

抓持钩钳的放置方法基于医师的偏好和经验而定。在 12 点位置的高度垂直放置,一齿置于颈管内,另一齿在宫颈前唇上,这样几乎消除了在扩张宫颈过程中,抓持钩钳撕裂宫颈的风险。然而,

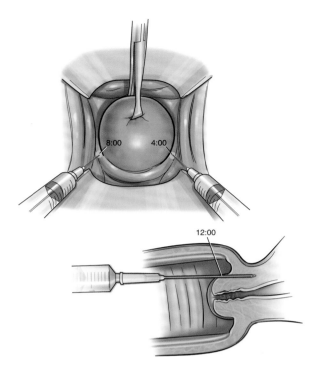

图 14.1　宫颈旁阻滞。在放置抓持钩钳前,首先注射宫颈 12 点处,至少另外 2 个点也要注射,注射深度应该在 2.54~5.08cm,浸润麻醉宫旁血管和神经丛。

在宫颈表面水平抓持不容易阻挡视线和器械的操作。如果子宫是后倾的,有些医师更喜欢抓持宫颈 6 点处(图 14.2)。

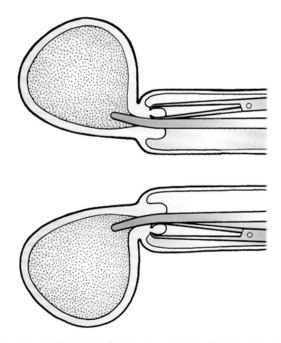

图 14.2　扩张宫颈时牵引宫颈。上图:抓持钩钳垂直放置在前唇上。下图:抓持钩钳垂直放置在后唇上,用于后倾的子宫,注意后倾子宫时扩张棒的向后方向

超声引导

在教学情况（educational setting）下，以及对子宫异常（如平滑肌瘤）的患者来说，手术过程中使用超声成像是有帮助的。早期妊娠负压吸引术没有必要常规使用超声引导。

机械性宫颈扩张

机械性宫颈扩张和所有后续步骤均应采用"非接触式"技术，此技术可确保进入宫腔的器械尖端保持无菌（以降低感染风险）。手术原则如下：

- 将无菌和污染的器械分开放置。
- 放置窥器之前准备好所需物品。
- 只握住扩张棒的中心，避免碰触尖端。
- 在不接触吸引管尖端的情况下，将无菌管道连接到负压装置上。
- 避免进入子宫器械的阴道污染，不要触碰阴道壁。
- 如果不慎被污染，更换将进入子宫的器械。

宫颈需要充分扩张以容纳吸引管，如果在手术前已做了宫颈准备，需要的机械扩张通常需要最低限度。

不建议在手术前探查深宫腔，此步骤会增加穿孔的风险，应避免。

应进行宫颈扩张，使其直径适配允许所需吸管的插入和旋转。吸管的大小主要取决于子宫的大小，通常，吸管的直径以毫米为单位，应等于估计的妊娠周数 ±1 周。例如，使用 8mm 的吸管可足以完成 9 周妊娠的吸宫术。经验丰富的临床医师往往更倾向于使用较小的吸管，临床医师必须权衡需要更少扩张的优点与更长手术时间和不完全流产风险增加的潜在弊端。在美国，最常用的吸管是透明塑料材质的，有轻微的弧度，有刚性的，也有柔性的（图 14.3）。

机械扩张可以使用 Pratt 扩张棒完成，扩张棒以 French（F）或周长（mm）为单位进行测量。为了确定与 Pratt 扩张棒尺寸（F）相对应的吸管尺寸（mm），将扩张棒尺寸（F）除以圆周率 π（pi）或约除以 3，例如，一个 8mm 的吸管需要用 Pratt 扩张棒扩张至 25F。

为了扩张宫颈，临床医师应将 Pratt 扩张棒的中部放在拇指和示指之间，其他手指可以保持伸

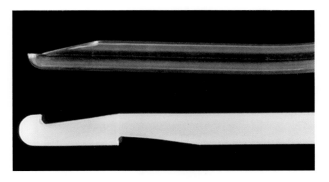

图 14.3 刚性（上图）和柔性（下图）刮匙尖端的比较

直，以防止在突然失去阻力的情况下插入子宫。扩张可以从容易通过的最小尺寸开始，即使不是设置中的最小（例如使用 17F 而不是 13F 或 15F），这可以降低子宫穿孔或形成假道的风险。

有时宫颈难以扩张，如果需要过度用力才能使 Pratt 扩张棒通过宫颈，临床医师应该停止操作并重新评估，而不是冒着损伤宫颈的风险强行扩张。一种选择是使用比原计划更小的吸管，以减小所需的扩张程度；或者，临床医师可以将一个或多个渗透性扩张棒插入宫颈和 / 或颊含、舌下含服或阴道内使用米索前列醇。中断手术，数小时后再完成手术，届时可以达到充分的宫颈扩张。

子宫负压吸引术

子宫负压吸引术包括扩张宫颈，然后进行手控负压吸引术（manual vacuum aspiration，MVA）或电动负压吸引术（electric vacuum aspiration，EVA），这些是用于早期流产和人工流产的最常见技术。使用 MVA 时，使用自锁注射器（50~60mL）作为吸引源（图 14.4），而 EVA 利用连接到电动吸引器上的管道。妊娠 10 周内，MVA 与电动吸引一样安全有效，两种器械工具之间有一些细微的差异，本节将重点介绍。子宫负压吸引手术的其余步骤相同（知识框 14.1）。

手控负压吸引术

MVA 的设备是便携的、经济的，便于门诊使用。研究已经证明了 MVA 在早期妊娠流产手术治疗中的安全性、可接受性和成本效益，这一手术适合在门诊为低风险女性进行。与其他门诊手术一样，MVA 最适合于临床情况稳定、无多种合并症的患者。考虑提供门诊 MVA 的临床医师，可能更愿意先为不完全流产或较小孕周的女性提供 MVA 治

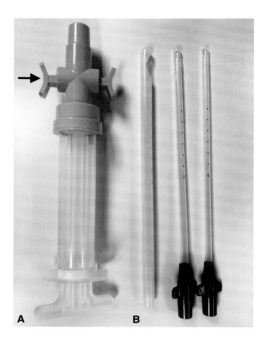

图 14.4　A：手控真空抽吸注射器，箭头所指注射器上控制真空的"夹管阀"。B：不同尺寸的吸管，从 12mm（左）到 6mm（右）

知识框 14.1　子宫负压吸引术步骤

- 如有需要，提供术前宫颈准备。
- 人工流产时应使用预防性抗生素；对于流产的手术治疗，不推荐常规使用抗生素。
- 镇痛和镇静应与患者一起计划实施。
- 术前患者应排空膀胱。
- 患者取背卧膀胱截石位，应进行双合诊检查。
- 置入窥器，消毒宫颈。
- 抓持钩钳钳夹宫颈，实施宫颈旁阻滞麻醉。
- 根据孕龄选择合适的吸引管大小，轻轻地进行宫颈扩张，使用"非接触式"技术进行扩张以及其余步骤。
- 轻轻地插入吸引管，连接注射器或吸引管道，进行吸引，轻轻地开始重复旋转和进出操作，清除宫腔内容物。
- 限制进出宫颈的次数。
- 感觉宫腔四壁砂砾粗糙感，没有更多的组织吸出，且吸管中出现粉红色泡沫时，手术就完成了。
- 检查吸出物，并确保其与预期孕龄相符。
- 取下抓持钩钳，评估出血情况。

疗，然后，在患者舒适度允许的情况下扩大范围。

在使用 MVA 时，手术者将吸管插入子宫腔，连接注射器，然后旋转打开夹管阀（图 14.4A）以抽吸产生负压，或者，在插入之前将吸管连接到注射器上。子宫负压吸引需要握持吸管进行旋转和进出操作，使血液和组织吸入注射器（图 14.5）。这一过

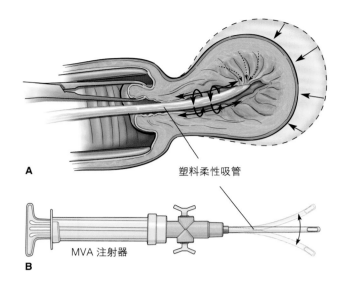

塑料柔性吸管

MVA 注射器

图 14.5　子宫负压吸引术。A：柔性吸管插入宫底并旋转，通过旋转和前后移动清出内容物。B：当组织被吸入时，子宫围绕着吸管收缩

程一直持续到宫壁有砂砾粗糙感，注射器中出现小气泡，这表明手术已完成。子宫被清空时，术者也会感到子宫收缩变小。术者不应在已抽吸负压时将吸管从子宫中取出，因为这可能会增加宫颈和阴道损伤的风险。同样，应避免已连接好的吸管在宫腔内时，推进注射器的活塞栓，因为可能导致空气栓塞。尽管注射器和吸管是一次性的，不过根据不同的品牌和型号，医师可使用标准说明书对注射器进行消毒，并多次使用。

电动负压吸引术

关于 EVA，带旋转手柄的塑料管道一端连接吸管，另一端连接真空吸引器。在插入吸管并连接好吸引管道之后，利用与 MVA 相似的原理和技术，手术者打开吸引器并用吸管吸出宫腔内容物（图 14.5）。流产技术的原则之一是在宫腔下段进行操作，宫底部内容物因吸力而下降，子宫排空后逐渐收缩恢复原状。该技术降低了穿孔、妊娠物残留和出血的风险。

评估手术的完成情况

柔性塑料吸管（图 14.3）同时从宫腔的两侧吸引，并在子宫负压吸引完成时有宫壁砂砾粗糙感。然而，有时用刚性塑料吸管很难体会到这种感觉。操作完成后，吸管中还会出现小气泡。有些医师在手术结束时，使用锐性刮匙检查是否完整。但是，不需要常规使用锐性刮匙检查，这可能会增加穿孔

的风险,超声可以帮助确认子宫是否排空。如果对手术是否彻底有疑问,可以使用较小尺寸的吸管,以使子宫壁进一步收缩,这可能有助于体验宫壁的砂砾粗糙感。

手术的完成包括对吸出组织的检查,目的是确认存在适量的胎儿组织,这一般就排除了异位妊娠和妊娠物残留的可能性。孕 10 周及以上会有可辨认的胎儿部位,较早期的妊娠则不会出现。在这些早期妊娠的情况中,有必要鉴别绒毛和蜕膜。吸出的组织放在细滤网中,用自来水冲洗,去除血液和血凝块;用玻璃皿检查悬浮在水中的组织。对于早期妊娠,白醋(而不是水)有助于识别绒毛。从水平 X 线观察箱进行背光照明(backlighting from a horizontal x-ray viewing box)特别有效,绒毛呈柔软、毛茸茸和羽毛状,有明显的手指状突起;相比之下,蜕膜显得粗糙而蓬松(图 14.6)。

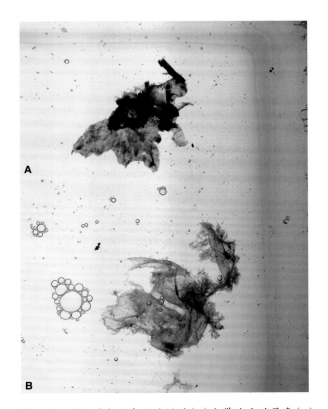

图 14.6 妊娠早期吸宫后的蜕膜(A)和带绒毛的孕囊(B)

妊娠试验阳性但未发现绒毛提示几种可能性:近期自然流产、试图流产失败、胎儿组织穿孔至宫腔外、早早孕或异位妊娠,医师必须仔细评估这些可能性。如果无法确认吸出组织中的绒毛和 / 或胎儿成分,他或她应重新评估患者,并特别注意异位妊娠的可能性。超声检查可能显示宫内妊娠囊或胎儿部分残留,在这种情况下,应考虑重复进行子宫负压吸引(有或没有超声引导)。如果在重复吸引后仍不能识别出胎儿组织,并且超声检查没有异位妊娠或妊娠物残留的证据,医师应考虑检测血清定量 β-hCG,并在 24~48h 内重复检测,以确定其正在适当地下降。

合并子宫畸形的患者,如双角子宫,流产失败的风险更高。手术医师可能会在将吸管插入妊娠侧的宫角部时遇到困难,超声引导可能会有帮助。虽然不是常规使用,但在这种情况下,医师可以将弯曲的探针放在一个 8mm 的软性塑料吸管内,作为支架或引导,在超声引导下,将吸管插入宫腔内并取出探针,连接吸引管道适配接头,然后吸宫。在米勒管源性或其他解剖学异常的情况下,如果负压吸引和药物流产均失败,极少数情况下可能需要剖宫取胎。

药物流产

在妊娠早期,对不希望行子宫负压吸引的女性可选择药物流产。研究表明,药物流产可以在家中安全地进行,耐受性良好,在妊娠 70 天内有效,失败率为 2%~5%。2014 年,药物流产占所有非院内流产的 31%,占妊娠 9 周前流产的 45%。

药物流产通常联合使用米非司酮和米索前列醇。2016 年 3 月,美国食品药品管理局(Food and Drug Administration)基于循证的治疗方案更新了米非司酮的适应证。根据适应证建议,在门诊单次口服米非司酮 200mg,然后在 24~48h 内颊含、舌下含服或阴道内使用米索前列醇 800μg,米索前列醇可以在家中使用。此方案推荐用于妊娠 70 天以内的药物流产。在药流 7~14 天后,对患者进行检查评估,以确保流产完成。选择药物流产的女性应被告知,如果持续妊娠或胚物残留,可能需要行子宫负压吸引。如果发生药物流产后持续妊娠的罕见情况,建议进行子宫负压吸引,因为米索前列醇具有潜在的致畸作用。接受药物流产的女性,如果在服用米索前列醇后 24h 内,没有发生子宫出血,应评估有无异位妊娠或流产失败。后续随访可以通过重复超声检查或血清 β-hCG 排除持续性妊娠。

药物流产的内科禁忌证包括出血性疾病或长期使用类固醇激素。贫血患者应仔细评估,并根据风险、获益以及个别咨询意见来制订治疗方案。实验室检查包括血细胞比容(或血红蛋白)和 Rh 血型。在大多数情况下,超声是药物流产前的常规检查。药物流产前,医师应确认该患者能够在计划的时间范围内进行超声或血清 β-hCG 的检查,以确认流产完成。

在药物流产过程中,许多女性报告痉挛性腹痛,以及米索前列醇引起的不良反应,如恶心、腹泻和发热。通常开具非类固醇抗炎镇痛药、止吐药和止泻药,以减少相关不良反应。还可开具麻醉药以进一步缓解疼痛,但应谨慎使用,在必要的最短时间内使用最低剂量。

当没有米非司酮时,单用米索前列醇即可完成药物流产。但是,通常需要多次剂量,延长了米索前列醇的不良反应。妊娠 9 周推荐的方案为三剂,每剂 800μg,间隔 3~12h,经阴道、舌下或颊含给药,多次剂量的成功率接近 93%。

中期妊娠丢失和人工流产的手术处理

流行病学

根据美国疾病控制与预防中心(United States Centers for Disease Control and Prevention)的数据,2013 年,美国 7.1% 的人工流产是在妊娠 14~20 周。只有 1.3% 的人工流产是孕周≥21 周。

寻求中期妊娠流产的女性更有可能被推迟,因为她们不怀疑自己已妊娠,或者由于运筹延误(logistical delays),例如难以找到医疗提供机构、安排交通或最初被转介到其他地方。许多州对堕胎设置了胎龄的上限,限制女性堕胎的途径,要求女性前往美国其他州进行堕胎。由于母亲或胎儿的原因,妊娠中期(second trimester,即第二孕期)可以进行人工流产。例如,超声扫描诊断胎儿畸形或因胎膜早破胎儿早产后无法存活的孕妇,可以寻求妊娠中期流产。

咨询和处理选项

在妊娠 14~24 周,宫颈扩张和吸宫是美国最常用的吸宫术(uterine evacuation)方法(知识框 14.2)。引产(labor induction)提供了另一种选择,但是在有

知识框 14.2 宫颈扩张和吸宫术步骤

- 术前使用渗透性扩张棒或药物(使用米索前列醇和 / 或米非司酮)进行宫颈准备。
- 人工流产手术前应使用预防性抗生素。
- 应按计划给予患者镇痛和镇静。
- 患者应在手术前排空膀胱。
- 将患者置于背卧膀胱截石位后,取出宫颈扩张棒(如果有),并确保取出的数量与放置的数量相符。
- 进行双合诊检查,并评估宫颈是否已充分扩张。
- 放置窥器,抓持钩钳(或卵圆钳)夹持宫颈前唇,用血管升压素进行宫颈旁阻滞。
- 需要时进行机械扩张。
- 插入吸管(一般为 12mm、14mm 或 16mm),连接到吸引器上,排出羊水。
- 插入卵圆钳(如愿意,可以在超声引导下)并钳出组织。应尽可能地从子宫下段开始吸宫,并尽可能少地进出宫颈,以减少穿孔和宫颈创伤的风险。
- 进出一次负压吸引吸管完成吸宫术。
- 检查组织以确认完全清除了所有胎儿部分。
- 确定不出血,取下抓持钩钳 / 卵圆钳和窥器。

经验的医师看来,宫颈扩张和吸宫更安全,感染和输血的风险更低。与引产堕胎相比,宫颈扩张和吸宫还与减少需要额外手术的风险有关(例如,妊娠物残留)。

一些女性可能希望在子宫吸宫术后保留胎儿,如果是这种情况,那么引产可能是首选。引产的细节超出了本书的范围。

剖宫取胎(hysterotomy)是流产的一种替代方案,但应仅在常规手术和药物方法失败时使用。计划性子宫切除术(hysterectomy)适用于罕见情况下,例如,当患者不希望未来再生育,以及已存在病变情况(例如大平滑肌瘤或子宫颈原位癌)需要子宫切除术时。在决定行妊娠子宫切除进行流产时,应咨询关于丧失未来生育能力和增加的并发症风险。

术前用药和准备

抗生素

如前所述,预防性抗生素应是人工流产手术的常规部分。

静脉血栓栓塞的预防

没有专门针对静脉血栓栓塞(venous thromboembolism,VTE)与人工流产和妊娠丢失手术处理相关

的研究。妇外科医师协会(the Society of Gynecologic Surgeons)的一项系统综述得出结论:对于没有静脉血栓栓塞显著危险因素的女性,除了早期下床活动外,不需要对门诊小手术采取任何预防措施。然而,接受门诊小手术的女性如具有两个或两个以上VTE 危险因素(例如既往 VTE、血栓形成、恶性肿瘤)则属于中等风险,在这些情况下,可以通过间歇性加压装置进行预防,如果风险特别高,还可加用肝素。这些建议适用于管理在手术室进行流产的患者。

禁食

术前禁食的建议变化很大,通常由医疗机构决定。2013 年,Wiebe 等指出,假设患者对口头要求(verbal commands)有响应,那么在使用静脉镇痛和镇静剂进行流产手术之前,可能无需禁食。呼吸道误吸的风险估计为 0.000 06%。然而,许多机构建议在术前 6h 内禁止摄入固体食物,术前 2h 禁止无渣液体(clear liquids)摄入。

疼痛与焦虑的处理

疼痛管理的选择包括不使用镇静剂或麻醉剂、宫颈旁阻滞的局部麻醉、由医师给予的镇静剂和镇痛剂,或在麻醉临床专科医师的护理下进行深度镇静(全身麻醉)。术前咨询期间应讨论宫颈扩张和钳吸清宫过程中的疼痛处理方案,考虑患者的选择影响,并充分考虑孕龄和预计手术时间。

通过宫颈旁阻滞来实现宫颈扩张和清宫的局部麻醉。本章前面已经对该过程进行了描述(图 14.1)。

静脉用抗焦虑药和麻醉药进行中度镇静,已被证明可以减轻手术疼痛,尽管它可能与术后恶心和呕吐有关。

有些患者可能选择或需要深度镇静的麻醉监护。全身麻醉会增加出血、输血和宫颈裂伤的风险。因此,世界卫生组织安全堕胎指南建议不要常规使用全身麻醉进行流产管理,充分的术前咨询可以提高对静脉中度镇静的满意度。

减少失血的准备工作

宫颈旁阻滞时并用血管升压素(vasopressin)可显著减少因宫颈扩张和钳吸清宫引起的失血,因此

美国计划生育协会(the Society of Family Planning)建议常规使用血管升压素。4 个单位血管升压素(0.2mL)与局部宫颈旁阻滞麻醉剂混合,可显著降低失血量。在一项随机研究中,血管升压素将 500mL 及以上的出血风险降低了 4 倍。

虽然有限的证据表明预防性应用子宫收缩剂可在宫颈扩张和钳吸清宫过程中减少失血,但有些医师会在妊娠早期或中期钳吸清宫时,常规使用预防性米索前列醇,马来酸甲基麦角新碱(methergine)或催产素(oxytocin)。400μg 米索前列醇单独或与渗透性扩张棒一起用于妊娠中期术前宫颈准备的研究发现,对失血量几乎没有影响。妊娠 20 周后,当催产素受体存在时,在宫颈扩张和钳吸清宫过程中,给予催产素可能有助于防止失血过多。但是,尚未证明妊娠 20 周前的给药有任何益处,出血时应使用子宫收缩剂(uterotonic)治疗。

宫颈扩张和钳吸清宫术

宫颈扩张和钳吸清宫术(dilation and evacuation)包括机械性宫颈扩张(有或没有术前宫颈准备),然后使用卵圆钳钳夹和负压吸引结合清除胎儿和胎盘。宫颈扩张和钳吸清宫术与单纯的子宫负压吸引术主要有两方面不同:前者需要更充分的宫颈扩张和使用卵圆钳。手动操作快速扩张至较大直径可能损伤宫颈,因此,妊娠约 14 周后的宫颈扩张和钳吸清宫手术,术前应使用渗透性扩张棒、米索前列醇和 / 或米非司酮来进行宫颈准备,宫颈扩张和清宫的步骤如下所述。

宫颈准备

中期妊娠的宫颈扩张和钳吸清宫前的宫颈准备至关重要。有大量证据比较了此术前不同的宫颈准备方法,表 4.1 提供了常用方案的示例。充分的宫颈扩张对降低子宫穿孔以及其他宫颈扩张和钳吸清宫并发症的风险都很重要。年龄小于 20 岁的女性可能会从宫颈术前准备中获益最多。选择治疗方案时,还需要考虑其他因素,包括现场有实习生,以及在宫颈扩张和钳吸清宫手术中使用的镇静水平。

宫颈扩张和清宫的手术步骤从准备宫颈开始,在某些情况下,可能需要提前 48h 进行,时机将取决于胎龄和临床情况。在为患者提供人工流产咨

询时,重点要强调一旦插入渗透性扩张棒,清宫的过程就开始了,且必须完成宫颈扩张和钳吸清宫的整个过程。因此,患者在开始治疗之前,应该确认自己的决定。很少有患者在宫颈准备开始后,改变堕胎的主意。尽管有些患者在移除扩张棒后继续妊娠,但也有些出现了感染、自然流产或早产。

目前,在美国可使用的渗透性扩张棒包括海藻棒(Laminaria)和Dilapan(图14.7)。渗透性扩张棒可以在门诊放置,一些机构采用当天放置,即在计划手术前几个小时放置扩张棒,然后在当天晚些时候完成手术。或者,可以在手术前一天放置渗透性扩张棒,患者可以在放置渗透性扩张棒后安全地回家过夜。渗透性扩张棒的使用大大地降低了宫颈损伤和子宫穿孔的风险。

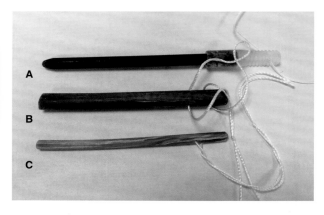

图14.7　渗透性宫颈扩张棒(Laminaria和Dilapan-S)。A. Dilapan-S。B. 8-mm Laminaria。C. 3-mm Laminaria(B,C:Courtesy of MedGyn Products.)

Laminaria是一种吸湿性海藻棒,可在数小时内扩张宫颈。主要原理是扩张棒从宫颈吸收水分后而变得膨胀,不断膨胀的海藻棒使宫颈逐渐扩张(图14.8)。宫颈的脱水也改变了胶原蛋白与细胞基质的比例,从而改变了胶原蛋白的交联。此外,海藻棒可能会诱导子宫前列腺素的合成、释放或降解,导致没有与海藻棒直接接触区域的宫颈的扩张。放置后24h可达到最大扩张效果。海藻棒由天然有机材料制成,虽然过去一直担心这可能增加感染风险,但研究表明,它的使用不会增加感染风险。

Dilapan-S是一种合成的渗透性扩张棒,由基于聚丙烯酸酯的专有水凝胶制成。这种渗透扩张棒的直径为3mm和4mm,长度为55mm和65mm。

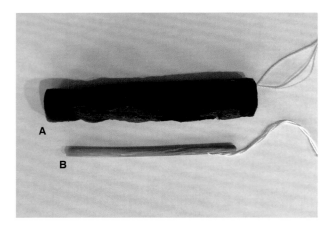

图14.8　Laminaria在宫颈内膨胀后(A)与同一扩张棒在插入宫颈前(B)的外观比较(Courtesy of MedGyn Products.)

Dilapan-S迅速膨胀,2h后明显膨胀,多数扩张在放置后4~6h完成,但会持续扩张至24h。Dilapan-S随着它的膨胀而缩短,因此建议选择较长的棒,必须有足够的长度以确保扩张宫颈内口,并防止取出时困难。

可以使用米索前列醇和/或米非司酮完成宫颈的药物准备。这些药物可以单独使用、配伍使用,也可以作为扩张棒的佐剂使用。米索前列醇应在术前至少3h使用,单独使用米索前列醇进行宫颈准备,对于经验丰富且多量、定期做宫颈扩张和钳吸清宫手术的医师来说,可能是一种极好的方法。但是,使用米索前列醇的扩张效果较差(与渗透性扩张棒相比),且导致子宫收缩,这可能使这种宫颈准备方法不太理想。

返回手术间(或手术室)

当确定宫颈准备充分时,进行钳吸清宫(通常,应在放置渗透性扩张棒时与患者确定返回手术间或手术室的时间)。与所有外科手术程序一样,应首先完成标准的安全核查,如确认患者的身份和正确的手术方式,以及患者的所有过敏史和相关的内科合并症。

如果使用静脉或监护麻醉,许多医师会在患者摆好体位之前给药。然后将患者置于背卧膀胱截石位,进行双合诊检查,移除渗透性扩张棒(如果存在),并评估宫颈扩张情况以及子宫的位置和大小。

多数医师倾向于使用双叶窥器(bivalve speculum),使用聚维酮碘或4%异丙醇葡萄糖酸氯己定消毒宫颈。如前所述给予宫颈旁阻滞(0.5%

或 1.0% 利多卡因 20mL,联合血管升压素)。

放置抓持钩钳

抓持钩钳(tenaculum)必须保持牢固而稳定地夹持并下牵宫颈,以便使宫颈更接近阴道口,稳定子宫,并拉直宫颈与宫体之间的夹角。如果宫颈很硬且扩张不充分,许多医师更喜欢使用带齿的抓持钩钳(宫颈钳)。对于较软且已充分扩张的宫颈,Allis 或卵圆钳可能会减少宫颈撕裂的风险。宫颈撕裂伤或移除抓持钩钳后,宫颈钳夹处的出血,通常可以用填塞、灼蚀剂(例如硝酸银或硫酸亚铁)或使用可吸收线缝合 1~2 针即可止血。

超声引导

许多医师常规在超声引导下进行宫颈扩张和钳吸清宫手术。在教学环境中,使用超声引导可降低穿孔发生率,并缩短手术时间。当非常规使用时,应在提供宫颈扩张和钳吸清宫手术的设备中,有随时可以使用的超声成像仪,并且医师应该有一个较低的使用阈值。对于子宫异常(如平滑肌瘤)的患者,以及反复插入卵圆钳仍无法抓住或取出胎儿部分时,医师应强烈考虑使用超声引导操作。然而,在使用超声时,医师仍然需要注意其他重要的临床信息,如卵圆钳叶片间夹持组织的感觉,以及直接观察从宫颈内不断出来的组织。

机械性宫颈扩张

为了降低手术过程中穿孔和宫颈损伤的风险,需要对宫颈进行充分的扩张。可能需要将宫颈扩张至 55F 或 59F,才能放置 Bierer 或 Sopher 钳,并安全地取出子宫内容物而不损伤宫颈。偶尔,宫颈准备和机械扩张可能不足,患者可能需要使用渗透性扩张棒或促宫颈成熟剂进行额外一段时间的促宫颈成熟。

在机械扩张和后续的钳吸清宫手术中,手术医师应使用"非接触"技术(如前所述)。这确保进入宫腔的器械部分保持无菌,从而减少进入宫腔的细菌。

钳吸清宫

钳吸清宫术或称为清空子宫,包括使用负压吸引和钳夹。通常首先进行抽吸,其目的是排出羊水并将组织吸入宫腔下段,以便于钳夹取出。Bierer 或 Sopher 钳用于钳夹组织,因为它们的设计初衷就是为了对周围子宫内膜造成最小的损伤。与子宫负压吸引一样,应从宫腔下段抽吸,以最大限度地减少穿孔的风险。有些医师在手术结束时,使用连接吸引器的吸管吸宫以确认完全排空。

如果钳吸清宫术不能顺利完成,医师应中断停止手术。如果患者血流动力学稳定,暂时停止手术是合理的,并在恢复室给予米索前列醇或催产素 2~3h。患者返回手术室后,医师通常会在宫颈内口处发现残留的组织,从中可以很容易地将其取出。

胎儿组织的检查

医师必须通过检查辨认确定胎儿的所有主要部位(四肢、脊柱和颅骨),来明确手术的彻底性。用卵圆钳轻柔地探夹宫底和宫角区域,通常可以定位,并移除任何缺失的部分。术中超声检查也有帮助,如果没有超声检查,医师可以将窥器取出,将一根手指插入宫腔以确定残留物的位置。

手术流产的并发症

子宫负压吸引以及宫颈扩张和钳吸清宫的相关发病率和死亡率极低。需要考虑的重要因素是,人工流产并发症的风险随着胎龄的增加而增加。因此,如果患者能够在妊娠早期及时进行人工流产,则与人工流产相关的发病率就会降低。

早期并发症

出血

由于不同的定义(失血量为 100~1 000mL)和估计失血量的不精确性,报道的出血率各不相同。在大样本病例系列中,出血的发生率为 0.05%~4.9%。然而,在一项大型的多中心研究中,与子宫负压吸引相关的输血率(更接近临床显著出血)仅为 0.06/100 例流产。对于大胎龄流产进行的宫颈扩张和钳吸清宫术,研究者报道的出血率和输血率分别高达 1% 和 0.26%。

子宫负压吸引后发生出血时,鉴别诊断包括子宫收缩乏力、宫颈撕裂伤或子宫穿孔。对于子宫收缩乏力,治疗应包括给予宫缩剂、排空膀胱和徒手压迫,这些措施通常是有效的。可在宫颈或宫颈旁注射血管升压素,可以使用马来酸甲基麦角新碱(0.2mg 肌内注射),以及前列腺素:卡前列素(carboprost)250μg 肌内注射,或直肠给药米索前列醇 1 000μg。催产素有助于控制妊娠 20 周后的出血。如果出血持续存在,应在超声引导下通过子宫负压吸引重新评估检查宫腔,排除残留组织。如果不确定出血的来源,则可以使用"插管测试(cannula test)",将吸引管插入宫腔,血液自吸引管内流出提示宫腔内出血,例如子宫收缩乏力;而吸引管周围的出血提示出血来源位置较低,如宫颈裂伤。有时,大的 Foley 导管或 Bakri 球囊压迫宫腔也会有所帮助。

如果这些措施无效,假如患者血流动力学稳定,可以考虑子宫动脉栓塞(uterine artery embolization),尽管对未来生育能力的影响尚不清楚,但这通常可以解决出血问题。子宫切除应是最后的方法,但如果出现严重的出血,则有指征行子宫切除。

胎盘植入(placenta accreta)也可导致流产后出血。随着剖宫产次数的增加,流产时遇到胎盘植入的风险也在增加。在一系列超过 16 000 例宫颈扩张和钳吸清宫流产中,胎盘植入导致子宫切除的发生率为 4/10 000 例。

宫颈损伤

最常见的宫颈损伤是由于在扩张宫颈过程中,用力下牵抓持钩钳造成的宫颈撕裂伤,这可以用连续或间断缝合很容易地进行修复。器械或组织反复通过宫颈,也会导致宫颈管的损伤。较难检查和修复的是宫颈-阴道的损伤和上延至子宫血管水平的纵向撕裂伤,如果宫颈损伤完全可以暴露,可以经阴道进行检查和修复。放置 Foley 球囊可以压迫宫颈内口处的小的撕裂伤。较高位置的撕裂伤,当无法经阴道暴露检查时,可能需要剖腹探查来进行修复。

负压吸引流产造成的宫颈损伤发生率从(0.01~1.6)/100 例不等,宫颈扩张和钳吸清宫时,宫颈损伤的发生率则高达至 3%。在子宫负压吸引过程中,存在一些导致宫颈损伤的危险因素,使用海藻棒(Laminaria)和选择经验丰富的医师可显著降低风险。在妊娠早期,用米索前列醇进行宫颈准备,

也会带来与 Laminaria 相似的益处。尽管研究结果各异,使用全身麻醉可能会增加宫颈损伤的风险。在医师无法控制的因素中,胎龄大、既往剖宫产、米勒管发育异常、既往宫颈锥切以及孕妇年龄≤17 岁都增加了风险。

宫腔积血

急性宫腔积血(hematometra),过去称为流产后综合征(postabortal syndrome),在子宫负压吸引流产中的发生率为 0.1%~1.0%。症状包括严重痉挛性腹痛(伴有或不伴有直肠坠胀),通常在流产手术后 2h 内发生,阴道出血比预期的少。患者可能大汗淋漓,检查时子宫大且触痛。超声检查提示子宫增大,宫腔膨胀,内含与血液声像一致的液体。治疗包括及时重复子宫负压吸引,通常不需要麻醉和宫颈扩张,宫腔内积血排空后症状可迅速缓解。尽管复发率非常低,但在重复吸宫后,应考虑预防性使用宫缩剂,如甲基麦角新碱。目前尚不明确在手术流产前,常规预防性使用宫缩剂是否会降低急性宫腔积血的发生率。

子宫穿孔

穿孔是一种严重但很少发生的潜在流产并发症,穿孔的发生率约为 0.9/1 000。尽管绝对风险很低,穿孔的危险因素包括增大的胎龄和既往阴道分娩史。经验不足的医师进行子宫负压吸引流产可能使穿孔风险增加 5 倍以上。另一方面,通过海藻棒(Laminaria)进行宫颈扩张将风险降低了 5 倍。超声引导,尤其是在培训环境中使用时,可以降低穿孔的风险。

穿孔的两个主要危险是出血和腹腔脏器的损伤。由于邻近子宫血管,宫颈峡部的侧向穿孔尤其危险,宫底部的穿孔更可能无碍。事实上,大多数穿孔并没有被察觉或发现。在一系列接受联合人工流产和腹腔镜绝育的女性中,研究者发现子宫穿孔的发生率比临床上猜测的要高 6 倍(20/1 000 例对比 3/1 000 例)。

大多数穿孔不需要治疗。许多可疑或证实的穿孔仅需观察,特别是当患者血流动力学稳定,且无活动性出血时。用扩张棒或探针导致的穿孔不太可能损伤腹腔脏器。然而,用吸引管或卵圆钳造成的穿孔需要进一步的评估检查,如腹腔镜检查,

以排除器官损伤。如果医师怀疑患者有穿孔,应立即停止钳吸清宫手术。如果怀疑腹膜后血肿扩大或腹腔脏器损伤,应考虑立即剖腹探查。如果患者情况稳定,腹腔镜检查可用于确定穿孔和评估损伤。另外,必要时医师可以在直视下完成流产。任何在流产后数小时内出现剧烈疼痛的患者,均应评估有无肠穿孔和肠道损伤的可能性。如果穿孔发生在吸宫之前,通常可以在超声或腹腔镜引导下完成手术,并在手术后进行更加密切的观察。

晚期并发症

组织残留

子宫负压吸引流产后组织残留的发生率<1%。尽管流产后残留的组织可以顺利排出,但也可能导致出血、感染或两者兼有。这种并发症一般在流产后几天内出现,患者表现为痉挛性腹痛、出血,也可能有发热。当排除了继续妊娠,β-hCG 水平通常对诊断没有帮助,如果临床症状和超声检查结果提示需要重复吸宫,则应及时进行。如果有感染迹象,应使用抗生素。流产成功后子宫内膜的厚度是变化的,因此,在没有临床症状的情况下,不能单凭超声检查结果机械地即时诊断组织残留。

感染

人工流产后发热的可能性低,体温升高达38℃或更高持续 1 天或以上的发生率通常小于1/100 例流产(子宫负压吸引术)和 1.5/100 例(宫颈扩张和钳吸清宫术)。感染的危险因素包括未治疗的宫颈淋病或衣原体感染,以及流产时胎龄较大,术前预防性使用抗生素可降低感染的发生率。

手术或组织残留可能导致流产后感染,导致流产后感染的病原体与其他妇科感染的病原体相似。治疗的基础是给予广谱抗生素,如果存在组织残留,应进行重复吸宫。感染或脓毒性流产也可能是早期流产的罕见并发症,在这些情况下,针对残留组织的钳吸清宫也是治疗的关键部分。

远期并发症

Rh 致敏

流产是高危女性人群 Rh 致敏的一个潜在原因。妊娠早期致敏的可能性很低,随着胎龄的增长(胎儿红细胞容量的增加),致敏可能性增大。一项研究推测,接受过子宫负压吸引人工流产的 Rh 阴性女性的 Rh 致敏风险为 2.6%。因此,在人口层面上,该影响可能是巨大的。

Rh 免疫球蛋白(Rh immunoglobulin,RhIG)的剂量取决于流产时的胎龄,Rh 阴性女性在妊娠早期流产后应给予 50μg RhIG,在妊娠中后期流产后应给予 300μg RhIG。

不良妊娠结局

病例报道和观察性研究将人工流产与不良妊娠结局联系了起来,如宫腔粘连、不孕症、早产、低出生体重儿、自然流产和异位妊娠,许多已发表的报道在方法学上都存在缺陷。大多数研究和系统回顾文献得出结论是早期流产(药物和负压吸引)不会导致不孕、异位妊娠、宫颈机能不全或随后妊娠的早产。相反,观察性研究表明,锐器刮宫和反复吸刮与 Asherman 综合征和随后妊娠的低出生体重有关。2016 年发表的一篇新的系统综述发现,早期妊娠接受过一次负压吸引手术的女性,在随后妊娠中的早产概率略有增加,但具有统计学意义,需要进一步的研究来确定流产是否是早产的重要危险因素。

对心理健康的影响

多项研究表明,人工流产对女性的心理健康(mental health)没有负面影响。Turnaway 研究是一项前瞻性纵向研究,该研究对 500 多名接受或被拒绝堕胎的女性进行了为期 5 年的跟踪调查,发现人工流产不会增加女性的创伤后应激、抑郁或焦虑症状的风险,也不会降低自尊心或生活满意度。限制堕胎可能比允许女性按照自己的意愿进行手术对其心理健康的影响更大。

癌症

两项大型队列研究表明,人工流产对随后患乳腺癌没有影响,也没有保护作用。早期的病例对照研究表明,流产和乳腺癌之间有联系,但由于记忆偏差而被忽视了。具体来说,有疾病或并发症(如乳腺癌)病史的女性比健康的女性,更有可能回忆起并报告自己的流产情况。

死亡

自 1972 年美国疾病控制与预防中心（Centers for Disease Control and Prevention，CDC）开始在全国范围内监测流产死亡人数以来，流产的安全性得到了显著改善。在 2012 年的一项全面综述中，Raymond 和 Grimes 发现，在美国接受流产的女性妊娠相关死亡率为每 10 万例合法堕胎中有 0.6 例孕产妇死亡（maternal deaths）。与每 10 万活产中有 8.8 例孕产妇死亡相比，相差了 14 倍。流产死亡的风险随着胎龄的增加而增加，由于较早胎龄的流产更安全，影响患者及时获得合法流产的因素具有医学相关性，在美国，这些因素包括训练有素的临床医师数量、费用和堕胎限制。

1973 年，在美国堕胎合法化后，流产相关死亡人数立即下降，部分原因是临床医师的技能有所提高。自那以来，由于流产技术安全性的提高，与流产相关死亡人数持续下降。例如，自 1990 年代以来，宫腔内灌注高渗溶液诱导流产的做法明显减少。同样，常规使用全麻的所有手术流产也有所减少。从 1998 年到 2005 年，流产死亡的主要原因是出血、感染和麻醉并发症。

严格限制环境下的堕胎

在资源匮乏、堕胎法律严格的国家，不安全堕胎死亡人数约占所有孕产妇死亡人数的 13%。世界各地都在使用各种各样的不安全流产方法，主要方法有两种口服堕胎药（abortifacients）和使用宫腔内器械（intrauterine instrumentation），如注射有毒物质或插入异物。非法堕胎最常见的并发症是妊娠组织残留，但并发症的发生率尚不清楚，也可能出现感染或脓毒性流产，也会发生出血。在选择性流产不合法或严格限制的情况下，米索前列醇（有时是非正式的或非合法渠道）可获得性的增加提高了流产的安全性。一项针对美国流产患者的全国性调查显示，2.6% 的人报告曾使用米索前列醇或其他物质进行自行流产。

要点

- 流产的处理包括手术、药物（使用米索前列醇）

或期待治疗。在妊娠早期，子宫负压吸引可以采用手控或电动负压吸引器完成。大多数情况下应由患者的偏好来指导治疗计划的制订。

- 米非司酮和米索前列醇进行药物流产是一种安全地终止 70 天以内早期妊娠的方法。患者可以安全地在家中使用米索前列醇。彻底的咨询可以提高女性的满意度并减少并发症。为了成为药物流产的适应者，患者必须能够了解药物流产方案，需要时能够获得急诊治疗，并能够进行后续随访以确保流产的完成。
- 子宫负压吸引可以在门诊环境下安全进行。
- 大多数早期妊娠的手术流产，不需要在术前准备宫颈。20 岁以下的女性可能从术前宫颈准备中获益最多。
- 对于中期妊娠来说，宫颈扩张和钳吸清宫通常比引产更安全和更快速。
- 宫颈扩张和钳吸清宫术前进行充分的宫颈准备至关重要，可以通过渗透性扩张棒、米非司酮和 / 或米索前列醇来完成。
- 对于中期妊娠的宫颈扩张和钳吸清宫术，术中超声引导可以减少手术时间和并发症，尤其是在教学中。使用特殊的钳子有利于清空大月份妊娠。
- 预防性抗生素用于手术处理的人工流产。
- 在宫颈旁阻滞中使用血管升压素可降低宫颈扩张和钳吸清宫过程中出血的风险。
- 流产手术中控制疼痛是必要的，麻醉方法包括宫颈旁阻滞（伴或不伴镇静）和全身麻醉。必须根据患者的情绪和身体状况考虑所有选择的风险和益处。
- 流产并发症包括出血、宫颈损伤、子宫穿孔、组织残留、感染、麻醉并发症和 Rh 致敏。在经验丰富的医师进行人工流产时，流产的发病率和死亡率很低。

（沈亮　崔敏　赵兴波　译）

参考文献

Allen RH, Fitzmaurice G, Lifford KL, et al. Oral compared with intravenous sedation for first-trimester surgical abortion: a randomized controlled trial. *Obstet Gynecol*

2009;113:276–283.

American College of Obstetricians and Gynecologists. https://www.acog.org/About-ACOG/ACOG-Departments/Patient-Safety-and-Quality-Improvement/reVITALize-Gynecology-Data-Definitions

American College of Obstetricians and Gynecologists. Practice Bulletin No. 150. Early pregnancy loss. *Obstet Gynecol* 2015; 125:1258–1267.

American College of Obstetricians and Gynecologists. Practice Bulletin No. 193. Tubal ectopic pregnancy. *Obstet Gynecol* 2018;131:e91–e103.

American Society for Reproductive Medicine. Practice Committee. Evaluation and treatment of recurrent pregnancy loss: a committee opinion. *Fertil Steril* 2012;98(5): 1103–1111.

Avalos LA, Roberts SC, Kaskutas LA, et al. Volume and type of alcohol during early pregnancy and the risk of miscarriage. *Subst Use Misuse* 2014;49(11):1437–1445.

Barnhart KT, Guo W, Cary MS, et al. Differences in serum human chorionic gonadotropin rise in early pregnancy by race and value at presentation. *Obstet Gynecol* 2016;128(3): 504–511.

Behren J, Fenster L, et al. Moderate maternal alcohol consumption and risk of spontaneous abortion. *Epidemiology* 1997;8(5):509–514.

Biggs MA, Upadhyay UD, McCulloch CE, Foster DG. Women's mental health and well-being 5 years after receiving or being denied an abortion: a prospective, longitudinal cohort study. *JAMA Psychiat* 2017;74:169–178.

Borgatta L, Roncari D, Sonalkar S, et al. Mifepristone vs. osmotic dilator insertion for cervical preparation prior to surgical abortion at 14–16 weeks: a randomized trial. *Contraception* 2012;86:567–571.

Buck Louis GM, Sapra KJ, Schisterman EF, et al. Lifestyle and pregnancy loss in a contemporary cohort of women recruited before conception: the LIFE Study. *Fertil Steril* 2016;106(1):180–188.

Carbonell JL, Gallego FG, Llorente MP, et al. Vaginal vs. sublingual misoprostol with mifepristone for cervical priming in second-trimester abortion by dilation and evacuation: a randomized clinical trial. *Contraception* 2007;75:230–237.

Crawford JT, Edelman AB, Pereira L, et al. The effects of vasopressin injection on uterine artery blood flow during dilation and evacuation. *Am J Obstet Gynecol* 2007;196:e38–e39.

Darney PD, Sweet RL. Routine intraoperative ultrasonography for second trimester abortion reduces incidence of uterine perforation. *J Ultrasound Med* 1989;8(2):71–75.

Doubilet PM, Benson CB, Bourne T, et al. Diagnostic criteria for nonviable pregnancy early in the first trimester. *N Engl J Med* 2013;369(15):1443–1451.

Drey EA, Foster DG, Jackson RA, et al. Risk factors associated with presenting for abortion in the second trimester. *Obstet Gynecol* 2006;107(1):128–135.

Fox MC, Krajewski CM. Cervical preparation for second-trimester surgical abortion prior to 20 weeks' gestation: SFP Guideline #2013-4. *Contraception* 2014;89:75–84.

Goldberg AB, Drey E, Whitaker AK, et al. Misoprostol compared with laminaria before early second-trimester surgical abortion: a randomized trial. *Obstet Gynecol* 2005;106:234–241.

Goldberg AB, Fortin JA, Drey EA, et al. Cervical preparation before dilation and evacuation using adjunctive misoprostol or mifepristone compared with overnight osmotic dilators alone: a randomized controlled trial. *Obstet Gynecol*

2015;126:599–609.

Grossman D, Baum S, Fuentes L, et al. Change in abortion services after implementation of a restrictive law in Texas. *Contraception* 2014;90(5):496–501.

Jatlaoui TC, Ewing A, Mandel MG, et al. Abortion surveillance—United States, 2013. *MMWR Surveill Summ* 2016;65(12):1–44.

Jones RK. How commonly do US abortion patients report attempts to self-induce? *Am J Obstet Gynecol* 2011;204(1):23.e1–23.e4.

Luise C, Jermy K, May C, et al. Outcome of expectant management of spontaneous first trimester miscarriage: observational study. *BMJ* 2002;324(7342):873–875.

Mackay HT, Schulz K, Grimes DA. Safety of local versus general anesthesia for second-trimester dilatation and evacuation abortion. *Obstet Gynecol* 1985;66:661–665.

Mancuso AC, Lee K, Zhang R, et al. Deep sedation without intubation during second trimester surgical termination in an inpatient hospital setting. *Contraception* 2017;95:288–291.

Mark KS, Bragg B, Talaie T, et al. Risk of complication during surgical abortion in obese women. *Am J Obstet Gynecol* 2018;218:238.e1–238.e5.

Nadarajah R, Quek YS, Kuppannan K, et al. A randomised controlled trial of expectant management versus surgical evacuation of early pregnancy loss. *Eur J Obstet Gynecol Reprod Biol* 2014;178:35–41.

Nanda K, Lopez LM, Grimes DA, et al. Expectant care versus surgical treatment for miscarriage. *Cochrane Database Syst Rev* 2012;(3):CD003518.

Nash E, et al. *Policy trends in the states: 2017.* 2018. https://www.guttmacher.org/article/2018/01/policy-trends-states-2017

Neilson JP, Hickey M, Vazquez J. Medical treatment for early fetal death (less than 24 weeks). *Cochrane Database Syst Rev* 2006;(3):CD002253.

Newmann SJ, Dalve-Endres A, Diedrich JT, et al. Cervical preparation for second trimester dilation and evacuation. *Cochrane Database Syst Rev* 2010;(8):CD007310.

Nybo Anderson AM, Wohlfahrt J, Christens P, et al. Maternal age and fetal loss: population based register linkage study. *BMJ* 2000;320(7251):1708–1712.

Ohno M, Maeda T, Matsunobu A. A cytogenetic study of spontaneous abortions with direct analysis of chorionic villi. *Obstet Gynecol* 1991;77(3):394–398.

Pineles BL, Park E, Samet JM. Systematic review and meta-analysis of miscarriage and maternal exposure to tobacco smoke during pregnancy. *Am J Epidemiol* 2014;179(7):807–823.

Prabhu M, Bortoletto P, Bateman BT. Perioperative pain management strategies among women having reproductive surgeries. *Fertil Steril* 2017;108:200–206.

Prine LW, MacNaughton H. Office management of early pregnancy loss. *Am Fam Physician* 2011;84:75–82.

Renner RM, Nichols MD, Jensen JT, et al. Paracervical block for pain control in first-trimester surgical abortion: a randomized controlled trial. *Obstet Gynecol* 2012;119:1030–1037.

Sawaya GF, Grady D, Kerlikowske K, et al. Antibiotics at the time of induced abortion: the case for universal prophylaxis based on a meta-analysis. *Obstet Gynecol* 1996;87(5 Pt 2):884–890.

Schreiber CA, Creinin MD, Atrio J, et al. Mifepristone pretreatment for the medical management of early pregnancy loss. *N Engl J Med* 2018;378(23):2161–2170.

Schulz KF, Grimes DA, Christensen DD. Vasopressin reduces

blood loss from second-trimester dilatation and evacuation abortion. *Lancet* 1985;2(8451):353–356.

Shaw KA, Shaw JG, Hugin M, et al. Adjunct mifepristone for cervical preparation prior to dilation and evacuation: a randomized trial. *Contraception* 2015;91:313–319.

Society of Family Planning Clinical Guidelines. Cervical preparation for surgical abortion from 20 to 24 weeks' gestation. *Contraception* 2008;77:308–314.

Society of Family Planning Clinical Guidelines. Cervical preparation for second-trimester surgical abortion prior to 20 weeks' gestation. *Contraception* 2014;89:75–84.

Society of Family Planning Clinical Guidelines. Cervical dilation before first-trimester surgical abortion (<14 weeks' gestation). *Contraception* 2016;93:277–291.

The National Academies of Sciences, Engineering, Medicine, Committee on Reproductive Health Services. *The safety and quality of abortion care in the United States*. Washington, DC: The National Academies Press, 2018.

Trinder J, Brocklehurst, P, Porter R, et al. Management of miscarriage: expectant, medical, or surgical? Results of randomised controlled trial (miscarriage treatment [MIST] trial). *BMJ* 2006;332(7552):1235–1240.

Upadhyay UD, Desai S, Zlidar V, et al. Incidence of emergency department visits and complications after abortion. *Obstet Gynecol* 2015;125:175–183.

Wiebe ER, Byczko B, Kaczorowski J, et al. Can we safely avoid fasting before abortions with low-dose procedural sedation? A retrospective cohort chart review of anesthesia-related complications in 47,748 abortions. *Contraception* 2013;87(1):51–54.

Wilcox AJ, Weinberg CR, O'Connor JF, et al. Incidence of early loss of pregnancy. *N Engl J Med* 1988;319(4): 189–194.

World Health Organization. *Clinical practice handbook for safe abortion*. Geneva, Switzerland: WHO Press, 2014.

Wu HL, Marwah S, Wang P, et al. Misoprostol for medical treatment of missed abortion: a systematic review and network meta-analysis. *Sci Rep* 2017;7:1664.

Zane S, Creanga AA, Berg CJ, et al. Abortion-Related Mortality in the United States: 1998-2010. *Obstet Gynecol* 2015;126: 258–265.

Zhang J, Gilles JM, Barnhart K, et al. A comparison of medical management with misoprostol and surgical management for early pregnancy failure. *N Engl J Med* 2005;353(8):761–769.

IV

外阴良性疾病手术

Heather Z. Sankey，Ronald T. Burkman

外阴活检	切开和 Word 管引流	切除
打孔活检	袋形缝合造口术	**阴唇整形术**
刮切活检	切除	边缘切除
切除活检	**消融术**	楔形切除术
活检并发症	冷冻	术后管理
活检后管理	CO$_2$ 激光	**会阴成形术**
前庭大腺脓肿和囊肿手术	**前庭疾病手术**	手术技巧

外阴良性疾病的治疗,需要了解可能的良性病变多样性。由于遇到的病变种类繁多,因此可能具有挑战性。外阴病变可以是白色、红色和色素沉着、蚀斑样、斑片状、丘疹、结节状、大疱状或糜烂样。这导致一个广泛的潜在诊断列表,可能挑战妇科医师做出正确的诊断。尤其是区分良性病变与浸润前或浸润性外阴瘤变(neoplasia)十分重要。当诊断不明确,或尽管治疗后病变仍然存在时,就有必要使用适当的活检技术进行确定诊断。除诊断性活检外,妇科医师还需要了解用于处理外阴感染或囊肿病变,以及偶尔获得性或先天性病变的手术方法。

外阴活检

外阴活检是一种有价值的诊断方法,又可以有效地治疗良性疾病。术语“外阴活检”是指皮肤和真皮下的组织切除,通常是为了取样一个大的病变或整体切除小病变。在门诊局部麻醉下,可以较容易地进行外阴活检,根据检查或症状,只要考虑存在任何病理问题,都应进行外阴活检。

活组织检查最常见的指征是对赘生物或病损做出诊断,特别是在怀疑有浸润前或浸润性疾病的情况下。当患者出现持续的症状,而保守治疗不能缓解时,也提示应该做活检,以便发现潜在的皮肤病或在治疗前确诊。有时良性病变,如皮肤皮赘

(skin tags)或光化性角化病(actinic keratosis),可能因为沿内衣线上的位置,而引起刺激,这些可以通过切除性活检去除。虽然许多皮肤病,如硬化性苔癣(lichen sclerosis),都有典型的临床表现,但有必要进行活组织检查确诊并记录此皮肤病,来帮助治疗和排除潜在的恶性肿瘤(表 15.1)。

表 15.1
外阴活检指征
● 临床上无法明确诊断的可见病变
● 持续性病变或不愈合的溃疡
● 有外阴症状,怀疑外阴皮肤病
● 有症状的皮赘
● 任何持续增大、颜色改变,或形状不规则的病损都与黑色素瘤有关。应用 ABCDE 评估病损
ABCDE 警告性体征
不对称(**A**symmetry)
边界不规则(**I**rregular Border)
颜色改变(**V**ariated Color)
直径大于 6mm(**D**iameter greater than 6mm)
进展(持续生长或变化)[**E**volving(growing or changing)]

外阴活检没有禁忌证。只要活检范围不大,就可以对有出血性疾病的患者或正在接受抗凝治疗的患者进行这类手术。免疫功能严重受损的患者可能需要推迟活检,除非这对患者的整体处理至关重要。

在开始活检操作之前,应确保所有必要的材料

和器械都在房间内。在房间里有一个助手很重要，来传递器械，并在必要时取回，以获得良好的手术野。可以使用含有或不含肾上腺素（epinephrine）的局部麻醉剂，前者出血较少，用于外阴是安全的，使用高浓度的局部麻醉剂没有什么好处。局部麻醉剂中以 1∶10 的比例加入碳酸氢钠（sodium bicarbonate）可减轻注射时的灼热感，用生理盐水稀释麻醉剂也可以减轻一些症状。如果对麻醉剂过敏，仅注射生理盐水就能缓解疼痛（表 15.2 和表 15.3）。

表 15.2
外阴活检所需物品
必需物品
• 注射器用于局部麻醉，在某些情况下，1mL 的结核菌素注射器可能就足够了
• 25G 或 27G 针（2.5cm 或更短）
• 无菌纱布（5cm×5cm 和 10cm×10cm）
• 消毒剂，如聚维酮碘或氯己定
• 局部麻醉剂，如 1% 利多卡因加肾上腺素（表 15.3）
• 活检器械，例如，各种型号 Keyes 打孔器、宫颈活检钳
• 无菌剪刀和止血钳
• 硝酸银或 Monsel 溶液
• 标本容器
• 抗生素药膏
备用物品
• 持针器和缝合线
• 手术刀片

使用的技术应基于病变部位和类型（表 15.4）、可用的器械以及不同技术的经验。应该仔细检查外阴，以准确定位最可疑的区域，活检部位的选择应考虑取活检的角度和患者的具体解剖结构。最好的组织样本应包括一些正常组织和最异常的区域组织，特别是对于溃疡性病变，除非将整个病变切除。有时，需要多点活检。活检没有指征使用预防性抗生素，用杀菌剂消毒活检区域，在活检部位皮下注射局部麻醉剂，形成皮丘。有几种进行外阴活检的技术见（知识框 15.1）。

打孔活检

外阴活检的传统方法是采用一次性或可重复使用的 Keyes 打孔器活检。打孔器头有各种尺寸，从直径 1.5mm 至直径 8.0mm 不等。用非惯用手在活检部位周围的组织上施压张力很重要，绷紧皮肤。然后，放置 Keyes 打孔器头，施以轻微的压力并轻轻扭动。打孔头插入深度不应到毂部，而是穿过表皮和真皮到达脂肪层。如果选择了可重复使用的工具，应保持其锐利很重要。适当的深度是穿过病变本身，包括表皮和真皮，厚度为 1~2mm，深度大于 3mm 的活检可能会导致出血和潜在的神经损伤，尤其是存在外阴萎缩的情况下。打孔器活检的组织可以用镊子 / 钳子抓提，然后用锐利的剪刀切除（图 15.1）。

刮切活检

刮切活检通常用于切取隆起的病变。阴道镜活检钳、手术刀或剪刀可用于获取组织。通常，阴道镜活检钳最适用于可以完全抓取的小病变。使用阴道镜钳时，器械锋利很重要，以免在切取过程中压碎组织。必须注意获得足够的深度，而又不要深入到下面的组织太深。在这种活检中，不应拉紧标本周围的皮肤，而是可以轻轻地捏起，更有利于用钳子抓取。当使用手术刀或剪刀时，可以用镊子 / 钳子轻轻地抓提组织，应小心地只切除病变和周围组织的小部分标本。如果抓提过多的组织，则可能会获得比预期更大的标本，这可能导致出血，并可能需要缝合。

切除活检

如果病变是息肉样，则可以用镊子 / 钳子将其

表 15.3
局部麻醉剂的安全剂量

局部麻醉剂	剂量限制	总剂量	起效时间	有效时间
1% 利多卡因不含肾上腺素	4mg/kg	300mg（30mL）	2~5min	30min~2h
1% 利多卡因含肾上腺素	7mg/kg	500mg（50mL）		可达 3h
0.25% 布比卡因不含肾上腺素	2mg/kg（0.8mL/kg）	175mg（70mL）	5~10min	可达 6h
0.25% 布比卡因含肾上腺素	3mg/kg（1.2mL/kg）	225mg（90mL）		可达 6h

表 15.4	
外阴活检术	
活检类型	指征
打孔	包括炎症的大部分病变,除了疑似黑色素瘤
刮取	隆起的肿块,不需要全层诊断的病变
切除	黑色素瘤,外阴上皮内瘤变的治疗

抓住,并用剪刀或手术刀在其蒂的根部切除。由于这种活检很容易止血,很少需要缝合。如果病灶需要切除而不是取样,应使用手术刀切除其卵形组织。止血后,可以用皮下缝合卵形活检部位,以减少刺激(图 15.2),并达到良好的美容效果。在大部

知识框 15.1 外阴活检术步骤
● 确保所需物品和器械在房间内
● 检查外阴选定活检部位
● 选择活检方法,即 Keyes 打孔、刮取或切除活检
● 用杀菌剂消毒活检区域
● 皮下注射局麻药(表 15.3)
● 活检只取表皮和真皮
● 用压迫、Monsel 溶液或硝酸银止血
● 如有必要,用 4-0 可吸收线缝合
● 涂抹抗生素药膏后用 5cm × 5cm 纱布敷盖切口

分外阴上不太可能附着敷贴(Steri-Strips),但在大阴唇上使用时,可能是有效的方法。在打孔或刮切

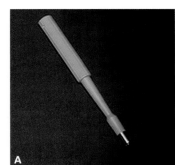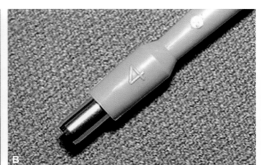

图 15.1 A,B:Keyes 打 孔 器(Reproduced with permission from HaefnerHK, Margesson LJ. Vulvar lesions:diagnosticevaluation. In:Eckler K,ed. *UpToDate*. Waltham,MA:UpToDate,2018. www.uptodate.com. Accessed September 27, 2018.)

IV

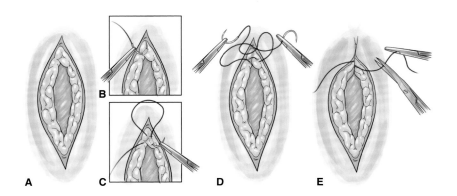

图 15.2 皮下闭合。(A—I)图示连续皮下缝合

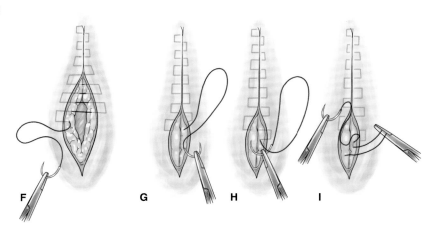

活检后很少需要缝合,如果没有出血,则应避免小活检时缝合,因为缝线可能会很刺激。如果需要缝合,可以使用细的可吸收线行皮下缝合。

当不需要缝合线时,用无菌纱布适当地压迫以达到止血。除非有可用的电灼设备,较深的活检部位,可以用硝酸银或 Monsel 溶液,涂于活检部位的内部以达到并维持止血。贴敷有无菌润滑剂或抗生素软膏的 5cm×5 cm 无菌纱布,可以防止硝酸银或 Monsel 溶液刺激周围组织。告知患者下一次排尿时,可将其移除。对于较大的活检,可以将含止痛剂的抗生素药膏涂在活检部位,以防止因排尿引起的刺激,保护该部位不受粪便污染,防止感染。

活检并发症

外阴活检的并发症很少见,包括持续性出血、感染和瘢痕形成。避免不必要的深度活检是预防这些并发症的重要措施。持续性出血通常可以使用止血剂、电灼和缝合进行处理。感染可能需要局部伤口护理措施,有时还需要使用全身性抗生素,尤其是在控制不好的糖尿病或其他免疫功能低下的患者发生严重感染时。对于大多数患者来说,疼痛应该轻微,并且可以很快缓解,尽管该部位在直接接触时仍有点疼痛,该状况可能会持续一周左右。应告知患者,如果在活检区周围出现持续性的触痛,应回访就诊。

活检后管理

除非进行了大面积的缝合或活检范围较大,通常不需要随访检查活检部位。如果患者自诉情况良好,则无需进行检查。然而,根据病理结果,回访商讨病理发现和治疗计划才恰当。

前庭大腺脓肿和囊肿手术

前庭大腺(Bartholin glands)位于阴道外口后缘的双侧,在处女膜和小阴唇之间的沟槽内,在 4 点和 8 点位置处开口(图 15.3)。腺体位于筋膜下方,分泌液排入前庭。当其一腺体导管被阻塞,就会形成囊肿。通常采用保守措施如坐浴(sitz baths),促进腺体引流,囊肿多会自行消退。囊肿的大小为 1~5cm,小的囊肿通常不会疼痛,而大囊肿会引起不适或性交困难,可以按照脓肿章节中所述进行处理。

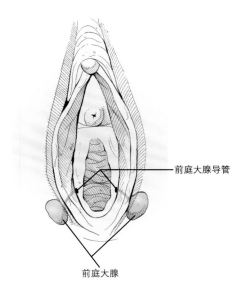

图 15.3 前庭大腺和导管的位置

脓肿通常会非常痛苦,并可能伴有发热、流感样症状和感染腺体的脓性分泌物。当培养脓性分泌物时,大肠杆菌(Escherichia coli)是最常见的微生物,但在培养物中也可以发现其他革兰氏阴性需氧菌(gram-negative aerobes)、耐甲氧西林金黄色葡萄球菌(Methicillin Resistant Staphylococcus Aureus, MRSA)和合规菌群(standard flora)。在青少年中,淋病(gonorrhea)和衣原体(chlamydia)感染经常与前庭大腺脓肿相关,需要同时使用适当的抗生素治疗。尽管,简单的切口和引流可以缓解疼痛,但与治疗性造口术(therapeutic fistulization)相比,复发率更高,造口术是建立永久性的引流通道。对于大多数患者而言,放置 Word 引流导管更为有效,可以在门诊很容易地完成置管过程,或进行袋状缝合(marsupialization)。袋状缝合有时可以在局部麻醉下进行,但根据患者的耐受性,可能需要镇静,甚至全身麻醉。

前庭大腺癌在外阴癌中占 5%,在所有妇科癌中所占比例不到 1%。绝经后女性的风险较高,尽管罹患这些癌症的患者的平均年龄比其他外阴癌的患者更年轻(57 岁 vs. 63 岁),但非洲裔美国女性可能面临更高的风险。如果前庭大腺是一个实性肿块,应考虑与癌相鉴别。

切开和 Word 管引流

由于脓肿的疼痛属性和重新封口的可能性,应对前庭大腺脓肿进行切开引流治疗。因张力、性交困难或舒适行走困难,而出现症状的囊肿也应予以引流。

重要的是要确保有东西可以引流。有时,肿胀的蜂窝组织炎(cellulitis)会被误认为是脓肿,如果未发现波动,则应考虑进行超声检查以识别是否存在液体聚集。如果有迹象表明要切除而不是引流,例如实性病变、多房脓肿或 40 岁以上女性的反复肿大,则不适合引流,除非在安排切除手术之前提供即时的缓解措施。

当患者接受了检查并获得了知情同意,就要确保房间内有必需的物品和必要的器械设备。在开始手术之前,患者可以服用布洛芬(ibuprofen)、对乙酰氨基酚(acetaminophen)或同时服用两者来止痛。由于存在喷溅的危险,手术者除了用托盘垫(chuck pad)保护腿膝部外,还应戴上护目镜和口罩。将患者置于背卧截石术位,在臀部下方放置一个托盘垫。仔细检查外阴,以确定脓肿的程度并确保有波动感。切口部位应选在前庭后内侧靠近处女膜环的位置(最好在阴道侧)。用杀菌剂对该部位进行消毒,然后在切口部位皮下注射 1~2mL 局部麻醉剂,在其基底部周围浸润注射 5~10mL。麻醉大约需要 10min 才能起效(知识框 15.2)。

知识框 15.2　用于放置 Word 导管的物品
• 保护垫("卡盘")放置在患者臀部下面,以收集引流液
• 纱布海绵(10cm × 10cm)
• 培养试管
• 杀菌剂如聚维酮碘或氯己定
• 麻醉剂,如 1% 利多卡因加肾上腺素,3mL 注射器配 25G 针头用于局部麻醉药(可与碳酸氢钠以 1∶10 的比例混合,以减少利多卡因引起的刺痛)
• 手术刀片(11 号或 12 号)
• 小止血器(弯的和直的)
• 有齿镊子
• Word 引流管,3mL 注射器,22G 针头

用非惯用手绷紧皮肤,并用力按压,使用手术刀在囊肿或脓肿上切开一个 0.5~1cm 的口,切入腔内直到积液或脓液溢出。如果要进行培养,此时,可以将棉签插入切口拭取样本。可用止血钳(Hemostats)破坏粘连分隔并确定所有的囊腔(loculations)相通。对脓肿或囊肿施加温和的外部压力,可以确保所有的液体都被排挤出来。

在插入之前,应用 3mL 无菌液体(不是空气)注入球囊中来测试 Word 导管(图 15.4)的完整性,以确保没有泄漏。然后将液体放出,并把导管插入囊腔中。用止血钳抓住尖端,通常有助于导管置入腔内。用有齿镊子把囊壁边缘和皮肤共同抓起,以确保置入正确的位置。向球囊内注入 3mL 的无菌盐水或无菌水(请勿使用空气)。轻轻地拉动它时,应保持在原位,导管的末端应塞入阴道内。

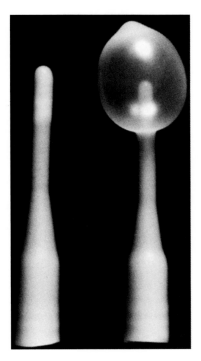

图 15.4　Word 导管

理想情况下,应将导管留置原处 4~6 周,以确保瘘管形成(fistulization),否则复发的可能性很大。如果患者是孕妇、患者接受免疫抑制治疗、出现 MRSA、脓肿复发或并发淋病或衣原体感染,应给予抗生素治疗。

主要的并发症是导管过早闭合或未能形成瘘管。如果 Word 导管未完全置入囊肿或脓肿的腔内,则更有可能发生这些情况。除非手术刀切入得太深或没有积液,否则不太可能出血和形成血肿。放置 Word 导管的复发率明显低于单纯使用引流的复发率。

袋形缝合造口术

袋形缝合造口术(marsupialization)是一种替代 Word 导管引流症状性前庭大腺的一种方法,它也适用于先前治疗失败的复发性囊肿或脓肿。对疼痛耐受性较好的患者,未感染囊肿可以在门诊局麻下进行开窗减压术。患者也可以在手术室,局部麻醉和镇静,或局部阻滞麻醉下进行。理想情况下,脓肿或组织发炎时,最好不要进行袋形缝合造口术,因为切口可能会过早闭合。所需用品与表 15.2 中列出的用品相似,优选使用 Vicryl 类的无反应性的可吸收线缝合。

手术步骤与上述脓肿或囊肿切口的步骤相同,将切口选择在处女膜环外的阴道外口处。手术刀进入腔内后,将切口延长为 1.5~3cm。识别囊壁并用钳子抓住,沿囊壁圆周间断缝合固定,将囊壁附着在筋膜和皮肤上,形成一个永久性造口(图 15.5)。针对绝经后的患者,应对囊壁进行活检,因为恶性肿瘤的风险较高。除非患者属于上述类别之一,否则术后不需要使用抗生素。应该在 1 周内回访,以评估检查其愈合情况。在最初的 24h 后,坐浴可以帮助保持区域清洁并缓解疼痛。通常,伤口会在 2 周内愈合,非类固醇抗炎药和对乙酰氨基酚通常足以缓解疼痛。

与 Word 导管引流比较,袋形缝合造口术发生出血、血肿形成、叠加感染(superimposed infection)和瘢痕形成的风险略高,复发率估计高达 10%~15%。

切除

除持续的深部感染,或对其他治疗措施无效的复发,包括袋形缝合造口术或 40 岁以上患者复发的症状性腺体肿大,很少采用前庭大腺切除术。当怀疑有恶性肿瘤时,应在切除前进行活检,因为前庭大腺的癌前病变或恶性病变,通常与其他外阴恶性肿瘤治疗方法相似(表 15.5)。

表 15.5
前庭大腺切除前活检的指征
● 当诊断不确定时
● 不规则或异常色素沉着
● 炎症反应的体征:硬结、溃疡、出血
● 快速增长
● 绝经后女性
● 免疫功能不全状态
● 对药物治疗无效或扁平的病毒性病变(疣)

当需要切除时,应在全身或局部麻醉下进行。正在进行抗凝治疗的患者,手术前应停药,因为这类手术有出血的风险。对任何免疫功能不全低下的患者,都应考虑使用预防性抗生素。

患者取背卧截石位,外阴以无菌方式消毒和铺巾。在麻醉下进行彻底检查,包括直肠检查,将有助于确定腺体的大小和轮廓;应在腺体的内侧切口,切透皮肤和筋膜,但不要切入腺体;如有必要,3cm 的初始切口可以延长;仔细剥离腺体以使其与周围组织分离,注意止血,直到完整切除腺体;使用 3-0 可吸收线缝闭深层腔隙,最大限度地减少积液、血肿和脓肿的风险;用 4-0 可吸收线皮下缝闭皮肤;也可以放置引流管 / 条,以引流脓性物质并降低血肿风险(图 15.6)。

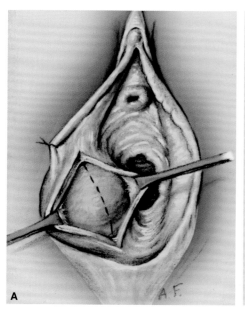

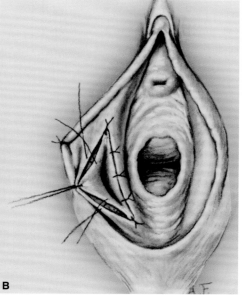

图 15.5　前庭大腺袋形缝合造口术。A. 前庭大腺皮肤切口;B. 囊肿壁和皮肤缝合在一起,形成瘘口引流,又称为袋形缝合造口术[Reprinted with permission from Tancer ML, Rosenberg M, Fernandez D. Cysts of the vulvovaginal (Bartholin's) gland. *Obstet Gynecol* 1956; 7(6):608-610. Copyright © 1956 by The American College of Obstetricians and Gynecologists.]

手术后,可使用盛有温水的喷瓶清洁并拭干(或用电吹风低热吹干)。在开始的 24h 内,可以敷布包裹的冰袋。在术后 1~2 周内进行随访,评估愈合和疼痛状况很重要。根据临床情况,复诊时确定是否需要进一步的随访。可以使用非类固醇抗炎药和对乙酰氨基酚来减轻疼痛,很少使用麻醉药品。使用"圈形"坐垫可能缓解疼痛。

前庭大腺切除术最常见的并发症是术中或术后出血。必须仔细地注意止血,除出血风险外,在知情同意书讨论中还应包括感染、瘢痕形成、外形毁损和持续性疼痛的风险。前庭大腺是阴道润滑的主要来源,因此切除后,可能会导致阴道干涩和性交困难。不完全切除是一个重要的风险,因为这将会导致复发性囊肿形成,并且由于初次手术后出现的瘢痕和解剖结构变形,使得再次手术变得困难(表 15.6)。

表 15.6
前庭大腺切除术的风险
• 腺体切除不完全
• 出血
• 血肿
• 术后阴道失去润滑
• 瘢痕形成
• 慢性疼痛和 / 或性交困难

消融术

有多种不同类型的外阴消融术已被描述:对二氧化碳激光、冷冻疗法和硝酸银的研究最为深入。所有这些技术都可以在门诊(选定的病例)或手术室中安全进行。尽管硝酸银在技术上可用于消融作用,但用于外阴主要是为了控制小面积的出血。激光和冷冻疗法都需要特殊的设备,二氧化碳激光的获取和维护成本可能很高,特别是需要在严格的安全协议下使用,并要求对工作人员和操作者进行培训。因此,如果不经常使用,购买和维护不切实际。冷冻疗法的设备包括一个液氮容器和管道,以及一个枪形的控制和调节器,可以连接各种大小的尖状端头。

使用消融治疗最常见的外阴病变包括尖锐湿疣、皮赘、接触感染性软疣,光化性角化病和脂溢性角化病。当阴道镜检查和活检排除了浸润性疾病的存在后,也可以使用激光消融术治疗外阴上皮内瘤变。

消融治疗的禁忌证很少。最重要的是,除非对病变或疾病过程有明确的诊断,否则不应使用消融术,因为消融会破坏病变,但不能够获取组织用于

图 15.6　前庭大腺切除术。A. 肿大的前庭大腺囊肿;B. 切开腺体表皮;C. 剥除腺体囊肿;D. 切除腺体囊肿基底部;E. 前庭大腺囊肿

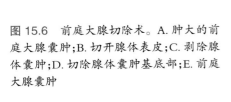
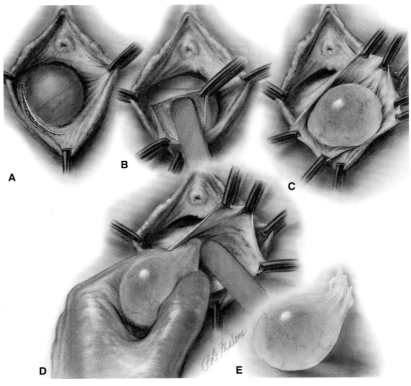

诊断评估。在门诊进行这些治疗,患者必须能够耐受局部麻醉,并在整个手术过程中保持不动,如果患者突然移动,就可能会损伤正常组织。因此,广泛的病变应在手术室中使用全身或局部麻醉下进行。活动性感染是绝对禁忌证,免疫抑制状态是相对禁忌证。免疫抑制的患者将需要更长的时间才能愈合,并且术后感染的风险更高,而这在其他情况下是罕见的。但是,免疫抑制状态也可能是尖锐湿疣或软疣病毒性病变增殖的原因。

冷冻

冷冻治疗使用液氮产生的极低温度(-60~-50℃)。有开放式和闭合式喷头(spray tips),可用于冷冻/解冻循环,循环的长度和循环次数取决于病变程度和治疗的深度。通常,良性病变在-30~-20℃的温度下就会被破坏。这项技术不需要无菌环境,因为低温本身就会杀死微生物。知识框15.3和表15.7中介绍了使用冷冻治疗进行消融的步骤。

> **知识框 15.3　冷冻治疗步骤**
> - 用水清洁病灶,拭去任何分泌物或黏液。
> - 如有需要,缩回阴唇,如果使用尖端喷头,保持手指和器械在喷头范围之外。
> - 在病灶下注入局部麻醉剂形成皮丘。对于敏感程度较低的组织如阴阜,可能就不需要了。
> - 将喷头放置在距病灶1~1.5cm处;如果使用闭合式系统,将治疗探头直接碰触在病变上。
> - 根据病灶(表15.7)的特点,喷洒或继续按住闭式探头,直至病灶周围形成2mm的霜缘,然后再持续5~30s。如果使用的是探头,可能需要一两分钟解冻,探头才能从皮肤上释放下来,尽管有些冷冻治疗系统有一个解冻器件,可以加快解冻过程。

表 15.7

冷冻手术的冷冻时间

病变类型	冷冻时间 /s
光化性角化病	5~20
脂溢性角化病	5~10
湿疣或软疣	10
皮赘	5

CO_2 激光

CO_2激光消融治疗外阴病变,可以通过肉眼观察或阴道镜进行,阴道镜这可以放大目标区域,并

且更精准。对于较大的病灶或肉眼可见的区域,也可以手持进行。安全是一个重要的考虑因素:在整个手术过程中,患者和操作人员应佩戴口罩和护目镜。从理论上讲,蒸发的病毒颗粒有被释放到空气中,而被吸入的风险,导致口腔和喉咙处长出疣,因此,医师和所有助手都应该戴上能够阻挡细微颗粒的口罩,应使用排烟器吸走病毒颗粒。患者可以用湿纱布/布料罩住眼睛或佩戴护目镜,除非有手术巾隔开,普通眼镜不足以提供保护。如果消融深达真皮层,则更容易发生并发症,因此,重要的是要了解治疗的深度并保持在3mm以内。对于隆起的大病灶,这种风险可能更大,因为可能难以判断其深度(知识框15.4)。

> **知识框 15.4　CO_2 激光消融术步骤**
> - 用阴道镜仔细检查患处,并应用醋酸确定范围。
> - 在手术部位周围放置湿纱布,以吸收可能偏离的激光束。
> - 操作者、助手和患者佩戴防护口罩和眼镜。
> - 设置并打开排烟器。
> - 用湿润的压舌器测试激光。
> - 设置功率瓦特数(大多数病变为10W,疣为4~6W)。
> - 将光斑大小设置为弥散模式(defused setting),手持激光器的光斑受距离治疗部位的远近控制。
> - 可以先用激光勾画出要消融的区域,然后填充式完成消融手术。
> - 消融深度2~3mm,边缘可达1cm。

术后可使用对乙酰氨基酚和/或非类固醇抗炎药控制疼痛,常规使用抗菌药膏将有助于防止广泛治疗后的唇褶感染和粘连。有些制剂含有局部麻醉剂,可以缓解不适感。如果使用药膏增加了刺激性,可使用凡士林(petroleum jelly),特别是在怀疑有过敏反应的情况下。在第1周,每天坐浴2~3次(从24h后开始)可以帮助愈合,保持外阴清洁并缓解症状。应当根据患者的免疫状况,在术后1~4周内安排随访,以检查确认没有阴唇粘连(取决于消融的位置和程度),并确定是否需要进一步治疗。

消融治疗相关的主要风险包括较轻的并发症,例如红斑、灼伤、水疱形成、暂时性色素沉积(通常在6周内消失)以及疼痛或不适。出血是一种罕见的并发症,更严重的并发症包括感染、瘢痕形成、延期愈合和长时间的色素沉着,这种情况在深色皮肤

的人中更常见。在术前知情同意书签署中,应告知患者激光消融术后会出现外阴部疼痛。

前庭疾病手术

前庭是处女膜和 Hart 线(小阴唇上明显角质化皮肤的可见线)之间的外阴区域,向后延伸到阴唇系带,向前延伸到阴蒂系带。尿道和前庭大腺都位于该区域内。随着时间的过去,各种各样的手术已被描述,涉及前庭全部或部分切除,通常是为了减轻外阴痛,这通常是特发的、慢性外阴痛过程。外科手术通常是外阴痛药物治疗失败后最后考虑的方法,多用于诱发性、特发性外阴痛,这种情况下,对外阴前庭的点压会产生严重的不适。使用的手术各种各样统称为前庭切除术(vestibulectomy),包括改良或前庭后部切除术和前庭整形术(vestibuloplasty)。Goetsch 描述的简化前庭切除术,已证实对外阴痛有效,尤其是与盆底治疗相结合时。

前庭切除术的主要适应证是外阴痛,这种疼痛在进行更为保守的治疗(例如骨盆底康复和药物治疗)后,仍然持续存在。外阴痛是一种排除性诊断,因为必须排除可治疗的原因。前庭切除术应该只适用于那些因疼痛而影响性交能力的女性,以及那些所有其他治疗方法都失败的女性,手术的成功率只有 50%~60%。应使用棉签测试定位绘制疼痛区域和强度,以确定前庭切除术将包括所有疼痛的区域。

前庭切除术是一种择期手术,旨在减轻疼痛并使患者舒适地进行性交。因此,患者的术前条件应该是最好的,不应有炎症或感染的迹象,患者病情稳定且无抗凝治疗。免疫功能低下的女性发生并发症的风险增加,在对这些患者进行手术前准备时应格外谨慎。

切除

进行前庭切除术时,患者取背卧截石位。在术前患者仍清醒时,使用棉签定位绘制出疼痛区域,使用记号笔,先确定触痛点,然后勾画出预切除的区域;消毒外阴手术区域,覆盖无菌巾。前庭切除术作为一种非住院手术进行,如果面积小,有时可以在门诊进行,但如果面积较大,建议全身或区域

麻醉。即使是全身麻醉或区域麻醉,也建议使用利多卡因和肾上腺素进行局部浸润,因为这有助于术后缓解疼痛,且在术时辅助止血。用 15 号手术刀片切除划出的区域,深度为 2~5mm,当需要切除前厅前部时,应特别注意尿道周围。处女膜下的皮肤(如果未切除)和阴道壁应潜行分离,以形成皮瓣用于闭合。使用 3-0 Vicryl 线深层间断缝合,然后,用 4-0 Vicryl 线连续或间断缝闭黏膜层(知识框 15.5)。

知识框 15.5　前庭切除术步骤

- 棉签定位疼痛 / 触痛区域。
- 局部浸润麻醉(利多卡因加肾上腺素)(表 15.3)。
- 15 号刀片锐性剥离该区域。
- 切除组织(深度 2~5mm)。
- 3-0 可吸收线间断缝闭深层组织。
- 4-0 可吸收线间断或连续缝闭黏膜层。

术后 24~48h,应将冰袋敷在会阴部,24h 后可开始坐浴,以缓解不适。应指导患者避免性交或将卫生棉条等任何东西插入阴道,直到手术医师许可。术后前 2 周,应该避免任何会引起外阴摩擦或过度牵拉的剧烈活动。当切口 6~8 周愈合后,就可以恢复性生活了。这种手术不需要使用抗生素,术后 4~6 周随访,检查评估愈合情况和症状。

前庭切除术的并发症包括出血、血肿形成、感染、瘢痕形成、伤口裂开,以及需要额外的手术来修复损伤。此外,高达 9% 的患者会出现前庭大腺囊肿,通常发生在手术后的最初几个月内。患者可能对这种美容效果不满意,应该在术前就这个问题进行商讨。术后润滑程度下降,高达 25% 的患者可能需要在性交时使用阴道润滑剂。初次成功手术后的复发相对少见,报道的发生率为 0%~13%。

阴唇整形术

阴唇整形术 / 阴唇缩小术(labiaplasty)是缩减小阴唇的大小。对于纯粹出于美容目的,而要求进行这种手术是否合适,一直存在很大的争议,几乎没有医学指征证明这一手术的合理性。大多数技术相对简单,但有些技术非常复杂,最好由经验丰富的医师来实施,包括自定义的阴唇瓣成形术(custom flap labiaplasty)、W 形成形术,以及去皮术,

这里描述的是边缘切除和楔形切除技术,这应该在大多数普通妇科医师的技能范围内。

阴唇成形术的医学适应证包括小阴唇肥大引起的症状,如性交困难、慢性刺激、运动困难或卫生和感染问题。此外,一些女性可能由于分娩时的损伤或其他创伤而出现不对称性,可以通过手术修复。

施行此手术的相对禁忌证包括免疫抑制状态、出血性疾病和抗凝状态。通常在手术室内,全身或局部麻醉下进行。这是一种择期手术,应该在几乎没有合并症的健康女性中进行。

边缘切除

进行小阴唇边缘切除术时,患者取背卧截石位,消毒外阴后,铺无菌手术巾。在标记双侧切除线后进行,以确保保留的小阴唇比例相等,仔细计划并正确标记是该手术最重要的部分。可以沿切除线皮下注射含 1% 利多卡因加肾上腺素(与碳酸氢钠的比例为 1:10)的局部麻醉剂。每侧阴唇内注入 5~7mL,提供麻醉但不会因水疱使阴唇变形。可以用 Metzenbaum 剪刀或手术刀进行切除,注意保持边缘平滑整齐,没有锯齿缘(图 15.7)。用 4-0 Vicryl 线皮下间断缝合,可以消除边缘的张力,然后,可以使用相同的缝线连续缝闭皮下。手术前应仔细定位标记,否则切除过多的组织会有很大的风险,因为这很容易欺骗眼睛,造成"狗耳朵"状(图 15.8)。如果在修复过程中发现这种情况,应直接将其切除。这种技术在修复因受伤而造成不规

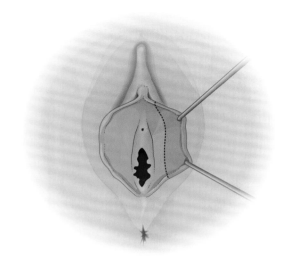

图 15.7　小阴唇边缘切除[From Oranges CM, Sisti A, Sisti G. Labia minora reduction techniques: a comprehensive literature review. *Aesthetic Surg J* 2015; 35 (4): 419-431. Reproduced by permission of The American Society for Aesthetic Plastic Surgery, Inc.]

则边缘时效果很好,尽管未受伤的一侧可能需要切除组织来创建对称性,但这种技术有发生术后感觉异常的风险。

楔形切除术

楔形切除术涉及切除一个楔形的阴唇区域。用记号笔重复标记,画出预切除的小阴唇楔形区域,然后注入局部麻醉剂。通常,楔形区域从阴唇中央切除,但根据阴唇的形状和多余组织的位置进行调整。切除楔形区域后,两边缘分两层缝闭。第

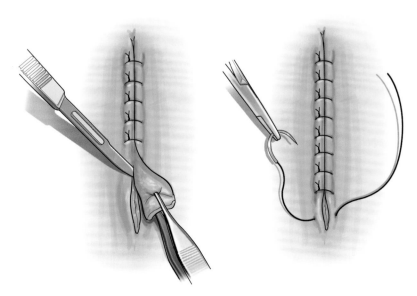

图 15.8　切除"狗耳朵"(Modified with permission from Blackbourne LH. *Advanced Surgical Recall*, 2nd ed. Philadelphia, PA: Lippincott Williams & Wilkins; 2003. Figure 14.1.)

一层,用 4-0 Vicryl 线皮下间断减张缝合,第二层,用 4-0 Vicryl 线或 5-0 Monocryl 线皮下连续缝合。此技术最适用于小阴唇肥大,当小阴唇突出的边缘超出阴唇系带外 2cm 或更多时。这种技术允许通过创建一个更自然的阴唇边界,来对接闭合暴露的切口缘。根据阴唇的大小和形状,这一手术可以有许多调整,涉及相同的基本步骤(图 15.9,知识框 15.6)。

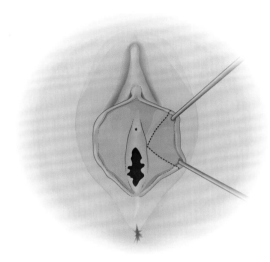

图 15.9 小阴唇楔形切除术[From Oranges CM, Sisti A, Sisti G. Labia minora reduction techniques: a comprehensive literature review. *Aesthetic Surg J*, 2015; 35(4): 419-431. Reproduced by permission of The American Society for Aesthetic Plastic Surgery, Inc.]

知识框 15.6 阴唇整形术步骤

- 检查小阴唇并标记切除线。
- 注意确保对称。
- 在标记线附近注射 1% 利多卡因加肾上腺素。
- 切除已标识的小阴唇组织。
- 用针状电极灼达止血。

边缘切除
- 用 4-0 可吸收线连续缝合皮下。

楔形切除
- 对接缝合小阴唇切缘。
- 4-0 可吸收线间断深层缝合止血并减张。
- 用 4-0 或 5-0 可吸收线连续皮下缝合切口缘。

术后管理

非类固醇抗炎镇痛药或对乙酰氨基酚可用于缓解疼痛,含有麻醉剂的抗生素软膏也可以使用。

在最初的 24~48h 内,使用冰袋可以帮助减轻肿胀和不适,尽管一些手术部位的肿胀可能会持续 4 周,24h 后坐浴也可以缓解疼痛。如果患者出现疼痛加重、红斑、病灶处有脓性物或发热,应告知患者电话回访。术后 1~2 周进行门诊随访,将有助于评估愈合情况,并让患者对肿胀和正常的愈合过程感到放心,切口完全愈合后才能性交。

阴唇出现明显水肿很常见,不应被视为并发症。也可能出现出血、裂开和感染,但不常见。血肿可能发生,应立即引流以缓解疼痛,并允许再吸收。

会阴成形术

在解剖学上,会阴支撑肌肉和筋膜下方的整个骨盆出口。会阴体是会阴的一部分,位于阴道和肛门之间。尽管有多种会阴成形术(perineoplasty)涉及会阴体和邻近结构,用于处理严重的会阴产科撕裂、大便失禁和脱垂,本节将重点介绍用于缓解与阴道入口相关的持续疼痛或性交困难的会阴成形术。

修复性会阴成形术的主要指征是经阴道分娩后持续的疼痛或性交困难。该手术适用于进行非手术治疗,如骨盆底肌肉治疗后,仍存在严重性交困难的患者。如果有明显的瘢痕形成或与先前的产科损伤、其他创伤或治疗其他外阴病变相关的阴道口皮肤裂开,也可以使用这种方法。

如果修复后的三度或四度会阴撕裂伤未充分修复,或者存在持续性和严重的大便失禁,则不应在产后早期、正常愈合之前再进行会阴成形术。此外,手术不能充分解决其他问题,例如膀胱膨出或直肠膨出。如前几节所述,患者不应有任何禁止手术或使用全身或区域麻醉的内科疾病。

手术技巧

这种手术作为非住院手术在手术室进行。将患者置于背卧截石位,消毒,铺巾。切一个三角形的切口,从阴道口会阴皮肤两侧朝向肛门延伸,切口在中线处的汇合。然后,潜行分离阴道壁使其外翻(exteriorization),不要过度牵拉。通过潜行分离,在阴道外口水平完成三角切口后,剪除三角状的皮肤和阴道壁,然后,用 3-0 或 4-0 Vicryl 线间断缝合对接阴道黏膜缘和会阴皮肤(图 15.10)。有时,缝合下面的皮下组织会降低张力,但是,应避免在中

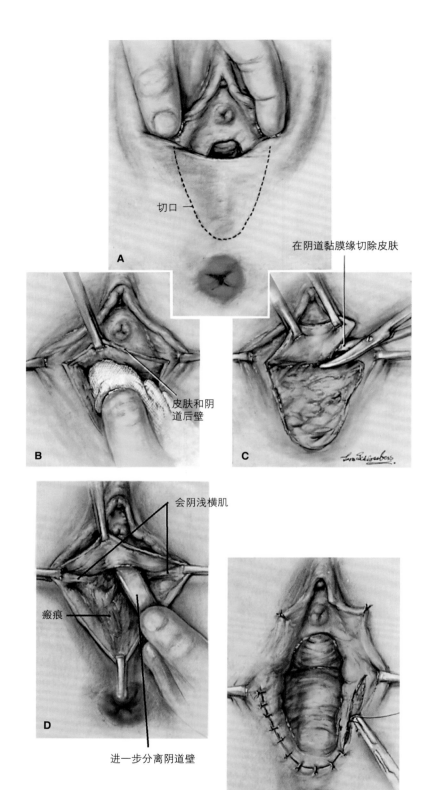

图 15.10 （A—E）会阴成形术

线"篷起"（tenting）组织，因为这也可能导致随后的性交困难。同样重要的是，去除的皮肤和阴道黏膜组织应包括任何瘢痕或溃疡区域。

通常可以使用非类固醇抗炎镇痛药或对乙酰氨基酚，以及坐浴足以应对疼痛。愈合通常需要 6~8 周，在此之前，患者应避免性交或使用卫生棉条，建议在术后 4~6 周进行随访。

该手术可能发生出血、裂开和感染，但很少，避免性交或使用卫生棉条可减少这些并发症的发生频率。由于进一步的瘢痕形成，而引起的持续性性交困难很少发生。

要点

■ 大多数外阴小手术可以在门诊安全地进行。

■ 对于病因不明或近期有变化的病变，活检的阈值应较低。

■ 前庭大腺囊肿和脓肿在引流时应形成瘘管，以减少复发的风险，无论是放置 Word 引流管还是袋状造口术。

■ 消融技术可以在门诊安全地进行，但需要特殊的设备。

■ 前庭切除术是其他方法不能缓解性交困难时的最后手段。

■ 阴唇整形术和会阴成形术很少用于治疗性交困难或其他症状。

（沈亮　颜磊　赵兴波　译）

参考文献

American College of Obstetricians and Gynecologists. ACOG Practice Bulletin No. 93: diagnosis and management of vulvar skin disorders. *Obstet Gynecol* 2008;111(5):1243–1253. doi:10.1097/AOG.0b013e31817578ba.

American College of Obstetricians and Gynecologists. Elective surgery and patient choice. Committee Opinion No. 578. *Obstet Gynecol* 2013;122:1134–1138.

American College of Obstetricians and Gynecologists. Management of vulvar intraepithelial neoplasia. *Obstet Gynecol* 2016;128(675):178–182. doi:10.1016/S0140-6736(16)31898-0.

Andrews M. Cryosurgery for common skin conditions. *Am Fam Physician* 2004;69(10):2365–2372.

Bhalwal AB, Nick AM, Reis R, et al. Carcinoma of the Bartholin's gland: a review of 33 cases. *Int J Gynecol Cancer* 2016;26(4):785–789. doi:10.1097/IGC.0000000000000656.

Bhide A, Nama V, Patel S, et al. Microbiology of cysts/abscesses of Bartholin's gland: review of empirical antibiotic therapy against microbial culture. *J Obstet Gynaecol* 2010;30(7):701–703. doi:10.3109/01443615.2010.505672.

Bichakjian CK, Halpern AC, Johnson TM, et al. Guidelines of care for the management of primary cutaneous melanoma. American Academy of Dermatology. *J Am Acad Dermatol* 2011;65(5):1032–1047.

Boama V, Horton J. Word balloon catheter for Bartholin's cyst and abscess as an office procedure: clinical time gained. *BMC Res Notes* 2016;9:13. doi:10.1186/s13104-015-1795-3.

De Andres J, Sanchis-Lopez N, Asensio-Samper M, et al. Vulvodynia—an evidence based literature review and proposed treatment algorithm. *Pain Pract* 2016;16(2):204–236.

Edey KA, Allan E, Murdoch JB, et al. Interventions for the treatment of Paget's disease of the vulva. *Cochrane Database Syst Rev* 2013;(10):CD009245. doi:10.1002/14651858.CD009245.pub2.

Endrizzi B. Dermatologic procedures. In: Soutor C, Hordinsky MK, eds. *Clinical dermatology*. New York, NY: McGraw-Hill. http://accessmedicine.mhmedical.com/content.aspx?bookid=2184&sectionid=165458778. Accessed on November 12, 2017.

Goetsch M. Patients' assessments of a superficial modified vestibulectomy for vestibulodynia. *J Reprod Med* 2008;53(6):407–412.

Habif TP. Dermatologic surgical procedures. In: Welch B, ed. *Clinical dermatology*, 6th ed. Elsevier, 2016:e1.

Heller DS, Bean S. Lesions of the Bartholin gland: a review. *J Low Genit Tract Dis* 2014;18(4):351–357. doi:10.1097/LGT.0000000000000016.

Hexsel D, Pop S, Rusciani A. Rejuvenation of the external female genitalia. In: *Surgery of the Skin*, 3rd Vol., 2015:666–672. http://www.clinicalkey.com

Kanter G, Jeppson PC, Rogers R, et al. Perineorrhaphy: commonly performed yet poorly understood: a survey of surgeons. *J Minim Invasive Gynecol* 2015;22(3):S36. doi:10.1016/j.jmig.2014.12.076.

Kawada C, Hochner-Celnikier D. Chapter 35. Gynecologic history, examination, & diagnostic procedures. *Current Diagnosis & Treatment: Obstetrics & Gynecology*, 11th ed. 2013:1. http://mhmedical.com/content.aspx?aid=56970832

Lee MY, Dalpiaz A, Schwamb R, et al. Clinical pathology of Bartholin's glands: a review of the literature. *Curr Urol* 2014;8(1):22–25. doi:10.1159/000365683.

Mayeaux EJ, Cooper D. Vulvar procedures: biopsy, bartholin abscess treatment, and condyloma treatment. *Obstet Gynecol Clin North Am* 2013;40(4):759–772. doi:10.1016/j.ogc.2013.08.009.

McGee DL. Local and topical anesthesia. In: Roberts JR, Hedges JR, eds. *Clinical Procedures in Emergency Medicine*, 5th ed. Philadelphia, PA: Saunders Elsevier, 2010:481.

Onaiwu CO, Salcedo MP, Pessini SA, et al. Paget's disease of the vulva: a review of 89 cases. *Gynecol Oncol Rep* 2017;19:46–49.

Oranges CM, Sisti A, Sisti G. Labia minora reduction techniques: a comprehensive literature review. *Aesthet Surg J* 2015;35(4):419–431. doi:10.1093/asj/sjv023.

Ostrzenski A. Modified posterior perineoplasty in women. *J Reprod Med* 2015;60(3–4):109–116.

Rodríguez VG, De la Fuente García A, Torres MAC, et al. Could cryosurgery be an alternative treatment for basal cell carcinoma of the vulva? *Indian Dermatol Online J*

2014;5(2):160–163.

Rogers RG, Pauls RN, Rardin CR. Should gynecologists provide cosmetic labiaplasty procedures? *Am J Obstet Gynecol* 2014;211(3):218–220, 218.e1. doi:10.1016/j.ajog.2014.06.020.

Siliquini GP, Tuninetti V, Bounous VE, et al. Fractional CO2 laser therapy: a new challenge for vulvovaginal atrophy in postmenopausal women. *Climacteric* 2017;20(4):379–384. doi:10.1080/13697137.2017.1319815.

Speck NM, Boechat KP, Santos GM, Ribalta JC. Treatment of Bartholin gland cyst with CO2 laser. *Einstein* 2016;14(1):25–29.

Times KD, Jun NO. Experts discuss the place for female rejuvenation. *Dermatol Times* 2017;6:57–58.

Tommola P, Unkila-Kallio L, Paavonen J. Surgical treatment of vulvar vestibulitis: a review. *Acta Obstet Gynecol Scand* 2010;89(11):1385–1395. doi:10.3109/00016349.2010.51

2071.

Ulubay M, Keskin U, Fidan U, et al. Safety, efficiency, and outcomes of perineoplasty: treatment of the sensation of a wide vagina. *Biomed Res Int* 2016;2016:2495105. doi:10.1155/2016/2495105.

Wechter ME, Wu JM, Marzano D, et al. Management of Bartholin duct cysts and abscesses. *Obstet Gynecol Surv* 2009;64(6):395–404. doi:10.1097/OGX.0b013e31819f9c76.

Woodruff JD, Genadry R, Poliakoff S. Treatment of dyspareunia and vaginal outlet distortions by perineoplasty. *Obstet Gynecol* 1981;57:750–754.

Woodward AP, Matthews CA. Outcomes of revision perineoplasty for persistent postpartum dyspareunia. *Female Pelvic Med Reconstr Surg* 2010;16(2):135–139. doi:10.1097/SPV.0b013e3181cc8702.

IV

输卵管绝育术

Amy G. Bryant，Jessica E. Morse

输卵管绝育术（tubal sterilization）自从首次被报道以来，不仅在手术技术上，而且在文化内容上都已经有了显著的发展。1880 年，Samuel Smith Lungren 在完成第二次剖宫产术后，实施了首例输卵管绝育术并报道。Lungren 医师描述"在子宫外约 2.54cm 的部位，使用有力的丝线结扎双侧输卵管"，考虑到当时剖腹手术（laparotomy）的并发症发病率很高，很可能避免了后来的产妇死亡。尽管绝育手术与其他手术并行实施，但由于剖腹手术的持续发病率和死亡率较高，绝育并不作为手术的唯一指征常规进行。

手术技术的变化与控制生育的文化和伦理方法的变化是一致的。尽管许多女性选择绝育术，使之成为已婚夫妇中最常用的避孕方法，但许多女性的生育选择却未受到尊重。有色人种女性、发育迟缓女性和被监禁的女性都是被迫绝育的受害者。为了尽量减少这种侵犯自主权的行为，美国健康、教育和福利部（Department of Health，Education，and Welfare）在 1970 年代制定了有关绝育的规定，包括书面知情同意书和 30 天的等待期。许多人现在开始质疑这些政策的效用，因为它们常常成为本应保护的女性绝育的障碍，尤其是在产后。然而，许多女性权益倡导者也认识到这类政策的必要性，因为产后绝育是最安全、最有效的避孕方法之一。美国妇产科学会（American College of Obstetricians and Gynecologists）建议，这些手术应该被视为急需的，而不是完全选择性的。绝育可以通过腹部小切口、腹腔镜，在产后或月经间隔期进行。现代实践中有许多方法可用，包括输卵管截断、灼凝、输卵管切除术，或宫腔镜栓堵术（表 16.1）。

术前评估

在美国，产后绝育几乎占绝育手术的 50%，60% 在阴道分娩后进行，40% 在剖宫产时进行。许多手术医师更喜欢在产后间隔至少 6 周后再进行绝育手术。在腹腔镜手术中，这主要可以使静脉血栓栓塞风险恢复到基线水平，确保子宫完全复旧（尽可能地减少进入腹部时对子宫的潜在损伤），并使扩张的妊娠血管容量消退。尽管这是一种常见的做法，但直到产后 6 周才进行严格的评估，以确定是否可以降低手术风险。由于需要良好的视觉效果，无论是分娩还是流产，在终止妊娠 6 周内不进行宫腔镜手术。腹腔镜手术可以与流产同时进行。

尽管必须仔细评估手术风险和病史，但绝育手术没有绝对的医学禁忌证。该手术死亡率为 (1~2)/10 万例手术，手术并发症的预测因素包括使用全身麻醉、既往腹部或盆腔手术史、肥胖和糖尿病。需要考虑的其他因素包括呼吸系统疾病、血栓病史

表 16.1

绝育方法的妊娠率（永久性和可逆性方法）

	1 年累计妊娠率 每千名女性	5 年累计妊娠率 每千名女性	10 年累计妊娠率 每千名女性
产后部分输卵管切除术	0.6	6.3	7.5
Hulka 夹	6.9（合并）或 9.5（仅 L/S）	31.7	36.5
Filshie 夹	1.1（合并）或 1.9（仅 L/S）		
硅胶带	5.9	10	17.7
单极电凝	0.7	2.3	7.4
双极电凝	2.3	3.2	24.8
双侧输卵管切除术	不确定，被认为几乎为 0	不确定，被认为几乎为 0	不确定，被认为几乎为 0
宫腔镜下微型栓子植入术	不确定，1.5~2.5	不确定，1.5~2.5	不确定，1.5~2.5
LARC 方法			
激素宫内节育系统	0.2	5~11	
含铜宫内节育器	0.8	4	
植入式激素避孕药	0.05	0.5	
输精管切除术	0.15	11.3	

L/S（Long/Short term）：长期 / 短期；LARC（long-acting reversible contraception）：长效可逆性避孕。

Sources：Dominic，CREST/Peterson 1996，Peterson 1999，Munro，Cleary，Clark.

或影响凝血参数的药物治疗、患者的焦虑程度，以及如果考虑宫腔镜绝育，患者对门诊手术的预期耐受能力。有增加手术风险的合并症存在时，应该讨论同样有效的替代方法。长效可逆性避孕药物，即宫内节育器和植入式避孕药物，其避孕效果与手术绝育相同，但风险极小。虽然这些器具的有效期只有 3~12 年，但通常可以在当天放置，这样女性在离开你的诊室时，就能获得有效的绝育。输精管切除术（vasectomy）也为想要绝育的夫妇提供了一个非常有效的选择且风险非常小。

确保女性了解绝育手术的永久性至关重要，特别是对年轻女性或那些从未有过孩子的女性，虽然绝育后的后悔比较罕见，发生的风险因素包括绝育时年龄 <30 岁、流产和伴侣的改变。试图逆转绝育的手术费用通常昂贵，又不总是在保险范围内，而且不可能都会妊娠。输卵管切除术后逆转是不可能的，只能通过辅助生殖寻求妊娠。女性控制生育的愿望是其整体健康的一个组成部分，应尊重她们的自主权，通过双方商定的方式满足绝育要求。

小切口经腹输卵管绝育术

输卵管开腹绝育术可以在月经间隔期和产后进行。经腹小切口手术一般适用于经阴道分娩后的女性，或在腹腔镜手术无法进行、有禁忌证或失败的情况下进行月经间隔期绝育的女性。

输卵管绝育术的严重并发症并不常见，但确实会发生，且因手术方式而异。严重并发症是指需要额外干预的并发症，包括腹腔镜手术中进腹时肠管或血管损伤，需要输血治疗的出血，或需要长期监护或进入 ICU 的呼吸系统并发症，在所有绝育方法中的发生率为 0~3%。轻微并发症是指不需要干预的并发症，包括术后疼痛或阴道出血等简单情况，在所有绝育方法（表 16.2）中发生率为 0.5%~12%。

表 16.2

最常用的输卵管绝育手术路径

- 经腹小切口手术（minilaparotomy）
  - 改进的 Pomeroy 手术
  - Parkland 手术
  - 输卵管切除术
- 腹腔镜手术（laparoscopy）
  - 钛夹
  - 硅胶带夹
  - 双极电凝
  - 输卵管切除术
- 宫腔镜手术（hysteroscopy）
  - 微型线圈栓子

产后输卵管绝育手术

产后输卵管绝育术通过腹部小切口进行,应在经阴道分娩后 48h 内或产后子宫复旧之前进行。通常可在平脐水平触及子宫底部,在脐孔腹壁下缘中线,纵行或半圆形切口 2~3cm,此处腹壁很薄,通过切口可以很容易地触摸到两侧输卵管。由切口进入腹腔后,使用小的牵开器(如 Army-Navy Retractor,即甲状腺拉钩)扩大视野。手术医师应触及子宫底,手指扫过宫底,以确定两侧宫角。然后,手术医师手指滑过一侧宫角,捞起输卵管至手术视野,可以使用钝的输卵管钩将输卵管牵拉到切口处。使用无创伤钳沿输卵管探查展露至其伞端,必须对其进行可视检查,以确认将进行结扎的输卵管部位,用 Babcock 钳(爪形肠钳)抓握输卵管峡部。头低脚高位和左、右侧倾斜位,都可以用来辅助暴露输卵管。产后输卵管绝育手术通常不需要举宫器,因为子宫很容易从腹部触及并操作。然后,使用改良的 Pomeroy 或 Parkland 技术将输卵管结扎,还可以放置钛夹或硅胶环带,或通过小切口行双侧输卵管切除术,但是,需要注意的是钛夹和硅胶环带法手术失败率较高。

月经间隔期输卵管绝育术

月经间隔期小切口输卵管绝育术,术前应首先通过双合诊检查评估子宫大小,在子宫内放置举宫器,以便于移动子宫。在耻骨上子宫底上方中线纵向或横向切口 2~3cm。如果仅使用局部麻醉,应在放置举宫器前,进行宫颈旁阻滞麻醉。通过小切口触诊子宫底,并确认子宫角。与产后输卵管绝育相似,通过切口提起输卵管,识别其伞端。用小的 Babcock 钳抓握输卵管峡部,然后使用改良的 Pomeroy 或 Parkland 技术进行输卵管结扎,或者进行双侧输卵管切除术。在小切口手术中,尤其是在局部麻醉下,腹腔内直接灌注利多卡因至输卵管,可以减少术后疼痛。

输卵管闭塞需要应用可以使管腔纤维化的技术封闭双侧输卵管的管腔,并在必要时使管腔暴露端腹膜化。对于任何腹腔镜或开放性输卵管闭塞的方法,必须首先识别输卵管,然后再寻踪至伞端进行检查,以确保正确识别,并注意任何可能影响手术入路的输卵管异常。

如果选择输卵管闭塞,应在子宫角处保留 1~2cm 的输卵管,这一小段输卵管避免了理论上的风险,即子宫收缩产生的压力可能导致宫腔内液体产生压力,从而形成输卵管 - 腹腔瘘,进而破坏输卵管的闭塞效果,导致可能的妊娠。

改良的 Pomeroy 方法

Pomeroy 技术最早是在 1930 年由 Pomeroy 的同事 Bishop 和 Nelms 描述,强调了使用可吸收缝合线而不是永久缝合线的重要性。最初的 Pomeroy 技术是用铬肠线(chromic catgut suture)缝合,“改良的”Pomeroy 方法用普通肠线(plain catgut suture)缝合替代了铬肠线。

在这种方法中,用小的无创伤性抓钳(如 Babcock)抓握输卵管峡部,提起输卵管;用 1 号快速可吸收的缝线(如肠线或铬肠线)结扎类似袢形输卵管的底部进而形成一个环,第二根结扎线的位置略高于或低于第一根线;剪除结扎线,留的线头需要长一点,以便在发生出血时易于识别;用剪刀刺穿输卵管袢内的输卵管系膜,然后用剪刀从环的上部切除 2~3cm 的输卵管段。重要的是要从形成的环中切除足够的管段,应检查留置输卵管的两个切端,确保输卵管管腔可见并止血。如果没有横断输卵管腔,切除太短可能无效。切除过长不那么令人担忧,但如果将来需要输卵管复通,手术再吻合就不可能了。在结扎线处留下太短的输卵管残端会导致输卵管从结中滑脱,并导致迟发性出血。重要的是结扎缝线应足够牢固,以防止滑脱时的即刻出血;但也不要太紧,以免导致残留的输卵管末端坏死,并与腹腔形成瘘管,从而导致手术失败。使用快速可吸收的缝合线,如普通肠线或铬肠缝线,对于确保输卵管两端迅速分离,有机会纤维化、腹膜化,从而确保输卵管闭塞非常重要。

改良的 Pomeroy 方法也可以通过腹腔镜进行。在这项技术中,手术腹腔镜通过脐孔放置端口,并在耻骨上方放置一个 5mm 的端口。通过耻骨上端口识别输卵管,并引入内镜下的普通肠线活结 / 滑结。无创伤钳经腹腔镜的手术通道进入,抓握输卵管峡部形成袢状,然后收紧活结,形成输卵管袢环(a knuckle of tube)。剪刀通过内镜的手术通道进入并剪线,然后用抓钳通过耻骨上端口抓握袢环,经手术通道剪除结扎处上方的管袢环并取出,这样可以检查该输卵管节段(图 16.1)。

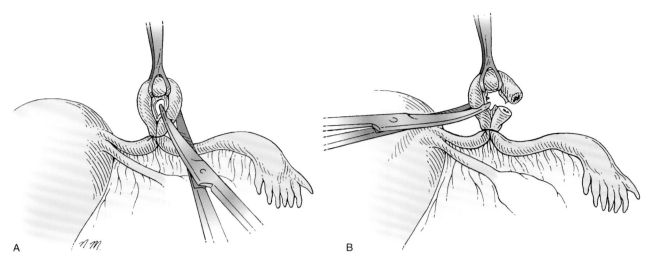

图 16.1 Pomeroy 方法。A. 提起输卵管峡部形成一个祥环,并在其底部用 1 根或 2 根 1 号普通肠线结扎。如果采用开腹小切口手术,结扎后线应留置,以防止在切断管祥环时输卵管残端过早回缩入腹腔。B. 在输卵管祥环的系膜内直接开窗,在窗两侧单独切断每一管支。检查两侧断端止血后,让其缩回腹腔

Parkland 方法

这种方法是在 1960 年代发展起来的,并在得克萨斯州达拉斯的 Parkland 纪念医院受到欢迎。在这种方法中,用爪形肠钳(Babcock 钳)抓起输卵管峡部,用剪刀或止血钳穿破其下方无血管的系膜处开窗 2.5cm,两根缝线穿过系膜窗口,在近端和远端结扎。应使用快速吸收缝线,如 0 号铬肠线。当输卵管任何一段被结扎后,就可以切除该段输卵管。重要的是要避免对结扎端有过多的牵拉,否则会导致输卵管系膜撕裂和过多的出血,应检查结扎端已止血(图 16.2)。

Uchida and Irving 方法

考虑到输卵管部分切除后剩余的输卵管近端残端有再通可能,以及随后的方法失败,又发明了几种方法来避免这种风险。Irving 和 Uchida 的方法就是为了减少可能导致绝育失败的输卵管 - 腹腔瘘形成的风险。这两种手术都需要额外的手术步骤,来包埋输卵管的近端残端,以防止其腹膜化。然而,由于复杂性的增加,现今这些操作很少被施行。这些手术可能需要更长的时间及更多的技巧,特别是在 Irving 的手术方法中,会导致更多的出血,这些较复杂的操作似乎并没有改善绝育的效果(图 16.3 和图 16.4)。

小切口绝育术相关并发症

通过开腹手术 / 小切口进行绝育的女性面临着开腹手术固有的并发症风险。这些罕见的并发症(肠损伤、血管损伤)并不是绝育手术特有的,详细的阐述见开腹手术的相关章节。鉴于腹腔镜下月经间隔期绝育具有很好的安全性,开腹或小切口绝育术应在剖宫产时或产后早期进行。最可能遇到的并发症包括出血,需要粘连松解和无法识别输卵管。在进行任何解剖之前,都要非常小心地找到输卵管系膜中无血管的区域。如果在开腹手术中发生出血,应考虑延长切口可能提供更好的暴露,可以使用标准方法(压迫、电灼、缝扎、止血剂)来控制出血。虽然保持小切口是女性舒适和美观的理想选择,但要彻底评估和处理出血有可能需要扩大切口。

对于周围有粘连的输卵管,尤其是有多次剖宫产史的女性,可能会带来巨大的挑战。在开腹手术中,慢慢地、仔细地解剖通常会充分地暴露以确认输卵管。对于暴露有限的小切口手术来说,更具有挑战性。将手术台倾向一侧,有时会使肠管脱离手术野,而较重的子宫和附着的输卵管则保持相对中线位置,有助于识别输卵管。对于肥胖女性,使用适当的牵开器最大限度地增加视觉和触觉范围,也有助于应对具有挑战性的情况。与处理出血一样,有时必须扩大小切口,尤其是对肥胖女性(表 16.3)。

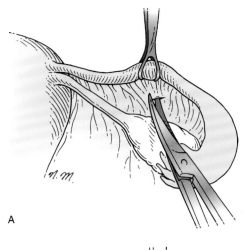

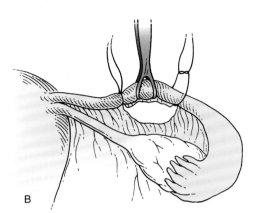

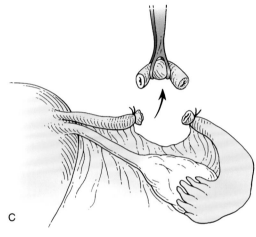

图 16.2 Parkland 方法。A. 用剪刀或止血钳在输卵管峡部下方系膜开窗 2~3cm。B. 结扎输卵管。在结扎或横断输卵管的过程中，提拉缝线可能会撕裂输卵管系膜导致麻烦的出血。C. 切除部分输卵管

IV

表 16.3
小切口手术并发症
肠管损伤
血管损伤
出血
需要粘连松解术
分离粘连的输卵管困难
无法识别输卵管

腹腔镜下输卵管绝育术

在美国，绝大多数的月经间隔期输卵管绝育手术都是在腹腔镜下进行。腹腔镜手术可以清晰地看到两条输卵管，而且也适用于既往手术中留有腹部瘢痕的女性。为了进行腹腔镜手术，通常绝育者需要进行全身麻醉。如果可能把上肢收拢在身体两侧，身体固定在手术台上，以允许承受陡峭的头低脚高位而不会滑动。举宫器应该放置在阴道（海绵棒）或子宫（经宫颈入宫腔）中，以便在手术过程中能够移动子宫。确定脐部入路的位置，用局部麻醉剂如 1% 利多卡因或布比卡因浸润。手术医师应根据绝育者的手术史，选择自己喜欢的入腹方式，在某些情况下，可以选择左上象限部位入腹。在大多数情况下，在脐孔的基底部用 11 号手术刀片做作垂直或横向切口，通常使用气腹针进入，但也有其他的入路选择。

腹腔镜输卵管绝育手术可在脐部切一个 10~12mm 的口，或在脐部左、右下象限或耻骨上做 2~3 个 5mm 的小切口。如果使用 Filshie 夹或 Falope 环，可以通过一个单点施放器/钳（a single site applicator）放置，只需要一个 10~12mm 的脐部切口。如果使用双极电凝，则需要为这个端口做第二个切口。对于双侧输卵管切除术需要 3 个 5mm 的切口，一个镜体使用，两个器械操作和取出输卵管使用。一些富有经验的腹腔镜手术医师使用经皮穿刺 3 个端口中的其一就可完成绝育术，以改善美观效果。

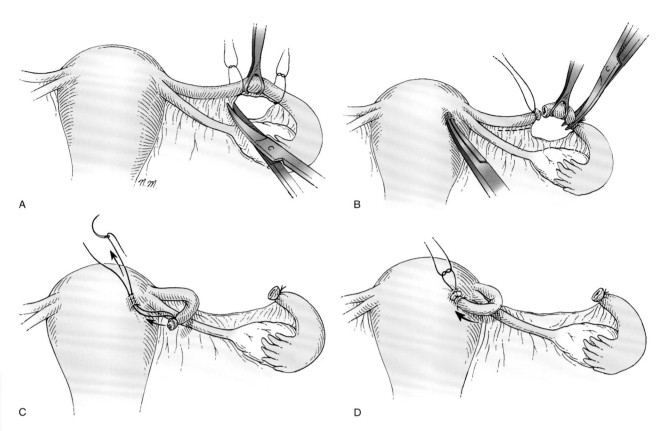

图 16.3　Irving 方法。A. 在子宫 - 输卵管交界外侧 4cm 处输卵管下方,用剪刀或止血钳开窗。B. 两次结扎输卵管,部分切除。在子宫后壁肌层内造成一个隧道袋,如果需要游离近端输卵管增加其活动度,以将输卵管末端埋入肌层,虚线表示切开线。C. 标记的输卵管末端被缝入肌层隧道的深处,缝线穿出子宫浆膜层。D. 打结这些缝线,确保近端输卵管的切口端置于肌层袋的深处

气腹针通过筋膜和腹膜层时应非常小心,需密切感知阻力的丧失,突破感有时好像“咆嗖”(pops)的声响。一旦确认进入腹腔,取出套管锥芯,更换为腹腔镜镜体。检查腹部以确定进入时有无损伤,然后确认子宫、输卵管和卵巢。如果子宫和输卵管被肠管遮蔽,调整为头低脚高位有助于暴露视野。

双极电凝

1974 年 Rioux 和 Cloutier 描述了双极电凝,可用于闭塞输卵管。电能量在钳子的两钳叶之间流动,灼凝所钳持的组织,不需要像单极电凝那样远距离地返回电极。抓持钳每一钳叶电能相等,但相反的电场效应相互抵消,从而不产生可能导致热扩散的电容耦合发生。

在双极电凝中,双极钳通过耻骨上或侧面 5mm 的端口进入腹腔。仔细识别输卵管峡部中部,并检查至输卵管伞端。可以使用经宫颈或阴道内的举宫器移动子宫,以获得更好的术野。钳子抓住输卵管的中间部分,注意需要钳持整个输卵管周长及其下方的部分系膜。避开输卵管近端 2cm,以防止输卵管腹腔瘘的形成。钳提输卵管向腹壁方向,远离腹腔内结构。然后,灼凝 2~3cm 的输卵管 3 次,直至组织变苍白而干燥,重要的是要继续灼凝直到设备停止放电,这提示组织中没有电解质溶液,把能量再传导至输卵管上,这样可以确保输卵管的内部已完全干燥。Soderstrom 及其同事证明,与灼凝或混合波形相比,使用双极系统的输卵管完全干燥,在使用切割波形时更为有效,电压在 100V 时,输出功率至少为 25W(图 16.5 和知识框 16.1)。

单极电凝

虽然单极电凝非常有效,但由于对肠道和其他腹腔内结构损伤的风险较高,目前使用频率较低,单极电凝是绝缘的、特别设计的抓持器械进入腹腔。由于发生在单极电凝中的电容性耦合,如果患者未正确接地(通常在患者大腿上有接地垫),可在

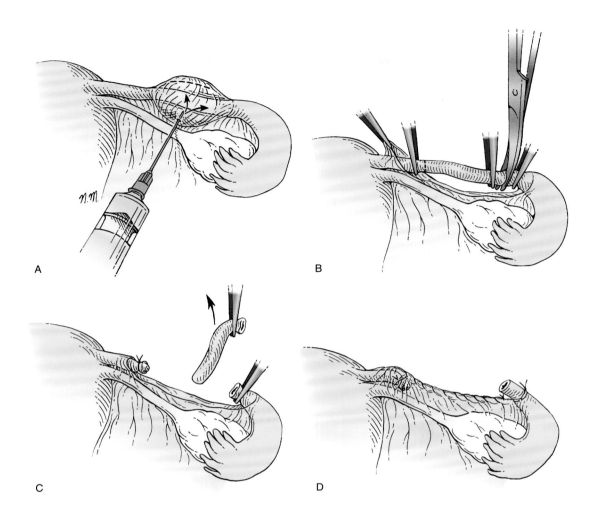

图 16.4　Uchida 方法。A. 在子宫 - 输卵管交界外侧 6cm 处的输卵管浆膜下注射血管收缩剂,然后切开浆膜(虚线)。B. 输卵管系膜的游离缘拉向子宫侧,显露约 5cm 的输卵管芯。C. 将输卵管近端结扎并切断,结扎的残端可回缩入输卵管系膜内。止血钳夹持远端残端,以防止其回缩。D. 缝合输卵管系膜。荷包状缝合输卵管远端残端周围的输卵管系膜,使其游离;近端的残端则包埋入输卵管系膜内。荷包缝合结扎后,即可移除止血钳

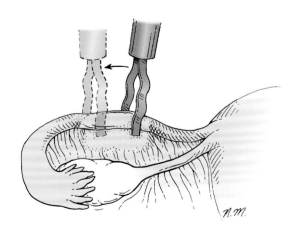

图 16.5　双极电凝法。用双极钳夹电凝干燥输卵管峡部最小 3cm 的管段,钳子的齿叶跨过输卵管延伸到输卵管系膜

知识框 16.1　双极电凝绝育术步骤

- 取截石位。
- 排空膀胱。
- 会阴部罩入无菌区。
- 进行彻底的腹腔探查。
- 用举宫器将子宫举起移动显露附件结构。
- 识别整条输卵管。
- 提起输卵管峡部中央。
- 使用双极钳抓握输卵管 2~3cm,从宫角外 2cm 开始向远端移动,连续灼凝 3 次。
- 使用具有至少 25W 切割电流的双极设备。
- 彻底灼干输卵管节段,以确保输卵管腔的破坏。

患者腹腔或腹壁的任何点释放高水平的电能，这会导致很高的隐性和显性损伤风险。一次灼伤就多达 5cm 的组织，而且热扩散难以检测。

非热能法输卵管阻塞术

考虑到热能量方法的损伤风险，非热能输卵管堵塞绝育方法应运而生。硅橡胶带、弹簧夹和钛夹都是在 1970 年代研发出来的，目的是在不使用电凝的情况下实现绝育。这些方法通过一个手术通道进行腹腔镜手术，该手术通道允许通过单个 10~12mm 的穿刺套管端口进行整个手术。

弹簧夹

1970 年代 Hulka 发明了 3mm 宽的镀金不锈钢弹簧夹，也被称为"Hulka 夹"。在 1990 年代这是一种受欢迎的绝育方法，但现在并没有像以前那样广泛使用了。这些夹子通过手术套管端口引入，但最好通过第二个套管端口引入，这样就可以使用经宫颈的举宫器和无创抓钳对输卵管进行牵引移动。轻轻用力拉直输卵管，确定输卵管峡部，然后将夹子垂直地夹在宫角外侧至少 2cm 的输卵管处，90°角对于夹子的有效性很重要。夹子应以输卵管为中心，其折片末端应覆盖一小部分输卵管系膜，从而确保整个管腔都被夹住。夹子由一个拇指装置（a thumb device）控制，可以开启和闭合，直到获得适当的角度，但是，一旦夹子被放置后，它就不能移动了。如果放置不理想，错位的夹子必须保留，但可以置入第二个夹子并正确放置，输卵管在弹簧夹内不应是帐篷状。

弹簧夹的优点包括没有热损伤的风险和非常小的输卵管损伤面积。粘连、输卵管扩张或其他异常都会妨碍弹簧夹的正确放置并降低效果（图 16.6）。

钛夹

硅胶衬钛夹称为 Filshie 夹，1975 年首次在欧洲应用。1996 年，美国食品药品管理局（Food and Drug Administration，FDA）批准在美国使用铰链式 Mark Ⅵ 型钛夹。这些钛夹钳口内衬附硅橡胶，夹子不对称，下颌较长，上颌较短。钛夹使用专用的施放器（applicator）即钛夹钳，通过单通道套管端口（single-port）和双通道套管端口（double-port）放

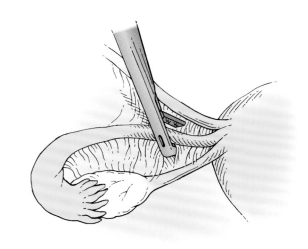

图 16.6 弹簧夹方法。弹簧夹以垂直的角度夹于宫角外侧 2cm 处的输卵管峡部，夹子的折叶应压实在输卵管上，夹子折片的尖端应延伸到输卵管系膜处

置，将钛夹放置在钛夹钳头内，当钛夹钳通过套管手术通道时，其钳口轻轻地闭合。经宫颈的举宫器有助于最大限度地接近输卵管，钛夹放置在宫角外 1~2cm 的输卵管处，在闭合之前，要小心地将输卵管的整个管周包含在夹子内，使用钛夹钳末端夹持的钛夹抬高输卵管。由于有铰链和硅胶内衬，钛夹可以沿输卵管开合，以确保正确定位。但是，一旦施放钛夹，就无法将其拆下。较长的钛夹颌叶片颌叶应该在输卵管的输卵管下方，较短的颌叶片颌叶在输卵管的上方。在闭合前，较长的下颌叶片上的输卵管系膜肯定会延展。一旦定位正确，将紧紧地挤压钛夹钳手柄，但要轻轻地施放钛夹。这会使钛夹较短的上颌叶变平并锁定到位，使用过大的压力会导致输卵管横断。一旦钛夹被施放，就不能再次被打开。如果发现放置不当，应施放第二个钛夹，将错位的夹子留在原位。同样，如果输卵管被横断了，可以在每个断端处放置一个钛夹。钛夹闭合后，输卵管和夹子的硅胶衬都被压缩。随着时间的推移，3~5mm 的压缩组织发生缺血性坏死，被压缩的硅胶会膨胀。最后，邻近输卵管段发生退化和纤维化，钛夹被腹膜化。与弹簧夹类似，钛夹使用在正常输卵管上时效果最好。输卵管扩张、粘连和其他异常情况时，会导致放置钛夹或完全地闭塞输卵管困难（图 16.7）。

硅胶带

硅胶带是 Yoon 及其同事在 1970 年代研发。

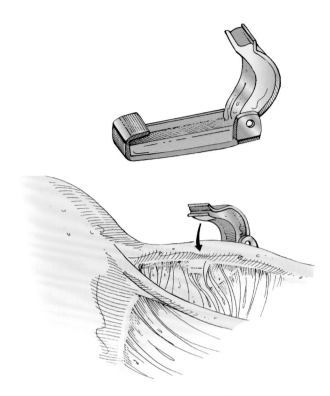

图 16.7 Filshie-clip 法。钛夹置于输卵管峡部(宫角外侧 1~2cm),透过输卵管系膜可看到钛夹的下颌叶片,以确保输卵管的整个管周包含在内

它带有一个特殊设计的内镜施放器,可以通过腹腔镜的操作通道或单独的第二个套管端口放置。在进入腹腔之前,将束带伸展到施放器探头筒的远端。使用举宫器最大限度地暴露输卵管,将装置放入腹腔后,夹持钳从施放器筒内伸出。在宫角外侧 3cm 处,用抓钳轻轻地钩起并抓住输卵管峡部,小心确保输卵管的整个管周都抓握在钳子内。然后,将抓钳缩回到施放器中,抓钳把输卵管抓握在其中,同时将祥形输卵管节段向上拉入施放器的筒中。手术医师必须小心确保输卵管在拉入施放器时仍抓握在抓钳中。如果做不到这一点,就会导致束带不能完全闭塞管腔,或仅作用于输卵管系膜。在钳子缩回时,重要的是必须避免过度牵拉输卵管,手术医师应缓慢地将整个施放器推向输卵管,同时逐渐将抓钳和输卵管拉回至施放器内,以避免输卵管系膜撕裂出血或输卵管撕裂伤。当输卵管祥环完全收缩入施放器后,束带从施放器筒上滑出至祥环的底部,绞窄的环内应包含 1.5~2cm 的输卵管祥。绞窄的环在闭塞后输卵管立即变苍白,血流阻断后,这部分输卵管缺氧,并随着时间的推移被吸收。最终,该束带不再束绕任何输卵管,其后常

在输卵管系膜内被发现。除了 2cm 的祥状输卵管外,束带几乎不会造成其他破坏。输卵管水肿或增厚时,很难顺利地施放输卵管束带。输卵管粘连可减少其活动性,并妨碍将足够的输卵管祥拉入施放器内。如果因无意中撕裂输卵管系膜或输卵管横断而导致过多的出血,可在裂口边缘施放额外的束带。双极性或单极凝结可用于止血,也可用于由于输卵管异常而不能正确放置夹子时的输卵管凝结(图 16.8)。

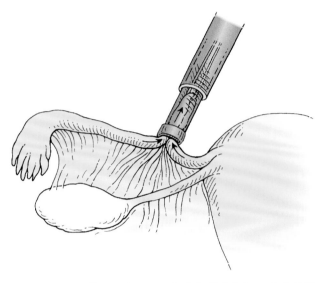

图 16.8 硅胶带法。使用抓钳把输卵管峡部抓入施放器筒内,抓钳应完全抓握输卵管。在抓持回缩过程中,避免对输卵管及其系膜过度牵拉,施放器筒推向输卵管

腹腔镜绝育术相关并发症

接受腹腔镜绝育手术的女性存在腹腔镜手术固有的并发症风险。其中最常见的是出血、输卵管粘连、无法放置夹子或夹子脱落至腹腔。

在使用任何一种输卵管闭塞装置时,都可能遇到输卵管出血,其发生率 <1%。硅胶带施放器有锋利的尖头叉,类似于用于抓握输卵管的单齿抓钳。典型的输卵管浆膜出血发生在抓持输卵管时,由于施加了压力,当施放束带后,通常会止血。如果施放束带后输卵管出血仍在继续,可以使用腹腔镜小的纱布球花生米直接压迫或电灼,注意将输卵管抓离周围结构。使用带有锐角的 Filshie 夹子后,可能会发生类似的出血。这是典型的浅表浆膜层损伤,通常不需要干预。

输卵管粘连也会使腹腔镜绝育术复杂化。术

前详细回顾手术、医治和感染病史有助于减少腹腔镜手术时的意外情况,但不能完全预测能否找到粘连的输卵管。当遇到粘连或扩张的输卵管时,可以改变手术入路,从宫角开始,而不是伞端。如果盆腔解剖严重失常,在术中用亚甲蓝(methylene blue)进行输卵管通液可帮助识别有瘢痕或严重粘连的输卵管。有时,改变术式是进行绝育的最安全方法,如果切除输卵管需要分离广泛粘连,可能会导致出血或肠道损伤,选择不同的绝育方法(钛夹、硅胶带或电凝)可能是更好的选择。理想情况下,在手术前应同计划绝育者讨论这些可能性。

如果输卵管严重扩张,可能会因为太粗而无法使用 Falope 环或 Filshie 夹完全闭塞。手术的选择在一定程度上取决于术前的谈话,如果计划绝育者明确倾向于从绝育术麻醉中醒来,但对具体手术方式持开放态度,手术很可能仍能完成。虽然 Falope 环施放器对扩张的输卵管提出了挑战,但是钛夹施放器通常仍然可以工作,尽管可能需要施放两个夹子才能确保整个输卵管被闭塞。如果手术医师认为输卵管太粗大而不能使用夹子,考虑到将来输卵管积水的并发症,可能更适合电凝,甚至输卵管切除术。

在产后输卵管仍粗大的情况下,钛夹的效果不如部分输卵管切除术,这提示在月经间隔期绝育术也应考虑到类似的情况。

尝试放置夹子时,有时夹子会掉入腹腔。这是令人沮丧的复杂问题,通常可以通过缓慢而有条理的搜寻来解决。如果夹子在放置过程中滑落,它很有可能落入直肠子宫陷凹。如果是在进入腹部时,以某种方式脱落,这就取决于套管端口的位置,夹子可能很难在肠袢中找到。关键是要观察它的落下处,在确定了它的位置并有合适的工具可用之前,不要改变患者体位。许多手术医师通过脐孔端口进行单切口放置钛夹,因此这时可能需要插入一个额外的套管端口,以协助肠管退缩等。但是,如果很容易看到夹子,可以通过手术通道放置抓钳很快取出。如果不能直接地看到夹子,则请求安排 X 线平片确定其位置。将患者置于头高脚底位也有助于夹子坠入直肠子宫陷凹中,这样就更容易找到。尽管有报道称遗留在腹膜内的夹子并不会造成严重的后遗症,但多数手术医师更喜欢取出掉落的夹子(表 16.4)。

表 16.4
腹腔镜绝育术并发症
肠管损伤
血管损伤
出血
需要松解粘连
分离输卵管粘连困难
无法识别输卵管
钛夹或硅胶带未能完全闭塞输卵管
严重输卵管扩张不允许放置钛夹或硅胶带
钛夹或硅胶带落入腹腔

宫腔镜下输卵管栓堵术

宫腔镜绝育术最初是为那些因极度肥胖、多次手术或其他原因而不能进行腹部手术或麻醉而不能进行腹腔镜手术或开腹手术的女性开发的。宫腔镜手术可以在局麻或静脉麻醉下进行,也可以在手术室进行全身麻醉。决定在门诊还是手术室进行宫腔镜手术取决于这两种选择的可行性,以及患者解剖结构或其他因素的可疑挑战,这些因素使在手术室进行手术优于在门诊手术。

避免腹部手术的意愿促进了宫腔镜下输卵管栓堵的发展。2002 年,FDA 批准了 Essure 微栓子,商用名称为 Essure。2007 年,为提高两侧输卵管放置率而开发的一种新的模式—ESS 305 获得批准。它是一次性系统的一部分,包括微型栓子、输送系统和分体式导入器。微栓子由不锈钢内线圈、镍钛合金外线圈和围绕内线圈的一层聚对苯二甲酸乙二醇酯(polyethylene terephthalate,PET)纤维组成。在从插入导管释放前,微栓子的长度为 4cm,直径为 0.8mm。释放后,随着线圈打开,它的直径扩大到 1.5~2.0mm,并穿过子宫输卵管接合部锚定到输卵管(图 16.9)。

进行宫腔镜栓堵时,患者取背卧截石位;双合诊评估子宫的大小和方向;放置阴道窥器暴露宫颈;可使用 1% 利多卡因行颈旁阻滞;用宫颈钳抓持宫颈,通常抓持前唇;如果需要,用扩张器扩张宫颈至可容纳 3~5mm 的宫腔镜;将宫腔镜经宫颈轻轻地置入宫腔,使用膨宫介质膨宫;检查宫腔有无异常,并确定双侧输卵管开口。然后,通过宫腔镜

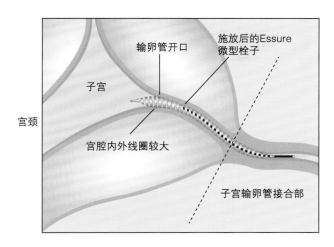

子宫

宫颈

输卵管开口

施放后的Essure微型栓子

宫腔内外线圈较大

子宫输卵管接合部

图 16.9　宫腔镜下微型栓子插入法。设计 Essure 微型栓子放置在输卵管内,穿过子宫输卵管接合部,即输卵管从子宫壁出来处,但仍有 5~10mm(相当于 3~8 个线圈)拖曳在宫腔内

器械通道端口放置这种商用装置,把微型栓子插入输卵管口。

　　然后,使用插入器装置经宫颈插入微栓子,该装置通过 5mm 宫腔镜的最小内径 5F(1F≈0.33mm)的操作通道。应该使用 12°~30° 角的镜头,宫腔镜进入宫腔后,用温热生理盐水膨宫以观察双侧输卵管开口,当确定开口后,导管通过手术通道进入宫腔,然后将导管导入输卵管开口。装置使用按照制造商的说明书施行,导管应继续推进,直到黑色定位标记在输卵管开口处。当发现输卵管开口的正确位置,将插入装置的拇指旋轮向后滚动,直到在输卵管开口看到一个黑色标记,就硬性停止(a hard stop)了。在输卵管开口处的绿色释放导管上,可以看到一条金色的条带,然后按下拇指轮释放插入物。直到拇指轮被进一步回滚,以撤出插入导管时插入物才会膨胀。理想情况下,5~10mm(相当于3~8 线圈)的微栓子应该拖曳在宫腔内,显示 0~17个拖尾线圈的插入物应该留在原处。有 18 个或更多的可见线圈,可以尝试去除。移除栓子不太可能,尝试移除拖曳线圈少于 18 圈的栓子,可能导致栓子断裂或对患者造成伤害。微栓子的尾端用于将栓子固定到位,并降低脱落的风险。值得注意的是,如果在首次将装置插入管口时,遇到明显的阻力,即导管没有向输卵管开口推进和 / 或导管弯曲或过度弯曲,或者导管在几分钟后无法推进,手术应终止,以避免穿孔或插入假通道。在这些病例中,可能存在输卵管瘢痕、发生了输卵管痉挛或没有正确识别输卵管开口。

　　如果不能识别输卵管开口就无法进入,或被确定为闭塞,手术应该中止。为了降低风险,制造商建议,如果膨宫液体赤字(fluid deficit,入不敷出)超过 1 500mL,可能会导致高血容量,或者如果手术时间超过 20min,则应终止手术。

　　由于对内线圈中的 PET 纤维的炎症和纤维化反应,直到双侧输卵管组织向内生长入线圈时,输卵管才被认为闭塞了。术后 3 个月必须进行确诊性检查,以确定双侧输卵管已完全闭塞。可以通过子宫输卵管造影(hysterosalpingogram,HSG)显示双侧输卵管阻塞情况,也可以通过阴道超声显像显示双侧微栓子。在此期间应采取避孕措施避免妊娠,并告知患者确保了解避孕效果的延迟和随访的重要性。

　　极度肥胖、多次手术史导致腹腔内粘连或其他腹腔镜或腹部手术相关禁忌证的女性,可以从这种方法中获益,这种方法避免了切口,在许多情况下,也避免了全身麻醉或局部麻醉。宫腔镜绝育方法可以在门诊,不需要在手术室进行。已知对镍过敏的女性不应使用 Essure 装置,因为栓子的外部线圈是镍钛合金,镍过敏女性的不良反应已有报道(知识框 16.2)。

知识框 16.2　微型插入线圈宫腔镜绝育术步骤

- 取膀胱截石位。
- 排空膀胱。
- 会阴消毒铺无菌巾。
- 放置窥器,暴露宫颈。
- 扩张宫颈以适应宫腔镜。
- 轻轻地将手术宫腔镜通过宫颈。
- 用生理盐水充分膨宫,并确认双侧输卵管开口。
- 将导管通过宫腔镜的手术端口进入输卵管口,直至达到黑色标记的水平。
- 施放微栓子并将其与导管分离。
- 取出导管,在另一侧重复操作。
- 显示双侧输卵管开口,并记录拖曳在宫腔内的微线圈数目。

宫腔镜绝育术的相关并发症

　　接受宫腔镜绝育手术的女性面临宫腔镜固有并发症的风险。宫腔镜绝育提供了一种低风险、永久性绝育的选择,可以在门诊进行,并发症发生在 3%~4% 的病例中，通常包括继发于患者不适、难以可视化、难以放置微型栓子、穿孔等引起的不良事件。尽管宫腔镜绝育术可以在门诊进行，但并非所有患者都是理想的门诊手术对象，而且手术室可以提供更深的镇静和更高水平的监测。经过仔细挑选的、得到详细咨询的患者，对门诊手术的耐受性良好，并且对自己的体验普遍感到满意。有许多选择可以最大限度地提高患者的舒适度，每个医师都会找出在她们的情况中什么是最有效的。血管迷走性晕厥（vasovagal syncope）是最常见的与患者舒适度相关的并发症，发生率不到 3%。抗焦虑药物（口服、舌下或静脉注射苯二氮䓬类药物）可以有效地减少术前和术中的焦虑，提高手术成功率。由于膨宫和输卵管操作引起的痉挛性疼痛，布洛芬（ibuprofen）或酮咯酸（ketorolac）通常可以很好地处理，这两种药物都有减少输卵管痉挛的潜在好处，从而增加了手术成功的机会。

下一个挑战就是显示双侧输卵管开口。尽管许多医师喜欢把手术安排在月经周期的早增殖期进行，但关于这是否与较高的手术成功率相关的数据不是都一样。以孕激素为主的避孕方法使子宫内膜变薄，可以改善视野，并将未被发现的早孕的概率降到最低。一旦能看到双侧开口，就可以插入线圈。如果栓子穿过开口进入输卵管腔时遇到明显阻力，则应停止手术，因为栓子位置不正确或输卵管痉挛阻塞了其通过。术前应用非类固醇抗炎药（NSAID）可减少输卵管痉挛，有时只需等几分钟，待微栓子通过后，不适感就会消失，允许微栓子安全通过。因为子宫膨胀可能引发痉挛，所以在宫腔镜上打开出水口，让子宫放松几分钟也是有效的。有些医师在这个时候给合适的患者使用硝苯地平，尽管支持这一做法的数据有限。如果遇到持续的阻力，但手术医师继续尝试置入微栓子，就可能发生输卵管穿孔。如果手术医师怀疑穿孔（在多达 2% 的手术中会发生），就应安排做 X 线平片或透视检查（fluoroscopy）。然而，成像只能显示栓子的形状和大致位置，因此通常不能诊断穿孔。如果怀疑有穿孔，可能需要进行腹腔镜检查（表 16.5）。

双侧输卵管切除术

近年来，施行双侧输卵管切除术，或"机会性

表 16.5
宫腔镜绝育术并发症
双侧输卵管开口显示困难
微栓子放置困难
子宫或输卵管壁穿孔
清醒时的血管迷走性晕厥
如果怀疑穿孔或其他损伤，需要进行腹腔镜检查

输卵管切除术"，已经成为实现女性绝育的常见方法。有证据表明，大多数卵巢癌起源于输卵管的伞部，这使得在子宫切除术、卵巢切除术和输卵管绝育术时，切除输卵管成为许多女性和医师一个有吸引力的选择。虽然卵巢癌在普通人群中的总体风险非常低，但它是妇科恶性肿瘤的主要死亡原因，2015 年新增病例超过 21 000 例，死亡 14 000 例。部分原因是卵巢癌在早期很难被发现，筛查和早期发现的多种策略都不成功。因此，尽管卵巢癌相对罕见，但预防策略是有必要的。

此外，也许更重要的是，双侧输卵管切除术比输卵管闭塞的方法具有更好的避孕效果。受精发生在输卵管内，因此，切除输卵管显著降低了任何妊娠的风险。在 10 年的时间里，所有输卵管闭塞方法的失败率为 18.5‰，双侧输卵管切除术被推荐作为输卵管闭塞后妊娠女性合适的处理，提示它提供了更好的妊娠保护。目前还没有关于双侧输卵管切除术避孕效果的长期研究，然而，美国绝育联合评审（Collaborative Review of Sterilization，CREST）研究表明，输卵管切除手术比闭塞手术更有效，这可能强化了切除整个输卵管可以获得更有效的建议。文献中只有 1 例双侧输卵管切除术后自然妊娠的报道。在双侧输卵管切除术后进行体外受精后，出现间质部异位妊娠的病例已有报道，然而，这些病例涉及胚胎移植，而不是自然受精。切除两条输卵管也可能降低未来异位妊娠和输卵管积水的风险，这两者都可能引起疼痛和其他疾病。与某些输卵管闭塞技术不同，即使输卵管受损或患病也是可行输卵管切除术。双侧输卵管切除术后再吻合逆转绝育显然是不可能的，然而，对于希望绝育后妊娠的女性来说，体外人工授精仍然是一种选择。

双侧输卵管切除术可能会破坏卵巢血流，导致过早绝经。评估双侧输卵管切除术后卵巢储备的研究普遍没有发现输卵管切除术后有任何显著性

差异,然而,需要更多的长期结果的数据。输卵管切除术可在剖宫产、产后或月经间隔期进行。

剖宫产时输卵管切除术

双侧输卵管切除术可以在相同的时间范围代替双侧输卵管结扎术。双侧输卵管切除术可以在剖宫产时、产后立即进行,也可以在妊娠期以外的月经间期进行。

剖宫产时,应在缝合子宫后行双侧输卵管切除术。研究表明,尽管理论上存在妊娠子宫失血较多的可能,但剖宫产时双侧输卵管切除术似乎不会增加失血或并发症。在一个回顾性案例系列研究中,对剖宫产术中施行部分输卵管切除术及全部输卵管切除术的过程进行了评估。将 99 例行部分输卵管切除术的女性与 50 例行双侧完全输卵管切除术的女性进行比较,发现在年龄段(demographic)或手术特点,包括手术时间方面均无显著差异。

剖宫产时行双侧输卵管切除术时,子宫应保持外露。如果子宫由于瘢痕或其他原因不能外露,只要能看到和移动伞端,手术就仍然可以进行。应该用 Babcock 钳或 Allis 钳识别并抓住伞端将其从卵巢上提起,并用止血钳钳住伞端下方。应该注意避免扰乱卵巢的血液循环,子宫-卵巢韧带不应横切,骨盆漏斗韧带应予以鉴别和避免切断。如果需要,第二把止血钳可以在第一把止血钳下面进行牵引,首先将输卵管的远端部分与卵巢分离;然后用电凝或使用其他双极装置将伞端从卵巢处分离出来,然后继续横断输卵管系膜至子宫;当输卵管被切除至子宫水平,就应该在子宫角之前灼断输卵管,在宫角处侧可保留一段 1cm 的输卵管;注意止血,如有出血,可用缝扎或电灼止血,在切除双侧输卵管并止血后,在关闭腹壁切口之前,把子宫放回到盆腔内,并再次检查止血情况。

产后双侧输卵管切除术

考虑到妊娠子宫血管扩张,手术时间的延长和更多的并发症,使得产后双侧输卵管切除术比产后双侧输卵管结扎术更少用。产后双侧输卵管切除术,进入腹腔和识别输卵管的技术与产后双侧输卵管结扎术相似。在脐平面做横切口或垂直切口2~3cm;锐性或钝性分离皮下组织至筋膜水平,用 Mayo 剪(即组织剪)或手术刀切开筋膜,钝性或锐

性打开腹膜进入腹腔;通过旋转手术床和在腹部施加外部压力来进行操作子宫,手术医师的手指扫向子宫底部,把宫角带入视野范围内;然后用 Babcock 钳夹住输卵管,第二把 Babcock 钳可以放置在远端,并按依次重复,以寻找到伞端;当确认了输卵管,就用 Babcock 钳夹住壶腹部和峡部;在输卵管系膜的无血管部位开窗形成几个血管蒂,以便在输卵管下方放置 Kelly(蚊钳)或止血钳;然后用电灼切除输卵管至伞端;子宫-输卵管连接处应用多聚糖线(Vicryl)缝扎,然后切断,或者灼断连接处后结扎。应该注意止血,然后操纵子宫暴露另一条输卵管,完成另一侧手术。

月经间隔期的双侧输卵管切除术

在月经间隔期绝育术中,可以安全地进行双侧输卵管切除术,代替输卵管闭塞术。月经间隔期双侧输卵管切除术最常采用腹腔镜进行,通常需要 3 个端口:一个用于腹腔镜镜体,另一个用于手术器械操作,还有一个用于无创伤抓钳。另一种选择,如果腹腔镜有手术操作通道,可以使用两个端口。经宫颈的举宫器有助于暴露输卵管,无创伤抓钳用来确认输卵管至伞端位置;为了避开骨盆漏斗韧带和子宫卵巢韧带,需要小心地将伞端提离卵巢,无创伤钳提起输卵管,同时将电外科器械置于伞端和卵巢之间,使用单极剪刀的灼切功能,或具有切割功能的双极装置切除伞端;钳提输卵管,使其下方的输卵管系膜处呈 V 形;沿着输卵管的下缘切开输卵管系膜,直到子宫-输卵管连接处;然后钳提输卵管垂直于子宫,在距离子宫约 1cm 处灼断输卵管。

双侧输卵管切除术的并发症

在输卵管切除术中可能会发生大量出血,尤其是在之前手术留有瘢痕或存在子宫内膜异位的女性中。当手术医师从输卵管的伞端开始,轻轻地将输卵管与卵巢分开进行手术时,可能会遇到出血。为了最大限度地降低卵巢癌发生的风险,手术医师应该记住不要留下伞端组织,这种组织被认为在 9%~16% 的手术中存在残留。考虑到子宫-卵巢血管、骨盆漏斗韧带和侧支血管非常接近,在尽量减少对卵巢伤害的同时,必须注意寻找无血管最少的区域。尽量减少直接卵巢损伤,然而即使彻底切

除了输卵管系膜,似乎也未影响卵巢的功能。切除伞端时遇到的出血,明智的方法通常是使用电凝处理。输卵管切除术中,另一个值得关注的出血部位是宫角处,输卵管在这里进入血供丰富的子宫。仔细辨认子宫输卵管连接处,注意输卵管间质部分的位置,这部分在输卵管切除术中常规保留,有助于减少出血。与电凝法绝育一样,许多医师在子宫输卵管交界处电灼多次,以确保良好地灼闭了间质残端。如果出现不能通过进一步电凝或压迫处理的出血,可选择其他方法,包括应用止血剂或向肌层周围注射血管收缩剂。

绝育效果

所有的绝育方法都比更常用的短期、使用者自主决定、可逆转的避孕方法更有效。在美国,口服避孕药是最常用的可逆性避孕方法,有 9% 的女性会经历通用避孕药的避孕失败(即妊娠),这种相对较高的意外妊娠风险凸显了为已完成生育的女性提供永久性避孕措施的重要性。令许多女性感到惊讶的是:①绝育手术不是 100% 有效;②长效可逆避孕药(宫内节育器和避孕植入剂)的失败率与绝育手术相当。在所有避孕方法中,孕激素皮下埋植剂避孕法的年失败率最低,为 0.05%,铜(0.8%)和左炔诺孕酮(levonorgestrel)(0.2%)宫内节育器的年失败率也很低。对于考虑绝育的女性来说,使用这三种长效可逆的避孕方法都是合理的选择,但也允许采用非永久性方法。

绝育的有效性在 1990 年代中期得到了最彻底的研究,当时美国疾病控制和预防中心(Centers for Disease Control and Prevention)进行了 CREST 试验。这项大型、前瞻性、多点位的试验,对 1978—1986 年接受绝育手术的 10 685 名女性进行了研究,确定了腹腔镜和小切口绝育的安全性和总体有效性,这项大规模试验为绝育的长期有效性提供了最好的数据。尽管自 CREST 以来的许多试验都评估了绝育的有效性和安全性,但没有一项试验像 CREST 试验那样跟踪女性长达 14 年,不同类型的绝育效果差别很大(表 16.1)。在 CREST 试验中,妊娠的总风险在 1 年后为 5.5‰,在 10 年后为 18.5‰,10 年的失败率最低的是产后部分输卵管切除术(7.5‰),失败率最高的是 Hulka 夹(36.5‰)。

在 CREST 试验中评估的 Hulka 夹现在很少使用了,这些塑料夹采用金质弹簧锁装置以固定在输卵管周围,从而导致在 CREST 试验中 5 年失败率最高(31.7‰)。现今更常用的钛夹和硅胶 Filshie 夹,使用一个带唇叶的施放钳 / 器把夹子卡住输卵管,这种不同的机制结果是比 Hulka 夹低得多的失败率。一项对最近证据的系统综述报告了 Filshie 夹的手术 1 年内失败率为 4‰。在两项直接比较使用 Hulka 夹和通过小切口或腹腔镜放置的 Filshie 夹的绝育手术的随机对照试验中,Filshie 夹的 1 年失败率为 1.1‰,Hulka 夹的 1 年失败率为 6.9‰。

手术技术的另一个改变,是以循证为基础的电凝闭塞输卵管的方法,这种方法可改善避孕。虽然在 CREST 试验中,单极能量绝育的失败率最低(5 年失败率为 2.3‰),但是也有较高的并发症发生率,推测是由于单极能量的热扩散和由此引起的肠道损伤。使用恰当的能量(25W)的双极电凝,并注意在 3 个位点电凝 3cm 的管段,结果是 5 年失败率为 3.2‰。

绝育安全性

除提供高效、永久的避孕外,绝育也是安全的,并发症发生率低,主要发病率并不常见。在美国,绝育导致的死亡罕见,根据几十年前的数据,医院因绝育手术而死亡的人数估计为每 10 万次手术中 1~2 例。本系列报道的大多数死亡是继发于麻醉相关的问题(通气不足、心肺骤停),而不是直接的手术并发症。其中一些死亡是由于使用单极电凝发生意外肠道损伤引起的脓毒血症。由于已知的热传导增加和肠道损伤的高风险可能导致脓毒血症,如果选择热闭塞绝育的方法,大多数医师建议使用双极电凝。在美国进行的一系列绝育手术中,有潜在疾病的女性死亡更为常见。最近的数据表明安全性得到了提高,在 9 475 名接受月经间隔期腹腔镜输卵管绝育手术的女性中,没有死亡报告。同样,在欧洲的一项研究中,有 27 653 名女性通过腹腔镜或小切口手术进行输卵管绝育,也没有死亡报告。2016 年发表的一份 Cochrane 综述,包括 13 000 多名女性,也没有报告死亡案例。这些最近的研究证实手术绝育是非常安全的。

输卵管绝育术后远期并发症

输卵管绝育的长期或延迟的并发症包括失败（即妊娠）、后悔并随后复通、疼痛、伴有或不伴有月经变化（以前称为绝育后综合征）以及进一步的手术（子宫切除术或微型栓子取出）。虽然绝育手术后 1 年累计的妊娠风险一般为 5‰，但实际的风险很大程度上取决于绝育手术的类型和女性在绝育手术时的年龄。

美国评估这一问题的最大试验是上文提到的 CREST 研究。CREST 结果总结在表 16.1 中，报告了 1 年的失败率从小于 1‰（单极电凝和产后部分输卵管切除术）到 18.2‰（弹簧夹应用）。然而，10 年的累计失败率从 7.5‰（单极电凝和产后部分输卵管切除术）到 36.5‰ 例（弹簧夹应用）不等。在较年轻的女性中，手术失败的概率也更高，因为她们的生育期年龄更长。对于 18~27 岁的女性，与 34~44 岁的女性相比，失败率高达 54.3‰（双极电凝）。

尽管 CREST 研究提供了美国最大的一组队列研究，可以从中估计失败的风险，但自从发表以来，外科手术（转向腹腔镜）和绝育手术（宫腔镜下输卵管阻塞、输卵管切除、不同的夹子）发生了显著变化。对美国 CREST 期间进行的双极电凝手术的二次分析表明，1978—1982 年绝育的女性 5 年累计妊娠风险为 19.5‰，而 1985—1987 年绝育的女性仅为 6.3‰。这些差异表明手术方式的改变可以解释失败率的显著变化。对于通过双极电凝进行绝育的女性，3 个位点的电凝被证明可以提高疗效。如果使用的位点少于 3 个，5 年累计失效概率为 12.9‰。然而，如果电凝 3 个或更多的位点，5 年的累计妊娠概率与单极性凝血相似（3.2‰ vs. 2.3‰）。

大多数绝育后妊娠的报道是延后的，一些是由于早期，手术时未发现的黄体期妊娠。据估计，每 1 000 例手术中有 2~3 例出现这种情况。通过鼓励在手术前使用有效的避孕措施，早期未被发现妊娠的风险可以降到最低。在月经周期的卵泡期，在妊娠测试呈阴性后进行手术，还可以减少无意中给妊娠女性做手术的机会。

与未做过输卵管手术的女性相比，绝育术后发生的妊娠更可能是异位妊娠。与绝育失败率相似，异位妊娠风险也取决于绝育手术的类型。在 CREST 队列中，在绝育失败（妊娠）的女性中，双极电凝绝育的女性发生异位妊娠率最高（65%），其次是月经间隔期输卵管部分切除术（43%）、硅胶带应用（29%）、产后部分输卵管切除术（20%）、单极电凝（17%）和弹簧夹应用（15%）。异位妊娠的风险不仅因绝育方法而异，而且随着手术时间的推移而变化，风险随着时间的推移而增加。在所有绝育方法中，妊娠在第 4 年到第 10 年发生异位妊娠的比例（61%）是前 3 年的 3 倍（20%）。10 年后，所有报道的妊娠均为异位妊娠。

异位妊娠风险因绝育类型和绝育年龄而异，它对每个病人都是个别的，可以从绝对和相对的角度来考虑。对于绝育前未采取任何避孕措施且有异位妊娠风险因素的女性，在绝育手术后异位妊娠的绝对风险可能下降。不管具体风险如何，对于接受任何类型绝育手术后妊娠的女性，尤其是绝育失败率较低的手术，异位妊娠需要很仔细地鉴别诊断。

宫腔镜绝育的潜在并发症包括过敏或变态反应。镍过敏的女性可能有延迟的 IV 型变态反应，症状包括皮疹或全身瘙痒。过敏反应的发生率并不清楚，主要以个案病例报告或病例系列来报道。接受宫腔镜绝育手术的女性，也有报道微型栓子排出的情况，其发生率为 0.5%~2.9%，这种情况通常发生在手术后不久和确认性影像学检查之前，就有个案报道是在 HSG 后排出。

几十年前，当对输卵管绝育后综合征的担忧更加强烈时，也担心由于疼痛或不规则出血而绝育的女性的子宫切除术率会增加。在 CREST 试验中，所有已绝育的女性（与年龄无关）随后接受子宫切除术的可能性，几乎是其伴侣接受输精管切除术的同年龄女性的 5 倍。

据报道，在宫腔镜下栓堵术的患者中，新发盆腔疼痛的发生率高达 9%，甚至更常见于原先就有疼痛的女性。这种疼痛，可能是由于微栓子位置不当、炎症、输卵管痉挛或与手术无关，可以解释一些子宫切除术或绝育术后栓子取出的原因。

绝育术后月经变化

从历史上看，围绕输卵管结扎术后综合征的可能性存在很大争议，尽管没有明确的定义，输卵管结扎后综合征伴或不伴疼痛的月经变化。对输卵管结扎后综合征的担忧出现在 1950 年代早期,并得到了 1970 年代报道类似结扎后症状研究的支持。然而,关于该综合征的文献有方法上的缺陷,很大程度上低估了该综合征的可能性。最近在美国进行的前瞻性试验发现,在控制避孕措施的使用情况下,绝育女性和非绝育女性的出血模式没有差异。同样,在进行绝育后的女性和其伴侣进行输精管切除术的女性之间也没有发现明显的月经症状和模式差异。

以前的绝育方法(不包括宫腔镜)可能导致月经紊乱的病理生理学,最初归因于对卵巢功能的损害,有人担心输卵管闭塞会对卵巢血流产生负面影响。实验室研究并没有很好地证明这一点,尽管随着输卵管切除术的增加,它现在又重新成为一个问题。目前的数据并不支持对卵巢功能的显著影响,但仍需要长期的研究来明确回答这个问题。接受宫腔镜栓堵手术的女性确实报告了月经的变化,包括出血过多、月经间期出血和月经过少。子宫异常出血在接受过这种手术的女性中高达 20%,在手术前有不规则出血的女性中更为常见。

后悔

由于它的永久性,计划绝育者和她们的医师都不能轻易地决定是否接受绝育手术,尽管除双侧输卵管切除术外,所有的方法都有逆转的选择,但这些手术是复杂的、昂贵的,并且可能不会得到预期的结果。了解后悔的潜在可能有助于指导术前咨询,但不应成为限制知情女性绝育的理由。预测谁会后悔做了绝育手术的能力很低,因为后悔往往来自不可预测的生活环境。

绝育后的后悔可能是基于女性的个人特征(年龄)、女性社会状况的变化(再婚、失去孩子)或对手术或相关副作用的不满。绝育后后悔的估计差异很大,有报道高达 28%,随着时间的推移,后悔率越来越高。3 年时,只有 4% 的女性表示后悔;14 年时,13% 的女性表示后悔。有趣的是,输卵管绝育的女性(7%)和其输精管结扎术的伴侣(6%)的 5 年累计后悔概率是相似的。在 CREST 试验中,6% 的女性在手术后至少联系过一次医疗服务提供者,但只有 1% 的女性真正获得了输卵管复通。

要点

■ 女性需要充分了解控制其生育能力的所有选择,包括永久性和可逆转的。在同意手术之前,女性应该知道输精管结扎术比女性绝育的风险小,尽管不是立即有效,但效果相同。

■ 对于选择女性绝育手术的患者,全面回顾医疗、手术史和风险,有助于指导决定具体的手术方式。女性应该被告知绝育的非避孕好处(降低卵巢癌风险)和可能对月经的影响(是否继发于停止激素避孕或宫腔镜绝育之后)。

■ 对于月经间隔期绝育,由于并发症发生率低、恢复时间快,腹腔镜绝育比开腹手术或小切口手术更可取。对于不想行输卵管切除术的女性,如果使用闭塞装置(Filshie 夹或 Falope 环),可以进行单切口手术。

■ 输卵管切除术应该提供给所有希望进行腹腔镜绝育的女性,因为它的失败率最低,可能没有异位妊娠的风险,并且有可能减少卵巢癌的发生。虽然手术时间略有增加,但由于并发症的减少,仍可认为是最佳选择。

■ 由于与月经间隔期腹腔镜或宫腔镜选择相关的并发症风险增加,围产期应行开腹或小切口绝育。关于产后绝育计划的讨论应在产前检查期间讨论,避免在分娩入院和分娩时引发此类讨论。在任何剖宫产之前,医师应再次提出绝育计划,以确认患者的倾向。虽然在围产期有复杂的(Uchida 输卵管结扎法)和简单的(Filshie 夹)绝育方法,但通过改良的 Pomeroy 或 Parkland 方法行部分输卵管切除术更有效。

■ 宫腔镜绝育术是许多希望月经间隔期绝育的女性的理想方法,尤其是那些做过多次腹部手术或有合并症、使腹腔镜不安全的女性。详细的咨询和患者决定检查表,可以帮助患者和医师确定宫腔镜绝育是否合适。

(颜磊 张辉 赵兴波 译)

参考文献

Adelman MR, Dassel MW, Sharp HT. Management of complications encountered with Essure hysteroscopic sterilization: a systematic review. *J Minim Invasive Gynecol*

2014;21(5):733–743.

American College of Obstetricians and Gynecologists. ACOG Practice bulletin no. 133: benefits and risks of sterilization. *Obstet Gynecol* 2013;121(2 Pt 1):392–404.

Bartz D, Greenberg JA. Sterilization in the United States. *Rev Obstet Gynecol* 2008;1(1):23–32.

Bishop E, Nelms WF. A simple method of tubal sterilization. *N Y State Med J* 1930;30(4):214.

Block-Abraham D, et al. Medicaid Consent to Sterilization forms: historical, practical, ethical, and advocacy considerations. *Clin Obstet Gynecol* 2015;58(2):409–417.

Bollapragada SS, et al. Spontaneous pregnancy after bilateral salpingectomy. *Fertil Steril* 2005;83(3):767–768.

Borrero S, et al. Medicaid policy on sterilization—anachronistic or still relevant? *N Engl J Med* 2014;370(2):102–104.

Carney PI, et al. Occurrence of chronic pelvic pain, abnormal terine bleeding, and hysterectomy post procedure among women who have undergone female sterilization procedures—a retrospective claims analysis of commercially insured women in the US. *J Minim Invasive Gynecol* 2018;25:651–660.

Casey J, et al. Current techniques and outcomes in hysteroscopic sterilization: current evidence, considerations, and complications with hysteroscopic sterilization micro inserts. *Curr Opin Obstet Gynecol* 2017;29(4):218–227.

Clark NV, et al. Essure removal for the treatment of device-attributed symptoms: an expanded case series and follow-up survey. *J Minim Invasive Gynecol* 2017;24(6):971–976.

Cleary TP, et al. Pregnancies after hysteroscopic sterilization: a systematic review. *Contraception* 2013;87(5):539–548.

Committee on Gynecologic Practice. Committee opinion no. 620: salpingectomy for ovarian cancer prevention. *Obstet Gynecol* 2015;125(1):279–281.

Creinin MD, Zite N. Female tubal sterilization: the time has come to routinely consider removal. *Obstet Gynecol* 2014;124(3):596–599.

Danis RB, Della Badia CR, Richard SD. Postpartum sterilization: could bilateral salpingectomy replace tubal ligation? *J Minim Invasive Gynecol* 2015;22(6s):S113.

Dominik R, et al. Two randomized controlled trials comparing the Hulka and Filshie Clips for tubal sterilization. *Contraception* 2000;62(4):169–175.

Duncan JR, Schenone MH, Mari G. Technique for bilateral salpingectomy at the time of Cesarean delivery: a case series. *Contraception* 2017;95(5):509–511.

Filshie GM, et al. The titanium/silicone rubber clip for female sterilization. *Br J Obstet Gynaecol* 1981;88(6):655–662.

Gan C, et al. Persistence of fimbrial tissue on the ovarian surface after salpingectomy. *Am J Obstet Gynecol* 2017;217(4):425.e1–425.e16.

Ganer Herman H, et al. Ovarian reserve following cesarean section with salpingectomy vs tubal ligation: a randomized trial. *Am J Obstet Gynecol* 2017;217(4):472.e1–472.e6.

Garcia C, et al. Experience with opportunistic salpingectomy in a large, community-based health system in the united states. *Obstet Gynecol* 2016;128(2):277–283.

Gariepy AM, et al. Probability of pregnancy after sterilization: a comparison of hysteroscopic versus laparoscopic sterilization. *Contraception* 2014;90(2):174–181.

Harris LH, Wolfe T. Stratified reproduction, family planning care and the double edge of history. *Curr Opin Obstet Gynecol* 2014;26(6):539–544.

Huber AW, et al. Tubal sterilization: complications of laparoscopy and minilaparotomy. *Eur J Obstet Gynecol Reprod Biol* 2007;134(1):105–109.

Hulka JF, et al. Laparoscopic sterilization with a spring clip: a report of the first fifty cases. *Am J Obstet Gynecol* 1973;116(5):715–718.

Irving FC. Tubal sterilization. *Am J Obstet Gynecol* 1950; 60(5):1101–1111.

Jamieson DJ, et al. Complications of interval laparoscopic tubal sterilization: findings from the United States Collaborative Review of Sterilization. *Obstet Gynecol* 2000;96(6):997–1002.

Kahyaoglu S, et al. Intra-uterine spontaneous viable twin pregnancy after bilateral salpingectomy. *Eur J Obstet Gynecol Reprod Biol* 2011;159(1):232–233.

Kotlyar A, et al. The effect of salpingectomy on ovarian function. *J Minim Invasive Gynecol* 2017;24(4):563–578.

la Chapelle CF, et al. Effectiveness and feasibility of hysteroscopic sterilization techniques: a systematic review and meta-analysis. *Fertil Steril* 2015;103(6):1516–1525.e1–3.

Lawrie TA, Kulier R, Nardin JM. Techniques for the interruption of tubal patency for female sterilisation. *Cochrane Database Syst Rev* 2016;(8):CD003034.

Mao J, et al. Safety and efficacy of hysteroscopic sterilization compared with laparoscopic sterilization: an observational cohort study. *BMJ* 2015;351:h5162.

McAlpine JN, et al. Opportunistic salpingectomy: uptake, risks, and complications of a regional initiative for ovarian cancer prevention. *Am J Obstet Gynecol* 2014;210(5):471. e1–11.

McNicholas C, et al. Prolonged use of the etonogestrel implant and levonorgestrel intrauterine device: 2 years beyond Food and Drug Administration-approved duration. *Am J Obstet Gynecol* 2017;216(6):586.e1–586.e6.

Mohamed AA, et al. Ovarian reserve after salpingectomy: a systematic review and meta-analysis. *Acta Obstet Gynecol Scand* 2017;96(7):795–803.

Munro MG, et al. Hysteroscopic sterilization: 10-year retrospective analysis of worldwide pregnancy reports. *J Minim Invasive Gynecol* 2014;21(2):245–251.

Perkins RB, et al. Gynecologic outcomes after hysteroscopic and laparoscopic sterilization procedures. *Obstet Gynecol* 2016;128(4):843–852.

Peterson HB, et al. Deaths attributable to tubal sterilization in the United States, 1977 to 1981. *Am J Obstet Gynecol* 1983;146(2):131–136.

Peterson HB, et al. The risk of pregnancy after tubal sterilization: findings from the U.S. Collaborative Review of Sterilization. *Am J Obstet Gynecol* 1996;174(4):1161–1168; discussion: 1168–1170.

Peterson HB, et al. Pregnancy after tubal sterilization with bipolar electrocoagulation. U.S. Collaborative Review of Sterilization Working Group. *Obstet Gynecol* 1999;94(2): 163–167.

Povedano B, et al. Complications of hysteroscopic Essure® sterilisation: report on 4306 procedures performed in a single centre. *BJOG* 2012;119(7):795–799.

Rodriguez MI, Seuc A, Sokal DC. Comparative efficacy of postpartum sterilisation with the titanium clip versus partial salpingectomy: a randomised controlled trial. *BJOG* 2013;120(1):108–112.

Schmidt JE, et al. Requesting information about and obtaining reversal after tubal sterilization: findings from the U.S. Collaborative Review of Sterilization. *Fertil Steril* 2000;74(5):892–898.

Shinar S, et al. Total bilateral salpingectomy versus partial bilateral salpingectomy for permanent sterilization during cesarean delivery. *Arch Gynecol Obstet* 2017;

IV

295(5):1185–1189.

Shreffler KM, et al. Reasons for tubal sterilisation, regret and depressive symptoms. *J Reprod Infant Psychol* 2016; 34(3):304–313.

Trussell J. Contraceptive failure in the United States. *Contraception* 2011;83(5):397–404.

Uchida H. Uchida tubal sterilization. *Am J Obstet Gynecol* 1975;121(2):153–158.

Westberg J, Scott F, Creinin MD. Safety outcomes of female sterilization by salpingectomy and tubal occlusion. *Contraception* 2017;95(5):505–508.

Yoon IB, Wheeless CR Jr, King TM. A preliminary report on a new laparoscopic sterilization approach: the silicone rubber band technique. *Am J Obstet Gynecol* 1974;120(1): 132–136.

Yunker AC, et al. Incidence and risk factors for chronic pelvic pain after hysteroscopic sterilization. *J Minim Invasive Gynecol* 2015;22(3):390–394.

Zurawin RK, Zurawin JL. Adverse events due to suspected nickel hypersensitivity in patients with essure micro-inserts. *J Minim Invasive Gynecol* 2011;18(4):475–482.

IV

卵巢和输卵管手术

Sarah L. Cohen, Antonio R.Gargiulo

卵巢良性肿块的治疗	辅助生殖手术	卵巢移位术
卵巢囊肿切除术	输卵管梗阻手术	卵巢打孔术
卵巢切除术	输卵管吻合术	

　　为了对卵巢和输卵管进行手术操作,需要全面了解其相关解剖结构,包括血管供应和与邻近结构的关系(图 17.1)。卵巢的主要血供是性腺动脉或卵巢动脉,它从肾血管下方的主动脉分支出来,流经骨盆漏斗韧带(也称为卵巢悬韧带)。然而,卵巢静脉不同地流入右侧下腔静脉和左侧肾静脉。输卵管由靠近子宫角间质部的峡部、壶腹中部和靠近伞缘的漏斗部组成,其血液供应来自卵巢和子宫。值得注意的是,流经子宫 - 卵巢韧带的血管来自子宫 / 髂内的血管,是腹腔和盆腔循环之间侧支循环的重要部位。如图 17.2 所示,附件结构靠近输尿管,输尿管在髂血管分叉前跨过骨盆边缘。

　　附件手术的常见适应证包括存在肿块、怀疑扭转或生育需求。关于卵巢肿块的病因、鉴别诊断包括生理性卵巢囊肿,如卵泡囊肿、黄体囊肿或出血性囊肿,这些囊肿可能表现为简单或复杂。卵巢子宫内膜囊肿 / 瘤(endometrioma)、囊腺瘤、纤维瘤和皮样囊肿(畸胎瘤)是其他常见的良性附件肿块,外观复杂,有不同程度的实性成分。输卵管源性肿块通常包括输卵管旁囊肿或输卵管积水。当评估盆腔肿块时,必须考虑恶性肿瘤的可能性,特别是在高风险或绝经后的女性中,某些影像学特征有助于

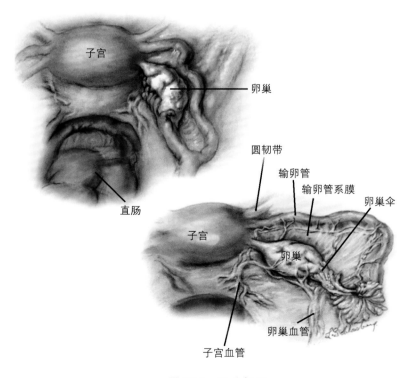

图 17.1　附件解剖

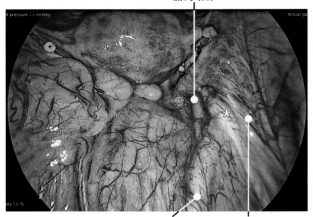

图 17.2 在骨盆边缘识别输尿管与性腺血管的关系。星号表示输尿管跨过髂外血管（Courtesy of Dr. Sarah Cohen.）

鉴别良、恶性肿块。

尤其是有两种急性表现情况，可能需要急症手术处理：卵巢囊肿破裂或疑似卵巢扭转。在卵巢囊肿破裂的病例中，患者可能出现急性腹盆腔痛，体检表现有腹膜刺激征，盆腔成像显示有游离液体，与异位妊娠破裂相反，hCG 实验室检查是阴性。虽然，破裂出血性囊肿可以通过控制疼痛和支持措施进行保守治疗，等待自我修复，但对于更加严重的病例需要手术处理，以达到止血和清除腹腔积血的目的。腹腔镜下处理大量腹腔积血的有效工具是大口径吸引器管，一个 10mm 的吸引管可以快速清除血液和血凝块。较少见的是子宫内膜异位囊肿、皮样囊肿或恶性肿瘤也可能破裂，通常这些病例最好是手术处理。卵巢扭转的特征是急性发作的疼痛和恶心，通常伴有附件区肿块，即使正常的附件也会发生扭转，但当附件肿块大于 5cm 时就更常见。当怀疑扭转时，需要紧急行诊断性腹腔镜探查术（diagnostic laparoscopy）以明确诊断，复位附件或必要时进行附件切除术（如下所述）。对于没有恶性肿瘤嫌疑的绝经前患者，应优先考虑保留附件，除非有证据表明严重的组织坏死，即使是缺血 / 水肿的卵巢组织在扭转复位（detorsion）后也可能恢复功能。

在绝大多数病例中，由于围手术期低的发病率和康复优势，微创入路（minimally invasive approach）是首选的附件手术，主要包括腹腔镜或机器人辅助的腹腔镜手术。然而，附件切除术也可以在经阴子宫切除术或经自然腔隙阴道入路时进行。但是，微创手术有一些限制，在某些情况下，开腹手术可能更合适。例如，当手术切除一个巨大的附件肿块，或者担心肿块破裂又怀疑为恶性时，最好采用开腹手术。小切口开腹术（minilaparotomy）也用于附件病变的处理，尤其适用于大的附件肿块。除了基本的腹腔镜器械和电外科设备外，标本组织取出袋通常也很有用，如下所述。

卵巢良性肿块的治疗

卵巢良性肿块的治疗通常需要卵巢囊肿切除或卵巢切除术。是否保留卵巢取决于许多因素，如患者年龄、生殖目的、肿块特性及其可能的病因。卵巢囊肿切除术的主要禁忌证是高度怀疑恶性肿瘤可能时，因为卵巢囊肿内容物在囊肿切除时经常溢出，可能导致恶性疾病的分期升高。

卵巢囊肿切除术

卵巢囊肿切除术（ovarian cystectomy）需要注意的关键事项，包括要小心完整地切除囊肿壁或包膜，以防止囊肿复发。小心谨慎地止血，避免破坏卵巢正常组织，不同的止血方式对术后卵巢储备功能有不同的影响。双极电凝止血对未来卵巢储备有着最不利的影响，应避免使用局部止血剂，或在可行的情况下进行缝合。多种止血剂可用于腹腔镜手术，包括氧化再生纤维素（oxidized regenerated cellulose）和明胶基质凝血酶（gelatinmatrix-thrombin）组合产品。对于外科医师来说，熟悉每种制剂的使用说明很重要，因为有些制剂是长期覆盖于组织表面原位，而另一些制剂则是在用药一段时间后去除多余的物质。除非需要止血，否则一般不需要在囊肿切除术后常规缝合（通常使用 2-0 或 3-0 可吸收缝合线）卵巢缺损部位。卵巢切口可间断缝合或连续缝合，也可以使用荷包缝合技术（purse-string suturing technique）重新缝合卵巢囊肿基底部的剩余组织。

卵巢囊肿切除术（图 17.3）包括暴露附件，以及评估囊肿与卵巢门、血管结构和输卵管的位置关系。避免对正常组织的过度热损伤，使用电刀切开覆盖在囊肿表面的卵巢组织。切口位置应选择在卵巢表面靠近囊性凸起最薄区域的上方，避开正常

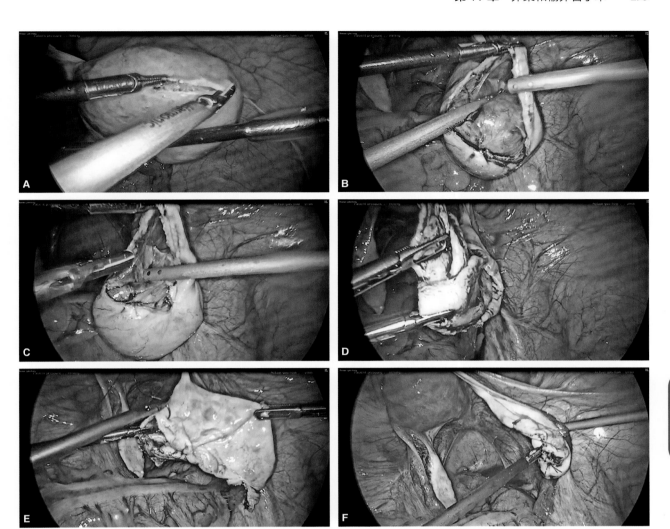

图 17.3 腹腔镜下卵巢囊肿切除术。A. 暴露附件并检查囊肿位置，在囊肿之上切口。B. 从周围的卵巢组织上剥离囊肿壁。C. 刺破并吸除囊肿内容物。D. 沿囊肿与卵巢剥离面轻柔地牵引及反牵引。E. 缝合卵巢囊肿切除后缺损以加强止血和 / 或恢复正常解剖。F. 术毕卵巢外观（Courtesy of Dr. Sarah Cohen.）

卵巢皮质；切口的长度取决于囊肿的大小，但通常不小于 1~2cm，以便充分暴露囊肿壁。可以有意地破坏囊肿壁吸出内容物，以改善囊肿切除术时的暴露和操作，对于大囊肿特别有效。在某些情况下，如果囊肿壁很容易与下方卵巢组织分离，则可以在剥离过程中保持囊肿的完整性，这种方法可能特别适用于皮样囊肿的病例，以避免囊肿内容物的溢出，导致腹膜腔的化学刺激。沿囊肿与卵巢之间的剥离面缓慢牵引和反牵引，注意避免用力过大会导致卵巢撕裂。有些病例可能需要用剪刀从卵巢下层剥离囊肿壁，如卵巢子宫内膜异位囊肿、慢性炎症导致囊肿壁和正常卵巢之间形成瘢痕。当囊肿与卵巢分离后，应仔细检查囊肿基底部，以确保囊肿壁及相关组织均已清除。除了对囊肿基底部进

行冲洗外，在腹腔镜手术中应进行低压测试（low-pressuretest），以确定充分有效地止血。通过调低二氧化碳的注入压力到 5~10mmHg 来进行低压测试，以便能够容易地识别任何被较高腹腔内压力所阻闭的小静脉出血。如前所述，应尽量减少使用电热能来加强止血效果。然后将标本放入标本提取袋（specimen extraction bag）中，经腹部端口处取出。卵巢囊肿切除术步骤，见知识框 17.1。

知识框 17.1 卵巢囊肿切除术步骤

- 切开覆盖在囊肿表面的卵巢组织。
- 如需要对囊肿内容物进行减压。
- 轻轻地牵引和反牵引将囊肿壁从卵巢组织上剥离下来。
- 确保卵巢囊肿基底部内止血，避免热损伤卵巢组织。

根据卵巢囊肿类型不同,可能需要一些其他的考虑。手术技术的某些方面仍然存在争议,例如,在卵巢子宫内膜瘤的病例中,有些手术医师倾向于将囊肿穿刺引流并电灼囊肿壁,而不是完全剥离囊肿壁,以避免在剥离困难或大面积瘢痕形成的情况下,对正常卵巢组织造成不应有的损伤。然而,与卵巢子宫内膜异位囊肿消融术(endometrioma ablation)相比,传统的囊肿切除术可以降低复发风险,对卵巢功能有更好的保护。也需要特别注意皮样囊肿,因为囊肿内容物溢出,有引起腹腔炎症或化学性腹膜炎(chemical peritonitis)的风险。取物袋(containment bag)的使用被认为是腹腔镜下皮样囊肿切除术的辅助手段,用来减少这一担忧。在切开卵巢囊肿之前,将取物袋放入盆腔,并置于计划切开囊壁的下方(图 17.4)。取物袋可以通过腹部的一个端口置入(多数可用的产品很容易通过10mm 或更大号的穿刺套管),可以是单独的取物袋,也可以是连接有置入手柄的取物袋。如果需要,也可以通过切开阴道后穹隆置入取物袋,其中一种方法是在腹腔镜的直视引导下,通过子宫直肠陷凹置入腹腔镜穿刺套管,然后利用这个穿刺套管置入取物袋取出标本。取物袋在卵巢下方起到防水布的作用,以收集任何破裂的囊肿内容物,并将溢出减少到最低。值得注意的是,这并不是出于肿瘤学的考虑,而是为了收集来自囊肿内可能有刺激性的物质。

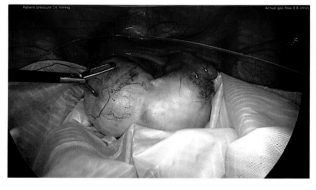

图 17.4　切除皮样囊肿时使用取物袋(Courtesy of Dr. Sarah Cohen.)

卵巢切除术

如果附件肿块有上述类似的适应证,可以单独行卵巢切除术(oophorectomy),也可以同时行子宫切除术。由于血液供重叠,通常同时切除同侧的输卵管和卵巢(输卵管 - 卵巢切除术)。一般原则包括注意输尿管相对于附件切除的位置,控制血管供应,谨慎地取出标本。此外,如果怀疑有可能是恶性肿瘤,应在手术开始时收集盆腔冲洗液,以便进行完整的手术分期。

输卵管 - 卵巢切除术(图 17.5)从识别同侧输尿管开始。在某些病例中,可以看到输尿管沿骨盆侧壁从骨盆边缘进入骨盆深处。如果输尿管清晰可见,且其走行与相关血管和附件结构距离足够远,则不需要完全分开输尿管(ureterolysis)。然而,在直视观察受限的情况下,如肥胖、子宫内膜异位症或粘连性疾病,谨慎的做法是进行腹膜后解剖,以确定输尿管并分离性腺血管束。为了做到这一点,抓住提起腹膜,就可以用锐性切开或电外科器械作一个松弛的切口,这一松弛的切口可以在骨盆漏斗韧带外侧,平行于子宫 - 卵巢 - 骨盆漏斗韧带轴,从圆韧带水平到骨盆边缘,打开腹膜后间隙。另一种方法,从内侧进入腹膜后间隙,沿着卵巢侧窝(paraovarian fossa)在骨盆侧壁上方切开腹膜,从骨盆边缘向下,朝向子宫骶韧带方向。打开腹膜后,将无血管的直肠侧间隙展开,并使用推 - 展开技术(push-and-spread technique)轻轻地探查,直到确认输尿管沿阔韧带内侧叶蠕动。在用传统的缝合、结扎和切断或用电外科器械止血和切断的方法分离骨盆漏斗韧带之前,可以创建一个腹膜窗来分离性腺血管。沿着附着在阔韧带上的剩余腹膜反折(peritoneal reflection),也用类似的方法分离和切断子宫 - 卵巢韧带及其伴随的血管。如果采用腹腔镜手术,则将标本放入标本提取袋中,通过腹部端口取出。通过后穹隆切开将标本取出,也已在输卵管 - 卵巢切除术中阐述。阴道后壁切口可采用腹腔镜或阴道入路,另一种方法是在腹腔镜引导下将穿刺套管置入后陷凹,而不是常规的腹部切口进入腹膜腔。如果肿块是囊性的,可以在标本提取袋内减压,以便通过一个小的切口取出。当切除一个附件实性肿块时,可能需要将其中一个皮肤端口扩大成开腹的小切口(minilaparotomy incision),以方便取出标本。尤其在怀疑为恶性肿瘤的手术中,为了避免腹腔内扩散并尽量减少取出时标本的破碎,以确保卵巢表面仍保持完整。

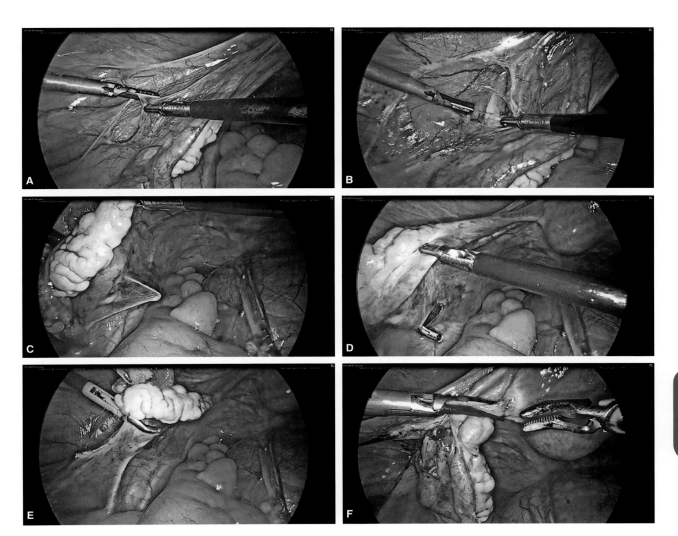

图 17.5 腹腔镜下输卵管 - 卵巢切除术。A. 显露骨盆漏斗韧带,在其外侧切开腹膜,开始分离腹膜后间隙。B. 切口平行于骨盆漏斗韧带延伸,用轻柔的摊展分离技术(spreading dissection technique)来发现腹膜后的输尿管。(C 和 D)创建腹膜窗以游离骨盆漏斗韧带。E. 电外科器械切断骨盆漏斗韧带束蒂。F. 切断子宫 - 卵巢韧带,完成附件切除(Courtesy of Dr. Sarah Cohen.)

在进行经腹或腹腔镜子宫切除术的同时进行附件切除术,除了不需要切断子宫 - 卵巢韧带外,也要进行上述步骤(知识框 17.2)。如果在经阴子宫切除术时计划进行输卵管 - 卵巢切除,在分离骨盆漏斗韧带之前,首先沿着骨盆侧壁触诊输尿管。虽然卵巢通常可经阴道入路接近,但在暴露受限或接近受限(limited visualization or access)的情况下,使用腹腔镜辅助进行附件切除可能是明智的选择,涉及自然腔道的内镜手术可以促进这一过程,而不需要单独的腹部切口。如果既往子宫切除术后,进行输卵管 - 卵巢切除术,可能会存在粘连或失去正常的解剖关系,因此,如前述分离腹膜后间隙识别输尿管就尤为重要。

知识框 17.2 输卵管 - 卵巢切除术步骤
● 如有指征进行盆腔冲洗。
● 暴露骨盆漏斗韧带。
● 经腹腔或腹膜后分离示踪输尿管位置。
● 分离性腺血管。
● 在宫角处切断子宫 - 卵巢韧带和输卵管。
● 横行切断任何剩余的腹膜组织反折,切除附件。

在困难的输卵管 - 卵巢切除术中,特别值得关注的问题是残存卵巢的发育,卵巢残留综合征(ovarian remnant syndrome)的特点是在附件切除术后出现盆腔疼痛和附件肿块。另外,在接受双侧输卵管 - 卵巢切除术的女性中,卵巢残留的存在可以通过月经的恢复和激素水平实验室分析得到验

证。容易导致卵巢残留的因素包括粘连性疾病、子宫内膜异位症或解剖变异导致了困难的一期手术。如果在输卵管-卵巢切除术时遗留了卵巢组织，它可能会增生并增大或出现症状。在初次手术时避免卵巢残留的主要方法包括坚持良好的手术技术，并在需要时舒适地进行腹膜后间隙分离。当怀疑卵巢残余综合征时，可选择确认试验（confirmatory testing），包括用枸橼酸氯米芬（clomiphene citrate）刺激卵泡形成，然后进行影像检查来定位残留卵巢，并协助制订手术计划。最终的治疗方法是手术探查，通常需要良好的腹膜后分离来游离输尿管、游离性腺血管，切除残留卵巢组织。

当对家族性乳腺癌和卵巢癌综合征（familial breast and ovarian cancer syndrome）或其他高危遗传性疾病进行降低风险的双侧输卵管-卵巢切除术时，应仔细检查整个腹部和盆腔，同时进行盆腔冲洗，并对任何可疑病变进行活检。此外，骨盆漏斗韧带应在骨盆边缘水平处，距卵巢近端/头端至少2cm的位置分离切断，以确保切除所有的卵巢组织。由于在这些病例中存在隐匿性癌的风险，与病理团队沟通是确保增加组织块切片的关键。

只要怀疑存在恶性肿瘤，就应该使用术中冷冻切片诊断（frozen section diagnosis）。如果遇到意外的恶性肿瘤，应在术中请妇科肿瘤专科医师（gynecologic oncology specialist）会诊，以确定是否需要任何额外的分期活检或手术。如果冷冻切片发现有指征，即使没有妇科肿瘤专科医师很快到场，普通妇科医师（general gynecologist）也应准备好进行网膜活检、横膈膜巴氏涂片检查和腹膜活检。

辅助生殖手术

上一代妇外科医师见证了手术在治疗不孕夫妇方面的重大转变，这是辅助生殖技术（assisted reproduction technology，ART）日益有效的结果。除了极少数的病例，腹腔镜作为不孕症的诊断工具也已经过时了。本节旨在从现代和实用的角度讨论输卵管和卵巢手术的生殖适应证，将从现实的评估开始，就美国辅助生殖技术的成功而言，目前可以实现什么目标，并将这些信息与目前外科手术可以实现的目标进行比较。讨论以下4个主题：①输卵管手术（包括输卵管插管、新输卵管造口术、输卵

管伞端成形术和输卵管切除术）在治疗输卵管和输卵管周围阻塞性疾病中的作用；②输卵管再吻合在后悔输卵管截断绝育女性中的作用；③腹腔镜下卵巢移位术在保存生育能力中的作用；④腹腔镜卵巢打孔疗法在诱导排卵中的作用。暂不讨论卵巢和输卵管手术在子宫内膜异位症中的作用，这将在第37章中讨论。

关于辅助生殖技术成功的最好和最可靠的信息，可以在辅助生殖技术协会（Society for Assisted Reproductive Technology，SART）提供的年度统计数据中查到，这些数据可以在疾病控制和预防中心（Centers for Disease Control and Prevention，CDC）的网站查到链接。SART新的和改进的报告系统考虑了ART的发展趋势，包括植入前基因筛查、单胚胎移植和随后重复的冷冻胚胎移植周期。正因为如此，现在报告的SART数据为每次取卵周期的最终累计结果。2014年的数据代表了本出版物发布时，可获得的最新完整统计数据。它们表明每个取卵周期的最终累计结果（活产）如下：小于35岁，54.4%；35~37岁，42.0%；38~40岁，26.6%；41~42岁，13.3%；大于42岁，3.9%。这种新的SART报告系统特别有助于与手术治疗的结果进行有意义的比较，手术治疗的结果也被报告为术后2年或更长时间内的累计活产机会（尽管很少按照与SART相似的患者年龄分组）。

输卵管梗阻手术

某种程度的输卵管因素造成大约1/3的女性不孕，解决输卵管因素的方法包括ART和输卵管手术。随着近年来该领域技术的重大进步，ART变得更加安全，输卵管手术的作用已经减弱。大多数中心报告的多胎妊娠率很低，高阶多胎妊娠（higher-order multiple pregnancies）率可忽略不计。此外，卵巢过度刺激综合征（ovarian hyperstimulation syndrome，OHSS）的医源性并发症在临床上也较为少见。

考虑到ART的安全选择，输卵管手术通常有很严格的适应证，如下节所述。因此，在这种情况下手术并发症的任何风险性必须与患者和她的伴侣讲明。虽然对不孕夫妇的全面评估（年龄、男性因素、卵巢功能和储备）是含蓄的，但充分的术前影像学检查也是必要的。

子宫输卵管造影（hysterosalpingogram，HSG）仍

然是唯一的成像方式,它可以潜在地为医师提供输卵管手术所需的所有解剖信息。HSG 可以评估输卵管内皱襞的状态、输卵管的位置和扩张程度、远端游离溢出的存在、流速和数量以及造影剂存在或缺失的位置。这些信息有助于进行可行的外科手术干预方法,并让患者对输卵管手术的实际影响有一个更清晰的看法。尽管 HSG 在能看到输卵管的情况下,具有明显的优势,但是在输卵管近端阻塞的情况下,输卵管造影的阳性预测作用也较差。事实上,当 HSG 发现双侧输卵管近端阻塞时,很可能是输卵管痉挛的假阳性结果,而不是真正的物理性梗阻。在这种情况下,最简单的选择是在随后的月经周期中重复 HSG:大约 60% 的这样的患者在重复输卵管造影时,会显现出单侧或双侧输卵管。

　　HSG 显示双侧输卵管近端持续梗阻提示真正的解剖性梗阻,这可能是由于既往的盆腔炎症、结节性峡部输卵管炎或子宫内膜异位症而引起的纤维化。或者,可能是由于息肉、肌瘤的存在或长期的妊娠残留物造成的输卵管近端口阻塞。在这种情况下,许多患者夫妇和其医师将继续进行 ART 治疗。然而,需要指出的是,在内镜、超声、透视甚至触觉引导下,使用导管、柔性无创导丝或球囊系统可以成功地实现输卵管再通。尽管宫腔镜和透视(介入性放射学)技术在近 80% 的病例中都能恢复输卵管近端通畅性,但宫腔镜插管(48.9%)与透视技术(15.6%)相比,后续持续累计妊娠率明显升高。虽然仍然无法解释这种差异的原因,但可以认为直接可视化技术对输卵管的损伤程度显著降低。此外,手术方法可选择在宫腔镜或腹腔镜检查时,同时诊断和治疗盆腔病变。

　　腹腔镜下输卵管通色液法(chromopertubation),配合宫腔镜下输卵管插管是近端输卵管梗阻最常见的手术治疗方法(知识框 17.3)。在标准诊断性腹腔镜检查后,进行经典的经宫颈输卵管通色液法。如果确认双侧输卵管近端梗阻,则取出宫颈注射器/举宫器,然后置入带有 5F 手术通道的宫腔镜。一种常用的宫腔镜输卵管导管是子宫角套管——Novy Cornual Cannulation Set 装置[译者注:由导管(聚乙烯)、内导管(透明特氟隆)、导丝(304 不锈钢和特氟隆涂层)和内芯(304 不锈钢)组成],它包括一个生理弯曲的带可移动导管头的外导管和一个带柔性导丝的内导管。取出通管导丝(stylet),使外导管弯曲,正好放在输卵管口内。然后小心地将内导管和引导丝穿过管壁段,进入近端峡部。这种装置中没有球囊,导丝本身是用来解决梗阻问题的。在这个手术步骤中,应注意避免用力过大,从而降低输卵管或子宫穿孔的风险。如果在穿行导丝过程中遇到阻力,手术医师应该有一个非常低的阈值来放弃此操作。取出导丝后,通过内导管进行输卵管通色液法显影。应告知患者穿孔的风险(10%)、重新梗阻(30%)和成功疏通梗阻后异位妊娠的可能性。

> **知识框 17.3　宫腔镜下输卵管插管术步骤**
> - 腹腔镜下输卵管通色液法检查。
> - 如有盆腔病变,应同时行腹腔镜治疗。
> - 置入有 5F 手术通道的诊断性宫腔镜。
> - 置入导管的外导管,取出通管导丝。
> - 轻轻地推进内导管和引导丝通过梗阻部位。
> - 如遇到阻力,应停止手术。

　　尝试宫腔镜治疗双侧输卵管近端梗阻失败后,应告知选择 ART 治疗。显微手术切除输卵管间质部,并进行峡部-宫角部吻合术已不再是首选的手术方法,因为成功率低,异位妊娠率可高达 29%,偶尔也有宫角切除吻合术后子宫破裂的报道。然而,这种手术方法被认为是对输卵管植入钛合金弹簧样微栓子 Essure 栓堵绝育进行逆转的一种选择。仅有一个中心发表了他们在这种特殊情况下,经腹小切口行输卵管-宫角吻合手术的经验,也有报道使用机器人技术用于 Essure 绝育逆转。

　　尽管输卵管检查镜(falloposcopy)在诊断输卵管腔内疾病方面具有优越性,但由于需要额外的熟练训练,这项检查在技术上具有挑战性,因此不能广泛使用。在许多中心,手术治疗通常不是单侧近端输卵管梗阻的推荐方法,相反,ART 是首选的最初治疗方案。

　　由于输卵管间质部和壶腹部之间固有的管径差异,输卵管远端梗阻不适用于导管再通技术。输卵管远端疾病通常是由急性或慢性炎症引起,导致伞端粘连、纤维化或伞端和壶腹部的包裹性的输卵管周围粘连。这种炎症通常是由细菌性盆腔炎引起,但也可能是由子宫内膜异位症、异位妊娠、盆腔手术或非细菌性腹膜炎所导致。输卵管远端病变的手术方法包括新输卵管造口术(neosalpingostomy)(在远端完全闭塞的情况下,图 17.6)和伞端成形术(fimbrioplasty)(图 17.7 和图 17.8)。

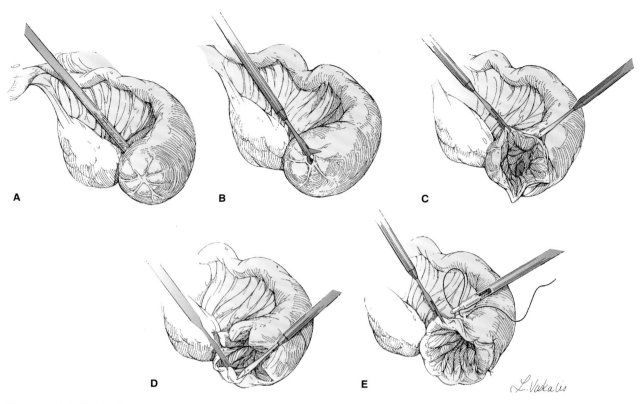

图 17.6 输卵管造口术。A. 闭塞的输卵管伞端通常有一个无血管的中心区域,从无血管瘢痕线以车轮状延展。B. 第一个切口沿着一条无血管线朝卵巢方向切开。C. 沿初始开口的圆周从管腔内侧观察,切开无血管线。D. 沿着无血管线继续切开,直至形成满意的造口。E. 用 6-0 可吸收合成线缝合 2 或 3 针使伞瓣外翻(Reprinted from Gomel V, Taylor PJ. *Diagnostic and operative gynecologic laparoscopy*. St. Louis, MO: Mosby, 1995: 174. Copyright © 1995 Elsevier. With permission.)

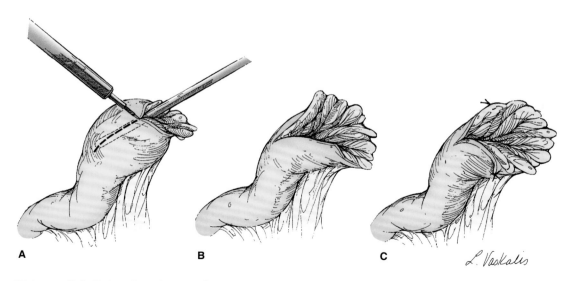

图 17.7 输卵管伞端成形术:输卵管包茎矫正术(correction of prefimbrial phimosis)。(A 和 B)在输卵管系膜对侧缘切口。C. 缝合使伞瓣(flaps)外翻(Reprinted from Gomel V, Taylor PJ. *Diagnostic and operative gynecologic laparoscopy*. St. Louis, MO: Mosby, 1995: 173. Copyright © 1995 Elsevier. With permission.)

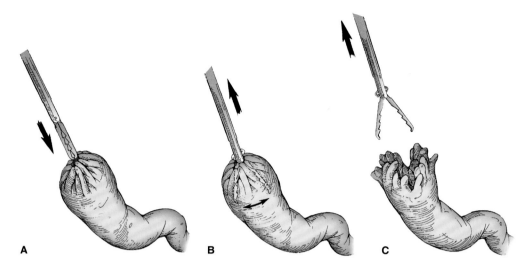

图 17.8　输卵管伞端成形术:游离粘连皱缩的伞端。A. 3mm 的鳄齿钳置入狭窄的伞端开口。B. 在输卵管内打开钳口。C. 保持钳口张开的同时轻轻抽回（Reprinted from GomelV, Taylor PJ. *Diagnostic and operative gynecologic laparoscopy*. St. Louis, MO:Mosby, 1995:173.Copyright © 1995 Elsevier. With permission.）

在本书出版时,关于新输卵管造口术治疗输卵管远端梗阻疗效最大。最新的 meta 分析包括 2 810 名患者和 22 项研究,meta 分析发现累计自然妊娠率为 27%。然而,现有文献大多没有考虑到重要的混杂因素,如男性因素、女性伴侣的年龄、解剖因素（如输卵管损伤、粘连评分）、手术技术、随访时间等。另外,一个重要的问题是许多纳入的研究,没有对输卵管疾病使用分类系统,因此这些结果可能提示新输卵管造口术的潜在益处显然不足,特别是在轻度输卵管疾病的病例中。新输卵管造口及伞端成形术步骤,见知识框 17.4。

知识框 17.4　新输卵管造口及伞端成形术步骤
- 进行输卵管通色液法检查。
- 必要时进行精细的输卵管 - 卵巢松解术。
- 在壶腹部粘连交汇处进行切口并评估壶腹内膜。
- 如果输卵管黏膜良好,继续进行输卵管叶瓣外翻。
- 可使用电灼或缝合使之外翻。

在严重、广泛性输卵管病变伴输卵管积水的病例中,HSG 上可观察到输卵管内皱襞缺失,腹腔镜下可观察到输卵管上皮异常或缺失,超声可观察到输卵管腔内的液体自发积聚伴有异常的输卵管扩张。在这种情况下,一般不建议采用提高生育力的手术方法（如新输卵管造口术或输卵管卵巢粘连松解术）。在缺乏理想的生育优化方案时,无症状的

输卵管积水不需要手术治疗。然而,如果患者正在经历不孕症,并正在计划 ART 时,输卵管积水的存在会对妊娠、着床、活产和妊娠早期丢失（pregnancy loss）率产生负面影响,这被认为是由于有毒的细胞因子从扩张的输卵管流入宫腔所致。因此,所有输卵管积水的患者在 ART 之前都应该考虑手术治疗。腹腔镜下输卵管切除术或腹腔镜下输卵管截断 / 结扎的形式进行的根治性治疗,对 ART 的成功似乎同样有益。因此,当输卵管周围粘连导致输卵管切除对周围生殖器官有损害时,手术医师限制输卵管切除的范围很重要。在输卵管被截断的情况下,应尝试对输卵管阻塞的部分进行开窗,以减轻理论上因输卵管中断形成的张力性积水而增加的疼痛风险。虽然已有报道在输卵管中断后发生扭转的病例很少,但由于输卵管积水的粘连严重而不能安全地切除,因此发生扭转的风险很低。

由于输卵管系膜接近下方的卵巢系膜（mesovarium）和卵巢,输卵管切除术可直接影响卵巢储备功能。然而,单侧甚至双侧输卵管切除术（异位妊娠或输卵管积水）对卵巢储备的总体影响是微不足道的。一项大型的单中心回顾性研究也表明,接受腹腔镜下输卵管切除术的患者和对照组之间,ART 参数和临床妊娠率没有差异。最终,任何附件手术对卵巢储备能力的影响取决于手术技术和操作。

最近一项已发表研究的 meta 分析表明,在 ART 治疗的效果方面,宫腔镜下使用 Essure 装置的输卵管近端栓堵术不如腹腔镜输卵管切除术和腹腔镜下输卵管近端结扎术。因此,宫腔镜下输卵管近端栓堵以抵消输卵管积水的影响,应该专为那些不能接受与腹腔镜手术相关风险的患者保留。

在这类高危手术患者中,另一个需要考虑的策略是超声引导下经阴道取卵时穿刺抽吸输卵管积水。虽然简单抽吸在减少输卵管积水对 ART 成功的负面影响方面,不如输卵管切除术或输卵管截断有效,但它可能比根本不治疗更有效。输卵管积水抽吸后注射硬化剂(sclerosing agent),已被证明在避免再积水和提高 ART 成功率方面优于单纯抽吸。

输卵管吻合术

在 30 岁或 30 岁以下进行绝育手术的女性中,有 1/5 后来会后悔自己的决定。在已经发表过输卵管再吻合结果的那些治疗中心的专家手中,输卵管再吻合可是一个非常成功的解决方案。事实上,它是迄今为止最有价值的输卵管手术,与 ART 相比,它的术后分娩率非常高,这种高成功率可能与这些患者潜在的生育能力有关。对于没有其他原因导致不孕的夫妇,尤其是那些不能接受多胎妊娠或 ART 治疗的夫妇,妇外科医师应该提供该技术作为 ART 治疗的替代方案。

经典的输卵管再吻合(tubal reanastomosis)手术技术是采用腹部小切口:使用手术显微镜和超细(通常为 7-0 或更细)缝线来实现解剖正确的、无张力的吻合。图 17.9 描述展示了机器人辅助的显微手术输卵管再吻合的步骤:暴露输卵管残端,进行输卵管通色液法操作,放置支架,确定输卵管定位,然后进行缝合吻合。已发表的最大的单中心系列报道显示,使用这种技术的妊娠率为 54.8%,分娩率为 72.5%。与许多妇科手术一样,微创输卵管再吻合术是替代开腹手术非常有吸引力的选择。在引入手术机器人之前,一组精选的生殖外科医师能够用传统腹腔镜如实地复制这种显微外科技术,并取得了优异的效果。然而,传统腹腔镜输卵管再吻合所带来的技术挑战是巨大的,美国生殖医学协会特别建议,只有在腹腔镜缝合和传统输卵管显微手术方面受过广泛培训的妇外科医师才能进行。

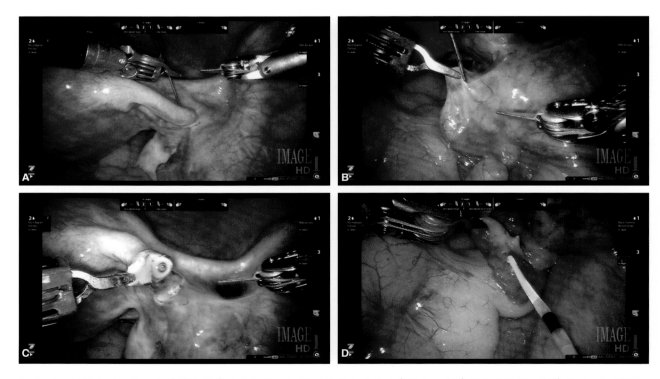

图 17.9　机器人辅助的显微外科输卵管再吻合术。A. 稀释后的垂体后叶素注入输卵管残端的近端输卵管系膜。B. 稀释后的垂体后叶素注入输卵管残端的远端输卵管系膜。C. 游离输卵管残端的近端,输卵管通色液法证实管腔通畅。D. 在远端输卵管伞口置入支架

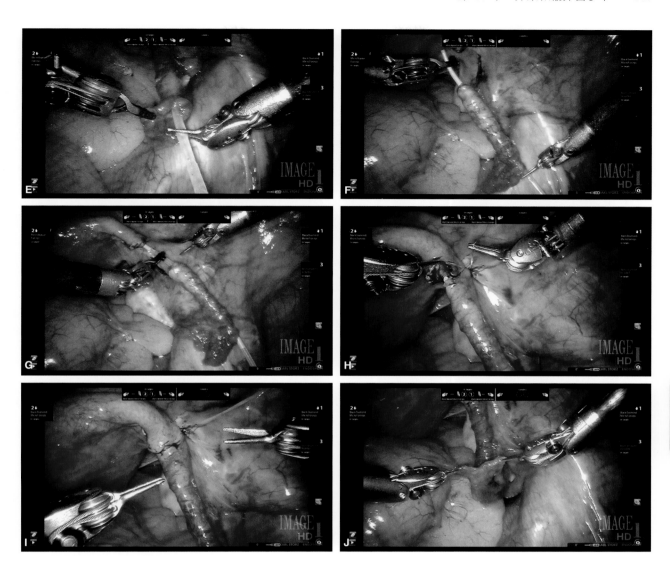

图 17.9（续）　E. 将支架推入输卵管壶腹部。F. 输卵管残端的远端在置入支架就位后准备吻合。G. 将支架置入输卵管残端的近端管腔中。H. 用 6-0vicryl 线 8 字缝合输卵管系膜缺损处。这一基本步骤实现了双重目的：创造无张力的吻合条件；确定输卵管段围绕支架的完美定位。I. 支架就位后，用 8-0 Prolene 线穿过输卵管浆膜和肌层，掠过管腔，缝合 3 针，这样就完成了吻合。J. 取出支架后，重复输卵管通色液法操作，显示伞端充盈有色液溢出（Courtesy of Dr. Antonio Gargiulo.）

　　有两个团队发表了他们在机器人辅助的腹腔镜下进行显微外科输卵管再吻合的经验，并将其结果与经典的开放式技术进行了比较，两者都显示了良好的效果，相似的妊娠率和异位率，而手术时间较长，但恢复时间较短。在这两项研究中，机器人和开放式手术都是在一天的手术环境中进行的，其中一项研究发现机器人技术的直接手术成本较高。关于机器人输卵管吻合术最大的结果研究是一个回顾性队列研究，由 97 名年龄在 24~47 岁（中位年龄 37 岁）的女性组成，她们的卵巢储备和男性伴侣的精液分析结果都是正常的。这些数据是目前基于患者年龄依赖性的成功机会所能得到的最佳数据，术后 2 年的总妊娠率和活产率分别为 71% 和 62%。这些作者报告了以下与年龄相关的最终累计结果（活产）：≤35 岁，88%；36~39 岁，66%；40~42 岁，43.8%；≥43 岁，8%。一项成本比较研究强调了随生育年龄增加的负面影响，表明输卵管吻合术对 41 岁以下的女性最具成本效益，而 ART 对 41 岁以上的女性更具成本效益。输卵管再吻合术步骤，见知识框 17.5。

知识框 17.5　输卵管再吻合术步骤
• 小切口开腹或腹腔镜（传统的 / 机器人的）。
• 准备输卵管残端，进行输卵管通色液。
• 放置支架并确定正确的定位。
• 修复输卵管系膜裂隙，降低吻合口张力。
• 选择多点吻合，避免错位。
• 使用 7-0 或更细的缝线（可吸收或永久性）。

卵巢移位术

卵巢移位术（ovarian transposition）是一种简单、安全、有效、未被充分利用保留生育能力的方法，适用于计划接受放射治疗的肿瘤患者。因淋巴瘤、宫颈癌、肛门癌、直肠癌和尿道癌而接受盆腔放疗的患者，可从卵巢转位术中获益良多。这一手术在保留原有血管束的同时，重新定位卵巢位置，使其免受绝育剂量的辐射（图 17.10）。在全脑和脊髓照射的情况下，卵巢可侧向固定，尽可能远离脊柱。在接受盆腔照射病例中，通过切断子宫 - 卵巢韧带（有些病例还包括输卵管近端），将卵巢移出骨盆，在结肠侧沟中，尽可能高地将卵巢固定（图 17.11）。

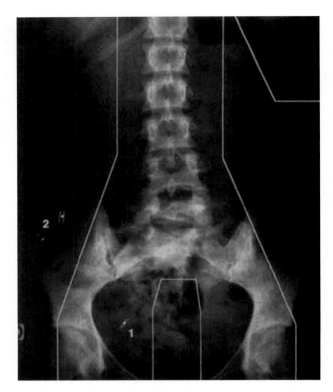

图 17.11　霍奇金病（Hodgkin disease）倒 Y 形放疗前，腹腔镜下行右卵巢移位术。辐射野由白色线条划出。2 个金属夹子标记在移位的卵巢上（2），而 1 个夹子标记在移位前卵巢的原始位置（1）［From Clough KB, Goffinet F, Labib A, et al. Laparoscopic unilateral ovarian transposition prior to irradiation：prospective study of 20 cases. *Cancer* 1996；77（2）：2638-2645. Copyright © 1996 American Cancer Society. Reprinted by permission of John Wiley & Sons, Inc.］

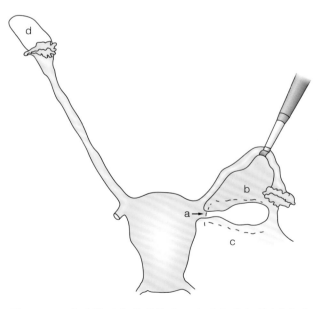

图 17.10　腹腔镜下卵巢移位术。分开卵巢韧带（a）和卵巢系膜（b），如果活动度不够，则需要松解卵巢下方腹膜处的切口（c），卵巢的最终移植位置如图（d）（Reprinted from Bisharah M, Tulandi T. Laparoscopic preservation of ovarian function：an underused procedure. *AmJ Obstet Gynecol* 2003；188（2）：367-370. Copyright © 2003 Elsevier. With permission.）

在微创手术（minimally invasive surgery）出现之前，通过开腹手术完成卵巢移位，现在已经有了几种安全有效的腹腔镜技术，并且通常是首选的方法。微创手术增加了患者的可接受性，并便于及时过渡到放射治疗。对于任何涉及精细解剖和体内缝合的腹腔镜手术，可以考虑使用机器人辅助的腹腔镜。机器人辅助腹腔镜卵巢移位在 2003 年就有报道，最近，大量病例证实了它的安全性和可行性。当需要进行腹膜后剥离或广泛粘连松解时，机器人辅助的腹腔镜方法可能更有优势。最初的技术是将患者侧的机器人推车放在检查床的头部，并通过耻骨上穿刺套管引入机器人腹腔镜，以便于附件和上骨盆的可视化，从而避免在骨盆手术和上腹部手术时不对接。对于新一代的悬臂机器人平台来说，这已不再是必需的。标准的机器人穿刺端口放置允许以通常的定位方向进行盆腔解剖，然后在臂端旋转手臂,在上腹部手术,而无需重新定位机器人。

最新的一项 meta 分析结果显示,尽管卵巢囊肿的发生率很高,但卵巢移位显著保留了卵巢功能,移位卵巢带来的风险微乎其微。如果输卵管近端被切断或移位后无功能,则无需重新定位卵巢,可以通过腹部有效地进行 ART 的卵母细胞提取。

卵巢打孔术

以恢复自然排卵和帮助女性妊娠为目标,热破坏卵巢组织似乎有悖常理。然而,对于多囊卵巢综合征(polycystic ovary syndrome,PCOS)不孕患者而言,腹腔镜下使用激光或电灼(图 17.12)进行卵巢打孔术(laparoscopic ovarian diathermy,LOD)是一种可接受的治疗选择,可用于对药物诱导排卵无效的 PCOS 患者。该技术在概念上与卵巢楔形切除术有关,目前仅有历史价值。它们有着同样的争议性理由:通过从卵巢髓质中清除一些雄激素合成组织,皮质组织可能对垂体促性腺激素有更充分的反应。然而,即使采用微创技术,任何旨在破坏部分卵巢组织的技术都会对性腺造成固有的创伤(也可能对周围组织造成创伤)。因此,这些手术可能有潜在的并发症,包括粘连形成和减少卵巢储备。在当今 ART 已变得越来越安全、越来越普及,由于用于卵巢促排卵手术的成本、痛苦和风险,使得它成为一个不具备吸引力的选择,通常在尝试了所有备选方案无效后才会被考虑。

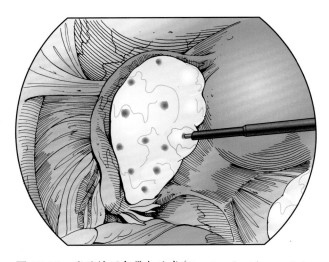

图 17.12 腹腔镜下卵巢打孔术(Reprinted with permission from Cundiff GW,Azziz R,Bristow RE. *Te Linde's Atlas of Gynecologic Surgery*,1st ed. Philadelphia,PA:Wolters Kluwer Health/Lippincott Williams & Wilkins;2014. Figure 25.5.)

该治疗仅适用于口服药物对诱导排卵产生抗性的 PCOS 患者。在这些情况下,如果没有 ART 选择、负担不起或夫妇不能接受,LOD 可作为促性腺激素促排卵的替代方法。LOD 后的妊娠率与使用注射性促性腺激素的妊娠率相似,支持 LOD 的主要理由是与促性腺激素诱导排卵相比,多胎妊娠的发生率较低。然而,患者需要了解 LOD 对卵巢功能和储备的长期影响。进行单侧而不是双侧卵巢打孔术的可能性也应该进行讨论,因为最近的一项 meta 分析显示,在随机选择单侧 LOD 的患者中,也有类似的结果和改善的窦卵泡计数。此外,应该告知患者 LOD 对随后的 ART 周期成功的影响是有争议的:一些显示没有影响,而另一些显示所有参数显著变差。

要点

■ 在大多数情况下,附件手术首选微创的方法,因为它有围手术期发病率低和快速康复的优势。

■ 卵巢肿块的卵巢囊肿切除术的主要禁忌证是明显怀疑为恶性肿瘤的情况。

■ 卵巢囊肿切除时,应注意完整切除囊肿壁,防止囊肿复发,并在不破坏正常卵巢组织的情况下仔细止血。

■ 在卵巢切除术时,可能需要进行腹膜后解剖,以确定输尿管位置和分离性腺血管。

■ 考虑到 ART 的安全性,输卵管因素不孕症的矫正手术应保留有限的适应证。

■ 近端输卵管梗阻的最佳治疗方法是腹腔镜下配合输卵管通色液术和宫腔镜下输卵管插管术。

■ 输卵管积水应在 ART 之前结扎或切除输卵管。

■ 在后悔输卵管绝育的情况下,输卵管再吻合是一种有效替代 ART 的方法。

■ 对于接受放射治疗的肿瘤患者,卵巢移位是一种保护卵巢功能很好的选择。

■ 腹腔镜卵巢打孔法是治疗口服促排卵药物失败的 PCOS 不孕患者的第二种选择。

(颜磊 张辉 赵兴波 译)

参考文献

Abu Hashim H, Foda O, El Rakhawy M. Unilateral or bilateral laparoscopic ovarian drilling in polycystic ovary syndrome: a meta-analysis of randomized trials. *Arch Gynecol Obstet* 2018;297(4):859–870. doi:10.1007/s00404-018-4680-1.

Ahn KH, Song JY, Kim SH, et al. Transvaginal single-port natural orifice transluminal endoscopic surgery for benign uterine adnexal pathologies. *J Minim Invasive Gynecol* 2012;19(5):631–635.

Antosh DD, High R, Brown HW, et al. Feasibility of prophylactic salpingectomy during vaginal hysterectomy. *Am J Obstet Gynecol* 2017;217(5):605.e1–605.e5.

Arian, SE, Goodman, L, Flyckt RL, et al. Ovarian transposition: a surgical option for fertility preservation. *Fertil Steril* 2017;107(4):e15.

Ata B, Turkgeldi E, Seyhan A, et al. Effect of hemostatic method on ovarian reserve following laparoscopic endometrioma excision; comparison of suture, hemostatic sealant, and bipolar desiccation. A systematic review and meta-analysis. *J Minim Invasive Gynecol* 2015;22(3): 363–372.

Audebert A, Pouly JL, Bonifacie B, et al. Laparoscopic surgery for distal tubal occlusions: lessons learned from a historical series of 434 cases. *Fertil Steril* 2014;102(4):1203–1208.

https://www.sartcorsonline.com/rptCSR_PublicMultYear. aspx?reportingYear=2014#patient-cumulative. Accessed March, 2018.

Balen AH, Morley LC, Misso M, et al. The management of anovulatory infertility in women with polycystic ovary syndrome: an analysis of the evidence to support the development of global WHO guidance. *Hum Reprod Update* 2016;22(6):687–708.

Barton SE, Politch JA, Benson CB, et al. Transabdominal follicular aspiration for oocyte retrieval in patients with ovaries inaccessible by transvaginal ultrasound. *Fertil Steril* 2011;95(5):1773–1776.

Bisharah M, Tulandi T. Laparoscopic preservation of ovarian function: an underused procedure. *Am J Obstet Gynecol* 2003;188(2):367–370.

Cai J, Liu L, Sun L, et al. Effects of previous ovarian drilling on cumulative ongoing pregnancy rates among patients with polycystic ovarian syndrome undergoing in vitro fertilization. *Int J Gynecol Obstet* 2016;134(3):272–277.

Caillet M, Vandromme J, Rozenberg S, et al. Robotically assisted laparoscopic microsurgical tubal reanastomosis: a retrospective study. *Fertil Steril* 2010;94(5):1844–1847.

Callahan MJ, Crum CP, Medeiros F, et al. Primary fallopian tube malignancies in BRCA-positive women undergoing surgery for ovarian cancer risk reduction. *J Clin Oncol* 2007;25(25):3985.

Campo S, Campo V. A modified technique to reduce spillage and operative time: laparoscopic ovarian dermoid cyst enucleation 'in a bag'. *Gynecol Obstet Invest* 2011;71(1): 53–58.

Camus E, Poncelet C, Goffinet F, et al. Pregnancy rates after in-vitro fertilization in cases of tubal infertility with and without hydrosalpinx: a meta-analysis of published comparative studies. *Hum Reprod* 1999;14(5): 1243–1249.

Cha SH, Lee MH, Kim JH, et al. Fertility outcome after tubal anastomosis by laparoscopy and laparotomy. *J Am Assoc Gynecol Laparosc* 2001;8(3):348–352.

Chanelles O, Ducarme G, Sifer C, et al. Hydrosalpinx and infertility: what about conservative surgical management? *Eur J Obstet Gynecol Reprod Biol* 2011;159(1): 122–126.

Chu J, Harb HM, Gallos ID, et al. Salpingostomy in the treatment of hydrosalpinx: a systematic review and meta-analysis. *Hum Reprod* 2015;30:1882–1895.

Cohen A, Almog B, Tulandi T. Hydrosalpinx sclerotherapy before in vitro fertilization: systematic review and meta-analysis. *J minim Invasive Gynecol* 2017;25(4):600–607. pii: S1553-4650(17)31333-X. doi:10.1016/j.jmig.2017.12.004.

Dechaud H, Daures JP, Hedon B. Prospective evaluation of falloposcopy. *Hum Reprod* 1998;13:1815–1818.

Dessole S, Meloni GB, Capobianco G, et al. A second hysterosalpingography reduces the use of selective technique for treatment of a proximal tubal obstruction. *Fertil Steril* 2000;73:1037–1039.

Dharia Patel SP, Steinkampf MP, Whitten SJ, et al. Robotic tubal anastomosis: surgical technique and cost effectiveness. *Fertil Steril* 2008;90(4):1175–1179.

Falcone T, Walters MD. Hysterectomy for benign disease. *Obstet Gynecol* 2008;111(3):753–767.

Farquhar C, Brown J, Marjoribanks J. Laparoscopic drilling by diathermy or laser for ovulation induction in anovulatory polycystic ovary syndrome. *Cochrane Database Syst Rev* 2012;(6):CD001122.

Flyckt RL, Goldberg JM. Laparoscopic ovarian drilling for clomiphene-resistant polycystic ovary syndrome. *Semin Reprod Med* 2011;29(2):138–146.

Gargiulo AR, Greenberg JA, Sotrel G. Robot-assisted laparoscopic tubocornual anastomosis for reversal of Essure sterilization procedure. *J Minim Invasive Gynecol* 2011;18(6): S159.

Ghezzi F, Cromi A, Uccella S, et al. Transumbilical versus transvaginal retrieval of surgical specimens at laparoscopy: a randomized trial. *Am J Obstet Gynecol* 2012;207(2):112. e1–112.e6.

Gomel V. Reconstructive tubal microsurgery and assisted reproductive technology. *Fertil Steril* 2016;105:887–890.

Gubbala K, Laios A, Gallos I, et al. Outcomes of ovarian transposition in gynaecological cancers; a systematic review and meta-analysis. *J Ovarian Res* 2014;7:69.

Guillem JG, Wood WC, Moley JF, et al.; ASCO; SSO. ASCO/SSO review of current role of risk-reducing surgery in common hereditary cancer syndromes. *J Clin Oncol* 2006;24(28): 4642–4660.

Hart RJ, Hickey M, Maouris P, et al. Excisional surgery versus ablative surgery for ovarian endometriomata. *Cochrane Database Syst Rev* 2008;(2):CD004992.

Hendriks ML, Ket JC, Hompes PG, et al. Why does ovarian surgery in PCOS help? Insight into the endocrine implications of ovarian surgery for ovulation induction in polycystic ovary syndrome. *Hum Reprod Update* 2007;13(3): 249–264.

Hillis SD, Marchbanks PA, Tylor LR, et al. Poststerilization regret: findings from the United States Collaborative Review of Sterilization. *Obstet Gynecol* 1999;93(6):889–895.

Honore GM, Holden AE, Schenken RS. Pathophysiology and management of proximal tubal blockage. *Fertil Steril* 1999;5:785–795.

Hwang JH, Yoo HJ, Park SH, et al. Association between the location of transposed ovary and ovarian function in patients with uterine cervical cancer treated with (postoperative or primary) pelvic radiotherapy. *Fertil Steril* 2012;97(6):

1387–1393.

Jallad K, Siff L, Thomas T, et al. Salpingo-oophorectomy by transvaginal natural orifice transluminal endoscopic surgery. *Obstet Gynecol* 2016;128(2):293–296.

Johnson N, van Voorst S, Sowter MC, et al. Surgical treatment for tubal disease in women due to undergo in vitro fertilisation. *Cochrane Database Syst Rev* 2010;(1):CD002125.

Kho RM, Magrina JF, Magtibay PM. Pathologic findings and outcomes of a minimally invasive approach to ovarian remnant syndrome. *Fertil Steril* 2007;87(5):1005–1009.

Kim JH, Lee SM, Lee JH, et al. Successful conservative management of ruptured ovarian cysts with hemoperitoneum in healthy women. *PLoS One* 2014;9(3):e91171.

Kim SH, Shin CJ, Kim JG, et al. Microsurgical reversal of tubal sterilization: a report on 1,118 cases. *Fertil Steril* 1997;68(5):865–870.

Kotlyar A, Gingold J, Shue S, et al. The effect of salpingectomy on ovarian function. *J Minim Invasive Gynecol* 2017;24(4):563–578. doi:10.1016/j.jmig.2017.02.014.

Kwik M, O'Neill A, Hamani Y, et al. Laparoscopic ovarian transposition with potential preservation of natural fertility. *J Minim Invasive Gynecol* 2010;17(4):411–412.

Lipskind ST, Gargiulo AR. Computer-assisted laparoscopy in fertility preservation and reproductive surgery. *J Minim Invasive Gynecol* 2013;20(4):435–445.

Lunde O, Djøseland O, Grøttum P. Polycystic ovarian syndrome: a follow-up study on fertility and menstrual pattern in 149 patients 15–25 years after ovarian wedge resection. *Hum Reprod* 2001;16(7):1479–1485.

Medeiros LR, Rosa DD, Bozzetti MC, et al. Laparoscopy versus laparotomy for benign ovarian tumour. *Cochrane Database Syst Rev* 2009;(2):CD004751.

Messinger LB, Alford CE, Csokmay JM, et al. Cost and efficacy comparison of in vitro fertilization and tubal anastomosis for women after tubal ligation. *Fertil Steril* 2015;104(1):32–38.

Mol BW, Collins JA, Burrows EA, et al. Comparison of hysterosalpingography and laparoscopy in predicting fertility outcome. *Hum Reprod* 1999;14:1237–1242.

Molpus KL, Wedergren JS, Carlson MA. Robotically assisted endoscopic ovarian transposition. *JSLS* 2003;7(1):59–62.

Monteith CW, Berger GS, Zerden ML. Pregnancy success after hysteroscopic sterilization reversal. *Obstet Gynecol* 2014;124(6):1183–1189.

Morice P, Thiam-Ba R, Castaigne D, et al. Fertility results after ovarian transposition for pelvic malignancies treated by external irradiation or brachytherapy. *Hum Reprod* 1998;13(3):660–663.

Muzii L, Miller CE. The singer, not the song. *J Minim Invasive Gynecol* 2011;18(5):666–667.

Oelsner G, Bider D, Goldenberg M, et al. Long-term follow-up of the twisted ischemic adnexa managed by detorsion. *Fertil Steril* 1993;60(6):976.

Oltmann SC, Fischer A, Barber R, et al. Cannot exclude torsion—a 15-year review. *J Pediatr Surg* 2009;44(6):1212.

Panici PB, Palaia I, Bellati F, et al. Laparoscopy compared with laparoscopically guided minilaparotomy for large adnexal masses: a randomized controlled trial. *Obstet Gynecol* 2007;110(2 Pt 1):241–248.

Pereira N, Pryor KP, Voskuilen-Ginzalez A, et al. Ovarian response and in vitro fertilization outcomes after salpingectomy: does salpingectomy indication matter? *J Minim Invasive Gynecol* 2017;24(3):446.e1–454.e1. doi:10.1016/j.jmig.2016.12.023.

Peters A, Rindos NB, Lee T. Hemostasis during ovarian cystectomy: systematic review of the impact of suturing versus surgical energy on ovarian function. *J Minim Invasive Gynecol* 2017;24(2):235–246.

Practice Committee of the American Society for Reproductive Medicine. Committee opinion: role of tubal surgery in the era of assisted reproductive technology. *Fertil Steril* 2012;97:539–545.

Rimbach S, Bastert G, Wallwiener D. Technical results of falloposcopy for infertility diagnosis in a large multicentre study. *Hum Reprod* 2001;16:925–930.

Rodgers AK, Goldberg JM, Hammel JP, et al. Tubal anastomosis by robotic compared with outpatient minilaparotomy. *Obstet Gynecol* 2007;109(6):1375–1380.

Sainz de la Cuesta R, Goff BA, Fuller AF Jr, et al. Prognostic importance of intraoperative rupture of malignant ovarian epithelial neoplasms. *Obstet Gynecol* 1994;84(1):1.

Sioulas VD, Jorge S, Chern JY, et al. Robotically assisted laparoscopic ovarian transposition in women with lower gastrointestinal cancer undergoing pelvic radiotherapy. *Ann Surg Oncol* 2017;24(1):251–256.

Terenziani M, Piva L, Meazza C, et al. Oophoropexy: a relevant role in preservation of ovarian function after pelvic irradiation. *Fertil Steril* 2009;91(3):935.

Timmerman D, Van Calster B, Testa A, et al. Predicting the risk of malignancy in adnexal masses based on the Simple Rules from the International Ovarian Tumor Analysis group. *Am J Obstet Gynecol* 2016;214(4):424–437.

Tozer AJ, Al-Shawaf T, Zosmer A, et al. Does laparoscopic ovarian diathermy affect the outcome of IVF-embryo transfer in women with polycystic ovarian syndrome? A retrospective comparative study. *Hum Reprod* 2001;16(1):91–95.

Tsiami A, Chaimani A, Mavridis D, et al. Surgical treatment for hydrosalpinx prior to in-vitro fertilization embryo transfer: a network meta-analysis. *Ultrasound Obstet Gynecol* 2016;48(4):434–445.

Van Seeters JAH, Chua SJ, Mol BWJ, et al. Tubal anastomosis after previous sterilization: a systematic review. *Hum Reprod Update* 2017;23(3):358–370.

Wysham WZ, Roque DR, Soper JT. Use of topical hemostatic agents in gynecologic surgery. *Obstet Gynecol Surv* 2014;69(9):557–563.

Xu B, Zhang Q, Zhao J, et al. Pregnancy outcome of in vitro fertilization after Essure and laparoscopic management of hydrosalpinx: a systematic review and meta-analysis. *Fertil Steril* 2017;108(1):84.e5–95.e5. doi:10.1016/j.fertnstert.2017.05.005.

Yoon TK, Sung HR, Cha SH, et al. Laparoscopic tubal anastomosis: fertility outcome in 202 cases. *Fertil Steril* 1999;72(6):1121–1126.

IV

子宫肌瘤切除术

Linda D. Bradley, Tommaso Falcone

概述

子宫平滑肌瘤（leiomyoma，myoma，fibroids）是源于平滑肌组织的良性单克隆肿瘤。到 50 岁时，70% 的白人女性和 80% 的非裔美国人女性会患有子宫平滑肌瘤。几个危险因素与平滑肌瘤的患病率相关（表 18.1）。子宫平滑肌瘤是妇科手术最常见的适应证之一，导致每年有 20 万例子宫切除术和 3 万例肌瘤切除术。随着美国人口结构的变化，子宫肌瘤切除的频率预计会增加。

表 18.1
子宫肌瘤相关的流行病学特征

种族	非洲裔美国人或黑色人种
年龄	发病率随年龄增加——累计发病率可达 80%
生育史	初潮早 妊娠超过 20 周 *
遗传因素	与富马酸水合酶缺乏相关的种系突变；体细胞染色体重组
生活方式	饮酒——尤其是啤酒 大量摄入咖啡因 多红肉食物 维生素 D 缺乏 体重指数 吸烟 *
病史	高血压

*除以星号标记的风险因素外，所有风险因素都会增加患病率，星号表示降低患病率。

大约 30% 的女性平滑肌瘤患者出现严重症状。与平滑肌瘤相关的主要症状有异常子宫出血、腹部肿块、盆腔疼痛或压迫和泌尿系统症状（表 18.2）。在有症状的女性中，肌瘤切除术能显著改善症状，恢复健康相关的生活质量。子宫肌瘤也被认为对妊娠结局有负面影响，导致不孕及反复流产。非洲裔美国人女性比白人女性诊断时年龄更小，症状更严重。在一项全美国的调查中，大约 22% 的女性表示子宫肌瘤在所有或大部分时间内，都会影响她们的生活质量；39% 的女性认为子宫肌瘤有时会干扰她们的生活质量；大约 25% 患有子宫肌瘤的女性会错过工作，认为该病阻碍了她们的职业发展潜力。另外，该调查指出 50% 的女性认为保留子宫和生育力很重要。

表 18.2
子宫肌瘤切除术的适应证

- 症状影响生活质量
  - 异常子宫出血
  - 泌尿系统症状
  - 盆腔压迫或盆腔疼痛
- 无症状女性不孕或重复性妊娠丢失
  - 在排除了所有其他原因后
  - 导致宫腔变形的肌瘤
- 既往不良妊娠结局

子宫平滑肌瘤分类及一般处理原则

子宫平滑肌瘤的分类依据国际妇产科联合会(International Federation of Gynecology and Obstetrics, FIGO)的指定名称(图 18.1)。这个分类系统被认为是公认的用于交流平滑肌瘤部位最好的命名法,描述了几种不同的类型,分为不同的组别。第一种类型是完全宫腔内型(0 型),其他类型包括具有不同壁内部分的黏膜下平滑肌瘤(1 型和 2 型)、肌壁间平滑肌瘤(3 型、4 型和 5 型)和具有不同壁内程度的浆膜下平滑肌瘤(6 型和 7 型)。分类对确定手术入路很重要,例如,0 型和 1 型平滑肌瘤通常采用宫腔镜治疗,根据肌瘤的大小,1 型肌瘤(<50% 壁内受累)可以通过宫腔镜治疗;肌瘤大于 3~5cm 可能需要药物治疗,以减少肌瘤体积,才更容易进行宫腔镜处理;2 型黏膜下肌瘤壁内部分 >50%,需要高水平的宫腔镜技巧,一般采用腹部入路;3~7 型肌瘤不应经宫腔镜处理。

	0	带蒂的黏膜下肌瘤
黏膜下肌瘤	1	<50% 肌壁内
	2	≥50% 肌壁内
其他	3	贴近内膜的,100% 在肌壁内
	4	完全肌壁内
	5	浆膜下 ≥50% 在肌壁内
	6	浆膜下 <50% 在肌壁内
	7	浆膜下有蒂的
	8	其他(特殊类型,如宫颈的、寄生的)
混合性肌瘤	2~5	黏膜下和浆膜下均受累

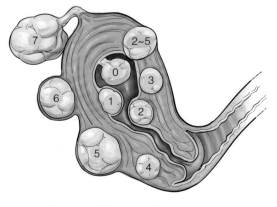

图 18.1 FIGO 子宫肌瘤分类系统

术前评估

最初,通常在盆腔检查时怀疑存在子宫肌瘤,全面的检查可以确定最好的手术方法。如果增大的子宫活动度良好,最好选用微创手术。不能活动的子宫可能提示存在其他疾病,如子宫内膜异位症或慢性炎症,这将使手术更具挑战性。阴道窥器检查可能看到脱垂的黏膜下肌瘤或宫颈肌瘤,其采用不同的手术方式来处理。

影像学检查对进一步评估和制订手术计划可能有价值,超声被认为是诊断子宫肌瘤和评估其位置和数量的金标准。平滑肌瘤与宫腔的关系对制订手术计划也很重要,宫腔注水超声可以帮助描绘黏膜下肌瘤嵌入肌层的情况,从而有助于手术治疗。宫腔镜检查可恰当地评估病变切除的可能性。

当超声检查发现大量肌瘤时,磁共振成像(magnetic resonance imaging, MRI)可用于更详细地检查。在经腹腔镜或机器人肌瘤切除术前,MRI 可能有助于识别和定位平滑肌瘤。此外,可将平滑肌瘤与腺肌病或腺肌瘤相鉴别,对于获得最好的手术结果很重要。MRI 有时会提示潜在的平滑肌肉瘤的诊断(但这项检查并不是决定性的)。MRI 还有助于确定患者是否适合子宫动脉栓塞术(uterine artery embolization, UAE),特别是评估肌瘤的动脉供应。

当患者出现异常子宫出血和平滑肌瘤时,重要的是要排除子宫内膜病变,如子宫内膜癌或伴有非典型的复杂性子宫内膜增生,应进行子宫内膜活检。贫血常见于月经大量出血的女性,应加以评估。甲状腺疾病可以是月经量过多的原因,通过检测血清促甲状腺激素(thyroid-stimulating hormone, TSH)很容易确定。对于子宫肌瘤患者,尤其是始于青春期月经失调的女性,应考虑月经量过多的血液病学原因。

对于拟诊子宫肌瘤的组织取出时,由于忧虑碎切(morcellation)过程可能导致隐匿性子宫肉瘤的扩散,这使得医师对术前鉴别子宫恶性疾病的重要性提高了认识。美国食品药品管理局(Food and Drug Administration, FDA)指出,在接受子宫肌瘤切除术或子宫切除术的患者中,1/580~1/225 的患者被发现是隐匿性子宫恶性肿瘤如肉瘤；大约有1/1 100～1/495的患者，在接受肌瘤手术过程中被发现是平滑肌肉瘤（leiomyosarcoma）。

　　不幸的是，即使是最细致的术前评估检查也不能完全排除平滑肌肉瘤或其他恶性肿瘤的可能性。重要的是要认识到子宫内膜腺癌是子宫肌瘤和异常子宫出血女性中，最常见的恶性肿瘤。因此，对于异常子宫出血，手术前建议子宫内膜取样，子宫内膜取样也有助于发现子宫肉瘤。子宫肌瘤的大小和生长速度不能预测：绝经前女性子宫肌瘤的快速生长不能预测恶性肿瘤，甚至大于20周妊娠大小的肿块也不会增加绝经前女性子宫肉瘤的风险。总之，目前还没有影像学或实验室检查，如血清标志物或子宫内膜取样的组织学检查，可以可靠地预测子宫肉瘤。

手术切除的替代方法

　　对于不寻求不孕症治疗的无症状患者，建议采用期待疗法（expectant management）。患者可以放心，平滑肌瘤通常在产后和绝经后萎缩，症状得到改善。在患有平滑肌瘤的女性中，激素避孕包括结合型口服避孕药（combination oral contraceptives）和单一孕酮避孕药（progestin-only contraceptives），可以用来控制异常子宫出血，因为这些药物不会导致平滑肌瘤生长。左炔诺孕酮宫内释放避孕器（Levonorgestrel-releasing intrauterine contraception），如曼月乐系统，可用于患有肌瘤和宫腔正常的女性，以减少月经过多。

　　孕激素受体调节剂，如米非司酮（mifepristone）或醋酸乌利司他（ulipristal acetate），用于减少月经出血。醋酸乌利司他与促性腺激素释放激素（gonadotropin-releasing hormone，GnRH）激动剂（agonists）的对比试验表明，它们效果相同。长期间歇性应用醋酸乌利司他可延迟或取消手术干预。由于忧虑孕激素受体调节剂可能导致子宫内膜改变（例如，来自无对抗的雌激素），建议间歇性（而不是连续）使用该药物。

　　手术干预前，药物治疗可用于逆转贫血。GnRH激动剂能有效缓解月经过多的症状，并缩小子宫体积，尽管停药后症状和子宫体积迅速恢复如初。抗纤溶药物，如氨甲环酸（tranexamic acid），对

治疗特发性规律性月经过多有效。肌瘤并大出血患者对氨甲环酸的反应各异，但只要患者不是正在服用口服避孕药，就可以试用。

　　对于平滑肌瘤相关症状如异常出血，UAE是一种有效的保守治疗手段。UAE后，子宫体积通常缩小30%～45%，与之相关的生活质量得到改善。UAE症状的缓解率在75%～80%，与肌瘤切除术后的结果相似。然而，UAE治疗后的再干预率很高，估计为17%～31%。在UAE初期反应良好的患者中，长期健康相关生活质量与子宫切除术患者相似。可惜，与肌瘤切除术相比，UAE有更高的再干预率、后续子宫切除率和手术操作的并发症。对于没有生育需求和具有增加手术风险内科疾病的患者，UAE是一个很好的选择。

　　如果肠道和膀胱没有被累及（interposed）（在这种情况下，这种方法不能使用），高频磁共振引导超声是一种热消融技术（thermoablative technique），可用于消融容易接近的肌瘤。大于10cm的平滑肌瘤很难用这种方式治疗，这种方法也不适合于平滑肌瘤>4个、血管分布少（钆无强化）以及严重的子宫腺肌病的情况。该方法的平滑肌瘤体积缩小率与UAE相似，为37%～40%。它被批准用于希望有未来生育要求的患者。

手术适应证

　　手术子宫肌瘤切除术（surgical myomectomy）的主要指征是控制症状，这些症状影响了希望将来生育患者的生活质量。对于已完成生育的患者，可以考虑子宫切除术，因为这样可确保解除症状，并且无复发，但宫腔镜手术容易处理的肌瘤例外。肌瘤切除术的再干预率为15%，随后的子宫切除率为11%。对于那些不希望将来生育但希望保留子宫的患者来说，子宫肌瘤切除术也是一种治疗选择。尽管FDA对隐性子宫肉瘤的强力碎切和扩散持有立场（stance），但在医疗成本和利用项目（Healthcare Cost and Utilization Project）数据库中的一项横断面研究（cross-sectional study）中，支持利用肌瘤切除术治疗平滑肌瘤。

　　对于无症状的女性，没有特定的平滑肌瘤大小需要干预。因为没有可靠的症状成为预测因素，手术并不能预防症状的发生。对于无症状且希望将

来生育的女性,其黏膜下平滑肌瘤,可以考虑进行宫腔镜手术。无症状女性手术的另一个潜在指征是输尿管受压引起的中度或重度肾盂积水。

手术治疗不仅仅是为了排除肉瘤的可能性。然而,对于绝经后的女性,迅速增长的子宫肿块增加了恶性肿瘤的可能性。在这种情况下,不推荐肌瘤切除术,这些患者应转由妇科肿瘤医师进行检查和可能的子宫切除术。

突入宫腔内或造成宫腔变形的肌瘤与不孕症或重复性妊娠丢失有关,然而,目前尚不清楚手术何时能改善生殖结果。对于黏膜下或引起宫腔变形的肌瘤的女性,在调查研究了其他导致不孕或重复性妊娠丢失的原因后,可以考虑手术治疗。

术前优化处理

手术前改善患者的身体状况很重要,特别是与贫血有关的状况。建议检查全血细胞计数、可能的铁含量检查、排除镰状细胞贫血或其他血红蛋白疾病。术前慢性失血性贫血与术后发病率和死亡率增加有关,最好的方法是纠正贫血,而不是输血。如果出血得到控制,口服铁补充剂(伴用维生素 C 增强吸收)可在 2~3 周内使血红蛋白增加 20g/L。有时候为了改善术前血红蛋白,有必要静脉注射铁剂。

在一篇 Cochrane 综述中,研究了子宫肌瘤切除术前 GnRH 激动剂治疗的影响,3~4 个月的预处理对术前血红蛋白和血细胞比容水平产生了显著的积极影响,其次是改善了月经量过多,肌瘤的体积变化发生在最初的 2 或 3 个月内。术前使用 GnRH 激动剂,术中失血量有统计学意义的小幅度减少(较安慰剂减少 22~157mL),但输血率和手术时间无差异。此外,由于术前 GnRH 激动剂会减小子宫体积,这种治疗可能会让手术医师采用横切口,而不是纵切口来完成开放手术。然而,GnRH 激动剂确实会引起诸如潮热等副作用,也可能会使小肌瘤的体积缩小到手术时无法观察触摸到的程度,但这些肌瘤可能在术后正常月经恢复后再生长。一般不建议单独使用 GnRH 激动剂预处理来减少术中失血,但它可能有利于术前贫血的纠正。

手术前应进行血型和筛查、可能的交叉配型和尿妊娠试验。术中血液回收技术也有助于减少术中失血(blood loss)。

肌瘤切除术中减少失血的一般原则

大多数临床试验表明,对于相似大小的子宫肌瘤切除,腹腔镜手术比开放手术减少了失血,表 18.3 列出了可能减少肌瘤切除术失血量的药物干预措施。这些干预措施的组合,如子宫肌层内注射升压素(vasopressin)加阴道或直肠内放置米索前列醇(misoprostol),可能会产生累加效应。

表 18.3		
减少术中失血的围手术期药物措施		
	与安慰剂组比较	
药剂	失血量的平均差异	输血需求
子宫肌层内注射升压素 [b]	245mL	减少需要
子宫肌层内注射布比卡因和肾上腺素 [a]	68mL	无影响
阴道放置米索前列醇 [b]	97mL	无影响
阴道放置地诺前列酮 [a]	131mL	减少需要
明胶凝血酶基质 [a]	545mL	减少需要
纤维蛋白胶块 [a]	26mL	无影响
静脉注射维生素 C [a]	411mL	无影响
静脉注射氨甲环酸 [a]	243mL	无影响

并非所有国家都能获得所有药物。此外,有些药物 FDA 还没有批准用于这些适应证。

[a] 低质量的证据。
[b] 中等质量的证据。

(Data from Kongnyuy E, Wiysonge CS. Interventions to reduce haemorrhage during myomectomy for fibroids. *Cochrane Database Syst Rev* 2014;(8):CD005355.)

腹腔镜手术中使用机械止血带阻断子宫血供也被证明可以减少失血。有不同的方法来实现血管阻闭,如使用一个 Foley 导管环扎近宫颈部位,或用聚乳酸缝线(polyglactin suture)在宫颈和漏斗盆韧带周围束绑定,两种方法都能减少输血。对肌瘤假包膜的血管进行环扎(loop ligation)可以减少失血量,但没有证据表明减少输血率。由于在腹腔镜或机器人辅助手术中使用止血带的挑战性,可使用适合通过穿刺套管的血管夹（例如 Bulldog 夹）暂时阻闭子宫动脉。

与电外科手术比较，使用超声设备（ultrasonic device）也被证明可以减少 50~60mL 的失血量，不过这个量可能没有临床意义。在腹腔镜或机器人肌瘤切除术中，使用单向和双向倒刺线（barbed suture）缝合可以减少失血量，同时减少缝合难度较大的手术时间。

宫腔镜下子宫肌瘤切除术

宫腔镜下子宫肌瘤切除术是一种微创经宫颈的手术，在直接和持续的可视化控制下，切除宫腔内和黏膜下的平滑肌瘤。这种方法为宫腔内平滑肌瘤所致异常子宫出血的治疗，提供了一种替代子宫切除的方法。大约 40% 的异常子宫出血女性会出现宫腔内病变，包括子宫内膜息肉和黏膜下平滑肌瘤，并从宫腔镜肌瘤切除术中获益——就是一种门诊外科手术（an ambulatory surgical procedure）。对于不孕、重复性妊娠丢失、白带异常或痛经以及药物治疗失败的患者，手术治疗宫腔内平滑肌瘤可能是一种解决方案。

现代妇科手术越来越依赖手术宫腔镜（operative hysteroscopy）作为一种微创技术，来治疗宫腔内和黏膜下平滑肌瘤的异常子宫出血，月经过多随着病变的完全切除而改善。与子宫切除术或其他子宫肌瘤切除术相比，术后恢复时间短，患者只需要象征性的术后止痛药和麻醉剂，并降低了围手术期的发病率和死亡率。宫腔镜切除平滑肌瘤的推动力有三个方面，首先，使用有辅助通道的小口径硬性手术宫腔镜、双极技术、宫腔液体灌注系统的改进、高清摄像机以及电切镜和宫腔镜组织取回系统（hysteroscopic tissue retrieval systems，HTRS）新的应用发展，促进了宫腔镜治疗黏膜下肌瘤的手术；其次，患者对子宫肌瘤微创治疗方案的偏好影响了手术性宫腔镜的需求；最后，住院医师培训包括手术宫腔镜作为住院医师教育中，必须掌握的重要手术工具。手术宫腔镜在很大程度上取代了宫颈扩张和刮除术（dilation and curettage，D & C）来治疗宫腔内和宫颈管内病变，因为它提供了持续的可视化，确认完全切除了宫腔内病变，并且对治疗月经紊乱有效。

准备

宫腔镜下子宫肌瘤切除术是一个复杂的过程，需要良好的手灵巧度（manual dexterity）和娴熟的技巧来切取（to extricate）宫腔内肌瘤。确定经宫腔镜手术的可行性需要术前全面评估检查，目的是尽量减少不完全切除、再生、复发和并发症。大多数黏膜下肌瘤发生在宫体部位，但可能位于宫角部、宫底部、后壁、前壁或侧壁，可能需要独特的宫腔镜技术和策略来切除。

宫腔镜下子宫肌瘤切除术，术前评估宫腔最敏感的诊断性试验，是门诊诊断性宫腔镜检查（diagnostic office hysteroscopy）和盐水灌注超声检查（saline infusionsonography）。对于子宫大于 12~14 周妊娠大小，或由于肥胖、子宫位置、宫腔不能扩张或多发性子宫肌瘤而使超声扫描技术困难时，可考虑使用 MRI。这些检查方法对确定宫腔内平滑肌瘤的大小、位置、数目和穿透深度具有更高的敏感性。

宫腔镜下子宫肌瘤切除术的安全性和可行性的一个重要决定因素是"肌层游离缘"，这可以通过盐水灌注超声或 MRI 来评估。虽然宫腔镜手术时会发生子宫重塑（remodeling），但如果计划宫腔镜切除术，从病变到浆膜表面至少有 1cm 厚的肌层很重要。知道了这一点，手术医师可以衡量宫腔镜下子宫肌瘤切除术的复杂性，子宫肌层受累的程度，以及在一次性完成手术的可能性。此外，这些信息有助于制订手术计划，包括手术器械的选择、膨宫液的选择、并发症的风险以及膨宫液入血（fluid intravasation）的情况。对手术风险和预期并发症的知情同意，最好通过彻底的术前评估来实现。

尽管 FIGO 分类是用于交流肌瘤定位的标准命名法（图 18.1），但也已经提出了许多分类系统；欧洲妇科内镜协会（The European Society for Gynecological Endoscopy，ESGE）的分类系统只描述了黏膜下肌瘤浸透子宫肌层的程度；第三种系统是欧洲宫腔镜学会（The European Society of Hysteroscopy，ESH）分类系统（表 18.4），该系统使妇科医师能够根据肌瘤突入宫腔的程度和大小，确定一步法宫腔镜手术（a one-stephysteroscopic procedure）的可能性和并发症的风险。0 型的

96%~97%,1 型 的 86%~90%,2 型 的 61%~83% 可以完全切除。此外,液体吸收的量也可以通过术前子宫肌层受累程度和手术时间来预测。切除平滑肌瘤的上限大小取决于手术医师的专业技能,以及在达到最大液体吸收量之前手术的速度。

表18.4
欧洲宫腔镜学会(ESH)黏膜下肌瘤分类
分类
• 0 型——肌瘤完全位于宫腔内,也称为宫腔内肌瘤
• 1 型——肌壁内肌瘤,但宫腔内肌瘤部分 >50%
• 2 型——肌壁内肌瘤,但腔内肌瘤部分 <50%

0 型肌瘤完全是在宫腔内(图 18.2),通常易于切除。然而,即使是一些 0 型肌瘤也不能用宫腔镜切除,例如,肌瘤直径 >7cm 的肌瘤(图 18.3)。在一项针对 122 名女性的前瞻性研究中,肌瘤直径 ≤3cm 的患者 90% 避免了再次手术,而肌瘤直径 ≥4cm 的患者 60% 避免了再次手术。

子宫肌层受累较深(1 型或 2 型)和直径大于 3cm 的肌瘤切除时,需要娴熟的宫腔镜技术。美国妇科腔镜医师协会(The American Association of Gynecologic Laparoscopists,AAGL)建议有经验的手术医师在宫腔镜下切除直径为 4~5cm 的黏膜下肌瘤。此外,对大肌瘤或 1 型和 2 型肌瘤 ≥4~6cm 的患者,手术医师可能希望提供知情同意进行两期

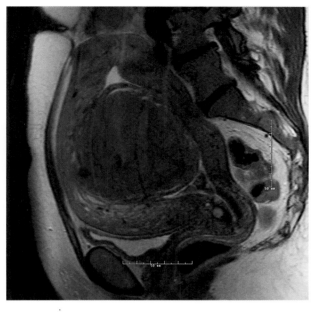

图 18.3 FIGO 0 型宫腔内肌瘤的 MRI 影像。注意子宫增大到脐部,此肌瘤不适合经宫腔镜切除

(two-staged)宫腔镜手术。数据显示,肌瘤大于 3cm 的患者增加了复发、并发症和不完全切除。手术医师应考虑使用 GnRH 激动剂或选择性孕激素受体调节剂(selective progesterone receptor modulators,SPRM)用药物减小肌瘤的大小。

在某些情况下,宫腔镜下黏膜下肌瘤切除术加上其他肌壁间和浆膜下肌瘤的保守治疗(expectant management)可能是合适的。例如,一名女性没有肿块的症状,但因宫腔内肌瘤而出血,她也可以从单独切除宫腔内肌瘤中获益,即使其他平滑肌瘤仍存在。

宫腔镜子宫肌瘤切除术的一般原则

宫腔镜手术需要持续地膨宫,一般情况下,宫腔镜检查所用的最低宫内压力为 75~100mm Hg。然而,当子宫大小超过妊娠 12~14 周时,当有多个壁间肌瘤时,以及腔内肌瘤 >4cm 时,可能需要更高的压力。

在宫腔镜手术期间,通过持续的液体灌注系统给予膨宫的液体,包括离子或非离子液体介质。理想的液体灌注系统的特点包括即时测定膨宫液赤字(fluid deficit,入不敷出)、可配置警报以提醒手术医师预设的膨宫液稀释限值、能够改变宫内压力、具有可帮助检测子宫穿孔的技术、具有流速自动调

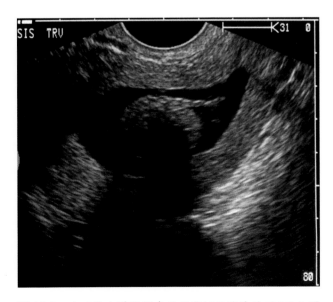

图 18.2 生理盐水灌注超声显示伴坏死碎片的 FIGO 0 型宫腔内肌瘤,此肌瘤可经宫腔镜切除

节和非脉动流输注技术,并且当液体袋空了时尽量减少手术中断。液体吸收的量取决于手术的时长和复杂程度,在宫腔镜手术前,必须了解并评估患者的心脏、肾脏和肺部状况,心肺和肾功能受损的患者可能只能耐受少量的血管内液体吸收。

在宫腔镜手术中,手术医师必须经常向麻醉师反馈液体赤字、失血量和所用液体的类型。如果出现临床意义明显的血流动力学变化,包括血氧饱和度、呼气末 CO_2 浓度、呼吸音、生命体征、平均动脉压(mean arterial pressure,MAP)和心律失常,麻醉师应通知手术医师,手术应该停止,直到解决了血流动力学改变,再决定是否应该继续手术。

宫腔镜手术中失血量通常很少。虽然应该获得输血的知情同意,但对于术前无症状性贫血的患者很少需要输血。

对于患有活动性盆腔炎、发热、输卵管 - 卵巢脓肿或输卵管积水、活动性或初期疱疹感染、宫颈癌或经证实有存活宫内妊娠患者,不应进行宫腔镜手术,内科合并症很少是宫腔镜手术的禁忌证。然而,围手术期请麻醉师、肾内科医师、肺科医师或血液科医师会诊,可能有助于为有多种合并症的患者准备手术。

在育龄女性中,宫腔镜手术通常依月经周期时间而定,手术时间必须因人而异。与分泌期手术相比,在早期增殖期进行手术可能更容易,因为子宫内膜较薄,组织碎片和血液较少。长期无排卵月经周期的女性,在宫腔镜手术中可能有丰富、脆弱、过度、增生的子宫内膜,容易出血。

宫腔镜切除术中产生大量的组织碎片,导致不满意的视野效果,进而需要使用更多的膨宫液,并增加了宫腔镜手术时间。无排卵月经周期的患者可以通过术前孕酮治疗黄体化子宫内膜,孕酮撤退后患者来月经,然后就可以进行手术了。此外,一些有排卵期出血及因黏膜下肌瘤月经过多的患者出血频繁,使得在增生早期很难或不可能安排手术,一般来说,不应因出血而取消手术。

用渗透性扩张棒、雌激素、GnRH、选择性孕激素调节剂、抗孕激素和米索前列醇等进行宫颈准备已产生了相互矛盾的结果,这些治疗方法的使用仍然有争议。在宫腔镜手术中应用米索前列醇的益处是可变的,作者建议在所有宫腔镜下子宫肌瘤切除术手术前使用米索前列醇(除非有禁忌证或不耐受),以软化宫颈,有利于宫颈扩张和宫腔镜下肌瘤的完全切除。由于米索前列醇软化宫颈,宫颈更容易扩张,减少了子宫穿孔和宫颈撕裂的风险。术前米索前列醇的副作用包括发热、恶心、腹胀、痉挛性腹痛和腹泻,这些都有自限性,可以使用对乙酰氨基酚(acetaminophen)或非类固醇抗炎药来控制这些症状。

在宫腔镜下子宫肌瘤切除术中,稀释的血管升压素(vasopressin)是有用的,因为它减少了宫腔镜下液体吸收的风险,促进了宫颈扩张,并减少了子宫出血。将 20U 升压素(1 支安瓿)混合在 200mL 生理盐水中,取 5mL 以等分(1cm 深)的方式在 11 点、2 点、5 点和 7 点位置注入宫颈间质。在宫颈内注射前,必须向麻醉师确认血流动力学和心脏的稳定性。抽取升压素,缓慢(超过 2~3min)注入宫颈间质,如果回抽见血,不应在该位置注射,而是应该取出注射器,尝试另一宫颈位点。应密切监测心动过缓、心律失常和高血压等生命体征。由于升压素持续时间约 20~30min,如果手术时间延长或出血增加,可能需要额外的升压素。

手术器械设备

有两种宫腔镜方法用于切除子宫肌瘤。从历史上看,1980 年代预示了手术切除镜(operative resectoscope)的使用,在过去的 10 年里,宫腔镜组织回收系统(hysteroscopic tissue retrieval systems,HTRS)开始出现。目前这两种方法都依赖于对腔内病变的持续可视化,同时在直接控制下切除病变组织。在过去,几乎所有的操作都使用单极技术,目前,由于安全参数的改进,双极技术的应用越来越广泛。

虽然单极电切术仍在使用,但要意识到这项技术的局限性很重要。一个忧虑是膨宫流体介质,单极器件需要非导电流体介质来完成有源电极和分散电极之间的电回路。如果无意中使用了生理盐水,生理盐水会使电流分散,阻碍了对组织的切割或凝固。但是,由于有溶血的风险,不能使用无菌水。因此,为了使单极技术有效,必须添加额外的溶质(包括甘氨酸、山梨醇和甘露醇),使液体不导电,又降低了溶血风险,并增加了液体的渗透压。然而,大量液体吸收可导致低钠血症、恶心、呕吐和神经系统症状,包括癫痫、肌肉抽搐和昏迷。双极技术可以用生理盐水作为膨宫介质,生理盐水是等渗富含电解质的溶液,在现行宫腔镜指南指导下使用时,尽管会发生液体过载,但不会发生电解质紊乱,电解质溶液不能用于单极技术。

使用液体管理系统对于患者的安全、提高手术技巧、改善患者的预后都很重要。能在 MAP 上下调节宫内压力有助于完整切除子宫肌瘤。在手术开始时,麻醉师可以计算 MAP 来确定宫腔镜下的初始宫腔内压力。然后,手术医师组应根据所用膨宫液和病史,将液体管理系统设置为预定的膨宫液赤字。然后,手术医师可以使用 Hegar 扩张棒扩张宫颈,必要时使用半号大小递增扩张棒。

在手术过程中改变宫内压力可以降低出现假阴性宫腔的风险(未发现本存在的病变,译者注)。在压力高时,肌瘤可能会被压入子宫肌层中,形成"沉没的肌瘤",这可能会降低肌瘤被识别和切除的可能性,从而导致复发的感觉。

当出血使手术部位模糊不清时,暂时升高宫内压力会压迫子宫内膜 / 肌层微动脉。在宫腔镜手术中,良好的液体测量和引流液的收集是必不可少的。有两种方法需要特别推荐,首先是使用会阴漏斗粘贴巾(an adherent perineal funnel drape)收集宫腔镜下流出的膨宫液,然后将漏斗管道连接到收集罐上,以计算膨宫液赤字亏损量;第二种方法是使用一次性地板吸引器 Puddle Vac,它可以快速从手术室地板上清除液体,可以通过手推柄移动到任何宫腔镜积液的地方,它可以平均每分钟收集 700mL 的液体,提高了膨宫液赤字计算的准确性。

电外科器械的手术方法

1976 年,Neuwirth 和 Amin 使用泌尿外科电切镜和单极环进行了第一次宫腔镜下肌瘤切除术。在现代实践中,许多外科手术器械制造公司提供手术用宫腔镜设备(图 18.4)。电外科手术设备有几个组成部分(图 18.5),包括一个套着镜体循环液通道的外鞘,手术宫腔镜可以用 0 度镜体或稍微向前倾斜 12°~30° 的镜体进行。镜体的外径为 3~4mm,内鞘和外鞘的大小为 13~31F。电切环的大小决定了每次经过肌瘤体可以切除的组织碎片("薯片")的量。

手术电切镜包含一个工作手柄,通过它可以连接导线热回路、切割刀、冷回路和汽化电极(包括球状和滚桶状)。这些器件包括一个膨宫介质流入通道和一个用于清除血性液体和组织碎片的流出通

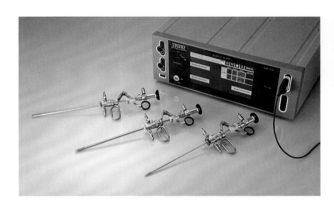

图 18.4　双极宫腔镜和双极发生器,三种规格(15F、22F 和 24F)(© KARL STORZ SE & Co. KG,Germany)

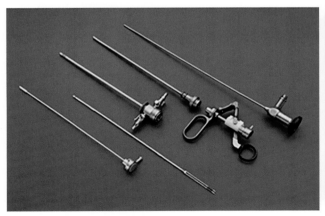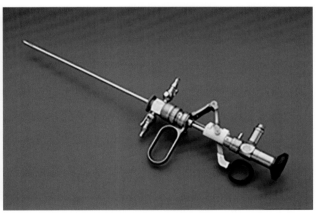

图 18.5　左图:标准宫腔镜器件——锁孔芯、电切环、外管鞘、内鞘、工作手柄、镜体。右图:装配后的双极电切镜。(© KARL STORZ SE & Co. KG,Germany.)

道,提供宫腔内的连续和清晰的可视化。此外,电切线将电切镜连接到电外科发生器上以通电能,用脚踏板控制切割和组织灼凝。

宫腔镜下"切片"切除技术需要反复和渐进地通过激活电切环保持与肌瘤的接触(图18.6)。环状电极应置于病变后方,并由脚踏板激活通电,将电切环从头端移到尾端,可以持续看到环状电极,减少子宫穿孔的风险。当宫腔镜正在推进和切除组织时,子宫腔必须充分扩张。切除宫底部和输卵管口附近的病变时必须小心,因为这些区域是宫腔内最薄的部位。

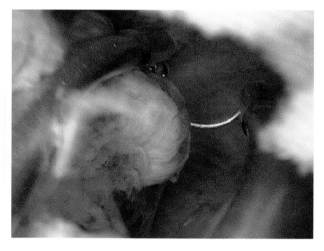

图18.6　环状电极肌瘤切除术,将电切环适当地置于肌瘤后面,当缩回电切环时激活通电,这是一个双极回路

双极性(相对于单极性)回路的一个优点是电流可以在没有组织接触的情况下被激活通电,此外,双极环状电极减少了组织对电切环的黏附。子宫肌瘤切除后,组织碎片会积聚并漂浮在宫腔内。一般来说,切除手术一直持续到组织碎片开始模糊视野,组织碎片在直视下用电切环取出,也可采用息肉或子宫钳(uterine forceps)盲感抓取,也可以在直视下灌注冲洗经宫颈管进入阴道内收集。首选的方法是在直视下用环状电极移除组织碎片,使其从宫颈管内脱出,同时慢慢取出宫腔镜。

手术医师应持续切除平滑肌瘤,直到发现粉红色束状肌层纤维,且肌瘤螺旋状外观消失(图18.7)。这可以通过分离连接肌瘤和邻近肌层的细长结缔组织来观察,当看到粉红色肌束时,应尽量减少电能的使用,以防止进一步切除肌层组织,因为这会增加液体吸收和出血。所有组织碎片应送病理学进行组织学检查并称重。如果组织碎片残留在子宫内,患者可能会出现异常白带、绞痛、宫内感染、恶臭和长时间的浆血色(serosanguineous)排液。不完全切除可能导致持续性症状。

另一种有用的宫腔镜"切片"技术要求手术医师将0型肌瘤分成两个半球体,然后将每一半从游离边缘切到基底部,分成两到三个碎块,然后用钳子从宫颈取出,由于在盲感下进行操作,必须注意防止子宫穿孔。

对于1型和2型肌瘤,已描述了几种可实现肌

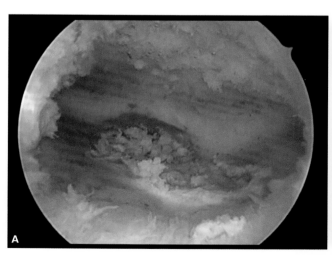
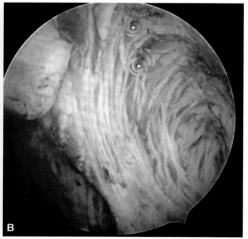

图18.7　A.宫腔镜下子宫后壁肌瘤完全切除术后视图。B.肌瘤完全切除后的近距离视图——由于可见子宫肌层束状纤维,认为切除完成

瘤切除取出的技巧。其主要目的是分离肌瘤和假包膜,间歇性地降低膨宫压力可以使壁内的肌瘤部分逐渐突入腔内,从而可以进行性切除,这比在肌层内切除更可取。

为了帮助 1 型或 2 型肌瘤的壁内部分突出,可以使用"水按摩"技术,这需要自动液体管理系统,以快速改变宫内压力,这通过停止和启动液体以及定期从宫腔内移出宫腔镜来实现,这项技术增加了子宫肌层收缩,促进壁内部分向宫腔内迁移。对于宫腔特别大的肌瘤患者,可以采用"人工按摩"技术,通过将手指置入子宫内(类似 Crede 的产科操作),并按摩宫腔以帮助将肌瘤驱入宫腔。

2 型肌瘤切除可能会在子宫肌层内残留相当大部分的肌瘤,如果剩余部分更多地在肌层内而不是在宫腔内,进一步尝试二期宫腔镜切除可能也不完全。因此,建议术后用盐水灌注超声检查(例如,在尝试第二次宫腔镜手术之前),以确定剩余肌瘤的大小和相对位置。知情同意书应告知患者不完全切除的可能性和在某些情况下需要额外的手术。

较深的病变(1 型和 2 型平滑肌瘤)可能受益于切除技术。然而,与 HTRS 相比,宫腔镜下子宫肌瘤切除术的学习曲线可能更长。手术量的增加和训练模拟器的使用,将提高皮肤的感知度和手术的才智(skin and surgical acumen),使手术医师能够用任何一种设备切除更大的平滑肌瘤。单极宫腔镜下子宫肌瘤切除术的液体管理尤其重要,该技术需要非离子流体介质,如 1.5% 甘氨酸、3% 山梨醇或 5% 甘露醇。低钠血症的风险随着膨宫液赤字(fluid deficit)的增加而增加。对于这些低渗透性液体介质,许多手术医师在膨宫液赤字超过 750mL 的情况下,继续手术会感到不舒服。但是,如果术中血清电解质正常,手术可以继续进行,直到膨宫液赤字达到 1 500mL。由于血清钠有急剧下降的风险,在膨宫液赤字达到 1 500mL 时应停止手术。手术时间的长短以及平滑肌瘤的穿透深度,都将决定膨宫液体的吸收量。因此,较大的平滑肌瘤在达到这个限度时可能不能完全切除,增加了不完全切除和症状持续的可能性。

手术宫腔镜汽化术

子宫肌瘤的汽化(Vaporization of fibroids)可以用滚珠或滚桶形电极沿平滑肌瘤表面拖曳。双极和单极宫腔镜设备也有电外科汽化滚珠和滚桶,汽化肌瘤无需组织分析。电极可能是球形或圆柱桶形,或者有多齿表面,这种设计的功能类似于阵列电极,当使用高切割能量时,可以快速汽化组织,而不会产生组织碎片。在大多数情况下,宫腔镜不需要取出和重新插入,应在电极与组织接触时施放电流,电极应缓慢地并朝向操作者的方向移动。汽化程度取决于与肌瘤的接触面、功率、接触时间和电阻(电极上的组织碎片)。使用高功率的低压电流,不应该汽化整个肌瘤,不然就没有组织可用于组织病理检查了。虽然平滑肌肉瘤和交界性病变的风险很小,但显微镜下的检查是必要的事。因此,当汽化使病灶缩小到可以用环状电极切除的程度时,则应移除汽化电极替换为环状电极,以完成手术,并提交病理组织行显微镜检查。

大功率汽化电极的使用会产生大量的气泡,这样可能会模糊视野,同时也会进入血管系统。只要气泡的形成速率不超过消散速率,气泡就会迅速消散。在这种情况下,麻醉师应持续监测呼气末 CO_2 浓度很重要。

宫腔镜组织回收系统(Morcellators)

HTRS 使用机械方法切除和抽吸组织(见第 13 章,图 13.8)。这些系统产生更少的组织碎片,更少的宫腔镜插入,以及使用生理盐水作为膨胀介质。对于子宫颈狭窄、子宫明显后倾 / 后屈、绝经状态和宫腔小的女性,组织回收系统在理论上有额外的优势。这些都是子宫穿孔的危险因素,因此 HTRS 可能特别适用于这类患者群体。组织回收系统也可进行直视下的宫颈扩张和刮宫。

其机械孔为侧切孔且较浅,从而最大限度地降低了穿孔的风险(图 18.8)。有两种商用设备不使用热能,一种是用射频能量来凝固。目前,HTRS 使用两个金属、坚硬、中空的管鞘来清除组织碎片,其还包括一个辅助通道,通过该辅助通道放置一次性宫腔镜组织回收系统,以机械切割和回收组织。外鞘的直径 5~9mm,它们都使用生理盐水作为膨宫介质,并应与液体管理系统一起使用。

目前 HTRS 的缺点是不能阻闭或电凝出血的血管。如果手术中出现出血,宫颈内注射稀释液的血管升压素可能会有帮助,暂时增加宫内压可压迫止血,也可以考虑放置宫内导尿管球囊。与传统的切除术相比,HTRS 的使用对于新手手术医师来说

IV

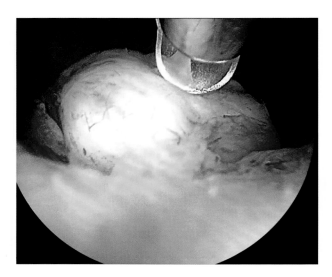

图 18.8　组织回收系统的侧孔邻近子宫肌瘤,图示肌瘤位于子宫后壁

具有更短的学习曲线。

最近的研究表明,HTRS 术后 12 个月的生活质量(以子宫肌瘤症状生活质量和健康相关生活质量衡量)显著改善。更多的证据表明手术时间更短、膨宫液赤字减少、术后粘连发生率低、并发症少。然而,这种一次性器械的成本超过了传统的电切术。

术后建议

手术性宫腔镜通常一般在门诊(ambulatory setting)进行。一般情况下,手术过程很短,可以在有意识镇静、静脉镇静或宫颈旁阻滞的情况下进行。随着小口径手术宫腔镜的出现,如果病人配合,对于小型 0 型平滑肌瘤,一些妇外科医师在门诊用名义麻醉(nominal anesthesia)就可以进行肌瘤切除术。通常,手术性宫腔镜是安全、有效的,并且很少有短期或长期的并发症。

应告知患者在手术后的 2~4 周内,预计会出现点滴出血。如果手术是在月经周期的增殖晚期或分泌期进行的,手术后的出血可能会停止,然后由于月经周期的原因出现另一次月经。这可能会让病人感到烦恼和沮丧,但这是正常的。同样,手术前接受孕激素治疗的患者,如果手术后被要求停止孕激素治疗,可能会出现激素撤退性出血。此外,如果在手术完成时放置孕激素宫内节育器,患者可能会出现突破性出血。

手术后,患者可使用卫生巾或卫生棉条来保持

经期卫生。术后 7 天可恢复性生活,不建议阴道冲洗。患者在宫腔镜手术后,通常会感到轻微的疼痛,许多患者表示使用非类固醇抗炎药或对乙酰氨基酚可以缓解痉挛痛,通常不需要阿片类药物。对腹痛、痛经、发热和臭味白带等症状加重的患者,应及时进行评估检查(表 18.5),一般情况下,术后 4~6 周进行随访。

表 18.5
宫腔镜术后需要关注的症状
发热超过 38.3℃
剧烈而持续的腹痛、腹胀和触压痛
持续加重的肩痛
出血严重,需要更换护垫每小时 1 次以上
不断排出大血块
胸痛或气短
小便灼热,不断增加的尿频
晕倒或昏迷
绿色或黄色的臭味分泌物
不能大便超过 3 天
稀便或水样便 ≥2 次 /d,或血便

宫腔镜下肌瘤切除术后并发症

总体来说,手术宫腔镜并发症的总体风险较低,最常见的术中并发症是子宫穿孔、出血、宫颈撕扯伤 / 撕裂伤和体液过载(fluid overload)。

肌层静脉窦破坏程度影响体液过载和膨胀介质的全身吸收。此外,它还受到手术时间、宫内压、假道的产生(creation of false tracts)和血管的断裂的影响。静脉注射呋塞米和血流动力学监测可治疗生理盐水的体液超负荷;非离子流体介质的体液过载需要密切监测电解质并请会诊。

子宫穿孔最常见于宫颈扩张时。如果发生中线宫底穿孔,可以监测患者的临床症状,无需进一步治疗;侧方穿孔需要腹腔镜检查以排除子宫动脉损伤;前方或后方穿孔需要评估检查膀胱或直肠损伤。用电外科器械穿孔需要进一步的诊断性腹腔镜检查或剖腹探查来确定是否发生了肠损伤。

术中过多出血最常见的原因是子宫穿孔,临床评估是必要的。如果出血过多,可能需要诊断性腹腔镜缝合子宫缺损。如果排除子宫穿孔,则应在宫颈内注射稀释的升压素并监测患者。如果没有改

善,则在宫内放置 Foley 导管球囊 12~24h 并监测,缓慢减压,观察患者有无复发性出血。如果发生严重且不受控制的出血,可能需要子宫切除术。

迟发性并发症包括发热、宫腔粘连、子宫内膜炎和不孕症。据报道,患者术后发生宫腔粘连为 10%,且在以下几种情况下的患者中会增加,如宫腔镜下多发性对向子宫肌瘤(opposing fibroids)切除术、壁间子宫肌瘤的治疗、UAE 治疗后的患者以及雌激素水平低下的患者。术后几周在门诊进行宫腔镜检查可能有助于发现和治疗膜性粘连(filmy adhesions)。

宫腔镜下子宫肌瘤切除术步骤,见知识框 18.1。

知识框 18.1　宫腔镜下子宫肌瘤切除术步骤

- 全面的双合诊检查,以确定子宫的大小和位置。
- 粘贴上漏斗巾,流出管道连接至滤罐上,用于测量膨宫液赤字。
- 请麻醉师计算平均动脉压(MAP),以确定病例在宫腔镜下使用的初始膨宫压。
- 根据所用溶液和患者的心肺状态,设置体液管理系统警报,以预先确定膨宫液赤字量。
- 用单齿抓钳抓持子宫颈,将稀释血管升压素(20U=1 安瓿加入 200mL 生理盐水)取 5mL 等分注入 11 点、2 点、4 点和 7 点位置的宫颈间质。
- 使用 Hegar 扩张棒扩张宫颈,如果需要使用半号扩张棒渐进,以适应手术所用宫腔镜的直径,不要过度扩张。
- 根据需要调整液体管理系统的膨宫压力,以保持可视化的清晰度。这通常高于 MAP,以压闭血管和清除碎片。
- 将电切镜的环状电极置于平滑肌瘤的后方。
- 用脚踏板激活电极,并将宫腔镜电切环移向手术者。
- 长距离移动电极以切割较大的组织碎片。
- 切割的肌瘤呈白色或螺纹状,肌层束呈粉红色,并有纵向白色凹槽。分离连接肌瘤与邻近肌层的细长结缔组织带。
- 间歇性降低和升高膨宫压力,以帮助驱出平滑肌瘤。
- 在手术期间仔细监测液体吸收。1 型和 2 型平滑肌瘤和长时间的手术会使液体吸收更快。
- 当组织碎片妨碍可视化时,应停止手术并移除组织碎片。在看到电切环的状态下,慢慢收回宫腔镜,让碎片在直视下排出来。为了进一步清除组织碎片,手术医师可能需要取出宫腔镜,用息肉钳或 Corson 抓钳盲感抓取,这样做必须小心操作,以减少子宫穿孔的风险。
- 重新插入宫腔镜,继续切割,直到手术完成或出现最大限度的膨宫液赤字量。
- 确认从宫腔取出了所有的组织碎片,以减少术后白带、恶臭、粘连和出血。

腹腔镜下子宫肌瘤切除术

与开腹手术相比,腹腔镜下平滑肌瘤切除术具有更好的围手术期结局、术后疼痛更低,失血减少、住院时间更短、恢复更快、生殖和产科结果相似。对于体重指数(body mass index,BMI)较低的女性,如果没有后壁和/或阔韧带内平滑肌瘤,小切口手术(定义为 4~7cm 的横切口)可能相当于腹腔镜手术。

当计划进行子宫肌瘤切除术时,是否采用腹腔镜手术取决于多种因素,如肌瘤的位置和数量,以及手术医师的技能。然而,当肌瘤超过 3 个,肌瘤直径大于 5cm,多发性肌壁间或阔韧带内的肌瘤,会增加手术并发症的发生率。一般来说,如果子宫不同部位的肌瘤少于 4 个,可以采用腹腔镜手术。此外,大于 10~12cm 的肌瘤最好采用开腹手术。

在随机临床对照试验中,与开腹手术相比,腹腔镜手术不增加肌瘤复发率。然而,有 2 个以上肌瘤的患者在临床试验中的代表性不足,因此,现有的数据可能不适用于有大量肌瘤的患者。复发率随着肌瘤数目和深度的增加而增加,在某些情况下,复发实际上是疾病的持续存在,因为小肌瘤经常可以通过触诊发现,但却无法被看到。在腹腔镜或机器人手术病例中,由于无法触摸小的肌瘤,导致当肌瘤数量很多时就会有遗漏。

子宫肌瘤切除术后妊娠子宫的破裂,在任何手术方法中都罕见。系列病例研究表明,过度使用电外科设备可能与子宫破裂有关。

腹腔镜手术路径除了标准腹腔镜手术所用的器械外,不需要特殊的器械。切开子宫肌瘤表面肌层需要一个能量设备,作者建议使用超声刀系统,因为这种能量形式可减少失血,并减少对子宫肌层的热损伤。

在手术室对影像学检查进行仔细的回顾复习,制订适当的手术计划。患者取截石位,摆放在蛋箱垫或其他类型的腿架上(egg crate or other device),以避免在手术过程中滑落,手臂贴躯干收拢并垫托好。在麻醉下进行检查,设计穿刺套管进入的位置,大的子宫肌瘤需要放置较高的端口。图 18.9 展示了可能的端口布置,如果决定将腹腔镜手术的主端口放在脐水平的上方,建议首先在左上腹进针以建

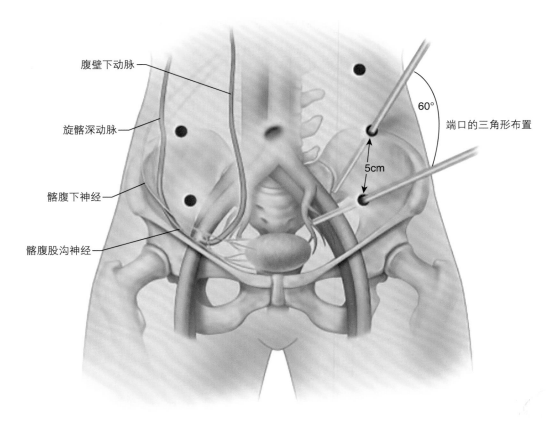

腹壁下动脉

旋髂深动脉

髂腹下神经

髂腹股沟神经

60°

端口的三角形布置

5cm

图 18.9 腹腔镜下子宫肌瘤切除术的侧方穿刺端口点定位。注意端口位于腹壁下血管外侧以及髂腹股沟神经和髂腹下神经的上方。根据子宫的大小,可能需要将穿刺端口放置得更高一些(Reprinted with permission from Berek JS, Falcone T, Uy-Kroh MJ, et al. *Operative techniques in gynecologic surgery: gynecology*.1st ed. Philadelphia, PA: Wolters Kluwer; 2017. Tech Fig 5.1.)

立气腹,而不是直接在脐孔上插入主端口。左上腹穿刺套管插入,通常在锁骨中线左肋缘下方 2cm 处,对于先前有中线切口的患者作为首选入口也是有益处的。不应将患者置于头低脚高位置时,把主穿刺端口插入腹膜腔。插入左上腹端口后,中线的穿刺套管端口应在直视下置入。

腹腔镜缝合需要放置符合人体工程学的端口。为了达到这一目的,将 5mm 侧方穿刺套管在直视下置入(图 18.9)。侧方端口通常位于脐水平,或位于腹直肌外侧,或腹壁下血管外侧的下象限。下象限穿刺端口应置于髂前上棘上方,以免损伤髂腹股沟/髂腹下神经。应在腹腔镜下直接观察腹壁下血管,如果看不到(例如,由于肥胖),穿刺套管应放置在腹股沟深环圆韧带插入处的外侧。一般情况下,放置 4 个穿刺端口:脐部 1 个,在主刀医师侧的 2 个侧方端口,以及在助手侧的 1 个端口。

为了便于放入和取出大的缝合针,需要一个较大的端口,通常为 10~12mm。该端口的位置确定

应考虑组织取出的影响:该穿刺套管可放置在方便为组织取出而延伸切口的解剖区域,例如,如果组织的取出将通过脐部(例如,如果使用机电式肌瘤碎切器),那么脐部穿刺套管可以是 12mm。如果要通过耻骨上端口进行取出(例如,用于手工碎切),则可以将 12mm 的辅助端口放置在耻骨上并延长用于提取。

腹腔镜下应用止血带很困难。子宫血管夹,如牛头犬夹(bulldog clamps),可用于阻闭子宫动脉的起始部。这需要进入腹膜后间隙,分离输尿管、游离子宫动脉,然后放置暂时的夹子。如果子宫太大,不能充分活动,或者有子宫下段平滑肌瘤,那么操作就很困难。

在对腹腔进行全面检查后;将稀释的血管升压素(20U 加入 200mL 生理盐水中)注入肌层和肌瘤周围的假包膜中(图 18.10);切开覆盖在肌瘤之上的肌层,然后继续剥离达到假包膜(图 18.11)。虽然,传统的做法是在子宫同一切口切除尽可能多的

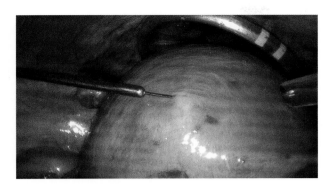

图 18.10 腹腔镜下子宫肌瘤切除术——腹腔镜下向肌瘤之上的假包膜和肌层内注射血管升压素

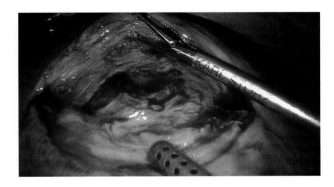

图 18.11 腹腔镜下子宫肌瘤切除术——腹腔镜下切开子宫肌层,剥离达到肌瘤假包膜水平

肌瘤,但有时需要做多个切口以便切除后实现快速止血。因为肌瘤的形成血管(vascularization)多变,没有一致的方向模式,切口方向不会影响失血量。然而,为了便于通过侧方端口进行腹腔镜下缝合,建议采用水平横切口。

当达到假包膜后,用 5mm 的抓钳抓持肌瘤,允许温和地反牵引,可以用腹腔镜分离钳完成肌瘤分离。在切除深部肌瘤时,向宫腔内注入稀释的亚甲蓝(例如,通过举宫器)以扩张宫腔,这样可以在解剖过程中看到宫腔,并在进入宫腔时可快速识别。在切除黏膜下肌瘤的过程中,可使用轻微的牵拉力,把子宫内膜从肌瘤上剥离下来,正确使用双极电凝可以达到止血。当切除肌瘤后,平滑肌瘤应放置在盆腔容易看到的区域,以便稍后取出。

通常多层缝闭肌层缺损。可用可吸收聚对二氧环己酮(polydioxanone)、聚乳酸(polyglactin)、或 1-0 或 2-0 的锥形弯针倒刺缝线(barbed suture),倒刺线可以更快地缝合减少失血。浆膜的对合采用 2-0 或 3-0 的延迟可吸收线连续缝合。最关键的步骤是缝闭子宫内膜,如果不小心缝入宫腔,而不是缝闭内膜单层,可能导致术后宫腔内粘连。使用 3-0 延迟可吸收线缝闭子宫内膜而不穿透子宫内膜,宫腔内不应有缝线。

腹腔镜手术的组织取出通常采用碎切法(morcellation)。可应用能量/机电或手工(手术刀)取出技术。1995 年,FDA 批准了第一种机电技术,在 2014 年和 2017 年,FDA 已不鼓励使用机电粉碎装置,鼓励使用一种封闭式碎切系统(contained system for morcellation),并批准与腹腔镜电动碎切机一起使用。妇科学会认为现有所有的取出组织方法都有其风险和益处,应提供给患者选择,在患者知情的情况下,做出决定至关重要,并且患者应该了解恶性肿瘤的碎切,可能会使预后变得更差。

作者团队的组织取出方法是在腹腔镜手术开始时,使用切口牵开器(incisional retractor),通过 4~5cm 的耻骨上横切口放置密封盖(cover),作者通常使用 GelPort 装置(Applied Medical,Rancho Santa Margarita,CA)(图 18.12)。这种方法有几个优点,首先,这个装置的密封盖允许放置一个 15mm 的穿刺套管,它可以用来插入和取出大号缝针进行缝合;其次,这种方法还允许直接取出较小的肌瘤(而不是将其放在盆腔内以便稍后取出);再次,可以通过牵开器系统中的大号穿刺套管(图 18.13)置入一个密封袋,从而允许体外碎切(图 18.14 和图 18.15),还可以很好地缝闭子宫肌层(图 18.16)。

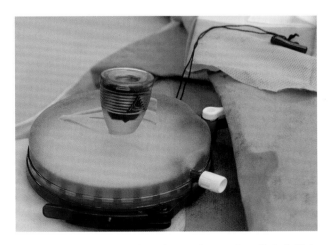

图 18.12 腹腔镜下子宫肌瘤切除术。耻骨上带有穿刺套管插入的密封系统

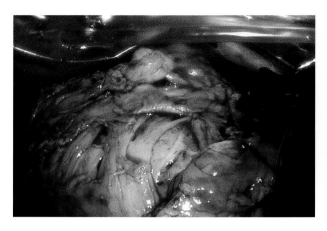

图 18.13 腹腔镜下子宫肌瘤切除术。肌瘤放入通过密封系统引入的袋子里,这将允许在袋内体外进行肌瘤碎切

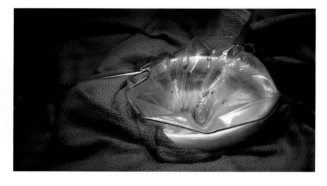

图 18.14 腹腔镜下子宫肌瘤切除术——通过耻骨上端口提出密封袋,取下 Gel 密封盖,将密封袋从开口处取出

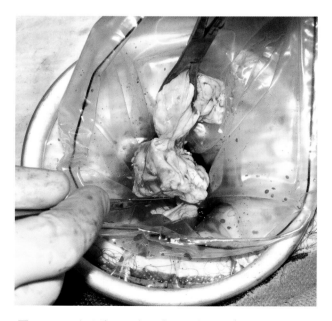

图 18.15 腹腔镜下子宫肌瘤切除术——在袋内碎切肌瘤

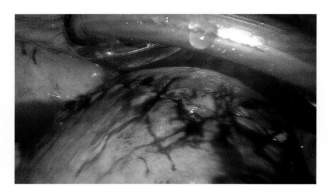

图 18.16 腹腔镜下子宫肌瘤切除术——缝闭肌层后的最终外观

如果条件理想,如无残余冲洗液、绝对无出血或潜在出血,可以考虑使用防粘连屏障(antiadhesion barriers)。在有血液存在时,粘连的形成可能会增加。在腹腔镜子宫肌瘤切除术中,作者建议使用由氧化再生纤维素组成的防粘连屏障(oxidized regenerated cellulose)。然而,没有数据表明使用这些材料可以减轻疼痛或提高生育能力。

机器人辅助腹腔镜下子宫肌瘤切除术

观察性试验(observational trials)表明,使用机器人(微处理器)可以让手术医师完成比传统腹腔镜更具挑战性的手术。特别是,这种技术有助于切除较大的肌瘤和缝合肌层。与传统腹腔镜手术类似,机器人辅助手术比开腹手术具有明显的益处,恢复更快,减少止痛药的使用并恢复正常功能。术前检查、术前准备和术中原则与传统腹腔镜下子宫肌瘤切除术相同。

机器人系统(robotic system)所需的设备可能很昂贵,因此,明智地选择正确的工具很重要。在作者工作的中心,使用 3 个机械臂,1 个用于腹腔镜,2 个用于器械(一个双极抓钳和一个超声刀或剪刀)。肌瘤剜除(enucleation)后,器械换成持针器。穿刺端口布局的一般原则是相似的,因为镜体穿刺端口必须放置在宫底以上至少 8~10cm 处,所以经常需要放置在脐上方端口(supraumbilical port)。辅助端口可以放在上腹部,可以是 1 个 10~12mm 的穿刺端口,可以放入和取出缝针,也可以通过这个上腹部端口置入抓齿钩钳(tenaculum)以操纵肌瘤进行的剥离。在这种情况下，通过延长脐部或脐上的端口切口取出肌瘤，如果使用耻骨上端口进行取出，则可以使用 Gelport 复合装置（图 18.17）。在耻骨上切开一个 4cm 长的切口，然后将附带穿刺套管的复合装置插入。缝针在直视下放入和取出，小肌瘤可以直接切除，最后，放入密封袋，大的肌瘤在袋内用手术刀进行碎切后取出。

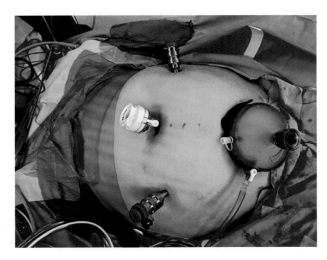

图 18.17　机器人穿刺端口布置，同时使用耻骨上 Gelport 装置（Reprinted with permission from BerekJS，Falcone T，Uy-Kroh MJ，et al. *Operative techniques in gynecologic surgery*：*gynecology*. 1st ed. Philadelphia，PA：Wolters Kluwer；2017. Tech Fig 7.3.3.）

　　手术开始的步骤与传统腹腔镜手术相同，患者采取合适的体位，放置各穿刺套管，恰当地头低脚高位。中央端口放置镜体，2 个侧方端口放置机器人辅助器械，左上腹 5mm 穿刺端口放置 5mm 的抓齿钩钳。机器人工作塔靠在侧面，以便助手可以坐着举宫或通过举宫器注射染液。

　　手术的进行方式与传统的腹腔镜手术相同。注射稀释的升压素后；用能量器械进行切口（图 18.18），继续切开肌层，直到达到肌瘤假包膜（图 18.19），肌瘤切口不必是水平的，因为机器人器械的铰链关节可以在任何切口方向进行缝合；抓齿钩钳用于形成牵引 - 反牵引力（图 18.20），肌瘤剜除方式与常规腹腔镜手术相似（图 18.21）；通过电外科器械来实现仔细地止血，只是集中在出血点上；侧方端口的器械换成持针器，在直视下通过耻骨上端口置入和取出缝针；肌层的缝闭分多层进行（图 18.22）；将肌瘤置于一个密封袋中，取出并以类

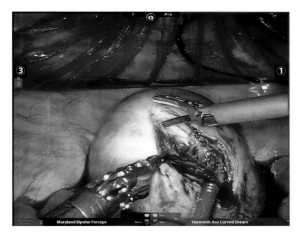

图 18.18　机器人辅助的子宫肌瘤切除术——用超声刀切开子宫肌层至肌瘤假包膜

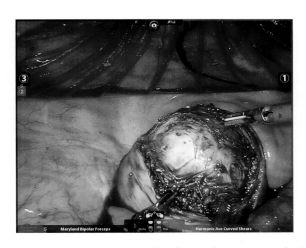

图 18.19　机器人辅助的子宫肌瘤切除术——识别假包膜为解剖平面

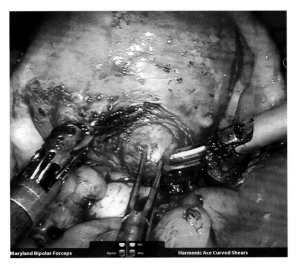

图 18.20　机器人辅助的子宫肌瘤切除术——左上腹 5mm 的辅助端口放置 1 把抓齿钩钳，抓住暴露的肌瘤，这是牵引 - 反牵引剜除肌瘤所必需的理想方法

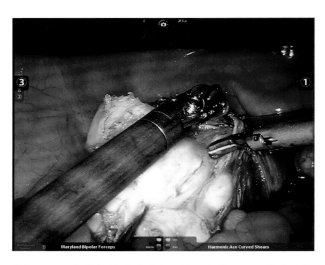

图 18.21 机器人辅助的子宫肌瘤切除术——肌瘤的剔除

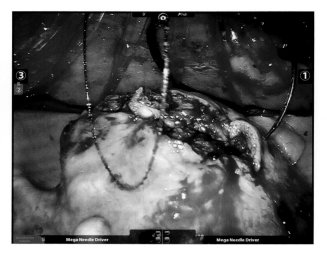

图 18.22 机器人辅助的子宫肌瘤切除术——分层缝闭子宫肌层

似于传统腹腔镜的方式进行碎切。

经腹子宫肌瘤切除术

根据手术医师的技能,如果存在多个肌瘤,通常大于 3 个,或者肌瘤直径大于 10~12cm,建议开腹手术。患者取截石位,在肌瘤切除过程中,可以使用举宫器并注射染液来正确识别宫腔,腿部放置同腹腔镜。开腹手术时,患者的手臂不需要贴拢躯干。如果切除多量肌瘤,细胞保护装置(cell saver device)可能是有用的,流失的血液被重新回输。多数肌瘤可以通过 Pfannenstiel 下腹部横切口切除,但是,对于一个非常大的子宫,应该做 Cherney、

Maylard 纵切口或中线切口。进入腹腔后,可以取出增大的子宫,子宫外置腹腔外时,通常不需要手术牵开器。

下一步是锐性切开膀胱反折腹膜,以显示宫旁组织(图 18.23);然后,在阔韧带的后叶上切开一个口,穿过压脉带(一条红色橡胶导尿管),输尿管位于侧、下方,压脉带可以在子宫前方或后方系住,并钳夹固定在适当的位置,以防止系结松动(图 18.24);在卵巢血管上应用血管钳(vascular clamp)也有助于减少出血(图 18.25);然后将稀释的升压素注入假包膜(图 18.26);切开肌层至假包膜(图 18.27);辨别假包膜并进行剥离和电灼止血,以减少失血(图 18.28);经宫颈注入稀释的亚甲蓝染液;可用巾钳(towel clamp)夹在肌瘤上进行牵引/

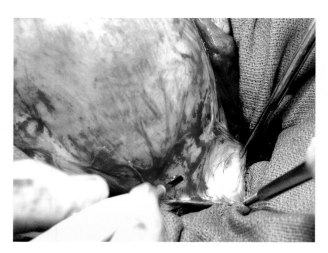

图 18.23 切开膀胱 - 子宫反折腹膜并向下分离

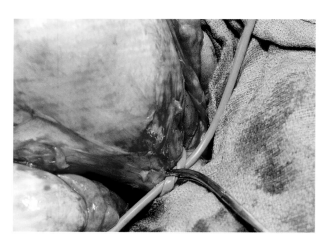

图 18.24 用导尿管环扎子宫下段,阻断子宫血管,用血管钳夹住系结处

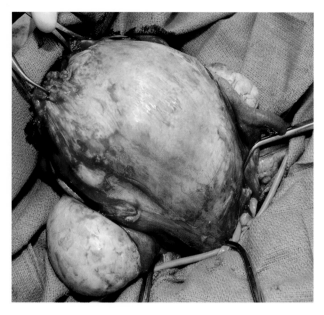

图 18.25 在卵巢血管上放置血管钳

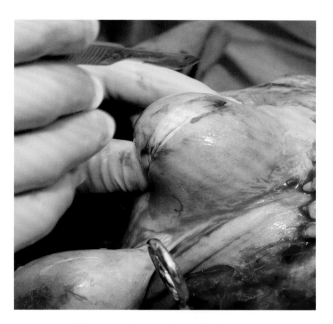

图 18.27 切开肌层至假包膜

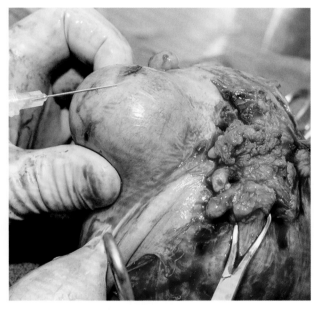

图 18.26 稀释的升压素注入假包膜

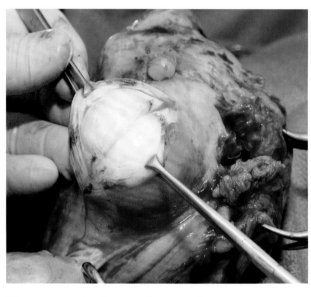

图 18.28 识别假包膜后,在此水平进行剥离和电灼凝血,以减少失血

反牵引,该操作中应小心进行剥离,以免意外切除了子宫内膜(图 18.29);修复原则适用于所有手术入路,微创或开腹手术。进入了宫腔需要单独的细线缝合(图 18.30);部分或全部宫颈管或子宫下段狭窄部裂开是一个挑战,由于可能导致宫颈管狭窄,修复时必须小心谨慎(图 18.31);在子宫内膜大段或多段破裂、子宫下段或宫颈管狭窄的情况下,可放置 Foley 导尿管并留置 1 周(图 18.32)。通过

单一切口切除多个肌瘤会使有效缝闭瘤腔变得困难,因为形成的隧道可能使缝合深度难以达到;可以单独切口,直接切除切口下的肌瘤;这些切口可以用延迟可吸收编织缝线(如 0-Vicryl 或 Polysorb)快速闭合,缝合肌层至少需要 2 层,精细缝合浆膜层(图 18.33)后;松开压脉带;如果条件合适,可以使用防粘屏障材料。多发性子宫肌瘤可以使用这种技术切除(图 18.34)。

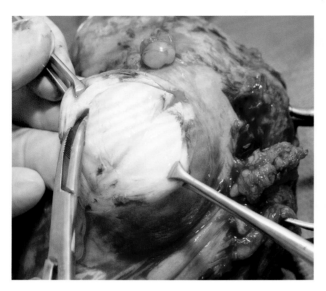

图 18.29　肌瘤从假包膜中剥离出来

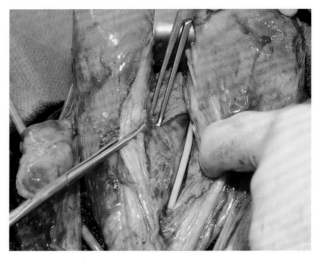

图 18.31　肌瘤已被切除。此水平是子宫下段,常因多发性肌瘤而延长,在此水平上用细线仔细缝合,不应缝透内膜进入宫腔,留置导尿管以防止狭窄

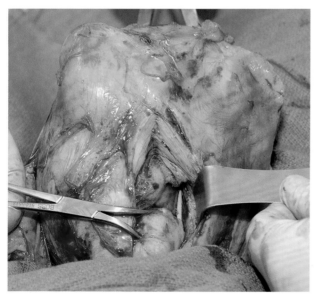

图 18.30　在剥离黏膜下肌瘤时进入了宫腔,可见 Foley 导尿管,其在手术开始时插入

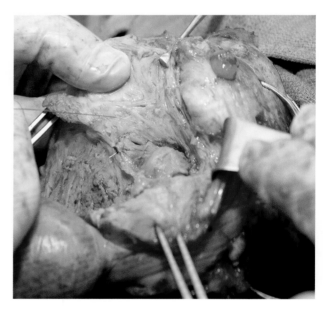

图 18.32　从黏膜下切除 1 个肌瘤,没有进入宫腔,可看到内膜下的 Foley 球囊凸起

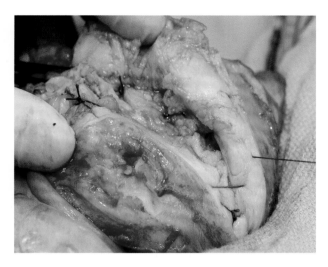

图 18.33　分层缝闭子宫肌层,几乎都需要至少 2 层

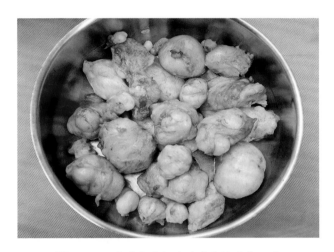

图 18.34　此手术中切除的多发性子宫肌瘤

经阴子宫肌瘤切除术

1845 年,Atlee 首次描述了经阴道子宫肌瘤切除术,对一位带蒂脱出的黏膜下平滑肌瘤患者进行了手术。与其他子宫部位相比,脱垂入阴道的肌瘤最不常见。由于非摘除性平滑肌瘤治疗方法(包括磁共振聚焦超声和经宫颈肌瘤消融术)越来越多,妇科医师可能会更频繁地见到这种情况的患者。脱垂子宫肌瘤的典型前驱症状可包括白带多、盆腔绞痛、恶臭阴道分泌物、月经不调出血、贫血、压迫症状、下腹部不适、“分娩样疼痛”、阴道凸出物和排尿困难。可发生阴道出血,症状持续时间长短不定。

脱垂性子宫肌瘤的病因尚不完全清楚。然而,

子宫肌瘤可以透过肌壁凸入宫腔,凸入宫腔的肌瘤迁移通过宫颈脱出。当子宫收缩时,平滑肌瘤被推入宫颈管,然后导致宫颈扩张慢慢消失,可看到小部分的平滑肌瘤。有时,可以在阴道口处看到和触到整个平滑肌瘤。当子宫肌瘤出现在阴道口时,可能被误认为是胎头(如果很大),或子宫 - 阴道脱垂,包括膀胱膨出或直肠膨出。检查时,宫颈可能展平消失、软化、扩张,或几乎看不到。

术前评估检查包括经阴道超声或经腹部超声有助于确定肌瘤的大小。有时,需要对患者骨盆进行 MRI 检查,以确定肌瘤的整体大小以及是否存在纯粹的宫腔内部分。当确定患者有手术指征,且希望保留生育力或子宫,则应为患者做好手术准备,获得患者的手术知情同意,包括宫腔镜手术。切除脱出的平滑肌瘤后,行宫腔镜检查有益处,因为宫腔镜可以完全切除残留的平滑肌瘤,并电灼凝结平滑肌瘤的基底部。

由于担忧在脱垂肌瘤的环境下,上生殖道出现微生物定植感染,通常在围手术期和术后,患者应用广谱抗生素。如果患者出现发热,需要进行血液培养和宫颈 / 阴道培养,使用广谱抗生素,通常在患者临床症状好转后才进行手术。病情稳定后,应在麻醉下对患者进行全面检查,消毒手术部位并铺巾后,放置 Foley 导尿管,麻醉下检查以确定肌瘤的基底部或蒂部是否可触及。

稀释的血管升压素(20U 混合在 200mL 生理盐水中)缓慢注入肌瘤可见的部分,直到肌瘤变白缺血。肌瘤的大小不同,血管升压素的用量也不同。如果肌瘤已经缺血,则不需要血管升压素(图 18.35)。如果可以触摸到细的蒂,一般可以用 Lahey 钳将肌瘤拧下(图 18.36)。缓慢向下牵引并旋转有蒂的平滑肌瘤可将其摘除(extirpation)。避免用力或迅速拉拽平滑肌瘤很重要,因为这可能导致子宫内翻。通常情况下,这种方法很少出血,平滑肌瘤应送组织学检查。

也有报道为了止血用腹腔镜套扎(laparoscopic endoloops)尽可能高地牢固结扎瘤蒂根部。如果在手术过程中出现活动性出血,可通过宫颈插入 26F、30mL 的 Foley 导尿管,注入球囊 30mL 无菌水,可以放置 12~24h,然后放水取出,如有必要,可将导尿管缝固在宫颈上。

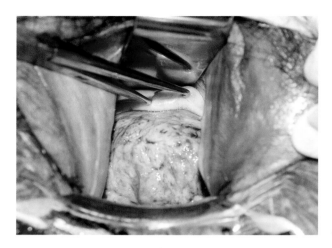

图 18.35 用宫颈钳抓持坏死脱垂肌瘤展平的宫颈

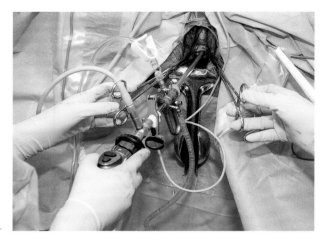

图 18.37 脱垂的子宫肌瘤切除后,术中放置器械时,助手用 2 把宫颈钳夹闭宫颈

彻底检查,如果发现有残余或额外的肌瘤,可以像前文描述的那样切除。有时,因为宫腔大小和不能安全地用 Allis 或无创伤钳夹闭宫颈,不能进行膨宫,如果出现这种情况,可以在阴道肌瘤切除术后对患者进行随访监测,如果症状持续存在,可以进行影像学或门诊宫腔镜检查,以确定术后是否有肌瘤残留。

大多数患者在成功且完全切除了脱垂的肌瘤后,症状得以缓解,复发风险低,生育能力得以保留。如果没有产科并发症,以后可以经阴道分娩。

子宫肌瘤切除术——经腹、腹腔镜下或机器人辅助的手术步骤,见知识框 18.2。

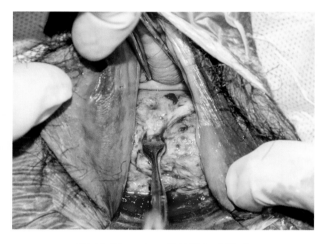

图 18.36 Lahey 钳抓持肌瘤拧下

如果平滑肌瘤较大,不能通过宫颈切除,则可能需要使用 Duhrssen 宫颈纵向正中切口,切口松弛了宫颈,释放了对软组织的嵌压。如果能看到宫颈,可以注射稀释的升压素溶液,然后在 2 点、10 点和 6 点处切开宫颈。在一项研究中,肌瘤的中位数大小为 7cm(6~9cm),手术的中位时间为 60min(40~120min),估计的中位失血量为 90mL(50~150mL)。

尽管,脱垂的平滑肌瘤使宫颈扩张和消失,在切除有蒂的平滑肌瘤后可以尝试宫腔镜检查。由于宫颈扩张,所以膨宫需在关闭部分宫颈的情况下才能完成,可以用 2~4 把无创伤 Allis 钳夹闭宫颈(图 18.37)。

夹闭宫颈后,手术宫腔镜经宫颈置入宫腔,通过自动液体管理系统实现膨宫。建议对宫腔进行

> **知识框 18.2 子宫肌瘤切除术——经腹、腹腔镜下或机器人辅助的手术步骤**
>
> - 术前经阴道或直肠使用米索前列醇
> - 截石位,铺垫防滑泡沫(蛋箱垫)
> - 如果通过腹腔镜 / 机器人辅助手术,则将患者手臂贴躯干收拢
> - 插入举宫器,用于注射稀释亚甲蓝染液,以识别子宫腔
> - 在适当水平插入穿刺套管或开腹切口
> - 剖腹探查——下推膀胱并使用压脉带
> - 稀释的升压素注入假包膜内和肌瘤上方肌层
> - 切开,剥离肌层,直到显露假包膜
> - 牵引 - 反牵引剜除肌瘤
> - 多层缝闭肌层缺损
> - 如果进入子宫腔,则单独缝闭内膜层
> - 从腹腔取出平滑肌瘤

要点

- 症状性平滑肌瘤可能与生活质量严重受损相关。
- 术前影像学评估检查对于选择合适的手术方法至关重要。
- 3cm 以下的 0 型肌瘤和 1 型肌瘤一般应通过宫腔镜手术切除。
- 注意膨宫液体管理和技术对于成功地进行宫腔镜下子宫肌瘤切除非常重要。
- 对于肌瘤小于 10~12cm 且数目少于 4 个的患者,通常可以采用微创手术,如常规或机器人辅助的腹腔镜手术。
- 现有多种技术可以减少肌瘤切除时的失血。
- 肌瘤的剥离和剔除应在假包膜水平进行。
- 通常需要分多层缝闭肌层。
- 建议单独缝闭子宫内膜。
- 应该考虑在密封袋内碎切后取出肌瘤组织。

（颜磊　张辉　赵兴波　译）

参考文献

Adel M, Kandil M, Abo-Elnasr M, et al. Three-dimensional sonohysterography may replace hysteroscopy for women with perimenopausal bleeding. *Climacteric* 2014;17(1):55–59.

American Association of Gynecologic Laparoscopists (AAGL). AAGL practice report: practice guidelines for the diagnosis and management of submucous leiomyomas. *J Minim Invasive Gynecol* 2012;19(2):152–171.

American College of Obstetricians and Gynecologists. ACOG practice bulletin. Alternatives to hysterectomy in the management of leiomyomas. *Obstet Gynecol* 2008;112(2 Pt 1):387–400.

Aydeniz B, Gruber IV, Schauf B, et al. A multicenter survey of complications associated with 21,676 operative hysteroscopies. *Eur J Obstet Gynecol Reprod Biol* 2002; 104(2):160–164.

Barakat EE, Bedaiwy MA, Zimberg S, et al. Robotic-assisted, laparoscopic, and abdominal myomectomy: a comparison of surgical outcomes. *Obstet Gynecol* 2011;117(2 Pt 1):256–265.

Barnard EP, AbdElmagied AM, Vaughan LE, et al. Periprocedural outcomes comparing fibroid embolization and focused ultrasound: a randomized controlled trial and comprehensive cohort analysis. *Am J Obstet Gynecol* 2017;216(5):500.e1–500.e11.

Bhave Chittawar P, Franik S, Pouwer AW, Farquhar C. Minimally invasive surgical techniques versus open myomectomy for uterine fibroids. *Cochrane Database Syst Rev* 2014;(10):CD004638.

Borah BJ, Nicholson WK, Bradley L, Stewart EA. The impact of uterine leiomyomas: a national survey of affected women. *Am J Obstet Gynecol* 2013;209(4):319.e1–319.e20.

Borah BJ, Yao X, Laughlin-Tommaso SK, et al. Comparative effectiveness of uterine leiomyoma procedures using a large insurance claims database. *Obstet Gynecol* 2017; 130(5):1047–1056.

Chittawar PB, Kamath MS. Review of nonsurgical/minimally invasive treatments and open myomectomy for uterine fibroids. *Curr Opin Obstet Gynecol* 2015;27(6):391–397.

Clark NM, Schembri M, Jacoby VL. Change in surgical practice for women with leiomyomas after the U.S. Food and Drug Administration morcellator safety communication. *Obstet Gynecol* 2017;130(5):1057–1063.

Cui R, Wright J. Risk of occult uterine sarcoma in presumed uterine fibroids. *Clin Obstet Gynecol* 2016;59(1):103–118.

de Bruijn AM, Ankum WM, Reekers JA, et al. Uterine artery embolization vs hysterectomy in the treatment of symptomatic uterine fibroids: 10-year outcomes from the randomized EMMY trial. *Am J Obstet Gynecol* 2016;215(6):745.e1–745.e12.

Di Spiezio Sardo A, Mazzon I, Bramante S, et al. Hysteroscopic myomectomy; a comprehensive review of surgical techniques. *Hum Reprod Update* 2008;14(2):101–119.

Donnez J, Dolmans MM. Uterine fibroid management: from the present to the future. *Hum Reprod Update* 2016;22(6):665–686.

Falcone T, Parker WH. Surgical management of leiomyomas for fertility or uterine preservation. *Obstet Gynecol* 2013;121(4):856–868.

Fortin C, Flyckt R, Falcone T. Alternatives to hysterectomy: the burden of fibroids and the quality of life. *Best Pract Res Clin Obstet Gynaecol* 2018;46:31–42.

Flyckt R, Soto E, Nutter B, Falcone T. Comparison of long-term fertility and bleeding outcomes after robotic-assisted, laparoscopic, and abdominal myomectomy. *Obstet Gynecol Int* 2016;278921:1–8.

Flyckt R, Coyne K, Falcone T. Minimally invasive myomectomy. *Clin Obstet Gynecol* 2017;60(2):252–272.

Gargiulo AR, Srouji SS, Missmer SA, et al. Robot-assisted laparoscopic myomectomy compared with standard laparoscopic myomectomy. *Obstet Gynecol* 2012;120(2 Pt 1):284–291.

Gkrozou F, Koliopoulos G, Vrekoussis T, et al. A systematic review and meta-analysis of randomized studies comparing misoprostol versus placebo for cervical ripening prior to hysteroscopy. *Eur J Obstet Gynecol Reprod Biol* 2011;158(1):17–23.

Goodwin SC, Bradley LD, Lipman JC, et al. Uterine artery embolization versus myomectomy: a multicenter comparative study. *Fertil Steril* 2006;85(1):14–21.

Gueye NA, Goodman LR, Falcone T. Versatility of the suprapubic port in robotic assisted laparoscopic myomectomy. *Fertil Steril* 2017;108(3):e1.

Haber K, Hawkins E, Levie M, Chudnoff S. Hysteroscopic morcellation: review of the manufacturer and user facility device experience (MAUDE) database. *J Minim Invasive Gynecol* 2015;22(1):110–114.

Hamidouche A, Vincienne M, Thubert T, et al. Operative hysteroscopy for myoma removal: morcellation versus bipolar loop resection. *J Gynecol Obstet Biol Reprod* 2015;44(7):658–664.

Hickman L, Kotlyar A, Shue S, Falcone T. Hemostatic techniques for myomectomy: an evidence-based approach. *J Minim Invasive Gynecol* 2016;23(4):497–504.

Jin C, Hu Y, Chen XC, et al. Laparoscopic versus open

myomectomy—a meta-analysis of randomized controlled trials. *Eur J Obstet Gynecol Reprod Biol* 2009;145(1): 14–21.

Kamath MS, Kalampokas EE, Kalampokas TE. Use of GnRH analogues pre-operatively for hysteroscopic resection of submucous fibroids: a systematic review and meta-analysis. *Eur J Obstet Gynecol Reprod Biol* 2014;177:11–18.

Kim S, Luu TH, Llarena N, Falcone T. Role of robotic surgery in treating fibroids and benign uterine mass. *Best Pract Res Clin Obstet Gynaecol* 2017;45:48–59.

Kongnyuy E, Wiysonge CS. Interventions to reduce haemorrhage during myomectomy for fibroids. *Cochrane Database Syst Rev* 2014;(8):CD005355.

Lethaby A, Puscasiu L, Vollenhoven B. Preoperative medical therapy before surgery for uterine fibroids. *Cochrane Database Syst Rev* 2017;(11):CD000547.

Lewis EI, Gargiulo AR. The role of hysteroscopic and robot-assisted laparoscopic myomectomy in the setting of infertility. *Clin Obstet Gynecol* 2016;59(1):53–65.

Litta P, Leggieri C, Conte L, et al. Monopolar versus bipolar device: safety, feasibility, limits and perioperative complications in performing hysteroscopic myomectomy. *Clin Exp Obstet Gynecol* 2014;41(3):335–338.

Maheux-Lacroix S, Li F, Laberge PY, Abbott J. Imaging for polyps and leiomyomas in women with abnormal uterine bleeding: a systematic review. *Obstet Gynecol* 2016; 128(6):1425–1436.

Munro M, Critchley HO, Broder MS, Fraser IS. FIGO classification system (PALM-COEIN) for causes of abnormal uterine bleeding in nongravid women of reproductive age. *Int J Gynaecol Obstet* 2011;113(1):3–13.

Munro MG, Critchley HO, Fraser IS. The FIGO classification of causes of abnormal uterine bleeding in the reproductive years. *Fertil Steril* 2011;95(7):2204–2208.

Munro MG, Storz K, Abbott JA, et al. AAGL practice report: practice guidelines for the management of hysteroscopic distending media. *J Minim Invasive Gynecol* 2013;20(2):137–148.

Palomba S, Zupi E, Falbo A, et al. A multicenter randomized, controlled study comparing laparoscopic versus minilaparotomic myomectomy: reproductive outcomes. *Fertil Steril* 2007;88(4):933–941.

Peddada SD, Lauglin SK, Miner K, et al. Growth of uterine leiomyomata among premenopausal black and white women. *Proc Natl Acad Sci U S A* 2008;105(50):19887–19892.

Polyzos NP, Zavos A, Valachis A, et al. Misoprostol prior to hysteroscopy in premenopausal and post-menopausal women. A systematic review and meta-analysis. *Hum Reprod Update* 2012;18(4):393–404.

Practice Committee of the American Society for Reproductive Medicine. Removal of myomas in asymptomatic patients to improve fertility and/or reduce miscarriage rate: a guideline. *Fertil Steril* 2017;108(3):416–425.

Seracchioli R, Manuzzi L, Vianello F, et al. Obstetric and delivery outcome of pregnancies achieved after laparoscopic myomectomy. *Fertil Steril* 2006;86(1):159–165.

Shaaban M, Ahmed M, Farhan RE, Dardeer H. Efficacy or tranexamic acid on myomectomy-associated blood loss in patients with multiple myomas: a randomized controlled clinical trial. *Reprod Sci* 2016;23(7):908–912.

Sizzi O, Rossetti A, Malzoni M, et al. Italian multicenter study on complications of laparoscopic myomectomy. *J Minim Invasive Gynecol* 2007;14(4):453–462.

Spies JB, Bradley LD, Guido R, et al. Outcomes from leiomyoma therapies: comparison with normal controls. *Obstet Gynecol* 2010;116(3):641–652.

Stentz NC, Cooney LG, Sammel M, Shah DK. Changes in myomectomy practice after the U.S. Food and Drug Administration safety communication on power morcellation. *Obstet Gynecol* 2017;129(6):1007–1013.

Stewart EA, Nicholson WK, Bradley L, Borah BJ. The burden of uterine fibroids for African-American women: results of a national survey. *J Womens Health (Larchmt)* 2013; 22(10):807–816.

Tinelli A, Malvasi A, Guido M, et al. Adhesion formation after intracapsular myomectomy with or without adhesion barrier. *Fertil Steril* 2011;95(5):1780–1785.

Van Dongen H, Emanuel MH, Smeets MJ, et al. Follow-up after incomplete hysteroscopic removal of uterine fibroids. *Acta Obstet Gynecol Scand* 2006;85(120):1463–1467.

Zhang Y, Ma D, Li X, Zhang Q. Role of barbed sutures in repairing uterine wall defects in laparoscopic myomectomy: a systemic review and meta-analysis. *J Minim Invasive Gynecol* 2016;23(5):684–691.

IV

经阴子宫切除术

Tola B. Fashokun，Victoria L. Handa

经阴子宫切除术（vaginal hysterectomy），一种经自然腔隙的手术，被描述为"最初的"微创妇科手术之一。对于良性妇科疾病，只要可行，经阴子宫切除术是子宫切除的首选入路。这个建议的依据是与其他入路的子宫切除术相比，阴道入路有明显更好的结局。因此，熟练的妇外科医师（gynecologic surgeon）必须具备知识和独特技能的组合，才能胜任这一外科手术。

历史背景

最初的经阴子宫切除术可以追溯到古代。尽管，普遍认为在公元 120 年，希腊的 Soranus 进行了第一次子宫切除术，切除了已经坏疽的内翻子宫（an inverted uterus），但是，有一些文献表明，在更早的公元前 50 年，雅典的 Themison，可能就已经做过这种手术。在整个中世纪，进行经阴子宫切除术，作为紧急的手术，以切除产后的内翻子宫。不幸的是，这些患者很少能活下来。在 1813 年，哥廷根的 Conrad Langenbeck，实施了第一次有计划的经阴子宫切除术，这听起来有点像传奇故事，直到 1817 年，他才公布成功完成了这一手术，此时，他的助理手术医师已经去世，并且标本也已丢失。因此，他的同事都不相信这个手术的报告。26 年后，这名患者高龄去世，进行了尸检，最终证明他是正确的，尸检显示患者确实进行了手术，子宫确实已被完整地切除。芝加哥的 Noble Sproat Heaney，在经阴子宫切除术发展史上，是另一位关键性的历史人物。1934 年，他报道了 627 例因良性盆腔疾病行经阴子宫切除术的病例，只有 3 例死亡。他是经阴子宫切除术的最早支持者之一，并且主张这一手术作为子宫切除术的主要方法，甚至也可用于没有子宫脱垂的女性中。

子宫切除术的首选入路

自 20 世纪以来，大多数子宫切除术都是通过腹部（开腹）切口进行的。然而，有证据表明，经阴道子宫切除术应该是切除良性子宫疾病的首选途径。2015 年 Cochrane 综述了 47 项研究，包括 5 102 例经各种途径（阴道、腹部和腹腔镜）行子宫切除术的患者报告，与腹式子宫切除术相比，阴道子宫切除术能更快地恢复正常活动和更好的生活质量。与腹腔镜子宫切除术相比，阴道子宫切除术的手术时间和住院时间更短，成本效益更高（表 19.1）。许多国

表 19.1

经阴子宫切除术的优点

经阴对比经腹方法的优点

- 较短的住院时间
- 更快恢复正常活动
- 降低术后发热发病率或不明确的感染

经阴对比腹腔镜方法的优点

- 术中、近期或远期并发症没有差异
- 恢复时间和疼痛评分相似
- 更短的手术时间
- 低成本

From：The evidence for vaginal hysterectomy. *Cochrane Database Syst Rev* 2009；(3)：CD003677.

IV

家专业组织推荐阴道子宫切除术作为首选的手术入路，并建议只有在阴道入路不可行的情况下，才能行腹腔镜子宫切除术。

指征

子宫切除术的指征（通过任何途径）包括不能通过保守内科治疗或微创手术（less invasive surgicaltherapy），成功治疗的妇科疾病。症状性盆腔器官脱垂是选择阴道入路的主要指征，阴道子宫切除术的其他指征可能包括症状性平滑肌瘤、异常或功能失调性子宫出血、假定由子宫原因引起的痛经和／或性交困难，以及恶性前病变如复杂子宫内膜增生、宫颈上皮内瘤变或宫颈微浸润性癌。经阴子宫切除术步骤，见知识框 19.1。

影响子宫切除术入路的因素

对于良性疾病，阴道入路的子宫切除术，是否存在"绝对的"禁忌证，一直存在争议。一项由妇科外科医师协会系统评论组（Society of Gynecologic Surgeons Systematic Review Group）进行的系统性回顾表明，没有发现任何患者有妨碍阴道入路的特征。

Kovac 等提出了一种算法，帮助手术医师选择子宫切除术的入路（图 19.1）。这些指南侧重于子宫的大小，活动性，可及性，以及相关的病理是否局限于子宫，这些选择标准可用来确定子宫切除术最理想的入路。在一项随机试验中，当住院医师按照特定的标准，选择和进行子宫切除术时，对于良性疾病，超过 90% 的子宫切除术可通过经阴进行，只有在 11% 的患者需要子宫碎切术和其他子宫缩小的技术。

然而，阴道子宫切除术的相对禁忌证基于解剖学或临床因素确定，这可能使手术技术上具有挑战性。这些情况包括子宫增大超过 12 周和子宫外疾病（附件肿块、盆腔子宫内膜异位症或严重的盆腔粘连）。在这种情况下，术前计划、手术技术的改进和辅助技术的应用，可以促进成功的阴道入路子宫切除术。这些特殊的技术（将在本章后文中详细讨论）包括大子宫的子宫缩减手术（碎切、掏芯或楔形切除）。另一个例子是子宫内膜癌患者的腹腔镜淋巴结切除术，腹腔镜也可能是一种有用的辅助手

知识框 19.1　经阴子宫切除术步骤

体位摆放

仰卧截石位，臀部置于手术台面末端或稍微离开台面，以便手术医师和手术助理能够完全接近。

麻醉下检查

- 确认有能力进行阴道入路子宫切除术。
- 评估骨盆弓和阴道口径。
- 评估子宫大小和活动度（子宫下降）。
- 直肠阴道检查，评估附件和任何子宫外的病变。

阴道切口

- 考虑 Foley 导尿管的放置（根据手术医师喜好，决定排空膀胱）。
- 如果需要，血管收缩剂浸润阴道上皮内。
- 抓持宫颈双唇。
- 定位宫颈与阴道的结合处。
- 如果需要先后入，提起子宫，从 4 点到 8 点切开阴道上皮全层，并切开后腹膜。
- 确认进入后陷凹。
- 放置长叶重锤拉钩进入后陷凹。
- 用阴道拉钩向前牵拉膀胱。
- 从 10 点到 2 点切开阴道前壁，继续前方分离，并进入腹腔。

分离切断韧带附着处

- Heaney 钳钳夹骶韧带。
- 切断并缝扎骶韧带。
- Heaney 钳钳夹主韧带。
- 切断并缝扎主韧带。
- 如果没有实现，继续向前进入前陷凹。

结扎子宫血供

- 确认子宫血管。
- 在前腹膜和后腹膜之间，子宫内口水平，用 Heaney 钳钳夹子宫血管。
- 切断并缝扎。

后方娩出宫底

- 在结扎血供后，抓住子宫的底部。
- 通过后陷凹，娩出宫底。
- 结扎子宫 - 卵巢血管，通常这些是双重钳夹和结扎。
- 切除子宫。

关闭阴道断端

- 为了顶端支持，阴道断端固定到骶韧带上，考虑 McCall 阴道后穹隆成形术。
- 间断或连续缝闭阴道断端。
- 进行膀胱镜检查，记录膀胱和输尿管的完整性。

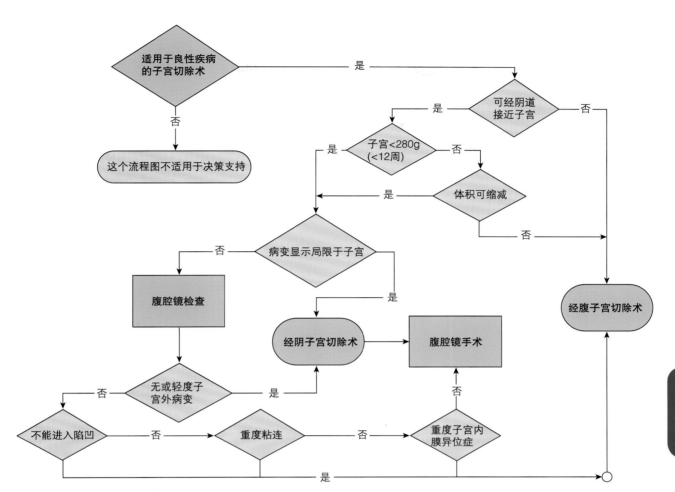

图 19.1　确定子宫切除术的入路（Reprinted from Kovac SR. Clinical opinion：guidelines for hysterectomy. *Am J Obstet Gynecol* 2004；191（2）：635-640. Copyright © 2004 Elsevier. With permission.）

段，作为一种术中计划的工具（评估子宫外病变的范围），以切除已知的附件肿块，或处理由于瘢痕或子宫内膜异位症引起的粘连性疾病。

　　阴道入路子宫切除术并不妨碍切除附件。经阴道切除卵巢的成功率差异很大，据报道在65%~97.5%。然而，在一项随机对照经阴和腹腔镜辅助经阴子宫切除术的试验中，在进行经阴子宫切除术中，100% 的患者成功地切除了附件，腹腔镜入路并发症更多，手术时间增加。机会性或选择性输卵管切除术也可以在阴道子宫切除术的同时安全地完成，成功率高达 88%。

　　可能影响子宫切除术入路选择的其他因素，包括未经阴分娩患者、子宫可触及性（由于不活动或狭窄的耻骨弓 <90°）、并行手术（concurrent procedures）的需求、手术医师的培训和经验、现有的医院技术和设备和支持、急症或择期的病例以及知情患者的偏好。

　　未生育（nulliparity）的患者不应成为施行阴道子宫切除术的障碍。许多未产妇（或未经阴道分娩的患者）有足够宽敞的阴道口径，可以成功地完成阴道子宫切除术。如果经阴道允许够到分离切断子宫骶韧带和主韧带，这通常会带来足够的子宫活动度，即使在子宫下降很小的患者，也可以采用阴道入路进行子宫切除术。

术前准备

　　在经阴子宫切除术之前，不需要进行特殊的实验室检查或研究。术前应针对每位患者进行个体化的健康风险评估，并应根据任何可能影响手术结果的潜在内科疾病或作为子宫切除术临床指征标准检查的一部分，根据提示安排筛查试验。在某些情况下,术前影像学检查是必要的。如果怀疑子宫下段存在肌瘤,经阴道超声可以帮助描绘平滑肌瘤的解剖学关系,因为它与宫颈、阔韧带和子宫底部有关。对于怀疑存在子宫外病变的病例,它也可用于术前计划。如果超声检查不能充分描述解剖结构,磁共振成像(magnetic resonance imaging,MRI)可以提供额外的细节。

术前对患者的谈话应包括讨论转行腹部入路的风险。在某些情况下,等到患者在麻醉下检查时,再选择子宫切除术的最终入路可能是有益的。当患者在所需的手术体位上完全放松时,这可能有助于阐明阴道入路的可行性,特别是对于由于病态肥胖(morbid obesity)或阴道管径狭窄,而无法在诊室进行检查的患者。

在经阴道子宫切除术前,常规使用机械性肠道准备并没有被证明有好处,也没有指征。一些手术医师建议对有慢性便秘病史的女性,在手术前一晚使用直肠灌肠或栓剂来缩小直肠的体积,只有轶事证据(anecdotal evidence)表明这一建议的好处。

阴道菌群含有多种细菌种类,包括需氧和厌氧生物。经阴子宫切除术是"清洁-污染"的外科手术。在第2章中,回顾了减少手术部位感染的围手术期处理。在子宫切除术之后,对于手术部位的感染,已知的风险因素是细菌性阴道病(bacterial vaginosis)。有这种情况的患者,应该接受术前治疗,术前应用甲硝唑治疗细菌阴道病,可显著减少阴道残端的感染。

围手术期抗生素,在切口60min内给予,用于减少阴道子宫切除术后阴道残端的蜂窝织炎。首选的抗生素治疗方案是头孢唑林(cefazolin)2g,体重超过120kg的患者,用3g的剂量。对于有青霉素过敏反应(或其他类型的速发型过敏反应,如荨麻疹的或支气管痉挛)的患者,应该接受甲硝唑(500mg)或克林霉素(900mg)加庆大霉素(5mg/kg)或氨曲南(aztreonam,2g)。如果手术延长了,在整个手术中,为了维持治疗水平,在4h后,应该重新给予头孢唑林(同样,在6h后,应重新给予克林霉素;在4h后,应重新给予氨曲南)。在估计失血超过1 500mL的患者中,有必要给予第二剂量的预防性抗生素。

抗菌剂阴道准备,可以使用4%的葡萄糖酸氯己定(chlorhexidine gluconate)或者聚维酮碘(povidoneiodine)。一项系统性综述表明,在经阴子宫切除术中,氯己定和聚维酮碘均适用于阴道消毒。美国食品药品管理局(The U.S. Food and Drug Administration,FDA)尚未批准4%的葡萄糖酸氯己定用于局部阴道应用(尽管这种抗菌剂已经批准用于外部围手术期的皮肤准备)。一些手术医师选择使用4%的葡萄糖酸氯己定"用于说明书标明以外的用途的(off-label)"作为阴道准备,特别是在对碘过敏的情况下。

经阴手术中注意事项

经阴子宫切除术可以在全身或神经阻滞麻醉下进行,包括脊髓、硬膜外或脊髓-硬膜外联合麻醉。选择适合的麻醉方式,应由手术医师、麻醉医师和患者共同决定。应根据患者的特点、合并症和患者意愿进行选择。还应考虑转行腹部手术的风险(腹腔镜或开腹手术)。已有研究表明,在接受脊髓和全身麻醉的患者中,对于麻醉和术后疼痛控制的总体满意度没有显著差异。在经阴子宫切除术之前,使用布比卡因(bupivacaine)进行先期局部麻醉(preemptive local anesthesia,PLA),可显著降低术后疼痛评分和减少麻醉药的使用。

手术基本原则

当计划进行经阴子宫切除术时,在手术开始前,应考虑一些关键性原则,即患者和手术医师的合适位置,以及保持最佳的暴露和照明。

摆放患者在仰卧截石位,使用拐杖型(candy cane)或马镫靴型托腿架(Allen),这取决于手术医师的选择。某些手术医师更喜欢拐杖型腿架(图4.3A),因为它们体积较小,而且可能为阴道手术提供更容易接近和暴露的空间,但缺点(trade-off)是腿部的位置是固定的。因此,如果需要转腹部入路手术时,不得不重新摆放患者体位。马镫靴型托腿架的优点是允许手术医师在术中改变患者的体位,然而,由于腿架的体积大,助手们在托腿架内可能不太舒适。无论使用哪种腿架,关键是通过防止过度屈曲或髋关节显著外旋来避免神经损伤,需要"保护性定位",以避免由于压疮(pressure ulcers)和神经卡压造成的伤害。无论选择何种麻醉类型,对于有活动范围损伤或背部、臀部和下肢慢性疼痛的患者,在取石位时都应保持完全清醒,以评估镇静前有无任何加重的不适。如果患者诉说对体位不能耐受,则可以在麻醉诱导前进行调整以确保舒适。

小心地将患者的臀部置于手术台边缘或略微超出手术台,再调整手术台为头低脚高,这将导致骨盆倾斜,从而为手术医师和助手提供最佳的暴露。较瘦的患者可能需要适当的腿部和骶骨下填充物,以避免腓骨和坐骨损伤。

对于手术团队,人体工程学的考虑很重要。无论位置如何,手术医师都可以站着或坐着,进行经阴子宫切除术,在手术过程中,手术医师的助手也应该尽可能地舒适。手术团队的成员应该小心,不要倚靠在患者身上。应调整手术台和手术医师椅子的高度,以便助手能够完全看清楚并接近手术区域,这样允许对抗牵引和器械放置,以便在手术全程中协助牵拉。使用自动拉钩(self-retaining retractors),如 Magrina Bookwalter 固定拉钩,也能提供暴露。把阴唇缝于侧方,也可以改善术中的暴露。

顶灯(overhead lights)应沿阴道长轴向下聚焦,以最小的侧向偏差。使用光纤光源,也可以增加视觉效果。如果阴道暴露受限时(和切除附件时),许多手术医师更喜欢使用手术头灯(headlights)、配光源的拉钩(lighted retractors)或发光垫(lightedmats,一种一次性光源,可以连接到任何拉钩上)。

剃除阴毛没有必要,并应该劝告患者,在手术之前,不要剃除阴毛。如果需要脱毛,在手术室剪下阴毛是首选的方法。

经阴子宫切除技术

每次经阴子宫切除术,都应在麻醉状态下,从妇科检查开始,以评估生殖道的任何异常,并确定具备进行阴道入路手术的可行能力。这包括耻骨弓、阴道口径、子宫大小形状以及下降程度的全面检查。直肠阴道检查,也可以帮助评估附件和任何子宫外病变。

此时,应由手术医师自行决定是否排空膀胱。一些手术医师选择推迟膀胱导尿,直到进入前陷凹后,因此,在前方分离过程中,伴有"涌出"液体可证实存在膀胱损伤。虽然,在手术之前,有些手术医师更喜欢用直导尿管导尿,而另一些医师,则选择插入 Foley 导尿管留置,以便在术中持续导尿。

如果术中需要更膨胀的膀胱,来协助分离,可选择间歇性夹闭。在这些方法中,无意损伤膀胱的风险没有区别。如果放置 Foley 导尿管,应在患者消毒和铺巾后进行,以避免在手术中取出和更换导尿管时,污染无菌区。

阴道切口

当完成患者消毒、铺巾并且置于轻微的头低脚高位后,把短叶重锤拉钩(shortbill weighted speculum)放入阴道后壁,直角拉钩放在宫颈前方,向下牵引宫颈(使用有齿钳或单齿抓持钩钳置于 9 点处),用双齿抓持钩钳(double-tooth tenaculum)抓住宫颈前唇和后唇,使用双齿抓持钩钳,向阴道口牵拉宫颈。此时,重新评估膀胱、前和后陷凹和骶韧带复合体的解剖关系。同样,识别阴道 - 宫颈交界处,并确定阴道前、后壁切口的理想位置(图 19.2)。

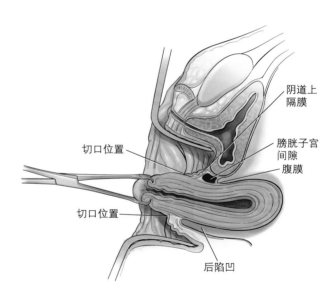

图 19.2　阴道前、后壁切口的位置,图示与腹膜反折的关系,切口的正确位置通常以皱纹开始处的线为界

最初的阴道切口应尽可能地靠前和后方陷凹入口的位置,深度适当(译者注:恰好是阴道壁全层)。如果初始切口过于靠近宫颈外口,需要前方分离较长的一段阴道壁,才能达到前腹膜反折。然而,一个目标是避免切除阴道壁,使阴道变短。同样,如果切口太深,可能会导致分离进入宫颈夹层,这可能会导致大量的出血,使手术在技术上更具挑战性。

当确定了切口位置后，如果没有内科禁忌证，在计划切口位置，用垂体后叶升压素（vasopressin）（10~20U 稀释至 50mL 的生理盐水中）或者 20~30mL 的 0.5% 利多卡因（xylocaine）和 1∶20 万肾上腺素（epinephrine）的混合液注入阴道壁。注射目的是有助于识别组织平面和减少失血。一项小型随机对照试验显示，与对照组相比，注射血管收缩剂可显著减少估计的失血量，但术后使用吗啡显著增加。一项系统综述表明，加压素可以减少 130mL 的失血量。

阴道后壁切开

作为下一步，既可以切开阴道前壁，也可以切开阴道后壁。然而，许多经阴手术的医师更喜欢先切开阴道后壁进入后陷凹。为了进行阴道后壁切开术（图 19.3），向前方提拉宫颈后唇，同时向下牵拉阴道切口的后边缘。在 4 点 ~8 点，做最初的阴道切口，切透阴道壁的全层，可以使用锐性（用手术刀或 Mayo 剪刀）或电灼术完成。

当识别确定后陷凹处腹膜后，用钳子或镊子抓

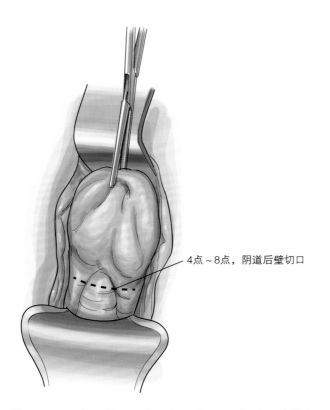

4点~8点，阴道后壁切口

图 19.3　阴道后壁切口，在 4 点 ~8 点弧处，切透阴道壁的全层。在阴道壁附着宫颈处切口，此处正是子宫骶韧带附着的水平

住，用 Mayo 剪开进入后陷凹（图 19.4）。在确认进入腹膜腔后，张开 Mayo 剪刀以扩大腹膜切口，以适于放置 Steiner-Auvard 重锤拉钩（同时取出中型重锤拉钩）。此时，手术医师应触诊后方的子宫和附件，以确定是否存在任何意想不到的肿块或解剖变异。有些手术医师可能喜欢把腹膜和阴道断端间断缝合在一起，这样可能有助于止血。在某些情况下，这些缝合线也有助于在关闭阴道断端时，确定腹膜的位置。然而，这通常是不必要的步骤，并且有潜在可能使腹膜的开口变窄。

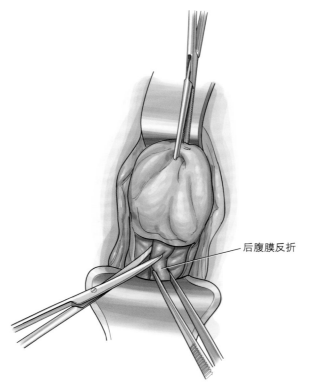

后腹膜反折

图 19.4　阴道后壁切开：向前提拉宫颈，暴露腹膜，用组织钳／镊抓住腹膜褶皱，剪开进入腹腔

阴道前壁切开

在宫颈和阴道交界 10 点 ~2 点弧处，切开阴道前壁（图 19.5），可以使用手术刀或电灼切开。完成阴道壁切口后，阴道前壁切开总是需要将阴道壁从宫颈前方剥离（见图 19.2），这种剥离通过持续向下剥离，并持续向下牵拉宫颈完成。反牵引通常是用直角拉钩将膀胱拉起至中线，也可以用 Allis 钳或组织钳向上牵拉阴道前壁（图 19.6）。

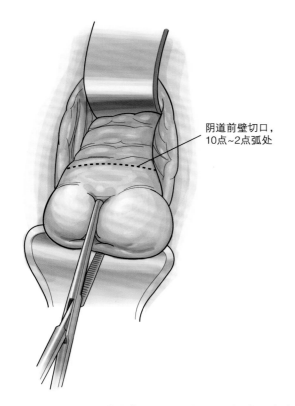

图 19.5 切开阴道前壁在 10 点 ~2 点弧处,切透阴道壁全层。把直角拉钩放置在前面,拉起阴道前壁,随着切口的形成,阴道壁就会脱离宫颈

如果剥离在正确的平面上,通常没有血管,且持续地剥离应该相对不出血,直到进入膀胱子宫间隙。如果遇到出血,这通常是分离偏移的结果,向上朝向膀胱,向后朝向宫颈,或横向朝向膀胱柱(bladder pillars)。通常简单地将解剖剪调整为 45° 角,同时保持对宫颈向下牵拉,这将有助于获得朝向腹膜反折的正确平面。避免过于横向分离同样重要,在大多数情况下,用直角拉钩放入此间隙,来提拉膀胱,暴露前腹膜反折,腹膜反折表现为有边界的新月形线(crescent-shaped line),触之有特有的"光滑的"感觉。在一项对接受经阴子宫切除术患者的小型研究中,从宫颈阴道切口到前腹膜反折的中位数距离是 3.4cm。

当确定后,用有齿钳/镊抓住腹膜反折并进入,然后,用 Metzenbaum 剪刀沿着反折线,锐性地扩展腹膜切口。切口应足够宽,以容纳窄的 Deaver 或直角拉钩。在这个间隙放入拉钩,以拉起和保护膀胱,并使腹部解剖更加直观。在某些情况下,如当宫颈很长或下降不充分时,前阴道切开可能延迟,直到后阴道切开完成和几个侧方韧带蒂处理后。

图 19.6 进入前腹膜。阴道前壁已切开,用拉钩提拉,沿宫颈锐性分离推进,抓住腹膜褶皱,向下牵拉,在组织钳子/镊子上方剪开,进入腹腔(上方插图所示)。这一技术使手术医师避免错误地在腹膜下进行分离(下方插图所示)

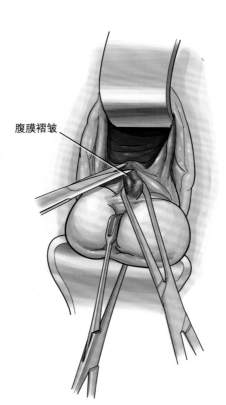

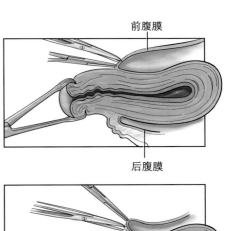

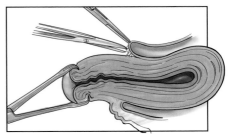

前腹膜

腹膜褶皱

后腹膜

切断缝扎韧带

下一步，识别子宫骶韧带。随着向开口方向的持续向下牵引宫颈，阴道前壁和侧壁回缩，用 Heaney 钳钳夹子宫骶韧带，钳夹应垂直于子宫轴线，确保钳有前、后腹膜。牵引子宫颈的同时，贴近宫颈钳夹，可将损伤输尿管的风险降到最低。接下来，剪断韧带，然后，使用 Heaney 贯穿缝合技术缝扎韧带蒂（图 19.7）。贯穿缝扎骶韧带的线直接固定在阴道壁后外侧，或标识，保留一定长度，以便手术结束时使用。缝线保留一定的长度，有助于手术结束时，定位和检查所有的韧带蒂。

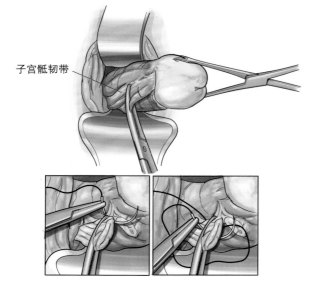

图 19.7　钳夹、切断、缝扎子宫骶韧带。注意钳子的尖端紧贴宫颈。图示 Heaney 贯穿缝合结扎韧带蒂

然后，以类似的方式钳夹、切断、缝扎主韧带，同时确保钳夹的蒂在前一个蒂的内侧。在缝扎骶韧带和主韧带时，保持向下牵拉宫颈很重要，这样除了使阴道前壁和膀胱壁回缩外，还使输尿管向外侧和上方移位，以减少输尿管损伤的风险。

切断缝扎血管

当确定进入前方和后方腹膜后，钳夹、切断、缝扎骶和主韧带后，子宫动脉就被分离了，这恰在宫颈和宫体的交界处，在宫颈内口水平。为了钳夹子宫动脉蒂，Heaney 钳大张开，起初钳夹部分越过宫颈，把前方和后方的腹膜及子宫血管钳夹在内；扣夹闭合钳子时，应先从宫颈或宫体上滑下再钳闭。为了确保钳夹所有的侧支血管都在钳内，当钳闭时，向外旋转钳柄，使钳子的尖端与宫颈相垂直。虽然，有些手术医师喜欢双重钳夹（和双重结扎）子宫动脉蒂，但单把钳子的技术通常是首选，以减少输尿管损伤的风险。

在进行余下的手术操作之前，确保都已结扎了子宫血管的所有分支很重要。随着进一步分离阔韧带，每把血管钳应放在前一蒂的内侧，血管钳的后跟恰好邻近这个蒂。这种操作有助于消除蒂之间没有缝扎的血管间隙（这可能会导致局部出血）。

当缝扎完双侧子宫血管，并切断足够多的阔韧带组织后，就允许子宫有充分的活动度，即可通过切开的阴道后壁切口，向后翻转宫底，进入阴道腔。首先用 Lahey 甲状腺钳抓住底部，并持续轻柔地牵拉，通过阴道后壁切口，向后娩出子宫底部，来完成此操作（图 19.8）。这一步骤不是必需的，但通常有助于子宫 - 卵巢蒂的钳夹、切断和缝扎。

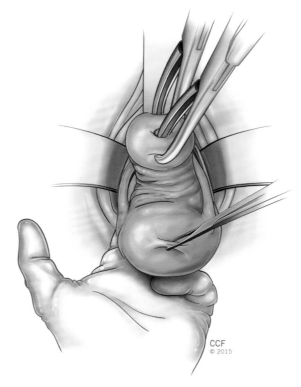

图 19.8　在宫颈后方娩出子宫底。用 Lahey 甲状腺钳抓住宫底，轻柔地牵拉，通过阴道后壁切口娩出（Reprinted from Falcone T. *Operative techniques in gynecologic surgery*: *gynecology*, 1st ed. Philadelphia, PA: Wolters Kluwer, 2017 and with permission from Cleveland Clinic Center for Medical Art & Photography © 2015, all rights reserved.）

下一步,手术医师用示指触摸识别子宫 - 卵巢韧带,牵拉子宫的同时,手术医师的手指放在后方,以便隔离子宫 - 卵巢蒂并保护肠管。用 Heaney 血管钳从前到后贯穿钳夹其蒂,确保蒂完全被钳住。通常,这个蒂用双重钳夹(并双重结扎)。当切断子宫 - 卵巢蒂后,绕着蒂施放一个自由结(或器械递线),完成打结,移除外侧的血管钳;下一步,贯穿缝合(结扎处远端)结扎蒂,随着系牢线结,同时移除第二把 Heaney 血管钳,当手术医师打结时,助手抓住蒂的尖端以使其稳固,这可能是有帮助的。搁置缝扎线作为标识,有助于止血评估检查,如果需要的话,有助于附件切除。通过目视检查子宫并将其移出术野,这样就完成了子宫切除。

止血评估

当切除了子宫后,检查每个蒂很重要,以确定止血。即使计划在术中切除附件,这时也应该检查是否有出血。以系统的方式,进行止血评估检查:检查每个蒂,从腹腔内的子宫 - 卵巢蒂开始,并按顺时针方向进行。在某些情况下,牵拉子宫 - 卵巢和骶韧带蒂,以及用直角拉钩沿外侧阴道壁拉起,将蒂外翻相结合,可以最好地观察蒂是否出血。在检查中发现活动性出血时,最常见的部位是在子宫动脉和子宫 - 卵巢蒂之间(在阔韧带的一部分内,卵巢和子宫血管可以发生吻合)的区域。在没有过度的牵拉的情况下,用长直角钳或 Kelly 血管钳钳住出血位点,随后可以螺旋缝合或 8 字形缝合(图 19.9)。由于与输尿管的距离较近,手术医师应

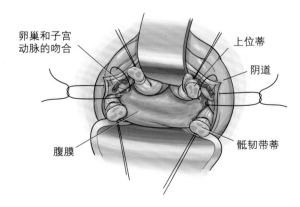

图 19.9 子宫切除后最常见的出血来源于子宫动脉和卵巢动脉的吻合支。缝线穿过外侧阴道壁进入外侧腹膜,以 8 字形缝合并打结,即使不是全部,也可以解决这个区域大部分的出血问题

注意直视观察出血部位,避免盲目缝合,并注意控制缝合的深度。

应该彻底检查阴道后壁,因为阴道后壁经常是出血的来源,这是由于阴道壁和腹膜边缘分离了。为了看到阴道壁后缘,手术医师可能需要将重锤拉钩从腹膜腔内后撤,以显示阴道壁后缘。如果发现活动性出血,可用可吸收线缝扎或电灼止血。

值得注意的是,子宫切除术也可以使用电外科血管密封装置进行,代替传统的缝合结扎方法搞定各蒂。一篇系统综述表明,组织密封装置减少了 44mL 的失血量和 15min 的手术时间,但并发症的影响不确定。手术医师应注意此类设备产生的热量,以确保周围组织和外阴皮肤免受医源性热损伤。双极血管密封装置优于超声血管密封装置,因为超声设备无法对大于 4~5mm 的血管进行封闭止血。

关闭阴道断端

在关闭阴道断端之前,可以进行 McCall 阴道穹窿成形术(culdoplasty,见第 27 章),以降低远期发生肠疝(enterocele)和阴道穹窿脱垂的风险,子宫切除术后肠疝的发生率在 0.1%~16%。在经阴子宫切除术的时,进行阴道悬吊,可以减少远期脱垂的风险。

下一步,关闭阴道断端,根据手术医师的偏好选择连串的间断缝合或连续缝合方式。当阴道壁边缘出现活动性出血时,可能需要连续锁边缝合,因为这样有助于止血。无论手术医师如何选择,这些缝合都应贯穿阴道壁全层,注意确保不会无意中缝入膀胱。

膀胱镜检查

目前,膀胱镜检查的常规操作,用于"简单"的经阴子宫切除术,没有达成共识。经阴子宫切除术后,常规膀胱镜检查显著地提高了膀胱和输尿管损伤的识别,尽管膀胱镜检查不可能识别所有损伤。膀胱镜检查是低风险的手术,尤其适用于下尿路损伤发生率高(1%~2%)的手术。有些手术医师可能会选择只在比较困难的经阴子宫切除术病例(如困难的前壁分离)后进行膀胱镜检查,或同时切除附件时(因为输尿管危险增加的一个潜在部位是漏斗骨盆韧带水平)。然而,考虑到大多数输尿管损伤

（80%）发生在子宫动脉水平，在没有正式的通畅试验评估的情况下，输尿管损伤有可能无法被识别。最好早期发现和修复膀胱或输尿管损伤，以避免潜在的长期术后并发症，如瘘管形成和肾功能丧失。早期发现也可以降低法医学的风险。

有几种方法可以改善膀胱镜下输尿管通畅的评估。由于其有效性和低成本，首选的一种方法是静脉注射 0.25~1mL 的 10% 的荧光素钠（sodium fluorescein）制剂，在静脉注射几分钟后，尿液会被染成"明亮"的黄色。染色尿液从每个输尿管口流出，显示输尿管通畅。另一种选择是术前口服吡啶（Pyridium）片 200mg，如果在手术前 1h 内服用这种药物，尿液会被染成黄褐色（yellow ochre color），通常会持续 4~5h。最后，使用无菌水和 10% 葡萄糖溶液作为膀胱镜膨胀介质，可以对比尿液和膀胱镜介质液的黏度（viscosity），从而增强检测输尿管尿流的能力。迄今为止，已有多项研究对这些方法进行了比较，其中包括两项随机对照试验，虽然这些研究者对最佳方法得出了相互矛盾的结论，但所有研究者都认为各种选择都优于不使用任何技术。

特别注意事项

有一些情况会使经阴道入路子宫切除术，在技术上更具挑战性。要解决的四种挑战：困难的阴道前壁切开术，宫颈延长，增大的子宫和下降幅度很小。这些情况可能会导致过早地转行腹部入路（腹腔镜或开腹），尽管转行开腹并不被认为是手术的并发症。事先告知患者，这是手术中已知的潜在风险，因此，如果真的发生了，也并非完全出乎意料。最终，改变手术入路取决于手术医师的判断，这样的决定应该迅速地做出，特别是在无法控制出血的情况下（这可能发生在碎切过程中，或如果撕开的血管蒂无法得到缝扎时）。

困难的阴道前壁切开术

困难的阴道前壁切开术，可能是手术医师施行经阴子宫切除术时，经历的最常见的挑战之一。这一步手术的困难可能是由于几个因素，包括由于腹部或盆腔手术（包括剖宫产）造成的解剖平面扭曲，正常解剖变异（如宫颈延伸），以及手术技术。剖宫产术或子宫下段肌瘤切除术后，瘢痕封闭了瘢痕和膀胱之间的膀胱 - 子宫间隙，使解剖结构发生了扭曲。

一些手术技术，如在阴道切口前的血管收缩剂浸润，也有可能扭曲解剖结构，导致进入腹膜腔更加困难。例如，如果注射过于深入组织，注入的液体可能会使腹膜从阴道切口处向头侧移位。此外，常规使用钝性剥离将膀胱宫颈组织"推离"宫颈（"推膀胱"），也可能扭曲解剖结构。在下文中概述防止或解决困难阴道前壁切开的技术。

锐性分离

手术医师应保持膀胱阴道间隙的锐性分离。用手指或者纱布的钝性分离，可进一步扭曲解剖平面。此外，这些技术可能增加膀胱损伤的风险，特别是如果患者有既往剖宫产术。经常用剪刀的背面用温柔的推和剪的方法会便于解剖。应该指导助理抓住并提起阴道前壁组织，因为这一操作通常可以帮助手术医师识别正确的平面。

分离过程中紧贴宫颈和子宫

通常情况下，手术医师在阴道前壁切开的解剖过程中，会意识到损伤膀胱的风险。然而，应避免"矫正过度"，从而导致分离进入宫颈夹层，这通常以出血增多为特征。

在某些先前有子宫切口的病例中，如既往的剖宫产，可以通过保持在子宫上的紧密分离和识别瘢痕，来进一步分离头侧到瘢痕。在某些情况下，可以鉴别并在瘢痕下方分离，这种技术使分离进一步远离膀胱（图 19.10）。

逆行充盈膀胱

如果在手术前，手术医师已为患者排空膀胱，逆行充盈膀胱也可以帮助确定膀胱与子宫之间的平面。随着膀胱更加膨大，手术医师能更好地描绘出正确的平面。另一种技巧是将子宫探针弯成 U 形，通过尿道插入膀胱，然后手术医师触及探针的尖端，用它来识别膀胱的边缘，并操纵探针的位置使膀胱向手术医师的方向移动。

用上方的钝器确定反折

在子宫小的情况下，如果仍然不能从前面进入

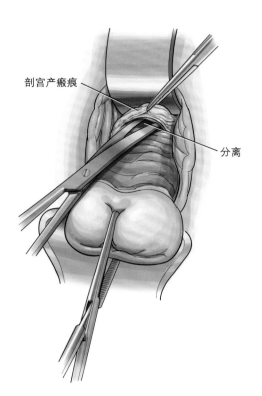

剖宫产瘢痕

分离

图 19.10 有时可以在剖宫产瘢痕下方进行分离,进入膀胱 - 子宫间隙的上部,识别前腹膜褶皱

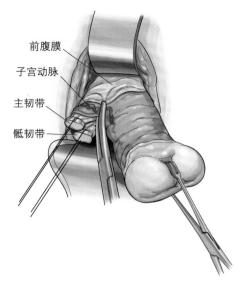

前腹膜
子宫动脉
主韧带
骶韧带

图 19.11 如果切开阴道前壁不容易完成,手术医师可以继续分离并缝扎子宫骶和主韧带。在进入前腹膜之前可以钳夹子宫血管,通常,随着缝扎双侧子宫血管,腹膜前反折就开了

腹膜腔,手术医师可以通过切开的阴道后壁,将手指或器械(最好是钝的弯曲器械)绕过子宫底部,进入前面的间隙。该器械可用于识别膀胱褶皱(允许手术医师在手指或器械上切开腹膜)。

宫颈延长

有时由于宫颈延长而难以进入前腹膜。在这种情况下,腹膜反折通常比预期(包括前面和后面)的要高。当在最初的检查中遇到宫颈伸长时,首先计划从后方进入特别有用。宫颈后侧的V 形切口也更容易进入后方的陷凹,这有助于进入腹腔。

在进入后陷凹后,阴道前壁应尽可能地从宫颈上剥离。在宫颈极度伸长时,剥离阴道前壁可能困难。如果不能识别腹膜前反折,应识别子宫骶韧带,钳夹、缝扎双侧骶韧带。当子宫下降时,应重新评估阴道前壁剥离,以寻找前腹膜皱褶。如果此时仍无法进入前陷凹,可以钳夹并切断主韧带(在确保膀胱向前回缩之后)。在宫颈延伸的情况下,可以重复此技巧,直至看到腹膜反折(图 19.11)。

增大的子宫

经阴子宫切除术的子宫大小上限尚未确定。然而,许多手术医师认为,使用经阴入路切除 16 周大小的子宫是合理和实用的上限。

为了切除增大的子宫,可能需要采用碎切技术包括分劈或掏芯子宫。碎切之前,结扎所有子宫血管很重要,并且最好同时已进入前后两个陷凹。然而,这并不总是可行的,取决于子宫的大小和形状。进行所有的碎切操作,都应该在直视下进行,以避免无意中损伤邻近的解剖结构,如肠管和膀胱。在已知恶性或癌前病变的情况下,应避免碎切。

分劈

直至缝扎子宫血管后,才进行此操作。在 3 点9 点处分别用单齿抓持钩钳抓住宫颈,通过牵拉,将宫颈垂直切开直至遇到增大的宫底(图 19.12)。此时,可以使用几种锐性和钝性的方法,切除平滑肌瘤或子宫肌段,直到充分地缩小宫底大小,以允许完成子宫切除。

子宫肌层掏芯

缝扎子宫血管后才能进行此操作。用手术刀平行于子宫长轴,在子宫浆膜层之下,环形压痕切入(circumferentially incised)子宫肌层(图 19.13)。

IV

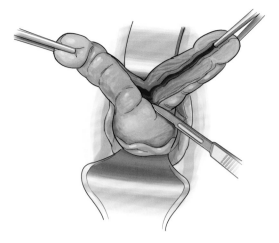

图 19.12　碎切的分劈技术。只有在缝扎子宫动脉后,才可以使用此技术。通常,已进入前方和后方腹膜,使用 Deaver 拉钩使膀胱向前缩回。单齿抓持钩钳置于宫颈的两侧,在中线切开宫颈,沿着宫颈管延切,随之切开宫体,始终在直视下进行,抓持钩钳可向前接力递抓。可以切除宫体的部分,缩小子宫体积,便于缝扎子宫 - 卵巢蒂

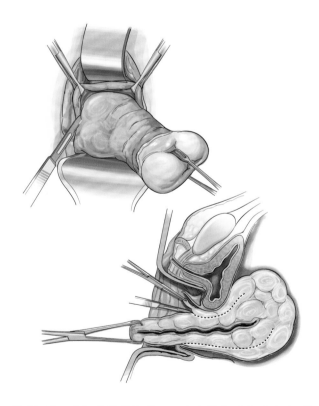

图 19.13　碎切的掏芯技术。只有在缝扎子宫动脉后,并进入前方和后方腹膜后,才可以使用此技术。通过牵拉宫颈,手术医师在子宫肌层上做一个环形切入口,尽可能多地切除作为"芯"的子宫肌层组织。关键是要在直视下切入子宫肌层,一般情况下,牵拉宫颈会使"芯"下降,但这也会扭曲了解剖结构,手术医师不要使子宫浆膜层穿孔很重要

实际上,掏芯是把子宫正常的球形转化成细长的圆柱形或棒状,有利于提高手术医师切除子宫的能力。重要的是要始终保持子宫的方位,以防止切割偏向外侧或超出浆膜层。

下降幅度小

没有生育的患者,或者没有经历过阴道分娩的患者,在诊室进行术前检查时,子宫下降幅度可能受到限制。然而,这并不应该阻碍手术医师尝试进行阴道入路。麻醉状态下的评估,可显示增加的子宫活动度。此外,可利用一些手术技术,以便最大限度地使子宫下降。

初始切口可采用"钥匙孔"或 V 形切口,代替传统的阴道环形切口。将后切口向子宫骶韧带延伸,使其更容易进入后陷凹。然后举起子宫,先进入后陷凹,就可以触及子宫骶韧带和主韧带,切断、缝扎,这样通常会使子宫进一步下降,便于进入前腹膜腔。

经阴子宫切除术中的附件切除术

在经阴子宫切除术时,同时切除双侧输卵管 - 卵巢的成功率为 65%~97.5%。都被证明如未经产、骨盆狭窄、肥胖和子宫增大等因素,对成功完成这一手术有负面影响。

在经阴子宫切除术中,也可以考虑切除输卵管(保留卵巢)。在 2015 年,美国妇产科医师学会(American College of Obstetricians and Gynecologists)发表了一份委员会意见,表示"手术医师和患者应讨论,在子宫切除术时,有卵巢癌人群风险的女性,在未进行卵巢切除,而切除了输卵管的潜在好处"。尽管这种手术在技术上更具有挑战性(与开腹切除输卵管相比),在大多数情况下,通过阴道入路,可以成功和安全地进行随机性或选择性的输卵管切除术。一项研究报告,在计划行经阴子宫切除术时,输卵管切除术的成功率在 88%,总体并发症的发生率为 15%,有 3.8% 可能与输卵管切除术有关。盆腔粘连的存在,与未能完成手术有关。另一项研究报道了相似的成功率(81%),并且值得注意的是,在经阴子宫切除术中,加入输卵管切除术时,手术时间增加了 11min,失血量增加了 6mL。在这项研究中,既往的附件手术和子宫肌瘤是唯一与附件切除术失败相关的显著因素。

经阴子宫切除术中切除输卵管 - 卵巢的技巧

在子宫切除后,所有接受经阴子宫切除术的患者,都应进行附件常规检查。随着对标记的子宫 - 卵巢蒂血管钳向侧下牵拉,易于进行附件检查。在侧面放入直角或 Breisky 拉钩进入腹腔,如果使用这种方法,仍无法直视附件,随后,可以使用 Babcock 钳或其他无损伤钳,轻柔地操纵卵巢系膜组织,引导卵巢进入术野,以便检查。在某些情况下,肠袢可能会限制直视检查:手术台调成陡峭的头低脚高体位,可能会解决这个问题。另外,用海绵棒或纱布垫可以位移肠管。

然后,用 Babcock 钳抓住输卵管和卵巢,并向阴道口轻柔地牵引,然后,用 Heaney 钳钳住子宫 - 卵巢蒂的外侧,向前推进至输卵管和卵巢上方,横跨钳夹骨盆漏斗韧带,并固定性腺血管。用可吸收缝线,作为自由结或器械递线(取决于附件与断端开口之间的距离),绕过 Heaney 血管钳并打结。通常,这个蒂需要双重钳夹(和双重结扎),但有时只有一把血管钳的空间,在这种情况下,当第一根线结打下的同时,"快速松扣"血管钳,以便同时系牢血管,然后切除标本。随后再用可吸收缝线,缝合结扎的蒂。在剪断缝线之前,确保止血至关重要。因为一旦释放张力,组织就会回缩进入腹膜腔,就难以够到。

在经阴子宫切除术时,切除附件的其他技术已被描述,也可以使用,特别是在接近附件和血管受限的情况下。可以使用腹腔镜或手持式电外科血管 - 封闭装置,经阴道入路切除附件。一个圈套器(endoloop)套扎在 Heaney 血管钳上,可能有助于系牢骨盆漏斗韧带,然后按照上述,以传统方式缝扎。

在某些情况下,由于受限接近或考虑到邻近结构,必须作为单独的蒂结扎输卵管和卵巢,这通常可以更好地观察整个骨盆侧壁。

经阴子宫切除术的并发症

经阴子宫切除术的总体并发症发生率较低。并发症主要分为两类:术中并发症和术后并发症。

最常见的术中并发症是出血和内脏损伤。据报道,大出血的发生率为 1.4%~2.6%,这种出血通常是血管蒂回缩或结扎处松开的结果。如果术中没有发现出血,可能表现为术后阴道流血量增加,或生命体征迅速恶化,伴随着腹部或侧腹部疼痛加重。这两种情况都需要立即评估和干预,以确保稳定。如果怀疑出血,而患者情况稳定,手术医师可以考虑通过影像学,来确定出血来源,可能随后进行选择性血管造影栓塞。如果患者需要在术后立即返回手术室评估出血情况,可以先尝试阴道入路(评估出血情况)。然而,如果出血在血管蒂上方,则需要剖腹探查或腹腔镜检查。

任何途径的子宫切除术都有尿路损伤的危险,阴道入路的尿路损伤率低于其他任何子宫切除术途径。当经阴子宫切除术不进行任何额外手术时,报道的膀胱和输尿管损伤率分别为 1.8% 和 0.9%。在经阴子宫切除术时出现膀胱损伤,它通常发生在切开阴道前壁的分离时。损伤部位通常在膀胱三角区上方,而不是在输尿管口附近。如果在进行子宫切除术时发现,则应等到切除子宫后再进行膀胱损伤的修复,建议这样做的目的是以防膀胱再有额外的损伤。有时,当发生在阴道切开,前方剥离非常困难时,手术医师可以将手指放在破损的膀胱内,以方便获得正确的手术平面来完成剥离。

在接受经阴子宫切除术的患者中,肠损伤的发生率为 0.4%,其原因可能是后方难以进入后陷凹。如果在术中发现,应用非创伤性抓钳轻轻地抓住损伤区域,以避免肠管缩回至腹膜腔内。然后,用大量生理盐水冲洗腹膜腔,由具有肠修复经验的外科医师来进行肠道修复。

并不是所有的脏器损伤都能在术中识别出来,肠道或膀胱的损伤可能导致术后数周内瘘管形成。这种并发症可能需要返回手术室,进行后续的修复。据报道经阴子宫切除术后,瘘管的发生率为 0.1%~0.2%。

最常见的术后并发症是盆腔感染。经阴子宫切除术后,感染包括阴道残端蜂窝组织炎、盆腔蜂窝组织炎和盆腔脓肿,这些感染的发生率大约在 4%。适当使用预防性抗生素可显著降低感染率。没有接受预防性抗生素的患者,约有 1/3 将发展成盆腔蜂窝织炎。蜂窝组织炎,在细菌性阴道病、手术时间长和术中过多失血的患者中更为普遍。残端蜂窝织炎的患者,通常对抗生素做出反应很快。盆腔或阴道断端蜂窝组织炎的患者,在开始使用抗生素后 24~48h 内没有改善,应怀疑可能存在阴道残端或附件区域的盆腔脓肿。

盆腔血肿也可能在术后形成,也可能没有无症状。然而,患者可能出现原因不明的血红蛋白下降和发热,在影像学上常可以看到盆腔血肿,如果需要或者出现感染,就应该引流,但通常不需要任何干预,就会被重新吸收。

术后护理

通常情况下,导尿管可在手术完成后或在恢复室内立即拔除,然而,应在恢复期评估患者可能的排尿功能障碍。在一项评估经阴或腹腔镜子宫切除术患者即时拔除导尿管影响的研究中,21% 的患者发生了术后排尿功能障碍,其中 13.7% 出现了完全性尿潴留。接受过经阴子宫切除术的患者更容易出现排尿功能障碍,所有患者均未出现超过 48h 的排尿功能障碍。

在某些情况下,患者可以在手术当日出院。鼓励经阴子宫切除术后住院的患者走动,饮食应该在可接受的情况下进一步提前。经阴子宫切除术后,发生肠梗阻的风险较低(0.2%)。

对于术后何时对患者进行评估检查,目前还尚无标准的建议。如果在术后短期内没有已知的并发症,患者通常在手术后 6 周检查阴道残端的愈合情况。建议患者避免在水中浸泡,避免在阴道内放置任何东西,包括术后立即性交。虽然性交和阴道器具(vaginal instrumentation)被认为是阴道残端裂开的危险因素,但它们与裂开的关系尚未得到证实。

要点

- 手术医师应考虑阴道入路作为子宫切除术的主要入路,这是侵入性最小的方法,损伤更少、疼痛更少、成本最低。
- 阴道入路的子宫切除术的绝对的禁忌证很少,有盆腔手术史、既往剖宫产和增大的子宫肌瘤不应排除阴道入路。
- 当使用指南来确定最适合的子宫切除术入路时,对于良性病变经阴子宫切除术的比例将大于 90%。
- 在经阴子宫切除术同时切除双侧输卵管-卵巢,对于 80% 以上的患者,在技术上应该可行。

(范明君 颜磊 赵兴波 译)

参考文献

Aarts JW, Nieboer TE, Johnson N, et al. Surgical approach to hysterectomy for benign gynaecological disease. *Cochrane Database Syst Rev* 2015;(8):CD003677. doi:10.1002/14651858.CD003677.pub5.

ACOG Practice Bulletin No. 195: Prevention of infection after gynecologic procedures. *Obstet Gynecol* 2018;131:e172–e189.

Agostini A, Vejux N, Bretelle F, et al. Value of laparoscopic assistance for vaginal hysterectomy with prophylactic bilateral oophorectomy. *Am J Obstet Gynecol* 2006;194:351–354.

Altman K, Burrell D, Chen G, et al. Vaginal hysterectomy simulation curriculum. ACOG Simulation Consortium, 2014. http://cfweb.acog.org/scog/

American College of Obstetricians and Gynecologists. ACOG Committee Opinion No. 372. July 2007. The Role of cystourethroscopy in the generalist obstetrician-gynecologist practice. *Obstet Gynecol* 2007;110:221.

American College of Obstetricians and Gynecologists. Choosing the route of hysterectomy for benign disease. ACOG Committee Opinion No. 444. *Obstet Gynecol* 2009;114:1156–1158.

American College of Obstetricians and Gynecologists Women's Health Care Physicians, Committee on Gynecologic Practice. Committee Opinion No. 571: solutions for surgical preparation of the vagina. *Obstet Gynecol* 2013;122:718. Reaffirmed 2018.

Antosh DD, Gutman RE, Iglesia CB, et al. Resident opinions on vaginal hysterectomy training. *Female Pelvic Med Reconstr Surg* 2011;17(6):314–317.

Antosh DD, High R, Brown HW, et al. Feasibility of prophylactic salpingectomy during vaginal hysterectomy. *Am J Obstet Gynecol* 2017;217:605.e1–605.e5.

Ascher-Walsh CJ, Capes T, Smith J, et al. Cervical vasopressin compared with no premedication and blood loss during vaginal hysterectomy: a randomized controlled trial. *Obstet Gynecol* 2009;113(2 Pt 1):313–318.

Ayeleke RO, Mourad S, Marjoribanks J, et al. Antibiotic prophylaxis for elective hysterectomy. *Cochrane Database Syst Rev* 2017;(6):CD004637.

Balgobin S, Hamid CA, Carrick KS, et al. Distance from cervicovaginal junction to anterior peritoneal reflection measured during vaginal hysterectomy. *Obstet Gynecol* 2016;128:863.

Barrier BF, Thompson AB, McCullough MW, et al. A novel and inexpensive vaginal hysterectomy simulator. *Simul Healthc* 2012;7:374–379.

Cadish LA, Shepherd JP, Barber EL, et al. Risks and benefits of opportunistic salpingectomy during vaginal hysterectomy: a decision analysis. *Am J Obstet Gynecol* 2017;217:603.e1–603.e6.

Chen CC, Korn A, Klingele C, et al. Objective assessment of vaginal surgical skills. *Am J Obstet Gynecol* 2010;203(1):79.e1–79.e8.

Clark Donat L, Clark M, Tower AM, et al. Transvaginal morcellation. *JSLS* 2015;19. pii: e2014.00255.

Clarke-Pearson DL, Geller EJ. Complications of hysterectomy. *Obstet Gynecol* 2013;121(3):654–673.

Cruikshank SH, Kovac SR. Randomized comparison of three surgical methods used at the time of vaginal hysterectomy to prevent posterior enterocele. *Am J Obstet Gynecol* 1999;180(4):859–865.

Dane C, Dane B, Cetin A, et al. Sonographically diagnosed vault hematomas following vaginal hysterectomy and its correlation with postoperative morbidity. *Infect Dis Obstet Gynecol* 2009;2009:91708.

Espaillat-Rijo L, Siff L, Alas AN, et al. Intraoperative cystoscopic evaluation of ureteral patency: a randomized controlled trial. *Obstet Gynecol* 2016;128(6):1378–1383.

Gebhart JB. Managing complications at the time of vaginal hysterectomy. *OBG Manag* 2015;27:12.

Ghezzi F, Cromi A, Uccella S, et al. Immediate Foley removal after laparoscopic and vaginal hysterectomy: determinants of postoperative urinary retention. *J Minim Invasive Gynecol* 2007;14:706.

Grimes CL, Patankar S, Ryntz T, et al. Evaluating ureteral patency in the post-indigo carmine era: a randomized controlled trial. *Am J Obstet Gynecol* 2017;217(5):601.

Gupta J. Vaginal hysterectomy is the best minimal access method for hysterectomy. *Evid Based Med* 2015;20:210.

Harris WJ. Early complications of abdominal and vaginal hysterectomy. *Obstet Gynecol Surv* 1995;50:795.

Ibeanu OA, Chesson RR, Echols KT, et al. Urinary tract injury during hysterectomy based on universal cystoscopy. *Obstet Gynecol* 2009;113:6.

Indraratna PL, Walsh CA, Moore KH. Intra-operative cystoscopy in gynaecological surgery: a brief overview. *Aust N Z J Obstet Gynaecol* 2011;51:272–275.

Jeppson PC, Balgobin S, Rahn DD, et al.; Society of Gynecologic Surgeons Systematic Review Group. Comparison of vaginal hysterectomy techniques and interventions for benign indications: a systematic review. *Obstet Gynecol* 2017;129:877–886.

Kho RM, Abrao MS. In search for the best minimally invasive hysterectomy approach for the large uterus: a review. *Clin Obstet Gynecol* 2017;60:286–295.

Kho RM, Wechter ME. Operative outcomes of opportunistic bilateral salpingectomy at the time of benign hysterectomy in low-risk premenopausal women: a systematic review. *J Minim Invasive Gynecol* 2017;24:218–229.

Kovac SR. Clinical opinion: guidelines for hysterectomy. *Am J Obstet Gynecol* 2004;191(2):635–640.

Kulkarni MM, Rogers RG. Vaginal hysterectomy for benign disease without prolapse. *Clin Obstet Gynecol* 2010;53(1):5–16.

Long JB, Eiland RJ, Hentz JG, et al. Randomized trial of preemptive local analgesia in vaginal surgery. *Int Urogynecol J Pelvic Floor Dysfunct* 2009;20:5–10.

Moen M, Walter A, Harmanli O, et al. Considerations to improve the evidence-based use of vaginal hysterectomy in benign gynecology. *Obstet Gynecol* 2014;124:585–588.

Obstetrics and Gynecology: National Resident Report. *Reporting Period: Total Experience of Residents Completing Programs in 2016-2017 Residency Review Committee for Obstetrics and Gynecology Report Date: September 27, 2017.* 2017 Accreditation Council for Graduate Medical Education (ACGME).

Robert M, Cenaiko D, Sepandj J, et al. Success and complications of salpingectomy at the time of vaginal hysterectomy. *J Minim Invasive Gynecol* 2015;22:864–869.

Salpingectomy for Ovarian Cancer Prevention. Committee Opinion No. 620. American College of Obstetricians and Gynecologists [published erratum appears in Obstet Gynecol 2016;127:405]. *Obstet Gynecol* 2015;125:279–281.

Sutton C. Hysterectomy: a historical perspective. *Baillieres Clin Obstet Gynaecol* 1997;11:1–22.

Sutton C. Past, present and future of hysterectomy. *J Minim Invasive Gynecol* 2010;17(4):421–435.

IV

经腹子宫切除术

Laurie S. Swaim

经腹全子宫切除术的历史

John Bland-Sutton 在《论伦敦子宫切除术的地位》一文中，描述了他在技术和患者评估方面观察到的一些变化，这些变化使得死亡率在 1896—1906 年从 18.3% 显著下降到 3.0%。在这一时期，约翰·霍普金斯医院的子宫切除术死亡率是 5.9%。因此，1800 年代晚期的外科医师无疑对他们无法预防与子宫切除相关的常见死因感到沮丧。

Sutton 医师呼吁外科医师和他们的助手在行子宫切除术时戴上消毒的橡胶手套，这是对当时科学证据地位的一个启发性提醒（enlightening reminder）。由于没有利用计算机数据库和随机试验，医师们只能依靠病例回顾、试验和失误来降低经腹子宫切除术的风险。尽管因败血症、肺栓塞和出血而出现死亡，1909 年 Sutton 医师指出经腹子宫切除术已经"成为相当安全的手术"。同时，他也警告说，即便是现代的"手术"，

手术风险仍然是令人担忧的问题。按照现代标准衡量，与子宫切除术相关的死亡率达到 3%，这是令人震惊的数字，但考虑到 19 世纪中期子宫切除术的危险性，Sutton 医师的印象或许是合理的。

降低风险的策略从前并没有提到，但在 1906 年，外科医师们意识到患者的死亡率和手术时间有直接关系。根据 Sutton 医师的说法，"熟练而细心的外科医师"在 30min 内完成子宫切除术，提高了患者的生存率，至少在一定程度上是因为肺栓塞"在习惯缓慢手术的患者中更为常见"。Sutton 医师认为"慢"的定义就是相当于 2h。一个世纪改变了很多事情，抗生素、麻醉、血栓预防、血库和手术技术改进的益处显而易见，良性疾病子宫切除术的相关死亡率现在低于 0.2%。

随着技术的进步减少了出失血和手术时间，发病率也随之迅速下降。当手术医师仅能依靠结扎来控制出血时，出血一直是令人恐惧的问题。AM Heath 在 19 世纪中期就提出，但直到 1892 年，Baer 单独结扎了两侧的子宫动脉，使次全子宫切除术

变得更加安全。在 1929 年 Richardson 引入全子宫切除术之前，经腹子宫切除术的基本技术保持着相对不变。在前一版的 Te Linde 中，Howard Jones 医师曾提醒我们，现在所教授的经腹子宫切除术是基于对 Richardson 的方法的改进，Te Linde 认为 Richardson 的方法是经典的。

发生率和趋势

2010 年，美国女性的子宫切除率为 1.62‰，是继剖宫产和产道裂伤修复后第三位常见的生殖外科手术。2011—2013 年，40~44 岁的女性中约有 10% 接受了子宫切除手术。

2002 年，美国子宫切除术的数量增至 681 234 例，但此后有所下降。随着腹腔镜子宫切除术数量的增加，经腹子宫切除术比率由 2003 年的 66% 下降到 2010 年的 54.2%，2014 年美国食品药品管理局（Food and Drug Administration，FDA）发表声明不支持对子宫肌瘤进行强力碎切，随后腹腔镜下子宫切除术减少，经腹子宫切除术的比率增加。

患者的人口统计学特征（demographics）似乎影响子宫切除率和途径。即使控制了人口统计学和临床因素，黑人女性因子宫肌瘤而接受子宫切除术的可能性比白人女性高出近 2~4 倍。与之相反，亚裔女性的子宫切除术的比率约为白人女性的 50%。由于数据相互矛盾，西班牙裔女性子宫切除术的比率较难以确定。与黑人、西班牙裔和亚裔女性相比，白人女性更可能采用微创的方式进行子宫切除术。这可能是由于不同种族或民族获得医疗服务的差异所致，或子宫切除指征发生率的差异所致，包括子宫肌瘤和子宫内膜异位症。

子宫切除术的指征

在某些情况下，子宫切除术的指征可能是非常明确的，手术医师有责任探索非手术治疗方式，尤其有证据表明，保守治疗可提供合理的长期症状缓解或治疗时。

在美国，子宫切除术最常见的指征是子宫肌瘤和异常子宫出血（abnormal uterine bleeding，AUB），其次是盆腔器官脱垂。子宫切除术也可用于治疗有症状的子宫腺肌病、子宫内膜异位症、宫颈发育不良、子宫内膜增生、良性附件肿块的手术治疗、40 岁以上女性的完全性葡萄胎，以及（某些情况下）慢性盆腔疼痛；已知有患子宫癌遗传易感性（genetic predisposition）的患者也可以进行子宫切除术。

手术途径

通过比较经阴道、腹腔镜和经腹子宫切除术患者的结果一致表明，经腹途径与住院时间延长、恢复正常活动较慢以及手术部位感染率显著增加相关。因此，当微创方法不合理时，经腹子宫切除术是最好的选择。然而，与经腹子宫切除术相比，腹腔镜下子宫切除术的泌尿道损伤发生率高，且手术时间长。

影响子宫切除途径的解剖学因素包括子宫的大小、形状和横向伸展；子宫支持结构；疑似盆腔粘连；耻骨弓的角度；以及病变程度。由于腹腔内压增加或陡峭的头低脚高体位（steep trendelenburg position）可能加重的内科疾病，也可能影响决定。当骨科条件限制或妨碍患者取石位时，经腹路径有时更合适。

子宫大小超过 12 周历来是经腹子宫切除术的适应证。然而，由经验丰富的手术医师实施经阴和腹腔镜子宫切除术的研究，支持在选择恰当的患者中，较大的子宫（280g）也可以施行微创手术。Benassi 等在一项较大子宫（200~1 300g）经腹和经阴子宫切除术的随机试验中，发现经腹手术增加了手术时间、术后镇痛需求、发热和住院时间。Fatania 等在一项小型队列研究中显示，与经腹切除子宫大于 12 周的患者相比，经阴手术具有较短住院时间和较少失血。使用临床决策树的算法（clinical decision tree algorithm），Schmitt 等推荐子宫大小小于 18 周的患者采用经阴或腹腔镜子宫切除术（而不是经腹子宫切除术），以便减少手术时间、降低手术部位感染率和成本。这些发现表明，在有经验的手术团队的情况下，经阴道或腹腔镜手术并不是大子宫的绝对禁忌证。

那么，经腹子宫切除术在良性疾病的作用是什么呢？ 2011 年美国妇科腹腔镜医师协会（American Association of Gynecologic Laparoscopists）发表声明认可（endorse）微创（minimally invasive）（经阴或腹腔镜）的方法行子宫切除术，除非子宫或附件的病变或粘连引起解剖改变时,即使如此,有经验丰富的妇外科医师仍认为选择经腹途径是最安全的选择。此外,如果考虑到经阴或腹腔镜术中需要碎切组织时的潜在影响,经过适当(appropriately)咨询的患者,可以选择经腹路径而不是腹腔镜或阴道路径。经腹入径的其他适应证包括患有心肺疾病时(如果麻醉的风险或腹内压升高是腹腔镜手术和气腹手术的禁忌证)、手术医师预计需要对疑似或确诊恶性肿瘤的标本碎切时、在某些情况下由于缺乏经阴或腹腔镜子宫切除术的设备、器械或专业技术时,将选择经腹子宫切除术。最后,在子宫较大的情况下,如果经腹途径预计手术时间更短,医师和患者可以选择经腹入径。以往的担忧如肥胖和前腹壁疝不应被认为是腹腔镜手术的绝对禁忌证。

术前评估与管理

子宫切除术前的体格检查,有助于明确盆腔病变的范围并发现其他器官的疾病,这些都可能影响手术的途径和时机。腹部-盆腔检查(abdominopelvic examination)有助于明确子宫切除的障碍和妇科病变,而与切除子宫的指征无关。手术医师应根据患者的身体状况、子宫的大小、活动度和其腰围来选择最适合的腹部切口。在手术日期之前,应与患者共同评估手术决策的过程,以便她了解手术的计划。发现子宫不活动或固定,可能是由于既往手术或子宫内膜异位症粘连所致,也可能是宫颈或子宫后方较大的肌瘤楔入骶骨凹所致。有了这些信息,手术医师就能判断手术援助所需的专业程度。术前检查中发现的盆腔器官脱垂或尿失禁应进行适当的术前评估(如果合适,在子宫切除时进行手术处理)。

当临床检查不清楚时,盆腔影像学检查可能是手术计划的有用辅助手段。在某些情况下,手术医师可以通过术前超声、计算机断层扫描(computed tomography,CT)或磁共振成像(magnetic resonance Imaging,MRI)来更精确地了解子宫的大小、形状、肌瘤位置或附件的病变。超声检查通常在子宫切除前进行,尽管其在预测子宫重量方面并不优于双合诊。对于有 Müllerian 管异常、盆腔大肿块、晚期子宫内膜异位症,或有放疗史的女性,术前 CT 可发现输尿管行程的扭曲变形,影像学应根据个体患者的特点和临床进行判断。

子宫的大小

在计划子宫切除术时,子宫的大小是一个重要的考虑因素。一项回顾性研究,比较了 318 例患者,按照子宫大小进行分组的手术结局。各组在总手术时间和住院时间方面没有统计学差异,在子宫大小超过 1 000g 的患者中,术中失血量超过 500mL 明显更为常见(OR 3.42,CI:1.63,7.19)。在控制了体重指数(body mass index,BMI)、手术史、感染和粘连的干扰后,这种关联仍然存在。子宫重量与一个或多个主要手术并发症的风险相关,包括主要器官损伤、输血和再入院。

术前贫血的药物治疗

择期进行子宫切除术的患者合并贫血时,需要一段时间的药物性诱导闭经(amenorrhea),并辅以适当的铁剂和营养补充,经过治疗后,血红蛋白会显著增加。具体来说,术前使用延长月经周期的口服避孕药、左炔诺孕酮宫内节育器、依托孕烯皮下植入物或醋酸甲羟孕酮可明显减少子宫出血,使术前的血红蛋白达到正常水平。这些药物治疗易于使用、成本低和副作用合理,是进行术前处理的良好选择。然而,这些药物并没有改变子宫肌瘤的大小,也没有减少手术时间、术中失血量,或子宫切除术中的输血。

术前使用促性腺激素释放激素(gonadotropin-releasing hormone,GnRH)类似物可减少或消除月经的出血,并可减小肌瘤患者的子宫大小(尽管这些好处在停止治疗后很快就消失)。自 1991 年以来,Stovall 等进行的随机对照试验表明,手术前 12 周对患有子宫肌瘤的女性注射醋酸亮丙瑞林(leuprolide acetate),可使经腹子宫切除术中的失血量平均减少 200mL。2017 年,Lethaby 等在 Cochrane 的综述中,报道使用 GnRH 预处理 3~4 个月可减小子宫体积、减少术中输血和术后并发症。其他的研究也表明,GnRH 的预处理可以减少腹部纵切口的使用(这种治疗可使手术医师通过横切口完成经腹子宫切除术,而不是纵切口),GnRH 的预处理也与缩短手术时间和缩短住院时间有关。手术医师应在 GnRH 治疗获益与成本、相关副作用(如潮热)之间取得平衡。然而,在某些情况下,为了

GnRH 治疗而推迟手术 3~4 个月是不明智的。

选择性孕酮受体调节剂(如乌利司他)可能为 GnRH 治疗提供了一种成本较低的替代方案。与安慰剂相比,乌利司他可缩小子宫的体积,并提高术前血红蛋白水平(平均差 9.3g/L,*CI*:0.5~1.4)。但是,使用 GnRH 预处理缩小子宫体积的百分比是乌利司他治疗效果的 2 倍(47% vs. 20%~22%)。而乌利司他与 GnRH 的进一步比较数据尚有限。

在骨科、产科和结直肠手术患者中,使用或不使用促红细胞生成素的静脉铁剂治疗,可使输血率降低 20%~43%。虽然 AUB 是子宫切除术最常见的原因之一,但还没有关于静脉注射铁剂治疗妇科患者围手术期贫血的研究。

手术当日使用某些药物可以减少术中的失血量。一项对 332 名患者随机进行的双盲试验显示,术前随机给予预防性的氨甲环酸(tranexamic acid)与安慰剂,结果发现治疗组患者的主观和定量失血量、超过 500mL 的失血量以及继发性出血再次手术均显著降低,但作者没有记录两组的输血发生率。

经腹子宫切除术的技巧

在经腹子宫切除术中,患者通常取仰卧位,手臂置于身体侧方。然而,理想的体位是低坡截石位,以方便进行膀胱镜检查,而不需要重新调整体位,而且如果有阴道流血,这个体位也可以评估阴道流血情况。同样,三名手术医师可以舒适地站在手术台旁,这在一个或多个学习人员操作时非常适用。无论选择何种体位,手术医师应确保采用适当的衬垫,以防止患者术后神经损伤和与淤血(stasis)有关的皮肤损伤。需要特别注意肢体旋转和关节弯曲的程度,以防止大部分与体位相关的神经损伤。在第 4 章中详细介绍了手术的安全体位。

麻醉下检查可能会发现切除子宫的潜在挑战,这些挑战在诊室检查时并不明显。这项检查也可能强调术中需要特殊的器械,而这些器械可能不是标准的经腹子宫切除术器械套装的一部分。

摆放合适的体位和麻醉检查后,对患者的腹部和阴道进行消毒,插入 Foley 导尿管。使用三腔导尿管代替单腔导尿管,可更容易地再充盈膀胱,这对于有剖宫产史或膀胱与子宫粘连的患者特别有价值。

经腹子宫切除术操作步骤,见知识框 20.1。

知识框 20.1　经腹子宫切除术操作步骤
● 钳夹并切断圆韧带,进入腹膜后间隙,识别盆段输尿管,并分离卵巢蒂。 ● 切开阔韧带前叶,开始解剖膀胱 - 子宫间隙。 ● 切开阔韧带后叶,识别输尿管。 ● 分离并钳夹骨盆漏斗韧带(如果计划行双侧卵巢输卵管切除术)或子宫 - 卵巢子宫 - 卵巢韧带(如果保留卵巢)。 ● 切断骨盆漏斗韧带(如果计划行双侧卵巢输卵管切除)或子宫 - 卵巢韧带(如果保留卵巢)。 ● 分离膀胱 - 子宫间隙,从宫颈和阴道近端下推膀胱。 ● 裸化子宫动脉和静脉,尽量减少子宫血管蒂组织,也可向侧方推移输尿管。然而,为了显露血管,努力完全裸化血管可能导致意外血管损伤或断裂。 ● 钳夹、切断、结扎子宫动和静脉以达止血。 ● 如果计划行宫颈上子宫切除术,可以切除宫体,这也是全子宫切除术的中间步骤。良性疾病的子宫切除,如果子宫体积巨大,也可以使用此方法(切除宫底可以更好地显露宫颈)。 ● 钳夹、切断主韧带。 ● 切下宫颈自阴道附着处。 ● 闭合阴道断端。 ● 通用膀胱镜检查提高泌尿道损伤的早期发现。当涉及泌尿道损伤时,手术医师应该有一个较低的评估阈值。

在缺乏明确指南的情况下,手术医师需要依靠临床判断和经验来选择合适的切口,对子宫、附件和相关病变进行充分暴露,以确保安全、及时完成子宫切除术。横切口是经腹手术传统、普遍的选择,有些手术医师更喜欢选择比纵切口具有更大抗拉强度的 Pfannenstiel 切口。对大多数患者来说,垂直切口在美容上不那么吸引人,但与横向切口相比,有减少失血和术后疼痛的优势,垂直切口的最大好处是相对容易扩大手术视野。Maylard 和 Cherney 切口为骨盆和中腹部提供了良好的暴露,经验丰富的手术医师可用于替代子宫较大的患者的垂直切口。妇科手术的切口在第 7 章中回顾。

打开腹腔后,手术医师应对盆、腹腔进行系统的探查,以评估解剖结构和病变程度。需要特别注意生殖器官的触诊以及其与盆腔侧壁、膀胱、大网膜、乙状结肠、小肠和阑尾的关系。腹腔的其他器官(包括主动脉、肾脏、胰腺、胃、肝脏和胆囊)

IV

也需要进行检查。手术台应调整到头低脚高位（Trendelenburg position）并对准手术室灯光以达到最佳暴露，标准手术灯和牵开器结合可达到令人满意的暴露效果。对于盆腔较深的患者使用头灯和/或照明牵开器特别有用。

有多种自固定牵开器（self-retaining retractor）可供选择，它们可满足大多数患者的解剖要求。医师可依据个人偏好，在良性疾病的手术中，选用O'Connor O'Sullivan，Balfour 和 Kirschner 牵开器。选择合适的牵开器（具有各种长度、形状和大小的可互换叶片）可使手术野达到最佳暴露。插入带上臂 Balfour 的牵开器和其可调节和可延展的附件提供了一个极好的手术视野，即便是相当大的子宫也很容易暴露。O'Connor O'Sullivan 牵开器环限制了扩大手术范围，其在小子宫和病变少的患者中最为适用。另外，Bookwalter 牵开器环可锻造成各种尺寸，非常适合在娩出大子宫过程中通过长垂直切口暴露，手术医师在给肥胖患者做手术时经常选择Bookwalter 牵开器。

较新的薄膜型牵开器（panniculus retractors）是由胶粘背面的塑料膜（sheets of adhesive-backed plastic）构成，用以将腹部脂肪臀（pannus）拉向头侧，这种牵开器在剖宫产中得到了普及，但没有其在子宫切除术中应用的数据。薄膜型牵开器不会取代自固定牵开器，但理论上放置牵开器更容易。

伤口保护器牵开器（wound protector retractor）装置被设计用于覆盖和保护伤口边缘不受污染，这些显著降低了结直肠手术后手术部位的感染率，但它们对子宫切除相关手术部位感染率的影响尚不清楚。

放置自固定牵开器后，用湿润的开腹手术包（laparotomy packs）将肠管松散地包裹推入上腹部，并固定牵开器的上叶。惯用右手的初级手术医师应该站在患者左侧，这样惯用手就能容易地伸入盆腔。在整个手术过程中，牵拉宫底将子宫提出盆腔，这样可以提高可视性并有助于术中解剖。有些手术医师更喜欢在宫底最头侧放置 Massachusetts（Lahey 型甲状腺肿夹持钳）钳将子宫提出盆腔，但钳子的抓齿会引起子宫在术中出血。建议首选 Kocher 钳，在每侧宫角处把子宫-卵巢韧带、输卵管和圆韧带近端钳夹在一起，因为 Kocher 钳既能提供足够的牵引又能防止血液反流（back bleeding）。

子宫切除术从分离圆韧带开始，即使面对严重的病变和解剖改变，圆韧带通常是可靠的解剖标志。助手将子宫移向对侧，随即用 Russian 钳在宫角和盆腔侧壁之间钳起已拉伸的全厚层圆韧带，下一步，用 1-0 或 0 号延迟可吸收线贯穿缝扎（transfixion suture）整个圆韧带（和下方 Sampson 动脉）确保止血。助手用血管钳标识缝线尾端，这样可以在切断圆韧带和分离阔韧带时提供牵引。当钳夹宫角近端圆韧带时，不需要对内侧的残端进行二次缝扎。随着助手将宫底牵拉向对侧，标识的圆韧带向侧方回缩。手术医师用电灼或剪刀切断整个圆韧带（图 20.1）。这一操作目的是获得腹膜后途径，并开始对膀胱子宫间隙或阔韧带后叶进行解剖。

向外侧和头侧方向保持提拉圆韧带外侧段，可以使用 Metzenbaum 剪或电灼将阔韧带前叶自切断的圆韧带处向膀胱-子宫反折腹膜的方向切开，切口延伸至中线处；对侧圆韧带切断后，完成膀胱-子宫反折腹膜对侧的切口。

使用 Metzenbaum 剪刀或电灼将阔韧带向后切开并延伸（由圆韧带切断处向后平行于骨盆漏斗（infundibulopelvic，IP）韧带直到骨盆侧壁）（图 20.2）。当助手将子宫牵向患者的对侧大腿，并将外侧圆韧带残端蒂牵拉向下方时，这一步就变得更为容易。打开腹膜后，手术医师用示指、Yankauer 吸引器或镊子钝端小心地分离下方结缔组织，沿腰大肌内侧暴露髂内动脉，在阔韧带内侧叶可以看到输尿管（图 20.3）。如果不能在此处找到输尿管，手术医师应继续向上分离（到髂总动脉分叉处），寻找跨过骨盆边缘的输尿管，然后，跟随输尿管穿行骨盆阔韧带的路径。预防泌尿道损伤的关键是需要对盆腔解剖有详细的了解，盆腔手术医师应花时间掌握和传授腹膜后探查术。典型的解剖标志难以辨别时，满意的腹膜后解剖显得尤为重要。在这种情况下，仔细地锐性分离瘢痕组织，可以降低直接损伤和血流阻断的风险，而且比钝性和热性的分离更为可取。但是，有时候病变会妨碍完全显露输尿管，看到输尿管的蠕动可对其进行确认，在这种情况下，手术医师可能需要依靠触摸。

打开并分离后腹膜的其他技巧，见知识框20.2。

圆韧带

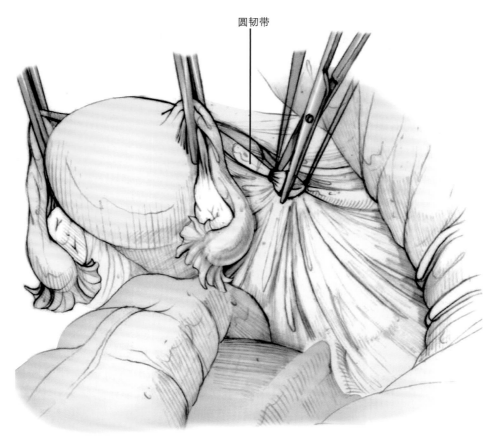

图 20.1　经腹子宫切除术从分离圆韧带开始，贯穿缝扎并切断韧带，打开阔韧带（如图所示，当圆韧带钳夹在宫角时，可选择对内侧圆韧带残端进行二次结扎）

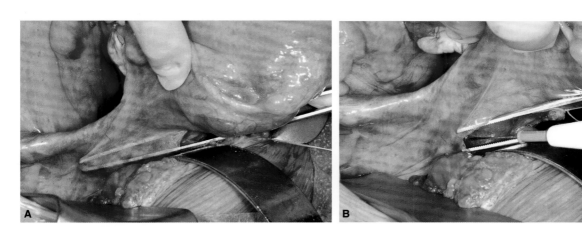

图 20.2　A. 在骨盆漏斗韧带的侧方并与其平行的位置，用张开的血管镊子潜行并撑起腹膜，来提供一个有用的引导，特别对学习者更有帮助。B. 然后，平行于 IP 韧带，电灼（此图所示）或剪刀切开腹膜（Photograph courtesy of Laurie S. Swaim.）

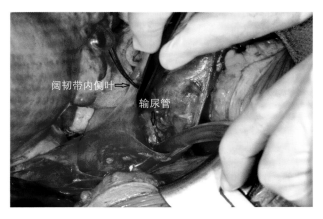

图 20.3　沿着阔韧带内侧叶辨识出输尿管。当打开腹膜后间隙后，用组织镊钝端的平整面倾斜倚靠在阔韧带内侧叶上，贴阔韧带内侧向上(向前)推展显示输尿管朝向骨盆的走行(Photograph courtesy of Laurie S. Swaim.)

知识框 20.2　打开并分离后腹膜的其他技巧

- **分离阔韧带前叶**：在前反折腹膜下方注射 20mL 生理盐水可有助于分离膀胱子宫间隙(但很少需要)。
- **触摸输尿管**：面向患者的脚侧最容易触摸到输尿管。患者左侧的手术医师将右手拇指放在左侧腹膜后间隙，示指放在阔韧带平滑的内侧腹膜表面，拇指和示指的指尖在骨盆腰大肌的水平捏起骨盆深处的腹膜，当手术医师的手向上提起时，输尿管从相对的拇指和示指滑过。

如果术中包括卵巢 - 输卵管切除术，助手保持把子宫拉向对侧并朝向下方牵引。在直视下，手术医师使用直角血管钳尖直接戳破(bluntly fracture)骨盆漏斗韧带下方的阔韧带内侧叶。这一操作是在阔韧带无血管的区域，在 IP 韧带的下方和输尿管的上方，由外向内。一些手术医师更喜欢用示指

勾起组织来确定无血管区的位置。分离后，在指尖上方用电灼或剪刀开窗(图 20.4A)。将夹持输卵管、子宫 - 卵巢韧带和圆韧带残端的 Kocher 血管钳向前移位，使血管钳尖在新形成的窗口中相遇，这样既能保持牵拉，又能防止血液反流。切除卵巢前，分离 IP 韧带，既可增加血管蒂结扎的安全性，又能降低输尿管损伤的风险。将腹膜切口向子宫方向延展可使卵巢活动，并缩短宫角与腹膜边缘之间的距离。

下一步，用 Heaney 血管钳夹扣 IP 韧带，血管钳的凹面朝向盆腔(图 20.4B)，钳齿耙紧靠蒂部用力向前推进血管钳，会导致组织损伤，最好避免。如果没有重新调整宫角处 Kocher 血管钳位置，为了防止血液反流，在同一腹膜窗口(更靠近子宫)钳置第二把相同弧度的血管钳；然后，在两把血管钳之间用 Mayo 剪剪断 IP 韧带，徒手用 0-Vicryl 线"快速松扣"血管钳("flashing" the clamp.)结扎血管蒂部，随后再用 0-Vicryl 缝扎之。缝扎进针在徒手结扎处的远端，以防止血损伤管和血肿形成，有些手术医师使用血管封闭装置代替这一传统钳夹步骤。下垂的附件可以用缝线固定在子宫上，也可以切除。

如果没有切除输卵管 - 卵巢的计划(例如，卵巢留在原位)，可以采用类似的方法，但是阔韧带叶上的窗口应位于卵巢内侧。将非优势手的示指滑过腹膜窗，挑起子宫 - 卵巢韧蒂(图 20.5A)，并平顺地引导 Heaney 血管钳按上述的操作钳夹推进(图 20.5B)。再一次，手术医师重新调整夹持圆韧带残端、子宫 - 卵巢韧带和输卵管的 Kocher 钳，使

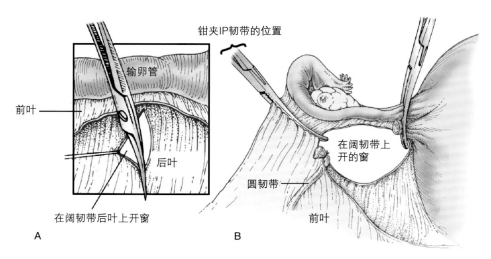

图 20.4　A. 用剪刀在阔韧带后叶上开窗。然后朝向子宫延伸扩大窗口，以便在窗口内重新调整钳夹子宫 - 卵巢韧带和圆韧带残端血管钳尖的位置。B. Heaney 血管钳(血管钳的凹面朝向盆腔)钳夹扣 IP 韧带，Kocher 钳钳住输卵管、子宫 - 卵巢韧带和圆韧带残端，以防止切断的宫角结构造成血液反流，并对子宫提供牵引力

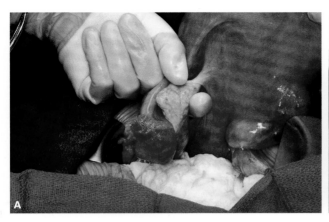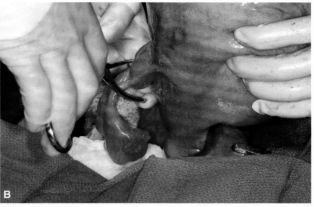

图 20.5　A. 当固定 IP 韧带或子宫 - 卵巢韧带时,手术医师首先将示指穿过阔韧带的窗口,作为放置血管钳位置和分离 IP 韧带或子宫 - 卵巢韧带的引导。如图所示。B. 下一步,引导弯钳进入阔韧带窗口,最简单的方法是使钳根朝向外侧骨盆,打开血管钳足够宽,以完全钳夹 IP 韧带,或子宫 - 卵巢韧带和输卵管复合体,并将血管钳后叶的尖端置于示指尖端上。在保持这种关系的同时,示指从腹膜窗口向后拉,直到指尖清除组织后,完全钳夹整个蒂,闭合血管钳(Photograph courtesy of Laurie S. Swaim.)

其钳尖在窗口中相遇,起到后面的夹持作用。Mayo 剪断蒂部后,徒手用 0-Vicryl 线扎牢,再用 0-Vicryl 缝扎(图 20.6)。彻底止血后,松松地包裹影响术野的附件置于骨盆缘上方。接下来,再完成对侧的这些操作步骤。

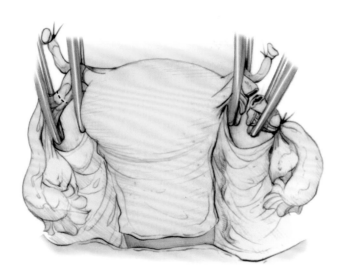

图 20.6　Mayo 剪切断子宫 - 卵巢韧带,并徒手用 0-Vicryl 线扎牢,随后在结扎处的远端再用 0-Vicryl 线缝扎

用锐性或电灼切开膀胱子宫反折腹膜,然后从宫颈上分离膀胱。用力将子宫向上提出盆腔,用 Metzenbaum 剪切开膀胱后方与宫颈前方的无血管间隙(图 20.7)。应保持在宫颈中间区域进行操作,以避免意外地切断宫颈侧方的血管。然而,当存在

中线的致密粘连时,有时可选择从宫颈侧方进入正确的组织平面。"剪 - 推 - 展"的技术(The snip-push-spread technique)(图 20.8)可以最大限度地减少损伤,并有助于进入正确的组织平面,并且在剖宫产术后出现瘢痕时尤为适用。虽然锐性分离膀胱子宫间隙比较好,但是当膀胱不存在粘连时,钝性分离也可以接受。

当肌瘤突入手术视野时,获得合适的器械角度进行膀胱分离,具有挑战性。用巾钳(towel clip)夹住前壁肌层内的肌瘤或将子宫移向后方和头侧,这些技术示例经常可以增强暴露效果,并为分离操作提供空间。在某些患者中,膀胱和子宫之间的瘢痕太严重,以至于膀胱与子宫之间的浆膜界限难以看清楚,手术医师可尝试逆行性膨胀膀胱以辨认膀胱上缘界限,但除非用力地向头侧提拉子宫,否则膨大的膀胱很可能会覆盖术野。在小血管夹(small hemoclips)之间分离膀胱和子宫之间的致密粘连是一种有用的技术。

对于全子宫切除术来说,膀胱应完全从宫颈前方剥离至宫颈外口水平以下,一旦完成,膀胱损伤的风险就会很低,并且子宫动、静脉可以从周围的结缔组织中显露出来。然而,由于增大的子宫,使视野受到限制,手术医师可以选择逐步地分离膀胱和宫颈。在这种情况下,下推膀胱到略低于宫颈内口水平,以便安全地识别并钳夹子宫血管。当完成截除(amputation)宫底后,就提供了足够的术野来

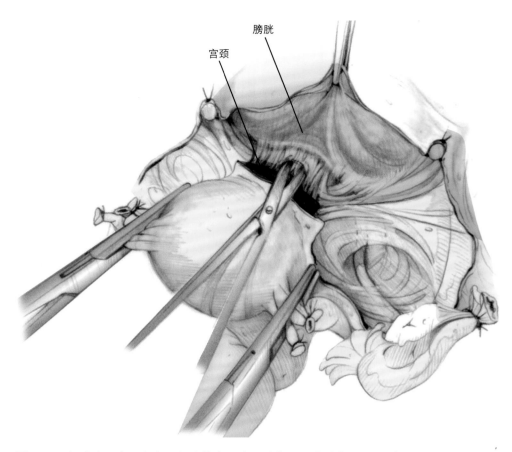

宫颈　　　　膀胱

图 20.7　把膀胱从宫颈上向下锐性推离。为了避免不必要的出血，这一步骤可以根据需要分阶段完成

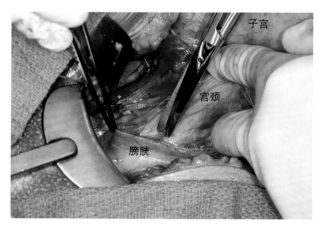

子宫

宫颈

膀胱

图 20.8　当助手拉开膀胱时，手术医师的左手（此图中）提拉宫颈，以获得合适的角度来识别膀胱子宫间隙。为了从宫颈和阴道前方分离膀胱，在中线用血管镊或 Sarot 钳抓住膀胱腹膜切口边缘，手术医师将剪刀尖放在宫颈前方，并剪开几毫米覆盖在宫颈筋膜上的组织，在不移动剪刀的情况下，手术医师立即向前或将闭合的剪刀尖部"推"3~4mm，然后，在同一平面将剪刀尖端叶片展开3~4mm。注意，在分离行进时，剪刀尖端应依靠在宫颈前方（Photograph courtesy of Laurie S. Swaim.）

完成宫颈的分离。

　　下一步是裸化（skeletonization）子宫动脉，此操作是在子宫内口水平显露子宫动脉和静脉，尽量减化血管蒂的组织束，并使输尿管移向外侧（图 20.9A）。裸化血管最好的操作是助手向上牵拉宫底，并稍微向另一侧倾斜，显露（to unroof）子宫血管最有效的方法是直接从子宫外侧开始分离。相比之下，从更外侧一点点地分离（to bites），不如提起子宫附近的结缔组织边缘，使手术医师能够使用推扫（sweeping motion）来解剖更大的组织束。完全裸化（unsheathing）子宫动脉和静脉没有必要，过多地分离会意外地导致血管的损伤或断裂。完成血管裸化后，将后腹膜向骶韧带内侧切开，只有当直肠附着在宫颈后方时，才需要将直肠从阴道上分离。

　　分离膀胱的其他技巧，见知识框 20.3。

　　在处理子宫血管时，手术医师应提起子宫，以便在舒适和适当的位置钳夹。提拉子宫并摆

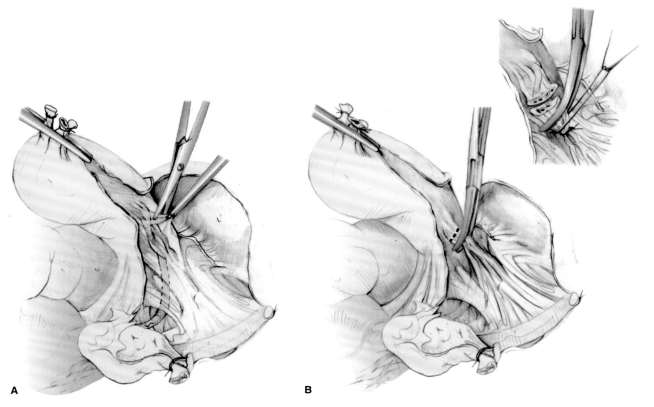

A　　　　　　　　　　　　　　　　　　　　B

图 20.9　A. 裸化子宫血管。B. 用 Heaney 弯钳在宫颈内口水平，并紧贴子宫钳夹子宫血管，注意输尿管在子宫血管下方的走行路径。如插图所示，缝扎子宫血管，血管蒂通常是双重结扎（即使单把钳钳夹）

知识框 20.3　分离膀胱的其他技巧

- **膀胱子宫反折腹膜的切口**：如果因瘢痕而无法识别膀胱的边界，可经尿道插入子宫探子至膀胱顶部便可勾画出膀胱的边界，并在探子的顶端确定一个合适的解剖区域。
- **钝性将膀胱从宫颈上剥离**：为进行钝性分离，用镊子提起膀胱上的腹膜边缘，把第二指和第三指插入膀胱后方，轻轻地在宫颈表面推展，直到膀胱完全剥离。另一种方法是用一只手握住宫颈，然后用拇指抵着宫颈向下推扫分离，从宫颈上剥离膀胱。

好位置后，使用一把刚性好且略弯曲的器械，如 Heaney 或 Masterson 钳横行钳夹子宫血管，钳尖应紧贴子宫外侧，垂直于宫颈内口水平的子宫血管（图 20.9B）。有些手术医师更喜欢使用两把血管钳钳夹子宫血管蒂，然而，这种方法并不是很普遍。如需要控制血液反流，可在第一把血管钳内侧（译者注：上方侧）额外增加一把，钳尖间应留有足够的空隙以便切断血管蒂。用 Mayo 剪或手术刀切断血管蒂后，在 Heaney 血管钳尖下方用 0 号延迟可吸收缝线缝扎血管蒂（图 20.10），缝针的大小取决

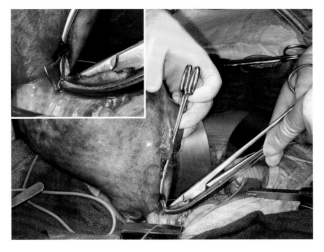

图 20.10　缝扎子宫血管时，应在弯钳尖的下方进针缝扎（插图显示细节），在血管钳下方打结的同时，助手松开并取走血管钳（Photograph courtesy of Laurie S. Swaim.）

于可用的空间和蒂束的大小。手术医师打第一个线结时，助手慢慢地打开并取走血管钳。为了减少术野中的器械数量，在后钳夹的组织结扎后即可移除。在对侧也进行类似的操作（除非子宫很大，预计会有明显的血液反流，否则没有必要在对侧使用

后钳夹的血管钳)。

　　放置血管钳的其他技巧,见知识框 20.4。

<table>
<tr><td colspan="1">知识框 20.4　放置血管钳的其他技巧</td></tr>
</table>

- **子宫动脉蒂**:为了放置血管钳并缝扎子宫血管,初级手术医师用非惯用手稍微向前上提拉子宫,惯用手完全打开 Heaney 钳,在合适的水平,用钳子的后叶抵住子宫后方,从而确保血管钳放在恰当的位置;保持钳子后叶和子宫的关系定位,向后晃动子宫,惯用手前压和轻微旋转,有助于保持钳子后叶对子宫的位置保持不变;在助手拉下膀胱后,在宫颈内口侧方处,旋转钳子的前叶,使其尖部钳住几毫米的宫颈周围组织,再完全闭合 Heaney 钳;闭合 Heaney 钳的同时,钳子从宫颈外侧滑下,以使钳尖紧贴着子宫。
- **钳夹阴道的顶端**:如果两把弯钳尖不会接触,在血管钳之间应留有 1cm 或以上的间隙,血管钳之间的距离应足够宽,以便手术医师可以自信地识别阴道断端内的前、后阴道黏膜边缘。

　　当缝扎好子宫血管蒂后,就可以安全地切除宫底了,这个步骤是宫颈上子宫切除术(见下一节)的一个重要组成部分,当子宫较大,妨碍了盆腔深部的视野时,这一简单的步骤在全子宫切除术也特别有用。用 Lahey 甲状腺钳紧紧地抓住暴露的宫颈残端表层,可提供良好的牵引,并有助于在子宫切除术余下的步骤中止血。

　　接下来是处理主韧带。Ballantyne 钳的大钳齿可牢牢地抓住宫颈后方,并且非常适合于固定余下的宫颈外侧附着组织。手术医师应在子宫血管蒂和几乎平行于宫颈长轴的宫颈外侧之间,钳夹主韧带上部,慢慢闭合 Ballantyne 钳,以便钳紧宫颈外侧组织,并使钳尖紧贴着宫颈(图 20.11)。可以使用 Mayo 剪或长柄手术刀切断组织,在此步骤中,应避免切过钳尖(内侧)(图 20.12),这可能会导致剪切组织和可避免的出血。在 Ballantyne 钳尖正下方,用 0 号延迟可吸收线缝扎主韧带蒂。当蒂的长度超过 1cm 时,使用 Heaney 缝合技术可以避免切断的韧带上部发生滑脱。用相似的方法连续钳夹宫颈两侧的主韧带,直至达到宫颈外口的水平。每次钳夹都应在前蒂的内侧进行,这样钳尖就位于宫颈的外侧,而血管钳的背部紧靠前一个打的结。在每次钳夹之前,手术医师应该评估膀胱和直肠的位置,如有需要,进一步分离这些结构。根据解剖和看清楚的原则,手术医师可在宫颈一侧连续进行组

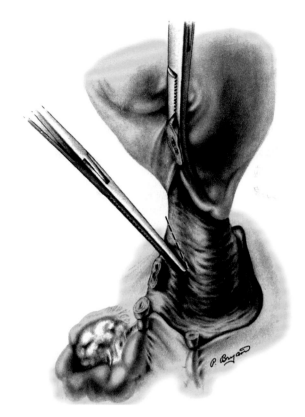

图 20.11　在子宫动静脉结扎后,用直的血管钳连续钳夹余下的下方主韧带部分,钳尖置于宫颈的边缘,而血管钳钳口的后部紧邻前一个蒂

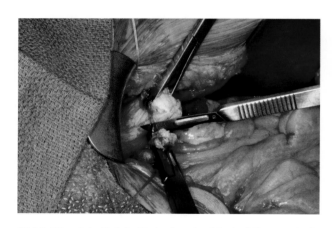

图 20.12　当切断主韧带时,在不超过钳尖的情况下,切断主韧带剩余的纤维组织,将刀腹放置在与 Ballantyne 钳最顶端垂直的位置,在保持手术刀稳定的同时,顺时针和逆时针方向轻柔地旋转血管钳,切断剩余的纤维,而不经过刀尖(Photograph courtesy of Laurie S. Swaim.)

织"叮咬"式分离或两侧交替进行。在一些患者中,子宫骶韧带的上侧面很容易钩住 Ballantyne 钳的钳齿,并有可能钳入最后的主韧带蒂内。或者,在切除宫颈时,子宫骶韧带与其余外侧的附着组织被

钳入血管钳内。

当两侧主韧带切至阴道穹隆水平时,就可以切除子宫了。通常首选封闭式的技术,牢牢地提拉子宫,从宫颈的侧面,将一把 Heaney 钳直接夹在宫颈的正下方,并与宫颈紧紧地靠在一起,钳入阴道前后壁向前推进至钳子的后根部,然后,在对侧钳置第二把 Heahey 钳。理想情况下,每把 Heaney 血管钳尖均应接触到阴道上段的前、后表面,这样可以防止切缘的阴道黏膜发生滑脱和出血(图 20.13)。用 Mayo 剪在每把血管钳上方直接剪开,将宫颈和阴道分开,并将标本从手术区域中取走。此时,用 8 字缝合法在中线处将阴道缝合在一起,或者可以在包含骶、主韧带蒂缝合打结以后进行此操作,这种 8 字缝合法必须包括阴道黏膜的全层。当手术医师采用 Heaney 方式时,应确保第二次钳夹时包含骶韧带,用 0 号延迟可吸收缝线缝扎每个侧蒂后,子宫切除术便完成了。

处理主韧带的其他技巧,见知识框 20.5。

知识框 20.5　处理主韧带蒂的其他技巧

- 为了切断已钳夹的主韧带蒂,在韧带的每一侧从钳尖至钳根平均勾画出刀片的形状即一个楔形蒂,以划出的轮廓为指引,从前、后方向交替切开,直至蒂完全游离。
- 由于使用贯穿缝合主韧带的蒂,手术医师应该直接沿着血管钳背面拉紧缝线打结,因此,线结正好在切下的组织上,而不包括侧方的蒂。

当宫颈较宽或呈球形时,这种封闭式的技术并不总是可行的。此外,血管钳钳夹在突出的宫颈或下垂的肌瘤下方,增加了阴道缩短的机会。在这些情况下,首选开放式的技术。用 Kocher 或 Allis 钳,在宫颈 - 阴道连接处下方 5~10mm 处,夹住阴道前壁,使用这个钳子上提阴道壁,手术医师在钳子上方锐性(用刀)进入阴道。当连接处不明显时,海绵棒或其他钝性器械放入阴道前穹隆,这种方法可作为一种有用的引导,进入阴道后,使用 Kocher 钳抓住阴道全层的边缘。然后,手术医师可以用 Jorgenson 剪刀环切宫颈,小心地保持在侧蒂上方。Jorgenson 剪刀在阴道内的叶片应沿着穹隆并尽可能地靠近宫颈,以防止阴道可能变短。当阴道与宫颈分开时,其余 Kocher 血管钳夹住前中、外侧及后中阴道黏膜的全层。钳夹中应包含后腹膜边缘,这样有助于在闭合时将其包含到阴道断端。阴道侧向支撑应包含在不同的"角"缝合中,如果手术医师用长缝线固定其中一个角,该缝线可用作缝闭对侧阴道断端(使用连续锁边缝合),或者,在角部缝合结扎好后,可以用一系列 8 字缝闭阴道断端。

如果计划行宫颈上子宫切除术,将主韧带切至宫颈中段就足够了。然后将膀胱推至计划的宫颈横切面水平以下 1cm。使用直血管钳夹住两侧主韧带附着处,便于进行提拉。用电灼或长柄手术刀将宫颈组织切成倒锥形,使锥尖终于颈管内(图 20.14)。有些手术医师切下第二块小圆盘状宫颈内膜组织进行冷冻切片检查,以确保完整切除了子宫内膜。然后,使用延迟可吸收缝线间断或 8 字形缝合宫颈前、后壁(图 20.15)。用较细的延迟可吸收线缝合前、后腹膜,以使宫颈残端再次腹膜化,但这不是必需的。

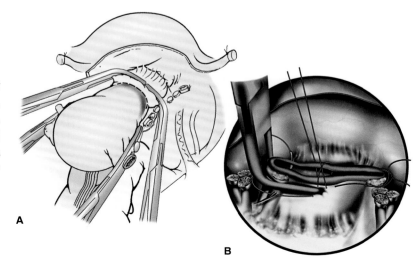

图 20.13　在检查确定膀胱和直肠清晰后,在宫颈略下方(虚线)用弯 Heaney 或 Zeppelin 钳横行夹住阴道,紧贴钳子的上方(用刀或弯剪刀)切开阴道。侧方的蒂用 Heaney 方法缝扎,闭合时合并骶韧带。此外,用一个或多个 8 字缝闭阴道断端的中央部分

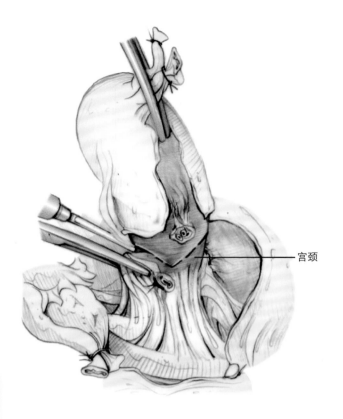

图 20.14 次全或宫颈上子宫切除术。子宫血管结扎后，采用浅锥形技术电灼切除宫底，如图所示，使用直的血管钳夹住两侧主韧带，这样可用于稳定宫颈残端并进行提拉

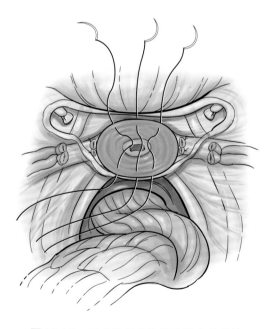

图 20.15 用延迟可吸收线缝闭宫颈残端

缝闭阴道断端（或宫颈残端）后，充分冲洗盆腔，并检查每个蒂是否止血。可以使用电灼或小针缝扎来控制毛细血管或小血管的出血。直角血管

钳对于腹膜表面止血特别有用（提起出血点形成蒂）。观察输尿管的走行并评估其与缝线的关系。如果怀疑输尿管扩张、扭曲或受压时，评估输尿管通畅性是必要的。当确定止血彻底后，剪掉标识的缝线，并移除自固定牵开器和开腹手术包。牵下大网膜覆盖在肠管上，然后关闭腹腔。

宫颈上子宫切除术的其他技巧见知识框20.6。

知识框 20.6　宫颈上子宫切除术的其他技巧

- 宫颈上子宫切除术或切除子宫底部时，在后陷凹放置一个宽可塑的垫子以保护乙状结肠，并向上牢牢地提起宫底。
- 切除宫颈：用电灼、大剪刀或长柄手术刀，在子宫血管蒂或保留置的 Heaney 钳上方几厘米处开始切开，直接切过宫颈，注意不要向下倾斜切到血管蒂。

特殊情况

宫颈上（次全）与全子宫切除术

美国次全子宫切除术的构成比由 1995 年的 0.7% 上升到 2004 年的 7.5%。一项 2012 年的系统性综述发现，没有证据表明保留宫颈与性生活、肠道或膀胱功能的改善有关。与全子宫切除术相比，次全子宫切除术的手术时间（11min）和估计失血量（57mL）的减少有统计学意义，但在临床上没有显著地减少。次全子宫切除术后立即发热和尿潴留较为少见，然而，据报道，次全子宫切除术后发生持续的周期性阴道流血是全子宫切除术后的 16 倍。与完全子宫切除术相比，既往赞成次全子宫切除术的依据包括改善性功能，减少术后的并发症，以及理论上预防盆腔器官的脱垂。然而，来自随机试验的证据并不支持这些观点。次全子宫切除术的益处似乎仅限于术中和术后很短的时间。次全子宫切除术后发生泌尿生殖瘘的可能性较小（1/2 279 vs. 1/540），但是，有 1%~2% 的患者需要进行宫颈切除术，最常见的原因是宫颈脱垂。

要求行次全子宫切除术的患者应知晓需要继续进行宫颈癌筛查，以及选择性激素治疗对残存子宫内膜组织的潜在影响。经腹子宫切除术期间有明显出血或其他临床需要快速切除子宫，如产科出血，是进行次全子宫切除术的指征。经验丰富的手

术医师认为,如果盆腔粘连严重,全子宫切除术引起邻近器官发生损伤的风险大于获益时,也可考虑次全子宫切除术。生殖道的癌前病变或恶性疾病是次全子宫切除术的禁忌证。

阑尾切除术

常规或巧遇阑尾切除术的风险一般是大于获益。因此,具有临床指征的患者才能在经腹子宫切除术时进行阑尾切除术。

穹隆悬吊术

当患者有脱垂症状时,建议在子宫切除术时进行阴道穹隆悬吊术。然而,对于术中是否预防性行穹隆悬吊术,支持和反对的建议并不是那么明确,而且主要是基于专家的意见。

腹部整形术

某些患者在妇科手术时要求同时进行整形手术(cosmetic procedures),同时进行腹部整形术和经腹子宫切除术的确切频率尚不清楚。对美国外科医师学会国家外科质量改善计划(National Surgical Quality Improvement Program,NSQIP)数据的回顾表明,在接受子宫切除术的患者中,同步手术的发生率约为 1%。一次全身麻醉和手术恢复以及降低费用经常被认为是同时进行这些手术的优点。在采用全身性静脉血栓栓塞(venous thromboembolism,VTE)预防之前,与分别进行手术的患者相比,同时手术患者的输血和肺栓塞的发生率都有所增加。然而,在最近的一项回顾性研究中,腹部整形和妇科联合手术后,肺栓塞、手术部位感染和主要术后并发症的发生率并没有增加。在同一次手术期间完成这些手术,可以缩短总手术室时间和住院时间。

挑战性的子宫切除术

子宫直肠凹消失

宫颈后方腹膜与乙状结肠或直肠前壁形成的致密粘连会导致子宫直肠凹消失,从而失去正常的解剖标志。严重的子宫内膜异位症或此前的盆腔感染所形成的瘢痕,可能妨碍手术医师容易地找到

宫颈后方和子宫骶韧带,这一步骤是完成全子宫切除术所必需的。骶韧带上的内异症因为皱缩、缩短骶韧带和覆盖腹膜,向内侧牵拉输尿管。

在这种情况下,为避免对直肠、乙状结肠造成严重的损伤,手术医师需要锐性从宫颈和阴道上分离后腹膜,以便提供足够的空间进行宫颈切除。在识别输尿管和分离宫颈阴道的腹膜后,才可继续完成子宫切除术。当无法进入后陷凹时,"自底向上"的技术有助于切除宫颈和宫体。为了完成这一手术,需要向下推膀胱至宫颈外口下方,用刀切开进入阴道,然后,从宫颈阴道部开始逆向切断主韧带完成子宫切除术。

宫颈和子宫下段肌瘤

当某些手术中出现较大肌瘤时,肌瘤缩减术(debulking myomectomy)可为后续的操作提供暴露空间,但是,术中是否需要进行肌瘤切除取决于肌瘤的位置(而不是其大小)。较大的宫颈肌瘤往往使输尿管向侧方移位并朝向宫底,在正常的女性解剖中,输尿管到宫颈外侧的平均距离略大于 2cm,但是有宫颈肿块时,多达 10% 的女性中平均距离在 5mm 以内。如果肿块的大小和位置允许,分离进入腹膜后,并进一步分离直肠旁和膀胱旁间隙,有助于更加安全地分离邻近的直肠、膀胱和输尿管。根据肿物的大小和横向宽度,腹膜后入路可能是最好的第一步,特别是因肿块造成的扭曲变形,不能清晰地看到子宫血管时,当进入腹膜后间隙后,如果空间允许,向骨盆方向分离相对无血管的蜂窝状结缔组织,可能会显露出跨过输尿管的子宫动脉。因为腹腔镜可进入肿块的后方,使得这一操作步骤在腹腔镜下变得更为容易,如果能清晰地看到血管,缝线绕过血管并结扎或用大血管钳夹闭血管,用以减少子宫的灌注。当肿块充满盆腔,而子宫动脉和静脉变形进入宫颈肿块外侧时,有时就可能需要分离并切断子宫血管。手术医师经常采用宫颈肌瘤切除术,以改善可视化和识别盆腔结构。随着肌瘤切除术的进行,位于肌瘤表面的输尿管会滑落到侧方,但肌瘤切除后,留下的被拉伸和变细薄的组织并不总是像正常的解剖结构。在所有情况下,应首先钳夹并切断最容易接近一侧的子宫血管。当黏膜下肌瘤引起宫颈呈球形膨大时,可以从前方进入宫腔并将肌瘤由宫底部取出,这样可以改

善术中的暴露,以便完成子宫切除术。

宫颈和子宫前下方的肌瘤可伸展并撑起前反折腹膜,从而形成了一个自然而且清晰的解剖平面以便切开腹膜和分离膀胱。在子宫 - 卵巢韧带或IP韧带切断后,用巾钳提拉前外侧的肌瘤可充分暴露血管,然后在子宫动脉上施放血管钳,以便暂时控制子宫肌瘤切除中的出血。子宫肌瘤扭曲宫颈或子宫下段的外侧解剖结构,这为施放血管钳带来了挑战,子宫肌瘤切除以后,其余的结构可能会恢复了熟悉的解剖关系。在肌瘤最上方的表面切开便可以显露肌瘤包膜,随后在包膜内分离肌瘤,以减少输尿管和子宫血管损伤的风险。对于有宫颈肿块的患者,识别宫颈和阴道交界处可能存在困难,此时,助手一根手指抵触阴道穹隆,手术医师便可触及,这样就能容易地找到真正的阴道顶端。

阔韧带和骶韧带中出现的肌瘤或肿块也会破坏输尿管的正常走行。阔韧带肿块易于使输尿管向内侧移位,但盆腔肿块的解剖位置并不能完全预测输尿管的位置。因此,为了减少损伤的风险,在切除宫颈、阔韧带或骶韧带肿块之前,应探明输尿管在盆腔中的走行,当确定后,分离输尿管用导管袢(vessel loop)标识,这样有助于持续评估输尿管与盆腔病变的解剖关系。

术后护理

无论哪种途径的子宫切除术,目前的证据不再支持术后立即克制经口饮食(withholding oral intake)的传统。此前,术后早期进食与呕吐、伤口裂开、肠闭塞绞痛(ileus)和肠梗阻(bowel obstruction)有关的担忧没有依据。与延迟进食相比,妇科大手术后24h内开始进食的患者,正常肠道功能恢复更快,并改善了患者的满意度和手术部位的感染率。

在没有泌尿道损伤的情况下,应不迟于术后次日清晨拔除留置的导尿管。

当患者开始走动后,就不需要气动压缩装置了,鼓励患者在术后当日的下午或晚上开始活动。

经腹子宫切除术后恢复正常活动的建议是多种多样的,并且很大程度上是基于对切口裂开的理论关注。在缺乏科学依据指导的情况下,大多数的美国医师建议患者在没有发生并发症的经腹子宫切除术后 6 周重返工作岗位。医疗残疾顾问(medical disability advisor)发行的工作场所指南,同意在子宫切除术后 6~12 周内限制患者长时间站立和剧烈的体力活动。这也是一组荷兰(尼德兰)妇科医师、全科医师和职业治疗师参与一项改进的Delphi 研究得出的结论,该研究旨在确定术后护理的最佳指导方针。参与者达成的共识认为,在经腹子宫切除术后 2 周时,举起 5kg 及持续步行 30min为宜;在术后 3~4 周时,举起 10kg 及骑行等活动为宜。这些专业人士还认为,在没有并发症的经腹子宫切除术后 6 周,负重 15kg、步行一整天、每天工作 8h 是合适的。然而,专家的建议不一定适用于所有患者,使用患者报告的数据可以对术后指导进行优化,专家提出的康复建议提供给 337 名经腹子宫切除术后的健康荷兰女性,同时她们也制订并记录了自己的康复计划。患者报告了恢复 10 项活动所需的时间,当 25% 的受试者在推荐的时间内恢复活动时,研究人员认为基于专家的建议是正确的。对于经腹子宫切除术,专家建议除了开车和返回工作(68 天)以外的(这些超出了建议)所有活动都是正确的。当阴道断端愈合良好,且检查没有触痛后,患者便可以恢复性生活。大多数手术医师建议患者等待 6 周后再恢复性生活。在第 11 章中详细地介绍了术后护理。

传统的患者随访时间是在子宫切除术后 6 周,患者个体的临床和社会因素应决定术后评估的最佳时间。

降低围手术期的风险

各种程序和干预措施已经被提出,以减少子宫切除术相关的围手术期风险。子宫切除术的严重风险罕见,这就导致一些研究者评价终点代表了安全性,这可能与真实改进的结果相关或不相关。关于经腹子宫切除术,一些做法已经经过合理的科学审查,一些是从类似的操作研究中推断出来的,而其他的则是盆腔手术医师们,基于提供者的舒适和经验代代相传。当缺乏严格的研究时,临床医师应该根据每位患者的具体情况权衡这些做法的益处、风险和成本。

输尿管支架

没有证据支持良性疾病的经腹子宫切除术前,

常规放置预防性输尿管支架。在一项对 3 000 多名接受妇科大手术的患者进行随机对照试验,发现置管组和非置管组的输尿管损伤发生率没有显著差异。然而,根据个体的情况,手术医师可以选择为特定的患者术前放置支架,以方便进行输尿管触诊。

膀胱镜检查

泌尿生殖道损伤的早期发现和修复可以降低发病率和再次手术的风险。逆行性膨胀膀胱有助于评估可疑的膀胱损伤,但这种方法并不适用于评估上泌尿道的损伤。子宫切除术时的膀胱镜检查可提供膀胱完整性和输尿管通畅的信息。

在一所大学医院,对子宫切除术后常规膀胱镜检查的前瞻性观察研究表明,泌尿生殖道损伤的检出率提高了(从 25% 提高到 97%),减少了泌尿生殖道损伤的延迟诊断。一项回顾性研究比较了常规膀胱镜检查方案实施前后,患者泌尿系损伤的术中检出率。术中膀胱镜检查的使用率从 36% 增加到 86% 与延迟诊断率显著降低有关(0.7%,95% CI:0.3%~1.2%, 相比较 0.1%,95% CI:0.0%~0.3%)。同样,一项对 79 项膀胱镜检查和妇科良性疾病研究的系统综述中,与选择性使用(18% 输尿管,70% 膀胱)相比,接受常规膀胱镜检查的患者输尿管和膀胱损伤检出率(两者均为 95%)明显提高了。

美国妇科腹腔镜医师协会(The American Association of Gynecologic Laparoscopists)已经发布了腹腔镜子宫切除术后常规膀胱镜检查的指南,但是专业协会对经腹子宫切除术后膀胱镜检查的建议还未发表。毫无疑问,尿路损伤的早期检测可以降低发病率,但经腹子宫切除术后常规膀胱镜检查的真正临床和经济影响尚不清楚。如果考虑存在尿路损伤,手术医师应保持膀胱镜检查或其他膀胱和输尿管评估检查的低阈值。

当输尿管存在部分结扎、扭结或不完全切断时,可能有明显的输尿管流出改变。因此,如果高度怀疑输尿管损伤时,术中静脉肾盂造影或尿路造影有助于发现输尿管狭窄和细小的缺损。即便术中有令人满意的膀胱镜检查结果,患者术后如出现肠梗阻、腹胀、发热、持续疼痛或血尿等症状,仍应考虑存在泌尿道损伤的可能。

减少失血的技术

在经腹子宫切除术中,只要注意适当的手术技巧,通常就能达到止血的目的。然而,宫颈肌瘤、大子宫和肥胖可能增加经腹子宫切除术中大失血的风险。在一项有 51 名参与者的随机对照试验中,在子宫动脉内侧 1cm 处注射稀释的血管升压素(vasopressin)可使失血量降低 40%,但术后血红蛋白和输血率与子宫大小及术中发现相似的未经治疗对照组相比较没有差异。

组织凝固或血管封闭设备是止血方法的另一种选择,但很少有研究评估这些设备在良性疾病经腹子宫切除术的使用。与传统技术相比,在子宫大于 14 周的患者中,随机选择使用 LigaSure 血管封闭装置,结果显示这种方法可缩短手术时间,但住院时间或术后疼痛评分没有减少。在一项独立试验中,对经腹子宫切除术中随机使用 LigaSure 血管封闭装置和接受传统钳夹、缝合的止血方法进行了比较,发现使用 LigaSure 的患者,手术当日的疼痛评分明显较低,而且术后恢复日常活动的速度更快。一项比较止血方法的网络 meta 分析(network meta-analysis)发现,在对良性、产科和肿瘤为适应证的经腹子宫切除术中,LigaSure 是最有效的止血选择,其优于米索前列醇(misoprostol)、垂体后叶素(pituitrin)(牛源性血管升压素和催产素)和氨甲环酸(tranexamic acid)。在第 6 章中回顾了电外科和其他能量器械设备的使用。在第 8 章中详细介绍了出血的手术控制。

预防粘连

过度的组织处理、干燥、止血不良和局部缺血所引起的炎症都是腹膜粘连的潜在前因。术后粘连的发展是多因素的,精细的手术技术并不能阻止所有的患者发生获得性粘连,关闭腹膜并不能减少粘连的发生。一项 Cochrane 综述发现,没有足够的证据支持或反对在妇科手术中使用防黏剂对疼痛终点、生活质量、二探手术(second look surgery)时的粘连和未来妊娠的影响。

经腹子宫切除术相关的风险

经腹子宫切除术相关风险的总结见表 20.1。

值得注意是,输血和手术部位感染是重要的考虑因素。来自 Scandinavian 和 European 的大规模人群研究观察数据,显示主要手术并发症(不包括手术部位感染)的发生率为 3.57%~7.2%。根据 2008—2012 年 NSQIP 的数据,在美国一大部分人群中,因良性疾病行经腹子宫切除术后 30 天内所有并发症的发生率为 7.9%。美国医师学会 NSQIP 的计算器根据患者的个体特征(第 2 章)来估算术后并发症发生的概率。这是一种易于使用的工具,它可以快速地对经腹子宫切除术相关的各种并发症在患者和人群风险方面进行图形比较(graphic comparison)。

表 20.1
经腹子宫切除术的并发症

并发症	发病率 /%
输血	4~6
肠道损伤	0.1~1
泌尿道损伤	
输尿管	0.3~1.7
膀胱	1~2.3
泌尿生殖道瘘	0.1~0.2
UTI	2~2.4
脓毒血症	0.08
手术部位感染—浅表	2.5~7
阴道断端蜂窝织炎	2
VTE	0.56
阴道断端裂开	0.4
神经损伤	<2
盆腔器官脱垂	3~5
死亡	0.04~0.17

UTI(urinary tract infection):尿路感染。

输血

根据 2008—2012 年 NSQIP 的数据进行回顾性分析显示,12 284 名接受经腹子宫切除术女性的输血率为 5.7%。在一篇系统性综述中,与经腹子宫切除术相关的平均输血率为 4%~6%。

术后感染

由于研究方法和定义的不同,经腹子宫切除术后手术部位感染的真实发生率尚不清楚。来自大型前瞻性研究和系统综述的数据表明,子宫切除术后所有手术部位感染的风险在 2.5%~7%。无论采用何种途径,约 2% 的病例并发阴道断端蜂窝织炎。随着手术时间的延长,经腹途径是子宫切除术后发生深部切口间隙手术部位感染的一致性风险因素。

在美国,对手术部位感染认识的提高、手术部位感染术前包、安全措施和检查清单的应用,有助于明显降低手术部位的感染率。由于手术时间是手术部位感染的一致危险因素,可以合理地告知既往有盆腔手术史、宫颈大肌瘤或其他可能延长手术时间情况的患者,她们手术部位感染风险可能比没有这些情况的女性更大。

阴道断端裂开

与腹腔镜子宫切除术相比,经腹子宫切除术后发生阴道断端裂开较少见,发生率不到 0.4%。危险因素包括术后感染和创伤,性交是发生阴道断端裂开的常见前因。

泌尿道损伤

因为子宫及其附属物邻近膀胱、输尿管和直肠,从而增加了发生损伤的可能性,在所有类型的子宫切除术中,泌尿道损伤的总体风险为 2.1%~4.8%。与腹腔镜下子宫切除术相比,经腹子宫切除术发生泌尿道损伤的风险更低(优势比 2.41,CI:1.24~4.82),经腹和经阴子宫切除术的泌尿道损伤的发生率相似。来自大规模观察性研究的数据表明,子宫切除术中膀胱损伤的可能性大于输尿管的损伤,例如,在对子宫切除术并发症进行 FINHYST 前瞻性研究的 5 000 多名参与者中,膀胱损伤发生率为 1%,输尿管损伤发生率为 0.3%。同样,在一项子宫切除术后常规膀胱镜检查的前瞻性研究中,529 名患者膀胱和输尿管损伤的发生率分别为 2.3% 和 1.7%。既往有剖宫产史(优势比 4.01,CI:2.06~7.83)和子宫重量大于 5 000g 均增加膀胱损伤的概率(优势比 2.88,95% CI:1.05 ~7.90)。大多数的膀胱损伤累及膀胱顶部,80% 的输尿管损伤发生在宫颈外侧靠近子宫动脉处。

Hilton 等利用 2000—2008 年英国国民健康服务(English National Health Service)的数据发现,540 名因良性指征行经腹子宫切除术的女性中,有一名女性术后一年内发生了泌尿生殖瘘。在术前诊断为子宫内膜异位症、子宫肌瘤、AUB 或脱垂的女性中，瘘管形成的比率没有显著差异。在这项分析中，年龄超过 50 岁患者的瘘管诊断率降低了 40%。

胃肠道损伤

无论采用何种途径，子宫切除术合并有胃肠道损伤的发生率为 0.1%~1%。既往手术引起的粘连、子宫内膜异位症和感染都会增加肠道损伤的风险。在前瞻性 FINHYST 研究中，肠道损伤与粘连松解术呈显著相关(优势比 29.07，95% *CI*：7.17~117.88)。

与粘连相关并发症

与腹腔镜子宫切除术相比，计划行经腹子宫切除术的患者发生粘连的风险更大，这可能与腹腔镜下潮湿的环境、较少组织操作和失血有关。获得性粘连可能会导致远期的疼痛，对生活质量产生不利的影响，但因粘连所导致最严重的后果是肠梗阻。研究人员回顾性评估了 Montreal 三家医院 7 年时间里，妇科手术对肠梗阻发生、发展的影响。在非癌症的患者中，135 例肠梗阻患者中有 50% 此前做过妇科手术，而经腹子宫切除术是最常见的妇科前期手术。从这项研究中，研究人员确定在 1 000 例经腹子宫切除术中，有 13.4 例发生了肠梗阻。

术后神经损伤

不到 2% 的患者，妇科手术后出现神经损伤。压迫、拉伸、缝合、手术夹、血管钳和外科能量设备可能导致神经组织缺血、成角、卡压、损伤和切断。股神经损伤是良性经腹子宫切除术后最常见的压迫性神经损伤，发病率在 0.8%~11%。使用带有深侧叶的自固定牵开器过度压迫股神经血管，从而增加了股神经缺血的风险。关闭 Pfannenstiel 切口筋膜时，横断、成角和牵拉等操作可能是髂腹股沟和髂腹下神经损伤的原因(culprits)，在经腹子宫切除术后的女性中，观察到这一现象的比例高达 4%。

后悔生育 / 生殖选择

因良性疾病而接受子宫切除术的绝经前女性中，超过 10% 的人希望再次妊娠。有证据表明，与自愿完成生育的女性相比，这些女性在术后的前 2 年经历了更多的焦虑、抑郁、后悔和困惑。

性功能

在马里兰州女性健康研究(Maryland Women's Health)中，1 100 多名性生活活跃的女性中，子宫切除术后性功能的所有参数都有所改善(包括性生活频率、性欲和高潮)，术后性交困难减轻。绝经前女性在子宫切除术后 6 个月的女性性功能指数(female sexual function index)均有显著改善，无论手术途径如何，评分均有显著改善。疼痛和出血症状的改善可能是本研究和其他前瞻性研究中确定性功能改善的原因。子宫切除术前的性满意度似乎是术后性功能最可靠的预测因子，然而，由于各研究方法的差异和性功能障碍的复杂性，因此，预测经腹子宫切除术后女性性健康很困难。

尿失禁

子宫切除的途径对尿失禁症状的影响难以辨别。在马里兰州女性健康研究中，1 299 名参与者中，有 89.5% 在术前完成了泌尿症状量表(Urinary Symptom Scale)，每隔 6 个月进行一次，为期 2 年。大多数女性在子宫切除术后 2 年尿失禁症状有所改善，而术前有中度或重度尿失禁症状的女性改善最为显著(症状分别减轻 61.2% 和 86.5%)。术前只有 16.7% 的女性报告没有或轻度症状，9.6% 为中度症状，3.2% 为重度症状。在 2000 年评估子宫切除术对尿失禁影响的系统性综述中，60 岁以上有子宫切除术史的女性与保留子宫的女性相比，有统计学意义上更大的尿失禁概率(优势比 1.6，95% *CI*：1.4~1.8)。

脱垂

Blandon 等分析了在 1965—2002 年，8 000 多名接受子宫切除术的女性进行盆底重建手术的发生率。研究人员报告称，在经腹子宫切除术后 30 年内，盆底重建手术的累计发生率低于 5%。在子宫切除时盆腔器官脱垂修复史，是未来再次进行盆底重建手术的最强预测因子。

更年期

2005 年一项对 257 名女性和 259 名对照者的队列研究发现，与对照组相比，子宫切除术后更年期的平均潜伏期缩短了 3.7 年。

对代谢紊乱和心血管疾病的影响

子宫切除术后随访超过 21 年的女性发生高脂血症、高血压、肥胖、心律失常和冠状动脉疾病的概率明显高于年龄匹配的对照组,这些风险甚至在保留卵巢的女性中也存在。

死亡率

良性疾病的子宫切除术后死亡罕见。在 2008—2012 年,良性疾病经腹子宫切除术后的全因死亡率(all-cause death rate)为 0.04%。Wright 等对 1998—2010 年美国 741 家医院所有接受经腹子宫切除术女性的全国住院样本(Nationwide Inpatient Sample)收集的数据进行了基于人群的分析,发现总体死亡率为 0.17%。

再次入院

Penn 等回顾了 9 869 名经腹子宫切除术后 30 天 NSQIP 的再次入院数据,2012—2013 年,经腹子宫切除术后 30 天再次入院率为 3.7%,82% 的再次入院发生在术后 2 周内。手术部位感染是最常见的诊断,占再次入院的 37%。与腹腔镜和经阴子宫切除术相比,经腹子宫切除术后因并发症(包括深静脉血栓)而再次入院率更低。与腹腔镜子宫切除术(优势比 2.3,CI:1.48~3.65)或经阴子宫切除术(优势比 2.3,CI:1.29~3.97)相比,经腹子宫切除术后以手术损伤而再次入院的发生率要低得多。

学习者和子宫切除术

教学和作为手术医师的学习人员对手术结果的影响是一个重要的考虑因素。很少有研究评估住院医师(residents)和专科培训医师(fellow)对子宫切除术后手术结果的影响,回顾性队列分析显示,有学习者参与的子宫切除术的总手术室时间增加了 12.6(±4.6)min(P=0.005)。住院医师的培训水平与预估失血、手术室时间或术后红细胞比容没有相关性。在 159 例非教学病例和 265 例教学病例的回顾性分析中,大约 2/3 的子宫切除术是经腹的,平均子宫重量和患者 BMI 在每组间没有差异,然而,报道中没有提及既往有无手术史。

Barber 等通过分析 2010—2012 年 22 000 余例良性子宫切除术患者(3 765 例无住院医师参与的经腹子宫切除术,3 038 例有住院医师参与)的 NSQIP 的手术结果数据,发现住院医师参与的经腹子宫切除术对 VTE、深部或脏器间隙手术部位感染、筋膜裂开、重返手术室及死亡等主要并发症没有影响。然而,住院医师作为手术医师参与经腹子宫切除术中时,轻度并发症(UTI、输血、浅表伤口感染)在统计学上出现了增加(优势比 1.61,CI:1.38,1.87),并在校正了 BMI、内科合并症和手术复杂性后仍持续存在(优势比 1.56,CI:1.33~1.82)。住院医师参与的所有途径子宫切除术的手术时间都增加了,在校正手术时间后,受训人员与经腹子宫切除术轻度并发症的关系仍然持续存在(优势比 1.34,CI:1.13~1.57)。

尽管回顾性设计无法确定住院医师参与手术的真实数量,但诸如此类的研究对学习者参与对手术结果的影响提供了有趣的观点(interesting insight)。此外,虽然这些研究的结果只有 10 年的历史,即使在今天也可能不再适用。随着住院医师和主治医师(attending surgeons)越来越擅长于腹腔镜下子宫切除术,加之全国都在呼吁增加经阴子宫切除术,只有在技术上最具挑战性的病例才需要开腹手术。很大程度上由于这些趋势,目前接受培训的住院医师进行经腹子宫切除术数量是十年前的 50%。作为主要手术医师(primary surgeons,完成 >50% 的手术)的每名毕业住院医师(graduating residents)进行经腹子宫切除术的中位数,从 2002—2003 学年的 85 例大幅下降到 2015—2016 学年的 42 例,降幅为 49%。研究生医学教育认证委员会(Accreditation Council of Graduate Medical Education,ACGME)的报告显示,腹腔镜子宫切除术病例的数量由 2008—2009 学年的 20 例增加到 2015—2016 学年的 40 例,增加了一倍,增幅为 50%(图 20.16)。不论子宫切除途径如何,良好的手术技术原则均适用,经腹子宫切除与腹腔镜子宫切除的基本操作步骤相似。因此,有理由认为,完成多次腹腔镜子宫切除术的学习者可以适应开放式手术(open procedures)。但在 2015 年,60% 的专培医师(fellowship)指导者报告说,只有 46% 的第一年专培医师能独立进行经腹子宫切除术。生殖内分泌和不孕症专业(reproductive endocrinology and infertility REI)的专培医师中,有 18% 的人能胜任腹腔镜子宫切除术,但其他亚专

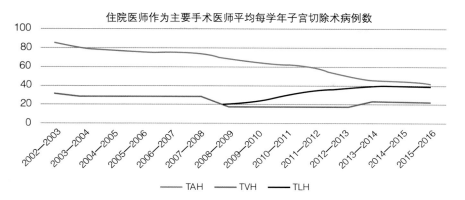

图 20.16　ACGME 的数据：住院医师作为主要手术医师，按类型划分子宫切除术，每学年完成的中位病例数。TAH（total abdominal hysterectomy）：经腹全子宫切除术，TVH（total vaginal hysterectomy）：经阴全子宫切除术，TLH（total laparoscopic hysterectomy）：腹腔镜下全子宫切除术（Data from Accreditation Council for Graduate Medical Education（ACGME）Web site.www.acgme.org. Accessed on May 22, 2017.）

科专培医师的情况未见报道。这些结果似乎令人惊讶，因为毕业的住院医师完成子宫切除术的平均数量在 2008—2013 年保持稳定，自 2002 年以来只减少了 8 例 / 年（图 20.16）。每种途径子宫切除术的经验不足可能解释了所观察到的缺乏熟练性，或者每种途径的子宫切除术可能需要不同的技能组合（skill set）。模拟培训和术前心理意象（mental imagery）的运用提高了手术的信心，但是，经腹子宫切除术的模拟培训与患者预后之间的关系尚未得到证实。在过去的几十年里，经腹子宫切除术是研究生（postgraduate）二年级或三年级妇科住院医师（gynecology residents）的核心手术，然而，结合正在减少的经验和经腹子宫切除术患者的手术复杂性，这就可能需要在以后几年的培训中转变这种趋势。

要点

■ 与经阴和腹腔镜子宫切除术相比，经腹子宫切除术住院时间更长，手术部位感染风险更高。因此，当经验丰富的妇科医师认为腹部途径是最安全的选择时，应采用经腹途径，例如，子宫或附件的疾病或粘连造成严重的解剖变形和禁忌组织碎切时。

■ 次全子宫切除术（宫颈上）与全子宫切除术（完全）相比，与性功能、膀胱或肠道功能的改善无关。

■ 在经腹子宫切除术前，用醋酸亮丙瑞林对子宫肌瘤引起的贫血进行药物预处理，可以改善术前血红蛋白浓度，减少术中的失血和输血。

■ 行经腹子宫切除术时，患者可取仰卧位或低截石位，右利手的主要手术医师应该站在患者的左侧。

■ 建议使用锐性分离将膀胱从宫颈和近端阴道上剥离。

■ 当钳夹子宫血管蒂并缝扎后，就可以安全地截除宫底，增大的宫底遮挡手术野，这一操作可作为全子宫切除术中改善视野的中间步骤，这种情况下，可以单独切除宫颈。

■ 宫颈切除后，关闭阴道断端必须包括阴道黏膜的全厚层，以防止出血、阴道断端血肿和阴道肉芽肿形成。

■ 宫颈或阔韧带肿块（如平滑肌瘤）的子宫切除术可能特别具有挑战性，在这种情况下，需要分离腹膜后间隙，同时展露直肠旁和膀胱旁间隙，在切除宫颈或阔韧带肿块之前，应示踪输尿管在盆腔的走行。

■ 手术部位感染是经腹子宫切除术后再次入院最常见的指征。

■ 泌尿道是经腹子宫切除术中最常见的邻近器官损伤部位，膀胱损伤比输尿管损伤更为常见，多见于膀胱顶，输尿管损伤最常发生在子宫血管外侧。

（范明君　颜磊　赵兴波　译）

参考文献

AAGL Advancing Minimally Invasive Gynecology Worldwide. AAGL position statement: route of hysterectomy to treat benign uterine disease. *J Minim Invasive Gynecol* 2011;18(1):1–3.

Akingba DH, et al. Outcomes of hysterectomies performed by supervised residents vs those performed by attendings alone. *Am J Obstet Gynecol* 2008;199(6):673.e1–673.e6.

Al-Sunaidi M, Tulandi T. Adhesion-related bowel obstruction after hysterectomy for benign conditions. *Obstet Gynecol* 2006;108(5):1162–1166.

Andersen LL, Alling Moller LM, Gimbel HM. Objective comparison of subtotal vs. total abdominal hysterectomy regarding pelvic organ prolapse and urinary incontinence: a randomized controlled trial with 14-year follow-up. *Eur J Obstet Gynecol Reprod Biol* 2015;193:40–45.

Andersen LL, et al. Five-year follow up of a randomised controlled trial comparing subtotal with total abdominal hysterectomy. *BJOG* 2015;122(6):851–857.

Aydin C, et al. Efficacy of electrosurgical bipolar vessel sealing for abdominal hysterectomy with uterine myomas more than 14 weeks in size: a randomized controlled trial. *Gynecol Obstet Invest* 2012;73(4):326–329.

Barber EL, Harris B, Gehrig PA. Trainee participation and perioperative complications in benign hysterectomy: the effect of route of surgery. *Am J Obstet Gynecol* 2016;215(2):215.e1–215.e7.

Benassi L, et al. Abdominal or vaginal hysterectomy for enlarged uteri: a randomized clinical trial. *Am J Obstet Gynecol* 2002;187(6):1561–1565.

Blandon RE, et al. Incidence of pelvic floor repair after hysterectomy: a population-based cohort study. *Am J Obstet Gynecol* 2007;197(6):664.e1–664.e7.

Bland-Sutton J. *Essays on the position of abdominal hysterectomy in London*, 1st ed. London: Adlard and Son IMPR, 1909:90.

Bouwsma EVA, et al. Using patient data to optimize an expert-based guideline on convalescence recommendations after gynecological surgery: a prospective cohort study. *BMC Surg* 2017;17(1):129.

Brown JS, et al. Hysterectomy and urinary incontinence: a systematic review. *Lancet* 2000;356(9229):535–539.

Brummer TH, et al. FINHYST, a prospective study of 5279 hysterectomies: complications and their risk factors. *Hum Reprod* 2011;26(7):1741–1751.

Chi AM, et al. Universal cystoscopy after benign hysterectomy: examining the effects of an institutional policy. *Obstet Gynecol* 2016;127(2):369–375.

Chou MT, Wang CJ, Lien RC. Prophylactic ureteral catheterization in gynecologic surgery: a 12-year randomized trial in a community hospital. *Int Urogynecol J Pelvic Floor Dysfunct* 2009;20(6):689–693.

Farquhar CM, et al. The association of hysterectomy and menopause: a prospective cohort study. *BJOG* 2005;112(7):956–962.

Gemer O, et al. A radiological study on the anatomical proximity of the ureters and the cervix. *Int Urogynecol J Pelvic Floor Dysfunct* 2007;18(9):991–995.

Guntupalli SR, et al. Preparedness of obstetrics and gynecology residents for fellowship training. *Obstet Gynecol* 2015;126(3):559–568.

Guo T, et al. A network meta-analysis of updated haemostatic strategies for hysterectomy. *Int J Surg* 2016;35:187–195.

Hilton P, Cromwell DA. The risk of vesicovaginal and urethrovaginal fistula after hysterectomy performed in the English National Health Service—a retrospective cohort study examining patterns of care between 2000 and 2008. *BJOG* 2012;119(12):1447–1454.

Hindocha A, et al. Adhesion prevention agents for gynaecological surgery: an overview of Cochrane reviews. *Cochrane Database Syst Rev* 2015;(1):CD011254.

Hur HC, et al. Incidence and patient characteristics of vaginal cuff dehiscence after different modes of hysterectomies. *J Minim Invasive Gynecol* 2007;14(3):311–317.

Ibeanu OA, et al. Urinary tract injury during hysterectomy based on universal cystoscopy. *Obstet Gynecol* 2009;113(1):6–10.

Jacoby VL, et al. Racial and ethnic disparities in benign gynecologic conditions and associated surgeries. *Am J Obstet Gynecol* 2010;202(6):514–521.

Kjerulff KH, et al. Urinary incontinence and hysterectomy in a large prospective cohort study in American women. *J Urol* 2002;167(5):2088–2092.

Lakeman M, et al. Electrosurgical bipolar vessel sealing versus conventional clamping and suturing for total abdominal hysterectomy: a randomized trial. *J Minim Invasive Gynecol* 2008;15(5):547–553.

Laughlin-Tommaso SK, et al. Cardiovascular and metabolic morbidity after hysterectomy with ovarian conservation: a cohort study. *Menopause* 2018;25:483–492.

Leppert PC, Legro RS, Kjerulff KH. Hysterectomy and loss of fertility: implications for women's mental health. *J Psychosom Res* 2007;63(3):269–274.

Lethaby A, Mukhopadhyay A, Naik R. Total versus subtotal hysterectomy for benign gynaecological conditions. *Cochrane Database Syst Rev* 2012;(4):CD004993.

Lethaby A, Puscasiu L, Vollenhoven B. Preoperative medical therapy before surgery for uterine fibroids. *Cochrane Database Syst Rev* 2017;(11):CD000547.

Lethaby A, Vollenhoven B, Sowter M. Efficacy of pre-operative gonadotrophin hormone releasing analogues for women with uterine fibroids undergoing hysterectomy or myomectomy: a systematic review. *BJOG* 2002;109(10):1097–1108.

Makinen J, et al. Morbidity of 10 110 hysterectomies by type of approach. *Hum Reprod* 2001;16(7):1473–1478.

Maresh MJ, et al. The VALUE national hysterectomy study: description of the patients and their surgery. *BJOG* 2002;109(3):302–312.

McGurk L, Oliver R, Odejinmi F. Laparoscopic supracervical hysterectomy for the larger uterus (>500 g): a case series and literature review. *Arch Gynecol Obstet* 2017;295(2):397–405.

Nieboer TE, et al. Surgical approach to hysterectomy for benign gynaecological disease. *Cochrane Database Syst Rev* 2009;(3):CD003677.

Okin CR, et al. Vasopressin during abdominal hysterectomy: a randomized controlled trial. *Obstet Gynecol* 2001;97(6):867–872.

Penn CA, et al. Timing of and reasons for unplanned 30-day readmission after hysterectomy for benign disease. *Obstet Gynecol* 2016;128(4):889–897.

Radosa JC, et al. Influences of different hysterectomy techniques on patients' postoperative sexual function and quality of life. *J Sex Med* 2014;11(9):2342–2350.

Rhodes JC, et al. Hysterectomy and sexual functioning.

JAMA 1999;282(20):1934–1941.

Schmitt JJ, et al. Determining optimal route of hysterectomy for benign indications: clinical decision tree algorithm. *Obstet Gynecol* 2017;129(1):130–138.

Shander A, Spence RK, Auerbach M. Can intravenous iron therapy meet the unmet needs created by the new restrictions on erythropoietic stimulating agents? *Transfusion* 2010;50(3):719–732.

Sinno S, et al. Assessing the safety and efficacy of combined abdominoplasty and gynecologic surgery. *Ann Plast Surg* 2011;67(3):272–274.

Stovall TG, et al. A randomized trial evaluating leuprolide acetate before hysterectomy as treatment for leiomyomas. *Am J Obstet Gynecol* 1991;164(6 Pt 1):1420–1423; discussion 1423–1425.

Teeluckdharry B, Gilmour D, Flowerdew G. Urinary tract injury at benign gynecologic surgery and the role of cystoscopy: a systematic review and meta-analysis. *Obstet Gynecol* 2015;126(6):1161–1169.

Topsoee MF, et al. Anti-hemorrhagic effect of prophylactic tranexamic acid in benign hysterectomy-a double-blinded randomized placebo-controlled trial. *Am J Obstet Gynecol* 2016;215(1):72.e1–72.e8.

Unger JB, Paul R, Caldito G. Hysterectomy for the massive leiomyomatous uterus. *Obstet Gynecol* 2002;100(6): 1271–1275.

Vonk Noordegraaf A, et al. Multidisciplinary convalescence recommendations after gynaecological surgery: a modified Delphi method among experts. *BJOG* 2011;118(13):1557–1567.

Wallace SK, et al. Outcomes and postoperative complications after hysterectomies performed for benign compared with malignant indications. *Obstet Gynecol* 2016;128(3):467–475.

Wright JD, et al. Failure to rescue after major gynecologic surgery. *Am J Obstet Gynecol* 2013;209(5):420.e1–420.e8.

Wright JD, et al. Nationwide trends in the performance of inpatient hysterectomy in the United States. *Obstet Gynecol* 2013;122(2 Pt 1):233–241.

IV

腹腔镜和机器人辅助子宫切除术

Ted L. Anderson, Jubilee Brown

微创手术史

在美国,每年有超过 50 万例子宫切除手术,使其成为最常见的妇科手术。尽管专业协会像美国妇产科学会(American College of Obstetricians and Gynecologists,ACOG)和美国妇科腹腔镜医师协会(American Association of Gynecologic Laparoscopists,AAGL)敦促采用微创方式进行子宫切除术,包括经阴道和经腹腔镜,但绝大多数的良性子宫切除(超过 65%)仍通过经腹手术进行。

术语"微创子宫切除术"(minimally invasive hysterectomy)包括一系列不同程度的在腹腔镜下进行的手术,包括整个手术过程经过阴道完成,而没有腹腔镜成分[完全经阴道子宫切除术(total vaginal hysterectomy,TVH)];腹腔镜游离(liberation)卵巢及其血管蒂,并经阴道子宫切除术[腹腔镜辅助经阴道子宫切除术(laparoscopic-assisted vaginal hysterectomy,LAVH)];完全通过腹腔镜完成整个手术过程,包括缝合阴道断端[全腹腔镜下子宫切除术(total laparoscopic hysterectomy,TLH)]。最近,机器人技术已被应用于腹腔镜手术,充分利用了三维高清摄像系统和齿轮传动设备的优势,这样就可以模仿人的手腕,做出几乎无限的运动范围。机器人辅助腹腔镜全子宫切除术(robotic-assisted total laparoscopic hysterectomy,RA-TLH)促进了许多妇科医师采用腹腔镜子宫切除术,由于更清晰的组织平面识别和腹腔镜下缝合更容易,而以前犹豫进行该类手术。

在这一章中,作者将讨论 TLH、腹腔镜下宫颈上子宫切除术[laparoscopicsubtotal (supracervical) hysterectomy,LSH]和 RA-TLH。LAVH 是阴道子宫切除术的一种变体,它采用腹腔镜方法,只是游离附件结构和处理相关的腹盆腔病变情况如粘连,与此手术相关的原则将在经阴子宫切除术(vaginal hysterectomy)一章中讨论。

全腹腔镜下子宫切除术

在 1950 年代,Raoul Palmer 在法国,随后 Kurt Semm 在德国将腹腔镜手术应用到妇科临床实践中,直到 1989 年,Harry Reich 和 John DeCaprio 发表了具有里程碑意义的首例腹腔镜子宫切除术。他们认为该术式可以替代经腹子宫切除术,而不是阴式子宫切除术。他们特别指出,该术式"可以避免经腹手术相关并发症的增加,同时保留了经腹手术的优势,即完全可见,易于接近血管蒂"。它慢慢获得了普及,在 1990 年子宫切除术中占比低于 0.5%,而现在的比例约为 25%。腹腔镜子宫切除术未能变成子宫切除的基本术式,可能是由于与大

IV

的子宫,或伴随有腹腔内病变,带来技术上的挑战有关。

腹腔镜宫颈上子宫切除术

1878 年 Wilhelm Alexander Freund 首次实施宫颈上子宫切除术(supracervical hysterectomy),并保持子宫切除术技术领先的时间超过 80 年。当时,认为宫颈切除术(cervicectomy)与腹膜炎、瘘、出血、输尿管损伤、膀胱切开和肠切开等并发症有关。事实上,在 1930 年代,全子宫切除术的死亡率比宫颈上子宫切除术高 50%。到 1940 年代后期,宫颈上子宫切除术在很大程度上被放弃,取而代之的是全子宫切除术,这一趋势反映了手术器械和技术的显著改进,更安全、更有效的抗生素的引入,血库技术的进步和输血变得更加常规,以及宫颈上子宫切除术后近 2% 的患者随后发生宫颈癌。

机器人辅助腹腔镜子宫切除术

机器人手术平台是开发作为战地手术(field surgery)的军事工具。1999 年 FDA 批准达芬奇手术系统(The da Vinci Surgical System,Intuitive Surgical, Inc.,Sunnyvale,CA)用于泌尿和心脏手术。在机器人平台上,手术医师坐在远离患者的控制台上操控器械,通过三维高清视频在患者体内直接转化为可视化的精细动作。继 2002 年 Diaz-Arrastia 报告了 11 例病例初步经验之后,机器人辅助子宫切除术在良性和恶性指征方面,已被广泛地与开放和腹腔镜宫腔镜手术进行了比较,随后在 2005 年获得了 FDA 批准用于妇科领域。多名手术医师证实机器人辅助子宫切除术安全有效,转开腹率低,并发症少,导致 RA-TLH 增加,开腹手术减少。2005 年,在美国通过机器人完成的子宫切除手术不到 1%,到 2007 年这个比例上升到了 9.5%。截至 2015 年,美国有 2 000 多家学术和社区医院(community hospital)拥有机器人技术能力,这一技术在国际上不断扩展,已有 300 多万患者接受了机器人辅助手术。

微创手术优势

无论是否考虑腹腔镜手术,子宫切除术是否适合作为一种干预性治疗措施的决定都是相同的。

然而,子宫切除术的具体方法通常取决于患者的病理以及手术医师的技能和偏好,尽管如此,还是有一些特征来区分 TLH、LSH 和 RA-TLH。

全腹腔镜下子宫切除术

2006 年,Cochrane 数据库系统回顾了 27 项随机研究,包括 3 600 多名患者,指出腹腔镜子宫切除术(laparoscopic hysterectomy,LH)比经腹子宫切除术(abdominal hysterectomy,AH)具有明显的优势,包括更少的失血量、更少的切口感染或发热、更小的切口疼痛更少、更短的住院时间和更快的康复。然而,LH 通常与较长的手术时间和更大可能性的泌尿道损伤有关。eVALuate 试验是比较不同子宫切除术方法的最大随机试验之一,结论表明,与 AH 相比,LH 疼痛更少,恢复更快,生活质量更好。该报告还得出结论,如果可能的话,TVH 是优先的方法,因为它提供了与 LH 相似的益处,而成本更低,手术时间更短。

由于各种原因,TVH 可能是子宫切除术的优先路径,但肯定有一些患者采用这种术式不是很理想。具体来说,对于病理性肥胖、盆腔解剖狭窄、无子宫脱垂或已知或怀疑伴有盆腔疾病(如粘连、子宫内膜异位症等)的患者,腹腔镜手术更适合。事实上,腹腔镜下子宫切除术禁忌证很少,大多数是与患者合并症相关的禁忌证,包括主要生理功能不足和体重指数升高,其中可能包括以下内容:

- 限制气腹、适当通气或头低脚高体位的医学状态(如病理性肥胖、颅内压升高、脑室 - 腹腔分流、门脉或肺动脉高压、失血性休克)。

- 严重的腹部或盆腔粘连疾病或其他妨碍安全进入或获得足够手术空间的情况(如晚期妊娠、大子宫或肌瘤大小妨碍抵近子宫血管)。

进行腹腔镜子宫切除术有一些明显的挑战,包括以下方面:

- 通过腹腔镜穿刺端口和使用传统(直杆)腹腔镜器械的活动范围减小,导致灵活性降低。

- 缩小的视野,手术科医师通常只能看到主动举宫而显露的组织。

- 因将 3D 手术视野转换为 2D 视频图像而降低了深度感知。

- 触觉减少和评估所需或应用于组织的力度困难。

● 由于支点效应,减少了直观动作,工具尖端与手术医师的手移动方向相反。

在所有情况下,子宫切除的路径选择很大程度上取决于手术医师的能力(surgeon's capabilities)。

腹腔镜宫颈上子宫切除术

在 1990 年代早期,Kurt Semm 和 Thomas Lyons 成功报道腹腔镜技术用于宫颈上子宫切除术后,人们对宫颈上子宫切除术的兴趣又被重新燃起。有些人认为,腹腔镜宫颈上子宫切除术比 TLH 手术更容易、更快、更安全,同时器械和设备的产业化供应,促进了先进腹腔镜手术的进步和组织取出术的发展。传统观点认为,LSH 时保留宫颈可以减少术中对输尿管、膀胱和直肠的损伤,而这种损伤更可能发生在分离和切除宫颈时,进行的主韧带复合体切断过程中。此外,出血最常发生在子宫峡部水平以下。尽管有大量的研究比较了腹腔镜、阴道和经腹入路的子宫切除术,但很少有研究关注宫颈的作用。一项对 2014 年发表的 40 项研究的系统综述报告,TLH 的泌尿道损伤的发生率约为 0.84%,而 LSH 的泌尿道损伤的发生率降至 0.23% 以下。因此,有客观证据表明,在选定的患者中,保留宫颈确实可以防止并发症的发生。

LSH 的另一个驱动因素是患者认为与 TLH 相比,骨盆支持和性交满意度将得到保留或提高。然而,对比较 LSH 和 TLH 的随机试验的系统回顾表明,在尿失禁、脱垂、性交困难、性交满意度、输血率、恢复时间和再入院率方面没有差异。有趣的是,一项为期 2 年的前瞻性研究表明,TLH 后,性功能总体上有显著改善,包括性欲、性交活动和性高潮增加,而性交困难减少。虽然其他几项研究表明 LSH 后性高潮频率增加,但后续研究未能证实这些发现。尽管如此,感知是一种强大的推动力,许多正在考虑选择子宫切除术的患者认为保留宫颈是决定是否接受这一手术的关键因素。

在过去的十年中,许多妇科医师重新评估了宫颈上子宫切除术的价值。常规的以宫颈切除作为预防宫颈癌的基本原则已经被淘汰,原因是现在对宫颈疾病的有效的细胞学和分子学筛查、免疫功能正常患者中人类乳头瘤病毒(human papillomavirus,HPV)自然感染史以及对癌前病变的治疗策略的变化。此外,宫颈非典型增生在适当选择的低风险患者中很少见,而且没有证据表明宫颈上子宫切除术会增加宫颈癌的风险。对于有异常子宫出血或良性子宫肌瘤的患者,仅切除子宫体通常是足够的治疗。

尽管如此,许多手术医师仍然不愿意为因良性疾病而需要子宫切除的女性提供这种方法,理由是有持续疼痛和周期性阴道出血的风险,需要随后的宫颈切除术。持续性周期性出血或点状出血的发生率很低(2%~12%),在年轻患者和已有子宫内膜异位症患者中更为常见。事实上,有些人认为广泛的子宫内膜异位症是相对的禁忌证,因为如果保留宫颈,这些女性可能有持续性性交困难。然而,宫颈上子宫切除术的唯一绝对禁忌证是宫体或宫颈的恶性或恶性前病变。宫颈上子宫切除术的指征是经适当咨询后选择这一术式的患者,以及偶尔的急症手术。不应该仅仅是因为手术医师在切除宫颈时感觉有困难,而选择宫颈上子宫切除术,反而,在这些情况下,应该寻求技术更熟练的手术医师的帮助。

机器人辅助腹腔镜子宫切除术

与传统腹腔镜相似,机器人手术结果是降低预计的失血量,缩短住院时间,改善术后生活质量和减少并发症。由于大多数文献是回顾性的,比较机器人平台和传统腹腔镜子宫切除的患者预后数据有限。与传统腹腔镜相比,机器人平台的具体优势包括改善人体工程学、可视化、消除震颤、器械的运动范围和快速的学习曲线。

改进的操作工效学值得肯定,因为大部分情况下手术医师坐在控制台前。历史上,很少有人关注外科手术对手术医师的影响,但是机器人手术控制台的设计已被证明在整个手术过程中,可以减少手术医师背部和颈部的紧张和整体疲劳。与传统腹腔镜的二维视图相比,三维高清晰度可视化进一步增强了这一优势,它提供了更好的深度感知,以及更好地描绘盆腔结构和组织平面之间的空间关系,从而放大了这种益处。

机器人设备的齿轮提供几乎无限的运动范围。此外,控制台上的手部运动距离与手术部位的器械运动距离之间的比例,可以根据手术的具体需要进行调整缩放。这种关系也影响了动作的敏感性,而这实际上可以消除手术医师可能存在的任何手部震颤的影响。

与传统腹腔镜治疗良性疾病相比，多项随机对照试验表明，机器人辅助子宫切除术安全可行，但机器人技术与传统腹腔镜相比并没有优势，因为患者的结局与传统腹腔镜没有区别。这种机器人平台的缺点包括缺乏触觉反馈、难以接近上腹部，以及不能直接接近患者。

手术准备

患者选择和准备

无论计划的手术是 TLH、LSH 还是 RA-TLH，在子宫切除术前对患者的评估、选择和优化的原则是相同的。首先，必须考虑患者是否适合进行子宫切除术，是否适合手术，然后再考虑是否适合施行腹腔镜手术。在进行任何选择性的手术干预之前，都应根据患者的合并症进行优化，如糖尿病、高血压、肺损害和潜在的疾病过程，这些可能影响手术的实施和术后愈合。应特别注意与麻醉团队协调护理，考虑到气腹和长时间头低脚高体位可能对心肺重要生理状态造成的压力，包括吸气峰值压力和心脏前负荷。很少有客观标准指导这种评估，这是与麻醉医师磋商后手术医师的经验产物。

如果不谈到知情同意的重要性，关于患者准备的任何讨论都不完整。值得注意的是，这是患者的咨询过程，通常有一份同意书记录。知情同意的过程应该包括讨论这些风险，将由任何外科手术引起的患者风险（例如，麻醉并发症、感染、出血、疼痛或瘢痕），与正在进行的特定手术相关的风险（例如，肠、膀胱、输尿管损伤），及与器械设备使用相关的风险（例如，电外科器械造成的热损伤，或使用碎切器导致良性或以前未发现的恶性组织腹腔内扩散，或使用机器人设备平台）。此外，还应讨论这些风险引发的后果（例如，在失血过多的情况下可能需要输血，或需要额外的外科手术来处理输尿管损伤）。应讨论由于各种原因（如对摆放的体位容忍度差或设备故障）导致无法在机器人协助或传统腹腔镜下完成手术，从而可能潜在需要转换为开腹手术。总之，知情同意过程是一个教育沟通过程，应该以患者能理解的术语告知患者，并综合理性患者想要知道的所有相关信息，以便让患者做出与拟行手术相关的决定。

患者体位

患者应取低坡截石位，以便于子宫切除术期间举宫操作和术后组织取出时暴露会阴。患者应在手术台上足够靠下的位置，作者发现这个关键问题，在手术顺利进行时经常被低估了，只有当手术台干扰举宫器的活动范围时，才会遇到举宫操作的困难。一个有助于解决这一问题的有用技巧是晃动患者的臀部以减少脊柱前凸，这可以稳定患者的骨盆。重要的是手臂和腿的位置和垫子必须能够缓解可能导致神经损伤的压力点。在手术台上铺一张抽单（adraw sheet），将抽单包裹在填充良好的手臂下，并将抽单再披回患者背部，可以提供良好的手臂稳定性，保持静脉注射和血压袖带的良好功能，并允许手术医师在整个手术过程中能够最大限度地活动。

对于 RA-TLH 患者体位的基本原则没有特殊的改变，但是，需要特别注意的是，当患者以头低脚高卧位倾斜时，不会在手术台上滑动，因为在患者与机械臂连接后，滑动将成为一个相当大的问题。必须将患者直接放置在一个泡沫垫上，泡沫垫黏附在手术台上，以防止患者滑动。另外，凝胶垫或手术豆袋也可用来稳定体型较大的患者。虽然，由于增加了臂丛神经损伤的可能性而不建议使用肩托，但是，将其放置在肩锁关节的外侧而不是肩膀的内侧可以减少这种风险。将泡沫垫和带子牢固地放置在患者的胸部，但不要太紧，并用胶带或尼龙搭扣带子将其固定在手术台上，以进一步防止滑动。当固定位置后，在进行手术消毒前，应将患者置于最大位置的头低脚高位，以便在开始手术前确定其适当的位置和稳定性（倾斜试验）。这也确保了患者的肺状态可以承受陡峭的头低脚高体位，而正常充气不降低氧饱和度，随后再使患者恢复到水平位置。

机器人设备安装

机器人平台由手术医师控制台、带有机械臂的患者侧方推车（the patient-side car）、带有视觉系统（vision system）的控制塔和器械组成。在麻醉诱导前，手术医师应与手术室工作人员一起检查设备，以确保所有必要的设备都已就绪。手术控制台位于无菌区之外,通常离患者几英尺(1 英尺 =0.304 8 米)远。患者侧方推车放置在患者旁边,由 3 或 4 只机械臂(取决于型号)组成,它们连接到腹腔镜端口,握住器械,并对控制台上手术医师手发出的指令做出反应。在患者进入手术间之前,应将机械臂挂好,控制台应按照手术医师的具体设置来保证高度和舒适度。放置一个或多个大屏幕,为手术团队成员提供手术视野的二维视频。一些机器人模型具有教学适应功能,可以进行屏幕绘图和 / 或辅助控制,就像汽车司机培训过程一样,如果需要提供指导或防止损伤,手术器械上的指令可以从一个手术医师手上立即恢复到上级手术医师的手上。

端口布置

在选择特定穿刺端口部位时,必须考虑几个变量。不过,摄像机端口几乎总是放置在中线,而用于手术器械的端口则横向放置。

当子宫相对较小(14 周或更少),进行 TLH 和 LSH 手术时,摄像端口一般放置在中线上的脐部。这可以在建立气腹之前或之后使用传统的封闭技术放置,使用或不使用可视穿刺器来观察穿过腹壁层。或者,可以选择一个开放(Hasson)技术或左上象限(palmer point)入路,Hasson 法可以降低血管损伤的发生率。虽然这些可选择的初始进入方式通常被推荐给有手术史,怀疑存在脐周粘连的患者,但没有证据表明任何特定的进入技术总可以防止对腹腔脏器的损伤。有强有力的证据支持使用手术医师最常用的初始入路方法,而无需考虑潜在的病变状态。

所有随后的辅助穿刺端口的建立,都应在腹腔镜直视引导下进行。主要的下外侧穿刺端口应位于腹直肌鞘的外侧,以避开腹壁下血管,并且向头侧距离髂前上棘足够远,以便有足够的角度接近盆腔深部。最佳的定位应为同侧盆腔结构提供一个良好的角度,并为接近对侧盆腔结构提供牵拉。注意不要将这些穿刺端口选择在离盆骨太近的下腹壁,这种穿刺端口放置的选择通常是出于美观的考虑,而不是功能性的考虑,会导致进入同侧骨盆深部结构的角度不足,增加损伤髂腹股沟血管、髂腹下血管和旋髂浅血管的机会。在髂前上棘头侧至少 2cm,且在腹直肌鞘外侧至少 2cm 处的位置是选择穿刺位置的安全起点。

随着子宫体积的增大,上腹部侧端口在手术过程中变得更加重要。使用时,应向头侧放置在几乎达到摄像端口水平的位置,大约在中线与下腹部穿刺端口平面的中间位置,同样要注意避开腹壁下血管。它们应足够靠内,以协助同侧和对侧的手术操作和 / 或牵拉,并为缝合提供充分的三角定位(图 21.1A)。

如果子宫较大,接近或超过脐部水平的情况下,整个穿刺端口阵列可以简单地向上移位,以提供足够的视野和通路(图 21.1B)。

通常情况下,至少有 1 个 10~12mm 大小的端口(通常在中线)有助于使用 10mm 的腹腔镜体、进出缝线、防粘连屏障膜或必要时用于取出切除组织的标本袋进出。在大多数情况下,所有其他穿刺端口可以是 5mm 大小,以减少术后疼痛和穿刺部位疝的机会。除了使用 10mm 带角度的镜头外,在手术过程的不同时间,通过合适的辅助穿刺口使用一个 5mm 的直的、带角度的或柔性镜头,有助于获得最佳的手术视野。RA-TLH 采用了类似的穿刺端口选择策略,但必须更加注意穿刺端口之间的距离和角度,以避免机械臂碰撞,从而限制操作。第一个穿刺端口是中线上的镜头入口,如果患者子宫较小,手术医师可以设计在耻骨联合头侧 18cm 处放置镜头。然而,如果患者因肌瘤子宫增大,镜头端口需要进一步向头侧移位,以保证充分的视野。

对于初始进入腹腔,手术医师可以选择使用气腹针。或者,根据手术医师的经验和舒适度,可以使用 Hassan 技术或可直视方式进入。当确定进入腹腔后,则向腹腔内充入二氧化碳,使其压力达到 15mmHg。在测量和标记其他穿刺端口位置之前,必须完全建立二氧化碳气腹。

当使用机器人平台时,手术医师对于侧方穿刺端口数量和方向有多种选择。根据具体的操作要求和机器人平台的模式,可以选择放置 2 个或 3 个机器人手臂的穿刺端口。手术助手则一般要设置一个辅助穿刺端口,但它是在右边还是左边,或者是在上腹部还是下腹部,这取决于手术医师的偏好和需要,可以按照"彩虹"形或"M"形来配置各个穿刺端口(图 21.1C,D)。各个穿刺端口的支点必须在筋膜水平,以避免组织损伤,合适的插入水平由穿刺器鞘上的黑线表示。

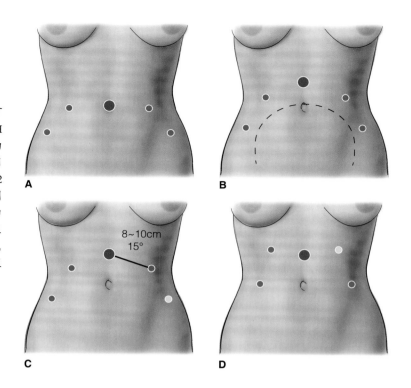

图 21.1　穿刺端口布置。典型的端口布置可以在脐部附近或其上方,对于小子宫的 TLH 或 LSH(A),而在子宫增大(虚线)的情况下向头侧移位(B)。RA-TLH 的端口布置可以采用"彩虹形"配置(C)或"M 形"配置(D),采用 2 个或 3 个机械臂的辅助端口。机器人的穿刺端口应该间隔 8~10cm,以避免机器人手臂的碰撞。辅助口通常由手术助手置于患者的左侧(如图所示)或右侧(使用镜像穿刺端口布置)。摄像镜体端口(红色),辅助或机械臂端口(蓝色),手术助手端口(黄色)

　　放置腹腔镜端口最佳位置的客观指南作用有限,决策通常更多地是受习惯而不是逻辑的影响。重要的是,尽管手术医师可能适应特定的端口布局,但端口的数量和位置需要灵活,以适应手术、病变和偏好。增加 1~2 个具有策略性位置的端口并不会显著增加发病率,但却可以明显改善手术过程的工效学和减少手术时间。

　　当穿刺端口放置就位后,将患者置于陡峭的头低脚高体位,并在对接端口前观察腹腔和盆腔。在对接机器人之前,患者必须处于陡峭的头低脚高体位。当机器人对接时,绝对不能改变手术台的倾斜角度。机器人患者侧推车应被移动到合适的位置,它可以位于患者两腿之间("末端停靠"),也可以位于患者侧方("侧方停靠"),这些位置都有各自的优势。当机器人就位后,将摄像机臂移动到位并连接到穿刺端口上。每一个机械臂移动到位并停靠,确保机械臂之间有足够的空间和角度,以防止在操作过程中发生碰撞。引入、固定、聚焦机器人双目摄像机(binocular camera),并用于观察其他器械的引入,以确保每个穿刺器的支点保持在筋膜水平,并且在操作和对接过程中不会移动。所有器械均应置于视野中央,以便所有器械均能在监控器上清晰可见。此时,手术医师停止消毒,移到控制台上进行手术。

举宫

　　理想举宫器械的选择取决于子宫切除术的种类(TLH,LSH,或 RA-TLH)、子宫的大小、有时也取决于患者的体型。在实际操作过程中,子宫越大,任何举宫器的举宫效果均越差,将更多地依赖于主要通过特别是次要的辅助端口的器械。对于腹腔镜下 LSH,显示阴道穹窿和切开阴道壁后维持气腹压不是首要考虑的问题,Hulka 抓持钩钳(tenaculum)或 Valtchev 举宫器通常就足够了。然而,在实施 TLH 或 RA-TLH 时,以上这两点都是至关重要的,因为在 TLH 中,阴道切开环(colpotomy ring,译为"举宫杯")的缘可以侧化并保护输尿管,并识别阴道穹窿,作为引导切开阴道。气体封堵装置可以并入举宫器的设计中,也可以作为一个单独的部件添加,在进行阴道切开术和从阴道切除标本后维持气腹,直到阴道断端关闭。

　　使用举宫器极大地提高了操作的便捷性,缩短了手术时间。可选择的举宫器各式各样,一些常用的举宫器类型如图 21.2 所示。虽然因医师的偏好和经验不同而有可能选择不同的组合的器件,但选择合适的直的或弯曲的举宫器,以及正确的大小和形状的举宫杯是成功和安全地阻断血供和切除子宫的关键。根据作者的经验,ZUMI 举宫器与

IV

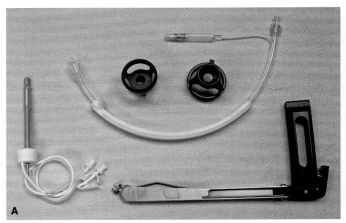

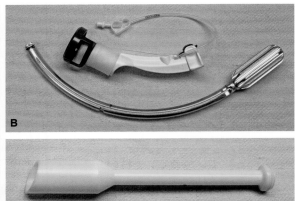

图 21.2　举宫器示例。A. ZUMI 弧形举宫器（图上方）有不同大小的 Koh 举宫杯环和 RUMI 直的举宫器（图下方）与其可连接举宫棒。B. Advincula 弓形举宫器附有 Koh-Efficien 举宫杯环和堵气装置。C. ColpoProbe 型举宫器（Courtesy of CooperSurgical）

Koh 举宫杯和气囊封堵器（balloon pneumo-occluder）（图 21.2A）的组合在大多数情况下都能很好地工作。然而，当手术患者有较大的体重指数，或有非常大的子宫时，更坚硬的 Advincula 弓形举宫器、适形举宫杯和封堵装置（图 21.2B）更有助于实现必要的子宫举升和操纵。另一种选择是 ColpoProbe 举宫器，它插入阴道，但不连接在子宫颈或子宫上（图 21.2C）。

手术技术

微创手术 TLH 和 RA-TLH 有五个步骤是有用的：①自宫体分离附件以便保留附件或自腹壁分离附件以便切除附件；②在切除子宫体前，解剖、阻断、切断血管；③切断主韧带复合体并切开阴道，从阴道顶端切除宫颈；④取出标本；⑤关闭阴道断端，进行或不进行阴道悬吊。对于 LSH，前两部分本质上是相同的。然而，对于 LSH，步骤 3 涉及从主韧带以上的子宫颈切除子宫体，步骤 4 包含较少的选择，而步骤 5 不需要。对于巨大子宫肌瘤或者解剖显著改变的良性疾病行 TLH 或 RA-TLH 的病例，可以首先进行 LSH（没有子宫内膜肿瘤）让宫体转移至手术视野外，然后进行阴道切开和切除宫颈。腹腔镜下子宫切除术的所有步骤与经腹子宫切除术的步骤类似或相关。然而，由于腹腔镜可以放大视野和接近手术目标，因此也进行了一些改进。

在开始子宫切除术之前，应总是将镜头转向头侧来完成上腹部的检查。对于 RA-TLH，一般在对接机器人之前完成，任何粘连都可以在机器人对接之前或之后进行分离。应将肠管轻轻移至上腹部，直到获得充分的手术野。如果有指征，可以进行腹腔冲洗。

附件

无论最终目的是切除还是保留附件结构，将卵巢和输卵管从子宫底部分离通常均利于腹腔镜子宫切除术。这样做可以达到两个不同的目的，首先，也是最明显的一点是，附件在随后的手术过程中并没有悬挂在子宫体上，避免了在结扎子宫血管、切除子宫体（LSH）或切开阴道（TLH）时，遮挡视野和干扰手术通路；其次，不太受重视的是，任何涉及附件的后续手术步骤都可以推迟到先将子宫从手术野中取出。这样，从同侧和对侧入路都可以不受遮挡地看到盆腔侧壁，因此，即使是最具挑战性的附件手术，包括解剖扭曲、粘连或子宫内膜异位症，也可以顺利进行。

与经腹子宫切除术一样，将附件与子宫分离的方法是先将圆韧带凝切断，然后分离阔韧带下方的腹膜后间隙，识别并隔离输尿管，再凝切输卵管近端及子宫 - 卵巢韧带。然而，重要的是要认识到，使用腹腔镜方法，可以透过完整的腹膜显示输尿管的穿行，输尿管在髂内和髂外血管分叉处跨过骨盆缘，然后在骨盆漏斗韧带下方、宫骶韧带上方沿盆腔侧壁走行（图 21.3）。既然如此，手术过程

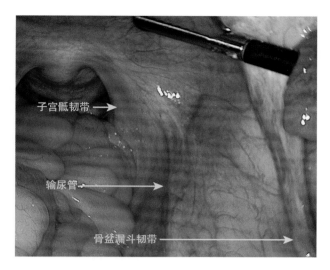

图 21.3　输尿管的识别。输尿管通常跨过骨盆缘,在骨盆漏斗韧带下方、宫骶韧带上方沿侧盆壁走行。了解和识别这种解剖关系,可以避免在附件切除术前进行腹膜后分离以识别输尿管

中在此处进行腹膜后分离,对腹腔镜子宫切除术没有任何好处,甚至可能导致不必要的出血。因此,在保持输尿管位置可见的同时,可以凝固并切断输卵管近端和子宫 - 卵巢韧带,最好从对侧入路进行(图 21.4A)。平行于圆韧带继续进行组织切割,直到附件与子宫体完全分离(图 21.4B)。然后,将圆韧带凝固并切断,从而进入阔韧带进行后续的子宫血管解剖。

如果子宫足够小,或辅助端口设置得足够高,应从对侧抓住圆韧带,向中线牵拉子宫,固定圆韧带。凝切圆韧带以打开阔韧带前、后叶进入腹膜后间隙,然后,可通过同侧入路在阔韧带内进行进一步分离(图 21.4C)。相反,在子宫较大、因肌瘤影响而变形或因子宫紧贴一侧端口而牵拉子宫困难的情况下,可以通过利用一个同侧的端口内器械将

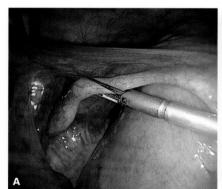
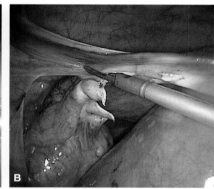
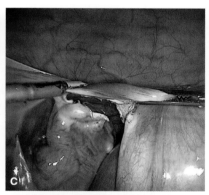

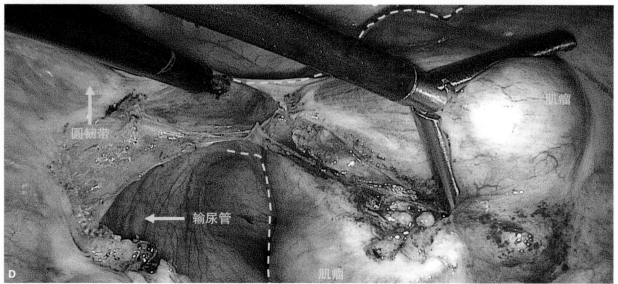

图 21.4　分离附件结构。通常最好从对侧入路切断近端输卵管(A)和子宫 - 卵巢韧带(B)。圆韧带最好从同侧入路切断(C)。根据子宫的大小和端口的位置,可以从对侧或同侧入路牵拉以切断圆韧带和随后进行阔韧带间隙分离(D)。在图(D)中,虚线右侧是增大的子宫肌瘤,在子宫肌瘤侧面可见一个张开的无损伤抓钳,将子宫推向中线以进入阔韧带

子宫推向中线,并用同侧的另一个端口进行凝结、切割和分离,如图 21.4D 所示。需要注意的是,张开抓钳两叶抓握以增加"牵拉"的稳定性,这可以借助子宫现有的特征(本例是子宫肌瘤)来辅助。尽管本图不能完全展示,但可以看到"牵拉"器械通过左侧主(下)辅助端口将子宫向头侧和中线的最佳摆放。通过左侧副(上)辅助端口放置用于操纵、凝结和切割的器械,以达到向子宫峡部分离阔韧带的最佳角度。

在解剖结构扭曲的情况下,常优先选择更传统的方法,通过圆韧带进入腹膜后间隙,识别输尿管,在游离附件结构之前解剖其走向子宫动脉的行程。

如果最终目的是保留卵巢,那么此时可以忽略附件。或者,当目的是切除输卵管和卵巢、治疗良性卵巢疾病(例如,切除皮样囊肿或子宫腺肌瘤)和 / 或解决盆腔侧壁问题(例如,粘连或子宫内膜异位),通常可以延迟到切除子宫体后再进行。此时,可以将输卵管系膜或骨盆漏斗韧带分离、凝固和切断。从人体工程学角度来说,当从对侧凝切血管蒂时,将附件结构自同侧向中线牵拉更好(图 21.5A,B)。这种方法可以使你的能量源垂直于血管蒂,从而最大限度地提高器械的效率,并最大限度地减少附带的热组织损伤。

当然,在卵巢或子宫肿瘤病例中,首选完整切除子宫及附件结构,也可以反转这些步骤的顺序:逆行识别或透过腹膜识别输尿管、凝固和切断漏斗骨盆韧带,然后是切断圆韧带。

子宫体和血管

当切断圆韧带后,阔韧带的前叶和后叶就很容易分离。继续在无血管平面进行分离,直到宫颈和宫体的交界处。继续切开阔韧带前叶,横过宫颈,形成膀胱瓣(图 21.6A)。重要的是,在确定膀胱的解剖界限之前,最好采用冷尖锐性分离(或仅用极短的双极电流脉冲来维持腹膜浅表血管的止血)。阔韧带两叶间的疏松结缔组织可以钝性梳理扯下或锐性分离,以显示子宫侧面的子宫血管(图 21.6B)。这样仔细的分离和裸化血管允许选择性地封闭和切断血管时,尽可能地降低附带热损伤或机械组织损伤,这些步骤与经腹子宫切除术相同。

当裸化、凝闭和切断子宫血管时,最好从对侧牵拉子宫,因为这样手术医师可以更有效地使用两种手术器械。然而,在对侧不可能进行牵拉的情况下,可以采用上述的同侧牵拉技术。无论哪种方式,都要注意不要扭曲子宫,否则会导致解剖变形和手术医师的定位障碍。即使只使用一种手术器械,仍可能有效地完成这些操作。目前,在腹腔镜手术中,使用的大多数先进的电手术器械都被设计用于组织分离、闭合和切断。一个熟练且有经验的手术医师可以使用单一的器械展开膀胱瓣和裸化、凝闭和切断子宫血管。了解您所选择的电外科器械的具

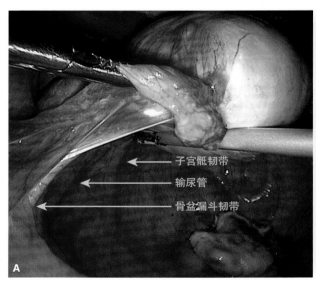
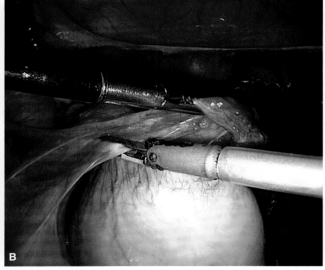

图 21.5　输卵管 - 卵巢切除术。子宫体切除后,附件结构可畅通无阻地抵达。很容易区分骨盆漏斗韧带与输尿管(A),安全地进行凝闭和切断(B)

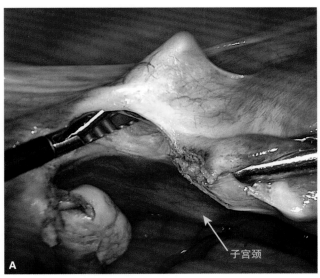 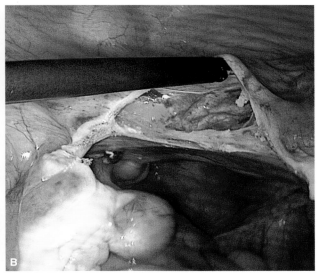

图 21.6　建立膀胱瓣和切除子宫。将阔韧带的前、后叶分开，形成膀胱瓣（A），这样就允许手术医师显露并裸化上行的子宫血管（B）

体特性至关重要。

阴道切开术

　　在进行 LSH 时，应凝闭子宫血管上行分支，并在子宫下段与宫颈交界处横断（图 21.7A）。这也是宫体从宫颈残端切除的位置水平，这可能是进行 LSH 中最关键的一步。在大多数子宫中，当子宫底曲度向颈峡部"伸直"时，可以确定血管切断和截断宫底的最佳水平。重要的是在预定切除子宫平面下方（向宫颈方向）凝切子宫血管，沿子宫外侧边缘向上凝切子宫血管，可减少子宫的血液反流，并使子宫底与宫颈交界处的角度更加突出，可以指导宫体切断平面。

　　因为难以确定最佳的切除平面，或认为切除更多的宫颈，可以减少随后的周期性出血的可能性，许多手术医师试图在宫颈非常低的水平上切除宫底部。LSH 后周期性出血的发生率似乎与残留宫颈长度无关。然而，由于宫颈和阴道上部有丰富的

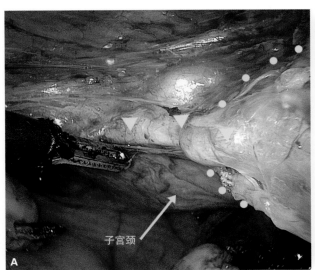 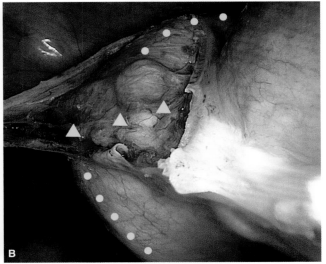

图 21.7　子宫血管和宫颈切断或阴道切开术。A. 在施行 LSH 时，将血管（三角点）在子宫下段与宫颈交界处凝闭并切断，在此位置横切宫颈以切除子宫体（圆点线虚线表示截切平面）。B. 在实施 TLH 或 RA-TLH 时，子宫血管上行支（三角点）在越过举宫杯环时，就可以凝闭并切断，这也为随后的阴道切开提供指示（圆点虚线表示举宫杯环）

血管丛，如果手术医师切除组织过多，则会导致出血增加，因而需要进一步的努力来实现止血。如果应用电外科能量器械，有增加输尿管热损伤的风险或损害了剩余宫颈残端的血管供应，这两种情况可能直到手术后几天才被发现，分别是瘘管形成或宫颈残端坏死。为了减少这种风险，应使用海绵棒或其他经阴道举宫器将残端宫颈从骨盆中举起，并减少能量器械功率。另外，也可以考虑其他止血方法，包括血管夹或缝合止血。

在切除宫体后，最好是用双极电流对宫颈管进行电灼，也可以不处理。虽然从直觉上看，电灼宫颈管后可以降低 LSH 后周期性出血的发生率，但没有证据支持这一观点。相反，出血的可能性可能与患者的年龄和/或既往存在的子宫内膜异位症有关。

当实施 TLH 或 RA-TLH 时，膀胱瓣被掀起后，就可以通过举宫杯环识别出裸化的子宫血管上行支（图 21.7B），应该在这个水平上进行凝闭并切断血管。与上述 LSH 一样，此步骤以及随后的阴道切开术和从阴道离断子宫是进行任何腹腔镜子宫切除术时最关键的步骤。同样，类似于 LSH 的技术，在子宫外侧缘向上继续凝闭子宫血管，可以减少在血管切断时子宫的血液反流。然而，与 LSH 不同的是，预先放置的举宫杯环的存在勾勒出阴道穹窿，为准确地在哪里进行血管切断，以及准确地在哪里从阴道切除子宫，提供了一个极好的指示。

关于在实施 TLH 或 RA-TLH 时，潜在的泌尿道损伤，阴道切开和切除子宫是最关键的步骤。目前还没有任何一种电外科器械能够更好地降低这一风险。然而，每一种器械都有与热能传导、组织闭合和切割相关的独特的电和机械性能。无论选择哪种器械，对其具体性能的全面了解都至关重要。虽然双极电流通常用于凝闭子宫血管，实施阴道切开时也可以使用各种其他不同的器械。在此步骤应注意集中电刀能量，减少电刀损伤的可能性。连接到"Bovie pencil"模式使用连续（切割）电流的单极电钩格外有效，使用举宫杯作为支撑，它能够在低电压下传导非常聚焦的电外科能量。遇到的任何渗血通常都可以用不连续（凝固）电流的单极进行快速点击电凝处理。这可以最大限度地减少随时间延长的热扩散导致阴道断端组织失活，并最大限度地降低电外科器械对膀胱或输尿管的意外损伤风险。

先切开阴道前壁或阴道后壁并不重要，更重要的是选择最容易识别和接近的位置，以便在组织分离时能识别出举宫杯的边缘。当实现了这一点，子宫切除就意味着简单地使用钩状电极的尖端"沿杯缘"进行精准聚焦的能量传递（图 21.8A）。重要的是，当适当地放置举宫杯缘并识别时，切除宫颈的水平就在主韧带。因此，当进行切开阴道

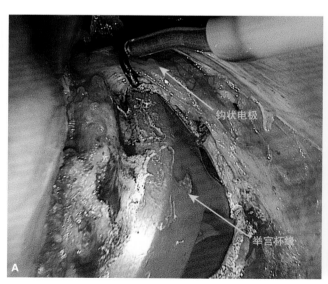
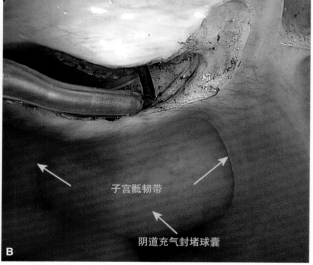

图 21.8 切除子宫。推荐使用薄型单极电极（如钩状电极）以举宫杯缘为导向（A）切除子宫，这可以使用最低电压能量，最大限度地降低对输尿管或膀胱热损伤的风险。在举宫杯缘水平切断主韧带复合体，切除宫体和宫颈，留下子宫骶韧带仍附着在阴道穹窿筋膜上（B）

后壁时,子宫骶韧带仍然附着在阴道顶端筋膜上(图 21.8B),这有助于在随后的缝合阴道断端时与骶韧带整合以支持盆底。

如果子宫特别大,或者由于粘连、子宫内膜异位症或其他伴随病变而导致盆腔解剖扭曲,可以尝试在切开阴道和切除宫颈之前先切除宫底,事实上,这样做往往更好。在这种情况下,采用与上述 LSH 相同的步骤,通常在高于宫颈或宫体较低的部位进行切除。这样,举宫杯缘所勾画出的平面更容易识别和接近,便于进行宫颈切除。

子宫取出

在施行 TLH 或 RA-TLH 时,通常在关闭阴道断端前,通过阴道取出子宫、宫颈和附件结构。随着子宫体积的增加,这变得更具挑战性,但阴道碎切提供了一个优秀的技术,以移除较大的标本。每个手术医师都必须明确他或她自己经阴道碎切技术的水平,以及需要采用替代技术来取出子宫的大小。当进行 LSH 时,组织移除的选择更加有限。

除了通过阴道取出组织外,其他方法还包括采用一个经腹小切口以完整地取出组织,或者手工碎切,将脐部切口延长到足以完成同样的操作,或者使用电机械碎切的方法。

碎切术

电机械碎切术(electromechanical morcellation)使用一个带有中空刀片的器械,通过这个器械可以抓住组织,通常用腹腔镜抓持钩钳或有齿抓钳。组织被牵拉到器械的顶端,随着刀片的旋转,切除的组织通过中空的器械被牵出。理想情况下,刀片应置于到标本的外围,以取出长条状的组织,同时尽量避免从标本中间取芯。

关于组织碎切的安全性,特别是在子宫肌瘤的情况下,已经产生了重大的争议。在一些病例中,使用电机械碎切术可以播散良性组织,或在罕见未诊断恶性肿瘤的病例中播散肿瘤组织,具有潜在的不良后果。重要的是,人工碎切(经腹或阴道)还没有被证明可以避免这种可能性,它根本没有被研究过。由于术前无法检测平滑肌肉瘤,FDA 已经对含有肌瘤的子宫或仅仅是肌瘤的碎切术发出了警告。然而,不同专业组织,包括 AAGL 和 ACOG 的相关文献综述表明,在经过适当筛选和选择的患者中,

训练有素、经验丰富的手术医师可以安全有效地进行组织碎切。此外,最近 AAGL 工作小组的一项文献综述表明,FDA 对平滑肌肉瘤的发病率估计过高,没有解决平滑肌肉瘤的年龄分层风险,也没有强调平滑肌肉瘤(是否碎切)的可怕后果。很明显,当已知是恶性或癌前病变的诊断时,或如果术前对患者的评估是可疑的,就不应该再采用碎切术了。在这种情况下,组织需要被完整地移除,即使这意味着要为此专门做一个开腹手术切口。

值得注意的是,自从 FDA 发表了关于肌瘤碎切术的声明以来,相当大的努力已经被用于开发包含式碎切(contained morcellation)系统。为了进行包含式碎切,首先将待碎切的组织放入腹腔内抗撕裂的取物袋中,通过稍微扩大的腹腔镜端口把取物袋的开口拉出,或通过一个专门设计的穿刺套管拉出,手动或电机械碎切术可以用前述方法进行,密封取物袋可以减少腹腔内的组织播散。为此,至少有一套这样的系统装置已经获得 FDA 的批准。

阴道断端关闭

在腹腔镜子宫切除术中,阴道断端可以通过腹腔镜或阴道关闭,这取决于手术医师的技能,但前者定义为真正的 TLH。通过阴道或其他替代方法移除子宫后,可以在阴道内放置一个充气封堵球囊(pneumo-occluder balloon)或填塞开腹用纱布垫的手套,以保持气腹,直到阴道断端关闭(图 21.9A)。必要时,可将卵圆钳经阴道绕过气封堵球囊,在缝合阴道断端之前钳夹并取出卵巢和 / 或输卵管。

经腹和经阴子宫切除术的基本原则适用于 TLH,只是视野和放大倍数的改变。利用可吸收缝线的体内和体外打结技术已经描述过。然而,单向带刺缝合线的出现有利于腹腔镜下缝合,因为它不需要打结,而打结是最具技术挑战性和技术限制的部分。在任何一种情况下,从阴道前壁向阴道后壁进行缝合,并通过合并骶韧带和主韧带来获得支撑。

把子宫骶韧带合并到阴道断端缝合中,已成为经腹或阴道子宫切除术的相对标准,并已被证明可以将子宫切除术后阴道穹窿脱垂的发生率从 25%降低到 5%,无论是否进行阴道成形术。虽然,没有长期试验显示 TLH 后的可比较结果,但完全有可能出现类似的结果,推荐将子宫骶韧带合并到阴道断端缝合中(图 21.9B)。腹腔镜手术只是一种不

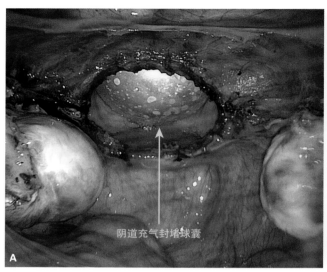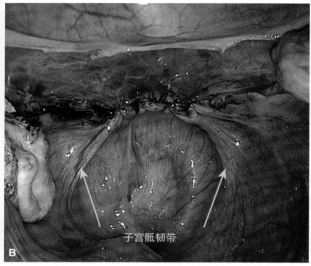

图 21.9 阴道断端的闭合。在切除子宫后,阴道内的充气封堵球囊可以维持气腹压力(A),直到阴道断端关闭;阴道断端关闭应将子宫骶韧带包括在内(B)

IV

同的入径,而不是一种不同的手术(laparoscopy is a different access, not a different procedure)。

　　机器人辅助子宫切除术的步骤与传统腹腔镜手术相同(知识框 21.1)。非惯用手通常持有抓钳 / 凝结器,而惯用手持单极剪刀。分离逐步进行,器械端口很少切换。第三支臂用于在必要时牵拉标本,相同的配置可触及标本的双侧,用单极剪刀沿举宫杯缘切开宫颈阴道交界处。

并发症

　　TLH 发生的并发症与经腹和经阴道子宫切除

术相似。可能会发生与合并症、麻醉或子宫切除术相关的并发症,也可能发生与腹腔镜相关的并发症。无论如何,子宫切除术仍然是一种相对安全的手术,死亡率在 0.12‰~0.34‰。

阴道断端裂开

　　TLH 患者阴道断端裂开的发生率在统计学上有所增加。2007 年一项对超过 7 200 例子宫切除术的研究报告,经腹子宫切除术的阴道断端裂开率为 0.12%,经阴道子宫切除术为 0.29%,腹腔镜子宫切除术为 4.93%,带刺线缝合不包括在本研究中。没有证据表明使用带刺线缝合会增加阴道断端裂

知识框 21.1 手术步骤

- 将患者置于截石位。
- 将患者固定在手术台上。
- 优化手臂和腿部的位置和填充物。
- 进行倾斜测试,以确保患者在手术台上的稳定性。
- 消毒准备并用手术巾覆盖患者,形成无菌区。
- 放置举宫器、举宫杯、充气堵塞球囊(根据手术步骤)和 Foley 导尿管。
- 建立气腹,根据子宫的大小布置穿刺套管端口。
- 解剖标志的识别,包括输尿管、子宫骶韧带、膀胱边缘和举宫杯缘。

卵巢的保留
- 凝闭并切断近端输卵管和子宫 - 卵巢韧带,附件结构从子宫体上分离。

输卵管卵巢切除术
- 分离、凝闭、切断骨盆漏斗韧带。
- 凝闭并切断输卵管系膜(如果只需要切除输卵管)。
- 凝闭并切断圆韧带,切开阔韧带至子宫峡部水平。
- 创建膀胱瓣,裸化子宫血管。
- 在举宫杯缘水平凝闭子宫血管。
- 以举宫杯缘为指引,单极连续(切割)电流,切断主韧带,从阴道顶端切除宫体和宫颈。
- 移除完整的附件组织和子宫。
- 关闭阴道断端包含子宫骶韧带。
- 常规方式可靠地止血并关闭穿刺端口。

宫颈上子宫切除术
- 在子宫峡部水平凝闭子宫血管。
- 在峡部水平从宫颈上截断子宫。

开的发生率。事实上,有证据表明,使用带刺缝合线双层缝合阴道断端,可以减少 TLH 阴道断端裂开的发生率。两个因素会增加 TLH 后的阴道断端裂开率,包括(a)腹腔镜下手术视野放大倍数的增加,这导致手术医师认为缝合的组织比实际的要更多和(b)由于阴道切开过程中的热效应,随着时间的推移,组织逐渐丧失活力,可能延展到或超过缝线水平。因此,除了止血和缝合组织"近而不紧"("approximation, not strangulation")的基本手术原则之外,在阴道断端闭合过程中,可以采取的最重要的措施是尽量减少阴道切开时的热能应用,并在缝线中纳入足够多的健康组织。

阴道断端裂开可能是部分或完全的,可伴或不伴肠膨出,在没有肠膨出的情况下,可以通过阴道入路对阴道断端进行修补和重新缝合。然而,当发现或怀疑肠或膀胱有损伤时,应进行腹腔镜检查或甚至剖腹探查是恰当的。虽然有些手术医师可能会选择对局灶性开裂(<25%)的阴道断端进行期待处理,但一般认为更谨慎的做法是关闭所有区域,因为这可能是进一步裂开的预兆。

在阴道断端重新关闭之前,应使用冷切技术(剪刀或手术刀)去除所有失去活力的组织。关闭时应使用延迟可吸收线缝合 1cm 的组织边缘,缝合包含阴道黏膜和耻骨宫颈筋膜环(pubocervical fascial ring)。

肠管脱出是一种非常严重的并发症,可能导致腹膜炎、肠损伤坏死和败血症,需要立即进行手术治疗。根据手术医师的技术和经验,可以通过经腹手术或腹腔镜来完成修复,只要能目视检查整个肠管的长度,并在需要时切除任何受损的肠段即可。

切口并发症

腹腔镜手术由于切口较小,术后切口并发症如感染发生率较低。然而,并发症的发生的确与使用穿刺器有关。这些并发症与穿刺器的插入有关(特别是腹壁血管或神经损伤、腹腔内血管或肠道损伤)或穿刺口部位疝(<1%)。子宫切除术结束时,应在可视情况下移除穿刺套管,观察出血情况。如果穿刺口≥10mm,应将筋膜与皮肤分开关闭,以避免形成疝。这可以通过使用传统的缝合技术来实现,也可以通过使用各种商用产品(如 Carter-

Thomason device, Endoclose device, etc.)来实现。

泌尿道的损伤

妇科手术,特别是子宫切除术,是医源性泌尿道损伤最常见的原因。膀胱损伤的一个常见危险因素是先前的剖宫产、盆腔粘连性疾病或子宫内膜异位症累及膀胱。另一方面,腹腔镜子宫切除术中 90% 以上的输尿管损伤,可归因于与主韧带切断相关的热损伤。一项对超过 5 000 例子宫切除术的病例对照研究表明,经阴道子宫切除术(1.3%)或腹腔镜子宫切除术(1.8%)与经腹子宫切除术(0.76%)相比,泌尿道损伤的风险增加。此外,2009 年一项涉及 800 多名患者的研究描述了 2.9% 的患者在子宫切除术中出现膀胱损伤,1.8% 的患者出现输尿管损伤,其中 75% 的患者未被察觉。有趣的是,2006 年 meta 分析的证据表明,当子宫切除术后立即进行膀胱镜检查时,89% 的输尿管损伤和 95% 的膀胱损伤会在手术中被发现。相反,在没有膀胱镜检查的情况下,术中膀胱损伤检出率下降到 43%,而输尿管损伤的检出率仅为 7%。

虽然总体泌尿道损伤率较低,但若在手术时发现膀胱损伤并进行修复,术后总体发病率并不会增加。术中识别可能有助于避免额外手术和肾功能丧失。子宫切除术后常规膀胱镜检查的作用仍存在争议,但财务分析表明,当损伤率超过 2% 时,术中膀胱镜检查具有成本效益。

最后,手术医师的经验在减少腹腔镜子宫切除术并发症中的作用再怎么强调也不过分。多项研究表明,手术医师完成约 100 例手术后,其技术水平达到稳定,随着大量腹腔镜手术的积累,并发症的发生率就会下降。

总结

第一次施行 TLH 手术后,Harry Reich 设想其作用是通过"避免经腹手术增加的发病率,同时保留经腹入路的手术优势"来减少对腹部子宫切除术的需要。腹腔镜可以更好地暴露附件和上腹部,这是经阴手术无法做到的,并且避免了大的腹壁切口,从而降低了感染、术后疼痛和疝气的相关风险。机器人技术的出现促进了许多以前犹豫不决的妇科医师使用腹腔镜子宫切除术,因为它克服了传统腹腔镜手术的许多挑战。因此,通过适当的培训、技能和经验的积累,实施腹腔镜子宫切除术的手术医生在保持阴道入路发病率降低的同时,具有优于开腹子宫切除术的视觉和接近手术部位的优势。

要点

- 子宫切除的途径 / 入径和类型的选择应根据患者的解剖和病理。施行宫颈上子宫切除术,不应该仅仅是因为手术医师在切除宫颈时感觉有困难,相反,应该寻求更熟练的手术医师来帮助。

- 应该详细地告知患者手术预期的结果、潜在的并发症、术前准备和术后护理。使用基于能量的器械和碎切器的风险和好处都应包括在知情同意过程中。手术医师应该讨论标本移除的替代方法,包括阴道碎切或经腹手术。

- 术前对合并症,特别是心血管疾病的优化处理,应与麻醉团队协调,以最大限度地减少医疗并发症。

- 在腹腔镜下全子宫切除术中,应使用合适的举宫器和举宫杯,以提高手术的工效学和减少并发症。

- 应注重解剖,清楚识别输尿管、膀胱及其他解剖标志,分离或裸化血管后凝闭。

- 了解所使用的以能量为基础的器械的电外科和机械特性,并应用这些原理尽量减少不希望的热组织效应。

（王飞　赵兴波　译）

参考文献

Adelman MR, Bardsley TR, Sharp HT. Urinary tract injuries in laparoscopic hysterectomy: a systematic review. *J Minim Invasive Gynecol* 2014;21:558–566.

American Association of Gynecologic Laparoscopist. Morcellation during uterine tissue extraction: an update. *J Minim Invasive Gynecol* 2018;25:543–550.

American College of Obstetricians and Gynecologists. ACOG committee opinion No. 388: supracervical hysterectomy. *Obstet Gynecol* 2007;110:1215.

American College of Obstetricians and Gynecologists. ACOG committee opinion No. 444: choosing the route of hysterectomy for benign disease. *Obstet Gynecol* 2009;114:1156.

American College of Obstetricians and Gynecologists. Power morcellation and occult malignancy in gynecologic surgery: a special report. Washington, DC: American College of Obstetricians and Gynecologists; 2014. Available at:https://www.acog.org/Clinical-Guidance-and-Publications/Task-Force-and-Work-Group-Reports/Power-Morcellation-and-Occult-Malignancy-in-Gynecologic-Surgery. Accessed on May 4, 2018.

Audebert AJ, Gomel V. Role of microlaparoscopy in the diagnosis of peritoneal and visceral adhesions and in the prevention of bowel injury associated with blind trocar insertion. *Fertil Steril* 2000;73:631.

Berner E, Qvigstad E, Myrvold AK, et al. Pelvic pain and patient satisfaction after laparoscopic supracervical hysterectomy: prospective trial. *J Minim Invasive Gynecol* 2014;21:406.

Boggess JF, Gehrig PA, Cantrell L, et al. A comparative study of 3 surgical methods for hysterectomy with staging for endometrial cancer: robotic assistance, laparoscopy, laparotomy. *Am J Obstet Gynecol* 2008;199:360.e1–360.e9.

Falcone T, Walters MD. Hysterectomy for benign disease. *Obstet Gynecol* 2008;111:753.

Garry R, Fountain J, Mason S, et al. The eVALuate study: two parallel randomised trials, one comparing laparoscopic with abdominal hysterectomy, the other comparing laparoscopic with vaginal hysterectomy. *BMJ* 2004;328:129.

Ghomi A, Hantes J, Lotze EC. Incidence of cyclical bleeding after laparoscopic supra-cervical hysterectomy. *J Minim Invasive Gynecol* 2005;12:201.

Gilmour DT, Das S, Flowerdew G. Rates of urinary tract injury from gynecologic surgery and the role of intraoperative cystoscopy. *Obstet Gynecol* 2006;107:1366.

Hur HC, Donnellan N, Mansuria S, et al. Vaginal cuff dehiscence after different modes of hysterectomy. *Obstet Gynecol* 2011;118:794.

Hur HC, Guido RS, Mansuria SM, et al. Incidence and patient characteristics of vaginal cuff dehiscence after different modes of hysterectomies. *J Minim Invasive Gynecol* 2007;14:311.

Ibeanu OA, Chesson RR, Echols KT, et al. Urinary tract injury during hysterectomy based on universal cystoscopy. *Obstet Gynecol* 2009;113:6.

Jasmine Tan-Kim J, Menefee SA, Luber KA, et al. Prevalence and risk factors for mesh erosion after laparoscopic-assisted sacrocolpopexy. *Int Urogynecol J* 2011;22:205.

Johnson N, Barlow D, Lethaby A, et al. Surgical approach to hysterectomy for benign gynaecological disease. *Cochrane Database Syst Rev* 2006;(2):CD003677.

Kives S, Lefebvre G; Clinical Gynaeology Committee. Supracervical hysterectomy. *J Obstet Gynaecol Can* 2010;32: 62–68.

Lafay Pillet MC, Leonard F, Chopin N, et al. Incidence and risk factors of bladder injuries during laparoscopic hysterectomy indicated for benign uterine pathologies: a 14.5 years experience in a continuous series of 1501 procedures. *Hum Reprod* 2009;24:842.

Landeen LB, Bell MC, Hubert HB, et al. Clinical and cost comparisons for hysterectomy via abdominal, standard laparoscopic, vaginal and robot-assisted approaches. *S D Med* 2011;64:197–199.

Learman LA, Summitt RL Jr, Varner RE, et al. A randomized comparison of total or supracervical hysterectomy: surgical complications and clinical outcomes. *Obstet Gynecol* 2003;102:453.

Lethaby A, Ivanova V, Johnson NP. Total versus subtotal hysterectomy for benign gynaecological conditions. *Cochrane*

Database Syst Rev 2006;(2):CD004993.

Lyons TL. Laparoscopic supracervical hysterectomy. *Obstet Gynecol Clin North Am* 2000;27:441.

McDonald ME, Ramirez PT, Munsell MF, et al. Physician pain and discomfort during minimally invasive surgery. *Gynecol Oncol* 2014;134:243–247.

McPherson K, Metcalfe MA, Herbert A, et al. Severe complications of hysterectomy: the VALUE study. *BJOG* 2004; 111:688.

Okaro EO, Jones KD, Sutton C. Long term outcome following laparoscopic supracervical hysterectomy. *BJOG* 2001;108:1017.

Olsson JH, Ellstrom M, Hahlin M. A randomised prospective trial comparing laparoscopic and abdominal hysterectomy. *BJOG* 1996;103:345.

Paraiso MF, Ridgeway B, Park AJ, et al. A randomized trial comparing conventional and robotically assisted total laparoscopic hysterectomy. *Am J Obstet Gynecol* 2013;208:368. e1–368.e7.

Reich H, DeCaprio J, McGlynn F. Laparoscopic hysterectomy. *J Gynecol Surg* 1989;5:216.

Rosero EB, Kho KA, Joshi GP, et al. Comparison of robotic and laparoscopic hysterectomy for benign gynecologic disease. *Obstet Gynecol* 2013;122:778–786.

Rossi EC, Kowalski LD, Scalici J, et al. A comparison of sentinel lymph node biopsy to lymphadenectomy for endometrial cancer staging (FIRES trial): a multicentre, prospective, cohort study. *Lancet Oncol* 2017;18:384–392.

Sarlos D, Kots L, Stevanovic N, et al. Robotic compared with conventional laparoscopic hysterectomy: a randomized controlled trial. *Obstet Gynecol* 2012;120:604–611.

Scheib SA, Tanner E, Green IC, et al. Laparoscopy in the morbidly obese: physiologic considerations and surgical techniques to optimize success. *J Minim Invasive Gynecol* 2014;21:182.

Scott JR, Sharp HT, Dodson MK, et al. Subtotal hysterectomy in modern gynecology: a decision analysis. *Am J Obstet Gynecol* 1997;176:1186.

Siedhoff MT, Yunker AC, Steege JF. Decreased incidence of vaginal cuff dehiscence after laparoscopic closure with bidirectional barbed suture. *J Minim Invasive Gynecol* 2011; 189:218.

The Joint Commission. The Surgical Care Improvement Project (SCIP). http://www.jointcommission.org/surgical_care_improvement_project

Uccella S, Ceccaroni M, Cromi A, et al. Vaginal cuff dehiscence in a series of 12,398 hysterectomies: effect of different types of colpotomy and vaginal closure. *Obstet Gynecol* 2012;120:516–523 (Class II-2).

Visco AG, Taber KH, Weidner AC, et al. Cost-effectiveness of universal cystoscopy to identify ureteral injury at hysterectomy. *Obstet Gynecol* 2001;97:685.

Walker JL, Piedmonte MR, Spirtos NM, et al. Laparoscopy compared with laparotomy for comprehensive surgical staging of uterine cancer: Gynecologic Oncology Group Study LAP2. *J Clin Oncol* 2009;27:5331–5336.

Wright JD, Ananth CV, Lewin SN, et al. Robotic assisted vs laparoscopic hysterectomy among women with benign gynecologic disease. *JAMA* 2013;309:689.

Wright JD, Herzog TJ, Tsui J, et al. Nationwide trends in the performance of inpatient hysterectomy in the United States. *Obstet Gynecol* 2013;122:233.

IV

第五部分

妇 科 肿 瘤

宫颈癌前病变手术

Leslie H. Clark

消融术	冷刀锥切	**并发症**
冷冻治疗	环形电极切除术	妊娠期宫颈不典型增生
CO₂ 激光治疗	术后管理	**患者告知**
切除手术	不同手术方式的比较	

宫颈癌筛查的开展使得宫颈癌前病变得以早期诊断和治疗,进而导致世界范围内的宫颈癌数量减少。由于持续性的宫颈不典型增生(dysplasia)或人乳头瘤病毒(human papillomavirus,HPV)感染与宫颈癌发病密切相关,尽管宫颈癌的筛查指南不断演变,但对宫颈癌筛查的关注和重视程度却从未改变。宫颈不典型增生的消融手术或切除手术对预防宫颈癌至关重要。

手术方式的选择需要考虑病变因素(如位置、大小和怀疑潜在的恶性肿瘤)、患者因素(如年龄、孕产次及生育要求)及费用。最后,与任何手术方式的选择一样,医师的偏好、执业医疗条件和技能水平都应考虑在内。

消融术

宫颈不典型增生的消融技术包括冷冻、激光及电灼消融。这些技术通过破坏组织达到治疗宫颈不典型增生的目的,其优点是技术易于操作、手术风险低、花费少及恢复快。但是,消融治疗不能获得组织标本进行病理检查,对于术前宫颈管搔刮为不典型增生(提示病变超出可治疗的范围)或阴道镜检查不满意的患者,应当避免行消融治疗。阴道镜活检的结果与细胞学检查的结果不一致,提示病变的活检取样不满意,可疑宫颈癌的患者,这两种情况下也不应行消融治疗。

冷冻治疗

自 1960 年代冷冻就被用于治疗宫颈不典型增

生。在美国,由于消融技术的局限性,这一治疗已经大部分被门诊切除手术所替代。冷冻治疗是使用 NO 或 CO₂ 作为制冷剂,将组织温度降至 –50℃以下,NO 较 CO₂ 可使温度降至更低(–89℃ vs. –78℃),从而使更深层的组织坏死,所以被认为是更好的制冷剂。组织温度降至 –50℃以下时,细胞内外的水分形成冰晶,引起组织坏死。如果组织坏死的深度达到 3.5mm,可以治疗 95% 宫颈上皮内病变(intraepithelial lesion)。一些研究显示 HIV 阳性女性冷冻治疗的有效率为 37%,而 HIV 阴性女性的有效率为 77%~93%,提示 HIV 阳性女性冷冻治疗的效果较差。

冷冻治疗开始时先用 Lugol 碘试验或醋酸试验确定转化区(transformation zone),选择大小适当的冷冻探头,以便能覆盖整个转化区。制冷探头直接置于宫颈外口和转化区,可使用润滑凝胶促进能量传递,3~5min 探头和宫颈之间即可达到稳定状态。

冷冻过程中,在超过探头约 5mm 处可以见到结冰。冷冻后的组织会逐渐修复、愈合。有些学者倾向于冷冻二次,但是,第二次冷冻的疗效尚不明确,宫颈病理学检查宫颈前唇,也未证实二次冷冻较单次冷冻更有优势。对于宫颈后唇的病变,可以考虑二次冷冻,因二次冷冻可以增加宫颈后唇组织破坏的深度(图 22.1)。

冷冻治疗中最常见的并发症是轻微痉挛样痛,这通常是有限的副作用。超过 20% 的患者诉说有大量水样排泄物,有时出现点滴阴道出血,常见于术后 12~15 天。建议术后盆腔休息(pelvic rest)2 周,

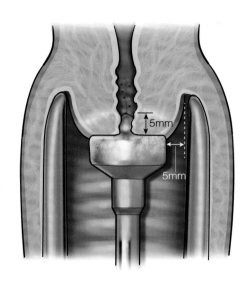

图 22.1　冷冻导致局部组织破坏,探头外约 5mm 范围出现结冰,探头应覆盖整个转化区

以减少出血和感染。长期并发症包括宫颈狭窄风险,发生率在 1%~4%。冷冻治疗对妊娠没有影响,大量出血或感染的发生率低于手术切除治疗。

CO_2 激光治疗

CO_2 激光治疗是一种利用高强度准直光束进行高功率密度聚焦的灼蚀技术。激光的能量使细胞瞬间沸腾和组织汽化,CO_2 激光治疗的优点是可以靶向病变治疗,也可以治疗延伸到阴道壁的病变,术后创面愈合快,宫颈狭窄的发生率较冷冻治疗低。CO_2 激光治疗的缺点是设备购置费用、使用所需的培训,以及激光的维护费用。

使用 CO_2 激光时,在阴道内放置一个带排烟内接口的哑光窥器,不产生反射的窥器防止激光散射,并附有排烟管。会阴部铺湿的手术巾,因水可以吸收激光防止着火。不能使用易燃材质的手术巾,如纸质手术巾 / 单。宫颈可以局部麻醉,如 1% 利多卡因,利多卡因中可加或不加血管收缩剂。使用阴道镜可以把宫颈放大 3~10 倍。然后,通过调整功率输入和光斑大小,设置激光密度为 750~1 250W/cm^2,对病变及转化区进行激光消融治疗。推荐激光消融的宫颈深度为 7mm。

切除手术

切除技术包括冷刀锥切(cold knife cone,CKC)、激光锥切(laser cone)和环形电极切除术(loop electrosurgical excision procedure,LEEP),这些方法可以切除组织进行病理诊断,还可以评估检查切缘状态。

冷刀锥切

术语"冷刀"以区别于使用热灼蚀,冷刀锥切是指使用普通手术刀对子宫颈远端进行环切。该手术的好处是可以切除延伸至宫颈管的病变,而且在切缘处没有灼蚀伪影(cautery artifact),从而改善对切缘状态的病理评估检查。CKC 可以根据宫颈形状、病变形态量身定制切除范围,对于宫颈口外病变(ectocervical lesion)计划进行扁平切除,对于宫颈口内病变(endocervical lesion)则计划进行圆柱形切除。基于这些原因,当可疑宫颈浸润癌时首选 CKC,与 LEEP 相比,CKC 需要麻醉,在手术室进行,费用更高,同时,CKC 的出血风险也更高。

手术开始在麻醉下进行检查,然后进行阴道消毒准备。在阴道内放置一个重锤窥器(weighted speculum),使用 Deaver 拉钩向前拉起膀胱,暴露子宫颈。注射局部麻醉药,利多卡因(lidocaine)和肾上腺素(epinephrine)(1∶100 000)可以直接注射入宫颈正面(cervical face)。肾上腺素可以减少术中出血,使视野清晰;也可使用稀释的血管升压素(vasopressin)代替肾上腺素,一般 20U 血管升压素用 50mL 生理盐水稀释,取 10~15mL 注射至宫颈正面;有些医师更喜欢只用简单的局部麻醉剂,以免掩盖术中出血,一般用 10~20mL 利多卡因,增加利多卡因剂量前需要考虑患者体重。在 3 点和 9 点位置缝线留置,便于操纵宫颈。也认为这些缝线可以结扎子宫动脉的宫颈分支,减少术中和术后出血。在缝置线过程中,重要的是注意不要进针太深或太向外侧,以免发生输尿管的损伤或梗阻。下一步,用 Lugol 碘溶液涂于宫颈以观察鳞 - 柱交界(squamocolumnar junction,SCJ)部位。

用 11 号手术刀片沿圆周切开宫颈正面,从宫颈后唇"6 点位置"开始切开是个好策略,因其可以避免先切开前唇时出血流下影响手术野清晰。如果放置宫颈钳(tenaculum,抓持钩钳)来辅助宫颈或标本的操纵,它应放置在标识切除线范围之外。或者,在宫颈 12 点处缝线牵引,用于术中将标本牵离锥形标本的基底部,并保持原位以便病理检查定位。圆周切开间质,用 Allis 钳夹住锥形标本的前

V

后缘,以暴露锥形标本与宫颈之间的界限,用手术刀或剪刀完成锥形标本切除。CKC 后应行宫颈管搔刮术(endocervical curetting,ECC),因为这已被证明是预测残留宫颈不典型增生的有用工具。对于希望生育的宫颈原位腺癌患者,ECC 在预测是否存在原位腺癌残留方面优于切缘状态。ECC 对于预测是否有宫颈不典型增生的残留,阳性预测值为100%,阴性预测值为94%;而锥形标本切缘状态阳性预测值为47%,阴性预测值为57%。

标本切除后,如果术中未缝置方位标记线,应标记标本为病理检查定位。电灼宫颈锥形创面止血,在某些情况下,这可能是获得止血所需要的唯一手段。其他止血方法包括缝合、局部使用 Monsel 溶液[译者注:碱式硫酸铁溶液,$Fe_4(OH)_2(SO_4)_5$]、

压迫或可吸收止血剂如明胶海绵(gelfoam)。如果最初止血操作不成功,应考虑缝合技术,可连续锁边缝合锥切基底部,或用 Sturmdorf 缝合法。行 Sturmdorf 缝合时,前、后唇均行褥式缝合(mattress suture)以牵拉侧面的宫颈黏膜覆盖包埋宫颈锥切基底部(图 22.2 和知识框 22.1)。

环形电极切除术

虽然在几十年里,CKC 是处理宫颈不典型增生的标准,但自 1990 年代 Prendeville 引进环形电极切除术(LEEP)以后,LEEP 已成为宫颈不典型增生手术治疗的另一选择。LEEP 之所以被广泛接受的主要优点是能够在门诊环境局部麻醉下进行手术,这与 LEEP 的线性电极止血效果好有关。在

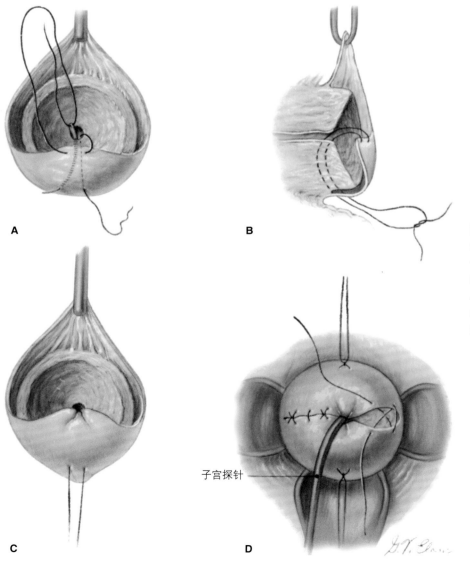

图 22.2　A. Sturmdorf 宫颈成形术(tracheloplasty)中的褥式缝合。B. 将宫颈皮瓣拉入颈管的缝合方法。C. 后唇皮瓣牵拉进入颈管。D. 前唇和后唇皮瓣均牵拉进入颈管,缝合侧面的黏膜创面

A

B

C

D

子宫探针

知识框 22.1　冷刀锥切手术步骤

- 使用 Lugol 碘溶液确定宫颈鳞 - 柱交界。
- 阴道消毒准备。
- 放置拉钩暴露宫颈。
- 注射局部麻醉剂。
- 3 点和 9 点处缝线留置，可使用可吸收编织线留置。
- 用 11 号刀片自 6 点处开始圆周切开宫颈。
- 牵拉标本，用刀片或剪刀在底部切下锥形标本。
- 宫颈锥形标本切除后行 ECC。
- 标记标本为病理检查定位。
- 宫颈锥切基底部创面使用电灼、Monsel 液止血。

门诊手术显著降低了费用，同时，LEEP 易于操作、教授和学习。当然，不是所有患者都适合 LEEP，首先，宫颈解剖应与预定的环形电极相适应。另外，有些患者非常焦虑，不适合在门诊进行手术，可能要求在手术室进行手术。由于 LEEP 技术简便易行，有些医师（provider）提出"即诊即治"（"see and treat"）的诊疗策略，直接从高级别巴氏涂片到 LEEP，而不需要阴道镜活检。在门诊高失访率（high no-show rates）、医疗资源缺乏的低收入国家，"即诊即治"是一项重要的诊疗策略。但这一诊疗策略不适合年轻有生育要求的患者，或细胞学是低级别病变的患者。

电切环大小的选择和手术设备是 LEEP 成功的关键。电切环的正确尺寸应当能够完整切除转化区，现有电切环的直径（宽度）在 15~25mm。应依据宫颈大小、病变及转化区范围选择电切环的尺寸（图 22.3）。如电切环过大，会增加阴道壁、直肠、膀胱损伤的风险，切除过多的临床需要的宫颈组织可能会增加产科的发病率。大的电切环电极通常适用于宫颈原位腺癌的诊断性评估，或可疑浸润癌，或已完成生育的患者。

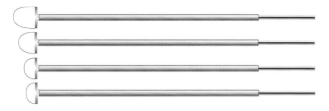

图 22.3　根据转化区范围大小和生育要求选择适当大小的 LEEP 电极。转化区宽、有生育要求的患者选用大的浅表电极（最下），宫颈管腺体病变选择较深的电极（最上），宫颈或阴道窄小如绝经后患者可选用更小、更窄的电极环（图中没有）（Image provided courtesy of CooperSurgical, Inc.）

手术前需要准备的药物包括醋酸（5%）、Lugol 碘溶液以显示转化区、局部麻醉药品及肾上腺素、术后止血用的 Monsel 溶液、宫颈消毒准备所用的聚维酮碘（Betadine）或其他抗菌溶液（表 22.1）。随机对照研究发现，使用碳酸氢盐（bicarbonate）缓冲局部麻醉药物并无更多益处。应根据电切环的大小和生产商的操作说明设定适当的 LEEP 发生器的功率。最后，在需要缝合的情况下，应该准备一把 30cm 长的持针器和一个 30cm 长的钳子 / 镊子（pickup forceps），并且在出现大于预期的出血时，应提供 2.54cm 曲度、锥形针的 0 号可吸收线（如 Vicryl 线）和阴道填塞用品（vaginal packing）。

表 22.1

LEEP 术中用品

药物	• Monsel 溶液（Monsel solution） • 聚维酮碘（betadine）或氯己定（chlorhexidine） • Lugol 碘溶液（Lugol solution）和醋酸（acetic acid） • 局部麻醉药如 1% 利多卡因（lidocaine），可加肾上腺素（epinephrine）或稀释的垂体后叶激素（vasopressin）
物品	• 大棉签 • 有吸烟管道的绝缘窥器 • 单齿抓持钩宫颈钳 • 宫颈阻滞麻醉用脊椎穿刺针 • 不同规格的电切环 • 电灼电极

物品准备完成后，放置绝缘窥器，选择绝缘窥器非常重要，可以减少阴道黏膜损伤。窥器张开至最大耐受量，聚维酮碘消毒宫颈，可使用宫颈钳或卵圆钳（ring forceps）辅助宫颈操作，但在切除过程中应放置在不会干扰电切环的位置。醋酸或 Lugol 碘溶液用于显示转化区，局部麻醉药（含肾上腺素）宫颈正面皮下注射至宫颈组织变白，这与宫旁阻滞不同。如果无法确定宫颈管的角度和方向，可使用探针插入宫颈外口来确定其方向。

根据宫颈解剖、转化区及病变的范围确定电切环的大小。接触组织前激活电切环电流，保持电流，直至缓慢完全切穿组织。电切过程中电流中断会影响切除的弧线，需重新通电从对侧开始切割，两次电切的组织交接部位可能会出血；同时，重新通电也会增加热伪影（increased thermal artifact）。电切时可以从宫颈一侧到另一侧,也可以从前唇到后唇。有些医师主张从术前活检或肉眼所见病变最严重处开始电切,以便术后可以更好地对该处进行病理评估检查。从前唇至后唇的切除方法可导致标本从术野脱落或模糊术野。

切除深度应大于 5mm,理想的深度至少 7~8mm,以便能切除宫颈内下方的腺体。研究证实这一深度能最大限度地切除癌前期病变,而不增加术后并发症,如早产等的风险。另外,大多数不典型增生见于 SCJ 或转化区,因此完整切除上述区域对于病理诊断很重要。为完整切除转化区可多次电切,但是多次电切影响病理诊断定位,应尽可能一次电切完成手术,以保证 LEEP 标本的完整性。宫颈外层切除后有时行锥顶"礼帽"("top hat")补充切除以去除残留鳞状上皮,但是这种方式不应作为常规,因为随着宫颈切除深度的增加,不良产科结局的风险也增加。对于术前阴道镜检查不满意,包括转化区显示不全或术前 ECC 提示宫颈管内不典型增生或恶性病变,锥顶的补充切除尤为重要。锥顶切除需使用较小的电切环,如 10cm × 10mm 或 10cm × 15mm。锥顶切除应至颈管外侧 5mm 以便切除腺体隐窝(gland crypts)。最后,LEEP 术后如需评估更高级别的病变或病变残留,应行 ECC(图 22.4 和知识框 22.2)。

宫颈创面可使用 5mm 电灼球止血,锥顶创面可使用 3mm 电灼球止血。使用大棉签清理创面出血,尽量电灼止血。类似上述锥切止血,如果需要时也可以使用 Monsel 溶液或缝合止血。

知识框 22.2 LEEP 手术步骤
● 选择 LEEP 电切环大小
● 用 Lugol 碘或醋酸溶液确定鳞柱交界部位
● 阴道消毒准备
● 放置有吸烟管道的哑光窥器
● 注射局部麻醉
● 连接电切环并激活通电
● LEEP 电切环从一侧到另一侧或从上到下切除标本
● 标记标本以进行病理检查定位
● 有指征进行"礼帽"切除
● 5mm 球状电极灼凝创面止血
● 也可以用额外的电灼或 Monsel 溶液创面止血

术后管理

一般术后管理包括盆腔休息、指导患者识别正常或异常的出血量、监测体温。所有患者都应重视术后出血,如每小时更换一次或更多护垫或有贫血症状应引起警惕。多数出血发生在术后 24h 内,也可见于术后 10~21 天。CKC 出血风险高于 LEEP,有 5% ~10% 的 CKC 患者发生术后出血。术后有大血块或每小时更换一次或更多护垫应考虑有出血发生。LEEP 术后宫颈或子宫感染发生率低,但仍然应重视术后发热。最后,应安排规范的随访包括手术后访视和持续性评估不典型增生的持续存在或复发。

不同手术方式的比较

消融治疗和手术切除的主要区别在于消融治疗无法获得标本进行病理检查。在 LEEP 出现之前,

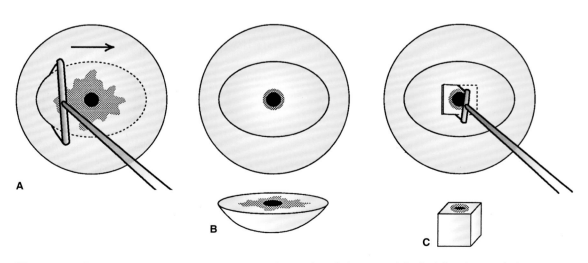

图 22.4 A. 使用 2cm × 8mm 的 LEEP 环一次性切除小的宫颈病变。B. 注意切除的宫颈组织呈浅盘状。C. 如果颈管内仍有鳞状上皮残留,可使用更小的电切环再切一次,也称为"礼帽"切除

消融治疗较 CKC 费用低,可在门诊进行,因此得到广泛应用。但随着门诊 LEEP 的广泛开展,LEEP 已经成为目前治疗宫颈不典型增生的选择。LEEP 手术费用与消融治疗相当,可以获得组织标本进行准确的病理诊断,并评估切缘状态。

与 CKC 相比,LEEP 的主要优势在于可在门诊进行、费用低。最近一项 meta 分析显示有生育要求的宫颈原位腺癌患者,LEEP 和 CKC 手术效果相当,但是对于宫颈原位腺癌患者,有些学者仍然推崇 CKC,认为 CKC 可以切除更深的宫颈组织。CKC 可以实现切除范围的个体化,标本切缘不会因电灼损伤而影响病理诊断。除了手术费用,LEEP 与 CKC 的另一个关键差别是产科结局。年轻有生育要求的患者应选择 LEEP,因为 LEEP 较 CKC 有更低的早产发生率(LEEP 术后早产风险增加 2 倍,而 CKC 增加 2.7 倍)。

并发症

切除手术最常见的近期并发症有出血、痉挛性腹痛和感染,其他潜在风险包括子宫穿孔、感染、直肠或膀胱损伤。

术中出血一般不多,应用上述止血方法多能有效止血。一般电灼、Monsel 溶液和缝合可以达到充分止血。术后出血最常见于术后 24h 内,其次是术后 10~21 天创面结痂脱落或缝线松动时。出血的总体风险约 5%。

术后感染很少见,多见于术前有亚临床感染的患者。研究发现 LEEP 术后感染率为 1%~14%,而 CKC 术后感染率高达 36%。术后感染可表现为子宫颈炎、子宫内膜炎、宫旁结缔组织炎或输卵管炎。如果出现临床感染,应使用广谱抗生素。目前的研究资料不推荐手术治疗或消融治疗后常规使用预防性抗生素。

其他罕见的并发症如子宫穿孔、膀胱或直肠损伤,规范的手术操作可以极大地减少这些并发症的发生。全麻下检查、评估子宫位置可以减少子宫穿孔风险,使用宫颈钳或缝线牵拉使子宫处于水平位,可以在手术中更好确定宫颈位置。同样,充分暴露手术野、仔细确定宫颈与阴道前后穹隆的连接部位,能将膀胱或直肠损伤的风险降至最低。

宫颈不典型增生手术的远期并发症是宫颈狭窄。约 3% 的 CKC 患者和 1% 的 LEEP 患者出现宫颈狭窄,更多见于绝经后女性。宫颈狭窄表现为宫腔液体潴留引起的盆腔痛,需要进行宫颈扩张解决。

最后,考虑到多数宫颈不典型增生发生于生育年龄女性,宫颈不典型增生手术治疗后早产风险增加需要引起重视。不同的手术方式术后早产风险均有增加,LEEP 增加 2 倍,CKC 增加 2.7 倍,即使消融治疗也比未接受治疗的患者增加 1.5 倍。所幸多数早产发生于 34~36 周,早产整体风险较低。宫颈不典型增生上述不同的治疗后,整个孕期早产的相对风险都增加,需要对患者进行恰当的指导。早产的主要影响因素是切除深度及手术次数。应根据患者情况制订个体化治疗方案,用一种方法尽可能地切除所有病变组织。多数癌前病变浸润深度小于 5mm,提示切除深度 6~7mm 即可切除大多数病变,而不过多增加产科风险(表 22.2 和表 22.3)。

表 22.2

宫颈不典型增生切除术后的产科结局

手术方式	<37 周早产的相对风险(可信区间)
无手术	—
LEEP	1.74(1.45~2.10)
CKC	2.89(2.08~4.03)
2 次 LEEP	2.81(2.33~3.39)
2 次切除手术(无论哪种切除方法)	5.48(2.68~11.24)

From Kyrgiou M, Athanasiou A, Paraskevaidi M, et al. Adverse obstetric outcomes after local treatment for cervical preinvasive and early invasive disease according to cone depth: systematic review and meta-analysis. *BMJ* 2016; 354; i3633. http://creativecommons.org/licenses/by/3.0/

表 22.3

宫颈不典型增生手术切除的风险

出血
感染
痉挛性腹痛
子宫穿孔
损伤直肠或膀胱
宫颈管狭窄

高达 91%~98% 的宫颈不典型增生经上述治疗后疗效显著,不需要辅助其他治疗。切缘阳性是宫颈不典型增生持续存在或复发最重要的预测因素。尤其是术中并非一次电切完成的 LEEP,切缘的预测作用不如 CKC。切缘阳性者可于术后 6 个月重复宫颈细胞学检查和 ECC。完成生育、再次宫颈手术困难的患者可以考虑行子宫切除术。可疑浸润癌者应即刻再次切除,而切缘阳性的患者则不需要。

宫颈微小浸润癌(浸润 <3mm)或宫颈原位腺癌患者如已完成生育,应在术后 6 周创面愈合后行子宫切除术。另外,宫颈不典型增生持续存在、已无残留宫颈行再次宫颈手术,且已经完成生育的患者,选择行子宫切除术。

妊娠期宫颈不典型增生

妊娠期宫颈血管显著增生、手术可能刺激引起宫缩,因此妊娠期宫颈不典型增生一般不推荐手术治疗。宫颈不典型增生手术治疗一般推迟至产后 6 周子宫复旧后进行。如果妊娠期可疑宫颈浸润癌,可行活检明确诊断,治疗需推迟至产后。当确定胎肺已成熟,宫颈浸润癌患者应终止妊娠。

患者告知

- 术前指导
  - 停用治疗性抗凝
  - 基于麻醉使用的禁饮食指南
- 术后指导
  - 盆腔休息 4 周
  - 注意出血和发热
  - 随访——包括术后访视及宫颈不典型增生的监测

要点

■ 宫颈癌前病变的早期发现和治疗降低了宫颈癌的发生率。
■ 宫颈不典型增生的手术切除与消融治疗效果相当,但手术切除可以获得组织标本进行病理检查评估,是首选的治疗方法。

■ 宫颈不典型增生手术切除治疗可增加早产发生率,与术中切除深度及既往手术次数有关,但是所有宫颈不典型增生的患者术后均增加了早产的风险。
■ LEEP 可在门诊进行,既可获得病理诊断,也可进行治疗,具有较好的成本效益,推荐用于治疗 CIN2/CIN3。
■ LEEP 应在接触组织之前激活电极,以减少出血风险。
■ LEEP 的出血风险低于 CKC。
■ 如可疑腺体或恶性病变时,应选择 CKC。CKC 的组织标本可标记以便行病理定位,切除组织无电灼损伤可以更好地判断切缘状态,这些对于指导后续治疗非常重要。

(李春艳 张辉 赵兴波 译)

参考文献

Boardman LA, Steinhoff MM, Shackelton R, et al. A Randomized Trial of the Fischer cone biopsy and loop electrosurgical excision procedure. *Obstet Gynecol* 2004;104: 745–750.

Brown DR, Shew ML, Qadadri B, et al. A longitudinal study of genital human papillomavirus infection in a cohort of closely followed adolescent women. *J Infect Dis* 2005;191(2):182.

Bruinsma F, Lumley J, Tan J, et al. Precancerous changes in the cervix and risk of subsequent preterm birth. *BJOG* 2007;114:70–80.

Burke L, Covell L, Antonioli D. Carbon dioxide laser therapy of cervical intraepithelial neoplasia: factors determining success rates. *Lasers Surg Med* 1980;1:113–122.

Chan BKS, Melinkow J, Slee CA, et al. Posttreatment human papillomavirus testing in recurrent cervical intraepithelial neoplasia: a systematic review. *Am J Obstet Gynecol* 2009;200: 422c.1–422c.9.

Cooper SM, Dawber RP. The history of cryosurgery. *J R Soc Med* 2001;94:196–201.

Creasman WT, Weed JC, Curry SL, et al. Efficacy of cryosurgical treatment of severe cervical intraepithelial neoplasia. *Obstet Gynecol* 1973;41:501.

Cremer M, Ditzian L, Winkler JL, et al. Comparison of depth of necrosis using cryotherapy by gas and number of freeze cycles. *J Low Genit Tract Dis* 2015;19(1):1–6.

Cristoforoni PM, Gerbaldo DL, Philipson J, et al. Management of the abnormal Papanicolaou smear during pregnancy: lessons for quality improvement. *J Low Genit Tract Dis* 1999;4:225–230.

Gage AA, Baust J. Mechanisms of tissue injury in cryosurgery. *Cryobiology* 1998;37:171–186.

Jiang Y, Jiang Y, Chen C, Li L. Comparison of cold-knife conization versus loop electrosurgical excision for cervical Adenocarcinoma In Situ (ACIS): a systematic review and meta-analysis. *PLoS One* 2017;12(1):e0170587.

Khan MJ, Smith-McCune KK. Treatment of cervical precancers: back to basics. *Obstet Gynecol* 2014;123(6): 1339–1343.

Kietpeerakool C, Chumworathayi B, Thinkhamrop J, et al. Antibiotics for infection prevention after excision of the cervical transformation zone. *Cochrane Database Syst Rev* 2017;1:CD009957.

Kyrgiou M, Athanasiou A, Paraskevaidi M, et al. Adverse obstetric outcomes after local treatment for cervical preinvasive and early invasive disease according to cone depth: systematic review and meta-analysis. *BMJ* 2016;354: i3633.

Kyrgiou M, Koliopoulos P, Martin-Hirsch P, et al. Obstetric outcomes after conservative treatment for intraepithelial or early invasive cervical lesions: systematic review and meta-analysis. *Lancet* 2006;367(9509):489.

Lea JS, Shin CH, Sheets EE, et al. Endocervical curettage at conization to predict residual adenocarcinoma in situ.

Gynecol Oncol 2002;87(1):129–132.

Luesley DM, Cullimore J, Redman CW, et al. Loop diathermy excision of the cervical transformation zone in patients with abnormal pap smears. *BMJ* 1990;300:1690.

Martin-Hirsch PPL, Paraskevaidis E, Bryant A, et al. Surgery for cervical intraepithelial neoplasia. *Cochrane Database Syst Rev* 2010;6:CD001318.

Maza M, Schocken CM, Bergman KL, et al. Cervical precancer treatment in low- and middle-income countries: a technology overview. *J Glob Oncol* 2016;3(4):400–408.

Prendiville W, Cullimore J, Norman S. Large loop excision of the transformation zone (LLETZ). A new method of management for women with cervical intraepithelial neoplasia. *BJOG* 1989;57:145.

World Health Organization: *WHO guidelines for screening and treatment of precancerous lesions for cervical cancer prevention.* Geneva, Switzerland: World Health Organization, 2013.

第23章

外阴与阴道浸润前和浸润性疾病手术

David M. Kushner, Ryan J. Spencer

阴道浸润前疾病的手术	**外阴癌手术**	**外阴恶性黑色素瘤**
阴道活检	根治性外阴切除术	前庭大腺癌
CO$_2$ 激光汽化	尿道切除	基底细胞癌
阴道切除术	外阴癌侵犯肛周的处理	肉瘤
阴道癌手术	腹股沟 - 股淋巴切除术	疣状癌
外阴浸润前疾病的手术	腹股沟 - 股前哨淋巴结定位	**重建**
外阴活检	**外阴癌超根治手术**	皮肤移植
CO$_2$ 激光汽化	**外阴较少见的恶性肿瘤手术**	皮瓣重建
单纯外阴切除术	外阴 Paget 病	

外阴癌是美国第四位常见的妇科恶性肿瘤。2019 年,估计有 6 070 例外阴浸润性癌。外阴癌是一种绝经后的疾病,平均诊断年龄为 68 岁。发现时通常在早期,最常见组织类型是鳞状细胞癌。与子宫颈癌相似,人乳头瘤病毒(human papilloma virus,HPV)感染在外阴癌的发展中发挥着重要的作用。HPV 16 是外阴癌最常见的亚型,其次是 HPV 33 和 HPV 18。前期病变包括硬化萎缩性苔癣(lichen sclerosis)和外阴上皮内瘤变(vulvar intraepithelial neoplasia,VIN),外阴上皮内瘤变是外阴鳞状细胞癌的直接前体(precursor)。低级别鳞状上皮内瘤变(VIN 1)被认为是整体良性,而不是外阴癌的前体。然而,外阴高级别鳞状上皮内瘤变(VIN 3)与高危型 HPV 16 和 HPV 18 相关,继发外阴癌的风险为 2%~15%(表 23.1)。

原发性阴道癌是一种罕见的妇科恶性肿瘤,仅占美国女性癌症的 3%。大多数阴道癌来自其他妇科器官的转移,如子宫内膜和子宫颈,原发性阴道癌最常见的组织学类型是鳞状细胞癌。这也是一种绝经后疾病,发生在 60 岁左右,其主要症状一般是阴道出血。子宫内胎儿期暴露于己烯雌酚(diethylstilbestrol,DES)与阴道透明细胞腺癌的发生有关,但在 1971 年 FDA 建议在妊娠期停止使用后,这种情况越来越少见,诊断与 DES 相

表 23.1

原发性外阴恶性肿瘤的组织亚型

组织类型	百分比
鳞状细胞癌	81%
基底细胞癌	8%
黑色素瘤	6%
其他类型	5%

Adapted from Schuurman MS, van den Eiden LC, Massuger LF, et al. Trendsin incidence and survival of Dutch women with vulvar squamous cell cancer. *Eur J Cancer* 2013;49:3872-3880.

关的阴道腺癌的中位年龄为 19 岁。阴道上皮内瘤变(vaginal intraepithelial neoplasia,VAIN)是原发性阴道鳞状细胞癌的直接前体,而 HPV 16 是最常见的 HPV 感染。外生殖器解剖如图 23.1 所示;FIGO 2009 阴道和外阴癌的分期见表 23.2 和表 23.3。

阴道浸润前疾病的手术

有几种方法治疗阴道不典型增生(VAIN I~Ⅲ),包括手术、CO$_2$ 激光汽化、局部治疗和放射治疗。不推荐使用环形电极切除术(loop electrosurgical excision procedures,LEEP)。根据临床判断,治疗方式应根据临床情况量身定制。

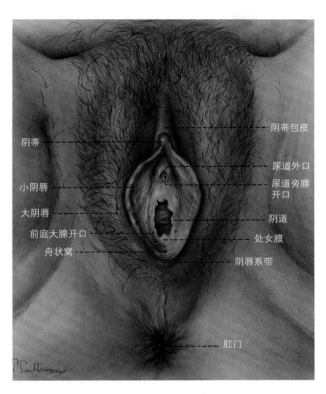

阴蒂包皮

阴蒂

尿道外口

小阴唇

尿道旁腺开口

大阴唇

阴道

前庭大腺开口

处女膜

舟状窝

阴唇系带

肛门

图 23.1　外生殖器解剖

表 23.2	
FIGO 阴道癌分期	
浸润前癌	
0 期	原位癌,上皮内癌
浸润癌	
I 期	癌局限于阴道壁
II 期	癌累及阴道下组织,但未延伸到骨盆壁
III 期	癌延伸到骨盆壁
IV 期	癌扩展超出小骨盆或累及膀胱或直肠黏膜;
IVa 期	大疱样水肿不属该期
	生长扩散到邻近器官
IVb 期	扩散到远处器官

Reprinted with permission from Pettersson F, ed. *Annual Report on the Results of Treatment in Gynecologic Cancer*. Stockholm, Sweden: FIGO, 1988: 174.

阴道活检

在初次就诊时,检查有无宫颈、肛周和外阴同时发生的病变很重要。据报道,57% 的 VAIN 患者曾存在下生殖道其他部位的不典型增生。阴道病变位于阴道上皮的任何地方,仔细检查至关重要,且具有挑战性。在 42% 的 VAIN 患者中存在多灶

表 23.3	
2009FIGO 外阴癌分期	
期别	**范围**
I A	病灶≤2cm,间质浸润≤1mm,局限于外阴或会阴,无淋巴结转移
I B	病灶 >2cm 或间质浸润 1>mm,局限于外阴或会阴,无淋巴结转移
II	任何大小的肿瘤扩展至邻近会阴结构(尿道下 1/3、阴道、肛门),无淋巴结转移
III	任何大小的肿瘤,有或无扩展至邻近会阴结构,腹股沟淋巴结阳性
IIIA	(i) 1 个淋巴结转移(≥5mm) (ii) 2 个淋巴结转移(<5mm)
IIIB	(i) 2 个以上淋巴结转移(≥5mm) (ii) 3 个以上淋巴结转移(<5mm)
IIIC	阳性淋巴结囊外扩散
IVA	(i) 累及上尿道和 / 或阴道黏膜、膀胱黏膜、直肠黏膜,或固定于骨盆壁 (ii) 固定或腹股沟股淋巴结溃疡
IVB	远处转移,包括盆腔淋巴结

性病变,只有 55% 的患者在阴道上部存在的是孤立病变。由于阴道皱襞和患者因不适不配合检查,定位病变并获得阴道组织诊断具有挑战性。在前后位和侧位,应该旋转使用阴道窥器,避免窥器的叶片遮盖病灶。

阴道病变活检在门诊局麻下可以安全地完成,所有异常病变均应取样。大部分阴道上段的病变不需要麻醉下进行活检,而阴道下段更敏感需要麻醉下活检。活检可使用 Tischler 活检钳,也可使用钳子 / 镊子抓起黏膜,用剪刀切除病灶区域进行活检,应仔细记录活检的病变部位。可使用 Monsel 溶液、硝酸银止血,必要时缝合止血。医师应该对麻醉下检查有一个较低的阈值(threshold),无论是否使用阴道镜,如果恰当评估全阴道的唯一方法是活检,就应对所有异常病变进行取样。

VAIN I 不是一种恶性前病变,不需要治疗。VAIN II~III 需要治疗,由于其癌前病变的属性和风险,在诊断时既是潜在的癌,并有进展为恶性肿瘤的潜能,已有报告高达 12% 的患者恶变为癌。

V

CO₂ 激光汽化

在考虑用激光汽化治疗 VAIN 之前，必须通过组织活检确信已合理地排除了浸润性疾病，且能看到所有需要治疗的区域。激光汽化可以在门诊或手术室进行，CO₂ 激光汽化的优点是可以同时治疗多个阴道病变，也可以治疗宫颈和 / 或外阴，如果这些部位也存在高级别不典型增生。

CO₂ 激光治疗 VAIN 时，用于阴道的功率应该比用于宫颈的功率小。选择 10W 连续设置模式治疗大多数阴道上皮，如果阴道萎缩，也可以使用小于 10W 的功率。应该避免针尖精确设置模式，治疗原则是汽化阴道上皮全层，深度应该达到 3mm，范围应该在可见病变边缘 1cm 内，但是可以根据病变的大小和其他临床特征进行调整。

阴道切除术

本节讨论的阴道切除术将涉及针对阴道原发疾病的技术。依据疾病的范围和位置、以前的治疗和临床情况，可以是部分阴道切除术，也可以是全部阴道切除术。然而，对于浸润前的疾病，全阴道切除术应被认为是最后的治疗手段，因为它可能导致瘢痕形成和狭窄并影响生活质量。治疗 VAIN 阴道上段的切除术一般仅涉及阴道的顶部，无论阴道切除术的类型或范围如何，都应术前告知患者出血、感染、瘢痕形成的风险，由此可能导致阴道狭窄、性交困难和性功能改变等。

手术切除比激光汽化更有利于组织的完整病理学分析。大多数阴道切除术可以经阴道完成，有些情况可能需要腹腔镜或开腹手术，特别是在子宫切除术后，发生在阴道穹隆凹陷处的高级别 VAIN 的情况下。

在手术室内全身麻醉或椎管内麻醉下，进行阴道切除术。手术过程中使用醋酸溶液涂抹阴道壁，再进行阴道镜检查，以确定需要切除的可见病变范围。切除的范围包括可见病变外 1cm 宽的边，深度为阴道全层。手术可以用手术刀或镊子和 Metzenbaum 剪刀进行，有些手术术者建议用无菌盐水注射或局部麻醉进行阴道皮下水分离，通常用可吸收线（如 polyglactin）连续或间断缝合来完成修复。如果缺损比较小，可以在止血后，让其开放待伤口自行愈合。

有人认为治疗阴道顶部的高级别 VAIN，应选择上段阴道切除术，特别是在之前的子宫切除术后，因为高达 28% 的这些病变隐匿着潜在的恶性肿瘤。近期的资料报道有 12% 的发病率，而高级别 VAIN 的治愈率为 88%。

如有需要，可同时行子宫切除和 VAIN 切除。必须切除阴道的位置应该在手术开始时标示出来，子宫切除术按常规方式开始。依据必须要切除阴道的多少，可能还需要进行广泛性子宫切除术，除分离直肠阴道间隙外，还要分离宫旁（和 / 或阴道旁）的输尿管，以切除受累的阴道区域。

如果以前已经切除子宫，阴道和腹膜为基础的入径前文已经描述。从阴道入径行全阴道切除术时，在靠近处女膜环进行圆周切口，以 360° 的方式将阴道上皮从底层结构中剥离出来。如果只需要部分阴道，这种技术可以在靠近阴道的任何点开始。在阴道切除的外侧，靠近阴道远端的阴部动脉和近端子宫动脉的阴道分支的地方，可能需要使用组织钳钳夹，必须小心避免钳夹住输尿管。此外，直肠、膀胱和尿道在分离解剖过程中存在损伤的风险。

腹膜入径首先要识别并分离肠和 / 或膀胱与阴道残端的粘连。分离膀胱后，再分离直肠阴道间隙，与广泛性子宫旁切除手术一样，标示输尿管并向侧方移位。可能需要使用夹持纱布的卵圆钳作为阴道操纵器或使用端 - 端吻合（end-to-end anastomosis，EEA）器来协助进行分离。建议手术后进行膀胱镜检查，以检查膀胱和输尿管的解剖结构和通畅性。还应进行直肠"气泡"检查，以发现隐匿性直肠损伤，向骨盆内灌入无菌液体，阻断手术部位近端的大肠，并通过直肠镜注入空气，没有观察到盆腔液体中有气泡，就说明没有肠道损伤。

根据患者对未来性功能的偏好，可以使用各种技术来封堵阴道。可能需要整形外科外科医师会诊，如果患者不希望恢复阴道功能，则缝闭阴道外皮肤 / 阴道外口，放置或不放阴道或腹膜引流管（知识框 23.1）。

阴道癌手术

放射治疗是阴道癌的默认治疗（default treatment）方式。然而，一些Ⅰ期或Ⅱ期的早期患者可以采用

知识框 23.1　阴道切除术步骤

阴道切除术前准备

- 取截石位，消毒，导尿
- 铺巾手术部位（会阴、腹股沟、腹部）

上段阴道切除术治疗顶端 VAIN（阴道入径）

- 标示必须切除的边缘（如果同时进行子宫切除术则不用）
- 用手术刀切开
- 圆周形切开阴道壁
- 阴道切除，包括或不包括子宫切除
- 彻底止血，进行阴道闭合，可能的重建

上段阴道切除术治疗阴道癌（经腹入径）

- 标示预期切除的阴道边缘
- 套管穿刺器脐部穿入，置入腹腔镜
- 探查腹盆腔
- 其他套管穿刺放置
- 如果女性盆腔器官存在，施行广泛性子宫切除术
- 解剖标示输尿管
- 盆腔淋巴结切除术
- 分离宫颈旁、直肠旁、膀胱-阴道和直肠-阴道间隙
- 切除至阴道标示水平
- 彻底止血，缝闭阴道断端或重建
- 膀胱镜检查
- 缝闭穿刺口

根治性手术治疗，潜在的手术患者的小病灶应位于阴道上 1/3 的后壁或侧壁上。手术包括广泛性子宫切除（如果有子宫）、部分阴道切除和与早期宫颈癌手术类似的双侧盆腔淋巴结切除术，手术切除应达到病灶下方 1cm 的边缘。如果子宫已经切除，则可以考虑行部分根治性阴道切除和盆腔淋巴结切除术。阴道上 2/3 的淋巴结回流到盆腔淋巴结，应在手术时切除这些淋巴结。不管怎样，临床医师应该知道阴道癌的淋巴回流并不像其他部位的妇科癌那样精确。虽然，上 1/3 的病灶准确地回流到盆腔淋巴结，下 1/3 的病灶回流到腹股沟淋巴结，但腹股沟和盆腔区域的淋巴结都有发生阴道癌的风险。一项对阴道癌前哨淋巴结（sentinel lymph nodes，SLN）的研究报道了 14 例患者，其中 11 例使用放射性标记胶体（radiolabeled colloid）和专利蓝色染料（patentblue dye）识别前哨淋巴结。在这 11 例患者中，6 例是腹股沟区域 SLN，3 例是盆腔区域 SLN，2 例是两者都存在 SLN。

虽然，建议对所有其他病变都进行放射治疗，而阴道远端孤立的早期病灶可能适合于手术切除，但可能需要施行阴道切除和外阴切除术，这将导致

术后感染、伤口裂开、瘢痕形成和性功能障碍的重大风险。如果阴道癌涉及阴道远端 1/3 处，则应进行腹股沟淋巴结清扫，因为有 16% 的病例会出现腹股沟淋巴结转移。

对于Ⅱ期、Ⅲ期或Ⅳ期病灶，或中央放射后复发伴或不伴膀胱阴道或直肠阴道瘘，盆腔脏器切除术（pelvic exenteration）是一种治疗的选择。不幸的是，由于侵犯侧方阴道旁组织是相对禁忌证，因此适于此类手术的患者很少。骨盆侧壁肌肉组织的扩展盆腔内切除术与盆腔脏器切除相似，其并发症在 70%~80%，可能适合于特定的患者。

根治性阴道切除术（radical vaginectomy）包括切除阴道旁组织。对于上述适当选择的早期阴道癌患者，可以进行部分根治性阴道切除术，根治性全阴道切除术通常是盆腔脏器切除术的一部分。

外阴浸润前疾病的手术

重度 VIN 可用手术切除、CO_2 激光、超声手术抽吸器（ultrasonic surgical aspirator）或局部药物治疗。外用药物咪喹莫特（imiquimod）可用于治疗VIN，此乳膏涂于病灶 16 周，有报道完全缓解率为 51%（图 23.2）。

对于溃疡、突起且边缘不规则的病灶，建议手术切除。既往有 VIN 或癌的患者、长期免疫功能

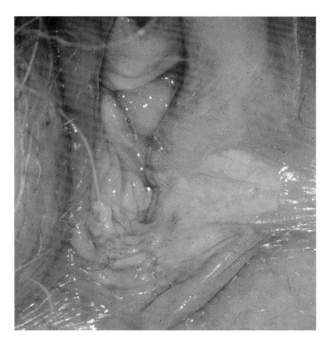

图 23.2　应用醋酸后的 VIN Ⅲ（外阴原位癌）

低下的患者、老年患者和伴有分化型 VIN 患者的隐匿性癌的风险可能高达 33%。

单纯外阴切除术（simple vulvectomy），也称为局部广泛切除 / 扩大局部切除术（wide local excision），是指切除任何尺寸的表皮、真皮和一小部分底层组织的手术切除。全单纯外阴切除术（total simple vulvectomy）是指对多病灶或全区域疾病进行的一种特定手术，其中切除真皮和表皮的重要部分，可能需要进行中厚皮瓣移植来修复缺损。其与根治性外阴切除术（radical vulvectomy）相比，后者的切除深度达到覆盖泌尿生殖膈的筋膜水平。

外阴活检

外阴活检可在门诊局麻下安全地完成。在病变的基底部注射不含肾上腺素的局部麻醉剂，用 Keyes 打孔器（Keyes punch）轻轻地扭转即可获得一小块组织。3~4mm 孔洞活检出血通常可以用局部药物控制，但 5~6mm 活检出血通常需要缝合。传统上主张在病变边缘进行活检，然而，活检应该针对最可疑的区域。有时，需要对单个病变进行多次活检，如果需要多次外阴活检或全区域病灶的"绘图"活检（"mapping" biopsies），最好在门诊手术室麻醉下进行活检。持续存在的外阴病变应重新活检，因为它们可能隐匿有以前活检未发现的高级别不典型增生或浸润性癌。

在某些情况下，活检可能仅含有良性病理。如上所述，对于未愈合的病变或有相关临床表现的病变，临床医师应对其有浸润前或浸润性疾病保持清晰的认识（healthy suspicion）。在这种情况下，建议在门诊手术室进行较大的切除活组织检查是适当的，这些切除活检的技术应遵循单纯外阴切除术的技术，如下所述。

CO₂ 激光汽化

该技术采用与治疗 VAIN 和宫颈上皮内瘤变（cervical intraepithelial neoplasia，CIN）相似的步骤。在考虑用激光汽化治疗 VIN 之前，医师必须通过多点活检病理学检查，确信已经合理地排除了浸润性疾病。激光汽化尤其适用于多病灶的年轻患者，因为她们发生隐匿浸润性病变的风险较低。同样需要适用于 CO₂ 激光汽化治疗宫颈所需的安全培训、手术设置和安全预防措施。

功率设置类似于阴道病变使用激光，连续模式平均功率为 10W，萎缩组织为 5W。应使用阴道镜和醋酸划定受累的区域，建议边界为 1cm。由于 VIN 可扩展至毛囊，因此需要对生发部位进行更深地消融。阴道镜或激光瞄准器应该允许用来识别这些组织位面。最近的指南建议，在无毛区域的破坏深度为 2mm，在有毛区域为 3mm。

单纯外阴切除术

大多数患者只需要部分性单纯外阴切除术，就可以切除边缘为 1cm 的可见病灶。有些患者可能需要完全性单纯外阴切除术，但是，应谨慎地施行这种术式。有或没有植皮重建的完全性单纯外阴切除术，通常适用于广泛和 / 或多灶性高级别 VIN、外阴广泛性乳房之外的外阴 Paget 病变，以及无法排除浸润癌的年轻患者。目的是尽可能地保存正常的解剖和性功能，但是可能需要植皮。这将需要在皮肤移植物供体部位进行手术，并形成额外的瘢痕，可能导致长时间卧床休养、下肢短时间固定以及移植物初始愈合时留置膀胱导尿管。在现代实践中，这通常是由整形外科医师施行。应使用阴道镜和醋酸溶液辅助识别边缘，所有手术方式的复发风险为 20%，单纯外阴切除术切缘为阴性的复发风险为 10%~15%，切缘为阳性的复发风险高达 30%~50%。

施行部分性单纯外阴切除术时，用手术记号笔在可见病灶周围做一个 1cm 边缘标示，要注意解剖和相应的调整与可见病灶边缘的距离，并制订预案以关闭缺损。只有在罕见的情况下，重要的泌尿生殖结构，如阴蒂、尿道远端、肛门括约肌或肛门本身需要切除。切口应使用手术刀，以避免看不清要切开的手术边缘。当皮肤被切开后，可以用手术刀或电刀进行切割，切割到均匀深度为 3mm 的脂肪组织（包括全层表皮）。一些脂肪可以切除，以便于对深层组织缘的评估或关闭缺损。切除可以非常接近肛门边缘，但必须仔细地从肛门括约肌上分离肛门黏膜。在整个分离过程中出血的区域可以使用电灼或缝扎止血。在靠近尿道口处、会阴处和肛周处使用电灼时应谨慎，因为某些病史、手术史和 / 或分娩损伤可能会使尿道和肠道比预期的更靠近切除区域。皮下组织使用可吸收线分层间断缝合，皮肤缝合如果选择可吸收缝合线，可采用未染色的

3-0 或 4-0Vicryl 线,只需简单的间断缝合或褥式缝合即可(知识框 23.2)。

知识框 23.2　单纯外阴切除

- 使用醋酸进行阴道镜检查
- 在可见病灶周围外侧 1cm 标记预切边缘(依据解剖合理标记)
- 调整标记避开敏感结构如尿道和阴蒂,如果这些不需要切除
- 用手术刀切开皮肤层
- 切除皮肤和皮下组织
- 定位标本进行病理检查
- 彻底止血,如需要缝合皮下组织
- 缝合皮肤

当需要行完全性单纯外阴切除术时,首先应在阴道口周围进行初始内切口(图 23.3)。当进行外切口时,在初始内切口后,可在阴道内放置填充物。外切口一般包括所有小阴唇和大阴唇,但可以根据病变的范围程度进行调整,应该再用手术刀切开,以避免在切口边缘产生凝痂。如上所述的部分性单纯外阴切除术,使用手术刀或电刀切开皮层,并以类似的方式进行闭合。如果需要局部 / 区域活动性皮瓣移植,术前应请整形外科医师会诊,这可能是必要的,因为患者的解剖、身体状况、之前的手术或放疗对该区域的影响。此外,在任何预行切除阴蒂的手术,手术医师必须在术前讨论对未来性功能可能产生潜在的严重不良反应。

外阴癌手术

原发性外阴癌(primary vulvar cancer)的治疗

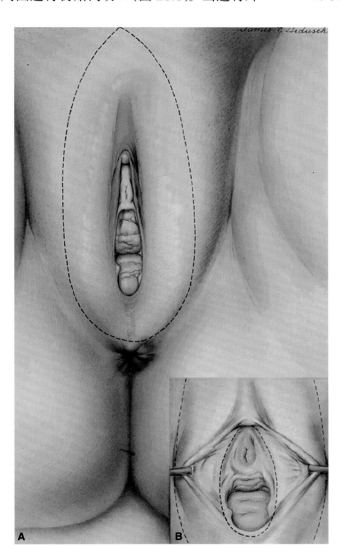

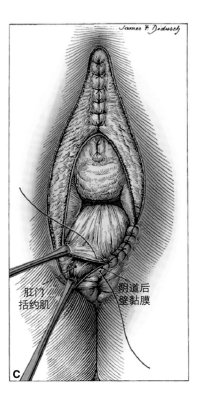

图 23.3　(A-C)完全性单纯外阴切除术(外阴切除术步骤见知识框 23.2)

范围从IA期的单纯性外阴切除术,到改良的根治性外阴切除术,对于更广泛的疾病,进行单侧或双侧淋巴结清扫术(lymph node dissection)。此外,在拟定手术计划时,应考虑患者的合并症、年龄和对根治性手术的耐受能力(图23.4)。

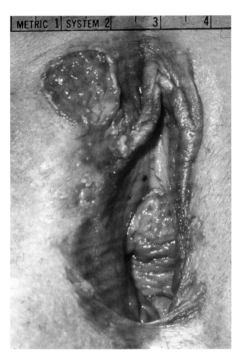

图 23.4 外阴右前部浸润性鳞状细胞癌

经典的"蝴蝶"("butterfly")切口用于施行根治性外阴切除术和双侧腹股沟-股淋巴结清扫术,但现在很少被考虑用于外阴癌的治疗。在历史上,该术式曾被使用,涉及整个外阴、阴阜和腹股沟-股淋巴结整块的根治性切除,伤口裂开、感染、长时间住院、显著的发病率和外形损毁的发生率很高。

目前,一种更合适的术式是改良根治性外阴切除术(modified radical vulvectomy),切除整个可见肿瘤,以及可见肿瘤边缘外2cm的周围皮肤,深度达到泌尿生殖膈筋膜(图23.5)。

根治性外阴切除术

在腹股沟处单独切口是目前根治性外阴切除术的手术方法。这些切口的好处是容许切口有最佳的闭合(图23.6和图23.7)。在小灶肿瘤的情况下,切口可根据病灶的大小进行调整,可能会更细长。无论肿瘤大小如何,在切开前应在肿瘤周围外

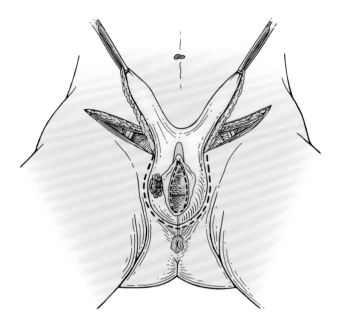

图 23.5 经典的根治性外阴切除术,整块切除外阴和双侧腹股沟-股淋巴结

正常皮肤或黏膜的2cm边缘做标记。这可能需要切除部分远端尿道、阴道或肛门/肛门括约肌复合体,下面将讨论涉及这些具体切除的问题。前部的病灶可能需要切除阴蒂,后部的病灶需要至少切除会阴体的一部分。后部病灶深部组织的分离,应在肛门内手指的协助下进行,以避免与肛门/直肠黏膜的密切接触和/或意外穿孔。此外,在阴道口近4点和8点的后外侧病灶需要在阴部动脉附近进行深层解剖,应仔细识别、双钳夹、切断结扎它们。

皮肤切口应该使用手术刀,以免模糊了组织边缘。用手术刀或单极电刀笔(monopolar electrosurgical pencil)切透真皮,助手辅助,使用钳子或Allis钳夹牵引和反向牵引切口皮缘,暴露皮下组织。

可以通过多种方式切至筋膜层。用器械逐渐破坏组织基底部蒂,常用的方法有两种,一种是用单极电刀笔将组织蒂分离,另一种是使用手持电外科器械(handheld electrosurgical device)。应注意沿着与皮肤切口垂直的方向进行,以免破坏留下的皮肤,导致皮肤坏死。同样重要的是,要避免破坏标本和留下关键的危险组织。用钳子和缝扎或电外科器械将标本基部从泌尿生殖膈筋膜水平剥离。在病理分析时,应注意准确定位标本,这可以通过在关键位点缝线标示完成。

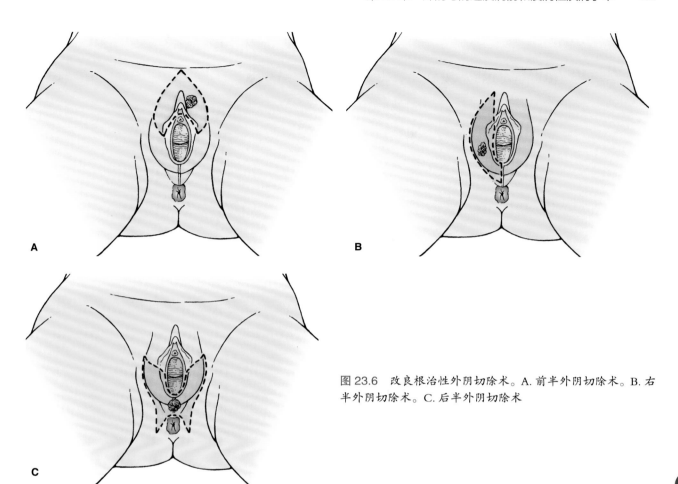

图 23.6　改良根治性外阴切除术。A.前半外阴切除术。B.右半外阴切除术。C.后半外阴切除术

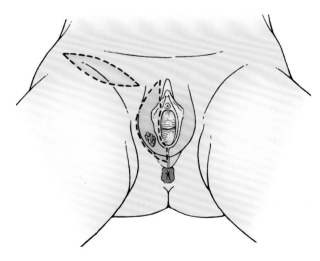

图 23.7　单侧完全性淋巴结切除术与改良根治性右侧会阴切除术

标本切下后,冲洗伤口,确保止血。应采用可吸收缝线间断分层缝合关闭死腔(dead space),缓解皮肤缝合处的张力。缝合的层数应根据患者的

身体状态、病变部位和具体临床情况而有所不同,通常皮下缝合 2~3 层。皮肤可以用间断垂直或水平褥式缝合来重新拉近,注意保持缝线结在阴道对侧的切口缘,以避免刺激阴道上皮。需特别值得注意尿道周围的缝合,因为张力偏离尿道口或缝闭,会妨碍尿流,可能出现尿流偏移或喷雾状,可能导致永久性泌尿问题。为避免这些情况,可以短期使用 Foley 导尿管辅助尿道周围组织愈合(图 23.8 和知识框 23.3)。

尿道切除

根据肿瘤的位置(以获得 2cm 的手术边缘为目标),可能需要切除部分尿道远端。这应在与患者进行充分沟通的情况下进行,而新辅助放化疗后小范围切除是一种选择。邻近尿道的病变也可以通过术前放化疗和随后的手术来增加治疗频率。应合理地告知患者,这样的切除后可能会发生一些尿功能障碍或尿失禁。如果切除尿道远端

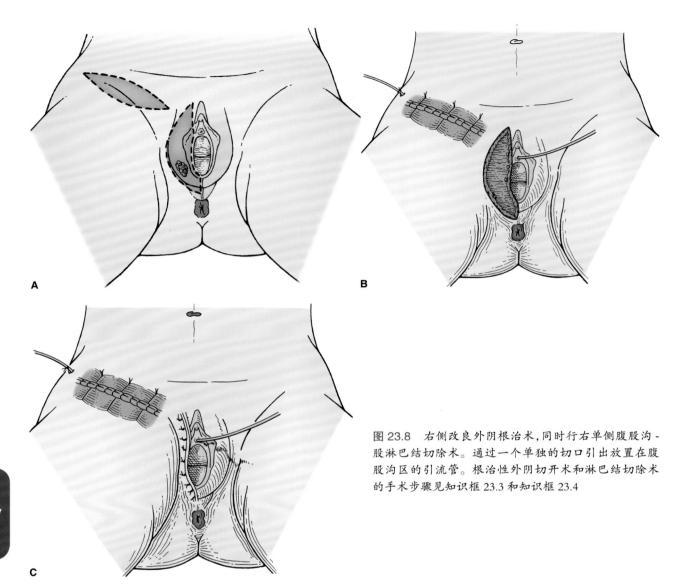

图 23.8　右侧改良外阴根治术,同时行右单侧腹股沟 - 股淋巴结切除术。通过一个单独的切口引出放置在腹股沟区的引流管。根治性外阴切开术和淋巴结切除术的手术步骤见知识框 23.3 和知识框 23.4

知识框 23.3　根治性外阴切除

- 在可见病灶周围外标记 2cm 的边缘
- 调整标记考虑避让敏感结构如尿道和阴蒂,如果不计划切除
- 如适用,标记重建的区域位点
- 手术刀切开皮层
- 继续电切或凝切至泌尿生殖膈
- 分离外阴基底部凝切下标本
- 定位标本进行病理检查(12 点处缝线标示)
- 止血后用 2-0Vicryl 可吸收线缝闭深层组织。
- 用 4-0 未染色的 Vicryl 可吸收线间断缝合皮肤,或如缺损少可考虑皮内缝合

1~1.5cm,术后应放置导尿管一段时间,以利于尿道周围组织的愈合,减少狭窄的风险。术前应与泌尿

科医师或泌尿妇科医师讨论如何协助尿道重建,应考虑在手术切除时采取抗尿失禁的措施。

要切除的区域应该用手术记号笔画出轮廓,并注意预行切除尿道深度的边界。在切开尿道周围组织后,放置导尿管以更好地识别尿道口。虽然电外科器械应用于皮肤切口和深部组织切除越来越普遍,但尿道周围应谨慎操作,以避免热扩散造成损伤。尿道周围组织应按圆周切除,可吸收线缝在尿道的相对两侧进行牵引,并标记边缘。如果尿道明显回缩,有助于识别新的尿道外口,然后用 Metzenbaum 剪刀切断尿道。新尿道外口可能会接近阴道边缘或外阴皮肤边缘,从而形成新的尿道外口。在张力过大和 / 或狭窄风险较高的部位,应进行彻底止血,并允许尿道周围组织二期愈合,Foley

导尿管应留置 7~10 天。

外阴癌侵犯肛周的处理

可以指导外阴癌侵犯肛周手术处理决策的数据很少。为了获得足够的手术边缘，就可能会破坏肛门括约肌复合体的自主和非自主节制机制。这可能导致大便失禁，最终需要在根治性切除时或随后行粪造瘘，切除该区域后的患者多达 20% 发生大便失禁。由于存在这些问题，当外阴癌累及肛周时，就应更多地考虑新辅助放化疗（neoadjuvant chemoradiation）作为主要治疗手段（图 23.9）。

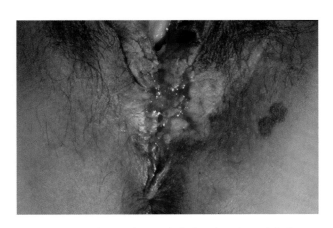

图 23.9　浸润性鳞状细胞癌累及会阴和肛周皮肤

腹股沟 - 股淋巴切除术

当考虑外阴癌的治疗决定时，手术医师还必须制订切除腹股沟淋巴结的评估计划。腹股沟 - 股淋巴结切除术已经从发病率较高的整块切除术发展为切除 SLN 的方法。

外阴癌ⅠA 期（浸润深度 <1mm，癌灶 <2cm）的患者不需要进行腹股沟 - 股淋巴结评估，因为这些病变的淋巴结转移率很低。有高级别或特殊组织类型、脉管浸润（lymphovascular space invasion），和 / 或临床上或放射影像学上可疑淋巴结转移的患者需要进行腹股沟清扫。病灶 >2cm 和 / 或浸润深度 >1mm 外阴癌就需要进行淋巴结评估。

对于外阴前部中线结构 2cm 以内的癌，建议行双侧腹股沟 - 股淋巴结切除术。然而，有数据表明，只有当癌灶在中线 1cm 以内时，双侧切除才值得进行。如果选择完全性腹股沟 - 股淋巴结切除术，无论是否进行单侧或双侧清扫，其手术方法是相同的。

切口的重要解剖标志是髂前上棘和耻骨结节，这些点可以连接手术标记，以确定腹股沟韧带的位置。切口的准确位置取决于腹股沟皱褶的位置和患者身体形态，应避免在腹股沟皱褶处切口，因为此处可能愈合较慢，且对钉合和 / 或缝合皮肤的患者来说不舒服。切口可在此皱褶上方或下方，但通常在腹股沟韧带与皱褶之间，距腹股沟韧带下缘的下方约 2cm 处，进行腹股沟切口更为方便。切口平行于腹股沟韧带的标记线，通常为 8~10cm 长，止于耻骨结节外侧 2cm 处，切口的内侧角应覆盖卵圆窝的内侧。有些手术医师更喜欢做一个曲线或切除一条皮肤的椭圆切口，以减少皮肤坏死的可能性。在这两种情况下，手术都是从浅筋膜平面以下开始的，并在切口的上、下边界处创建皮瓣。在 Camper 筋膜（译者注：即浅筋膜 - 浅层脂肪，深层是 Scarpa 筋膜）水平以下潜行分离皮肤，这样在头侧和尾侧进行分离，但主要是在尾侧。至关重要的是要保持皮瓣全层皮肤（即潜行分离不要太靠近皮肤），以减少皮肤坏死的风险。这样也把皮下脂肪和皮肤与较深的淋巴结组织分离，这些组织就位于阔筋膜、筛状筋膜和卵圆窝的表面。

首先分离脂肪组织 / 淋巴结链的外侧和上缘。在难以辨认缝匠肌和长内收肌边界的情况下，可以用示指轻轻地循摸缝匠肌的内侧缘和内收肌的外侧缘，以更好地确定股三角。必须注意避免撕裂大隐静脉，因为它位于浅表组织中，穿过三角的内侧边界。上缘边界为腹股沟韧带，脂肪组织可从韧带上剥离，并开始向下方翻转剥离。外侧可见阔筋膜，剥离的外侧边界是显示缝匠肌的内侧面，脂肪组织沿缝匠肌边缘向下，内侧翻转剥离。如果要行腹股沟深淋巴结切除术，则纵向切开覆盖股血管的阔筋膜，从股静脉内侧切开，切除内含 2~3 个淋巴结（包括 Cloquet 淋巴结）的淋巴链（图 23.10A—C）。

在分层缝合前，充分冲洗切口部位，并在腹股沟区域放置负压引流管（suction drains），通过单独的小切口将其引出，引出切口一般位于腹股沟韧带上方，恰好位于髂前上棘上方的内侧，一般多选用 19F（1F=0.335mm）的负压引流管（Jackson-Pratt）。通常腹股沟切口可以用钉合器关闭，在切口有明显张力的罕见情况下，可以采用延迟可吸收线或永久缝线的皮内缝合，也可以采用保留缝线。连续 2 天的 24h 引流量 <30mL 时，可以拔除引流管（知识框 23.4）。

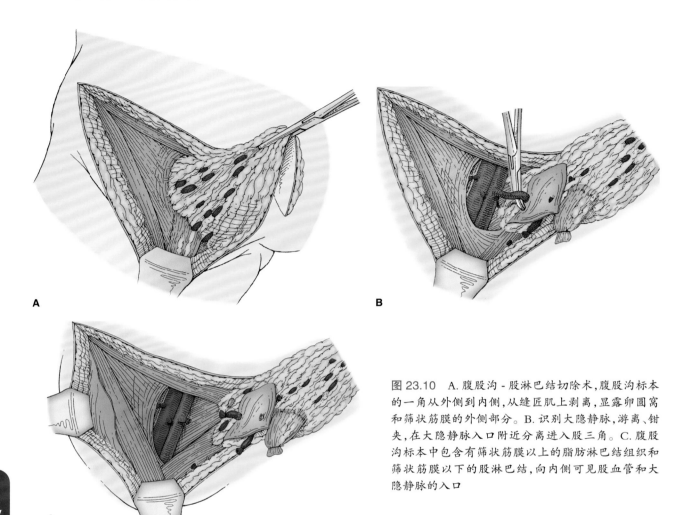

A

B

C

图 23.10　A. 腹股沟 - 股淋巴结切除术,腹股沟标本的一角从外侧到内侧,从缝匠肌上剥离,显露卵圆窝和筛状筋膜的外侧部分。B. 识别大隐静脉,游离、钳夹,在大隐静脉入口附近分离进入股三角。C. 腹股沟标本中包含有筛状筋膜以上的脂肪淋巴结组织和筛状筋膜以下的股淋巴结,向内侧可见股血管和大隐静脉的入口

知识框 23.4　腹股沟 - 股淋巴结切除术

- 在腹股沟韧带下 2cm 切口
- 切开皮肤和浅筋膜
- 分离创建上、下皮瓣
- 辨别确定股三角的边界(长内收肌腱、缝匠肌附着处、腹股沟韧带)
- 解剖分离浅表淋巴结链
- 识别卵圆窝,垂直切开阔筋膜
- 从股静脉内侧解剖深层淋巴结链和 Cloquet 淋巴结
- 彻底止血
- 通过单独小切口放置负压引流管
- 分层缝合皮下和缝闭皮肤

腹股沟 - 股前哨淋巴结定位

已有研究选择适当的患者,建立了评估腹股沟淋巴结定位 SLN 的标准。SLN 的施行标准在医疗组和医疗机构之间可能略有不同,但一般包括癌灶 <4cm、ⅠB 期疾病、临床和放射影像学检查阴性的腹股沟 - 股淋巴结和单灶性病变。

与乳腺癌和皮肤癌一样,外阴癌也有一些重要的特点,让手术医师和病理医师都能很好地利用这项技术。SLN 依赖于原发肿瘤通过淋巴管转移的可预测引流模式,因此识别 SLN,就可以预测淋巴结转移。

在放射学套间 / 放射科病房中,利用双注射技术进行淋巴定位检测 SLN,使用异硫蓝染料(isosulfan blue dye)和锝 -99 标记的硫胶体。为了识别 SLN,必须与核医学医师和病理科医师,就手术时机、手术标本的适当处理和分析进行协调。如果要在上午进行淋巴结切除术,患者可以在前一天下午晚些时候 / 傍晚到核医学中心注射 400mCi 锝 -99 标记的硫胶体。对于下午的手术,这种注射可以在计划切除淋巴结前 2~4h 的上午进行。进行锝扫描或淋巴闪烁扫描,以确认对 SLN 的识别,并

确定有无意外的 SLN 引流模式。根据医疗机构的偏好和 / 或注射的难度，手术团队的成员或核医学医师可以进行这种注射。为了 SLN 的识别，实施注射的人员应接受培训，熟悉外阴注射技术。

　　在手术室内，患者取仰卧截石位，与先前的锝 -99 注射方法相似，在原发肿瘤周围浅层注射 1~2mL 异硫蓝染料。在注射后对该部位进行轻柔的按摩，染料可以沿着淋巴管进入腹股沟。然后，在评估淋巴结位置时，术中用戴无菌套的伽马探头来比较背景活性。患者的腿被放低到适当的位置，以进行淋巴结切除术。利用淋巴闪烁成像、伽马探头和对腹股沟 - 股淋巴结预期位置的了解，一般在腹股沟韧带下方平行方向做一个小切口。皮下层的分离类似于

完整的淋巴结切除术，手术医师采用视觉检查来识别蓝色淋巴结，同时使用伽马探头来识别放射性或"热"淋巴结（图 23.11A—C 和知识框 23.5）。

知识框 23.5　前哨淋巴结切除
• 术前注射放射性标记胶体和淋巴闪烁成像（手术前至少 2~4h） • 注射异硫蓝染料 • 皮肤切口 • 视觉识别蓝色淋巴结，伽马探头识别"热"淋巴结 • 分离切除前哨淋巴结 • 彻底止血 • 如需要，放置负压引流管 • 关闭皮下和皮肤

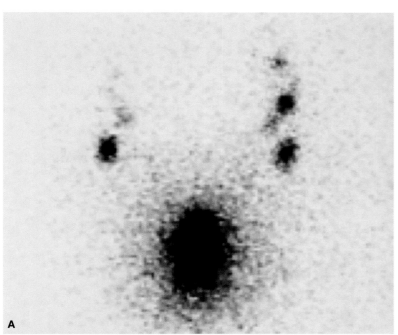

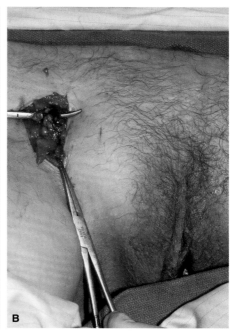

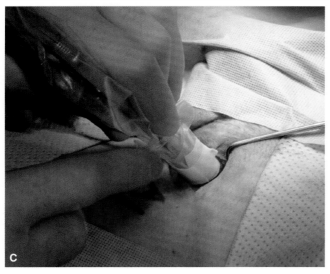

图 23.11　A. 术前注射锝 -99 标记的硫胶体 60min 后淋巴闪烁成像。B. 术中对右腹股沟前哨淋巴结异硫蓝染色的鉴别。C. 术中使用伽马探头识别放射性前哨淋巴结

外阴癌超根治手术

对于外阴癌或复发性疾病,偶尔会进行超根治/超广泛手术(Ultraradical surgery),包括腹股沟-股淋巴结切除、盆腔淋巴结切除的盆腔脏器切除术(exenteration)。应该根据癌灶的位置和侵犯的范围,需要切除特定的器官包括宫体、宫颈和/或输卵管和卵巢;前盆脏器(膀胱、尿道、阴道前壁、阴蒂、前部外阴,需要尿道成形);和/或后盆脏器(低位直肠、肛门、阴道后壁、后部外阴、会阴体,需要永久性结肠造口)。在一个有效的新辅助放化疗可以有效地降低手术范围的年代,在决定进行大范围的初次手术时应慎重考虑。外阴癌超广泛手术的累积数据显示无病生存率为45%,平均死亡率约为5%。

外阴较少见的恶性肿瘤手术

外阴 Paget 病

乳腺之外的外阴 Paget 病起源于外阴的顶泌汗腺,一般局限于上皮层内,可表现为小病灶,也可呈广泛性病灶(图23.12)。外阴 Paget 病通常是原位病变,浸润性 Paget 不常见。高达25%的 Paget 病例与非外阴部位的潜在恶性肿瘤有关。正因为如此,对外阴的仔细检查和对其他有癌症风险部位的评估至关重要。对其他有癌症风险的部位进行仔细的外部检查和评估至关重要。乳腺癌是最常见同时发生的非外阴性癌,应进行乳房 X 线检查。根据亚型和病变位置的不同,对其他部位可能存在的癌进行评估,辅助检查可以包括腹部/盆腔 CT 扫描、盆腔超声、膀胱镜检查、宫颈细胞学检查、子宫内膜活检、阴道检查以及肛门镜检查或结肠镜检查。

如前述的其他外阴病变一样,应进行活检诊断,实际的病变可能会远远超出可见的病变之外,并可能有隐匿的多灶性区域。该疾病广泛程度,以至于术后可能需要重建才能关闭,并且观察到有1/3的患者会复发,恰当的治疗是切缘1cm的简单外阴切开术。对于浸润性疾病,由于有报道淋巴结转移的发生率高达30%,建议行改良外阴根治术,手术切缘为2cm,并行腹股沟淋巴结清扫术。

对于非浸润性疾病,手术的目的是获得阴性的手术边缘。有些手术医师利用术中冷冻切片病理进行手术切缘的评估,而另一些则使用注射荧光染料和 Wood 灯紫外线(译者注:通过含氢化镍的滤片而获320~400nm 长波紫外线)来确定切缘阴性。即使切缘边界为阴性,复发也很常见。

外阴恶性黑色素瘤

黑色素瘤(melanoma)在外阴恶性肿瘤中是第二常见的组织学类型(图23.13)。外阴黑色素瘤的数据资料包括一系列病例,处理一般遵循其他部位皮肤黑色素瘤的治疗标准。Breslow 厚度分级测量黑色素瘤从皮肤表面浸润的深度(目镜测微器测量的黑瘤最厚部分),测量单位为毫米(mm),病变厚度与预后和结局有关。

妇科肿瘤国际协作组(Gynecologic Cancer InterGroup,GCIG)发表了关于外阴黑色素瘤处理意见的一致的声明,包括以下建议:Breslow 厚度(即镜下厚度)≤2mm 的病灶,行简单的外阴切除术,视觉切缘1cm;Breslow 厚度>2mm 的病灶,行简单的外阴切除术,视觉切缘2cm;临床淋巴结阴性患者行 SLN 评估;临床淋巴结阳性患者行淋巴结切除术。淋巴结切除术对阳性 SLN 的治疗仍是有争议的话题,在治疗恶性黑色素瘤方面有专长的肿瘤学医师应该被纳入治疗团队。

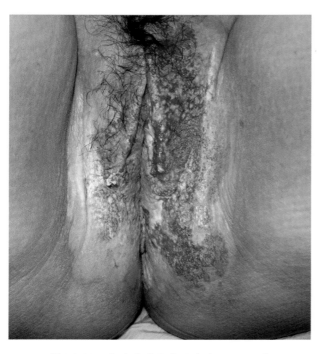

图23.12 乳腺外严重广泛的外阴 Paget 病

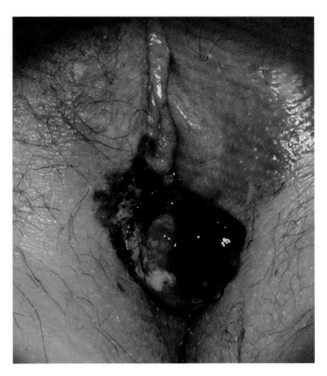

图 23.13　外阴黑色素瘤

前庭大腺癌

前庭大腺（bartholin gland）对应的解剖位置出现肿块应怀疑前庭大腺癌。40 岁以上的女性，任何可疑肿块，或既往前庭大腺活检病理是良性病变，但对治疗无效的前庭大腺肿块，均应切除或至少进行活检。

在缺乏高质量数据的情况下，前庭大腺腺癌的治疗应与外阴的鳞状细胞癌相似。局部根治性切除是主要的手术方法。然而，这些癌易于侵犯更深的组织结构，可能需要更广泛地切除，可能包括部分阴道、会阴体、肛门括约肌复合体、肛门、直肠远端或肛提肌。这就需要一个跨学科的团队来进行术前或术后的治疗。大约 40% 的前庭大腺癌有淋巴结转移，所以需要进行双侧腹股沟 - 股淋巴结切除术。

基底细胞癌

外阴基底细胞癌（basal cell carcinoma）是局部浸润性疾病，很少通过淋巴管传播。因此，改良根治性外阴切除术是合适的治疗方法，不需要进行腹股沟 - 股淋巴结切除术。研究表明，与一般人群相比较，外阴基底细胞癌并不影响总生存率。

肉瘤

外阴肉瘤（vulvar sarcoma）是一组具有不同临床表现和自然病史的异质性组织。一些肉瘤（平滑肌肉瘤、上皮样肉瘤、恶性横纹肌样瘤、横纹肌肉瘤）比其他人类型（低级别纤维黏液肉瘤、滑膜肉瘤、单相滑膜肉瘤、癌肉瘤、Ewing 肉瘤、骨髓肉瘤、隆突性皮肤纤维肉瘤、恶性纤维组织细胞瘤、血管瘤样恶性纤维组织细胞瘤、脂肪肉瘤、恶性周围神经鞘瘤、恶性间皮瘤）更常见。治疗应该包括一个跨学科的团队，其中包括一个放射肿瘤学医师和一个在肉瘤方面有专长知识的医学肿瘤学医师。肉瘤的治疗方法尚不明确，然而，根治性切除通常伴随着新辅助或辅助治疗。

疣状癌

疣状癌（verrucous carcinoma）是一种临床上罕见的实体肿瘤，具有局部的破坏性，很少转移到淋巴结。改良根治性外阴切除术是最合适的治疗方法，不需要加腹股沟 - 股淋巴结切除术。有文献报道行单纯外阴切除术，但临床病例有限。临床淋巴结阳性时，应考虑淋巴结切除术

重建

大多数外阴切除术可以一期缝合。由于切除的面积大小、位置、患者组织体积、对新阴道的渴望、先前的放疗或合并症（如高血压、吸烟、糖尿病纤维弹性组织疾病），有些切除手术可能需要在术前就计划重建。术前评估的一个关键部分是计划手术切口的关闭，考虑到许多现代外科手术的结果和并发症率，如果需要复杂的闭合手术，一般建议咨询整形外科医师。当需要外阴或阴道重建时，可采用供区部位的皮肤移植、局部前伸皮瓣和腿部或腹壁的筋膜或肌皮瓣。皮肤移植依赖于受区部位的血供，而皮瓣依赖于供区部位的血供。

皮肤移植

移植的皮肤可以是分层皮，含有部分真皮的表皮，或全层皮，含所有的皮肤层。移植类型的选择取决于缺损的位置和面积大小，以及确定合适的供区。在受区供血充足的情况下，皮肤移植可能是合

适的,但如果受区部位之前接受过放射治疗,其供血可能发生了阻断,则应避免进行皮肤移植。

皮瓣重建

局部全层皮瓣通过皮下组织位移或旋转皮肤,带来随机血供(如 Limberg 长菱形皮瓣、V-Y 形前伸皮瓣)或有设计好的血供(如唇状皮瓣)。随机皮瓣的长度不应超过其基底宽度的两倍,以避免由于血供来自大量无名小血管而导致皮瓣移植失败。

Limberg(长菱形)皮瓣可用于身体的许多部位,在外阴全切除术或改良外阴后部根治术后,重建会阴体时尤其有用(图 23.14A—C)。有已知和设计的血管血液供应的皮瓣,在保留这些血供血管的同时,创建和移植皮瓣,在技术上更难。

包含有皮肤、皮下组织和筋膜层的筋膜皮瓣(如阴部股皮瓣、股前外侧皮瓣、股内侧皮瓣)更可靠,因为它们包含额外的脉管系统,贯穿筋膜平面,这些皮瓣特别适用于面积较大,但较表浅的缺损。

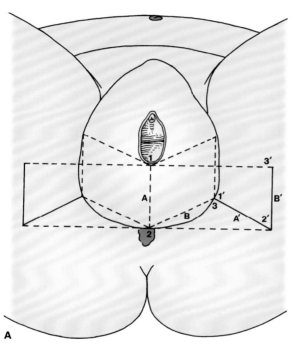

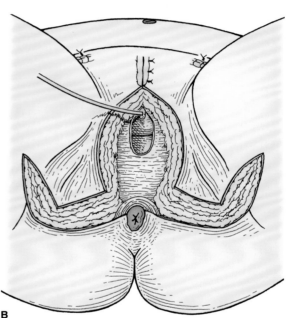

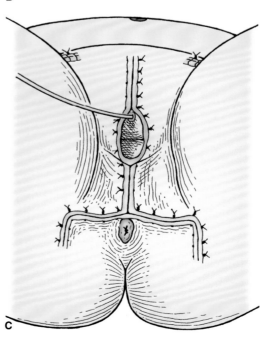

图 23.14 A. 设计菱形皮瓣。缺损被分成两个长菱形,测量 A 和 B,并标记在大腿皮肤上(A' 和 B')。皮瓣位移后,1' 位于阴道口后方(1),2' 位于肛门前(2)。B. 双侧长菱形皮瓣形成。C. 皮瓣旋转,闭合会阴后部缺损

肌皮瓣包括皮肤、皮下组织、筋膜和下方的肌肉组织,这些组织有明确的和特定的血液供应。必须精确地识别这些血管,避免皮瓣位移时其蒂部血管扭曲。肌皮瓣更大,更适用于面积更大、更深的缺损,如盆腔脏器去除术后的缺损,或用于重建先前放射过的组织。腹直肌肌皮瓣常用于脏器切除术时,充填会阴缺损或建立新阴道。

要点

■ 阴道和外阴高级别内瘤变隐匿着潜在的恶性肿瘤,为了诊断和治疗都应强烈考虑手术治疗,以防止癌变。

■ 对于浸润前疾病,阴性切缘降低复发风险。

■ 仔细考虑切口 - 关闭是外阴手术术前计划的一个关键部分。

■ 外阴癌的手术治疗应考虑外阴部位的手术和腹股沟 - 股淋巴结的评估。

■ 前哨淋巴结切除可显著降低外阴癌手术的并发症,当需要淋巴结切除时,应评估每位患者是否符合该手术的标准。

(赵兴波 颜磊 张辉 译)

参考文献

Andikyan V, Khoury-Collado F, Gerst SR, et al. Anterior pelvic exenteration with total vaginectomy for recurrent or persistent genitourinary malignancies: review of surgical technique, complications, and outcome. *Gynecol Oncol* 2012;126:346–350.

Back D, Tornos C, Soslow RA, et al. The outcome of patients with positive margins after excision for intraepithelial Paget's disease of the vulva. *Gynecol Oncol* 2007;104:547–550.

Choi YJ, Hur SY, Park JS, et al. Laparoscopic upper vaginectomy for post-hysterectomy high risk vaginal intraepithelial neoplasia and superficially invasive vaginal carcinoma. *World J Surg Oncol* 2013;11:126–130.

Chokoeva AA, Tchernev G, Cardoso JC, et al. Vulvar sarcomas: short guideline for histopathological recognition and clinical management. Part 1. *Int J Immunopathol Pharmacol* 2015;28:168–177.

Chokoeva AA, Tchernev G, Cardoso JC, et al. Vulvar sarcomas: short guideline for histopathological recognition and clinical management. Part 2. *Int J Immunopathol Pharmacol* 2015;28:178–186.

Committee Opinion No. 675. Management of vulvar intraepithelial neoplasia. American College of Obstetricians and Gynecologists. *Obstet Gynecol* 2016;128:e178–e182.

Crane LM, Themelis G, Arts HJ, et al. Intraoperative near-infrared fluorescence imaging for sentinel lymph node detection in vulvar cancer: first clinical results. *Gynecol Oncol* 2011;120:291–295.

Desimone CP, Elder J, van Nagell JR Jr. Selective inguinal lymphadenectomy in the treatment of invasive squamous cell carcinoma of the vulva. *Int J Surg Oncol* 2011;2011:284374.

Di Donato V, Casorelli A, Bardhi E, et al. Bartholin gland cancer. *Crit Rev Oncol Hematol* 2017;117:1–11.

Fehr MK, Baumann M, Mueller M, et al. Disease progression and recurrence in women treated for vulvovaginal intraepithelial neoplasia. *J Gynecol Oncol* 2013;24:236–241.

Frega A, Sopracordevole F, Assorgi C, et al. Vaginal intraepithelial neoplasia: a therapeutic dilemma. *Anticancer Res* 2013;33:29–38.

Frumovitz M, Gayed IW, Jhingram A, et al. Lymphatic mapping and sentinel lymph node dissection in women with vaginal cancer. *Gynecol Oncol* 2008;108:478–481.

Fujisawa Y, Yoshino K, Kiyohara Y, et al. The role of sentinel lymph node biopsy in the management of invasive extramammary Paget's disease: multi-center, retrospective study of 151 patients. *J Dermatol Sci* 2015;79:38–42.

Gadducci A, Fabrini MG, Lanfredini N, et al. Squamous cell carcinoma of the vagina: natural history, treatment modalities and prognostic factors. *Clin Rev Oncol Hematol* 2015;93:211–224.

Gunderson CC, Nugent EK, Elfrink SH, et al. A contemporary analysis of epidemiology and management of vaginal intraepithelial neoplasia. *Am J Obstet Gynecol* 2013;208:410.e1–410.e6.

Hacker NJ, Eifel PJ, van der Velden J. Cancer of the vagina. *Int J Gynecol Obstet* 2015;131:S84–S87.

Hampl M, Langkamp B, Lux J, et al. The risk of urinary incontinence after partial urethral resection in patients with anterior vulvar cancer. *Eur J Obstet Gynecol Reprod Biol* 2011;154:108–112.

Hellman K, Lundell M, Silfversward C, et al. Clinical and histopathological factors related to prognosis in primary squamous cell carcinoma of the vagina. *Int J Gynecol Cancer* 2006;16:1201–1211.

Höckel M, Dornhöfer N. Vulvovaginal reconstruction for neoplastic disease. *Lancet Oncol* 2008;9:559–568.

Hodeib M, Cohen JG, Mehta S, et al. Recurrence and risk of progression to lower genital tract malignancy in women with high grade VAIN. *Gynecol Oncol* 2016;141:507–510.

Hoffman MS, DeCesare SL, Roberts WS, et al. Upper vaginectomy for in situ and occult, superficially invasive carcinoma of the vagina. *Am J Obstet Gynecol* 1992;166:30–33.

Hoffman MS, Roberts WS, LaPolla JP, et al. Carcinoma of the vulva involving the perianal or anal skin. *Gynecol Oncol* 1989;35:215–218.

Hoffman MS, Stickles XB. Malignancies of the vulva. In: Jones HW, Rock JA, eds. *Te Linde's Operative Gynecology*, 11th ed. Philadelphia, PA: Lippincott Williams & Wilkins, 2015:1141.

Indermaur MD, Martino MA, Fiorica JV, et al. Upper vaginectomy for the treatment of vaginal intraepithelial neoplasia. *Am J Obstet Gynecol* 2005;193:577–581.

Jentschke M, Hoffmeister V, Soergel P, et al. Clinical presentation, treatment and outcome of vaginal intraepithelial neoplasia. *Arch Gynecol Obstet* 2016;293:415–419.

Leitao MM Jr, Cheng X, Hamilton AL, et al. Gynecologic Cancer InterGroup (GCIG) consensus review for vulvovaginal melanomas. *Int J Gynecol Cancer* 2014;24:S117–S122.

Levenback CF, Ali S, Coleman RL, et al. Lymphatic mapping and sentinel lymph node biopsy in women with squamous cell carcinoma of the vulva: a gynecologic oncology group study. *J Clin Oncol* 2012;30:3786–3791.

Liu G, Li Q, Shang X, et al. Verrucous carcinoma of the vulva: a 20 year retrospective study and literature review. *J Low Genit Tract Dis* 2016;20:114–118.

Mutch DG. The new FIGO staging system for cancers of the vulva, cervix, endometrium and sarcomas. *Gynecol Oncol* 2009;115:325–328.

Niikura H, Yoshida H, Ito K, et al. Paget's disease of the vulva: clinicopathologic study of type I cases treated at a single institution. *Int J Gynecol Cancer* 2006;16:1212–1215.

Oonk MH, van Hemel BM, Hollema H, et al. Size of sentinel-node metastasis and chances of non-sentinel-node involvement and survival in early stage vulvar cancer: results from GROINSS-V, a multicentre observational study. *Lancet Oncol* 2010;11:646–652.

Pleunis N, Schuurman MS, Van Rossum MM, et al. Rare vulvar malignancies; incidence, treatment and survival in the Netherlands. *Gynecol Oncol* 2016;142:440–445.

Ramaseshan AS, Felton J, Roque D, et al. Pelvic floor disorders in women with gynecologic malignancies: a systematic review. *Int Urogynecol J* 2018;29:459–476.

Ratnavelu N, Patel A, Fisher AD, et al. High-grade vaginal epithelial neoplasia: can we be selective about who we treat? *BJOG* 2013;120:887–893.

Saito T, Tabata T, Ikushima H, et al. Japan Society of Gynecologic Oncology guidelines 2015 for the treatment of vulvar cancer and vaginal cancer. *Int J Clin Oncol* 2018;23:201–234.

Schaafsma BE, Verbeek FP, Peters AA, et al. Near-infrared fluorescence sentinel lymph node biopsy in vulvar cancer: a randomised comparison of lymphatic tracers. *BJOG* 2013;120:758–764.

Siegel RL, Miller KD, Jemal AJ. Cancer statistics, 2019. *CA Cancer J Clin* 2019;69:7–34.

Sopracordevole F, Di Giuseppe J, De Piero G, et al. Surgical treatment of Paget disease of the vulva: prognostic significance of stromal invasion and surgical margin status. *J Low Genit Tract Dis* 2016;20:184–188.

Spencer RJ, Young RH, Goodman A. The risk of squamous cell carcinoma in persistent vulvar ulcers. *Menopause* 2011;18:1067–1071.

Stehman FB, Bundy BN, Dvoretsky PM, et al. Early stage I carcinoma of the vulva treated with ipsilateral superficial inguinal lymphadenectomy and modified radical hemivulvectomy: a prospective study of the Gynecologic Oncology Group. *Obstet Gynecol* 1992;79:490–497.

Stock RG, Chen ASJ, Seski J. A 30-year experience in the management of primary carcinoma of the vagina: analysis of prognostic factors and treatment modalities. *Gynecol Oncol* 1995;56:45–52.

van de Nieuwenhof HP, Massuger LF, van der Avoort IA, et al. Vulvar squamous cell carcinoma development after diagnosis of VIN increases with age. *Eur J Cancer* 2009;45:851–856.

Wallbillich JJ, Rhodes HE, Milbourne AM, et al. Vulvar intraepithelial neoplasia (VIN 2/3): comparing clinical outcomes and evaluating risk factors for recurrence. *Gynecol Oncol* 2012;127:312–315.

Woelber L, Trillsch F, Kock L, et al. Management of patients with vulvar cancer: a perspective review according to tumour stage. *Ther Adv Med Oncol* 2013;5:183–192.

Yalcin OT, Rutherford TJ, Chambers SK, et al. Vaginal intraepithelial neoplasia: treatment by carbon dioxide laser and risk factors for failure. *Eur J Obstet Gynecol Reprod Biol* 2003;106:64–68.

Youn JH, Lee MA, Kim SC, et al. Total vaginectomy for refractory vaginal intraepithelial neoplasia III of the vaginal vault. *Obstet Gynecol Sci* 2016;59:71–74.

第 24 章

子宫内膜癌手术

Edward Tanner

子宫内膜癌(endometrial cancer)是美国最常见的妇科恶性肿瘤。美国癌症协会(American Cancer Society)估计 2017 年病例为 61 380 例,死亡于该病的病例为 10 920 例。从死亡率看,大多数子宫内膜癌患者预后良好,仅需手术治疗。但被诊断为高级别组织学类型或晚期疾病的患者,即使采用积极的治疗,死亡率仍很高。前哨淋巴结(sentinel lymph node,SLN)定位已被引入子宫内膜癌的手术分期,目的是识别复发风险较高的患者,同时减少全面分期手术给患者带来的危害。

根据不同的组织学类型及预后,子宫内膜癌可分为两种类型。I 型占子宫内膜癌的大多数(90%),预后良好,尤其是病变局限于宫体的患者。该类型为低级别子宫内膜样腺癌,通常能得到早期诊断。此型往往与无对抗性的雌激素暴露有关,包括内源性和外源性的雌激素。II 型占子宫内膜癌的 10%,与 I 型相比,预后较差。II 型的组织学类型包括浆液性、透明细胞性、癌肉瘤和高级别的子宫内膜样腺癌,诊断时多为晚期。而导致 II 型子宫内膜癌发生的相关危险因素,目前尚未得到明确证实。

I 型和 II 型子宫内膜癌的分子起源不同,分别具有独特的分子生物学特征。I 型常表现为微卫星不稳定性(microsatellite instability,MSI)以及 PTEN、PIK3CA、KRAS、ARID1A 和 CTNNB1 基因的功能异常。II 型浆液性癌常出现的基因改变包括 p53 基因的突变失活和 HER2 基因的过度表达。

最近完成的癌症基因组图谱(The recently completed Cancer Genome Atlas,TCGA)通过基因检测重新定义了子宫内膜癌的分型。新的分型有助于提示不同肿瘤亚型的预后及相应的治疗。新的亚型包括:POLE- 超突变型、高突变性微卫星不稳定型、低拷贝(copy-number,CN)型、高 CN 型。研究发现,POLE- 超突变型的组织学分型虽然常为 II 型,但其预后却好于单纯根据组织学分型的结果。未来的研究有望将这些基因检测结果应用于临床,制定针对性的治疗策略。

在过去几十年,对于子宫内膜癌的研究及治疗不断进展。1988 年,国际妇产科联盟(Federation of Gynecology and Obstetrics,FIGO)提出了子宫内膜癌手术分期,取代了临床分期。这更新凸显了手术在子宫内膜癌治疗中的作用。对于高复发风险的患者,放疗从初始治疗方案转变成术后辅助治疗。微创手术已成为大多数患者首选的手术方式(preferred surgical approach)。患者能否在系统性淋巴结切除以及化疗中获益,目前仍存在争议。总体而言,这些更新改善了患者的生活质量,提高了生存率(表 24.1)。

表 24.1	
子宫内膜癌的组织病理分型	
子宫内膜样腺癌	80%
浆液性腺癌	10%
透明细胞癌	<5%
癌肉瘤 / 其他	<5%

分期

2009 年 FIGO 再次更新了子宫内膜癌手术分期系统（表 24.2）。肌层浸润深度 <1/2（ⅠA 期）的患者预后好于浸润深度 ≥1/2（ⅠB 期）的患者。由于肿瘤局限于子宫内膜的患者与肌层浸润深度 <1/2 的患者在预后方面无显著差异，因此最近的更新中取消了肿瘤局限于子宫内膜的亚分期。同样，由于缺乏预后方面的意义，在 2009 年新的分期指南中，仅宫颈腺体受累而无间质浸润不再归为Ⅱ期，Ⅱ期只包含宫颈间质浸润（图 24.1）。

表 24.2	
2009 年 FIGO 子宫内膜癌分期	
Ⅰ期	肿瘤局限于宫体
ⅠA	无或浸润肌层 <1/2
ⅠB	浸润肌层 ≥1/2
Ⅱ期	肿瘤累及宫颈间质，但未超出子宫
Ⅲ期	肿瘤局部和 / 或区域播散
ⅢA	肿瘤侵及宫体浆膜和 / 或附件
ⅢB	阴道和 / 或宫旁受累
ⅢC	转移至盆腔和 / 或主动脉旁淋巴结
ⅢC1	盆腔淋巴结阳性
ⅢC2	主动脉旁淋巴结阳性伴或不伴盆腔淋巴结阳性
Ⅳ期	肿瘤累及膀胱和 / 或直肠黏膜，和 / 或远处转移
ⅣA	肿瘤累及膀胱和 / 或直肠黏膜
ⅣB	远处转移，包括腹腔内转移和 / 或腹股沟淋巴结

腹腔细胞学阳性单独报告，不改变分期

组织病理学分化程度：

G_1	实性生长区域 ≤5%
G_2	实性生长区域 6%~50%
G_3	实性生长区域 >50%

细胞核出现异型性，与其结构分期不相称时，则将 1 级或 2 级肿瘤的分级提高 1 级
子宫乳头浆液性癌和子宫内膜透明细胞癌总是定义为高级别肿瘤

FIGO 分期最显著的改变在Ⅲ期。由于缺乏预后价值，腹腔细胞学（peritoneal cytology）阳性被从指南中删除，特别是在低风险患者中，腹腔冲洗液（peritoneal washings）细胞学评估不再是分期的一部分。然而，国家综合癌症网络（National Comprehensive Cancer Network，NCCN）仍然建议将其作为手术分期的一部分，收集腹盆腔冲洗液由手术医师自行决定。宫旁延展受累已被添加到阴道延展受累中，均归为ⅢB 期疾病的标准。研究显示腹主动脉旁淋巴结转移较单纯盆腔淋巴结转移生存期更低，因此，将ⅢC 期分为ⅢC1 期（盆腔淋巴结转移）和 C2 期（腹主动脉旁淋巴结转移）。

鉴于子宫肉瘤与子宫内膜样肿瘤的转移方式截然不同，2009 年 FIGO 首次对子宫肉瘤进行单独分期（表 24.3）。子宫肉瘤包括子宫平滑肌肉瘤、

表 24.3	
2009 年 FIGO 子宫肉瘤分期	
子宫平滑肌肉瘤和 ESS[a]	
期别	**定义**
Ⅰ期	肿瘤局限于子宫
ⅠA	≤5cm
ⅠB	>5cm
Ⅱ期	肿瘤超出子宫，扩散在盆腔内
ⅡA	附件受累
ⅡB	其他盆腔组织受累
Ⅲ期	肿瘤侵及腹腔组织（不仅仅是凸入腹腔）
ⅢA	1 处
ⅢB	>1 处
ⅢC	转移至盆腔和 / 或腹主动脉旁淋巴结
Ⅳ期	肿瘤累及脏器
ⅣA	侵及膀胱和 / 或直肠
ⅣB	远处转移
腺肉瘤	
期别	**定义**
Ⅰ期	肿瘤局限于子宫
ⅠA	肿瘤局限于子宫内膜 / 宫颈内膜，且无肌层浸润
ⅠB	浸润深度 ≤1/2 肌层
ⅠC	浸润深度 >1/2 肌层
Ⅱ期	肿瘤超出子宫，扩散在盆腔内
ⅡA	附件受累
ⅡB	其他盆腔组织受累
Ⅲ期	肿瘤侵及腹腔组织（不仅仅是凸入腹腔）
ⅢA	1 处
ⅢB	>1 处
ⅢC	转移至盆腔和 / 或腹主动脉旁淋巴结
Ⅳ期	肿瘤累及脏器
ⅣA	肿瘤侵及膀胱和 / 或直肠
ⅣB	远处转移
癌肉瘤分期同子宫内膜癌	

[a] 注：伴有卵巢 / 盆腔子宫内膜异位症，同时发生的、宫体和卵巢 / 盆腔的子宫内膜间质肉瘤，应单独分类为原发性肿瘤。

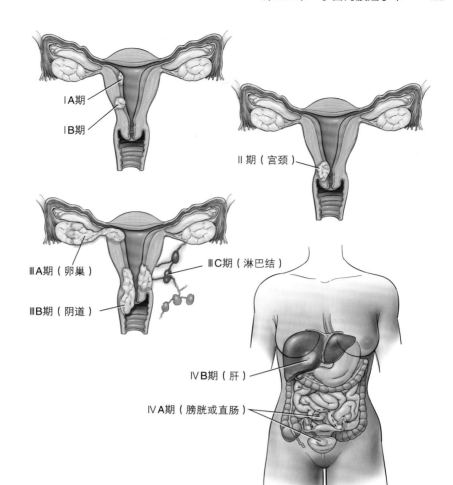

图 24.1　子宫内膜癌手术分期

子宫内膜间质肉瘤（endometrial stromal sarcoma，ESS）、腺肉瘤和未分化子宫肉瘤。癌肉瘤，也被称为恶性混合缪勒管肿瘤（mullerian tumors），以前被归类为肉瘤，由于其与内膜癌在转移方式和分子生物学特征上的相似性，现被归为子宫内膜癌。

预后因素

影响子宫内膜癌预后的因素已经明确（表24.4）。如前所述，包括组织学类型、肿瘤分级、肌层浸润深度、宫颈间质浸润、淋巴结转移，和 / 或远处转移。其他如年龄和有无淋巴血管间隙浸润也是重要的影响预后因素。

I 期患者，年龄较大且合并基于子宫的 3 个高危因素（肿瘤 G_2/G_3、深肌层浸润和淋巴血管间隙浸润），构成了具有高 - 中复发风险的患者亚组，这些患者可以从手术分期和 / 或辅助治疗中获益。在

表 24.4
子宫内膜癌预后因素
种族
FIGO 期别
肌层浸润深度 [a]
肿瘤分级 [a]
组织亚型 [a]
宫颈受累
附件受累
盆腔冲洗液细胞学阳性
盆腔或主动脉旁淋巴结转移
淋巴血管间隙浸润
DNA 非整倍体

[a] 表示局限于子宫的子宫内膜癌患者最重要的预后因素。

Keys 等报道的妇科肿瘤组（Gynecologic Oncology Group，GOG）临床试验中，高 - 中风险患者被定义为（a）具有 3 个高危因素的任何年龄患者；(b)50 岁

≤年龄 <70 岁,至少有 2 个高危因素;或(c)年龄≥70 岁,至少有 1 个高危因素。术后辅助治疗根据不同高危因素进行,但即使进行了辅助治疗,其预后仍然不如低危患者。

子宫内膜增生

子宫内膜增生(endometrial hyperplasia)是指子宫内膜的过度增殖,多数是由于过量的或无对抗性的雌激素刺激引起的,传统的分类将子宫内膜增生分为四个等级(four-tier hierarchy)。而 Kurman 将其分为单纯性增生,伴或不伴不典型增生;复杂性增生,伴或不伴不典型增生。单纯性增生表现为腺体数目增多,但不拥挤;而复杂性增生则表现为腺体拥挤,可呈芽状或形态不规则。不典型增生(atypical hyperplasia,AH)的特征是细胞出现不典型改变,包括细胞核增大,有丝分裂活性增加和核极性消失。Mutter 等随后通过半定量细胞形态测量分析,将癌前子宫内膜病变定义为子宫内膜上皮内瘤变(endometrial intraepithelial neoplasia,EIN),旨在与低风险的良性子宫内膜增生进行区分。此两分类方法似乎可重复性更强,更能预测其恶性潜能,但仍未被普遍采用。2014 年 WHO 将伴有细胞不典型改变的子宫内膜增生定义为不典型增生(AH)/子宫内膜上皮内瘤变(EIN)(表 24.5)。

表 24.5
子宫内膜上皮内瘤变的诊断标准

命名术语	镜下形态	功能类别	治疗
良性子宫内膜增生	弥漫性	长期的雌激素作用	有症状者,激素治疗
子宫内膜上皮内瘤变	局灶聚集到弥漫性	癌前病变	激素治疗,或手术
子宫内膜腺癌,子宫内膜样的,分化好的	局灶聚集到弥漫性	恶性	根据分期,手术治疗

From Endometrial intraepithelial neoplasia.Committee Opinion No. 631. American College of Obstetricians and Gynecologists. *Obstet Gynecol* 2015;125:1272-1278.

在这两种分类系统中,子宫内膜增生发展为癌的风险取决于有无不典型增生及其严重程度。Kurman 等回顾性分析了 170 例未经治疗的子宫内膜增生女性的内膜活检情况,平均随诊时间 13 年,研究发现 1% 的单纯性增生、3% 的无不典型增生的复杂性增生、8% 的有不典型增生的单纯性增生以及 29% 的有不典型增生的复杂性增生病例(complex hyperplasia plus atypia,CAH)进展为子宫内膜癌。在 EIN 病例中也观察到类似的恶性转化率,这大致与四等级分类(the four-tier system)中的复杂 AH 相关。

不希望保留生育能力,且愿意接受手术的 CAH/EIN 患者,子宫切除是首选的治疗方法。微创方法优于经腹子宫切除术。如果评估不需要切除淋巴结,经阴子宫切除术是一个合理的方法;对于病情严重不能进行全身麻醉,但又不适合激素治疗的患者,应考虑采用这种方法。考虑到并发恶性肿瘤的风险,宫颈上子宫切除术和碎切术(morcellation)是不可接受的手术。对于绝经后的患者,建议切除卵巢,而对于绝经前的女性,卵巢保存是一个选项。

CAH 患者在接受子宫切除术后,高达 40% 的患者确诊为浸润性癌。虽然大多数为低危患者,但有一小部分合并高危因素的患者需要进行淋巴结的评估。Costales 及其同事研究发现,有 37% 术前内膜活检诊断为 EIN 的患者,术后最终病理结果是浸润癌。这些患者中,20% 具有高危因素,包括组织学分型为浆液性癌、淋巴血管间隙浸润或深肌层浸润。考虑到这些风险,术前诊断为 EIN 的患者应在行子宫切除术时进行冷冻切片检查,以确定是否需要行淋巴结切除术。在没有妇科肿瘤医师在场,无法立即行淋巴结切除术的情况下接受子宫切除的患者,如果最终病理提示合并高危因素,可二次手术行手术分期。考虑到初次手术时淋巴结切除术的潜在可能性,术前应咨询妇科肿瘤医师。

对于希望保留生育功能的 EIN 或低级别子宫内膜癌患者,可采用孕激素行保守治疗。NCCN 指南列举出了可选择的大剂量口服孕激素治疗方案,如醋酸甲地孕酮(megestrol acetate,40~200mg/d)、醋酸甲羟孕酮(medroxyprogesterone acetate,10~20mg/d)以及含左炔诺孕酮的宫内缓释系统(levonorgestrel-containing IUD system)。治疗期间每 3~6 个月行子宫内膜取样,直到完全缓解;如疾病持续进展或出现无法控制的出血症状,则需行子宫切除术。Gunderson 及其同事的系统综述分析显示,有 2/3

的 EIN 患者和 50% 的 G₁ 子宫内膜癌患者经孕激素治疗后达到完全缓解。平均反应时间为 6 个月；然而，其中有 1/3 的患者在随访中复发；有超过 1/3 的达到完全缓解的患者，在成功完成治疗后获得活产新生儿（表 24.6）。

表 24.6	
子宫内膜上皮内瘤变 ª 的激素治疗	
激素	**剂量和时长**
醋酸甲羟孕酮	10~20mg/d，或每月周期性应用 12~14 天
长效醋酸甲羟孕酮	150mg，肌内注射，每 3 个月
微粒化阴道用孕酮	100~200mg/d，或每月周期性应用 12~14 天
醋酸甲地孕酮	40~200mg/d
左炔诺孕酮宫内缓释系统	52mg 的药物储存量持续释放 5 年

ª 以前称为子宫内膜不典型增生。

From Endometrial intraepithelial neoplasia. Committee Opinion No. 631. American College of Obstetricians and Gynecologists. *Obstet Gynecol* 2015；125：1272-1278.

在开始孕激素治疗前，必须对患者进行全面评估。这包括进行宫颈扩张和刮宫（dilatationandcurettage，D&C），如果最初只进行门诊活检以确认低风险组织学，并进行 MRI 以排除子宫肌层浸润。要求进行生育能力评估，以排除其他可能影响成功妊娠的相关因素。子宫内膜癌患者还应进行额外的影像学检查以排除远处转移。还应充分告知患者在保守治疗过程中存在疾病进展的小风险（the small risk），权衡生育目标与疾病进展潜在风险，尤其是经过一年治疗仍未缓解的患者。告知肥胖患者减肥的重要性，推荐相关减肥计划，并进行减肥手术的评估。

子宫内膜癌手术

子宫切除术是子宫内膜癌的最终治疗方法。手术分期可以明确肿瘤的范围、预后，并制订相应的术后辅助治疗方案。手术分期应包括腹腔的全面探查，绝经后、Ⅱ型或有转移的子宫内膜癌应进行双侧输卵管 - 卵巢切除术；年轻的Ⅰ型内膜癌患者可以考虑保留卵巢；然而，应当明确告知患者卵巢是潜在的转移部位。盆腔和腹主动脉旁淋巴结

评估的范围和途径仍然不确定，最近 SLN 成像的进展成为一种新的可能的关注标准（the standard of care）。无论何时，可行和安全的微创手术都是首选。开放、腹腔镜和机器人子宫切除术的一般技术的描述在第 20 章和第 21 章中有详细介绍。

子宫内膜癌手术分期根据Ⅰ型和Ⅱ型肿瘤的不同转移模式而有所不同。Ⅰ型肿瘤最初直接向肌层浸润，然后向邻近组织扩散，如淋巴结、宫颈、阴道或宫旁组织。远处转移常见部位为肺、肝，晚期或复发病例多有腹腔转移。淋巴转移仍然是影响预后和制订针对性辅助治疗的重要因素。预示淋巴结转移的高危因素包括肿瘤组织学分级、肌层浸润深度、肿瘤直径和是否存在淋巴血管间隙浸润。不幸的是，这些因素大多数在术前都无法可靠地确定。

有几种策略可用于确定Ⅰ型内膜癌患者是否需要行淋巴结切除术。手术医师可以对所有Ⅰ型内膜癌患者常规行盆腔淋巴结切除术，加或不加腹主动脉旁淋巴结切除术，但会发现大部分患者的淋巴结为阴性，从而意识到不是所有患者都需要行系统淋巴结切除。系统淋巴结切除增加了下肢淋巴水肿的风险，严重影响患者的生活质量，因此应尽可能地减少这种并发症的发生。为了降低这种风险，手术医师会根据最终的病理结果来确定是否需要进行术后辅助放疗或重返手术室行淋巴切除术。然而，这种方法也不理想，因为如果患者拒绝二次手术，那么就需要接受更大毒性剂量（toxicity-inducing）的盆腔照射。作为第三种选择，手术医师可以在术中行冷冻切片检查，评估是否存在高危因素，以确定是否需要行淋巴切除术。最后，可以考虑 SLN 定位，后面会对此进行讨论。

Ⅱ型子宫内膜癌可以通过上述机制转移扩散，但也可以类似于卵巢癌的方式向腹腔转移，特别是浆液组织学被确定时，即使原发肿瘤体积很小或仅有微小的肌层浸润，这些肿瘤也很容易发生腹膜种植或远处扩散。因此，无论子宫病灶情况如何，所有Ⅱ型内膜癌都应行盆腔及腹主动脉旁淋巴结切除术。SLN 定位在Ⅱ型内膜癌中的应用价值不如Ⅰ型。Ⅱ型肿瘤患者还应该行大网膜活检，因为隐匿性大网膜转移发生率为 5%~25%。

鉴于腹腔细胞学并不是独立的预后影响因素，手术时由手术医师自行决定是否行腹腔冲洗液细

胞学检查。行诊断性宫腔镜检查和／或放置举宫器的患者，肿瘤细胞常常会通过输卵管发生扩散。然而，并没有明确证据证明这种情况下肿瘤细胞的腹腔播散会影响预后。Wethington 等的 meta 分析显示，在低风险患者中，腹腔细胞学检查阳性不是导致内膜癌复发的独立危险因素。而对于高风险患者，如Ⅱ型内膜癌或有证据提示局部转移的患者，腹腔细胞学检查阳性对患者预后可能有影响。目前，尚不清楚这些研究结果对患者的针对性推荐治疗方案有何影响，因为不论腹腔细胞学检查结果如何，许多高风险患者都接受了静脉全身化疗。

围手术期评估和准备

子宫内膜癌患者往往肥胖，常存在心血管疾病、病理性肥胖、睡眠呼吸暂停和糖尿病等多种合并症，影响手术治疗效果。应在术前对患者情况进行识别和优化，以减少围手术期并发症的发生风险。详细询问患者症状并进行全面的体格检查，以排除远处转移，如出现腹痛、排便或排尿习惯改变、下肢水肿、腹胀、早饱（early satiety）、咳嗽、气短等症状，应进行相应的检查评估。Ⅰ型内膜癌患者一般仅行胸部 X 线检查排除肺部转移，如患者有相关症状或检查发现异常，则需行进一步的影像学检查。病理性肥胖患者子宫的大小很难进行评估，如行微创手术，可以通过超声检查评估子宫的大小，确定是否能经阴取出。Ⅱ型内膜癌患者应在术前进行胸部、腹部和盆腔的 CT 检查，也包括在病史和体检中有异常发现的患者也应进行上述 CT 检查。浆液性癌患者应行血清 CA125 测定。最后，还应询问患者的肿瘤家族史，以评估 Lynch 综合征。

在麻醉诱导前应用下肢序贯充气压缩装置（sequential compression devices）及肝素 5 000U 皮下注射，以预防静脉血栓形成，这样并不显著增加术中出血风险。子宫内膜癌分期手术不再要求进行肠道准备，在许多情况下，未做肠道准备的结肠反而更容易操作，同时还避免了因肠道准备引起的脱水而导致的术中患者血容量减少。在切皮前，患者应用适当的基于体重的预防性抗生素。

子宫切除术

如无宫颈受累，子宫内膜癌患者应行筋膜外子宫切除术（extrafascial hysterectomy），最好采用微创

手术。如患者合并腔镜手术禁忌（例如严重的肺功能缺陷，导致气体无法充入）；子宫体积太大无法经阴道完整取出；有多次手术史而无法安全地进行腹腔镜手术或术前影像学检查提示腹腔转移，此类患者则行经腹手术。

如果采取经腹子宫切除，进入腹腔后，手术医师应对腹膜表面、大网膜和横膈进行仔细探查，以发现任何可疑病灶。尽管腹腔冲洗液细胞学阳性对患者预后意义不确定，仍可行腹腔冲洗液细胞学检查，这些都基于手术医师的偏好。完成全面腹腔探查后放置自动拉钩，显露手术野，平行于骨盆漏斗韧带外侧打开盆腔侧壁腹膜；靠近盆腔侧壁切断圆韧带，而不是靠近子宫，以便于后续的盆腔淋巴结切除术；如果不行 SLN 定位活检，则分离直肠侧间隙并确认输尿管走行；如切除卵巢，应在距正常卵巢 2cm 处切断骨盆漏斗韧带，以防发生卵巢残留；如果需要保留卵巢，应仔细检查卵巢外观以排除卵巢转移，并同时行预防性输卵管切除，以减少输卵管癌的发生风险。

打开阔韧带前叶及前反折腹膜，显露膀胱子宫间隙，下推膀胱，裸化并结扎子宫动脉。当结扎子宫血管和主韧带时，血管钳应置于宫体和宫颈的外侧缘，而不是在宫体上滑钳钳夹（rolling off the corpus），以确保行筋膜外切除。在切断骶韧带及手术最后横断宫颈阴道连接处时，钳夹的位置同样要遵循上述原则。环切阴道壁完成后，应同时检查切除的宫颈和阴道切缘，确保宫颈完整切除。如有疑问，可以再补切一小段阴道边缘（5mm），以确保宫颈完整切除。在手术过程中，手术医师应避免在宫体与宫颈之间横断子宫，因为这样有将肿瘤播散到腹膜腔的风险。阴道断端的闭合可以根据手术医师的喜好进行。

淋巴结切除术

在完成子宫切除术后，手术医师会对盆腔和腹主动脉旁淋巴结转移情况进行评估。淋巴结切除术在子宫内膜癌患者治疗中的作用和切除的范围目前仍无定论。新的 SLN 定位检测技术将在本章后文讨论，同时也将讨论双侧 SLN 检测失败后，完成淋巴结切除术的作用。如果不行 SLN 检测，淋巴结状态的评估很大程度上取决于肿瘤的类型。对于Ⅱ型内膜癌患者，盆腔和腹主动脉旁淋巴结切

除术仍然是标准的手术方法。

对于接受子宫切除的 I 型内膜癌患者,术中可以对切除的子宫行冰冻病理检查,以确定是否需要淋巴结切除。依据是当子宫出现高危因素时,可预见的淋巴转移风险就会增加。切除子宫后,将标本送病理检查,确定肿瘤直径、肌层浸润深度以及肿瘤分级。Mariani 等研究指出,肿瘤 G_1 或 G_2、直径 <2cm,且肌层浸润深度 <1/2 的患者,其淋巴结转移风险为 5%。后续研究表明,符合"Mayo 标准"且未行淋巴结切除术的患者具有良好的长期预后。采用此种方案,I 型内膜癌患者中淋巴结切除率可降低约 50%。这种方法的批评者认为,在治疗中心内,如果没有熟悉冰冻制片技术的病理医师,冷冻切片的结果就不可靠。

手术操作

如果没有可靠的冰冻病理结果,或者冰冻病理检查发现有高危因素,则可进行淋巴结切除术。在经腹手术中开始盆腔淋巴结切除术时,将阔韧带腹膜的切口延伸至盆腔边缘以上,向 Toldt 的白线方向延伸;在髂内血管和输尿管之间钝性分离,显露直肠侧间隙;沿着膀胱上动脉外侧分离出膀胱侧间隙,显露盆腔侧壁的淋巴结;联合应用锐性分离、电凝、手术夹和/或先进的能量器械,切除髂内、髂外、闭孔及髂总淋巴结,包括髂总动脉的前部和内侧,髂外动脉的前部和内侧,髂外静脉的内侧,髂内动脉的前部,并向其远端延伸至膀胱上动脉;应用静脉拉钩可以将髂外静脉向腹侧牵开,以便清晰地暴露髂内及闭孔淋巴结。通常使用吸引器头钝性分离闭孔窝,显露闭孔神经的走行。应小心切除闭孔神经上方的淋巴结,避免损伤可能来自髂外静脉背侧的副闭孔静脉(图 24.2)。

盆腔淋巴结切除术的上界起自髂总动脉中段,下界达旋髂静脉跨过髂外动脉处,切除的外侧缘为腰大肌,在切除髂外血管淋巴组时要小心操作,避免损伤生殖股神经。切除的内侧缘为输尿管,在切除髂内淋巴结时应将输尿管向内侧牵拉,以免损伤输尿管。

左侧腹主动脉旁淋巴结切除从左侧髂总动脉中段开始,沿主动脉外侧继续向上,将 Toldt 白线的腹膜切口上延至肾血管水平,显露淋巴组织;必须小心操作,避免横向和背部解剖太远,以避免损伤

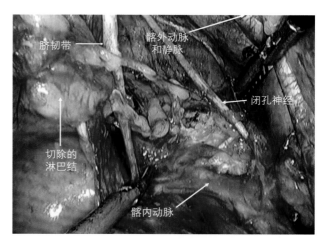

图 24.2　右侧盆腔淋巴结切除(Reprinted with permission from Berek JS, Hacker NF. *Berek and Hacker's gynecologic oncology*, 6th ed. Philadelphia, PA: Wolters Kluwer; 2015. Figure 21.13.)

起自主动脉的腰动脉;右侧则沿下腔静脉前方行腹主动脉旁淋巴结切除术;回肠末端的肠系膜可以向右前方牵拉,在从腔静脉外侧剥离淋巴结时,应辨认右侧输尿管并与肠系膜一并向侧方牵拉,以避免造成损伤。两侧均有许多细小的营养血管,所以在解剖时仔细止血很重要。

主动脉旁淋巴结切除的上界目前仍无定论。在盆腔淋巴结阴性的情况下,孤立的腹主动脉旁淋巴结转移的发生率为 1%~3%。基于这个原因,以及在肥胖患者中进行较高位的淋巴结切除的手术难度增加带来的挑战,认为腹主动脉旁淋巴结切除的上界达到肠系膜下动脉(inferior mesenteric artery, IMA)水平即可。单机构研究表明,IMA 以上的腹主动脉旁淋巴结转移率高于预期,但这在很大程度上并未在其他研究中得到证实。IMA 以上的孤立淋巴结复发是罕见的。因此,在可行的情况下,可以考虑将腹主动脉旁淋巴结切除至肾血管水平,当可行时,但必须权衡完成淋巴结切除所需的手术时间和切口长度。

微创子宫切除术

微创手术应该是子宫内膜癌患者的首选手术方式。一项大型随机试验对于病变局限于子宫的内膜癌患者的开腹和腹腔镜下的分期手术进行了比较,结果显示腹腔镜手术并未缩短患者的无瘤生存期。最近,妇科肿瘤医师开始开展机器人辅助腹

腔镜技术进行子宫内膜癌分期手术，与传统腹腔镜手术相比，机器人辅助手术系统潜在的好处包括操作的灵活性更大，三维立体视觉，消除了传统腹腔镜手术操作的反直觉动作，并改进了人体工学。

无论采用何种手术方式，手术医师都必须慎重地选择微创子宫切除术的适应证，不允许应用碎切术取出标本。术前对子宫大小的准确评估至关重要，当标本明显不能完整地经阴道取出时，尽量避免采用腔镜手术，以免增加患者中转开腹的发生率，并且增加患者的手术时间和住院费用。对于不能通过盆腔检查确定子宫大小的肥胖患者，经阴道超声检查可以帮助评估标本大小，是否能完整经阴道取出。因为盆腔解剖的变异和手术医师的经验不同，对于适合微创手术的子宫大小的上限并没有明确的界定。结实的标本袋（durable specimen bags）被广泛应用，可防止碎切标本过程中造成腹膜播散。然而，手术医师必须认识到这种方法的潜在风险。在碎切标本取出的过程中，如果袋子破损将会导致肿瘤组织的溢出。

无论手术医师选择腹腔镜还是机器人手术，手术技术都是相似的。在切皮之前，手术医师必须仔细斟酌套管穿刺器（trocar）端口的穿刺位置。尤其是预计行机器人辅助的腹腔镜主动脉旁淋巴结切除或行大网膜切除的患者。使用 Si 机器人平台（Intuitive Surgical, Inc.）时，放置镜体的套管端口应选择在耻骨联合上方约 23cm 的位置，辅助端口应以与标准子宫切除的放置位置相对应的方式移向肋骨。若使用 Xi 平台，由于 Xi 机械臂的垂直长度高于 Si 平台，可以将镜体的端口放置在耻骨联合上方 15cm 处（通常在脐部）。如果常规的端口位置不足以完成淋巴结切除术的情况下，手术车可以旋转180 度，机器人与摄像机重新对接，对准头部而不是骨盆，这将有利于腹主动脉旁淋巴结切除术和 / 或网膜切除术。在肥胖患者中，套管端口的放置应该基于耻骨联合或肋骨边缘的直接测量作为标志，而不是基于肚脐位置的估计，因为肥胖导致腹部多余的脂肪组织 / 赘肉（pannus）改变了正常的腹壁解剖标志。

手术操作

腹腔镜进腹后，以类似开腹手术的方式进行腹部探查。尽管不能触诊组织，但视野会放大，更有助于识别细微的异常，而只有在进行仔细检查的情况下，才能在开腹手术中发现这些异常。上腹部探查结束后，应将患者置于头低脚高位（Trendelenburg position），并辅助将肠管推扫出盆腔。对于接受机器人辅助手术的患者，从开始就要将头低脚高位调整至适合行淋巴结切除术，以避免进行此步骤时重新对接机器人。与仅行子宫切除术相比，这通常需要更低的 Trendelenburg 位。子宫内膜癌患者往往合并肥胖，在手术过程中肠管更容易坠入手术野。可以使用多种无损伤性腹腔下牵拉器械来提高可见度并防止肠道损伤。如乙状结肠遮挡视野，可以将肠脂垂（epiploica）缝合到腹壁上，将结肠从骨盆中牵出。也可以腹腔镜下在肠脂垂上缝合打结，用 Carter-Thomason 针将缝线穿过上腹部的前腹壁来完成牵拉。缝线上的张力可以通过缩短或延长缝线夹在腹壁的位置来调整。

骨盆侧腹膜的打开方式与开放入路相似，不同之处在于先分离直肠侧间隙，再断圆韧带。这样可以将阔韧带向腹前壁牵拉，从而使术野更加开阔。子宫切除术的其余步骤可以按照良性适应证的手术方式进行。切开阴道壁时，手术医师必须小心操作，避免在经阴道取出标本时将肿瘤内容物溢入腹腔。将切开的阴道壁断端至宫颈缝闭，可能会防止潜在的标本从阴道壁切开部位脱落。

微创淋巴切除术

不论是开腹手术还是微创手术，淋巴结切除术的边界都是相同的。盆腔淋巴结切除术可以采用与前面讨论的开腹手术相似的方法进行。仔细注意手术平面和交通血管（perforating vessels）将使外科医师在操作中更好地止血。在微创盆腔淋巴切除术中，氩气束凝血器等能量设备可以帮助解剖和止血。

在右侧髂总动脉表面打开腹膜，切除腹主动脉旁右侧的淋巴结，注意避免损伤侧方伴行的输尿管。切口沿主动脉向头侧继续延伸，理想情况下，切口可延伸至十二指肠水平。然后，在回肠末端的肠系膜下方形成腹膜帐篷（tent），从而显露腔静脉。正确地识别右侧输尿管，但不应将其从肠系膜上剥离，以便在进一步的解剖操作时，将其保持在手术视野之外。下腔静脉至少要暴露到肠系膜下动脉（IMA）水平，仔细切除覆盖其上面的淋巴结。

在剥离外侧和上缘之前,应先剥离髂总动脉和主动脉边缘的淋巴组织,以避免无法控制的出血。在剥离过程中,在腔静脉和其上面的淋巴组织之间,平均有三条交通静脉相吻合。较大的血管在分离前应用双极或血管夹进行结扎。如果在此步骤中出现出血,创面置入开腹手术用的止血海绵并压迫1~2min,一般可以避免缝合。

由于传统的套管端口放置很难到达降结肠的外侧边界,因此与开放式手术相比,微创左侧腹主动脉旁淋巴结切除术的方法大不相同。已经沿主动脉创建了腹膜切口以进行右侧解剖,在骨盆边缘的乙状结肠肠系膜中建立一个腹膜帐篷间隙。尽管,在主动脉的左侧边缘会立即看到淋巴结,但重要的是在开始解剖之前确定输尿管走行,以便在发生出血时可以安全地使用电灼止血。与右侧一样,不应将输尿管和覆盖的肠系膜分离,使其缩回出视野。解剖应从远端/内侧至近端/外侧方向进行,并小心结扎任何交通血管。低位腹主动脉旁淋巴结切除的上界是 IMA 的起始部,可以通过沿 IMA 上方的主动脉切开腹膜来进行 IMA 上方的进一步解剖。如果使用了耻骨上端口,也可以将摄像头放置在此端口,朝向头侧方向,并在 IMA 外侧的乙状结肠系膜下操作,解剖分离 IMA 上方主动脉旁左侧淋巴结。根据 IMA 起源的位置,此步骤在技术上可能具有挑战性,因为这将严重影响乙状结肠系膜的活动性。该部位的出血通常可以通过开腹手术用止血海绵压迫,和/或血纤蛋白黏合剂(知识框 24.1)来止血。

前哨淋巴结定位

对于大多数子宫内膜癌患者,仍继续进行淋巴结切除术,因为根据淋巴结状态可指导术后治疗并预测生存期。其代价是淋巴水肿、淋巴囊肿形成和其他围手术期并发症发病率的增加。最近完成的一项前瞻性试验研究,评估淋巴结切除术后淋巴水肿的发生率和发病率的结果有待发表。同时,回顾性分析数据和临床经验表明,接受盆腔淋巴结切除术的患者生活质量有很大负担,其中 15%~50% 的患者至少出现了一定程度的淋巴水肿,尤其是在术后伴有盆腔放疗的情况下。

SLN 定位活检的主要目标是获得有关淋巴结状态的信息,同时使患者免于遭受系统性淋巴结切

知识框 24.1　子宫内膜癌微创手术步骤

- 取仰卧截石位,消毒,铺巾。
- 根据患者体型和淋巴评估情况选择腹部套管穿刺位置。
- 探查腹腔并行腹腔冲洗液送细胞学检查。

子宫切除术
- 靠近盆壁分离圆韧带。
- 打开直肠侧间隙及膀胱侧间隙,确认并切除可疑淋巴结。
- 低风险的I型肿瘤的年轻患者,可以不切除卵巢。
- 分离子宫动脉、主韧带和子宫骶韧带,确保筋膜外切除。
- 切开阴道壁时,确保完整切除宫颈。
- 经阴取出标本,避免无包裹的组织碎切除。

分期步骤
- 切除子宫行冰冻病理切片检查,对高危因素患者进行淋巴切除术。
- 盆腔淋巴结切除包括切除髂内、髂外以及闭孔的淋巴结,或考虑行 SLN 切除。
- 主动脉旁淋巴结切除至少要达到 IMA 起始水平。
- II型内膜癌考虑切除大网膜。

除术相关的并发症。来自乳腺癌,黑色素瘤和外阴癌的研究表明,由经验丰富的手术医师进行 SLN 定位活检可提高准确性并降低相关并发症的发病率。在子宫内膜癌的患者中,预期从盆腔的两侧分别切除 1~2 个前哨淋巴结。Beesley 团队的回顾性分析数据表明,如在 SLN 定位活检中所预期的,切除 <6 个淋巴结时,淋巴水肿发生的风险很小。尚未进行将 SLN 定位活检与系统性淋巴结切除术相比较的前瞻性试验,但临床经验表明,进行 SLN 定位活检时,有意义的淋巴水肿发生率非常低。

SLN 的准确检测主要取决于手术医师的经验。在最近完成的 SLN 定位加后续完成淋巴结切除术的 FIRES 前瞻性试验中,Rossi 报告了双侧 SLN 检出率为 58%,其中 86% 的患者至少检测出一个 SLN。SLN 的假阴性(SLN 阴性和非 SLN 阳性)发生率 <3%,与乳腺癌试验中的结果相似,而 SLN 定位已经成为乳腺癌的关注标准。目前 NCCN 指南支持将 SLN 定位活检作为淋巴结评估策略之一。

注射

最广泛应用的 SLN 定位技术包括在放置举宫器之前,用 22 号腰椎穿刺针将染料注射到宫颈间质中(图 24.3)。在 Sinno 等的一项研究中,注射吲

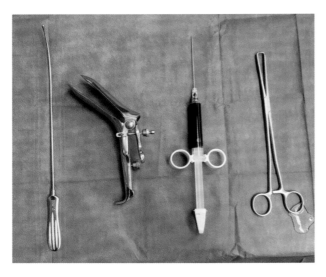

图 24.3　用于子宫内膜癌 SLN 定位检测时,宫颈注射吲哚菁绿染料的器械。放置举宫器时,用 22 号腰椎穿刺针注射染料

吲哚菁绿(indocyanine green,ICG)染料比异硫氰酸蓝(isosulfan blue dye)染料表现出更高的双侧 SLN 检出率。通过 ICG 染料注射,使用荧光显像设备识别盆腔内的 SLN。ICG 稀释到 1.25mg/mL 的浓度,并在子宫颈的 3 点和 9 点位置注射,注射深度 8mm、剂量 1mL,宫颈黏膜下再注射 1mL。缓慢注射几秒钟将减少染料通过注射部位的溢漏,从而使显像更加成功。注射超过推荐剂量的染料通常不会提高显影成功率。如果有什么不同的话,就是这将导致腹膜后的过度染色,使淋巴管道的识别更加困难。

　　其他 SLN 显像技术也进行了评价。异硫氰酸蓝染料注射方法不需要额外的成像技术,在开放手术中更容易进行,但会导致病态肥胖患者的 SLN 检出率较低;放射性胶体(radiocolloid)和蓝色染料注射剂的结合已被广泛评估,但并不能明显提高检出率,因为这种方法需要增加成本和复杂性;宫底注射和宫腔镜下肿瘤部位注射的方法也经过探索评估。在 Bodurtha Smith 的 meta 分析中,宫颈注射的 SLN 检出率最高。在非宫颈注射部位观察到较高的腹主动脉旁 SLN 的检出率,但考虑到子宫内膜癌中孤立的腹主动脉旁淋巴结转移率低(1%~3%),这些发现的意义尚不清楚。

手术操作

　　在完成腹腔镜腹膜检查后,应立即识别并切除 SLN。如果助手能很好地操纵举宫器,显像将更加成功。首先,子宫朝向骨盆的对侧;从圆韧带处打开阔韧带的后叶至骨盆边缘,在此步骤中不应切断圆韧带,因为在后续步骤中,保持圆韧带与骨盆侧壁的连接可使腹膜后间隙有更好的腹侧牵引力。在整个解剖过程中,要注意止血,防止血液遮挡视野。随着直肠侧间隙的分离,只要在进入腹膜后间隙前止血得到控制,就不会损伤腹膜后的深层组织。在大多数情况下,宫旁的淋巴管可以沿着子宫血管一直延伸到髂内血管(图 24.4)。从这一点,淋巴管可以向不同的方向蔓延,髂内、闭孔和髂外淋巴结是检测到 SLN 最常见的位置(图 24.5)。如果看到一个淋巴管直接通向一个不显色的淋巴结,则该淋巴结被认为是 SLN,只要通向该淋巴结的淋巴管显色明显即可。在较小比例的病例中,淋巴管会沿靠近输尿管的内侧走行,通常通向近端髂外、髂总或主动脉旁的 SLN。为避免遗漏这些罕见位置的 SLN,即使在更常见的位置发现了 SLN,重要的是也要始终检查输尿管附近的组织有无内侧淋巴管。在 3% 的宫颈注射病例中,在腹主动脉旁区域会发现 SLN,这与孤立的腹主动脉旁淋巴结转移的

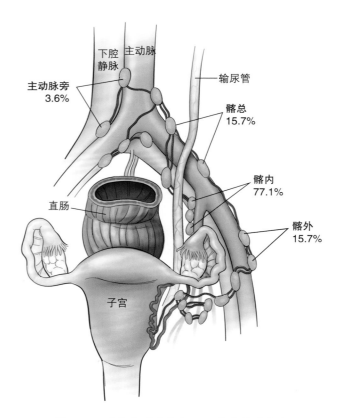

图 24.4　子宫内膜癌患者 SLN 定位位置分布

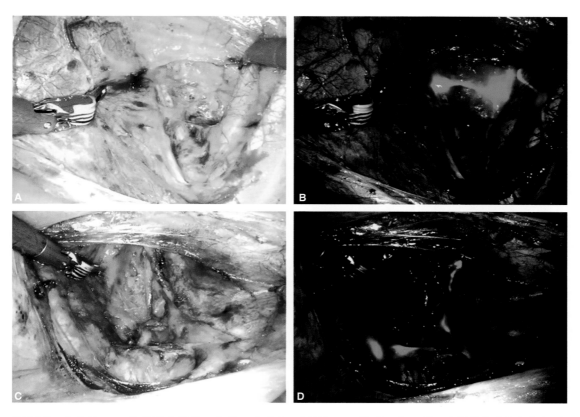

图 24.5 盆腔的 SLN 定位显色图像。在同一患者中,两侧的 SLN 位置可能不同。在图像(A)和(B)中,右侧 SLN 在髂内血管处(最常见的位置)被识别。在图像(C)和(D)中,左侧 SLN 位于髂外血管的位置

发生率非常接近。可疑淋巴结应予以切除,无论它们是否被确认为前哨淋巴结。

在 SLN 定位检测失败的情况下,目前 NCCN 指南建议行完整的盆腔淋巴结切除术(图 24.6)。这是基于肿瘤浸润导致的淋巴阻塞是 SLN 定位失败的主要因素这一观念。根据 NCCN 指南的建议,对于经验丰富的手术者,单侧特异性淋巴结切除术的发生率低(<20%)。新的策略采用冰冻病理切片来分类未能在两侧显影的 I 型内膜癌患者,似乎降低了淋巴结切除术的发生率,这是一个值得关注的问题,因为大多数检测失败的患者均为淋巴结阴性。在一项最近的研究中评估了对 SLN 检测失败的患者,采用冰冻病理切片的方法,依据 Mayo 标准,将进行淋巴结切除术的需求从 18% 降低到 7%。

SLN 的病理学检查

当切除了 SLN 后,就可以进行病理超分期检查(pathologic ultrastaging)排除小体积的淋巴结转移。超分期病理检查需要对常规 H&E 检测阴性的 SLN 蜡块进行额外的连续切片。将这些相邻

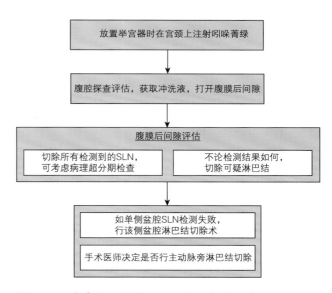

图 24.6 前哨淋巴结定位方法对子宫内膜癌的淋巴评估方案[Adapted from Barlin JN, Khoury-Collady F, Kim CH, et al. The importance of applying a sentinel lymph node mapping algorithm in endometrial cancer staging:beyond removal of blue nodes. *Gynecol Oncol* 2012;125(3):531-535. Copyright © 2012 Elsevier. With permission.]

切片分别用 H & E 和细胞角蛋白（AE1：AE3）标记的免疫组织化学（IHC）进行染色。Kim 及其同事证明了病理超分期检查这一方法将肿瘤微转移和/或孤立的肿瘤细胞转移检出率从 3.8% 提高至 6.9%。与乳腺癌一样，对于检测出孤立肿瘤细胞转移的患者，在辅助治疗中是按淋巴结阳性治疗还是阴性治疗仍不清楚（知识框 24.2）。

知识框 24.2　前哨淋巴结（SLN）定位操作步骤

- 吲哚菁绿稀释到 1.25mg/mL 的浓度。
- 用腰椎穿刺针将吲哚菁绿溶液在宫颈的 3 点和 9 点位置注射，深度 8mm，注射 1mL；宫颈黏膜下再注射 1mL。
- 应在放置举宫器前在宫颈上注射吲哚菁绿。
- 分离直肠侧间隙和膀胱侧间隙。
- 先确认并切除 SLN，再行子宫切除术。
- 增大的非前哨淋巴结也应切除。

特殊临床情况

病理性肥胖患者的手术

　　识别肥胖比子宫内膜癌对疾病的发病机制和治疗有更大影响的恶性肿瘤，这将很难确定。肥胖是 I 型子宫内膜癌发生的重要危险因素，Jenabi 等报道，与正常体重女性相比，肥胖女性（BMI≥30kg/m²）患子宫内膜癌的相对风险为 3.33。随着 BMI 的增加，患癌症的风险也会增加。同样，子宫内膜癌的死亡风险也随着 BMI 的增加而增加。Secord 等的 meta 分析显示，与非肥胖患者相比，BMI≥40kg/m² 的子宫内膜癌患者的死亡比值比（OR）为 1.66。

　　一项新的子宫内膜癌诊断应促使医师关于肥胖对整体健康的影响进行讨论。子宫内膜癌是许多与肥胖相关的疾病之一，会降低预期寿命。目前还没有证据表明减肥可以降低子宫内膜癌复发的风险，即使是与肥胖相关的亚型。饮食和生活方式的改变，在改善心血管疾病和糖尿病等并发疾病方面有更多可量化的益处。对于较年轻的患者来说，解决肥胖问题尤为重要，因为在这些患者中，子宫内膜癌的诊断往往比其他肥胖相关疾病的发生早几年。对于希望保留生育能力的年轻患者，恢复健康体重可以改善生育结果并减少妊娠相关并发症。如果饮食和生活方式的改变不成功，肥胖患

者可能在初级治疗结束后转诊进行减肥手术咨询（图 24.7）。

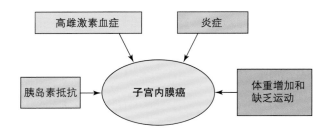

图 24.7　肥胖相关的疾病导致子宫内膜癌

　　肥胖给手术带来了各种各样的挑战，尤其是在进行微创手术时。对于病理性肥胖患者，关键的是需要更大角度的头低脚高位才能显露其盆腔术野，并成功完成主动脉旁淋巴结切除术。多种材料可用于患者体位的固定和保持，包括豆袋和泡沫垫。填充垫子和捆绑（padding and taping）胸部有助于患者体位的固定，但是手术室团队人员应该避免捆绑得太紧而影响通气。

　　成功地对肥胖患者进行微创手术，需要有一位具有管理头低脚高位肥胖患者手术经验的麻醉医师支持。较大角度的头低脚高位结合腹部充气可导致功能残气量的急剧下降，增大外部呼气末正压（positive end expiratory pressure，PEEP）和减小潮气量可以减轻麻醉的抑制作用。手术医师应熟悉呼吸机管理策略，以成功完成肥胖症患者的微创手术。

　　角度较大的头低脚高位会导致患者向床头侧滑动，甚至是在受到适当约束的情况下。肥胖患者术前摆体位时应预留出在手术过程中预计会滑向头侧的几厘米。调整此位置对于举宫尤为重要，因为举宫器的操纵范围可能会因患者滑向床头而受到限制。

　　必须慎重考虑腹部穿刺技术。因腹部赘肉的重力作用影响，肥胖患者脐部的位置通常沿着腹壁向下移位。当需要进行淋巴结切除术时，中线套管端口的位置过低会阻碍进入骨盆外部的结构。使用无刀锋光学套管穿刺器在左上腹的 Palmer 点可以安全进入，也可以在充气后适当定位中线套管穿刺器端口的位置。

　　对肥胖患者的主动脉旁淋巴结切除术尤其具有挑战性。除了上述的技术外，操纵缝线

（puppeteering sutures）还可用于提起剥离的腹膜边缘，这样手术医师和助手就可以缩回坠入术野的肠袢。无法耐受长时间头低脚高位的患者可以定时恢复到仰卧位，并暂时降低气腹压力，以改善患者的通气。最终，是否继续进行腹主动脉旁淋巴结切除术，必须权衡其内科合并症以及结果是否会影响治疗方案的制订。

晚期子宫内膜癌的处理

转移性子宫内膜癌患者提出了一个独特的挑战。切除所有可见的病灶是长期生存的最佳机会，但必须与手术并发症的发生风险相权衡。

肉眼可见的宫颈受累患者（Ⅱ期）可以通过手术和 / 或放射治疗。非转移性的宫颈腺体受累的患者可行筋膜外子宫切除术。因此，应进行宫颈活检或盆腔 MRI 以排除宫颈间质浸润。可手术的Ⅱ期内膜癌患者可以采取与宫颈癌相似的根治性子宫切除术，分期与子宫颈癌相似。这些患者也可以选择术前放疗，然后行筋膜外子宫切除术和淋巴结切除，这种方法可潜在地避免根治性子宫切除术的一些并发症，但不适用于Ⅱ型内膜癌患者，因为这种方法的复发率高得不可接受。不能手术的患者可以接受放疗和 / 或全身化疗，如果肿瘤有反应，可以再考虑手术切除。

对于有肝或肺等远处转移的患者，进行细胞减灭术（cytoreduction）和 / 或子宫切除术的决定应该个体化。不能手术的患者需要及时给予全身化疗以控制远处转移，提供基本的手术可能会延迟这种治疗，特别是在出现并发症时。许多Ⅰ型内膜癌患者在化疗期间口服孕激素可以控制出血。另外，盆腔放疗也可以控制疾病发展，但会导致长期的并发症和骨髓抑制，从而阻碍化疗的实施。如化疗有效，可以考虑子宫切除术，因为这可以控制大多数的阴道出血。

年轻患者的手术

最近的数据表明，对于患有早期低级别子宫内膜癌的绝经前女性，保存卵巢可能是一种安全合理的选择。Ⅰ型内膜癌患者发生隐匿性卵巢转移的风险 <5%。对于保留卵巢的患者，如卵巢外观正常，无须进行活检。虽然有子宫内膜癌病史的患者，患

卵巢癌的风险有所增加，但 Gu 等最近进行的 meta分析表明，这种风险可能被保留卵巢雌激素分泌的益处所抵消，因为卵巢分泌的雌激素降低了女性心血管疾病相关的死亡。应与接受保留卵巢的患者充分沟通相关风险，如果在常规病理检查中发现隐匿性转移，尤其是雌激素受体阳性的Ⅰ型患者，则需要二次手术进行卵巢切除。

非子宫内膜样癌的手术

对于Ⅱ型内膜癌患者的手术治疗应做一些修改。最重要的是Ⅱ型内膜癌的总体远处转移风险更高，CT 能发现许多肉眼可见病灶转移的患者。手术医师应该对腹腔进行全面仔细的探查，以评估在影像学检查后漏诊或检查后出现的肉眼可见的病灶。有 10%~50% 的Ⅱ型内膜癌患者中，存在大网膜和 / 或淋巴结的隐匿性转移。因此，建议对所有Ⅱ型内膜癌患者进行全面分期手术，包括大网膜切除术、盆腔和主动脉旁淋巴结切除术。虽然这些数据看起来很有希望，但与Ⅰ型肿瘤相比，Ⅱ型内膜癌中的 SLN 假阴性率较低。尽管即使病灶完全切除后预后仍然很差，但晚期癌患者仍可从减瘤术（tumor debulking）中获益。

子宫肉瘤的手术

子宫肉瘤在所有子宫体肿瘤中的占比 <5%。其中大多数是平滑肌肉瘤，但也会遇到其他高级别肉瘤（未分化的子宫肉瘤和高级别子宫内膜间质肉瘤）。高级别肉瘤即使在诊断时局限于子宫，也具有侵袭性，远处转移和复发率均高。低级别肉瘤（腺肉瘤和低级别子宫内膜间质肉瘤）患者预后较好，远处转移和复发的风险较低。

遗憾的是大多数肉瘤仅在术后被发现，因为目前尚无成熟的子宫切除术前诊断子宫肉瘤的标准。如果偶然发现肉瘤，应尽快将患者转诊至肿瘤科医师，以讨论术后治疗的风险和益处。如果在术前怀疑或确诊了肉瘤，建议行子宫全切术并彻底切除腹部转移病灶，患者应在手术前进行胸部影像检查以排除远处转移。高级别肉瘤的绝经前患者不切除卵巢也是安全的。子宫肉瘤很少发生淋巴结转移，因此除非有明显的淋巴结转移，否则不常规进行淋

巴结切除术。

对于确诊时有证据证明存在无法切除的远处转移病灶的患者,采取手术还是初始化疗,应与肿瘤科医师共同权衡决定。对于有大块的转移性病灶和无症状的原发性肿瘤患者,采用新辅助化疗可能有更好的治疗效果。

Lynch 综合征

Lynch 综合征患者一生中,患子宫内膜癌的概率为 40%~60%。有结肠癌、子宫内膜癌、卵巢癌、小肠癌或输尿管癌家族史者,应立即进行遗传筛查。这种常染色体显性遗传病,过去称为遗传性非息肉性结直肠癌(hereditary nonpolyposiscolorectal cancer,HNPCC)综合征,是由负责 DNA 错配修复(mismatch repair,MMR)的一个或多个基因失活引起的,并可导致微卫星不稳定(MSI)。对于有子宫内膜癌个人肿瘤病史的患者,无论其家族史或诊断时的年龄,由于携带者继发恶性肿瘤的风险增加,现在建议对 Lynch 综合征进行普遍筛查。这些癌症包括结肠癌(约 50%)、膀胱癌(约 10%)和上尿路癌(约 10%)。作为检测的第一道防线,应对子宫切除标本进行 DNA MMR 蛋白表达缺失情况(MLH1、MSH2、MSH6 和 PMS2)的评估。MLH1 缺失的肿瘤应该进行 MLH1 启动子甲基化测试,因为启动子区域的改变可以导致体细胞 MLH1 表达缺失,而不会出现生殖系异常。10%~35% 的肿瘤会出现 DNA MMR 蛋白表达缺失,但大多数不是 Lynch 综合征患者。如果发现表达缺失,建议进行遗传咨询和种系突变检测。对于没有家族史的绝经后的内膜癌患者,虽然其 Lynch 综合征的发病风险是低的,但要确定少数符合这些标准且处于结肠癌高风险,并因此可能受益于加强监测的患者,则值得增加成本进行筛选。对于希望保留生育功能的年轻子宫内膜癌患者,应将子宫内膜刮除标本行 DNA MMR 检测。即使存在 DNA MMR 蛋白的表达,但因样本量不足或临床高度可疑,仍建议进行遗传筛查(表 24.7)。

Lynch 综合征携带者的妇科恶性肿瘤筛查应作为降低癌症风险综合计划的一部分。根据美国妇产科医师学会(American College of Obstetrics and Gynecology,ACOG)的指南,Lynch 综合征患者建议

表 24.7

Lynch 综合征患者妇科癌症的终生患病风险

错配修复基因	子宫内膜癌	卵巢癌
MLH1	20%~54%	4%~20%
MSH2	21%~49%	7.5%~24%
MSH6	16%~71%	0%~13.5%
PMS2	15%	风险小

Reprinted from Lancaster JM,Powell CB,Chen LM,et al. Society of Gynecologic Oncology statement on risk assessment for inherited gynecologic cancer predispositions. *Gynecol Oncol* 2015;136(1):3-7. Copyright © 2014 Elsevier. With permission.

从 30~35 岁开始每年进行子宫内膜活检和盆腔超声检查,尽管没有证据表明这种方法可以降低癌症相关的死亡率。即使在每年进行子宫内膜活检的情况下,如出现月经不规则的症状,也应立即行妇科评估。年龄在 40~45 岁或完成生育后的女性应考虑行预防性子宫和双侧输卵管卵巢切除术,以减少妇科恶性肿瘤的发生风险。由于隐匿性恶性肿瘤可以在预防性子宫切除术时被发现,建议术前行子宫内膜活检,以确保在一次手术中完成最佳的治疗。

术前未诊断的子宫内膜癌

虽然术前检查可以在子宫切除术前确诊大多数的子宫内膜癌,但偶尔仍会发生漏诊。对于在常规病理检查中偶然诊断为子宫内膜癌的患者,应根据组织病理学、肌层浸润的深度、有无淋巴血管腔隙浸润和 / 或 CT 检查可疑淋巴结阳性等高危因素进行处理。可选择包括观察、返回手术室进行全面分期手术或盆腔放疗。当与妇科肿瘤医师一同决定治疗方案时,应综合考虑患者的内科合并症、首次手术后患者的恢复情况以及患者的意愿。

如果患者经历了当时并未被识别的癌或肉瘤的非保护性的组织碎切术,应进行胸部、腹部和盆腔的 CT 检查,以评估有无转移性病灶并指导手术。除非手术禁忌证,否则应该通过诊断性腹腔镜来评估经历了组织碎切术的患者有无小体积的转移性病灶。根据肿瘤类型的不同,也可能需要完成卵巢 + 大网膜 + 淋巴结切除术来进行充分分期。Bogani 等报告了接受组织碎切术的高级别子宫肉瘤患者,

其生存结局较差。即使二次手术时没有残留病灶，接受组织碎切术的高级别子宫肉瘤患者仍建议补充术后化疗。

要点

■ 只要安全可行，微创手术（腹腔镜或机器人辅助）应是子宫内膜癌手术的首选方法。

■ 子宫内膜癌的分期手术应包括腹膜表面的全面探查和筋膜外子宫切除术。双侧输卵管卵巢切除及淋巴结评估应根据患者及肿瘤情况进行个体化处理。考虑到细胞学检查阳性并非独立的预后影响因素，手术医师可以自行决定是否进行腹腔冲洗液细胞学检查。

■ 绝经前的低风险（Ⅰ型）子宫内膜癌患者保留卵巢是安全的。

■ Ⅰ型子宫内膜癌患者可行子宫冷冻切片病理检查，以评估是否存在需要行盆腔和腹主动脉旁淋巴结切除术的高危因素。

■ 前哨淋巴结定位检测已成为一种精确的淋巴结评估策略，可作为完全性淋巴结切除术的替代方法。

■ 前哨淋巴结定位检测应包括宫颈注射吲哚菁绿染色结果和荧光成像，以保证最大限度的 SLN 检出率。

■ 所有子宫内膜癌患者均应进行子宫标本DNA错配修复蛋白检测，以排除 Lynch 综合征。

■ 微创子宫切除术中不应进行子宫碎切术，因为如果偶然发现恶性肿瘤，生存率将受到负面影响。

■ 晚期子宫内膜癌患者适合手术治疗，应行减瘤术，目标是完全切除所有腹部转移性病灶。

（崔敏　张辉　赵兴波　译）

参考文献

ASTEC Study Group; Kitchener H, Swart AM, et al. Efficacy of systematic pelvic lymphadenectomy in endometrial cancer (MRC ASTEC trial): a randomised study. *Lancet* 2009;373:125–136.

Barlin JN, Puri I, Bristow RE. Cytoreductive surgery for advanced or recurrent endometrial cancer: a meta-analysis. *Gynecol Oncol* 2010;118:14–18.

Beesley VL, Rowlands IJ, Hayes SC, et al. Incidence, risk factors and estimates of a woman's risk of developing secondary lower limb lymphedema and lymphedema-specific supportive care needs in women treated for endometrial cancer. *Gynecol Oncol* 2015;136:87–93.

Benedetti Panici P, Basile S, Maneschi F, et al. Systematic pelvic lymphadenectomy vs. no lymphadenectomy in early-stage endometrial carcinoma: randomized clinical trial. *J Natl Cancer Inst* 2008;100:1707–1716.

Bodurtha Smith AJ, Fader AN, Tanner EJ. Sentinel lymph node assessment in endometrial cancer: a systematic review and meta-analysis. *Am J Obstet Gynecol* 2017;216:459–476.

Bogani G, Cliby WA, Aletti GD. Impact of morcellation on survival outcomes of patients with unexpected uterine leiomyosarcoma: a systematic review and meta-analysis. *Gynecol Oncol* 2015;137:167–172.

Cancer Genome Atlas Research Network; Kandoth C, Schultz N, Cherniack AD, et al. Integrated genomic characterization of endometrial carcinoma. *Nature* 2013;497:67–73.

Committee on Practice Bulletins-Gynecology; Society of Gynecologic Oncology. ACOG Practice Bulletin No. 147: Lynch syndrome. *Obstet Gynecol* 2014;124:1042–1054.

Costales AB, Schmeler KM, Broaddus R, et al. Clinically significant endometrial cancer risk following a diagnosis of complex atypical hyperplasia. *Gynecol Oncol* 2014;135:451–454.

Galaal K, Bryant A, Fisher AD, et al. Laparoscopy versus laparotomy for the management of early stage endometrial cancer. *Cochrane Database Syst Rev* 2012;(9):CD006655.

Gu H, Li J, Gu Y, et al. Survival impact of ovarian preservation on women with early-stage endometrial cancer: a systematic review and meta-analysis. *Int J Gynecol Cancer* 2017;27:77–84.

Gunderson CC, Fader AN, Carson KA, et al. Oncologic and reproductive outcomes in women with endometrial hyperplasia and grade 1 adenocarcinoma: a systematic review. *Gynecol Oncol* 2012;125:477–482.

Huh WK, Straughn JM Jr, Mariani A, et al. Salvage of isolated vaginal recurrences in women with surgical stage I endometrial cancer: a multiinstitutional experience. *Int J Gynecol Cancer* 2007;17:886–889.

Ind T, Laios A, Hacking M, et al. A comparison of operative outcomes between standard and robotic laparoscopic surgery for endometrial cancer: a systematic review and meta-analysis. *Int J Med Robot* 2017;13:e1851.

Jenabi E, Poorolajal J. The effect of body mass index on endometrial cancer: a meta-analysis. *Public Health* 2015;129:872–880.

Keys HM, Roberts JA, Brunetto VL, et al. A phase III trial of surgery with or without adjunctive external pelvic radiation therapy in intermediate risk endometrial adenocarcinoma; a Gynecologic Oncology Group Study. *Gynecol Oncol* 2004;92:744–751.

Kim CH, Soslow RA, Park KJ, et al. Pathologic ultrastaging improves micrometastasis detection in sentinel lymph nodes during endometrial cancer staging. *Int J Gynecol Cancer* 2013;23:964–970.

Kurman RJ, Kaminski PF, Norris HJ. The behavior of endometrial hyperplasia. A long-term study of "untreated" hyperplasia in 170 patients. *Cancer* 1985;56:403–412.

Le DT, Durham JN, Smith KN, et al. Mismatch repair deficiency predicts response of solid tumors to PD-1 blockade. *Science* 2017;357:409–413.

Mariani A, Webb MJ, Keeney GL, et al. Low-risk corpus cancer: is lymphadenectomy or radiotherapy necessary? *Am J Obstet Gynecol* 2000;182:1506–1519.

Mutter GL, Baak JPA, Crum CP, et al. Endometrial precancer

diagnosis by histopathology, clonal analysis, and computerized morphometry. *J Pathol* 2000;190:462–469.

National Comprehensive Cancer Network. *NCCN Clinical Practice Guidelines in oncology: colorectal cancer screening, Version 1.2018*, 2018.

National Comprehensive Cancer Network. *NCCN Clinical Practice Guidelines in oncology: uterine neoplasms, Version 2.2017*, 2017.

Rossi EC, Kowalski LD, Scalici J, et al. A comparison of sentinel lymph node biopsy to lymphadenectomy for endometrial cancer staging (FIRES trial): a multicentre, prospective, cohort study. *Lancet Oncol* 2017;18:384–392.

Secord AA, Hasselblad V, von Gruenigen VE, et al. Body mass index and mortality in endometrial cancer: a systematic review and meta-analysis. *Gynecol Oncol* 2016; 140:184–190.

Sinno AK, Fader AN, Roche KL, et al. A comparison of colorimetric versus fluorometric sentinel lymph node mapping during robotic surgery for endometrial cancer. *Gynecol Oncol* 2014;134:281–286.

Tanner E, Puechl A, Levinson K, et al. Use of a novel sentinel lymph node mapping algorithm reduces the need for pelvic lymphadenectomy in low-grade endometrial cancer. *Gynecol Oncol* 2017;147:535–540.

Walker JL, Piedmonte MR, Spirtos NM, et al. Laparoscopy compared with laparotomy for comprehensive surgical staging of uterine cancer: Gynecologic Oncology Group Study LAP2. *J Clin Oncol* 2009;27:5331–5336.

Wethington SL, Barrena Medel NI, Wright JD, et al. Prognostic significance and treatment implications of positive peritoneal cytology in endometrial adenocarcinoma: unraveling a mystery. *Gynecol Oncol* 2009;115:18–25.

V

子宫颈癌手术

Nadeem R. Abu-Rustum, Vance A. Broach

据统计,美国每年约有 12 000 例子宫颈浸润癌的新发病例,其中约 4 000 例死于该疾病。在全球范围内,这一疾病的负担仍然很大,估计每年有 500 000 新发病例及 200 000 死亡病例。这使得子宫颈癌不仅是最常见的妇科恶性肿瘤,而且是第三常见的女性恶性肿瘤(仅次于乳腺癌和结直肠癌)。有数据显示发达国家子宫颈癌的终生患病风险约为 1%。然而,全世界约 80% 的病例发生在发展中国家,在这些国家子宫颈癌占女性恶性肿瘤的 15%。发病率最高的地区是拉丁美洲、加勒比、撒哈拉以南非洲以及南亚和东南亚,通过对上述地区的流行病学和生物学研究并没有发现肿瘤生物学上的显著差异,考虑这种地域上的差异主要是由于缺乏有效的筛查和治疗方案。1937 年,国际联盟卫生组织(Health Organization of the League of Nations)采用了临床分期的方法对子宫颈癌进行分期,使其成为首个采用临床分期的恶性肿瘤。1961 年,国际妇产科联盟(Federation of Gynecology and Obstetrics,FIGO)大会通过了子宫颈癌临床分期的建议,2018 年 FIGO 更新了临床分期的描述(图 25.1 和表 25.1)。

子宫颈浸润癌主要组织学类型是鳞状细胞癌(squamous carcinoma),占 80%。子宫颈腺癌(adenocarcinoma)的发病率有所上升,尤其多见于年轻女性。Smith 及其团队在对癌症发病率公共数据库(Public-Use database,1973—1996 年)的监测、流行病学及最终结果(surveillance,epidemiology,and end results,SEER)的回顾性分析显示,所有的子宫颈浸润癌和鳞状细胞癌每 100 000 例患者的年龄标化发病率分别下降了 37% 和 42%,而子宫颈腺癌的年龄标化发病率却增加了 29%。

腺癌和鳞癌成分同时存在于同一肿瘤中并不少见,这些病变称为腺鳞癌(adenosquamous carcinomas)。所谓的玻璃样细胞腺癌(glassy cell adenocarcinoma)是一种罕见的,被认为是低分化腺鳞癌的一种变体型,已知其临床上侵蚀性强,并易发生远处转移。有无宫内己烯雌酚(diethylstilbestrol,DES)暴露史,均可发生子宫颈透明细胞腺癌(clear cell adenocarcinoma)。一种罕见的鳞状细胞癌是疣状癌(verrucous carcinoma),是一种伴有广泛角化的高分化鳞状细胞癌,它通常表现为一个巨大的宫颈肿瘤,经常被混淆为巨大的尖锐湿疣,就如在外阴看到的一样,疣状癌的特征性是肿瘤与其下方宫颈间质之间有一明显的分界线。与大多数宫颈癌一样,这种肿瘤已被证明也与人乳头瘤病毒(human papillomavirus,HPV)感染有关。

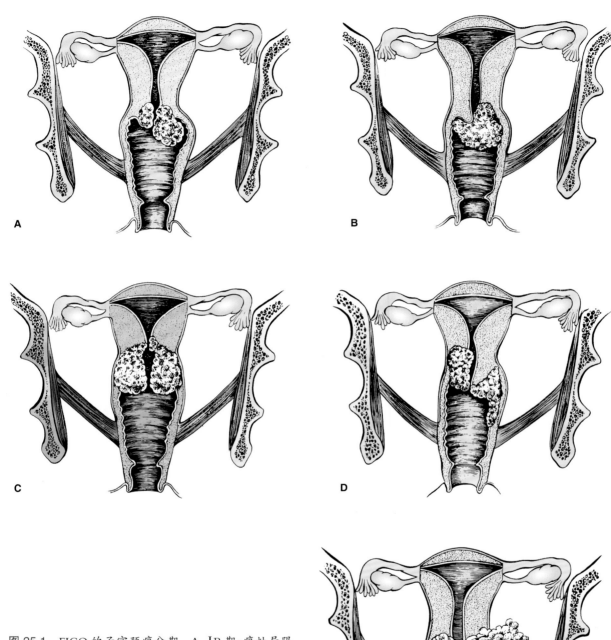

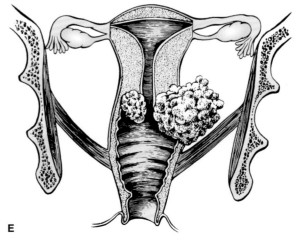

图 25.1 FIGO 的子宫颈癌分期。A. ⅠB 期：癌灶局限于宫颈，外生型。B. ⅠB 期：癌灶局限于宫颈，"菜花样"病灶。C. 巨块型ⅡA 期病灶，累及阴道穹隆。D. ⅡA 期：癌灶侵犯阴道上段或穹隆。E. ⅡB 期：癌灶侵犯宫颈旁，但未侵达盆壁

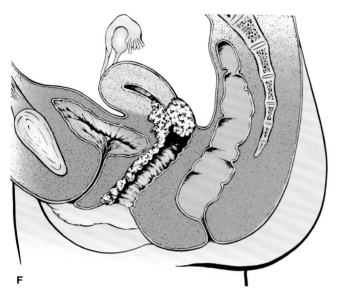

F

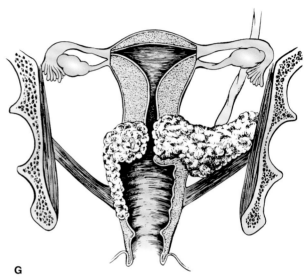

G

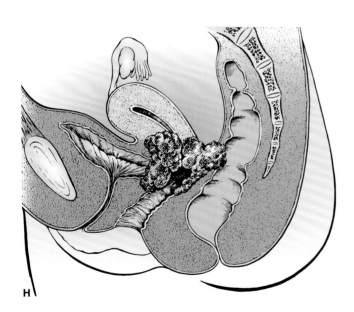

H

图 25.1（续）　F. ⅢA 期：癌灶累及阴道前壁，延展至下 1/3。G. ⅢB 期：癌灶浸润宫旁延展至盆壁。H. ⅣA 期：膀胱基底或直肠受累

V

表 25.1	
FIGO 2018 子宫颈癌分期	
Ⅰ期	癌灶严格局限在宫颈(延展至宫体可以忽略)
ⅠA	镜下浸润癌,最大深度 <5mm[a]
ⅠA1	间质浸润深度 <3mm
ⅠA2	间质浸润深度 ≥3mm,<5mm
ⅠB	浸润癌灶局限于宫颈,镜下最大浸润深度 ≥5mm[b](>ⅠA)
ⅠB1	浸润性癌灶间质浸润深度 ≥5cm,最大径线 <2cm
ⅠB2	浸润性癌灶最大径线 ≥2cm,<4cm
ⅠB3	浸润性癌灶最大径线 ≥4cm
Ⅱ期	癌灶浸润超出子宫,但未达阴道下 1/3 或骨盆壁
ⅡA	累及上 2/3 阴道,无宫旁浸润
ⅡA1	浸润癌灶最大径线 <4cm
ⅡA2	浸润癌灶最大径线 ≥4cm
ⅡB	累及宫旁,未达骨盆壁
Ⅲ期	癌灶累及阴道下 1/3 和 / 或延展到骨盆壁和 / 或引起肾盂积水或无功能肾和 / 或累及盆腔和 / 或主动脉旁淋巴结[c]
ⅢA	癌灶累及阴道下 1/3,未延展到骨盆壁
ⅢB	延展到骨盆壁和 / 或引起肾盂积水或无功能肾(除非已知由其他原因引起)
ⅢC	无论肿瘤大小和扩散程度,累及盆腔和 / 或主动脉旁淋巴结(注明 r 或 p)[c]
ⅢC1	仅有盆腔淋巴结转移
ⅢC2	主动脉旁淋巴结转移
Ⅳ期	癌灶侵犯已超出真骨盆或已累及(活检证实)膀胱黏膜或直肠黏膜,仅有大疱状水肿不纳入Ⅳ期
ⅣA	扩散到邻近器官
ⅣB	扩散到远处器官

[a] 所有分期均可用影像学和病理学资料来补充临床发现,评估肿瘤大小和扩散程度,形成最终分期。

[b] 淋巴脉管间隙浸润不改变分期,不再考虑浸润宽度。

[c] 对于诊断Ⅲ C 期的证据,需注明所采用的方法是 r(影像学)还是 p(病理学)。例如:若影像学显示盆腔淋巴结转移,分期为Ⅲ C1r;若经病理证实,分期为Ⅲ C1p。

临床表现

浸润性子宫颈癌导致的症状如异常阴道出血(月经过多、子宫不规则出血、性交后出血和绝经后出血)或阴道排液。许多患者描述大量和常有恶臭排液,特别是当疾病发展到了晚期时。因此,任何有异常阴道流血或分泌物的患者都应该进行盆腔检查,包括窥器检查视诊宫颈。疼痛不是常见的症状,除非疾病局部进展,并已侵犯到邻近的盆腔结构,包括盆腔神经。在更晚期,患者还会出现膀胱及直肠的症状。当疾病累及腰骶神经根和坐骨神经根及骨盆外侧壁时,骨盆疼痛向下放射至腿部可能非常痛苦,提示疾病已进展,若出现下肢水肿则表明肿瘤阻塞了淋巴和/或静脉回流是晚期子宫颈癌的体征。如锁骨上或腹股沟区触及肿大淋巴结，则提示远处转移，在子宫颈癌中腹水并不常见。腹膜播散在早期也不常见，但不论是何种组织学亚型，都是致命性的。大约 1/3 的晚期（Ⅲ期或Ⅳ期）患者报告出现症状的时间少于 3 个月，浸润性子宫颈癌外观可表现为外生型、浸润型、溃疡型或隐匿型。外生型癌性肿块可能质脆，阴道检查视诊时，质脆外生癌灶表面粗糙、颗粒状、出血表面，可有脱落及感染，伴有恶臭的排液。

发生在外宫颈（ectocervix，宫颈阴道部）黏膜下并浸润宫颈间质的肿瘤，通常引起宫颈肿大（膨胀），有或没有宫颈表面的改变。触诊时宫颈表面仍可光滑，但其质地结实、坚硬或结节感。溃疡型的病灶看起来像一个大的穿凿样溃疡（punched-out ulcer），但更常见的表现为不规则的弹坑样（irregular crater），伴有基底部的坏死出血及恶臭分泌物。在这些溃疡型病例中，正常的宫颈轮廓消失了，常见的是大部分外宫颈完全消失。任何肉眼可见的宫颈病变都应怀疑为癌灶，并应进行活检。没有必要使用阴道镜检查评估肉眼可见的宫颈病变，也不是特别有效，但在表面小病变的情况下，它可能有助于识别最异常的区域进行定向活检（图 25.2A，B）。

FIGO 临床分期仍是决定预后的最重要因素。其他预后因素包括出现脉管浸润（lymphovascular space invasion，LVSI），以及特定的组织学亚型，如小细胞神经内分泌肿瘤。

淋巴结转移对生存的影响

阳性淋巴结的检测最好通过病理学评估，如果在术前分期或治疗中，使用淋巴结切除术或前哨淋巴结（sentinel lymph node，SLN）定位（mapping），则可以更准确地确定。随着更新的放射成像技术的出现，如正电子发射断层扫描（positron emission tomography，PET）扫描，放射成像已经显著改善了淋巴结转移的检测，这也包括在最新的分期系统中。盆腔淋巴结转移的发生率与期别相关见表 25.2。

表 25.2

期别相关的盆腔淋巴结转移的发生率频率

期别	发生率
ⅠA1	0~1%
ⅠA2	7%~9%
ⅠB	12%~20%
ⅡA	20%~38%
ⅡB	16%~36%
ⅢA，ⅢB 和Ⅳ	>35%

ⅠB 期宫颈癌患者以根治性子宫切除术和盆腔淋巴结切除术为主，如果无淋巴结转移，5 年治愈率约为 90%。然而，如果转移到淋巴结，5 年治愈率下降到 65%~80%。转移淋巴结的数量也影响预后，Hoskins 报道，在根治性子宫切除术和盆腔淋巴结切除术时，淋巴结呈阴性的ⅠB 期和ⅡA 期患者的生存率为 83%，有 1~2 个转移性淋巴结的患者存活率下降到 57%，有 3 个以上转移性淋巴结的患者存活率下降到 31%。

很多研究都表明盆腔淋巴结阳性的患者发

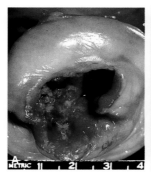
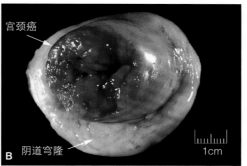

图 25.2　鳞状细胞癌。A. 溃疡型病灶（Reprinted with permission from Strayer DS，Rubin E. *Rubin's pathology*，7th ed. Philadelphia，PA：Wolters Kluwer，2015. Figure18.20A.）。B. 外生型病灶（Reprinted with permission from Reichert RA. *Diagnostic gynecologic and obstetric pathology*，1st ed. Philadelphia，PA：Wolters Kluwer Health/Lippincott Williams & Wilkins，2012. Figure 3.150.）

生腹主动脉旁淋巴结转移的概率明显升高。即使采用延伸野外照射治疗（extended-field radiation therapy），腹主动脉旁淋巴结阳性患者的五年生存率也只有 25%~35%。不同期别子宫颈癌腹主动脉旁淋巴结转移的发生率见**表 25.3**。

表 25.3	
期别相关的腹主动脉旁淋巴结转移发生率	
期别	**发生率**
I	4%~7%
II	15%~20%
IIIA和IIIB	25%~30%
IV	30%~50%

治疗前评估与分期

当确诊为浸润性宫颈癌时，临床医师应进行检查，以确定肿瘤是否局限于宫颈或延伸至邻近的阴道、宫颈旁、膀胱、输尿管或直肠。要确定分期，最好进行盆腔检查，包括触诊、视诊，估计肿瘤的累及范围和肿块大小。在麻醉下检查也可以帮助明确盆腔肿瘤的范围，如果考虑放射治疗为主要治疗，放射肿瘤学医师应参与检查，20% 的患者在诊室检查的分期与在麻醉下检查的分期有所不同。

FIGO 分期的诊断性研究包括静脉尿路造影（intravenous urography，IVU）、膀胱和尿道镜检查、直肠乙状结肠镜检查、钡灌肠（barium enema，BE），在早期疾病的情况下，阴道和阴道穹隆的阴道镜检查。阴道镜检查结果可用于确定肿瘤分期（如 FIGO 分期 IIA），但结果必须经活检确认，标准 X 线片，如胸部 X 线片和常规骨片是被认可的分期工具。还应进行胸部 X 线和心电图检查，以排除心肺疾病，特别是老年患者。

在治疗前评估宫颈癌时，电脑断层扫描（computerized tomography，CT）在评估晚期病变（IB2 期或以上）的价值最大，以及对怀疑淋巴结转移和可能的输尿管梗阻进行活检和检测。如果发现腹膜后淋巴结累及和/或远处转移，则必须修改局部晚期病变患者的治疗计划。Schneidler 等的荟萃分析报道，CT 扫描在淋巴结病变的治疗前评估中有 61% 的阳性预测值。此外，经验丰富的医师

在 CT 引导下，行腹膜后淋巴结节细针穿刺活检的准确率可达 80%~95%。先进的成像方式，如盆腔 MRI、CT 和全身 PET 扫描，虽然在分类治疗（triaging treatment）中非常有用，但在发展中国家的大多数患者都无法使用。

在输尿管梗阻的情况下，不论原发病变的大小，肿瘤都被划分为IIIB 期。输尿管梗阻，表现为肾积水或肾功能不全，是预后不良的明确指标。输尿管梗阻定位后，可行逆行肾盂造影进一步评估，建议对梗阻的输尿管进行支架植入术。治疗前应进行肾功能检查，包括血肌酐浓度和肌酐清除率，提供重要的基线信息。

对于肿块较大或晚期患者，应利用膀胱镜检查膀胱黏膜是否存在大疱样水肿，如有阳性表现往往提示膀胱壁有淋巴管的阻塞。必须通过活检来确认有无膀胱壁的转移，才能将病变归为IVA 期，而单靠尿液细胞学检查不足以做出上述诊断。子宫颈癌侵及直肠黏膜者并不常见，如存在直肠黏膜病损，需行直肠乙状结肠镜检查并活检，因为这些病变可能代表炎症或瘤变过程，而不是宫颈肿瘤。

基于肿瘤大小、疾病分期、盆腔淋巴结转移风险等预后因素的治疗前评估，可制订浸润宫颈癌的治疗方案，如表 25.4 所示。几乎所有的患者都接受了以手术为主或以放疗为主的同步化疗，有些患者同时接受这三种模式的联合治疗。

早期宫颈癌的手术治疗

早期子宫颈癌的标准治疗方案包括子宫颈的手术切除和盆腔淋巴结的评估。切除周围组织的范围取决于病变的分期、病灶大小和宫颈间质浸润的深度。在向患者提供治疗方案时，另一个重要的考虑因素是患者保留生育能力的愿望。

Ostor 的一篇文献综述对 1976—1993 年的 31 项研究的数据进行了详尽的分析，收集了 3 598 例间质浸润≤3mm 的子宫颈鳞状细胞癌患者的临床资料，虽然不是所有患者都进行了淋巴结的切除，但经统计该组患者淋巴结转移的发生率不到 1%。

宫颈锥切术

1996 年，美国国立卫生研究院（National Institutes of Health，NIH）邀请了一个国际专家小组来制定了

表 25.4	
浸润性宫颈癌的建议治疗方案 [a]	
期别	**治疗方案**
ⅠA1 期	单纯子宫切除术,经腹或经阴道,或宫颈锥切术 如有 LVI,可考虑前哨淋巴结定位或盆腔淋巴结切除术和 B 型根治性子宫切除术
ⅠA2 期	B [b] 型根治性子宫切除术及前哨淋巴结定位活检或盆腔淋巴结切除术 [c],选择部分ⅠA2 及ⅠB1 期患者,可行宫颈锥切术及前哨淋巴结定位活检或盆腔淋巴结切除术
ⅠB1,ⅠB2,部分ⅠB3 及ⅡA 期	C1 [b] 型根治性子宫切除术或根治性宫颈切除术 [d],双侧盆腔淋巴结切除术或前哨淋巴结定位活检,选择部分中 - 高风险的患者可考虑术后放疗 ± 同步化疗
ⅠB3 和巨块型ⅡA 期	明确的化疗和放疗,或经腹根治性子宫切除和盆腔(± 腹主动脉旁)淋巴结切除术 [e]
ⅡB~ ⅣA 期	明确的化疗和放疗 [f]
Ⅳ B 期	化疗

[a] 对于个别患者,治疗的建议可能会有所不同,这取决于临床情况。
[b] 根治性子宫切除术的 Querleu-Morrow 分型见表 25.7。
[c] B 型,改良的根治性子宫切除术,选择性ⅠA2 期病例可考虑评估双侧盆腔淋巴结。
[d] 经慎重选择的希望保留生育功能的患者。
[e] 一些权威机构建议ⅠB2 及巨块型ⅡA 期行单纯子宫切除加放 / 化疗。
[f] 仅向前或向后浸润延伸的ⅣA 期病变患者,可考虑行盆腔脏器切除术。
LVI:淋巴血管浸润 / 脉管浸润。

一份关于宫颈癌的共识会议声明,经过大量的文献回顾和科学证据的陈述,专家组得出以下结论,对于间质浸润≤3mm 且锥切切缘阴性的宫颈鳞状细胞癌患者,仅行单纯子宫切除或宫颈锥切术患者的实际治愈率几乎为 100%(图 25.3)。微小浸润癌的诊断不能依靠穿刺活检(punch biopsy),因为邻近区域可能存在更晚期的肿瘤,所以需要行宫颈锥切术明确诊断,在许多情况下,锥切是可治愈的。然而,对于单独锥切治疗的患者,锥切内切缘和锥切后宫颈管内膜刮宫都必须为阴性,因为如果切缘或颈管刮宫均为阳性,则残留浸润癌的风险显著增加。

单纯子宫切除及淋巴结评估

对于早期微小浸润的ⅠA1 期及部分选择性的ⅠA2 期患者,进行单纯子宫切除同时行淋巴结评估(SLN 或淋巴结切除术)是可接受的治疗选择。 如果在诊断性锥切之后,选择单纯子宫切除作为最终的治疗方案,手术应在锥切后 48h 内进行,或者推迟至 6 周后宫颈完全愈合时,如在这期间手术,由于锥切导致的炎性改变未消退,术后感染的发病率风险会增加。

保留生育功能的经腹根治性宫颈切除术和宫颈锥切术

1950 年代,Novak 与 Aburel 医师完成了第 1 例经腹宫颈切除术,1990 年代早期,正是 Dargent 的工作重新引起对此术式的兴趣。1997 年,几名研究者开始将经腹宫颈切除术作为常规手术进行,其中最著名的是 Ungar 领导的 Budapest 团队,该术式也适用于不宜采用经阴入路的儿童宫颈癌患者。

根治性器官部分切除术(partial radical organ resection)已用于多种实体肿瘤的治疗,包括部分性

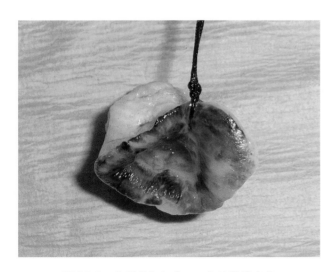

图 25.3　宫颈锥切标本,12 点处缝线定位

胃切除、肾切除、肺切除和结肠切除术。在妇科肿瘤中，部分性器官切除术、根治性宫颈切除术和盆腔淋巴结评估是相对较新的技术，适用于有生育要求的早期宫颈癌患者。此术式应与经腹根治性宫颈切除术相区别，在保留生育能力不是问题的情况下，偶用于先前宫颈上子宫切除术后宫颈残端恶性肿瘤的治疗。

进行经腹根治性宫颈切除术时应评估淋巴结的状态，如果行盆腔淋巴结切除术，切除的范围是尾侧-旋髂深静脉和头侧-髂总动脉近端，所有可疑淋巴结行冰冻病理学检查。在作者的临床实践中，如果证实存在淋巴结转移，则放弃保留生育功能的手术。规范的 SLN 绘图活检（structured algorithm）是另一种可供选择评估淋巴结的方法，可以对 SLN 行病理超分期检查（pathologic ultrastaging）。对于部分 IB1 期或更晚期别的患者，可考虑腹主动脉旁淋巴结切除。经腹根治性宫颈切除术的范围包括切除宫颈、1~2cm 的上阴道、宫颈旁组织和阴道旁组织，手术操作类似于保留神经的经腹根治性子宫切除术（nerve-sparing radical abdominal hysterectomy），但要保留子宫底及宫体。

无论采取何种方式，腹腔镜、机器人或开放手术，首先要打开膀胱侧间隙和直肠侧间隙，然后分离膀胱阴道间隙，将膀胱底部游离至阴道中段。切断圆韧带（有些术者保留圆韧带），大 Kelly 钳钳夹圆韧带内侧断端以操纵子宫。操作过程要轻柔，注意保护宫角及卵巢，保持骨盆漏斗韧带内卵巢血管的完整性，避免损伤输卵管或卵巢固有韧带。

分离子宫血管，将子宫动脉在髂内动脉起始处结扎。将结扎的子宫血管断端连同子宫、宫旁及阴道旁组织一并牵向内侧，游离输尿管；打开后反折腹膜，分离切断骶韧带；分离切断宫旁及阴道旁组织。放置阴道圆筒或微创手术时使用的举宫器，环行切开阴道，将标本与阴道完全离断后置于中骨盆，保留与子宫卵巢之间的韧带连接。评估子宫下段的位置，在宫颈内口水平钳夹，如果可能，在子宫峡部或宫颈管上部内口下方约 5mm 处横断宫颈，使宫颈与宫体完全分离，完成根治性子宫颈切除术。

保留宫底与卵巢的韧带连接（置于骨盆上部）。手术切除的标本，包括行根治性切除的子宫颈及宫旁组织，并在阴道断端 12 点处缝线标记定位，进行

冷冻切片检查评估宫颈内口切缘情况。仔细检查宫底，对宫腔进行刮宫，包括剩余宫颈组织的圆盘样切缘，一并送冰冻病理检查，目的是确保重建的子宫及阴道切缘均为阴性。如果有临床指征，可在阴道远端切缘处行冰冻病理学检查。

如果所有冰冻病理结果均为良性，并且距宫颈内口切缘至少 5mm 没有病变，则可在重建子宫前应用 0 号 Ethibond 线或 0 号 Gore-Tex 线（在子宫后方打结）行永久性宫颈环扎，而有些手术医师并不建议环扎。然后，使用 2-0 可吸收缝线将子宫体与阴道断端上缘间断缝合 6~8 针重新连接，不放置引流管。规范预防性应用抗生素及常规术后护理，术后 6 周开始使用阴道扩张器可以减轻新宫颈周围的阴道上段缩窄的程度。

对于肿瘤体积相似的患者，行根治性子宫颈切除与传统的根治性子宫切除相比，两者的结局类似。需要强调的是，腺癌组织类型以及存在 LVSI 不是保留生育功能手术的禁忌证（图 25.4~25.7）。

现在的 NCCN 子宫颈癌处理指南包括了一个完整的方案，用于 IA1~IB2 期希望保留生育功能的宫颈癌患者的手术治疗选择，包括宫颈锥切和宫颈切除术。IA1 期合并 LVSI 或晚期肿瘤的患者，如希望保留生育功能，则需要评估盆腔淋巴结，可

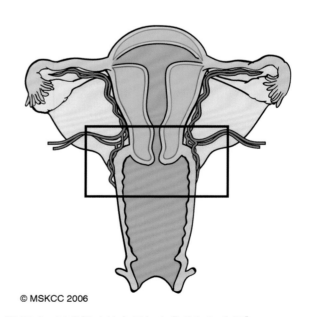

© MSKCC 2006

图 25.4　经腹根治性宫颈切除术的组织范围［From Abu-Rustum NR，Sonoda Y，Black D，et al. Fertility-sparing radical abdominal trachelectomy for cervical carcinoma：technique and review of the literature. *Gynecol Oncol* 2006；103（3）：807-813. Copyright © 2006 Memorial Sloan Kettering Cancer Center.］

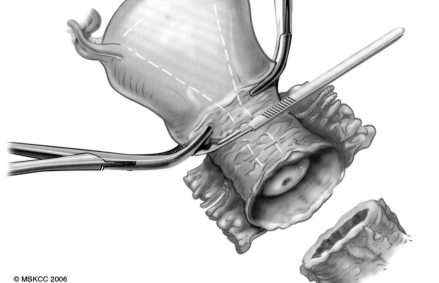

图 25.5　经腹根治性子宫颈切除术的切除范围包括宫颈、阴道上段 1~2cm，与经腹Ⅲ型根治性子宫切除术类似的宫颈旁及阴道旁组织，但是保留宫体（Copyright © 2006 Memorial Sloan Kettering Cancer Center.）

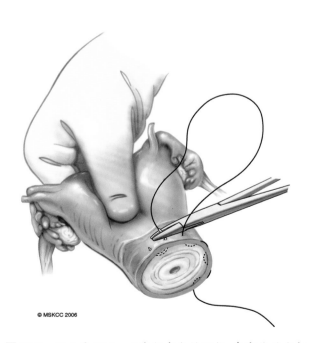

图 25.6　用 0 号 Ethibond 线行永久性环扎，在宫体后方打结（Copyright © 2006 Memorial Sloan Kettering Cancer Center.）

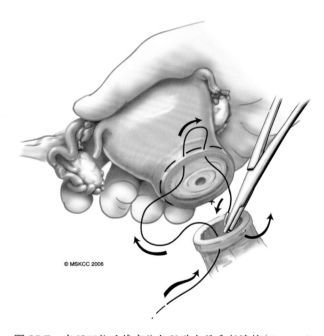

图 25.7　宫颈环扎后将宫体与阴道上段重新缝接（Copyright © 2006 Memorial Sloan Kettering Cancer Center.）

以采用 SLN 定位活检或盆腔淋巴结切除术,这两种手术后都有可能妊娠,尽管有妊娠中期流产和早产的风险,但整体的产科结果是好的。

根治性子宫切除术

1895 年,Clark 在美国巴尔的摩(Baltimore)的约翰·霍普金斯医院担任住院医师时,为宫颈癌进行了根治性子宫切除术。这种手术永远与维也纳的 Wertheim 有关,他报道 1898—1911 年先后进行了累计 500 例经腹扩大的根治性子宫切除和部分淋巴结切除术。尽管 Wertheim、Schauta(他在 1901 年发明了经阴根治性子宫切除术)、Okabayashi 和其他人的技术娴熟并充满热情,但根治性盆腔手术充满了显著的手术发病率和死亡率。在美国,Meigs 重新提出根治性子宫切除术作为宫颈癌治疗的选择,并于 1945 年发表了累计 344 例病例的报道。在 1970 年代早期妇科肿瘤学培训基金正式形成之前,美国许多杰出的妇外科医师(如 Parsons、Ulfelder、Green,等)对根治性手术方法做出了重要的贡献和改进,显著降低了并发症,同时保持了治愈率。

虽然,根治性子宫切除术和盆腔淋巴结评估有时也用于子宫内膜腺癌的治疗,但需要强调的是该术式主要用于治疗浸润性宫颈癌。巨块型的 I B 期患者(目前被划分为 FIGO I B3 期),无论是行传统的根治性子宫切除和双侧盆腔淋巴结切除术,还是行单纯放疗(primary radiation),其生存率相当。然而,手术治疗的这些病灶较大的患者,发生淋巴结转移、切缘很近或深部间质浸润伴 LVSI 的风险非常高,因此建议术后辅助放疗。目前,大多数 I B1 期、I B2 期和选择性的部分 I B3 期及 II A 期的患者,手术治疗都采用根治性子宫切除术。表 25.5 总结了施行根治性子宫切除术的指征。1974 年 Piver-Rutledge-Smith 根治性子宫切除术的分类见表 25.6,2008 年 Querleu-Morrow 根治性子宫切除术的分类见表 25.7。

传统上,经腹根治性子宫切除术是采用 Pfannenstiel、Cherney 或 Mayard 切口开腹进行。然而,随着过去 20 年微创手术的发展,腹腔镜和机器人平台都提供了具有潜在短期效益的新方法。大量的回顾性病例证明了微创入路的可行性和安全

表 25.5	
经腹根治性子宫切除术适应证	
适应证	**疾病分期**
浸润性宫颈癌	I A1 期,有 LVI
	I A2 期
	I B1 期
	I B2 期
	I B3 期(选择性)
	II A1 期(选择性)
浸润性阴道癌	I~II 期(肿瘤局限在阴道上 1/3,通常累及阴道后穹隆)
子宫内膜癌	临床分期 II 期(肉眼可见的宫颈浸润)
放疗后持续性或复发的宫颈癌	临床诊断病灶局限于宫颈或近端阴道穹隆

表 25.6	
子宫切除的五种类型	
I 型	单纯的筋膜外全子宫切除术,适用于 I A1 期。
II 型	又称为改良根治性子宫切除术,切除更多的阴道壁,在输尿管内侧结扎子宫动脉(不需要将输尿管与膀胱宫颈韧带分离),切除内侧 1/3~1/2 的主韧带。有些术者推荐 I A2 期行 II 型子宫切除术
III 型	经典的 Meigs 术式,包括靠盆壁切除全部的宫旁及阴道旁组织以及盆腔淋巴结
IV 型	更广泛的根治性子宫切除术,将输尿管自主韧带和膀胱宫颈韧带上完全游离,结扎膀胱上动脉,切除上 3/4 的阴道。切除子宫及宫旁组织,并进行完整的淋巴结切除术
V 型	超根治性子宫切除术,切除范围除子宫、宫旁、附件以及盆腔淋巴结外,还包括切除末端输尿管和部分膀胱或直肠

性。然而,最近的研究表明,与开放根治性子宫切除术相比,微创根治性子宫切除术导致生存率降低。2018 年,Ramirez 报道了一项前瞻性随机对照试验的结果,表明微创根治性子宫切除术患者的无病生存期(disease-free survival)和总生存期(overall survival)均低于开放式根治性子宫切除术患者;2018 年,Melamed 还报告说,接受微创手术患者的 4 年死亡率为 9.1%,而接受开放式手术患者的 4 年死亡率为 5.3%。研究正在进一步阐明微创根治性子宫切除术的疗效。随着其他研究结果的出现,这些数据以及微创手术的潜在好处,应该在咨询患者

组织	宫颈锥切除术	单纯子宫切除术	改良的根治性子宫切除术 B 型[a]	经腹根治性子宫切除术 C 型[a]	经腹根治性子宫切除术 D1 型[a]	经腹根治性子宫切除术 D2 型[a]
宫颈	部分切除	完全切除	完全切除	完全切除	完全切除	完全切除
宫体	保留	完全切除	完全切除	完全切除	完全切除	完全切除
卵巢	保留	可能保留	可能保留	可能保留	可能保留	可能保留
宫旁和阴道旁	保留	保留	输尿管水平切断	输尿管外侧水平切断	靠近盆壁切断	切除范围包括盆壁筋膜和肌肉组织
子宫血管	保留	宫颈内口水平结扎	输尿管水平结扎	髂内血管起始处结扎	髂内及闭孔血管连同子宫血管一并切除	髂内及闭孔血管连同子宫血管一并切除
子宫骶韧带	保留	紧贴子宫切断	切除 1/2	近直肠处切断	近直肠处切断	近直肠处切断
阴道断端	保留	不切除	切除 1~2cm	切除 ≥2cm	切除 ≥2cm 阴道	切除 ≥2cm 阴道

表 25.7　早期宫颈癌的手术治疗

[a]2008 年 Querleu-Morrow 根治性子宫切除术（radical hysterectomy，RH）的分型基于切除的侧向范围，并利用固定的解剖标志来定义切除的边界。将根治性子宫切除术大体分为四种类型，A 型（未列入）是一种有限的 RH，包括宫颈切除至阴道穹隆水平，并包括宫颈旁边缘组织。B 型 RH（改良型 RH）包括 B1 型（输尿管去顶并侧向移动）和 B2 型（包括切除盆腔淋巴结）。C 型 RH 包括 C1 型（保留神经）和 C2 型（不保留神经）。D 型 RH 涉及宫颈旁结构的超根治切除，包括 D1 型（靠近盆壁切除）和 D2 型（切除盆壁的筋膜和肌肉组织）。

手术入路时加以说明。

摆放体位

麻醉诱导成功，协助患者仰卧于装有马镫式腿架的手术台，将臀部置于手术台的弧形"缺口"边缘。双下肢放置气压装置，双膝分开约 90°，大腿抬升与腹部成 15°~20° 角，注意避免压迫腿部腓侧神经。这种截石位的支持者认为有几个好处，大腿轻微弯曲减轻了患者腰骶椎的张力，这对于有腰骶背部有问题的患者尤为重要。此外，在这种体位下，尿道口、阴道口、肛门均暴露在术野中，以便于需要时可进行相应的器械操作。当摆好患者体位后，仔细行经直肠 - 阴道 - 腹盆部三合诊检查（rectovaginal-abdominal pelvic examination），需要时可进一步行膀胱镜或乙状结肠镜检查。皮肤消毒范围从肋缘至大腿部，尤其应注意脐部、会阴和阴道的消毒。铺无菌手术巾后，经尿道插 Foley 导尿管入膀胱，开始手术。如果计划行 SLN 活检，在麻醉状态下，消毒术野皮肤和铺巾前行盆腔检查时进行显影剂的注射。

探查腹腔

在开始盆腔的手术之前，应仔细检查腹腔脏器及壁层腹膜有无肿瘤转移。仔细触摸肝的上、下表面以及腹腔神经丛区域；横膈的下表面是特别容易发生转移的部位，尤其是右半膈，腹主动脉旁淋巴管通过此处经腹腔进入纵隔；大肠和小肠的肠系膜、肠管的浆膜面以及大网膜均应仔细检查有无肿瘤转移的迹象。考虑到隐匿性的腹主动脉旁淋巴结转移发生率为 15% 或更高，因此所有可疑的淋巴结均应切除，并行冰冻病理切片检查。如果病理证实有腹主动脉旁淋巴结转移，就不再进行根治性子宫切除并放弃手术治疗。这种情况下，最好采用同步的化疗和扩大范围放疗（extended-field radiation therapy）。

通常不留取腹腔冲洗液细胞学检查，因其检出率低，且对预后的影响亦不明确。手术时需要行盆腔的粘连松解，将肠管排垫放置于上腹部。然后沿着盆腔血管触摸检查盆腔的淋巴回流通路，来评估肿瘤的范围。一旦发现肿大或临床可疑的淋巴结，应切除并立即送冰冻病理切片检查，同时进一步探查盆腔。膀胱侧间隙和直肠侧间隙是重要的解剖学标志，暴露这两个间隙可对阔韧带基底部进行彻底的检查（图 25.8）。肿瘤可以转移到阔韧带底部而没有解剖学上的改变，术前检查也难以发现。该步骤很重要，可以确认是否存在宫颈外转移，如发现有宫颈外转移时，除非有明确的证据表明可以将病灶完全切除，否则放弃手术。确保病灶没有浸润

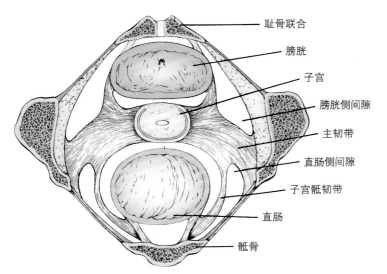

图 25.8　骨盆横切面显示膀胱侧和直肠侧间隙，阔韧带的底部（主韧带）延伸至骨盆侧壁，包含宫颈主要的淋巴回流

耻骨联合

膀胱

子宫

膀胱侧间隙

主韧带

直肠侧间隙

子宫骶韧带

直肠

骶骨

盆腔侧壁，如果盆腔淋巴结有转移，就是术后进行盆腔放疗的指征。当确认可以完全切除中心病灶后，就可以开始实施根治性子宫切除术了。

在分离骨盆各平面和间隙前，必须确认是否保留输卵管和卵巢。卵巢正常的绝经前患者，如果选择保留卵巢，通常切除输卵管。然而，考虑到最近的研究发现输卵管是"卵巢癌"的起源，可以讨论切除输卵管。

显露膀胱侧间隙及直肠侧间隙

膀胱侧间隙位于膀胱与耻骨后间隙之间的内侧区域，骨盆侧壁和闭孔肌形成其外侧边界，上边界由主韧带构成，底部由提肛肌组成。钳夹、切断、缝扎圆韧带中段后，向下打开阔韧带前叶，在子宫下段处转向内侧，打开膀胱反折腹膜，顺利进入盆腔（图 25.9A）；向下分离延伸至肛提肌

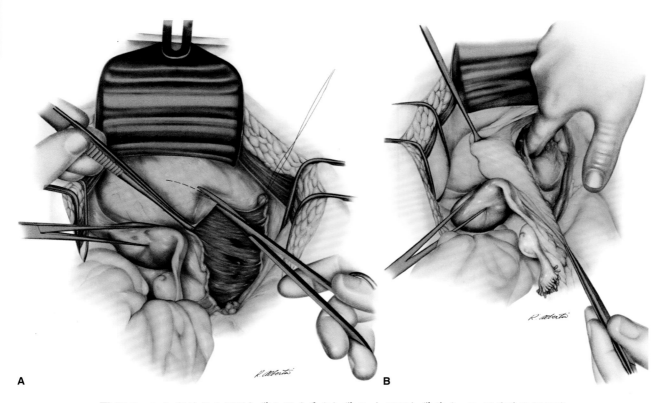

A   B

图 25.9　A. 切断结扎右侧圆韧带和漏斗骨盆韧带后，打开阔韧带前叶。B. 显露膀胱侧间隙

（图 25.9B），进入膀胱侧间隙。在这个潜在的间隙内没有重要的血管，尽管偶尔会有一条从腹壁下动脉分出的变异闭孔血管，沿着耻骨后侧面走行进入闭孔间隙。通过轻柔的手指解剖分离，可以触摸到盆底，并确定此间隙的后侧边界，包括主韧带的前缘。

直肠侧间隙位于盆腔腹膜下方，在外前侧的主韧带和内侧的骶韧带之间延伸（图 25.10A）。通过拉开骨盆漏斗韧带并使子宫向内侧移位，拉伸骶韧带，使直肠侧间隙变宽。解剖该间隙要比膀胱侧间隙危险得多，如果技术不熟练，解剖该区域常会伴有棘手的出血（troublesome bleeding）。此间隙 / 窝

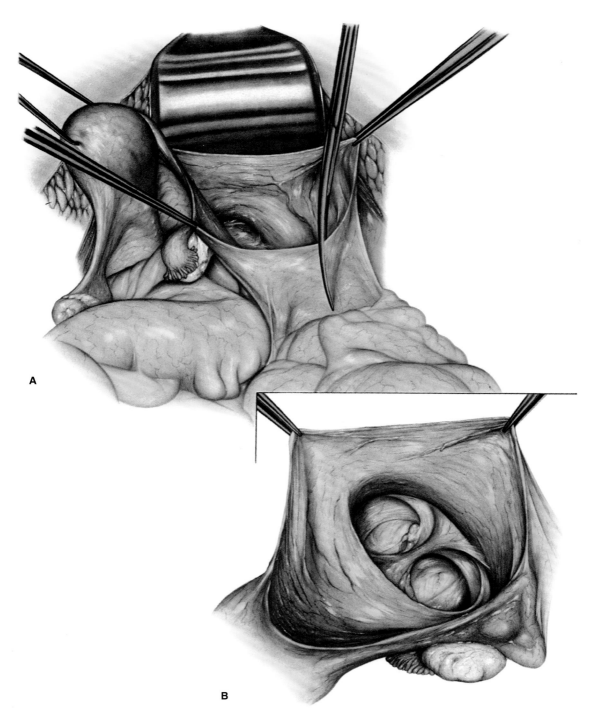

图 25.10　A. 沿右侧骨盆漏斗韧带外侧缘，向头侧延长阔韧带前叶切口。B. 膀胱侧窝与直肠侧窝，介于阔韧带基底部的中间，连接盆底及盆腔外侧壁

(fossa)的内侧边界以骶韧带和直肠为界,外侧边界上部由梨状肌形成,下部边界由肛提肌形成,骶骨形成此间隙的后缘边界,输尿管附着于该间隙顶部的腹膜,向前进入主韧带的内侧面,髂内动脉和静脉沿肛提肌位于此间隙的深处走行。主韧带则构成这一重要间隙的尾侧及外前侧边界,进入直肠侧间隙时必须谨慎。在附着于腹膜内侧叶的输尿管和髂内动脉之间选择一个点进入,必须小心操作,避免对此间隙深部的小静脉造成损伤。沿直肠侧下方并朝向尾端继续分离显露直肠侧间隙,当膀胱侧间隙与直肠侧间隙均暴露时(图 25.10B),可以很容易地识别并触摸到盆底及主韧带。在没有明确肿瘤扩散的情况下,此类病例被认为可以手术。

解剖髂内动脉、子宫动脉、膀胱和输尿管

解剖分离髂内动脉前干的内脏分支,包括子宫动脉,膀胱上、中、下动脉,阴道动脉和痔中动脉。髂内动脉前干终末支沿着膀胱侧窝走行,延续为腹前壁下方闭锁的侧脐韧带(lateral umbilical ligament)。如果膀胱上动脉损伤,将其结扎后不会严重影响膀胱的血供。在此处结扎髂内动脉起始处的子宫动脉。有些手术者报道,相比单独结扎子宫动脉,在髂内动脉后干起始点的远端结扎髂内动脉前干,更有利于充分的中心部位解剖。无论采取哪种方法,血管结扎后,将穿过主韧带的髂内动脉末梢支随肿瘤一起切除,决不能尝试切除髂内静脉。另外,毗邻的静脉应予以结扎,以避免该区域的快速出血。然后,打开膀胱子宫反折腹膜,将膀胱从子宫下段剥离。使用电灼或锐利的剪分离膀胱底与宫颈、阴道上段之间的筋膜附着(fascial adhesions),向两侧及下方扩展分离膀胱宫颈间隙。输尿管隧道位于阔韧带底部的前筋膜束中,通常称为膀胱宫颈韧带(vesicouterine ligament),如图 25.11A 所示,小心打开筋膜隧道(fascial tunnel)。子宫动静脉沿膀胱子宫韧带的筋膜顶部(fascial roof)走行,如图 25.11B 所示,双重钳夹、切断膀胱宫颈韧带前叶鞘组织。为防止出血,每侧的筋膜束断端都要结扎,此时附着在膀胱宫颈韧带后叶上的输尿管完全游离出来。与处理盆腔血管一样,注意避免损伤输尿管的外膜和肌壁,因其含有来自侧支循环的营养血管,当由于血栓形成或静脉损伤累及输尿管血供时,瘘管形成的风险就会

增加。

切断主要韧带

紧贴骨盆侧壁处切断阔韧带的基底部(主韧带)(图 25.12A,B)。如果由于盆底静脉损伤而引起该区域发生严重出血,最好的止血控制方法是紧密地填塞盆腔压迫止血,并暂时进行对侧操作。

子宫骶韧带起自宫颈的后外侧,此处最厚,向后方延伸绕至直肠的前外侧。当韧带接近直肠时,逐渐变宽,因此,它们与直肠的连接比与宫颈的连接更广,向前牵拉子宫,宫骶韧带被拉伸。然后,打开后陷凹(the cul-de-sac of Douglas)处反折腹膜,保留附着在直肠前壁表面的小部分腹膜。必须注意避免损伤输尿管,因为输尿管附着在子宫骶韧带外侧的腹膜上(图 25.13A)。打开直肠阴道间隙并向深处分离(图 25.13B)。此步骤将骨盆内筋膜的后反折与直肠侧壁分离开来,其中包括较浅的子宫骶韧带,宫骶韧带筋膜束被完全游离后,尽可能地靠近直肠前壁,钳夹、切断并结扎宫骶韧带(图 25.13C),决不可试图在骶骨附着处切断骶韧带。继续沿着骨盆内后筋膜的这一平面分离,使宫颈后部脱离盆底。Trimbos 和其同事描述了一种"保留神经"的根治性子宫切除术,该术式切除宫骶韧带时稍有保留,少于根治性切除的范围,在不影响治愈率的情况下,减少了膀胱功能障碍的发生。

分离阴道旁筋膜很重要,暴露所有在宫颈与阴道上段之间起交通作用的微小淋巴管。然后,进一步从阴道上段,钝、锐性分离膀胱,避免损伤该区域的血供。常用锐性分离将膀胱底与阴道前壁分离开来,而不用钝性分离以免造成血管和膀胱肌壁的力性撕裂。切断阴道,然后取走标本(图 25.14)。在阴道切口近端钳夹 wertheim 钳(直角钳),以防止任何肿瘤溢出。

关闭阴道

用延迟可吸收缝合线缝闭阴道。由于子宫和阴道的筋膜支撑物已全部切除,所以无须再尝试支撑阴道穹隆。剩下的阴道,已经缩短了 2~3cm,由附着在提肛肌和尿生殖膈上的良好支撑,主要是由于愈合期术后纤维化的影响。

盆腔引流的实用性已经进行了广泛的研究,但

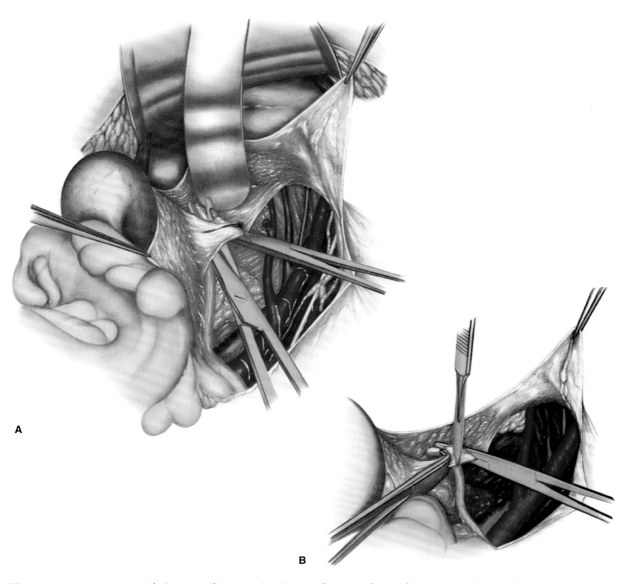

图 25.11　A. Metzenbaum 剪进入输尿管上方的膀胱宫颈韧带或阔韧带输尿管隧道。注意在输尿管隧道前叶内已结扎的子宫动脉。B. 在两把钳子之间切开输尿管隧道的顶部

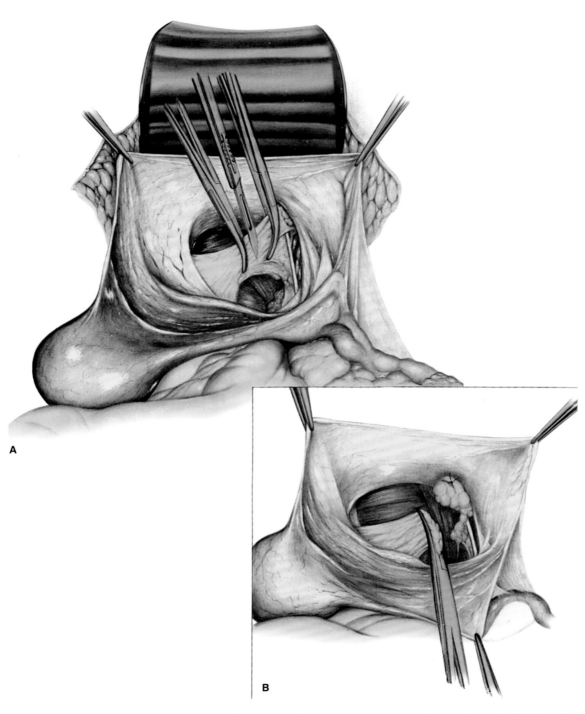

图 25.12　A.近骨盆侧壁处钳夹、切断主韧带。B.切断韧带后显示骨盆底及肛提肌,闭孔中可见已解剖的闭孔神经

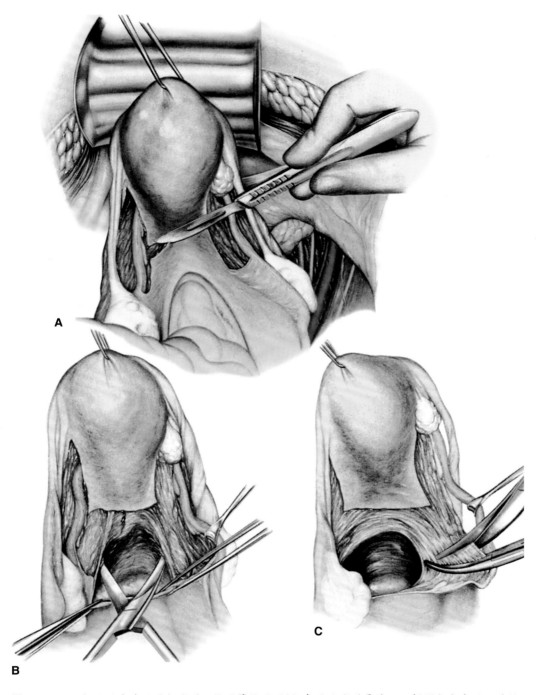

图 25.13　A. 切开子宫直肠反折腹膜。输尿管位于两侧，表面无腹膜覆盖。B. 解剖分离直肠阴道隔，展露宫骶韧带。C. 钳夹宫骶韧带，轻柔地拉开输尿管避免损伤

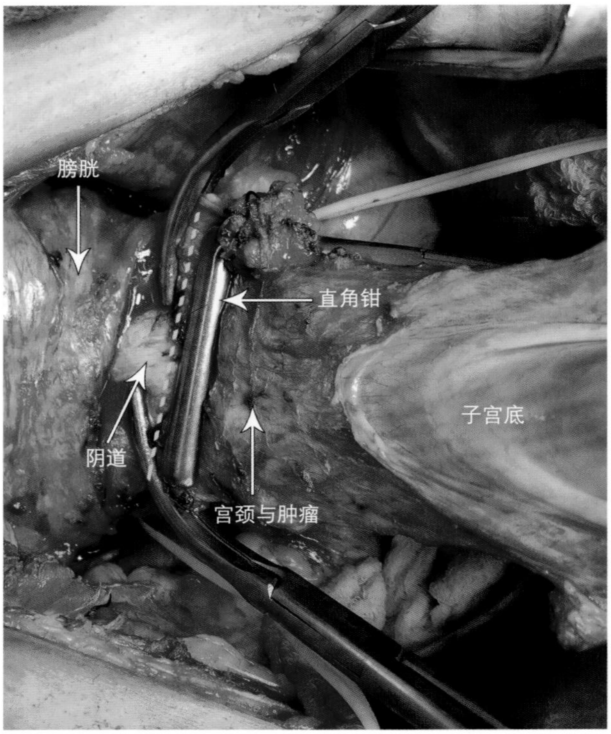

图 25.14 在侧方钳夹、切断并缝扎阴道旁组织后，在宫颈下方数厘米处切断阴道（蓝线标示），在切线上方钳夹直角钳，以防肿瘤溢出

没有发现任何益处。不尝试像 Green 等建议的那样将输尿管悬吊在髂内动脉上，也不尝试像 Novak 建议的那样将末段输尿管置于腹膜表面内侧。此外，就像 Symmonds 和 Pratt 所描述的那样，盆腔的重新腹膜化（reperitonizing）似乎也没有任何好处。

根治性子宫切除术步骤，见知识框 25.1。

移位卵巢

如将卵巢移位出盆腔，需在侧腹膜下方分离出一隧道至腹腔侧沟（lateral gutter），隧道顶端的切口尽可能高。牵引附件结构穿过隧道及其顶端的切口，确保骨盆漏斗韧带内的卵巢血管不扭曲。使用不可吸收缝线将输卵管卵巢蒂高位缝合于腹膜及其下方肌肉组织上，还要在输卵管卵巢蒂部位放置两个大金属夹，以备以后腹部摄片时定位卵巢。当患者有必要进行盆腔放疗时，就应将卵巢悬吊。近期的研究表明，卵巢悬吊的位置在 X 线平片上显示至少应在髂嵴上方 1.5cm 处。当然，大多数患者的输卵管和卵巢可保留在原位，如果

卵巢需要移位，应切除输卵管，这样会减少输卵管相关的良、恶性疾病的发生，且对保留的卵巢血供影响有限。

知识框 25.1 根治性子宫切除术步骤

- 评估腹、盆腔是否存在转移灶。
- 解剖展露膀胱侧间隙。
- 解剖展露直肠侧间隙。
- 从阔韧带内侧叶上解剖下输尿管。
- 解剖髂内动脉，识别子宫动脉。
- 识别子宫深静脉和腹下神经丛。
- 结扎并切断子宫动脉和子宫浅静脉。
- 打开膀胱反折腹膜，将膀胱自子宫下段剥离。
- 解剖输尿管"隧道"，切开膀胱宫颈韧带前叶。
- 近盆腔侧壁处切断主韧带（阔韧带的基底部）。
- 分离展露直肠阴道间隙。
- 分离切断宫骶韧带，避开腹下神经丛。
- 进一步分离膀胱阴道间隙。
- 将直角钳放置在阴道近端至阴道切开所需的水平，以防肿瘤溢出，在直角钳下方切开阴道。
- 在需要的水平切断阴道。
- 用延迟可吸收缝线缝闭阴道。

切除淋巴结

传统上，淋巴结切除术是在进行经腹根治性子宫切除术的同时进行，以诊断转移性淋巴结（这将决定随后的辅助治疗），因为认为淋巴结切除有助于在宫颈肿瘤周围进行足够的中心性解剖，是手术的重要部分。然而，系统性淋巴结切除伴有短期和长期的并发症，包括感染、神经损伤、血管损伤和下肢淋巴水肿。此外，研究发现可手术的宫颈癌患者淋巴结转移率在 1%~15%，这意味着 85%~99% 的患者并没有在盆腔淋巴结切除术中获益，但却承受了它的风险。

SLN 活检广泛应用于乳腺癌、黑色素瘤、外阴癌等肿瘤。其优势在于不仅提高了镜下微小浸润病灶的检出率，同时还减少了系统性淋巴结切除的副作用。1999 年 Echt 首次报道 SLN 活检用于宫颈癌，自此以后，陆续有研究组报道了他们在 SLN 定位和活检方面的经验。SLN 活检也被纳入最新的 NCCN 指南中，并作为评估伴有 LVSI 的ⅠA1 期、ⅠA2 期、ⅠB1 期和ⅡA1 期子宫颈癌患者淋巴结状态的一种选择。淋巴结切除术的详述见第 24 章（图 25.15）。

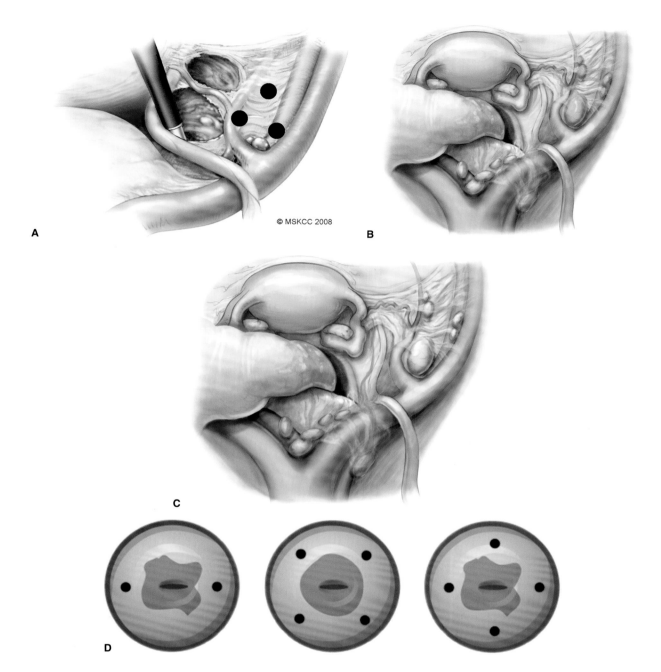

图 25.15　A. 宫颈癌受累 SLN 最常见的位置。B. 宫颈注射染料后,SLN 最常见的位置是在髂外动脉内侧、髂内动脉腹侧和闭孔淋巴结的上部。C. 较少见的 SLN 引流和位置。如果淋巴干沿着输尿管鞘膜向上走行,可在髂总动脉骶前区寻找 SLN。D. 宫颈肿瘤最常见的注射部位(Reproduced with permission from Memorial Sloan Kettering Cancer Center. Copyright © 2008 Memorial Sloan Kettering Cancer Center.)

术后并发症

泌尿道并发症

传统的根治性子宫切除术基本上切断了膀胱和上尿道的神经,切除越广泛,对其功能的干扰程度就越大。因此,保留神经的切除术变得受欢迎。

在不保留神经的根治性子宫切除术中,支配膀胱及尿道的传入、传出副交感神经及交感神经纤维,连同宫颈旁、阴道旁和主要韧带的组织均被切除。膀胱起初会有张力增高伴有膀胱容量的减少、膀胱静息压升高及残余尿量的增加。许多患者有启动排尿困难和膀胱充盈感的丧失。常规根治性子宫切除术后,所有患者都会有不同程度的膀胱功能障碍,明显的膀胱功能障碍发生率高达 50%。

膀胱的处理

有关术后膀胱处理的方法存在很大差异。Bandy 等研究报道,导尿时间、耻骨上造瘘与经尿道导尿、自行导尿的价值,以及有关膀胱内压测定价值等方面的研究都存在争议。这些作者还发现术后辅助盆腔放疗的患者,其发生膀胱挛缩和膀胱功能障碍明显多于仅单纯手术的患者。术后最初几周内正确的膀胱处理,对于避免膀胱过度膨胀很重要。外科医师建议在排尿功能正常的情况下,尽早拔除导尿管(术后 24~72h)。拔除导尿管后,采用超声检查膀胱(或经尿道导尿)测定残余尿量,若残余尿量低于 50~75mL,且自发排尿量大于残余尿量,患者则无须留置尿管即可出院。如果膀胱过度膨胀,尤其在术后的恢复早期,会因膀胱逼尿肌的过度拉伸和失代偿而导致膀胱无力,加重膀胱功能障碍,如大量的残余尿及可能并发尿路感染。对于残余尿量超过上限的患者,可以尝试进行间歇自行导尿或延长几周再拔导尿管。如曾发生过严重的膀胱膨胀则仍需留置导尿管,有时要持续引流 1~2 周,以期能避免永久性的膀胱功能损害。膀胱功能障碍可合并尿路感染,应定期进行尿检、尿培养及合理的抗感染治疗。应鼓励患者每天排尿在 2 000mL 以上,以避免尿路感染。

如果没有术前盆腔放疗的患者,膀胱缺血和膀胱阴道瘘是少见的并发症。发生膀胱阴道瘘的患者不到 1%,术后近 1/3 的尿瘘会自行愈合,而如果给予了辅助放疗则不会。

输尿管的处理

1895 年,约翰·霍普金斯医院的 Clark 是发表关于宫颈癌根治性子宫切除术的首批描述者之一,当时在同一医院工作的 Sampson 认为输尿管损伤是该手术最严重的问题,他发表了有关输尿管解剖、血供及输尿管与妇科疾病关系的经典论文,且影响至今。Wertheim 曾报道,末段输尿管血管阻断及缺血坏死被证实为此术式最严重的后患(the most serious sequelae)之一。Meigs 报道出现严重输

尿管并发症的发生率为 12.5%,其中 8.5% 为输尿管阴道瘘,4% 为输尿管狭窄。

多年来,妇外科医师一直在尝试采用特殊的技术以期降低输尿管并发症的发生率。来自前南斯拉夫(Yugoslavia)的外科医师将分离的盆腔段输尿管置于盆腔腹膜的内侧(腹膜表面),并保留输尿管末段与侧盆壁的联结(lateral mesentery),从而将输尿管瘘的发生率降至 2%。Green 等建议将末段输尿管缝在闭塞的髂内动脉上,以使之吊起不再浸于腹膜后间隙的积液中。对于正常、未受辐射的输尿管,作者相信在技术熟练的术者精细操作下,能够防止损伤输尿管周围血管和肌层,其输尿管瘘和永久性输尿管狭窄的发生率可控制在 1% 以下。

静脉血栓形成和肺栓塞

接受盆腔根治性手术的患者具备 Virchow 三要素(Virchow triad),是发生下肢静脉血栓形成和血栓栓塞的高危患者。术后凝血改变、静脉壁损伤、静脉血流瘀滞等因素等是此手术的特征。特别是行盆腔淋巴结切除术分离与静脉相连的淋巴组织时,常造成静脉壁损伤。手术时间延长使下肢长时间制动,可导致术中静脉血流淤滞和血栓形成。证据表明,超过 50% 的术后下肢静脉血栓形成是手术的结果。

降低此并发症的方法包括皮下注射低剂量肝素,5 000U/ 次,每天 3 次作为预防措施,术前 2h 开始,每 8h 使用一次持续至术后 5 天。Kakkar 等发现,仅给予肝素即可使深静脉血栓的发生率由未治疗组的 24.6% 降低到治疗组的 7.7%。在作者的实践中,临床上采用小腿间歇气压装置,从入手术室开始直至出院,更高危的患者加用预防性低分子肝素治疗。3%~5% 的下肢隐性静脉血栓形成患者发展为肺栓塞,其中超过 50% 的病例经历致命性肺栓塞。

神经损伤

Hoffman 等的综述发现根治性子宫切除术很少发生神经损伤。有损伤风险的神经包括股神经、闭孔神经、腓神经、坐骨神经、生殖股神经、髂腹股沟神经、髂腹下神经、股外侧皮神经和阴部神经。熟知这些神经在手术野中的解剖定位,

仔细进行解剖分离和止血,小心放置自动拉钩,以及谨慎地摆放患者体位,尤其是固定双下肢的马镫式腿架部位,可防止大部分神经损伤的发生。

闭孔神经的损伤会导致下肢内收困难。闭孔神经损伤是最常见的神经损伤,最常发生在从闭孔窝切除闭孔淋巴结过程中。如果神经被切断,可以用 Vasilev 描述的方法修复或神经外科会诊修复。幸运的是,大多数神经损伤不会导致严重或永久性的功能障碍。

直肠功能障碍

尽管与膀胱功能障碍相比,直肠功能障碍的报道较少,但急性和慢性直肠功能障碍都可能在根治性子宫切除术后发生,直肠功能障碍的特征性表现包括排便困难、便意消失及便秘。Barnes 等报道所有根治性子宫切除患者术后肛肠压力测定均异常,提示控制直肠排空的脊柱反射弧被破坏,可能继发于直肠部分失去神经支配,保留神经的根治性手术有望避免和减少这种并发症的发生率。

感染

过去,患者只有在发生术后感染时才使用抗生素。然而,预防性应用抗生素现已被证明可以降低宫颈癌根治术后发热及严重感染的发生率。预防性的广谱抗生素包括抗需氧菌及厌氧菌的抗生素的应用,被证实是外科手术有益的辅助手段,我们建议术前预防性应用单药广谱抗生素。当使用预防性抗生素仍发生继发感染时,应进行适当的培养,并选择细菌特异性抗生素治疗。

盆腔脏器切除术

大多数宫颈癌患者死于盆腔肿瘤的复发或持续存在。对于初次手术或放疗后不久便出现的盆腔肿瘤的复发或持续存在,根据情况可考虑姑息手术(salvage surgery)或放疗。必须有活检病理确定疾病的存在,尤其是选择放疗的患者,因为放疗的效果可能在完成后持续数月。此外,包括 MRI、CT 或 PET 在内的成像可能有助于确定疾病的位置和范围。

传统的盆腔脏器切除术主要用于初次手术或放疗后的中央型复发宫颈癌的治疗。1948 年,Brunschwig 首次描述了盆腔脏器切除术。这是一种超根治性手术,包括膀胱、直肠和阴道(包括肿瘤)的全部整块切除。全盆腔脏器切除术的变体包括前盆腔脏器切除术(直肠除外)和后盆腔脏器切除术(下尿路除外)。此外,盆腔脏器切除术还可分为肛提肌上切除及肛提肌下切除,肛提肌上盆腔脏器切除术盆底大部分保留,而肛提肌下全盆腔脏器切除术需分离提肛肌,切除全部或大部分外阴。

接受盆腔脏器切除术的患者,若切缘阴性其治愈率约为 50%,而切缘阳性的患者其长期生存率只有 10%。若患者为中央型复发,并且没有远处转移,则可考虑行盆腔脏器切除术。术前检查包括病灶活检和影像学检查,以确认复发并评估是否存在转移。即使在术前转移检查阴性的患者中,也有 1/3 在手术探查时发现因转移或盆腔侧壁受累病灶而无法切除,也不适于盆腔脏器切除术。

在评估是否可行盆腔脏器切除术时,除了评估与疾病本身相关的临床特征外,还应考虑患者年龄、一般状况以及合并症等因素。鉴于手术的根治性切除的性质,术前应进行适当的内科及心脏检查,以确保患者能够耐受该手术。对于超重或肥胖的患者,手术时间会更长,且有较高的伤口并发症发生率。

体位及术前准备

手术前应就手术切除范围与麻醉团队充分沟通,以便在手术过程中提供足够的复苏设备和血液制品;准备 3~6 个单位的红细胞以及血小板和新鲜冰冻血浆;建立静脉通道,以便进行快速、大容量的复苏。使用小腿序贯气压装置和低分子量肝素预防深静脉血栓形成;预防性应用抗生素。

患者被置于仰卧截石位,以便能够暴露会阴和腹部。与根治性子宫切除术一样,必须注意避免腿部神经或血管损伤。术野的消毒范围自双侧乳头连线至大腿中部,铺手术巾显露术野,便于手术中同时评估腹部及会阴的病灶。手术可分为经阴及经腹两组人员同时进行,以缩短手术时间。

手术实施

如计划进行包括会阴切除的全盆腔脏器切除术,则在切皮前缝闭肛门。可采取经腹、经腹腔镜或机器人平台进入腹腔。不管何种手术入路,手术步骤都是相同的。全面探查腹、盆腔以确认有无转移,任何可疑病灶均需活检并进行冰冻病理检查。

如果确认没有转移性病变,方可决定行盆腔脏器切除术,手术从打开双侧盆腔侧壁腹膜开始。分离盆腔无血管间隙,打开侧脐韧带外侧腹膜,分离膀胱侧间隙;直肠侧间隙位于髂内动脉和输尿管之间,分离此间隙至骶骨前方;解剖出髂内血管,根据拟切除盆腔脏器的范围决定是否结扎髂内动脉前干。

在接近骨盆入口缘水平,输尿管被裸化、修剪并切断。为了便于尿路重建,必须注意鉴别先前未被辐射的健康输尿管段。

游离乙状结肠,在骨盆入口边缘水平使用外科吻合器离断乙状结肠。可以保留左半结肠的营养血管包括左结肠动脉;将远端直肠乙状结肠断端向前牵拉,暴露骶前间隙;结扎、切断直肠系膜及直肠上动脉;如计划行包括会阴切除在内的全盆腔脏器切除术,那么沿骶前间隙继续向下分离至尾骨;而如果计划仅行盆膈上方盆腔脏器切除术,那么分离至能留出足够的肿瘤切缘即可;如有需要可将整个直肠切除,并行结肠肛管吻合术(coloanal anastomosis),但在保障安全的情况下,还是应尽可能多地保留直肠(即使是1~2cm),也可以改善肠管的功能,并减少直肠吻合口瘘的发生。

然后将手术操作转向前方,沿着膀胱侧间隙继续向内侧分离,到达 Retzius 间隙,分离膀胱,将膀胱自耻骨联合后方游离;近耻骨联合处的操作要小心,避免损伤 Santorini 丛导致出血;如拟行盆膈上盆腔脏器切除术,则将导尿管移除;分离尿道至盆底,结扎并切断;如计划行包括会阴切除在内的盆腔脏器切除术,则需将尿道从耻骨上剥离。

腹、盆腔手术切除完成后,开始进行会阴部手术(如计划行该手术)。手术医师或第二组手术人员标记会阴部拟切除区域轮廓;然后切开会阴皮肤,继续分离切除皮下及部分盆膈肌肉组织,直至与盆腔切除组织相遇;所有欲切除组织游离后,将手术标本经会阴部移除。

骨盆重建包括泌尿道和肠道的分流改道,以及盆底缺损的修复。行会阴切除的全盆腔脏器切除术时,由于会阴缺损巨大,一期缝合后常常会出现切口裂开或疝形成。因此,常采用股薄肌、腹直肌等肌皮瓣重建会阴;在仅行盆膈上盆腔脏器切除术的患者,有时也将肌皮瓣用于阴道重建。

泌尿道和肠道的改道基于手术切除的类型以及患者和手术医师的偏好而异。可选择采用不可控尿流改道如回肠代膀胱,或可控尿流改道。对于行全盆腔脏器切除术的患者,多采用乙状结肠代膀胱与末端结肠造口。此外,"双腔湿性结肠造口术"("double-barreled wet colostomy")采用乙状结肠祥结肠造口,尿液积聚在乙状结肠远端,与功能性结肠分开。在这种分流中,大便和尿液被排入同一个袋子中。

盆腔脏器切除术手术时间可能长达 8h,平均失血量约 3 000mL。患者术后住院时间 2~3 周,术后通常需要入住重症监护室监护治疗。围手术期死亡率为 5%~10%,并发症的风险接近 50%,感染(40%)、肠梗阻(22%)和瘘形成(23%)是术后常见的并发症。

全盆脏器切除术步骤,见知识框 25.2。

知识框 25.2　全盆脏器切除术步骤

- 评估腹部、盆腔转移灶或侧盆壁受累情况。
- 展露膀胱侧间隙。
- 展露直肠侧间隙。
- 暴露髂内血管,需要时结扎其前干。
- 裸化输尿管并切断。
- 游离乙状结肠并切断。
- 分离直肠系膜至尾骨水平。
- 展露 Retaius 间隙,膀胱从耻骨联合上分离。
- 切开会阴与盆腔内解剖层面会合,完成会阴部分操作。
- 取出盆腔脏器标本,重建泌尿道和肠道;重建盆底缺损。

总结

自最初描述根治性子宫切除术以来,在手术技术和淋巴结评估方面有了很大的改进。在过去 75 年中,根治性子宫切除术后并发症的发生率降低了,而生存率增加了。该手术在这一时期达到了其临床应用的高峰,目前被认为是治疗早期宫颈浸润性癌的主要方法。随着对子宫颈癌发病机制及临床转归的深入研究,手术的激进性明显改善,有了保留生育功能术式的选择,并且降低了并发症的发生率。随着对宫颈癌本质的了解越来越多,手术的激进性被进一步调整,允许保留生育能力和减少并发症的发生率。此外,SLN 活检降低了淋巴结切除术的手术并发症。

要点

■ 在美国，大多数 FIGO（2018）分期IB1、IB2 和 ⅡA1 期子宫颈癌患者都接受根治性手术治疗。巨块型以及分期较晚的宫颈癌患者通常接受明确的放化疗。手术风险较低的患者通常也接受化疗增敏的放疗。膀胱和直肠功能障碍，以及极少的瘘管同时发生于手术和放射治疗。手术并发症往往发生在围手术期，而放疗并发症和不良反应往往是延迟和持久的。

■ 评估淋巴结可通过 SLN 定位活检或淋巴结切除术。如果计划进行 SLN 定位活检，应根据 NCCN 的 SLN 操作指南进行。

■ 子宫颈癌主要与 HPV 感染有关，且组织学类型为鳞状细胞癌。腺癌在临床工作中越来越多见，占宫颈癌的 20%~50%。腺鳞癌，透明细胞癌和小细胞神经内分泌癌少见。

■ 应进行仔细、彻底的分期检查。疾病进展程度的准确评估对治疗方案的制定和预后至关重要。CT、MRI 和 PET 扫描等成像检查可为治疗方案的制订提供非常重要的信息，并已纳入 FIGO 的最新分期中。

■ 希望保留生育功能的患者，对于没有 LVSI 的 IA1 期患者，仅行宫颈锥切术（切缘阴性）是可以接受的。对于有 LVSI 的 IA1 期、IA2 期和部分慎重选择的 IB1 期患者，采用 SLN 定位活检及宫颈锥切术是可以接受的。对于有些 IA2 期、IB1 期、IB2 期的患者，可以提供根治性宫颈切除术及 SLN 绘图定位活检或盆腔淋巴结切除术。

■ 无 LVSI 的 IA1 期患者，如无生育要求，可行单纯子宫切除术。对于合并 LVSI 的 IA1 期或 IA2 期患者，推荐行改良的根治性子宫切除术（B 型）及盆腔淋巴结切除术或 SLN 定位活检。IB1 期或ⅡA1 期患者应行 C1 型根治性子宫切除术，同时进行盆腔淋巴结切除或 SLN 定位活检。

■ 子宫颈癌根治性手术需要培训、经验和良好的辅助支持。这包括训练有素的手术室人员、手术助手和麻醉人员，以及胜任的放射学和重症监护，会诊的专科医师应该是管理团队的常规组成部分。

（崔敏　颜磊　赵兴波　译）

参考文献

Abu-Rustum NR, Hoskins WJ. Radical abdominal hysterectomy. *Surg Clin North Am* 2001;81(4):815–828.

Abu-Rustum NR, Neubauer N, Sonoda Y, et al. Surgical and pathologic outcomes of fertility-sparing radical abdominal trachelectomy for FIGO stage IB1 cervical cancer. *Gynecol Oncol* 2008;111(2):261–264.

Abu-Rustum NR, Sonoda Y. Fertility-sparing surgery in early-stage cervical cancer: indications and applications. *J Natl Compr Canc Netw* 2010;8(12):1435–1438.

Abu-Rustum NR, Sonoda Y, Black D, et al. Fertility-sparing radical abdominal trachelectomy for cervical carcinoma: technique and review of the literature. *Gynecol Oncol* 2006;103(3):1083–1090.

Abu-Rustum NR, Tal MN, Delair D, et al. Radical abdominal trachelectomy for stage IB1 cervical cancer at 15-week gestation. *Gynecol Oncol* 2010;116(1):151–152.

Andikyan V, Khoury-Collado F, Denesopolis J, et al. Cervical conization and sentinel lymph node mapping in the treatment of stage I cervical cancer: is less enough? *Int J Gynecol Cancer* 2014;24(1):113–177.

Bader AA, Tamussino KF, Moinfar F, et al. Isolated recurrence at the residual uterine cervix after abdominal radical trachelectomy for early cervical cancer. *Gynecol Oncol* 2005;99(3):785–787.

Bellomi M, Bonomo G, Landoni F, et al. Accuracy of computed tomography and magnetic resonance imaging in the detection of lymph node involvement in cervix carcinoma. *Eur Radiol* 2005;15(12):2469–2474.

Berek JS, Howe C, Lagasse LD, et al. Pelvic exenteration for recurrent gynecologic malignancy: survival and morbidity analysis of the 45-year experience at UCLA. *Gynecol Oncol* 2005;99(1):153–159.

Bernardini M, Barrett J, Seaward G, et al. Pregnancy outcome in patients post radical trachelectomy. *Am J Obstet Gynecol* 2003;189(5):1378–1382.

Carter J, Sonoda Y, Abu-Rustum NR. Reproductive concerns of women treated with radical trachelectomy for cervical cancer. *Gynecol Oncol* 2007;105(1):13–16.

Cibula D, Abu-Rustum NR, Benedetti-Panici P, et al. New classification system of radical hysterectomy: emphasis on a three-dimensional anatomic template for parametrial resection. *Gynecol Oncol* 2011;122(2):264–268.

Cibula D, Abu-Rustum NR, Dusek L, et al. Prognostic significance of low volume sentinel lymph node disease in early-stage cervical cancer. *Gynecol Oncol* 2012;124(3):496–501.

Cibula D, Abu-Rustum NR, Dusek L, et al. Bilateral ultra-staging of sentinel lymph node in cervical cancer: lowering the false-negative rate and improving the detection of micrometastasis. *Gynecol Oncol* 2012;127(3):462–466.

Cormier B, Diaz JP, Shih K, et al. Establishing a sentinel lymph node mapping algorithm for the treatment of early cervical cancer. *Gynecol Oncol* 2011;122(2):275–280.

Diaz JP, Gemignani ML, Pandit-Taskar N, et al. Sentinel lymph node biopsy in the management of early-stage cervical carcinoma. *Gynecol Oncol* 2011;120(3):347–352.

Diaz JP, Sonoda Y, Leitao MM, et al. Oncologic outcome of fertility-sparing radical trachelectomy versus radical hysterectomy for stage IB1 cervical carcinoma. *Gynecol Oncol* 2008;111(2):255–260.

Elliott P, Coppleson M, Russell P, et al. Early invasive (FIGO stage IA) carcinoma of the uterine cervix: a clinico-pathologic study of 475 cases. *Int J Gynecol Cancer* 2000;10(1):42–52.

Kim CH, Abu-Rustum NR, Chi DS, et al. Reproductive outcomes of patients undergoing radical trachelectomy for early-stage cervical cancer. *Gynecol Oncol* 2012;125(3):585–588.

Koh WJ, Greer BE, Abu-Rustum NR, et al. Cervical cancer. *J Natl Compr Canc Netw* 2013;11(3):320–343.

Landoni F, Maneo A, Cormio G, et al. Class II versus class III radical hysterectomy in stage IB-IIA cervical cancer: a prospective randomized study. *Gynecol Oncol* 2001;80(1): 3–12.

Levenback C, Coleman RL, Burke TW, et al. Lymphatic mapping and sentinel node identification in patients with cervix cancer undergoing radical hysterectomy and pelvic lymphadenectomy. *J Clin Oncol* 2002;20(3):688–693.

Melamed A, Margul DJ, Chen L, et al. Survival after minimally invasive radical hysterectomy for early-stage cervical cancer. *N Engl J Med* 2018;379:1905–1914. doi:10.1056/NEJMoa1804923.

Park KJ, Soslow RA, Sonoda Y, et al. Frozen-section evaluation of cervical adenocarcinoma at time of radical trachelectomy: pathologic pitfalls and the application of an objective scoring system. *Gynecol Oncol* 2008;110(3):316–323.

Peters WA III, Liu PY, Barrett RJ II, et al. Concurrent chemotherapy and pelvic radiation therapy compared with pelvic radiation therapy alone as adjuvant therapy after radical surgery in high-risk early-stage cancer of the cervix. *J Clin Oncol* 2000;18(8):1606–1613.

Querleu D, Cibula D, Abu-Rustum NR. 2017 update on the querleu-morrow classification of radical hysterectomy. *Ann Surg Oncol* 2017;24(11):3406–3412.

Ramirez PT, Frumovitz M, Pareja R, et al. Minimally invasive versus abdominal radical hysterectomy for cervical cancer. *N Engl J Med* 2018;379:1895–1904. doi:10.1056/NEJMoa1806395.

Sandadi S, Tanner EJ, Khoury-Collado F, et al. Radical surgery with individualized postoperative radiation for stage IB cervical cancer: oncologic outcomes and severe complications. *Int J Gynecol Cancer* 2013;23(3):553–558.

Vieira MA, Rendón GJ, Munsell M, et al. Radical trachelectomy in early-stage cervical cancer: a comparison of laparotomy and minimally invasive surgery. *Gynecol Oncol* 2015;138(3):585–589.

Wagenaar HC, Trimbos JB, Postema S, et al. Tumor diameter and volume assessed by magnetic resonance imaging in the prediction of outcome for invasive cervical cancer. *Gynecol Oncol* 2001;82(3):474–482.

Wethington SL, Cibula D, Duska LR, et al. An international series on abdominal radical trachelectomy: 101 patients and 28 pregnancies. *Int J Gynecol Cancer* 2012;22(7): 1251–1257.

Zivanovic O, Alektiar KM, Sonoda Y, et al. Treatment patterns of FIGO Stage IB2 cervical cancer: a single-institution experience of radical hysterectomy with individualized postoperative therapy and definitive radiation therapy. *Gynecol Oncol* 2008;111(2):265–270.

经典研究

Bleker OP, Ketting BW, van Wayjen-Eecen B, et al. The significance of microscopic involvement of the parametrium and or pelvic lymph nodes in cervical cancer stages IB and IIA. *Gynecol Oncol* 1983;16(1):56–62.

Brunschwig A. Complete excision of the pelvic viscera for advanced carcinoma. *Cancer* 1948;1(2):177–183.

Curtin JP, Hoskins WJ, Venkatraman ES, et al. Adjuvant chemotherapy versus chemotherapy plus pelvic irradiation for high-risk cervical cancer patients after radical hysterectomy and pelvic lymphadenectomy (RH-PLND): a randomized phase III trial. *Gynecol Oncol* 1996;61(1):3–10.

Delgado G, Bundy BN, Zaino R, et al. Prospective surgical-pathological study of disease-free interval in patients with stage IB squamous cell carcinoma of the cervix: a Gynecologic Oncology Group study. *Gynecol Oncol* 1990;38(3):352–357.

Inoue T, Okumura M. Prognostic significance of parametrial extension in patients with cervical carcinoma Stages IB, IIA, and IIB. A study of 628 cases treated by radical hysterectomy and lymphadenectomy with or without postoperative irradiation. *Cancer* 1984;54(8):1714–1719.

Keys HM, Bundy BN, Stehman FB, et al. Cisplatin, radiation, and adjuvant hysterectomy compared with radiation and adjuvant hysterectomy for bulky stage IB cervical carcinoma. *N Engl J Med* 1999;340(15):1154–1161.

Kim DH, Moon JS. Laparoscopic radical hysterectomy with pelvic lymphadenectomy for early, invasive cervical carcinoma. *J Am Assoc Gynecol Laparosc* 1998;5(4): 411–417.

Lagasse LD, Creasman WT, Shingleton HM, et al. Results and complications of operative staging in cervical cancer: experience of the Gynecologic Oncology Group. *Gynecol Oncol* 1980;9(1):90–98.

Look KY, Brunetto VL, Clarke-Pearson DL, et al. An analysis of cell type in patients with surgically staged IB carcinoma of the cervix: a Gynecologic Oncology Group study. *Gynecol Oncol* 1996;63(3):304–311.

Meigs JV. The Wertheim operation for carcinoma of the cervix. *Am J Obstet Gynecol* 1945;49:542.

Morris M, Eifel PJ, Lu J, et al. Pelvic radiation with concurrent chemotherapy compared with pelvic and para-aortic radiation for high-risk cervical cancer. *N Engl J Med* 1999;340(15): 1137–1143.

Nezhat CR, Nezhat FR, Burrell MO, et al. Laparoscopic radical hysterectomy and laparoscopically assisted vaginal radical hysterectomy with pelvic and paraaortic node dissection. *J Gynecol Surg* 1993;9(2):105–120.

Okabayashi H. Radical abdominal hysterectomy for cancer of the cervix uteri. *Surg Gynecol Obstet* 1921;33:335.

Piver MS, Rutledge F, Smith JP. Five classes of extended hysterectomy for women with cervical cancer. *Obstet Gynecol* 1974;44(2):265–272.

Rose PG, Bundy BN, Watkins EB, et al. Concurrent cisplatin-based radiotherapy and chemotherapy for locally advanced cervical cancer. *N Engl J Med* 1999;340(15):1144–1153.

Schneidler J, Hricak H, Yu KK, et al. Radiologic evaluation of lymph node metastases in patients with cervical cancer. A meta-analysis. *JAMA* 1997;278(13):1096–1101.

Sedlis A, Bundy BN, Rotman MZ, et al. A randomized trial of pelvic radiation therapy versus no further therapy in selected patients with stage IB carcinoma of the cervix after radical hysterectomy and pelvic lymphadenectomy: a Gynecologic Oncology Group Study. *Gynecol Oncol* 1999;73(2):177–183.

Smith JR, Boyle DC, Corless DJ, et al. Abdominal radical trachelectomy: a new surgical technique for the conservative management of cervical carcinoma. *Br J Obstet Gynaecol* 1997;104(10):1196–1200.

Wertheim E. The extended abdominal operation for carcinoma of the cervix. *Am J Obstet Gynecol* 1912;66:169.

卵巢肿瘤手术

Ritu Salani, Caroline C. Billingsley

在美国,卵巢癌是妇科恶性肿瘤中致死率最高的疾病。2017 年,美国癌症协会（American Cancer Society）估算美国新发卵巢癌病例约 22 440 例,近 14 080 患者将死于该疾病。卵巢恶性肿瘤中,90% 是上皮来源,因此,本章重点讨论上皮来源的卵巢恶性肿瘤。其余的肿瘤中,约 6% 为性索间质来源,3% 为生殖细胞来源,另有少量为混合型来源及转移性肿瘤,表 26.1 列出了卵巢恶性肿瘤的分类。卵巢癌患者的平均年龄为 63 岁,在一般风险人群中,上皮性卵巢癌很少在 40 岁之前被诊断出来,而无卵巢癌家族史的美国女性一生患卵巢癌的风险为 1/70（1.4%）。由于早期卵巢癌很少有具体的症状,大多数患者表现为晚期疾病,治疗费用高,预后很差。

表 26.1

WHO 卵巢恶性肿瘤组织学分类

上皮性卵巢肿瘤（浸润性或交界性）

　浆液性

　黏液性

　子宫内膜样

　透明细胞

　移行细胞（Brenner 或非 -Brenner 瘤）

表 26.1

WHO 卵巢恶性肿瘤组织学分类（续表）

上皮 - 间质性肿瘤

　腺肉瘤

　癌肉瘤

性索间质肿瘤

　颗粒细胞瘤

　Sertoli 支持细胞瘤

　Leydig 间质细胞瘤

　环状小管性索肿瘤

　两性母细胞瘤（gynandroblastoma）

　类固醇（脂质）细胞肿瘤

生殖细胞肿瘤

　畸胎瘤（成熟和未成熟）

　单胚层瘤（如卵巢甲状腺瘤,类癌）

　无性细胞瘤

　内胚窦瘤（卵黄囊瘤）

　混合型生殖细胞肿瘤

转移性肿瘤

　结肠来源（结直肠 / 阑尾来源）

　乳腺来源

　胃来源

V

卵巢癌的手术治疗既需要充分的术前评估,也需要良好的手术技术。本章主要内容为卵巢癌手术的径路及步骤。背景信息为手术医师提供了临床决策的基础,包括患者的选择、手术的选择和术后治疗建议。

卵巢癌

肿瘤发生的危险因素

卵巢癌的发病机制有几种理论(表26.2)。最普遍接受的理论是不断的排卵,卵巢表面规律性地破裂继而快速地增生及修复,使卵巢处于肿瘤转化(neoplastic transformation)的风险,在致癌因素的影响下,就可能向肿瘤转化。卵巢癌的发病因素包括未生育、早初潮及晚绝经。另一种理论认为与经血逆流导致子宫及下生殖道的致癌物质,逆行经输卵管转运至卵巢有关,其中包括从子宫内膜异位症细胞的转运,被认为与特定亚型的上皮性卵巢癌,特别是透明细胞癌、子宫内膜样癌以及低级别浆液性癌有关。观察发现进行过输卵管结扎或子宫切除的女性,其卵巢癌发病率降低,进一步支持该理论。

表26.2

卵巢癌发病的相关因素

危险因素	保护因素
未生育	口服避孕药的使用
早初潮	输卵管结扎
晚绝经	子宫切除
家族史	哺乳
不孕症	
子宫内膜异位症	
基因突变	
BRAC1	
BRAC2	
Lynch综合征(*MSH2*,*MLH1*,*PMS2*,*MSH6*)	
RAD51C 和 *RAD51D*	
BRIP1	
PALB2	
BARD1	

其他理论包括卵巢上皮暴露于持续高水平垂体促性腺激素(gonadotropins)导致肿瘤转化,如在不孕症和多囊卵巢综合征患者中所见。最后,环境暴露,如肥胖和吸烟(与黏液性肿瘤有关)与癌症风险增加有关。没有证据表明使用滑石粉(talc powder)会增加卵巢癌的风险。

卵巢癌发生的另一种公认解释是家族病史和遗传易感性(genetic predisposition)的影响。在有一级亲属患卵巢癌的女性中,患卵巢癌的风险增加到5%,然而,只有5%~10%的卵巢癌患者有这种家族病史,15%~20%的卵巢癌病例与生殖系突变(germ-line mutation)有关。BRCA1突变患者的终生卵巢癌风险显著增加,接近40%,BRCA2突变患者的风险为20%,Lynch综合征患者的风险为3%~14%。BRIP1、RAD51C、RAD51D、PALB2和BARD1的突变也与遗传性卵巢癌相关。建议所有患卵巢癌的女性都进行基因检测。

临床表现

卵巢癌没有明显的症状,因此很难早期诊断。早期卵巢癌患者最常见的症状包括腹胀、疼痛、消化不良,尿频以及便秘。因为大部分症状都是非特异性的,患者并不知道它们与卵巢癌的关系。因此,22%的患者完全忽视了自己的症状,30%的患者诉说被误诊了。这也解释了为什么75%的卵巢癌患者在晚期才能明确诊断。这些调研结果强调,需要对患者和医师进行教育,了解非特异性腹部症状与卵巢癌可能存在的关系。高度怀疑,加上适当的评估检查,就可能会早期诊断出卵巢癌。

当发现附件区肿物并怀疑为恶性肿瘤时,患者应转至妇科肿瘤医师来制订最好的治疗方案,并进行手术治疗。不幸的是,很多卵巢癌患者并没有看专科医师,而接受了非标准的医治,导致较差的生存结果。因此,认识卵巢恶性肿瘤的临床表现(clinical scenarios)很重要。

转移方式

卵巢癌转移通过:①腹腔内直接蔓延转移或脱落肿瘤细胞种植转移;②区域淋巴结和主动脉旁淋巴结转移;③血行播散转移。肿瘤的特定转移方式取决于肿瘤的分期、细胞类型及组织分化程度。上皮性卵巢癌的最早期的扩散方式是肿瘤表面细胞脱落的种植转移。这些脱落的肿瘤细胞随腹水在盆腔及肠系膜、腹膜表面循环，通过结肠旁的间隙被转运到头侧的大网膜及横膈的下表面，经右半侧横膈的淋巴管转移到右肺，常引起右侧胸腔积液。在晚期卵巢癌患者中，经常可以见到肠管和膀胱表面腹膜的转移，但累及肠腔或膀胱黏膜则很少见，而横膈是常见的转移病灶部位（图 26.1 和图 26.2）。

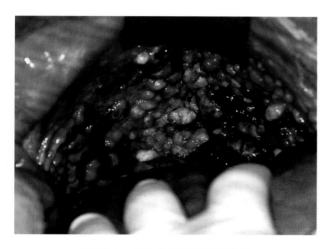

图 26.1　卵巢癌播散转移至横膈

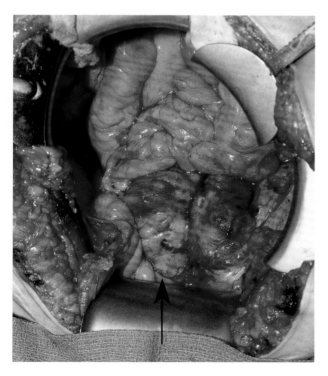

图 26.2　转移性卵巢癌灶种植于乙状结肠、乙状结肠系膜、盆腔侧壁、卵巢、子宫 - 卵巢韧带及膀胱腹膜

卵巢的淋巴回流包括两条通路，第一条是通过阔韧带途径侧向转移到盆腔淋巴结，晚期卵巢癌患者中，肿瘤也可以通过圆韧带淋巴管逆行播散至腹股沟淋巴结；第二条是沿卵巢静脉的淋巴管回流转移至下腔静脉及主动脉旁淋巴结。有报道早期卵巢癌也有淋巴结转移，由此证实可能存在单独扩散至盆腔和腹主动脉旁淋巴结的途径。即使是早期卵巢癌（病灶局限于卵巢），报道仍有高达 15% 的病例出现了淋巴结的转移，甚至出现了对侧淋巴结的转移。淋巴结转移的发生率从高分化卵巢癌的 20% 增加到低分化肿瘤的 65%，并且浆液性卵巢恶性肿瘤的发生率高于黏液性或子宫内膜样癌。卵巢癌经血液播散至肝或肺实质的情况比较少见（<5%）。

术前评估

在进行手术前，每个患者都应该进行全面的评估检查，明确卵巢肿瘤的解剖学位置、大小，以及形态学特点、可能的转移部位，以制订手术计划。此外，也需要评估患者的身体状况和承受重大手术的能力。

腹部和骨盆的计算机断层扫描（computed tomography，CT）可以提供有关腹膜后淋巴结肿大、网膜病变和腹膜转移有价值的信息。如果怀疑晚期卵巢癌，应进行胸部 CT 扫描，以评估有无胸腔积液或肺转移。

卵巢是非妇科肿瘤常见的转移部位，包括胃肠道恶性肿瘤（结肠癌、胃癌）和乳腺癌。因此，详细地询问病史及体格检查应引起对其他原发性恶性肿瘤的怀疑。如果怀疑有其他部位的原发肿瘤，应进行结肠镜、上消化道内镜和 / 或乳腺 X 线检查的诊断性评估。可以通过病灶组织活检（core biopsy）或穿刺活检（paracentesis）确认诊断。

应该检查血清肿瘤标志物以提供一个基线值（baseline value）。上皮性卵巢癌患者的 CA-125 水平升高，尤其是那些有浆液性癌症的患者。癌胚抗原（carcinoembryonic antigen，CEA）和 CA19-9 水平在某些卵巢癌病例中可能升高，或可能提示存在结直肠癌或胰腺癌，如果这些指标显著升高，就应该考虑结肠和胰腺癌的评估检查。在年轻女性的生殖细胞卵巢恶性肿瘤中，血清甲胎蛋白（alpha-fetoprotein，AFP）、人绒毛膜促性腺激素（human chorionic gonadotropin，hCG）或乳酸脱氢酶（lactatedehydrogenase，LDH）水平升高，大多与上皮性癌无关；血清抑制素（serum inhibin）是卵巢颗粒细胞瘤患者最可靠的标志物。每种类型卵巢癌相关的特定标志物见表 26.3。

表 26.3	
卵巢癌的血清肿瘤标志物	
肿瘤组织学类型	血清肿瘤标志物
上皮性卵巢癌	CA-125
黏液性囊腺癌	CA 19-9，CEA
内胚窦瘤	AFP
胚胎细胞癌	hCG，AFP
绒毛膜癌	hCG
生殖细胞瘤	LDH-1，LDH-2
颗粒细胞瘤	抑素

AFP：甲胎蛋白，CEA：癌胚抗原，hCG：人绒毛膜促性腺激素，LDH：乳酸脱氢酶。

恶性肿瘤患者 4%~20% 会发生静脉血栓栓塞（venous thromboembolism，VTE），致死率高达 9%。在术后情况下，VTE 发生的相关因素包括年龄（≥65 岁）、晚期恶性肿瘤，盆腔/腹部手术、高体重指数、手术时间长以及吸烟病史。由于卵巢癌患者具有高 VTE 发病风险，因此建议进行药物预防（± 机械性预防），一种选择是在进行大手术之前给予一次剂量的低分子量肝素，延长预防（28~35 天）使用低分子量肝素减少了 VTE 的风险，但没有增加出血的风险。

早期卵巢癌的手术治疗

如果术前怀疑是卵巢恶性肿瘤，建议转介给妇科肿瘤医师进行评估。如果术中诊断为卵巢癌，应进行卵巢癌分期手术。当按良性肿瘤手术后的最终病理中发现隐匿性卵巢癌时，患者应由妇科肿瘤医师进行评估，以进行额外的治疗。尽管是早期疾病表现，但隐匿转移也常见，有多达 1/3 的病例出现转移。在 Morice 等的一项研究中，系统的双侧盆腔和主动脉旁淋巴结切除术发现 44% 的病例有淋巴结转移，这种分期升级对预后和治疗都有

影响。

卵巢癌的手术分期依据 2014 年国际妇产科联盟（International Federation of Gynecologyand Obstetrics，FIGO）制定的分期系统（表 26.4），分期的目的在于评价肿瘤的转移范围。由于卵巢癌经常侵犯转移至上腹部脏器，因此手术切口应能够充分暴露盆腔和上腹部、胃、网膜、肝脏以及横膈腹腔面。传统的开腹手术切口是腹部正中纵切口（vertical midline abdominal incision），不论手术入路如何，囊性卵巢恶性肿瘤的破裂都会导致更差的预后。因此，手术切口应足够保证可以完整切除原发肿瘤。浆液性肿瘤约 50% 为双侧，黏液性肿瘤的双侧发生率在一系列报道中差异很大，但可能不大于 10%~20%，子宫内膜样癌和透明细胞癌的双侧发生率 30%~50%。

表 26.4
FIGO 卵巢癌分期（2014 年 1 月 1 日更新）
I 期：局限在卵巢
A. 一侧卵巢（包膜完整）或输卵管
B. 双侧卵巢（包膜完整）
C. 包膜破裂
1. 术中破裂
2. 术前肿瘤破裂或肿瘤位于卵巢或输卵管表面
3. 腹水或腹腔冲洗液中查到恶性细胞
II 期：盆腔内扩散，骨盆上缘以下或原发性腹膜癌
A. 子宫或输卵管
B. 其他盆腔组织
III 期：扩散超出盆腔和/或累及淋巴结
A. 仅腹膜后淋巴结转移和/或显微镜下转移
1. 仅腹膜后淋巴结转移
2. 镜下腹膜转移
B. 肉眼腹腔转移灶≤2cm
C. 腹腔转移灶 >2cm
IV 期（M1）：远处转移
A. 胸腔积液细胞学阳性
B. 肝/脾的实质转移或腹腔外器官转移（包括淋巴结）
其他主要建议如下：
● 分期时应指定组织学类型包括分级
● 应尽可能指定原发部位（卵巢、输卵管或腹膜）
● 肿瘤符合 I 期表现但有至密粘连，粘连处如果组织学证实有肿瘤细胞，肿瘤分期应升级为 II 期。

当进入腹腔后，应按照下列步骤进行适当的手术分期（表 26.5）：

表 26.5
表观早期卵巢癌（Apparent Early-Stage Ovarian Cancer）手术分期
腹部正中纵切口
吸净腹水或多部位细胞冲洗液
全面的腹腔内视诊及触诊
切除卵巢、输卵管及子宫 [a]
切除网膜
随机腹膜多点活检
腹膜后淋巴结取样

[a] 希望保留生育能力的特定患者例外。

1. 应记录腹水的量，取尽量多的腹水（至少 25mL）送细胞学检查。可以使用球形注射器（bulb syringe）收集腹水。此外，如果使用吸引器抽吸腹水，可以将收集容器的全部腹水送病理检查。

2. 如果没有明显腹水，注入腹腔 100mL 生理盐水，轻柔搅动后，用球形注射器收集腹腔冲洗液，送病理学检查，也可以使用连接到吸引器上的收集袋来收集腹水。

3. 应检查卵巢肿瘤，以确定其表面有无乳头状赘生物或包膜破裂；检查对侧卵巢和子宫有无转移性瘤灶；卵巢肿瘤切除后送冷冻切片检查；即使是良性表现，除保留生育能力的手术（见"保留生育功能的手术"章节）外，对侧卵巢通常需要切除。

4. 视诊和触诊腹膜表面、腹膜后结构（淋巴结、肾脏）和腹腔内脏器。这种评估检查应以系统的方式进行，从回盲交界处开始，应检查（捋）整个小肠和肠系膜至 Treitz 韧带水平；应继续检查升结肠、肝脏、大网膜、左右半横膈腹膜表面，以及胃；最后应评估检查横结肠、脾脏、降结肠和膀胱腹膜。重要的是要记录哪些部位有转移性病灶和种植灶的大小。

5. 所有可疑部位，包括粘连，都应活检。在无明显可见病灶的情况下，分期包括从前、后反折腹膜，双侧盆腔侧壁和双侧结肠旁沟，右、左半横膈膜收集腹膜活检。活检时用采样器（pickup）或钳子提起腹膜组织，使其远离下方其他组织，锐性或电灼切下腹膜组织。取样活检后应检查活检部位有无出血。

6. 上皮性卵巢癌的患者应行结肠下网膜切除术。

7. 所有累及卵巢的黏液性上皮癌或阑尾外观异常的患者都应行阑尾切除术。原发性阑尾癌虽然罕见，但通常会转移到卵巢。如果诊断为原发性阑尾癌，应请外科肿瘤医师（surgical oncologist）会诊考虑行半结肠切除术（hemicolectomy）。

8. 早期卵巢癌患者，即使盆腔淋巴结没有转移，也可能出现腹主动脉旁淋巴结的转移，因此，所有患者都应该分别对盆腔及腹主动脉旁淋巴结取样。已有报道肿瘤可以向对侧转移，因此要注意取样时应包括原发肿瘤对侧的淋巴结。

早期卵巢癌手术全面分期步骤见知识框 26.1。

知识框 26.1　早期卵巢癌手术全面分期步骤
• 进入腹腔视诊盆腔和腹膜腔
• 进行细胞学取样检查
• 通过识别骨盆漏斗韧带游离出受累卵巢
• 识别并分离输尿管
• 凝、断骨盆漏斗韧带
• 凝、断子宫 - 卵巢韧带
• 切除卵巢并确保没有组织溢漏
• 冷冻切片病理，如果符合癌，则进行正式分期
• 切除网膜（结肠下）
• 切除双侧盆腔淋巴结及腹主动脉旁淋巴结
• 腹膜多点活检，包括双结肠旁沟、双侧盆腔壁腹膜以及横膈腹膜

必须仔细记录分期时的手术发现。肿瘤转移的部位及大小，减瘤术（surgical debulking）后残留病灶的数量都会影响患者预后。如果不记录有关手术分期的细节，有关转移病灶部位和大小的重要数据往往会丢失（图 26.3）。

保留生育功能的手术

当年轻女性被发现患早期卵巢癌，但希望保留生育能力时，可以进行保留生育功能的手术。保守治疗是指手术保留生殖潜能而不影响可治愈性。除一些例外情况外，这种策略可能适用于希望生育子女 <40 岁的患者（表 26.6）。

年轻可疑卵巢癌的患者考虑进行手术前（contemplating surgery），应充分讨论所有可能的术中发现、临床情况及手术选项很重要。如为患者是儿童，其父母需要清楚地了这些信息。在这类患者的手术处理中常见的错误包括不完全的手术分期和不必要的输卵管 - 卵巢切除术。

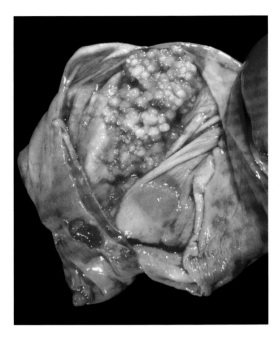

图 26.3 早期卵巢癌的赘生肿物(Reprinted with permission from Rubin E,Farber JL. *Pathology*,3rd ed. Philadelphia,PA:Lippincott Williams &Wilkins,1999. Figure 18.48A.)

表 26.6
卵巢癌患者保留潜在生育能力手术的评价标准
患者渴望保留生育能力
患者及家属同意并接受密切随访
无性腺发育不良的证据
符合以下具体情况:
单侧恶性生殖细胞肿瘤
单侧性索间质肿瘤
单侧交界性肿瘤
早期浸润性上皮肿瘤

保守性手术最适合有Ⅰ期卵巢肿瘤的年轻患者。病变局限在一侧卵巢的恶性肿瘤,可以考虑行单侧输卵管-卵巢切除术,且术中需送冷冻切片病理检查。如果确为恶性肿瘤,可以保留子宫及对侧附件,并进行所有其他分期手术(活检、淋巴结评估、横膈检查,大网膜活检等)。如对侧卵巢外观正常,则不建议活检。值得注意的是,在决定进行子宫切除术和双侧输卵管卵巢切除术时,不应该过于依赖冷冻切片病理检查。如果组织学诊断有问题,最好等待年轻患者的最终切片病理结果,即使这需要第二次手术。

如果施行双侧输卵管卵巢切除术,则进行子宫切除术已经成为惯例(the practice)。然而,目前的供体卵母细胞移植(donor oocyte transfer)和激素支持技术允许没有卵巢的女性维持宫内妊娠。同样,如果因肿瘤累及子宫和一个卵巢而切除,则可选择从患者剩余卵巢中提取卵母细胞,进行体外受精(in vitro fertilization),并将胚胎植入子宫(surrogate's uterus)。

有几篇报道详细介绍了早期浸润性上皮性卵巢癌患者在保留生育能力的手术治疗和化疗后的生殖结果。美国一项多机构研究评估了ⅠA和ⅠC期浸润性上皮性卵巢癌患者单侧附件切除术 ± 化疗的复发率、生存率和妊娠结局。大约10%的患者复发,尝试妊娠的患者中71%妊娠,活产率为83%。据报道,Ⅰ期上皮性卵巢癌患者经保留生育能力手术治疗后,其长期生存率和良好的产科结局。

晚期肿瘤的手术治疗

初次减瘤手术

在晚期卵巢恶性肿瘤弥漫性广泛转移的情况下,手术方法转为减瘤(debulking)和切除尽可能多的肿瘤病灶。手术可以明确诊断,确定肿瘤的范围,缓解症状。由于切除病灶的程度影响预后,用于描述卵巢癌手术结果的术语有:

彻底的肿瘤细胞减灭术(complete cytoreduction):手术切除后无肉眼可见病灶,也称为R0切除。

满意的肿瘤细胞减灭术(optimal cytoreduction):残留病灶最大直径≤1cm,也称为R1切除。

不满意的肿瘤细胞减灭术(suboptimal cytoreduction):手术后残留病灶直径 >1cm。

手术治疗卵巢癌的作用已被证实,结果显示肿瘤残余直径与生存期成反比。Bristow及其同事在一项超过6 000例晚期卵巢癌患者的meta分析中发现,术中多清除10%的病灶,术后中位生存期能升高5.5%。Ellater及其同事对11项回顾性研究进行了系统性综述,发现与不满意的肿瘤减灭术相比,满意的肿瘤细胞减灭能够显著提高患者总体预后。近期另有一项meta分析的结论同样支持以上观点,该研究发现术中每多清除10%的肉眼可见病灶,患者能够延长 2.3 个月的生存期。无论肿瘤扩散与否,在许多情况下,由受过适当培训的妇科肿瘤医师实施的手术细胞减灭术都可以实现,并且初次减瘤术的目标应该是达到残留病灶的最小体积,即使无法达到减瘤术到无残留病灶。在美国,高达 70% 的细胞减灭术可获得满意的切除效果,并伴有可接受的发病率。手术死亡率低于 2%,并发症包括感染、出血、长时间肠梗阻和心肺问题。合并其他手术可能会增加并发症的发生率或带来额外的风险。

手术探查

患者置于低位截石位,双腿放于 Allen 马镫式腿架上(Allen Medical Systems,Cleveland,OH)。截石位使手术者可以在术中暴露阴道或直肠,术中可以进行双合诊检查,需要直肠切除吻合时可以充分暴露会阴。如果需要进行逆行子宫切除术(retrograde hysterectomy),这一体位同样使术者可以在阴道内放置器械,如卵圆钳或阴道举宫器(EEA sizer)指示阴道切开的位置。

应检查脐部,因为这一部位可能存在转移病灶,当有转移灶时应予以切除。为了评估减瘤的可能性(debulkability),进行微创手术(下面讨论)或小切口剖腹手术来彻底检查盆、腹内脏器。在典型的晚期卵巢癌患者中,大网膜可能被肿瘤完全取代,骨盆可能充满肿瘤,这使得手术医师很难或不可能区分正常的盆腔结构。发现广泛的肝实质受累,膈肌受累并延伸至胸膜腔,小肠肠系膜广泛浸润,或肾血管上方的大块结节性癌灶,最初可能会阻止(dissuade)手术医师进行激进的肿瘤切除术。如果感觉肿瘤负荷(tumor burden)无法切除,可以进行肿瘤活组织检查或姑息性手术(palliative procedure),然后,手术就可以终止了。

如果决定进行减瘤术,则作一个纵行中线切口(耻骨联合至剑突水平)进入整个腹膜腔。进入腹部后,按照手术分期所列出的初始步骤进行。抽吸腹水后,进行视诊和触诊,可以看到原发肿瘤的大小和转移性沉积病灶(metastatic deposits)的范围。如果术前诊断不明确,应将转移性沉积病灶(如大网膜或腹膜结节)或卵巢肿块的组织样本,送冷冻切片检查,以确定是原发性卵巢癌的诊断。在此期间,如果有手术计划,可以切除子宫、输卵管和

卵巢,切除多发的转移肿块和检查潜在的亚临床转移。宫颈通常一并切除,但如果忧虑腹水渗漏或切除会有损伤膀胱的危险,也可保留宫颈。

盆腔肿瘤切除和根治性卵巢切除术

进入腹膜腔视诊检查后,应分离小肠或盲肠与盆腔结构的粘连。当适当暴露后,可放置自固定牵开器,并排垫肠道以充分暴露。如果盆腔肿块与周围结构不粘连,可行子宫和双侧输卵管卵巢切除术。然而,如果肿瘤封闭了正常的盆腔间隙和平面,那么腹膜后入路,也被称为根治性卵巢切除术,可能是首选。

根治性卵巢切除术的技术定义是在“冰冻”或固定的骨盆环境下,完整地切除固定的卵巢肿瘤及其附着的腹膜和周围的盆腔结构。典型的切除术包括腹膜后根治性子宫切除、附件切除、盆底肿瘤(cul-de-sac tumor)切除、累及的腹膜切除和乙状结肠切除术。该术式适用于肿瘤负荷广泛累及盆腔周围组织,但仍可达到彻底的肿瘤细胞减灭术的卵巢癌患者。根治性卵巢切除术根据手术的彻底性进一步分类。

- Ⅰ型:该术式包括根治性改良逆行子宫切除(radical modified retrograde hysterectomy)、同时整体切除附件、盆底肿瘤以及受累盆腔腹膜。这可能包括切除直肠乙状结肠前壁受累的腹膜或浆膜,或全层楔形切除乙状结肠前壁。

- Ⅱ型:除Ⅰ型切除范围外,切除腹膜反折以下受累的直肠乙状结肠,包括盆腔壁腹膜及盆腔脏器表面脏腹膜。

- Ⅲ型:为切除范围最广的术式,Ⅲ型根治性卵巢切除术包括Ⅰ型或Ⅱ型切除范围,以及整体切除部分膀胱和 / 或盆段输尿管。

该手术需要利用腹膜后间隙完成,可以在分离切断圆韧带后进入腹膜后,或自结肠旁沟和游离盲肠、末端回肠及乙状结肠进入腹膜后,或在膀胱侧间隙和直肠侧间隙进入。腹膜的切口应沿耻骨联合后缘进行,有效地将盆腔内病灶限制在腹膜切口内。识别并游离输尿管,用压脉带(vessel loop)标识,以便在分离解剖时快速识别,并可以进行温和地牵拉。在骨盆上缘游离、切断骨盆漏斗韧带,在子宫动脉起始部分离、切断、结扎。腹膜切口向前延伸至膀胱前上方,将膀胱从子宫下段和宫颈上剥离下来。如果肿瘤广泛累及膀胱腹膜,可以打开耻骨后

间隙(Retzius 间隙),锐性将膀胱和腹膜分离。如果不可避免地进入了膀胱,可以使用黏膜界面作为指导将其从受累腹膜处剥离,以避免再次切入膀胱。当膀胱表面腹膜锐性自膀胱上完整分离后,阴道内置入卵圆钳或举宫器(a ring forceps or EEA sizer),引导应用电外科设备(electrosurgical device,ESU)进行阴道切开。子宫切除以逆行的方式进行,环形切开阴道可使用血管切闭器(vessel-sealing device),或钳夹、切断、缝合的方法进行。切断阴道后壁后,进入直肠阴道间隙并扩大。因为卵巢癌通常"尊重"腹膜的边界,而很少累及腹膜后间隙,因此如果盆底后方(posterior cul-de-sac)被肿瘤封闭,可在反折腹膜下方识别出健康未受累及的直肠。向尾端分离直肠阴道间隙,至少超过盆底病灶边缘 2cm。向上提拉肿瘤组织,在直肠阴道间隙内,将剩余的主韧带、子宫骶韧带和直肠柱(rectal pillars)游离、切断、缝合结扎。将盆底肿瘤自直肠前壁锐性剥离,并向头侧分离移动至直肠乙状结肠连接部,尽可能多地保留直肠以备将来吻合(表 26.7)。见第 1 章解剖学中盆腔间隙的图解。

表 26.7

盆腔无血管平面及其解剖边界

中线间隙

耻骨后间隙(Retzius 间隙):位于耻骨联合和膀胱之间
  外侧边界:脐内侧韧带

膀胱阴道间隙:位于阴道及膀胱之间
  外侧边界:膀胱宫颈韧带 / 膀胱柱

直肠阴道间隙:位于阴道和直肠之间
  外侧边界:子宫骶韧带

直肠后或骶前间隙:位于直肠和骶骨之间
  外侧边界:髂总动脉

侧方间隙

直肠侧间隙:位于直肠外侧
  内侧边界:直肠 / 输尿管
  外侧边界:髂内动脉
  前侧边界:主韧带
  后侧边界:骶骨

膀胱侧间隙:位于膀胱外侧
  内侧边界:膀胱 / 脐内侧韧带
  外侧边界:髂外动脉
  前侧边界:耻骨支
  后侧边界:主韧带

根据直肠和乙状结肠的受累程度,决定采用I型或II型根治性卵巢切除术。盆底病灶局限或直肠及乙状结肠未受累时,可行I型根治性卵巢切除术。此时,可将切除骨盆漏斗韧带时的两侧腹膜切口沿盆腔外侧沟延伸至盆底,随盆底肿瘤一并完整切除阔韧带后叶。如病灶未累及直肠,可以只锐性分离切除直肠及乙状结肠前壁腹膜,不需行结肠切除。如病灶局限性侵蚀肠管肌层(范围 <2cm),可行直肠前壁楔形切除术(wedge resection)。直肠的缺损可垂直于肠管长轴行间断内翻缝合(inverting stitches)以手工缝合技术修补,也可使用肠管吻合器(bowel staplers)。

当肿瘤破坏了盆腔的正常解剖结构,导致"冰冻骨盆"时,肿瘤与直肠乙状结肠间致密粘连,需行II型根治性卵巢切除术。根据结肠切除远端切缘距肛门外缘的距离,手术又进一步分为不同类型。低位直肠切除术距肛门边缘 7cm 以内,中段直肠切除术距肛门边缘 7~11cm,高位直肠切除术距肛门边缘大于 11cm。理想情况下,应尽可能保留未受侵犯的结肠组织。如需要切除直肠乙状结肠,近端至少应保留 2cm 的边缘,以便使用胃 - 肠吻合器(gastrointestinal anastomosis,GIA)进行吻合。切除足够的结肠系膜后,自直肠侧间隙内侧充分分离,经乙状结肠血管和痔上动脉后方,向骶前间隙分离,使直肠侧间隙和骶前间隙贯通。在骶前筋膜前继续分离,应用血管切闭器(vessel-sealing cutting device)切断直肠外侧韧带。充分游离并上提盆底病灶,并游离未受肿瘤侵犯的直肠远端,清除周围的脂肪或附着物。使用胸腹(thoracoabdominal,TA)吻合器,肠钳夹闭近端肠管,分离直肠至少距离病灶最低部位 2cm 远。然后,将中央盆腔肿瘤和已切除的部分直肠乙状结肠一并整块完整切除。如存在封闭病灶或纤维化,可行宫颈上子宫切除术。肠管的连续性可采用多种方法修复,包括使用吻合器或手工缝合技术。见第 36 章胃肠手术的论述。

虽然,III型根治性卵巢切除术不被经常提及,但在需要切除部分泌尿道时,作为肿瘤细胞减灭术进行。如果膀胱受累,需要明确输尿管口位置(必要时可放置输尿管支架),切除受累的膀胱。膀胱部分切除后可使用 2-0 或 3-0 的延迟可吸收缝线分两层连续交叠包埋缝合(imbricating closure)修复。术后持续尿尿 7~10 天。可行 CT 膀胱造影检查确认膀胱修补后有无漏尿。如果盆腔输尿管被肿瘤直接侵犯，或被病灶包裹，或与肿瘤致密粘连，都需行输尿管部分切除术。将输卵管自腹膜游离至梗阻段，在缝扎梗阻的输尿管近端和远端后，切除受累输尿管段。根治性卵巢切除应在泌尿道修补之前完成。如何修复手术缺损取决于切除的位置，剩余可用输尿管的长度，剩余输尿管及组织的状况。最初，这些吻合口可能会有渗漏，因此推荐放置输尿管支架及盆腔闭式负压引流（closed suction device）。如果术后盆腔引流量过多，可取引流液送肌酐检测，以确定有无尿液漏入盆腔（知识框 26.2）。

淋巴结切除术

初始肿瘤细胞减灭术时采用腹膜后入路，暴露了淋巴结的承载区域。对于早期卵巢癌，淋巴结取样是手术的必要组成部分。对于有明显转移病灶的患者，应尽一切努力切除可疑或肿大的淋巴结。虽然，晚期患者淋巴结转移率约为 60%，但尚无研究表明患者因淋巴结切除而获临床益处。此外，淋巴结切除增加了围手术期的发病率，如手术时间显著延长、较高的失血量、较高的输血率，较高的再入院率以及手术后 60 天内死亡的风险增加。因此，晚期卵巢癌患者如无明显淋巴结异常，可以不进行淋巴结切除术。

在黏液性卵巢癌中，淋巴结转移率很低，因此可不进行淋巴结切除术。此外，性索间质肿瘤很少转移至淋巴结，也不需要进行淋巴结切除术。在生殖细胞肿瘤，尤其是无性细胞瘤中进行淋巴结切除的意义不太明显，即使存在肿大的淋巴结，因为这类肿瘤对化疗相比其他类型卵巢恶性肿瘤更加敏感。淋巴结切除的步骤在第 24 章中论述。

小肠 / 回盲肠切除术

小肠的浆膜层和系膜是常见的转移部位。如果术中探查发现小肠袢与盆腔肿瘤、网膜转移病灶或其他肠袢之间存在粘连，应行粘连松解术。当肠管病灶导致梗阻，或肿瘤侵蚀部分肠管的浆肌层即将引起梗阻，或虽未造成梗阻，但病灶广泛侵蚀小肠，切除可最大限度地减少残留病灶时，均可行小肠部分切除术。

如果肿瘤广泛累及小肠，通常在回肠末端。在这种情况下，有必要行包括回肠末端、盲肠以及部分升结肠的回盲肠切除术（ileocectomy）。手术开始时，沿 Toldt 线（译者注：Toldt 线是指升结肠或降结肠的脏腹膜与侧后方的壁腹膜形成的融合线）切开腹膜，从回肠末端及盲肠周围直至上达结肠肝曲处，腹膜切口通过肝胆囊结肠韧带（hepatocystocolic ligament），在肝曲周围进行。这样增加了升结肠和结肠肝曲的活动度，便于切除受累的肠管，也有利于修复时的无张力吻合。可沿小肠系膜打开后腹膜游离回肠，并将回肠向 Treit 韧带（译者注：Treitz 韧带又称十二指肠悬韧带，是上、下消化道的分界线。）方向牵提。将游离好的肠管向内侧翻转（reflected），以便暴露识别下方的结构，包括右侧输尿管、性腺血管，十二指肠和胰腺头部，此时，可以确定切除的范围。建议切除回肠末端的 8~10cm 肠段，以便在血供良好的回肠段进行肠吻合。回盲部的楔形系膜也应切除，升结肠切除的长度取决于病灶累及的范围，如果只有盲肠受累，建议保留右侧结肠动脉。然而，如果需要切除更多的肠管时，则建议保留结肠中动脉。当完成肠系膜血管游离后，就可以整块切除标本（肠管和病灶）。肠管病灶切除后，使用缝合或吻合器技术行肠管吻合，侧 - 侧功能性端 - 端（side-to-side functional end-to-end）回肠 - 升结肠吻合是一种广泛使用且可靠的重建肠道连续性的方法。小肠切除术的详细内容见第 36 章。

阑尾切除和减瘤术

切除阑尾可能是卵巢癌手术的指征。在黏液性卵巢癌或腹膜假性黏液瘤中,常常有隐匿性原发性阑尾病变,为行分期或减瘤,需要行阑尾切除术。如果发现原发性阑尾癌,则需要行回盲肠切除术。如果卵巢癌转移至阑尾,也可能需要切除阑尾。阑尾切除术步骤见第 36 章。

直肠乙状结肠切除术

卵巢癌经常累及直肠和乙状结肠。表面小的转移病灶可以在不损伤肠管的情况下完整切除,然而,大的转移病灶有时需要切除直肠和乙状结肠,并再行肠管吻合术。首次行卵巢癌减瘤术的患者中,10% 的患者需行直肠和乙状结肠切除。决定是否进行直肠乙状结肠切除术取决于几个因素,包括是否存在直肠乙状结肠梗阻、低位结肠肿瘤浸润的程度及其与卵巢肿瘤的毗邻程度,以及这种手术是否能达到"最好减瘤"效果。如果行乙状结肠切除术,在大多数情况下,可以使用缝合技术或端 - 端吻合(end-to-end anastomosis,EEA)器重新吻合结肠。对于已接受过盆腔放疗、未行结肠准备或吻合口不好、有出现高风险肠瘘的患者,在吻合后可行预防性横结肠襻或回肠襻式造口术,以保护吻合口。有时,必须进行结肠终端造口术,并结合使用 Hartmann 造瘘袋。直肠乙状结肠切除和吻合的潜在并发症包括盆腔脓肿、狭窄、吻合口漏和手术部位感染。

有时,患者拒绝接受可能的结肠造口,从而限制了手术者术中的决策能力。在作者的经验中,乙状结肠直肠切除术几乎总是可以完成,而在骨盆中会有微小的病灶残留。然而,限制达到最佳肿瘤细胞减灭术的因素,可能是在上腹部或腹膜后存在大块的残留肿瘤无法切除。在这种情况下,不建议姑息性切除无梗阻的肠管。如果不能达到理想的可切除性,且存在梗阻,则可以采用结肠襻式造口术,或在较少情况下,进行肠旁路手术分流保持肠道通畅。也可以放置直肠支架(rectal stent)进行姑息治疗。

泌尿道切除

在卵巢癌细胞减少术中,很少需要行输尿管切除或部分膀胱切除。如果术前发现输尿管梗阻,多数是输尿管受压的结果,而不是肿瘤浸润所致。虽然,输尿管与卵巢癌肿块的粘连并不罕见,但手术医师大多数情况下可以使用锐性解剖将输尿管与肿瘤分离。如果切除输尿管远端作为肿瘤细胞减灭术的一部分,它通常可以重新植入膀胱。更常见的是,可能在切除大块肿瘤病灶过程中损伤输尿管。根据损伤的部位和类型,可能需要置入输尿管支架、一期再吻合、经输尿管 - 输尿管吻合术(transureteroureterostomy)或输尿管 - 膀胱吻合术(ureteroneocystostomy)。

肿瘤累及膀胱上方的腹膜很常见。可以行腹膜剥脱,如果膀胱大面积暴露,可以考虑短期(1~2天)留置导尿管行膀胱减压术。有时,可能需要切除部分膀胱,以达到满意的肿瘤减灭术。如果需要切除部分膀胱,作者喜欢用可吸收缝线进行简单缝合 2 层,内层为连续缝合,外层为间断缝合。作者推荐留置导尿管行膀胱减压术,时间取决于切除的位置和范围。在最初诊断为卵巢癌时,发现膀胱黏膜受累罕见,这类患者通常诉说血尿,并有明显的肿块,可通过膀胱镜做出明确诊断。

网膜切除术

网膜是由双层腹膜对折而成的 4 层结构组成,又分为小网膜(lesser omentum)和大网膜(greateromentum)。小网膜位于肝脏和胃小弯(肝胃韧带)以及十二指肠起始 2cm(肝十二指肠韧带)之间的双层腹膜,大网膜是自胃大弯和横结肠处悬垂的双层腹膜。晚期卵巢癌在某种程度上都累及网膜,切除网膜是卵巢肿瘤分期手术的一部分。如果结肠下网膜受累,可先向头侧提起网膜,再分离展开结肠下网膜和横结肠浆膜之间的平面,进入小网膜囊(lesser sac),将其切除。在两个方向的外侧进行解剖,从横结肠上分离下结肠下方的网膜,从肝曲到脾曲,依次钳夹、切断、缝扎网膜间隔的血管蒂(intervening vascular pedicles),或可以使用血管切闭器。

如果网膜大部分或全部被肿瘤组织所取代,形成网膜饼(omental cake)状,作者倾向于在处理盆腔病灶前,先行网膜切除术。即使不能完全切除病灶,切除网膜肿块也有助于减少腹水的产生,并减轻症状。如果网膜肿瘤和腹腔前壁的壁腹膜、盆腔脏器或小肠祥粘连,则应将其与这些结构剥离。当游离网膜后,向头侧牵拉,暴露网膜病灶与横结肠浆膜层间的解剖间隙,向两侧横行切开(图 26.4A)。如果结肠上的网膜也被肿瘤累及,且与横结肠致密粘连,应结扎左、右胃网膜动脉和孤立的胃分支血管,从而暴露胃大弯和网膜间的解剖平面(图 26.4B)。沿横结肠后侧边缘切开背侧腹膜反折,可以进入小网膜囊。通过将大网膜从横结肠及横结肠系膜上剥离,得以充分暴露小网膜囊。然后,通过缝扎或血管切闭器将网膜自胃大弯上分离切除。如果肿瘤与胃体关系紧密,可能被迫切除胃网膜血管弓(gastroepiploic arcade),留置鼻胃管避免术后胃膨胀。偶尔大网膜肿瘤病灶也累及脾脏或脾门,需要行脾脏切除术。切除网膜时,牵拉张力过大也可以导致脾脏的撕裂伤(avulsion injury),导致凶险性出血(brisk hemorrhage),需要紧急脾切除术。

横膈肿瘤切除术

在晚期卵巢癌患者中,有 10%~15% 的患者会出现肿瘤膈肌转移。由于右半膈的位置不同,结肠蠕动导致腹膜液体顺时针旋转,以及吸气时液体吸入膈下间隙,右半膈被肿瘤累及的频率更高、范围更广。膈肌肿瘤切除可改善五年生存率,当膈肌切除术有助于转移性卵巢癌的满意的/彻底的切除时,应进行膈肌切除术。

将中线切口延伸到剑突下方,有助于暴露横膈下腹膜。根据病灶累及横膈的范围和位置,决定是否游离肝脏和手术入路,下文将对此进行阐述。如果需要游离肝脏,可以先切断肝圆韧带,然后向顶端切断肝镰状韧带以及其分叉后的左右冠状韧带和三角韧带。肝静脉就在冠状韧带下方汇入腔静脉,因此操作需注意要表浅。斑点病灶切除或消融种植在膈肌腹膜表面小的肿瘤结节,也可用锐性切除、氩气刀凝结、电灼除或用手术吸引器吸除。当横膈病灶体积较小,侵犯深度不是全层时,行横膈表面腹膜切除术。自病灶上方切开腹膜,用一系列的 Allis 钳或卵圆钳向上牵拉腹膜,将表面腹膜从下方膈肌组织上剥离。这也可以用锐器切除或电灼切除,应持续清除所有横膈表面的转移病灶。

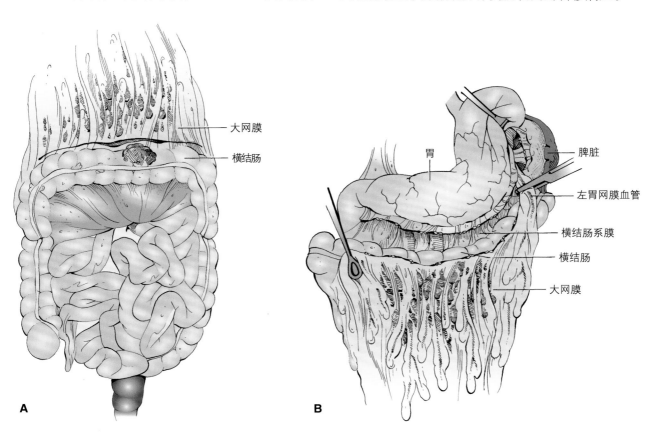

A　　　　　　　　　　　　　　　　　　　**B**

图 26.4　A. 大网膜切除术。转移性卵巢肿瘤与横结肠大网膜之间的无血管解剖平面。B. 大网膜切除术。结扎胃血管分支,自胃下切除肿瘤累及的大网膜

当肿瘤穿透腹膜浸润膈肌肌肉组织甚至胸膜腔时,应行膈肌全层切除。此时膈肌病灶的切除有可能影响肺通气功能,应提前告知麻醉师。游离受累区域,用锐器或电灼在病灶外缘 0.5~1cm 处切除受累的横膈肌。绝大部分横膈的缺损可使用可吸收线间断缝闭或连续锁边缝合来进行修补。如果缺损过大无法缝合修补,可使用合成网片(synthetic mesh)帮助修补。在膈肌缺损闭合前,排空胸腔内的气体(医源性气胸)很重要。可在缺损处放置 14F 红色橡胶导管(red rubber catheter)进行缝合,但不固定导管。给予几次足量肺部通气,并将导管置于抽吸器上,然后迅速拔出导管,并迅速地闭合膈肌开口。术后应进行胸部 X 线检查,以确保肺扩张不受影响。

横膈手术的并发症包括气胸、胸腔积液、膈动脉或肝血管出血,损伤心包、肺、腔静脉和膈神经。如果发现气胸,可以期待治疗或放置胸腔引流管(chest tube)。

脾切除术

4%~12% 的卵巢癌患者在进行初次减瘤术时需切除脾脏(图 26.5),最常见的是大网膜转移后继发累及脾门。在网膜切除或游离脾曲时,因牵拉损伤脾包膜导致大量出血,也需要切除脾脏。

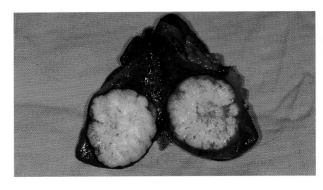

图 26.5　卵巢癌脾脏转移

脾切除的手术入路多样,取决于病灶的情况和手术的适应证。前方入路是控制脾脏血供最直接的方法,需要通过分离和结扎左侧胃网膜血管和胃脾韧带,暴露出小网膜囊,在此区域内识别胰体和胰尾的上缘和脾血管,单独分离、结扎、切断血管,为使脾脏内血液回流,应先结扎动脉(图 26.6)。然

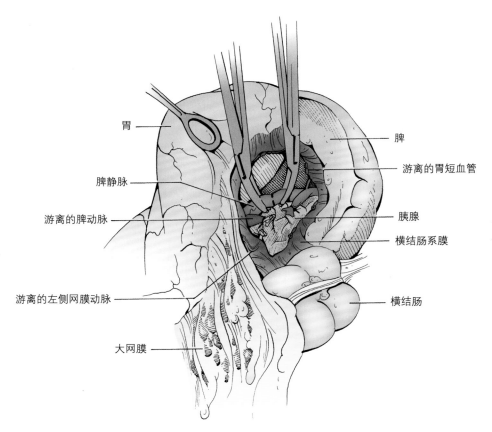

图 26.6　脾切除术。切断胃脾韧带,暴露小网膜囊,沿胰腺体上缘切断脾动、静脉

胃

脾静脉

游离的脾动脉

游离的左侧网膜动脉

大网膜

脾

游离的胃短血管

胰腺

横结肠系膜

横结肠

后,通过切断其与结肠(脾结肠韧带)、左肾(脾肾韧带)及横膈间的连接,游离脾脏。

因肿瘤或出血限制无法暴露小网膜囊时,可采用后方入路进行脾脏切除。在此入路中,切开脾肾韧带,将脾脏向内、向前翻转,在游离胰尾后,即可类似于前入路方式一样识别和游离脾脏血管,最后,将脾从胃上分离切除,仔细避免损伤胃壁及其血供。

脾切除的并发症包括出血、感染、血栓形成、左侧肺不张或肺炎。另外,还可能出现胰尾的损伤导致胰腺假性囊肿形成,也可能损伤胃壁形成胃瘘。由于术后发生脓毒症的风险,接受脾切除术的患者应使用围手术期抗生素,并应接种多价肺炎球菌、四价脑膜炎球菌和流感嗜血杆菌疫苗。接种疫苗至少应在计划脾切除术前 14 天进行,或对于未计划进行脾切除术而进行了脾切除术的患者,应术后至少 14 天接种疫苗。

肝切除术 / 活检术

如果肝脏出现转移病灶,通常是新辅助化疗的适应证。但是,如果肝转移灶孤立或可切除,可考虑行肝脏部分切除术,以达到满意的 / 彻底的肿瘤细胞减灭。术时可使用电灼(电手术器械或电切环)、氩气刀消融或通过订合 / 结扎胆管及血管进行切除。

有时需行肝脏活检明确有无肿瘤侵犯。可使用弹簧式活检针(spring-loaded biopsy needle)直接穿刺进入病灶。活检后将穿刺针重新插入活检位置,使用电凝功能获得止血。肝脏病灶切除的风险要高于组织活检,潜在的并发症包括出血、凝血障碍、高血糖症和胆漏。

腹腔内化疗灌注港的放置

腹腔内(intraperitoneal,IP)化疗是晚期卵巢癌患者满意肿瘤减灭术后主要的治疗方法。有几项随机对照临床试验已证实 IP 化疗比静脉(intravenous,IV)化疗的生存优势,然而,最近的研究却降低了对这种方法的积极性(enthusiasm)。

如果选择 IP 化疗,可以在初次肿瘤细胞减灭术时置入腹腔化疗港端口,或在术后经腹部小切口放置、腹腔镜放置,或介入放射科医师置入。在锁骨中线左侧或右侧肋缘下方切开 3~4cm 的皮肤切口,在皮下与腹壁筋膜间分离出放置港体的皮下袋(subcutaneous pocket)间隙,用探棒或扁桃体剥离器在袋筋膜上腹膜外到脐水平分离出一个隧道,在脐水平穿过腹直肌鞘、肌肉和腹膜置入导管装置(tunneling device)(在脐外侧 5~6cm 处),然后在腹腔内将导管连接到该装置上,导管穿过隧道拉出到达港体的位置,导管与港体连接后,使用 2-0 单丝不可吸收缝线将港体与筋膜缝合,并在港体周围间断缝合固定 3~4 针,以保持港体稳定。导管的 IP 部分切断成直角,在腹膜腔内留下至少 12cm。然后只能用 Huber 针(一种尖端呈斜角的空心针,用于进入化疗港体)穿入该港体,并用肝素化盐水冲洗,检查是否通畅和渗漏。连续缝合港体上方皮下的 Scarpa 筋膜层,然后,缝合皮肤(图 26.7)。

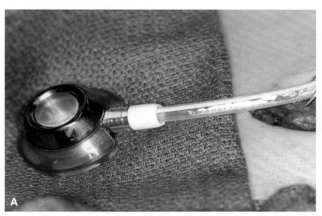
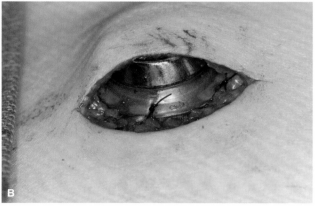

图 26.7　A. 腹腔内(IP)化疗灌注港体。B. 港体置于皮下袋内(Reprinted withpermission from De Vita VT,Lawrence TS, Rosenberg SA. *Cancer:principles & practice of oncology*,10th ed. Philadelphia,PA:Wolters Kluwer,2015.)

卵巢癌的微创手术

微创手术/最小侵入手术(minimally invasive surgery，MIS)、腹腔镜手术或机器人手术在卵巢癌处理中的作用正在发展。该手术平台在几种临床情况下进行了研究:(a)早期卵巢癌的初次手术，(b)未分期卵巢癌的再分期手术，(c)晚期卵巢癌的初次肿瘤细胞减灭术，(d)可切除性评估，(e)放置 IP 导管，(f)二次肿瘤细胞减灭术。

对于仅有附件肿块，而无其他转移病灶发现的卵巢癌患者，MIS 可能是选择的方法。如果术中发现肿瘤为恶性，也可以通过这种方法进行完整的手术分期(complete surgical staging)，但要小心避免肿瘤破裂。评估该方法的研究表明，与开腹手术相比，MIS 方法改善了术后结果，短期结果相似。

新辅助化疗和间歇期肿瘤细胞减灭术

新辅助化疗后的间歇期减瘤术(interval debulking)(化疗几个周期后的初次肿瘤细胞减灭术)是晚期疾病的一种治疗选择。70%~80% 的患者在接受了新辅助化疗后，在间歇期手术前有部分或完全缓解，并且在间歇期手术时达到最好的减瘤效果。与初始的肿瘤细胞减灭术相比，间歇期手术并发症可能减少。

美国临床肿瘤协会(The American Society of Clinical Oncology，ASCO)和妇科肿瘤协会(Society of Gynecologic Oncology，SGO)近期更新了晚期卵巢癌中新辅助化疗的应用指南，是否进行新辅助化疗应由妇科肿瘤医师决定。术前检查提示不能达到满意肿瘤细胞减灭术，如肺/纵隔/肝脏转移的Ⅳ期病例、门静脉周围很大的淋巴结、肠系膜挛缩、腹膜外淋巴结和/或大的肿瘤负荷情况。即使没有上述的情况，也并不是总能够完成满意的肿瘤细胞减灭术，识别出不能达到满意肿瘤细胞减灭术的患者非常关键。但不幸的是，仍然是一个挑战。

当决定暂不手术，而选择先行新辅助化疗时，应先行肿物的穿刺活检(core needle biopsy)或更理想的转移病灶活检来明确诊断。虽然敏感性较低，但也可使用腹水或胸腔积液的细胞学检查。这些结果通常与肿瘤标志物 CA-125 和 CEA 一起使用，这一比例为 25∶1(细胞学∶活检)与卵巢癌的诊断相符。如果不能获得活检或细胞学检查，患者可能需要腹腔镜或小切口开腹手术来获得组织样本进行诊断。

除了肿瘤负荷外，影响肿瘤细胞减灭术成功的因素还包括患者一般情况较差、年龄较大(≥75 岁)和营养状况不良(白蛋白 <30g/L)。近期心肌梗死或血栓栓塞性疾病的患者也更适合新辅助化疗，而不是直接进行肿瘤细胞减灭术。与接受初始减瘤术的患者相比，接受新辅助化疗的患者较少需要行根治性手术，包括肠道手术，而且围手术期的预后有所改善。

复发性卵巢癌手术

当确认复发时，可选择的治疗方式包括化疗，二次肿瘤细胞减灭术，或积极对症支持治疗(best supportive care)。二次肿瘤细胞减灭术(secondary cytoreductive surgery)没有明确的定义，目前最常用来指在接受过初次肿瘤细胞减灭术并复发后，对复发肿瘤进行的手术。

在一项 meta 分析中，Bristow 及其同事发现，与复发后生存时间独立相关的唯一具有统计学意义的变量是接受彻底的(无残余病灶)肿瘤细胞减灭术患者的比例。在去除其他因素影响后，接受彻底的肿瘤细胞减灭术患者的比例每增加 10%，队列的中位生存时间就增加 3 个月。与初次手术相似，复发性卵巢癌的手术目标也是尽量达到肿瘤的完全切除(complete gross resection)，没有残留病灶。铂敏感性，有限的复发部位，良好的身体素质，接受二次手术的患者预后较好。

与二次肿瘤细胞减灭术相似，三次肿瘤细胞减灭术可用于治疗间隔/复发间隔较长且能够达到术后无残留病灶的患者，因为这些是影响生存率的最重要因素。值得注意的是，大约 1/4 的三次减瘤术患者出现了严重的术后并发症，而关于三次肿瘤细胞减灭术仅有的数据来自回顾性分析，尽管有局限性，但关于三次减瘤术仍是可行的，并重申彻底肿瘤细胞减灭的重要性。

复发性卵巢癌的姑息性手术

肠梗阻的处理

25% 的卵巢癌患者在疾病的晚期出现肠梗阻。是否要对难治性卵巢癌（refractory ovarian cancer）并出现肠梗阻的患者进行手术，是妇科肿瘤医师面临的主要困境之一。卵巢癌引起肠梗阻的症状和体征包括恶心、呕吐、腹部绞痛、腹胀和进行性便秘，常规腹部 X 线检查可以帮助明确诊断。对于早期部分性肠梗阻的患者，其影像学表现可能没有特异性，腹部和盆腔的 CT 扫描可以帮助诊断，并能了解有关梗阻部位和癌变程度的情况。

虽然患者的肠梗阻通常是由肿瘤进展引起的，但梗阻的部位可能是孤立的，也可以是多发的。在 5% 到 10% 的患者中，小肠和大肠同时发生梗阻。结肠梗阻常发生于乙状结肠区域，这和盆腔肿瘤的生长导致的外源性压迫有关，偶尔，近端肠管也会出现梗阻。小肠梗阻通常是由于肠系膜或浆膜面肿瘤种植导致肠袢粘连所致。当完成了适当的评估并诊断肠梗阻后，妇科医师应拟定一个治疗计划。由于难治性卵巢癌患者的手术有显著的发病率和死亡率，因此决定对患者进行手术或非手术是一个需要慎重考虑的决定。在接受手术的患者中，有 20% 梗阻无法缓解，而且术后生存期很短，令人失望，手术严重并发症的发生率为 28%~49%，死亡率为 10%。如果患者病灶较大、病情进展迅速、多处梗阻、一般状况欠佳或已接受大剂量的放疗、化疗，则不应考虑手术治疗。

对于小肠梗阻患者的初始治疗可以放置鼻 - 胃管。对于没有手术计划的患者，建议行经皮胃造瘘术。这项手术对晚期卵巢癌患者的症状有很好的缓解作用，避免了鼻 - 胃管的不适，并允许患者回家。有了这样的装置，患者甚至可以继续吃东西来寻求安慰，然而，它基本上没有营养价值。

结肠梗阻通常需要行结肠造瘘术来进行治疗，以避免随之会出现的穿孔。结肠造瘘部位的选择取决于梗阻的区域和能否找到足够长度的无肿瘤侵犯的肠管。最常见的是当出现降结肠或乙状结肠梗阻时，行横结肠袢式造口术（transverse loop colostomy）。使用结肠 / 直肠支架代替结肠造瘘的

经验越来越多，这似乎是大肠梗阻患者避免大手术的合理选择。

胃造瘘管的放置

在肿瘤复发的情况下，可能需要手术来达到姑息治疗的目的。当肠梗阻伴广泛肿瘤病灶时，不建议手术，建议放置胃造瘘（gastrostomy，G）导管。该手术可由介入性放射科医师、内镜指导下的胃肠科医师或妇科肿瘤医师进行手术。

当选择经腹手术时，可以采用上腹部中线或左肋缘下垂直切口，用 Babcook 钳于胃体下半部提起胃壁至腹前壁，注意张力不要太大。做 2 个荷包缝合（2-0 聚乳酸线）并行胃壁造口切开。将 20 号 Malecot 引流管自左上象限经单独的腹壁穿刺口置入胃造瘘处，于管周收紧固定荷包缝合线。胃造瘘位置接近前腹壁腹膜，间断缝合固定，然后用 2-0 丝线将引流管固定在皮肤上（图 26.8）。

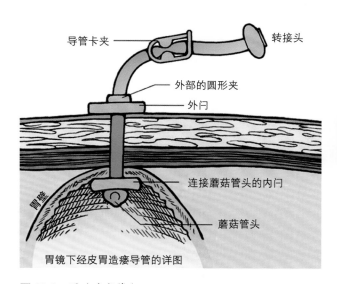

图 26.8　胃造瘘术管（Reprinted with permission fromSmeltzer SC，Bare BG，Hinkle JL，et al.，eds. Brunner & Suddarth's Textbook of Medical Surgical Nursing. 11th ed. Philadelphia, PA：Wolters Kluwer Health/Lippincott Williams& Wilkins；2008. Figure 36-7A.）

其他类型卵巢肿瘤的手术治疗

生殖细胞肿瘤

生殖细胞肿瘤（sex cord-stromal cell tumors）多发生于青春期和育龄女性。50%~70% 的恶性生殖

细胞肿瘤为I期,除了无性细胞瘤双侧卵巢的发生率为10%~15%外,其他类型生殖细胞瘤极少为双侧。双侧卵巢病变常常意味着肿瘤从一侧卵巢转移至另一侧卵巢的晚期病变,或者是含有无性细胞瘤成分的混合性生殖细胞肿瘤。5%~10%的良性囊性畸胎瘤病例伴有恶性生殖细胞肿瘤,可发生在一侧或两侧卵巢,可行囊肿切除术。因此,大多数恶性生殖细胞肿瘤患者可行保留对侧卵巢和子宫的单侧输卵管卵巢切除术,并进行手术分期。在这个年轻群体中,重要的是尽可能保留对侧卵巢。有几项研究曾报道,在保留生育能力的手术和化疗后,至少80%的患者生殖功能正常,并且可以妊娠。

性索间质肿瘤

多数性索间质瘤(sex cord-stromal cell tumors)也局限于卵巢。大部分颗粒细胞瘤表现为I期疾病,超过90%的Sertoli-Leydig支持-间质细胞肿瘤处于IA期,双侧卵巢肿瘤在这两种肿瘤类型中的发生率均不足5%。因此,大多数间质细胞肿瘤患者的最佳手术方式是单侧附件切除术,淋巴结切除术对性索间质肿瘤患者没有意义。由于5%~15%的颗粒细胞瘤患者发生子宫内膜癌变或增生,因此对保留子宫的年轻患者,应该进行子宫内膜活检或诊刮术。

低度恶性潜能的卵巢肿瘤

10%~15%的卵巢肿瘤是低度恶性潜能或交界性肿瘤。33%~60%的浆液性交界性肿瘤局限于一侧卵巢,20%~30%的病例发现卵巢外的转移;80%~90%的黏液性交界性肿瘤局限于一侧卵巢;子宫内膜样和透明细胞交界性肿瘤几乎都是I期,发生于单侧卵巢。对于仅局限于一侧卵巢的交界性肿瘤,可仅行单侧输卵管-卵巢切除术。交界性肿瘤行卵巢囊肿切除术而非单侧附件切除术的患者,复发风险增加。如果双侧卵巢均有交界性肿瘤,可进行卵巢囊肿切除术保留一侧或双侧的部分正常卵巢组织,也可以选择保守性手术,保留子宫,患者术后密切随访。对于已绝经的患者,建议行双侧输卵管卵巢切除术。据报道,仅接受手术治疗的I期交界性肿瘤患者的五年生存率为95%或更高。

对于交界性肿瘤有腹膜转移的患者,手术切除是主要的治疗方法。在冷冻切片确认交界性肿瘤后,应尽力切除所有肉眼可见病灶,交界性肿瘤并不要求手术分期。然而,术中冷冻切片可能无法发现浸润性癌,只能在术后最终报告中才能诊断。因此,由手术医师根据冷冻切片结果自行决定是否进行手术分期。应努力切除所有可见疾病,如果保留卵巢,患者应意识到复发的可能性。

妊娠期卵巢癌

妊娠期间被诊断为卵巢恶性肿瘤的患者非常少见。一般来说,肿瘤多来源于生殖细胞、性索间质或交界性肿瘤,上皮来源的肿瘤较少。可以选用腹腔镜和开腹的方式进行手术,术中应注意避免肿瘤破裂。可能的情况下,建议手术分期。然而,由于腹腔/盆腔和妊娠子宫的限制,分期手术常常推迟。辅助治疗以及产科医师、新生儿团队、妇科肿瘤医师的协调医治是必要的。

要点

■ 在美国,女性终生罹患卵巢癌的风险为1/70,如存在BRCA1突变,则增加到40%,如果BRCA2突变,则增加到20%。

■ 通过对患者病史、附件肿物的影像学检查和血清CA-125的仔细评估,通常可以发现恶性肿瘤高风险的患者,这些患者应转诊给妇科肿瘤医师。

■ 早期卵巢癌需要全面手术分期,对于早期未出现转移的年轻卵巢癌患者,可以考虑行保留生育功能的手术。

■ 晚期卵巢癌的手术目标是切除到无肉眼可见残留病灶或满意的肿瘤细胞减灭(≤1cm残留),这可能需要根治性手术,患者可以获得明显的生存期利益。

■ 对于晚期卵巢癌患者,可选择新辅助化疗后的间歇期减瘤术。

■ 对于不能达到满意切除的患者,可以选择新辅助化疗加间歇性肿瘤细胞减灭术。

■ 微创手术方法在卵巢癌的治疗中发挥的作用有限,但其在诊断、复发和姑息治疗时的应用越来越重要。

■ 除非有肿大的淋巴结，晚期卵巢癌患者不进行淋巴结切除术，肿大的淋巴结应予以减瘤切除。

■ 对于复发性卵巢癌的稳定患者，小肠梗阻的初始处理应包括放置鼻 - 胃管及辅助治疗，对于肠道梗阻未解决，且不考虑手术的患者，建议放置经皮胃造瘘管取代鼻 - 胃管。

（李娟　张辉　赵兴波　译）

参考文献

Ang C, Naik R. The value of ureteric stents in debulking surgery for disseminated ovarian cancer. *Int J Gynecol Cancer* 2009;19(5):978–980.

Bakkum-Gamez JN, Richardson DL, Seamon LG, et al. Influence of intraoperative capsule rupture on outcomes in stage I epithelial ovarian cancer. *Obstet Gynecol* 2009;113(1):11–17.

Berek JS, Hacker NF, Lagasse LD, et al. Lower urinary tract resection as part of cytoreductive surgery for ovarian cancer. *Gynecol Oncol* 1982;13(1):87–92.

Bristow RE, del Carmen MG, Kaufman HS, Montz FJ. Radical oophorectomy with primary stapled colorectal anastomosis for resection of locally advanced epithelial ovarian cancer. *J Am Coll Surg* 2003;197(4):565–574.

Bristow RE, Puri I, Chi DS. Cytoreductive surgery for recurrent ovarian cancer: a meta-analysis. *Gynecol Oncol* 2009;112(1):265–274.

Bristow RE, Tomacruz RS, Armstrong DK, Montz FJ. Survival effect of maximal cytoreductive surgery for advanced ovarian carcinoma during the platinum era: a meta-analysis. *J Clin Oncol* 2002;20(5):1248–1259.

Brown J, Sood AK, Deavers MT, et al. Patterns of metastasis in sex cord-stromal tumors of the ovary: can routine staging lymphadenectomy be omitted? *Gynecol Oncol* 2009;113(1):86–90.

Caceres A, Zhou Q, Iasonos A, et al. Colorectal stents for palliation of large-bowel obstructions in recurrent gynecologic cancer: an updated series. *Gynecol Oncol* 2008;108(3):482–485.

Chang SJ, Hodeib M, Chang J, Bristow RE. Survival impact of complete cytoreduction to no gross residual disease for advanced-stage ovarian cancer: a meta-analysis. *Gynecol Oncol* 2013;130(3):493–498.

Chi DS, Phaëton R, Miner TJ, et al. A prospective outcomes analysis of palliative procedures performed for malignant intestinal obstruction due to recurrent ovarian cancer. *Oncologist* 2009;14(8):835–839.

Chi DS, Zivanovic O, Levinson KL, et al. The incidence of major complications after the performance of extensive upper abdominal surgical procedures during primary cytoreduction of advanced ovarian, tubal, and peritoneal carcinomas. *Gynecol Oncol* 2010;119(1):38–42.

Du Bois A, Vergote I, Ferron G, et al. Randomized controlled phase III study evaluating the impact of secondary cytoreductive surgery in recurrent ovarian cancer: AGO DESKTOP III/ENGOT ov20. *J Clin Oncol* 2017;35(suppl):

abstr 5501.

Earle CC, Schrag D, Neville BA, et al. Effect of surgeon specialty on processes of care and outcomes for ovarian cancer patients. *J Natl Cancer Inst* 2006;98(3):172–180.

Elattar A, Bryant A, Winter-Roach BA, et al. Optimal primary surgical treatment for advanced epithelial ovarian cancer. *Cochrane Database Syst Rev* 2011;(8):CD007565.

Fagotti A, Ferrandina G, Fanfani F, et al. Prospective validation of a laparoscopic predictive model for optimal cytoreduction in advanced ovarian carcinoma. *Am J Obstet Gynecol* 2008;199(6):642.e1–642.e6.

Fotopoulou C, Zang R, Gultekin M, et al. Value of tertiary cytoreductive surgery in epithelial ovarian cancer: an international multicenter evaluation. *Ann Surg Oncol* 2013;20(4):1348–1354.

Gates MA, Rosner BA, Hecht JL, Tworoger SS. Risk factors for epithelial ovarian cancer by histologic subtype. *Am J Epidemiol* 2010;171(1):45–53.

Goff BA, Mandel LS, Melancon CH, Muntz HG. Frequency of symptoms of ovarian cancer in women presenting to primary care clinics. *JAMA* 2004;291(22):2705–2712.

Goldie JH, Coldman AJ. A mathematical model for relating the drug sensitivity of tumors to their spontaneous mutation rate. *Cancer Treat Rep* 1979;63:1727–1733.

Harter P, Sehouli J, Lorusso D, et al. LION: lymphadenectomy in ovarian neoplasms—a prospective randomized AGO study group led gynecologic cancer intergroup trial. *J Clin Oncol* 2017;35(suppl):abstr 5500.

Kehoe S, Hook J, Nankivell M, et al. Primary chemotherapy versus primary surgery for newly diagnosed advanced ovarian cancer (CHORUS): an open-label, randomised, controlled, noninferiority trial. *Lancet* 2015;386:249–257.

Lesieur B, Kane A, Duvillard P, et al. Prognostic value of lymph node involvement in ovarian serous borderline tumors. *Am J Obstet Gynecol* 2011;204(5):438.e1–438.e7.

Lyman GH, Khorana AA, Falanga A, et al. American Society of Clinical Oncology guideline: recommendations for venous thromboembolism prophylaxis and treatment in patients with cancer. *J Clin Oncol* 2007;25(34):5490–5505.

Magrina JF, Zanagnolo V, Noble BN, et al. Robotic approach for ovarian cancer: perioperative and survival results and comparison with laparoscopy and laparotomy. *Gynecol Oncol* 2011;121(1):100–105.

Melamed A, Nitecki R, Boruta DM II, et al. Laparoscopy compared with laparotomy for debulking ovarian cancer after neoadjuvant chemotherapy. *Obstet Gynecol* 2017;129(5):861–869.

Morice P, Joulie F, Camatte S, et al. Lymph node involvement in epithelial ovarian cancer: analysis of 276 pelvic and paraaortic lymphadenectomies and surgical implications. *J Am Coll Surg* 2003;197(2):198–205.

Norquist BM, Harrell MI, Brady MF, et al. Inherited mutations in women with ovarian carcinoma. *JAMA Oncol* 2016;2(4):482–490.

Panici PB, Maggioni A, Hacker N, et al. Systematic aortic and pelvic lymphadenectomy versus resection of bulky nodes only in optimally debulked advanced ovarian cancer: a randomized clinical trial. *J Natl Cancer Inst* 2005;97(8):560–566.

Park HJ, Kim DW, Yim GW, et al. Staging laparoscopy for the management of early-stage ovarian cancer: a metaanalysis. *Am J Obstet Gynecol* 2013;209(1):58.e1–58.e8.

Peiretti M, Bristow RE, Zapardiel IA, et al. Rectosigmoid resection at the time of primary cytoreduction for advanced ovarian cancer. A multi-center analysis of surgical and oncological outcomes. *Gynecol Oncol* 2012;126(2):

220–223.

Prat J; for the FIGO Committee on Gynecologic Oncology. Staging classification for cancer of the ovary, fallopian tube and peritoneum. *Int J Gynecol Obstet* 2014;124:1–5.

Ramirez PT, Slomovitz BM, McQuinn L, et al. Role of appendectomy at the time of primary surgery in patients with early-stage ovarian cancer. *Gynecol Oncol* 2006;103(3):888–890.

Rodriquez N, Miller A, Richard SD, et al. Upper abdominal procedures in advanced stage ovarian or primary peritoneal carcinoma patients with minimal or no gross residual disease: an analysis of Gynecologic Oncology Group (GOG) 182. *Gynecol Oncol* 2013;130(3):487–492.

Rose PG, Nerenstone S, Brady MF, et al. Secondary surgical cytoreduction for advanced ovarian carcinoma. *N Engl J Med* 2004;351(24):2489–2497.

Schilder JM, Thompson AM, DePriest PD, et al. Outcome of reproductive age women with stage IA or IC invasive epithelial ovarian cancer treated with fertility-sparing surgery. *Gynecol Oncol* 2002;87(1):1–7.

Shih KK, Chi DS, Barakat RR, Leitao MM Jr. Beyond tertiary cytoreduction in patients with recurrent epithelial ovarian, fallopian tube, or primary peritoneal cancer. *Gynecol Oncol* 2010;116(3):364–369.

Siegel RL, Miller KD, Jemal A. Cancer Statistics, 2017. *CA Cancer J Clin* 2017;67:7–30.

Stewart DE, Wong F, Duff S, et al. "What doesn't kill you makes you stronger": an ovarian cancer survivor survey. *Gynecol Oncol* 2001;83(3):537–542.

Tangir J, Zelterman D, Ma W, et al. Reproductive function after conservative surgery and chemotherapy for malignant germ cell tumors of the ovary. *Obstet Gynecol* 2003;101(2):251–257.

Tinelli R, Tinelli A, Tinelli FG, et al. Conservative surgery for borderline ovarian tumors: a review. *Gynecol Oncol* 2006;100(1):185–191.

van der Burg ME, van Lent M, Buyse M, et al. The effect of debulking surgery after induction chemotherapy on the prognosis in advanced epithelial ovarian cancer. Gynecological Cancer Cooperative Group of the European Organization for Research and Treatment of Cancer. *N Engl J Med* 1995;332(10):629–634.

van Meurs HS, Tajik P, Hof MH, et al. Which patients benefit most from primary surgery or neoadjuvant chemotherapy in stage IIIC or IV ovarian cancer? An exploratory analysis of the European Organisation for Research and Treatment of Cancer 55971 randomised trial. *Eur J Cancer* 2013;49:3191–3201.

Vergote I, Marquette S, Amant F, et al. Port-site metastases after open laparoscopy: a study in 173 patients with advanced ovarian cancer. *Int J Gynecol Cancer* 2005;15(5):776–779.

Vergote I, Tropé CG, Amant F, et al. Neoadjuvant chemotherapy or primary surgery in stage IIIC or IV ovarian cancer. *N Engl J Med* 2010;363:943–953.

Walker JL, Armstrong DK, Huang HQ, et al. Intraperitoneal catheter outcomes in a phase III trial of intravenous versus intraperitoneal chemotherapy in optimal stage III ovarian and primary peritoneal cancer: a Gynecologic Oncology Group study. *Gynecol Oncol* 2006;100(1):27–32.

Wallace S, Kumar A, Mc Gree M, et al. Efforts at maximal cytoreduction improve survival in ovarian cancer patients, even when complete gross resection is not feasible. *Gynecol Oncol* 2017;145(1):21–26.

WHO classification of ovarian neoplasms. PathologyOutlines.com website. http://www.pathologyoutlines.com/topic/ovarytumorwhoclassif.html. Accessed December 15, 2017.

Wimberger P, Wehling M, Lehmann N, et al. Influence of residual tumor on outcome in ovarian cancer patients with FIGO stage IV disease: an exploratory analysis of the AGO-OVAR (Arbeitsgemeinschaft Gynaekologicshe Onkologie Ovarian Cancer Study Group). *Ann Surg Oncol* 2010;17(6):1642–1648.

Wright AA, Bohlke K, Armstrong DK, et al. Neoadjuvant chemotherapy for newly diagnosed, advanced ovarian cancer: Society of Gynecologic Oncology and American Society of Clinical Oncology clinical practice guideline. *J Clin Oncol* 2016;34(28):3460–3473.

Zapardiel I, Peiretti M, Zanagnolo V, et al. Diaphragmatic surgery during primary cytoreduction for advanced ovarian cancer: peritoneal stripping versus diaphragmatic resection. *Int J Gynecol Cancer* 2011;21(9):1698–1703.

第六部分

盆底疾病手术

子宫阴道脱垂经阴道顶端悬吊术

Robert E. Gutman

盆腔器官脱垂泛指盆腔结构位置下降,包括子宫颈、子宫和阴道壁。根据不同的定义,发病率的差异较大(3%~50%)。按照症状来定义,发病率仅3%~6%,但如果按照检查结果来定义,发病率则为41%~50%,这种差异也能反映出症状和解剖学异常程度并不一定相关。诊断脱垂最可靠的症状是阴道脱垂膨出和下降,最典型的是达到或超过处女膜缘外0.5cm。盆腔器官脱垂可因阴道的膨出和下降引起盆腔不适的症状,以及排尿功能障碍、排便功能障碍和性功能障碍等,从而降低患者的生活质量。然而,高达75%的脱垂达到或超出处女膜处的女性可能没有症状或只有轻微的症状。解决膨出的症状是脱垂手术成功的重要部分,因为患者对于整体状况改善的评价主要依据膨出症状的缓解,而非单纯解剖位置的恢复。

随着美国人口老龄化,脱垂性疾病的发生率也逐渐升高。一生中因脱垂而行手术的风险约为12.6%,因复发性脱垂再次手术率为13%~29%。最近一项大型美国数据研究显示,在因脱垂而行手术后5年内,后续脱垂手术的累计发生率为9.6%;65岁以上的患者再次手术率更高(11.5%)。因此,脱垂手术的需求将随着女性寿命更长、健康状况更好而继续增长。

盆腔器官脱垂通常包含不止一处阴道结构的下降。Delancey描述了阴道支撑三个平面的缺陷:第Ⅰ平面是来自子宫骶韧带及主韧带复合体的顶部支撑;第Ⅱ平面是阴道中段前壁和后壁纤维肌层向外侧附着于盆筋膜腱弓的支撑;第Ⅲ平面

阴道出口的支撑来自会阴膜和会阴体以及附着的肌肉和结缔组织(图27.1)。阴道中段结构所能提供的支撑可能最有争议。许多手术医师在描述阴道中段的支撑结构时仍然使用术语"盆腔内筋膜"("endopelvic fascia"),但组织学研究证实这不是真正的"筋膜",更合适的术语是阴道壁的纤维肌层。肛提肌被认为可以通过缩小生殖裂孔、阴道后壁偏转来维持阴道轴接近平面的方式提供三个平面的

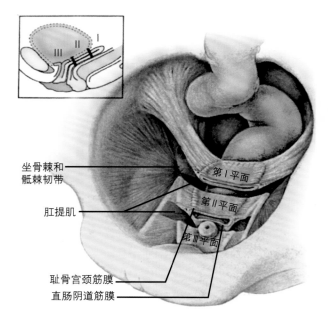

坐骨棘和
骶棘韧带　　　　　　　　　　第Ⅰ平面

肛提肌　　　　　　　　　　　第Ⅱ平面

　　　　　　　　　　　　　　第Ⅲ平面

耻骨宫颈筋膜

直肠阴道筋膜

图 27.1　盆底不同支撑平面。Delancey 的各生物力学平面:第Ⅰ平面,近端悬吊;第Ⅱ平面,侧向附着;第Ⅲ平面,远端融合(Reprinted from DeLancey JO. Anatomic aspects of vaginal eversion after hysterectomy. *Am J Obstet Gynecol* 1992;166［6 Pt 1］:1717-1724. Copyright © 1992 Elsevier. With permission.)

VI

支撑。据推测,如果肛提肌张力和支撑力不足,出现生殖裂孔的扩大,将导致第一平面和第二平面支持结构压力增大,从而引起盆腔脏器的脱垂和阴道顶端下降的加重。

除衰老外,发生脱垂最重要的危险因素是经阴道分娩。前瞻性队列研究(cohort study)结果显示,脱垂达到或超过处女膜缘的校正比值比(adjusted odds ratio)在经阴道分娩女性中为 5.6(95% *CI*:2.2~14.7),而在经历过至少一次剖宫产的女性中则为 7.5(95% *CI*:2.7~20.9)。在纵向随访中,与剖宫产相比,经历至少一次经阴分娩(*OR* 3.1;95% *CI*:1.4~7.1),40 岁以上(*OR* 1.6;95% *CI*:1.1~2.5),入组时生殖裂孔在 2cm 以上(*OR* 2.4;95% *CI*:1.03~5.4)的患者,盆底支持功能更差。宽大的生殖裂孔和经阴手术助产(operative vaginal delivery)增加了脱垂的风险,可能由于这些情况和新生儿较大,通过牵拉、撕裂、神经损伤甚至肛提肌分离而导致更严重的产道损伤。越来越多的证据表明磁共振成像上显示的肛提肌缺陷与脱垂的发生及严重程度相关。脱垂发展的其他循证风险因素包括家族史(可能与遗传和盆腔形态有关),肥胖以及既往子宫切除。关于导致慢性腹压增加的因素,如慢性咳嗽、排便困难、涉及重复负重的工作或锻炼,与脱垂发生的关系证据较少。前述提到的一些危险因素(如宽大的生殖裂孔、肛提肌缺陷、肥胖或其他慢性增加腹压的因素)也是脱垂复发的危险因素。最后,复发性脱垂最重要的危险因素似乎是既往脱垂手术的失败和较严重的脱垂。

脱垂最常见的解剖学位置是阴道前壁。然而,解剖学研究表明,约 50% 的阴道前壁脱垂与阴道顶端下降有关。因此不难理解,术中不同时行阴道顶端加固,术后脱垂复发风险就会升高。在一项医疗保险受益人(medicare beneficiaries)的大样本研究中,与阴道前壁修补并行顶端加固的患者相比,仅行阴道前壁修补患者术后复发率明显升高(20.2% vs. 11.6%,*P*<0.01)。顶端加固逐渐被认为是所有良好脱垂修复的基础(cornerstone),应充分认识到其在脱垂修复手术中的重要性。

有多种可选择的术式用来进行阴道顶端支撑的加固。在过去的十年中,脱垂的治疗方式也更趋向于微创手术 / 最小侵入手术,经阴行子宫切除以及脱垂的修复被认为是最小侵入性手术方式。本章着重介绍经阴顶端悬吊术,随后的章节介绍阴道前壁修补、后壁修补、直肠膨出的修复(第 29 章),以及选择性阴道顶端脱垂的修复,包括阴道封闭术(第 31 章)和阴道骶骨固定术(第 28 章)。

保留子宫(子宫固定术)和子宫切除术的比较

子宫在盆底脏器脱垂中是被动脱垂的结构,因此脱垂行修复手术时可以考虑保留子宫。然而,在美国每年近 50 万例行子宫切除术的住院患者中,脱垂是最常见的手术指征之一。调查结果显示,如果保留子宫和切除子宫术后效果相同,绝大多数脱垂的女性会选择保留子宫。然而,在许多情况下,这种选择是基于误解,如子宫切除会对情绪、人际交往、生活质量、性欲及体重产生负面影响。即使患者不会因为这些问题产生顾虑,也有人认为子宫是完整个体的重要组成部分,从而选择保留子宫。此外,还有部分患者担心子宫切除并发症的问题。当计划行盆腔脏器脱垂手术治疗并获得知情同意时,明确患者的目的,提供充分的手术信息并考虑患者的偏好和信仰非常重要。

与子宫切除术相比,子宫固定术(hysteropexy)在进行阴道悬吊时的潜在优势包括出血量更少、手术时间更短,而且恢复更快。此外,子宫固定术与过早绝经的风险没有关联,而一项大型前瞻性队列研究显示,即使保留卵巢,子宫切除后 5 年内患者绝经的风险较未行手术患者增加了两倍。关于子宫固定术的研究数量和质量都在不断增加,大多数结论都证实了短期的安全性和有效性。然而,大多数研究缺乏对照,而且存在应用技术和手术成功的定义不同的问题。

保留子宫并不适用于所有患者。在考虑保留子宫的术式时应严格根据标准选择,以减少后续再行子宫切除的风险。未来有生育计划和尚不确定有无生育计划的女性可暂时使用子宫托(pessary);保守治疗失败或完成生育计划后的患者可行手术治疗。另外,子宫固定术将增加之后子宫切除术的技术难度,因此不建议存在子宫和内膜疾病高风险的患者保留子宫。子宫内膜癌、宫颈癌或卵巢癌高风险的患者应建议在脱垂修复时行子宫切除术(同时切除输卵管和卵巢)。子宫内膜增生和肿瘤高危因素包括肥胖(增加3倍风险)、遗传性非息肉性结直肠癌(Lynch综合征——终身风险为60%)以及绝经后出血(即使检查结果阴性,仍有13%的风险存在病理异常);携带*BRAC1*和*BRAC2*突变的女性患卵巢癌的风险增加,理论上也会增加患输卵管癌和浆液性子宫内膜癌的风险;有雌激素受体阳性乳腺癌病史的患者通常选择双侧卵巢切除术,以减少乳腺癌复发的风险。由于有5%~25%发生子宫内膜癌的风险,因此子宫内膜增生无论伴或不伴不典型增生都建议同时行子宫切除。对于服用他莫昔芬(tamoxifen)或其他会增加子宫内膜增生风险药物的女性,也给出类似的建议。另外,那些目前或近期有宫颈不典型增生的患者应避免保留子宫及宫颈。因痛经和因子宫肌瘤增大、子宫腺肌病或其他原因引起异常子宫出血的患者,未来需要干预的可能性升高,应避免子宫固定术。最后,有宫颈延长的患者应该考虑子宫切除术或至少部分宫颈切除术(宫颈缩短术)以改善预后。

经阴道顶端悬吊术

脱垂手术的目的是恢复解剖并改善或解决相关症状。为了恢复解剖结构,大多数经阴道顶端悬吊手术都依赖于子宫骶韧带或骶棘韧带的支撑。髂尾肌悬吊术也可用于经阴道顶端的悬吊,但由于担心会缩短阴道的长度而不常采用。McCall 阴道壁修补术(McCall culdoplasty)和子宫骶韧带悬吊术都利用子宫骶韧带作为支撑,都是在腹膜内双侧进行操作,使顶点固定于正常阴道轴线上。另外,位于尾骨肌下方的骶棘韧带也是一个稳固可靠的韧带,但以其作为锚定点时,阴道轴线会轻微后移。骶棘韧带悬吊常在腹膜外进行,仅行单侧悬吊,使阴道顶端偏向右侧。后文分别介绍 McCall 阴道壁修补术、子宫骶韧带悬吊术和骶棘韧带固定术的手术步骤,包括成功率及其并发症情况。

McCall 阴道壁修补术

McCall 阴道壁修补术或阴道后壁修补术最早于1957年被提出,可固定阴道顶端、修补直肠膨出,在子宫切除术后操作,可以辅助性预防脱垂。在经阴子宫切除术后,使用多根不可吸收线将阴道后壁膨出的直肠壁层层缝合修补,缝线要穿过两侧

宫骶韧带和中间的盆底返折腹膜。向近端连续缝合,直至修复所有膨出的肠管。McCall 建议至少应用3根腹膜内不可吸收线进行缝合,当然,具体数量取决于肠管膨出的情况。将内部缝合线分别留置,可吸收线缝合阴道后壁上皮,缝合时要穿过两侧子宫骶韧带(不缝合中间的组织),然后穿过对侧阴道后壁上皮。最近端的缝线位于阴道顶端,以确保阴道最大长度。先打结内部缝线,这样当外部缝线打结后可以形成一个支撑阴道顶端的支架。McCall 建议不切除肠管膨出的囊壁或阴道后壁上皮,这样可以增加阴道长度。

自最初的手术方式被介绍以来,已经做出了一些修改,包括改变缝线的数量,缩短子宫骶韧带,切除肠管膨出的囊壁和多余的阴道后壁组织,使用外部缝线缝合中间的盆底腹膜。无论它被称为 Mayo 阴道壁修补术、改良的 McCall 阴道壁修补术、Mayo-McCall 阴道壁修补术,还是高位 McCall 阴道壁修补术,原创的 McCall 阴道壁修补术的主要原则是向中线折叠(plication)宫骶韧带,以提供顶端支持并治疗或预防阴道子宫切除术后肠膨出的形成。

作者建议该手术至少应包括内部2条不可吸收缝线的缝合,以及外部1条延迟可吸收缝线的缝合(图27.2)。确定缝合位置时可用 Allis 钳提起子宫骶韧带近端,使其远离侧壁处,并触摸坐骨棘,以确认计划的缝合位置位于坐骨棘后方。这样可以防止骶神经根受压和输尿管的扭曲或损伤。手术医师可自行决定是否切除多余的阴道后壁和肠管膨出的囊壁(图27.3),这必然会缩阴道顶端,必须注意避免过度缩窄导致阴道功能性缩短和潜在的性交困难。先打结内部缝线,再打结外部缝线。在外部缝线打结之前,先行阴道残端缝合可能更加容易一些,但手术医师必须小心避免在此步骤中卡住外部缝线(图27.4)。

手术效果

这种常用的阴道顶端加固手术的数据(仅限于回顾性系列和队列研究)显示较高的成功率和较低的脱垂复发再手术率,最大的研究系列($n=693$)显示82%的满意度和5.2%的再手术率。经阴道子宫切除术和 McCall 阴道壁修补术(知识框27.1)2年后,重度脱垂($n=38$)和较轻脱垂($n=273$)患者的

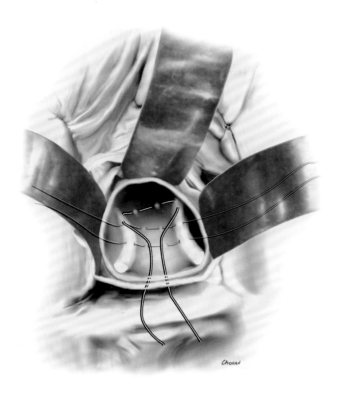

图 27.2　McCall 阴道壁修补术。已缝合的 2 根内部缝线（不可吸收）和 1 根外部缝线（延迟可吸收）（Reprinted from Baggish MS, Karram MM. *Atlas of pelvic anatomy and gynecologic surgery*, 1st ed. Philadelphia, PA: Saunders; 2001. Copyright © 2001 Elsevier. With permission.）

知识框 27.1　McCall 阴道壁修补术步骤

- 使用湿润的开腹手术纱布垫或 Kerlix 海绵将肠管排垫出盆腔外。
- 使用牵开器暴露子宫骶韧带。
- 使用 Allis 或 Kocher 钳抓住阴道残端子宫骶韧带附着处（经阴子宫切除术时抓持其蒂）并牵拉。
- 触摸坐骨棘，识别并使用长 Allis 钳抓住每侧子宫骶韧带近端。
- 如果需要，切除膨出的肠疝囊壁和 / 或多余的阴道后壁。
- 在内部使用不可吸收线或延迟可吸收线进行缝合，穿过每侧子宫骶韧带的背侧 / 后部，包括其中的盆底腹膜，以消除膨出的疝囊。先缝合远端，持线并提供牵引，然后缝合近端。
- 在外部使用延迟可吸收缝线穿过阴道后壁上皮和子宫骶韧带，并从对侧后壁上皮出针，新的阴道顶端应该位于子宫骶韧带的最近端。
- 根据需要进行阴道前壁修补术（colporrhaphy）。
- 移除任何排垫物品。
- 内部缝线先打结，然后缝合阴道残端，外部缝线再打结。
- 膀胱镜检查证实输尿管畅通，排除下尿路损伤。
- 根据需要进行阴道后壁修复，术毕进行直肠指检以排除损伤。

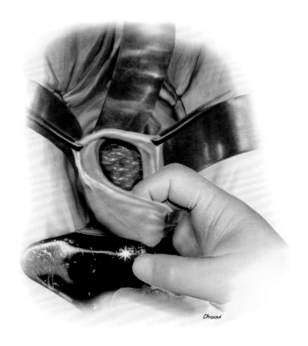
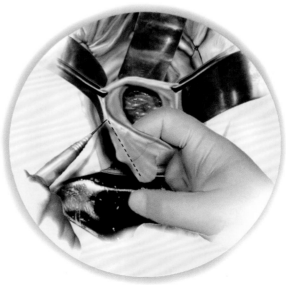

图 27.3　打开阴道残端，触摸盆底腹膜和膨出肠管。插图：切除虚线标记的楔形多余阴道后壁和腹膜（Reprinted from Baggish MS, Karram MM. *Atlas of pelvic anatomy and gynecologic surgery*, 1st ed. Philadelphia, PA: Saunders; 2001. Copyright © 2001 Elsevier. With permission.）

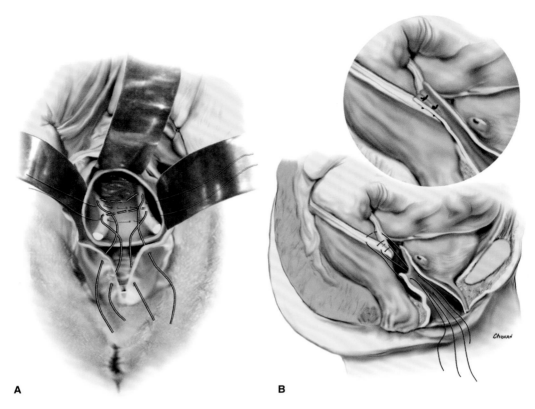

A　　　　　　　　　　　　　　　　　　　　**B**

图 27.4　A. 缝置内部（不可吸收）和外部（延迟可吸收）McCall 缝线。预先楔形切除了部分阴道后壁。B. 缝线打结前阴道上部和阴道穹隆的截面图。插图展示了缝线打结后的最终效果（Reprinted from Baggish MS, Karram MM. *Atlas of pelvic anatomy and gynecologic surgery*, 1st ed. Philadelphia, PA: Saunders; 2001. Copyright © 2001 Elsevier. With permission.）

结局相似，尽管在重度脱垂组观察到更多的阴道前壁修复失败（18.4% vs. 6.2%，P=0.02）。据报道，由于扭曲或损伤造成输尿管梗阻的病例不到 3%，一项 411 例 Mayo 阴道壁修补术患者的回顾性分析结果显示，利用子宫骶韧带的背侧和后部缝合的风险最小（<1%）。子宫骶韧带的折叠可导致多达 22% 的病例术后发生性交困难。

子宫骶韧带悬吊术

此手术与 McCall 阴道壁修补术的区别在于没有中线处的折叠。尽管 Miller 在 1927 年首次报道了该术式，但直到 1997 年 Jenkins 和 2000 年 Shull 报道了他们的手术方式，这种不需要向中线折叠的改良术式才得到普及。这些医师推广的手术基础是将阴道顶端悬吊到同侧子宫骶韧带腹膜内的部分（缝合到坐骨棘的近端以恢复阴道顶端其正常的生理位置）。该术式通常在阴道子宫切除术时一并进行，但也可用于治疗子宫切除术后阴道穹隆的脱垂。

排垫肠管，使用大号的 Breisky-Navratil 牵开器将膀胱拉开，纱布垫包裹肠管拉向前方，使用另一个牵开器将直肠向后内侧牵拉，从而暴露出子宫骶韧带沿骨盆侧壁的走行。用 Allis 或 Kocher 钳抓住阴道残端子宫骶韧带附着处，有时韧带脱离此位置或变细不明显，因此必须在近阴道残端处识别。在识别确认后，用另一把长 Allis 钳抓住在子宫骶韧带的近端，以牵引远离骨盆侧壁和下方骶神经根。触摸坐骨棘可确认在韧带上计划的缝合位置，在坐骨棘水平或其近端，并位于坐骨棘后部和背侧，后者的位置很重要，以防止因扭折或损伤输尿管造成其梗阻。另外，在腹腔内，还可以尝试通过指尖沿着骨盆侧壁从腹侧向背侧/自前向后来触摸输尿管的走行。

所有缝线从子宫骶韧带外侧到内侧逐一缝合间隔约 1cm，并留线牵引。如果需要进行阴道前壁缝合，通常在阴道悬吊术之前更容易操作。使用双臂缝线（double-armed sutures）或 Mayo 针将悬吊宫骶韧带的缝线末端缝合穿过阴道残端前后壁的纤维肌层。缝合时在阴道残端边缘处穿过阴道前壁纤维肌层,再缝合同侧子宫骶韧带,然后穿过阴道后壁纤维肌层。Shull 描述的操作是每一侧缝合3 针,将近端缝线固定在内侧,远端缝线沿阴道残端固定在外侧,沿着阴道残端横向闭合(图 27.5)。将排垫纱布垫取出,将缝线打紧,以拉升阴道残端(图 27.6)。缝线的尾留得长些,在膀胱镜检查确认输尿管畅通后修剪。如果需要进行阴道后壁修补术和 / 或直肠膨出修补,可以在阴道固定术和阴道残端缝合后进行,也可在阴道残端与子宫骶韧带进行悬吊缝合固定之前进行。手术结束时应进行直肠指检,以排除子宫骶韧带悬吊和阴道后壁缝时的损伤。

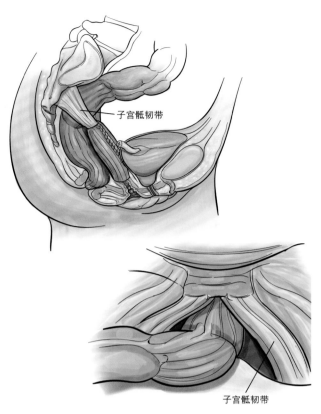

图 27.6　子宫骶韧带悬吊。上图:阴道前壁缝合后的阴道残端固定于子宫骶韧带的矢状面。下图:悬吊缝线打结后的腹腔内视图

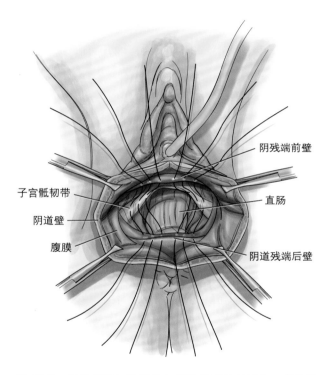

图 27.5　将子宫骶韧带缝线与阴道残端进行缝合。每条缝线的一端穿过阴道残端前壁,另一端穿过阴道残端后壁,包括腹膜和除上皮外的阴道壁全层,缝在韧带上方的缝线应在阴道残端更内侧的位置

　　每侧缝线的数量和使用的缝线类型存在差异。有些手术医师只在每一侧缝合 1~2 针,有些手术医师全都使用不可吸收缝合线并将线结包埋在阴道残端上皮下,有些医师联合使用可吸收缝合线和不可吸收缝合线,并将可吸收缝合线置于侧面,还有些医师全部使用延迟可吸收缝合线。

　　支持使用可吸收缝合线的一个论点是,不可吸收缝合线的侵蚀发生率多达 36.1%,虽然对此没有相关的随机试验,作者相信会有证据支持使用延迟可吸收缝合线来进行子宫骶韧带的悬吊。在已发表的病例系列研究中,除一篇外,结果都显示可吸收缝合线和不可吸收缝合线的手术成功率没有差异。Unger 对采用 3 种不同缝合类型和方式子宫骶悬吊术的患者进行了最大规模的回顾性研究:每侧缝合2 针,可吸收 / 不可吸收缝线(n=361);每侧缝合 3针,均为延迟可吸收缝线(n=454);子宫骶韧带悬吊结合 McCall 手术,可吸收 / 不可吸收缝线(n=168)。术后总体复发率为 14.4%,与缝合线的数量和类型无关。10.7% 的患者出现肉芽组织,各缝合类型间没有差异。在不可吸收线组中,因缝合线侵蚀需要再次操作切除的情况更常见,但这种差异没有统计学意义(6.2% vs. 2.4%,P=0.10)。最近一项回顾性队列研究比较了全部采用可吸收缝合线(n=188)或混合可吸收 / 不可吸收缝合线(n=54)来进行子宫骶韧带悬吊术的患者。大约 2/3 的可吸收线组使用延迟可吸收缝合线,93% 每侧只进行 1 针缝合。大部分不可吸收线组使用聚丙烯(polypropylene,Prolene)和聚葡糖酸酯(polyglyconate,Maxon)(85%)组合,每侧缝合 2 针(83%)。尽管可吸收缝线组进行的缝合较少,但总体解剖学失败率(17.8%,脱垂未超出处女膜,未再治疗)组间无差异(OR 1.11;95% CI:0.5~2.5)。Kasturi 的研究还显示,子宫骶韧带悬吊时使用不同类型缝线(65 例使用延迟可吸收缝线,50 例使用不可吸收缝线)每侧缝合 3 针后进行的顶端加固结果没有差异。然而,全部 22% 的缝线侵蚀均由编织的聚酯纤维线(braided polyester,Ethibond)所导致。值得关注的是,一项研究表明,在每侧缝合 3 针进行子宫骶韧带悬吊过程中,使用延迟可吸收缝线(n=141)比使用永久缝线(n=105)更容易发生超出处女膜缘的复发性脱垂(6% vs. 1%,P=0.03)。

可吸收缝合线的另一个优点是线尾不必埋在阴道残端下方,并且可以穿透阴道前壁和后壁的阴道上皮。因为缝合线尾部位于阴道腔内,如果需要拆除,手术医师更容易操作。此外,这些缝线通常足以闭合阴道残端(不需要额外的缝线)。

延迟可吸收缝合线的缺点是线尾可能需要 3~6 个月或更长的时间才能完全吸收,这可能会导致患者或其性伴侣在恢复性交时出现短期不适。

手术效果

大多数关于子宫骶韧带悬吊术的证据来自非对照回顾性病例系列研究,整体显示较高的解剖学成功率(平均 85%,范围为 48%~96%),较低的再手术率(平均 5.8%,范围为 0~12%),脱垂症状缓解良好(82%~100%)。Margulies 的 meta 分析和系统综述显示,总体解剖学成功率(<2 度)显示,阴道顶端为 98.3%(95% CI:95.7%~100%),阴道前壁为 81.2%(95% CI:67.5%~94.5%),阴道后壁为 87.4%(95% CI:67.5%~94.5%)。术前阴道前壁脱垂越严重(3 度 vs. 2 度),解剖学成功率越低(66.8% vs. 92.4%,P=0.06)。

子宫骶韧带悬吊术(知识框 27.2)的一个重要并发症是由扭折或损伤输尿管引起梗阻,发生率在 1%~11%。在 900 多病例单中心医疗机构的一项大型回顾性系列研究中显示输尿管扭折的发生率为 4.5%,所有这些都是在术中通过膀胱镜检查

知识框 27.2　子宫骶韧带悬吊术步骤

- 使用湿润的开腹手术纱布垫或 Kerlix 海绵将肠管排垫移出骨腔外。
- 用牵开器暴露子宫骶韧带。
- 使用 Allis 或 Kocher 抓住阴道残端子宫骶韧带附着处(在经阴子宫切除术时抓持其蒂部),并牵引。
- 触摸坐骨棘,识别并使用长 Allis 钳抓住每侧的子宫骶韧带近端。
- 通过子宫骶韧带从外侧向内侧缝合 2 条或 3 条缝线,并留线牵引。缝合线大约间隔 1cm,最远端在坐骨棘水平处。
- 根据需要进行阴道前壁缝合术。
- 通过阴道前后壁残端的纤维肌层使用双臂缝线或自由针缝合固定子宫骶韧带悬吊缝合线末端。近端缝合线放置在内侧,远端缝合线放置在外侧。不可吸收缝线应避免缝合上皮,而延迟可吸收缝线可缝透上皮。
- 移除所有排垫物品。
- 打结缝线,拉升阴道残端,保留较长的尾线。
- 膀胱镜检查证实输尿管畅通,排除低位尿路损伤。
- 修剪缝合线尾端,按需缝闭阴道残端,按需行阴道后壁缝合术和 / 或肠膨出修补术,然后进行直肠指检以排除损伤。

发现的,并同时进行了缝合线的拆除。系统性综述显示输尿管损伤需要再植入术的比率较低(0.6%)。其他并发症,如膀胱或肠道损伤和出血量大需要输血的发生率 <1%。膀胱镜检查应在子宫骶韧带悬吊缝线打结后进行,如果对阴道残端牵引的缝线尚未打结固定,不能可靠地预测手术结束时的梗阻。

另一与子宫骶韧带悬吊术相关的潜在并发症是臀部、大腿或外阴 / 会阴疼痛和感觉异常。据报道,这种并发症的发生率为 1.1%~6.8%。解剖学研究表明,S_2 神经根和更有可能的 S_3 神经根易受损伤(图 27.7)。有研究表明,缝线位置越深,以及缝合位置距骶骨越近,损伤的风险就可能增加。用 Allis 钳将韧带提起,使其远离骨盆侧壁,限制缝合深度,并于坐骨棘水平近端 2cm 内进行缝合,可以减少这种风险。大多数神经病变症状是自限性的,一般观察后即可痊愈,但对持续 1~2 周以上的严重难治性病例应拆除缝线,以减少长期后遗症的风险。

子宫骶韧带固定术

子宫骶韧带悬吊术是用于保留子宫的子宫阴

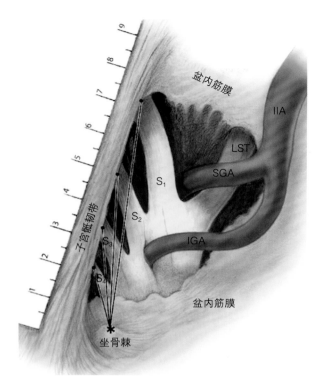

图 27.7　骶神经根在子宫骶韧带下经外侧穿过坐骨大孔。S₄ 神经根在距坐骨棘不足 1cm 的韧带下经过，S₃ 神经根和 S₂ 神经根分别在距坐骨棘头侧 1.5cm 和 2.6cm 的韧带下经过（Reprinted by permission from Springer：Siddique SA, Gutman RE, Schön Ybarra MA, et al. Relationship of the uterosacral ligament to the sacral plexus and to the pudendal nerve. *Int Urogynecol J Pelvic Floor Dysfunct* 2006；17［6］：642-645. Copyright © 2006 International Urogynecology Journal.）

道脱垂的术式，但大多数在腹腔镜下完成，只有很少的报道描述经阴道子宫骶韧带固定术。该术式通过切开阴道后穹隆从而暴露子宫骶韧带，这种入路是可行的。如前所述，每侧子宫骶韧带悬吊缝合 1~3 针，通常使用延迟可吸收缝线穿过后穹隆和子宫颈缝合，包括切开处阴道上皮。远端缝合线靠外侧，近端缝合线靠内侧。结扎缝线使阴道切口闭合，随着两侧韧带的缩短和折叠而拉升子宫和子宫颈后壁（图 27.8A，B）。该术式与腹腔镜下子宫骶韧带悬吊术类似。

手术效果

Romanzi 进行了一项回顾性队列研究，比较了 100 例行经阴道子宫骶韧带固定术和 100 例行经阴道子宫切除同时进行子宫骶韧带悬吊术的患者，两种术式表现出类似的阴道顶端（96% vs. 97%）、阴道前壁（87% vs. 94%）和阴道后壁（98% vs. 100%）

的支撑效果。Milani 最近对最初接受类似术式的 20 例患者进行了可行性研究，在 5 例（25%）复发病例中，2 例出现严重的宫颈延长。这两项研究都允许用对宫颈肥大（cervical hypertrophy）进行"宫颈修补术"（"trachelorrhaphy"）。

骶棘韧带固定术

1951 年，首次描述了骶棘韧带固定术（sacrospinous ligament fixation），通过 Nichols 和 Randall 的研究，骶棘韧带固定已成为最受欢迎和应用最广泛的阴道顶端加固式之一。大多数骶棘韧带固定术是使用右侧骶棘韧带（图 27.9），但也有使用自体组织和补片修复时进行双侧悬吊的报道。可以通过阴道后壁或前壁接近韧带，最好的入路方式取决于需要修复缺陷的性质。对于伴有阴道顶端下降的后壁显著脱垂，应切开阴道后壁，并穿过直肠柱（rectal pillar）进入外侧直肠侧间隙（图 27.10）。对于阴道前壁入路，在切开阴道前壁后，先进入膀胱侧间隙的外侧，然后再进入直肠侧间隙。最后，对于阴道顶端严重脱垂的患者推荐阴道残端入路。骶棘韧带固定多在腹膜外操作，然而，经腹腔内进入膨出的肠壁疝囊是常见的阴道顶部入路。无论采用哪种入路，了解韧带的解剖结构很重要，以避免潜在的损伤。

骶棘韧带是真正的骨盆韧带，从坐骨棘外侧延伸至骶骨内侧（图 27.11）。尾骨肌覆盖在骶棘韧带上，有相似的附着位置，所以很多人称之为尾骨 - 骶棘韧带（the coccygeus sacrospinous ligament, CSSL）复合体，CSSL 被血管和神经包围，这在手术中必须考虑（图 27.12）；阴部神经和血管恰在坐骨棘后面经过；臀下血管、下腹的静脉丛、坐骨神经及其腰骶神经根走行在韧带上方；坐骨神经和臀部血管在其外侧进入坐骨大孔。尾骨肌和肛提肌的神经起源于骶神经干的独立分支，位于这些肌肉的腹侧面，在进行骶棘韧带固定缝合时很难避免其损伤。最近的一项解剖研究评估了神经和动脉与骶棘韧带缝合处的距离，这些缝合线是由一位经验丰富的盆腔重建手术医师用缝合线夹持装置（a suture-capturing device）在 8 具未经防腐处理的尸体上缝合，骶棘韧带中位长度为 4.8cm（3.0~6.5cm），2 条缝线位于距坐骨棘 2.0cm（0.9~3.4cm）和 2.5cm（1.2~4.6cm）处，尾骨肌和肛提肌的神经是距离最近的结构（图 27.13）。仅缝合韧带中部 1/3，降低了主

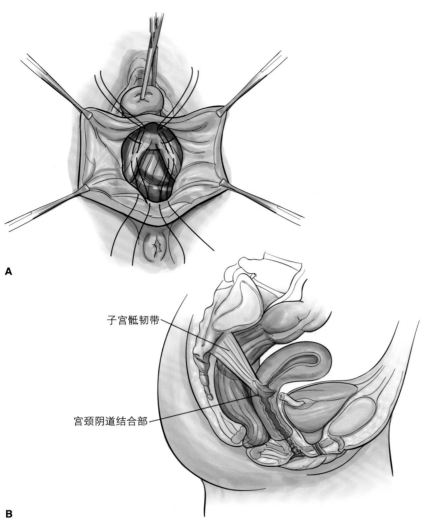

A

子宫骶韧带

宫颈阴道结合部

B

图 27.8　子宫骶韧带固定术。A. 切开阴道，暴露子宫骶韧带，这是对传统 Shull 术式的一种改进。两侧分别缝合 2 针。B. 矢状面视图，显示子宫骶韧带对阴道后穹隆和子宫颈的支撑作用

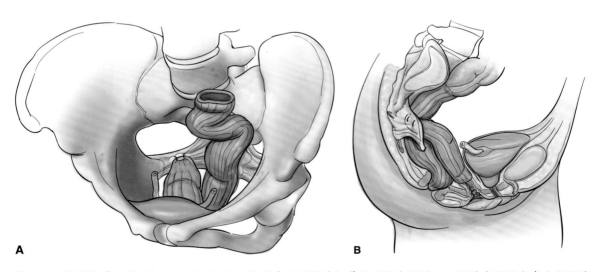

A   B

图 27.9　骶棘韧带固定术。A. 阴道残端缝合固定在右侧骶棘韧带上的腹内视图。B. 阴道残端固定在右侧骶棘韧带中间 1/3 处的矢状面视图

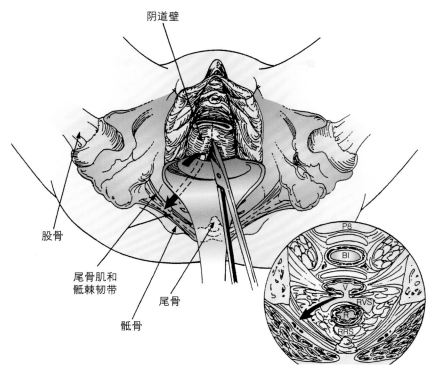

阴道壁

股骨

尾骨肌和
骶棘韧带

尾骨

骶骨

图 27.10　解剖 RVS 后，穿过直肠柱（箭头）进入直肠侧间隙。RVS：the rectovaginal space，直肠阴道间隙；PS：pubic symphysis，耻骨联合；Bl：bladder，膀胱；V：vagina，阴道；R：rectum，直肠；RRS：retrorectal space，直肠后间隙（Reprinted from Cruikshank SH, Cox DW. Sacrospinous ligament fixation at the time of transvaginal hysterectomy. *Am J Obstet Gynecol* 1990；162［6］：1611-1619. Copyright © 1990 Elsevier. With permission.）

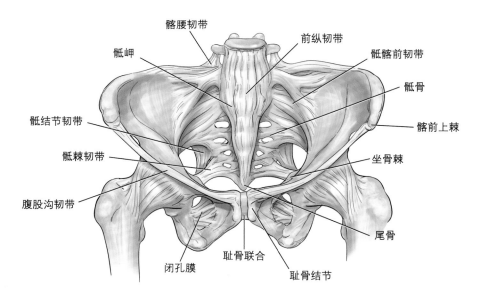

髂腰韧带　　前纵韧带

骶岬

骶髂前韧带

骶骨

骶结节韧带

髂前上棘

骶棘韧带

坐骨棘

腹股沟韧带

尾骨

闭孔膜　　耻骨联合

耻骨结节

图 27.11　骨性骨盆韧带。骶棘韧带从坐骨棘延伸到骶骨，韧带内侧部较宽，当附着到坐骨棘时变窄，韧带位于尾骨肌内（图中未显示）

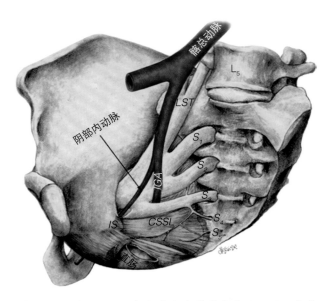

图 27.12　右侧 CSSL 复合体和坐骨棘(IS)显示了阴部内动脉、臀下动脉(IGA)、腰骶干(LST)和骶神经($S_1 \sim S_5$)的走行和关系(Reprinted from Roshanravan SM, Wieslander CK, Schaffer JI, et al. Neurovascular anatomy of the sacrospinous ligament region in female cadavers. *Am J Obstet Gynecol* 2007;197［6］:660. e1-660.e6. Copyright © 2007 Elsevier. Withpermission.)

IS:ischial spine,坐骨棘;LST:lumbosacral trunk,腰骶干;IGA: inferior gluteal artery,臀下动脉;CSSL:coccygeus sacrospinous ligament,尾骨 - 骶棘韧带。

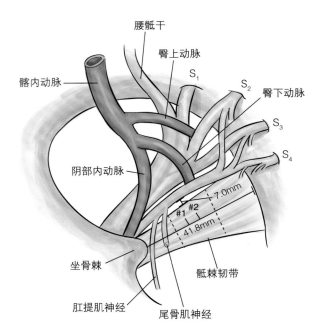

图 27.13　骶棘韧带(分为三份)与神经和动脉之间最常见的解剖关系及缝合位置,数字代表测量的样本中位数距离。中间缝合的位置与韧带总长度的关系由 #1 和 #2 表示;$S_1 \sim S_4$ 表示骶神经腹支;SGA(superior gluteal artery)表示臀上动脉;IGA(inferior gluteal artery)表示臀下动脉(Redrawn from illustration by Katrikh AZ, Ettarr R, Kahn MA. Cadaveric Nerve and Artery Proximity to Sacrospinous Ligament Fixation Sutures Placed by a Suture-Capturing Device. *Obstet Gynecol* 2017;130:1033-1038. In:Katrikh AZ. Risk to Anatomy During Sacrospinous Fixation. Obstet Gynecol 2017)

要神经和血管损伤的风险。因此,根据这些解剖学观察,手术医师应避免缝合时穿过韧带的内侧 1/3(S_4 神经根始终位于这里),并应避免缝合韧带外侧 1/3 和上缘(阴神经和血管距此处很近)。

　　要进行右侧单侧的骶棘韧带固定,最重要的步骤是首先确定计划中阴道顶端的位置。这是通过用 Allis 钳抓住阴道近端部分前壁、后壁和外侧壁,并将它们分别提高到骶棘韧带的预定缝合位置。调整 Allis 钳的位置,直到阴道的每个部分都能达到无张力。如果阴道顶端脱垂严重,且阴道总长度大于到骶棘韧带的距离,则必须缩短阴道前、后和侧壁的长度,去除多余的组织,以提供足够的支撑。对于子宫切除术后的阴道穹窿脱垂,经过仔细地计划、切除并修整阴道顶端组织呈菱形。这种操作在 Michigan 四壁骶棘韧带悬吊(four-wall sacrospinous suspension)治疗阴道穹窿脱垂中得到了很好地描述和说明。如果遇到较大的肠管疝囊膨出,可以将其游离,然后切除,并荷包缝合。

　　通常最简单的入路是从阴道残端或顶端进入,

因为它不需要穿过直肠柱(必要时,接近韧带后方)。即使阴道后壁严重脱垂,初始切口仍可选择从阴道断端进入。用 Allis 钳抓住提起阴道断端和腹膜表面,进行骶棘韧带的分离。在大约 7 点钟方向用 Metzenbaum 剪刀锐性或钝性剪开,随后用手指在坐骨棘和骶棘韧带的内部钝性分离,手指自外侧扫至内侧,清理 CSSL,去除多余组织。扩展这一区域,以容纳新的阴道顶端直接缝合固定在韧带上。

　　Breisky-Navratil 牵开器有助于暴露 CSSL 复合体,以便直视下操作(图 27.14 和图 27.15)。当使用传统的缝合设备如 Miya 钩或 Deschamps 打结器(ligature carrier)时,能够直视韧带是必要的。另外,当使用缝合线夹持器械(a suture-capturing device)时,可以仅通过触摸(不直视)进行缝合。触摸坐骨棘,第一针缝合在坐骨棘内侧约 2cm 处,在初始缝线的内侧大约 1cm 处增加 1 或 2 条缝线。要注意使韧带上的支点保持在韧带上缘以下,以减少神经

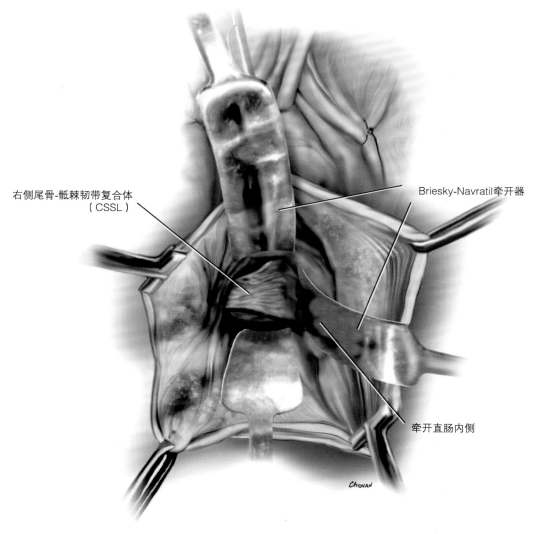

右侧尾骨-骶棘韧带复合体（CSSL）

Briesky-Navratil牵开器

牵开直肠内侧

图 27.14　使用两个 Breisky-Navratil 牵开器暴露 CSSL 复合体。一个牵开器暴露前部，另一个牵开器牵拉直肠内侧。如图所示，第三个牵开器放置于下方，或者也可用切口窥器置于下方（Reprinted from Baggish MS, Karram MM. *Atlas of pelvic anatomy and gynecologic surgery*, 1st ed. Philadelphia, PA：Saunders；2001. Copyright © 2001 Elsevier. With permission.）

卡压和出血的风险。缝合线太靠前会位于髂尾肌（而不是骶棘韧带），导致阴道缩短。通过触摸确定每条缝线的合适位置。延迟可吸收缝合线比永久缝合线更有优势，因为它们可以穿过阴道壁上皮的全层，并可打结闭合阴道残端。在神经卡压和严重的持续性臀部疼痛的情况下，延迟可吸收线可自溶解，并且可能更容易拆除。当选择不可吸收缝合线时，可使用滑轮缝合（pulley stitch），将缝合线的一端固定到阴道顶端的纤维肌层并打半结，但不穿透阴道上皮，牵拉另一端，将阴道拉至韧带处，打方结将其固定在合适的位置。

当需要进行阴道前壁缝合术和 / 或肠膨出修补时，应在骶棘韧带缝合线打结前进行。作者也建议在结扎阴道顶端缝合线之前进行近端阴道后壁的缝合和阴道上皮的缝合，并完成所有的阴道断端其他操作，因为一旦阴道顶端缝合线被固定到右侧 CSSL，都会导致这些操作更加困难。随后可以进行其余部分的阴道后壁缝合和会阴缝合。术毕始终应进行直肠指检，以排除骶棘韧带固定和阴道后壁缝合术后可能造成的损伤。

手术效果

与子宫骶韧带悬吊术类似，骶棘韧带固定（知识框 27.3）的大部分证据来自非对照的回顾性病

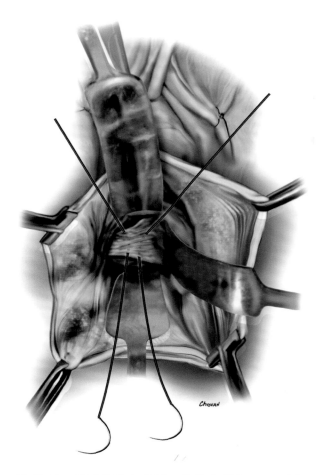

图 27.15　穿过骶棘韧带的 2 针缝合线（Reprinted from Baggish MS，Karram MM. *Atlas of pelvic anatomy and gynecologic surgery*，1st ed. Philadelphia，PA；Saunders；2001. Copyright © 2001 Elsevier. With permission.）

知识框 27.3　骶棘韧带固定术步骤

- 经阴道子宫切除术后，触摸坐骨棘和 CSSL 韧带复合体，并确保拟缝合位置在坐骨棘内侧 2cm 处。
- 确定与韧带悬挂固定的阴道锚定点，可以通过用 Allis 钳抓住拟固定部位来确认，将该部位提拉至预定的骶棘韧带缝合位置，反复调整钳夹位置，以确定能提供足够支撑力且不产生额外张力的位置。
- 对于子宫切除术后的阴道穹隆脱垂，菱形切除膨出肠管表面上多余的阴道上皮，直接打开肠管膨出部位的阴道壁，肠管膨出部位的阴道壁可于稍后切除并闭合。
- 对于处理韧带时的顶端入路，在 7 点钟方向用 Metzenbaum 剪刀锐性切开并打开阴道断端和腹膜之间的间隙，然后在内向右侧坐骨棘和骶棘韧带使用手指进行钝性剥离，由外至内地清除多余组织，扩展范围至足够容纳阴道残端与韧带直接贴合。
- 触摸坐骨棘和骶棘韧带，在韧带的中间部分缝合 2~3 针，间距约为 1cm，最外侧缝合线至少应在坐骨棘内侧 2cm 处，避免缝合时超出韧带上缘。
- 骶棘韧带与阴道断端缝合固定，使用延迟可吸收缝线全层缝合阴道壁及上皮，不可吸收线可使用滑轮缝合方式，仅缝合阴道壁的纤维肌层并打结。
- 按需进行阴道前壁缝合和肠膨出修补术。
- 自近端开始阴道后壁缝合和阴道后壁上皮的缝合，并完成所有阴道断端的闭合。
- 打紧并留置阴道顶端支撑缝合线，拉升阴道断端。
- 膀胱镜检查证实输尿管畅通，排除下尿路损伤。
- 修剪缝合线尾端，按需闭合阴道断端，并按需完成阴道后壁缝合，随后进行直肠指检以排除损伤。

例系列研究，结果显示整体较高的解剖学成功率。前壁脱垂的复发（3.7%~28.5%）通常比顶端复发（0.6%~19.0%）更常见。除 3 项研究（范围为 1.3%~37%）外，其他所有研究显示再手术率均不足 9%。Morgan 的一项 meta 分析和系统综述显示，总体的解剖学失败率（>1 度）为 28.8%（95% *CI*：18.4~36.3），阴道顶端复发率为 7.2%（95% *CI*：4.0~10.4），阴道前壁复发率为 21.3%（95% *CI*：17.3%~25.3%），阴道后壁复发率为 6.3%（95% *CI*：4.2%~8.4%）。脱垂症状缓解和术后舒适度的平均失败率分别为 10.3%（95% *CI*：4.4~16.2）和 13%（95% *CI*：7.4~18.6）。

　　骶棘韧带固定术的一个潜在并发症是神经性疼痛，特别是臀部疼痛。最近一项大型多中心手术试验研究发现，骶棘组 12.4% 的患者术后臀部疼痛需要干预，4.3% 持续 4~6 周。虽然大多数研究表明，在没有干预的情况下，疼痛在术后 6 周内缓解，但如果疼痛严重、持续、且伴有腿部放射或相关的肌肉无力和 / 或行走困难，应在术后 1~2 周内及时拆除缝合线。

　　其他严重的并发症很少见，最常见的是直肠损伤和血管损伤引起的出血。血管损伤可危及生命，累及下腹部静脉丛、阴部和臀下血管。如果用缝合、钳夹或灼凝不能控制出血，则应置入阴道填充物压迫，并考虑血管栓塞。坐骨直肠窝是血肿形成和扩大的潜在空间，可能需要填塞止血（在随后的感染和脓肿形成时，可能需要延迟切口愈合和引流）。直肠撕裂伤应采用双层缝合修复，而缝线损伤只需识别并拆除所涉及的缝线即可。掌握前述相关的神经和血管解剖知识并仔细解剖，可以预防严重的并发症。

子宫骶棘固定术

　　子宫骶棘固定术（sacrospinous hysteropexy）是目前研究最多的保留子宫的脱垂治疗术式之一。

在修复过程中,宫颈或子宫骶韧带通过 2~3 针不可吸收线或延迟可吸收缝线缝合固定至骶棘韧带。通常选用阴道顶端入路,在阴道后穹隆处行横向切口,但也可以在其后方或前方完成。直接暴露并剥离 CSSL,去除多余的组织,骶棘缝合线通常单侧缝合于右侧坐骨棘内侧 2cm 处的位置。靠前的缝合线尾固定于子宫颈或两侧子宫骶韧带与宫颈连接处。靠后的缝合线尾固定于后穹隆切口远端边缘并固定(图 27.16)。当需要阴道前壁缝合术和 / 或肠膨出修补术时,应先行缝合修补后再打结行阴道顶端支撑固定。如果存在宫颈延长或肥大,应考虑行部分宫颈切除术以提高成功率。在子宫固定缝合线打结前,还应完成阴道后壁及上皮近端部分的缝合。完成阴道后壁其余部分的缝合,并进行直肠

指检以排除可能的损伤。

手术效果

来自两个随机试验和四个队列研究(前瞻性和回顾性)的数据显示,与子宫切除术和阴道固定术(宫骶或骶棘悬吊术)相比,子宫骶棘固定术阴道顶端解剖学成功率相似(92% vs. 94%,$P = 0.20$),且再手术率低(5%)。然而,一项随机试验发现,对 4 度脱垂患者进行子宫固定术后,阴道顶端脱垂复发率较高(21% vs. 3%,$P = 0.03$)。所有随机试验均显示各组患者阴道前壁脱垂复发率高(50%~64%),但大多数无自觉症状,很少需要再手术。两项随机试验显示,子宫骶棘固定术和经阴道子宫切除后利用自体组织修补后在性功能方面没有差异,性交不适发生率很低(5%)。

在子宫骶棘固定术(知识框 27.4)中,也观察到类似的短暂性臀部疼痛发生率。血肿、需要输血的出血和直肠损伤也可能发生,但少见。根据一项由两部分组成的前瞻性研究结果,合并有宫颈延长

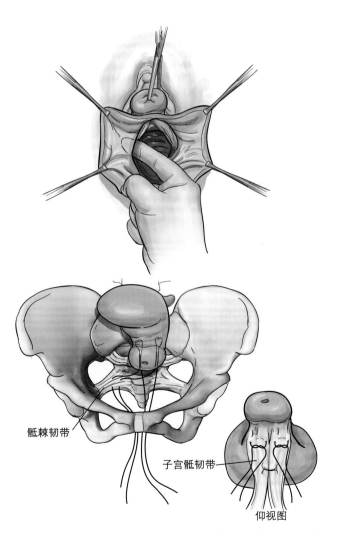

图 27.16　子宫骶棘固定术。打开后穹隆,用手指向骶棘韧带方向分离进入右侧直肠侧间隙,在骶棘韧带中间的 1/3 处,分别与宫颈后方每侧子宫骶韧带附着处缝合 2 针固定

骶棘韧带

子宫骶韧带

仰视图

知识框 27.4　子宫骶棘固定术步骤

- 触摸坐骨棘和 CSSL 复合体,并确定预计缝合位置在坐骨棘内侧 2cm 处。
- 用 Allis 钳抓住宫颈后方,进行牵引。然后,用 Allis 钳抓住双侧子宫骶韧带附着处附近近端的阴道后壁,将宫颈和后穹隆提拉升高到预定的骶棘韧带缝合位置,调整钳夹位置,以提供足够的支撑并保持舒适的状态。
- 在两把 Allis 钳之间的后穹隆上做横向切口。
- 在 7 点钟方向用 Metzenbaum 剪刀直接锐性打开远端切口与宫颈 / 盆底腹膜之间的间隙,然后使用手指向内对右侧坐骨棘进行钝性剥离,自外向内清理骶棘韧带,清除多余组织。扩展范围,使子宫颈后方能与韧带直接贴合。
- 触摸坐骨棘和骶棘韧带,在韧带的中间部分缝合 2~3 针,间隔约 1cm,最外侧缝合线应至少距坐骨棘内侧 2cm 处,避免缝合部位超出韧带上缘。
- 将缝线向前与双侧子宫骶韧带与宫颈后方附着处附近固定,向后与后穹隆切口的下缘固定,延迟可吸收缝线可缝合阴道上皮全层,不可吸收缝线可以只穿过阴道壁的纤维肌层行滑轮式缝合。
- 按需进行阴道前壁缝合和肠膨出修补术。
- 自近端开始阴道后壁及阴道后壁上皮的缝合,并完成阴道后穹隆的缝合。
- 打紧并保留阴道顶端支撑的缝合线提拉宫颈和后穹隆。
- 膀胱镜检查证实输尿管畅通,排除下尿路损伤。
- 按需修剪缝合线尾端,完成阴道后壁缝合,随后进行直肠指检以排除损伤。

或肥大的患者应接受部分宫颈切除术以提高成功率。Lin 的研究显示,在合并有宫颈延长的患者中,子宫骶棘固定术失败的风险增加了近 11 倍,而严重脱垂患者并行部分宫颈切除术的患者,成功率提高到 96%~100%。

阴道前壁网片修补固定术或子宫固定术

阴道网片修补术是为了减少经阴道局部组织修复后的复发性脱垂。然而,对并发症的顾虑导致阴道网片脱垂修复的减少。最初使用的大多数产品已不再批准供商用,美国食品药品管理局(Food and Drug Administration,FDA)将阴道网片脱垂修复从Ⅱ类(中度风险)重新分类为Ⅲ类(高风险)。因此,这类产品的制造商被要求提交上市后安全性和有效性的数据(这些 FDA 要求的试验目前正在进行中)。此外,新产品制造商在将其产品投入商业使用之前,必须提交包含安全性和有效性数据的上市前批准申请。

阴道网片修补固定术或子宫固定术是通过阴道切口放置网片,然后将网片固定在骶棘韧带上以提供顶端支撑。为了减少网片暴露的风险,最好在阴道前壁(尿道膀胱交界处附近)做一个倒 U 形切口,而不是正中纵切口。进入膀胱阴道间隙,向子宫颈前壁或阴道断端的近端继续分离。然后横向钝锐性分离进入膀胱侧间隙和直肠侧间隙。触摸坐骨棘,显露 CSSL。可吸收线折叠缝合阴道前壁的纤维肌层的(如果需要)。然后,用缝线夹持器械(suture-capturing device)将网片的臂锚定在双侧坐骨棘内侧 2~3cm 的骶棘韧带上。各种技术被用来将网片固定于 CSSL 复合体上,并允许调整网片各臂的张力。用延迟可吸收缝线缝合网片,近端缝合到宫颈前壁或阴道断端,远端缝合到膀胱靠近尿道膀胱连接处的纤维肌层上,使网片展开。然后,将网片顶端的臂拉起,在没有多余张力的情况下提供支撑,并进行充分冲洗(图 27.17)。膀胱镜检查证实输尿管畅通,排除下尿路损伤,然后关闭阴道前壁切口。如有必要,可再进行阴道后壁缝合术和肠膨出修补术。在阴道填塞前,先行直肠指检排除损伤,阴道填塞物要留置过夜。

手术效果

Cochrane 的综述表明,阴道脱垂网片修复术(知识框 27.5)与自体组织脱垂修复术相比,脱垂症状更少(RR 0.7),解剖学复发更少(RR 0.4),脱垂再

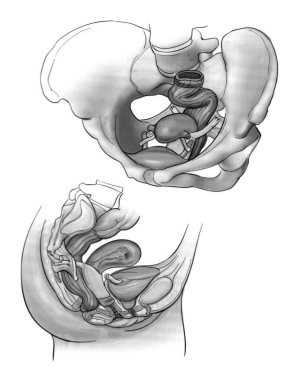

图 27.17　阴道网片子宫固定术。上图:膀胱阴道间隙内的前壁网片的腹内视图,其臂向两侧锚定于骶棘韧带上。下图:矢状面,通过一个倒 U 形切口将网片置入膀胱和阴道前壁之间。网片固定在子宫颈前部的中线,侧臂分别附着在两侧骶棘韧带上,提供顶端支撑

知识框 27.5　阴道壁网片修补固定术或子宫固定术步骤

- 在阴道前壁 - 尿道膀胱交界处近端做一个倒 U 形切口。
- 进入膀胱 - 阴道间隙或分离阴道前壁的纤维肌层,在膀胱侧留下少量阴道壁组织,继续沿阴道前壁向宫颈前壁或阴道断端的近端分离,然后钝锐性向两侧分离,进入膀胱侧和直肠侧间隙。
- 在内部用手指向两侧坐骨棘钝锐剥离,并从外向内侧清理骶棘韧带,清除多余组织。
- 如果需要,可以用可吸收线连续折叠缝合膀胱侧的前壁纤维肌层。
- 触摸坐骨棘和骶棘韧带,使用缝合夹持器械将网片的臂放置于坐骨棘内侧 2~3cm 的双侧骶棘韧带处,缝合时避免超过韧带上缘。
- 用延迟可吸收缝合线将网片的近端缝合在宫颈前壁或阴道断端处,远端缝合固定在靠近尿道膀胱交界处的膀胱纤维肌层上,以展开网片。
- 拉起网片顶部的臂,提供足够的支撑而不产生张力,并充分冲洗。
- 膀胱镜检查证实输尿管畅通,排除下尿路损伤。
- 缝闭阴道前壁切口,按需再进行阴道后壁缝合术和肠膨出修补术,然后进行直肠指检以排除损伤。
- 置入阴道填塞物,留置过夜。

手术率更少（*RR* 0.5）。这些结果是由于在阴道前壁放置网片提供了更好的支撑，并且与自体组织修补相比，复发更少。然而，由于网片并发症的再手术率为 8%，总体再手术率更高（*RR* 1.4）。正如作者在之前的章节中所观察到的，阴道前壁是脱垂最常见的部位，也是最容易复发的部位，特别是在进行或不进行子宫切除术的自体组织脱垂修复时。将阴道前壁网片锚定在骶棘韧带上以提供额外的顶端支撑，可以增强阴道前壁的支撑，减少复发性脱垂的发生率。然而，还没有随机试验对阴道网片修补治疗子宫阴道脱垂时，进行或不进行子宫切除术进行比较。四个回顾性队列研究的综合分析比较应用三种不同的一代阴道网片和二代无套管针网片行经阴子宫切除术和子宫固定术，显示子宫切除术组解剖学成功高（95% vs. 96%，*P*=0.94），也存在更多的网片暴露问题（6% vs. 14%，*P*=0.02）。此外，使用 Prolift 的早期研究显示，同时行子宫切除术，其网片暴露风险增加了 5 倍。因此，当计划阴道网片修复子宫阴道脱垂时，通常首选保留子宫，以减少补片暴露的风险。

大多数网片的系列研究是回顾性或单机构前瞻性试验（single-arm prospective trials），包括子宫阴道脱垂和子宫切除术后穹隆脱垂患者，通常很难确定保留子宫的患者与同时行子宫切除术或既往子宫切除术患者预后的差异。此外，大多数比较性试验所使用的产品已不再商用。

手术效果比较

作者已经回顾了可用于比较的手术效果：①经阴道子宫骶韧带固定术与子宫切除并子宫骶韧带悬吊术；②子宫骶棘韧带固定术与子宫切除术并自体组织阴道固定术；③阴道网片子宫固定术与子宫切除术并阴道网片修补术。本节着重于子宫切除术并各种自体组织修复术的比较，包括：④子宫骶韧带悬吊与骶棘韧带固定；⑤McCall 阴道修补术与子宫骶韧带悬吊或骶棘韧带固定。作者也回顾了：⑥子宫切除并阴道网片固定术与子宫切除并自体组织修补的比较；⑦阴道网片子宫固定术与子宫切除并自体组织修复术的比较；⑧不同类型的阴道子宫固定术。本章并不对经阴道和经腹腔/腹腔镜切除或保留子宫行脱垂修复术的比较进行讨论。

子宫骶韧带悬吊术与骶棘韧带固定术

盆底疾病网（The Pelvic Floor Disorders Network）进行了唯一的随机试验，对经阴道自体组织脱垂修复时子宫骶韧带悬吊（*n*=188）和骶棘韧带固定（*n*=186）进行了比较。有子宫的患者接受经阴道子宫切除术，各组也都随机接受围手术期盆底肌肉的训练。总体 2 年的成功率，定义为顶端下降未超过阴道长度的 1/3，阴道前壁或后壁脱垂未超出处女膜，无自觉不适的膨出症状，不需要使用子宫托或手术治疗，两组间没有显著差异（宫骶组 59.2%，骶棘组 60.5%，*OR* 0.9；95% *CI*：0.6~1.5，*P*=0.75）。在构成主要结果的单个因素之间也没有差异：膨出症状（19.2% vs. 20.8%），顶端脱垂（>1/3 阴道长度 15.5% vs. 16.4%；超出处女膜缘 4.5% vs. 5.9%），阴道前壁脱垂（15.5% vs. 13.7%），阴道后壁脱垂（4.5% vs. 7.2%），再次治疗（5% vs. 5.2%）。围手术期骨盆底肌肉训练对结果没有影响。更多的骶棘组患者有需要干预（6.9% vs. 12.4%）或持续 4~6 周（0.5% vs. 4.3%）的神经性疼痛。5 例（3.2%）子宫骶韧带悬吊术中发现输尿管梗阻，1 例（0.5%）术后发现输尿管损伤，骶棘韧带固定术后未发现输尿管梗阻。对包括性功能在内的特定条件的生活质量的二次分析显示，所有受试者均有所改善，各组间无差异。性交困难的发生率基本没有变化，性交困难的基线（baseline dyspareunia）从 25% 下降到 16%，包括 2 年后有 10% 的患者开始出现性交困难，其中只有少数需要治疗。

McCall 阴道修补术与子宫骶韧带悬吊术或骶棘韧带固定术的比较

没有对 McCall 阴道修补术和子宫骶韧带悬吊术或骶棘韧带固定术进行比较的随机试验。一项回顾性队列研究比较了经阴子宫切除术并行改良 McCall 阴道修补术（215 例）或利用可吸收缝合线的 Shull 子宫骶韧带悬吊术（124 例）的患者。在平均超过 2 年的随访中，两组在解剖学成功率（79.1% vs. 84.7%）和再手术率（1.4% vs. 1.6%）方面没有差异。大部分复发发生在阴道前壁（13% vs. 10.5%），少部分为顶端脱垂复发（1.4% vs. 0.8%）。术后脱垂症状在两组中都不常见（6.2% vs. 7.9%），满意度高。两组中手术中发现并进行治疗的输尿管梗阻率（2.3%）相近，都比较低。在性生活活跃的患者中，两组之间的性交困难发生率相似,大部分症状有所改善(14.1% vs. 15.6%),但也有很少一部分后期出现性交困难(4.3% vs. 5.6%)。

Colombo 和 Milani 回顾性比较了阴道子宫切除术并行骶棘韧带固定(n=62)或改良 McCall 阴道修补术(n=62)的患者。在 4~9 年的随访中,两组间顶端(8% vs. 5%)和整体解剖学(27% vs. 15%)的复发率没有显著差异。骶棘韧带固定术后阴道前壁的复发更常见(21% vs. 6%,P= 0.04;OR 4.1;95% CI:1.3~14.2),尽管在之前对子宫骶韧带悬吊术和骶棘韧带固定术进行对比的随机试验中,两组间并没有发现差异。另一组前瞻性使用盆腔器官脱垂/尿失禁性功能问卷 -12(PISQ-12)对已进行 McCall 阴道修补术(n =29)和骶棘韧带固定术(n=29)的患者进行阴道长度的测量和性功能的评估,他们发现两组的基线阴道长度相似(8.9cm),术后阴道长度均缩短,而 McCall 阴道修补组的下降幅度更大(7.2cm vs. 8.2cm,P<0.001),但这并不等同于术后性功能的差异。

阴道网片固定术与子宫骶韧带悬吊术或骶棘韧带固定术的比较

没有随机试验对自体组织修复和将网片前臂锚定到两侧骶棘韧带的第二代 Trocarless 阴道网片系统进行对比。Cochrane 的一篇综述总结了来自 6 个随机试验的有限证据,不足以支持阴道网片修复顶端脱垂,该分析中的 6 项研究使用了第一代聚丙烯网片(polypropylene mesh kits),包括两个束臂和 4 个束臂网片,这些植入物已不再商用。

阴道网片子宫固定术与阴道子宫切除并子宫骶韧带悬吊术或骶棘韧带固定术的比较

目前,还没有将阴道网片子宫固定术和子宫切除并自体组织脱垂修复术进行比较的前瞻性研究结果。幸运的是,FDA 将很快得到正在进行的比较两种不同阴道网片修补与自体组织脱垂修复的 1 年结果。盆底疾病网最近完成了一项比较阴道网片子宫固定术和阴道子宫切除并自体组织修复术的唯一一项随机试验的注册,他们公布了这项试验的研究依据和试验设计,计划随访 36 个月和 60 个月的预后效果。

阴道子宫固定术的比较试验

能够指导手术医师选择最佳的子宫固定术式的数据有限。没有随机试验比较不同类型的子宫固定术。子宫骶棘固定术得到了最高水平的证据支持,其预后与子宫切除并自体组织修复术相似。阴道网片子宫固定术可以防止阴道前壁复发。然而,在得出有意义的结论之前,还需要更多地对不同手术方式进行比较的试验观察。

一个单机构进行了一项回顾性队列研究,以评估在 9 年期间进行的 240 例子宫固定术的预后。其中包括各种不同的术式和入路,其中一些使用了网片,脱垂的整体复发率(>1 度)为 12%,阴道网片和自体组织子宫固定术的复发率相似(10% vs. 12%,P=0.71),阴道网片子宫固定术后,网片暴露发生率低(2%)。

修复方式的选择

由于治疗盆腔器官脱垂的手术方法多种多样,且缺乏高质量的数据来指导治疗,一些关于最佳操作方式的意见也被提出。一些手术医师认为,初次手术,经阴道的自体组织脱垂修复应优于网片修补手术。然而,也有手术医师建议将网片修补作为主要手术方式,特别是对于那些被认为脱垂复发风险较高的患者。对于子宫阴道脱垂初次手术方式的选择应该基于患者的手术目的、手术医师的专业技术,以及医患之间的细致沟通知情同意,并权衡风险、益处和替代方案。患者的手术目标应在手术前明确,通常包括解决脱垂膨出和不适症状,但也可能包括希望保留子宫,避免网片并发症和 / 或有最持久的初次修复效果。通常情况下,患者的手术目标会有所冲突,应为每个目标建立优先等级,有助于就最佳手术方法达成共识。

要点

■ 进行阴道顶端支撑手术是重建解剖和功能的关键组成部分,也是骨盆重建手术的最终目标。

■ 根据已发表的研究,在盆腔器官顶端脱垂的初次经阴道治疗中,自体组织修复通常优于阴道网片修复。

■ McCall 阴道修补术、子宫骶韧带悬吊和骶棘韧带固定都是阴道子宫切除术时经阴道顶端悬吊的合理选择。解剖学成功率相对相似,且风险通常较低,因为每个手术都有特定的风险,需要相关专业知识来预防和治疗手术并发症。

■ 对于适合的患者,可以通过子宫固定术满足其保留子宫的要求。

■ 在进行阴道网片修补时,保留子宫可以降低网片暴露的风险。

■ 比较骶棘韧带固定和子宫骶韧带悬吊术的 I 级证据显示,在整体预后以及包括解剖支持(整体和各特定部位)、症状缓解和再治疗率(子宫托或手术)在内的各方面预后都没有差异。骶棘悬吊术后需要治疗的神经痛较多,宫骶悬吊术后输尿管梗阻较多。

■ 越来越多的证据支持使用延迟可吸收缝合线进行经阴道顶端支撑缝合,以避免缝线侵蚀和反复发生肉芽组织等并发症。

(李娟　王飞　赵兴波　译)

参考文献

Alas A, Chandrasekaran N, Devakumar H, et al. Advanced uterovaginal prolapse: is vaginal hysterectomy with McCall culdoplasty as effective as in lesser degrees of prolapse? *Int Urogynecol J* 2018;29:139–144.

Amreich J. Etiology and surgery of vaginal stump prolapses. *Wien Klin Wochenschr* 1951;63:74–77.

Aronson MP, Aronson PK, Howard AE, et al. Low risk ureteral obstruction with "deep" (dorsal/posterior) uterosacral ligament suture placement for transvaginal apical suspension. *Am J Obstet Gynecol* 2005;192:1530–1536.

Barber MD, Brubaker L, Burgio KL, et al. Comparison of 2 transvaginal surgical approaches and perioperative behavioral therapy for apical vaginal prolapse: the OPTIMAL randomized trial. *JAMA* 2014;311:1023–1034.

Barber MD, Brubaker L, Nygaard I, et al. Defining success after surgery for pelvic organ prolapse. *Obstet Gynecol* 2009;114:600–609.

Barber MD, Visco AG, Weidner AC, et al. Bilateral uterosacral ligament vaginal vault suspension with site-specific endopelvic fascia defect repair for treatment of pelvic organ prolapse. *Am J Obstet Gynecol* 2000;183:1402–1410.

Bradley MS, Bickhaus JA, Amundsen CL, et al. Vaginal uterosacral ligament suspension: a retrospective cohort of absorbable and permanent suture groups. *Female Pelvic Med Reconstr Surg* 2018;24:207–212.

Chung CP, Miskimins R, Kuehl TJ, et al. Permanent suture used in uterosacral ligament suspension offers better anatomical support than delayed absorbable suture. *Int Urogynecol J* 2012;23:223–227.

Colombo M, Milani R. Sacrospinous ligament fixation and modified McCall culdoplasty during vaginal hysterectomy for advanced uterovaginal prolapse. *Am J Obstet Gynecol* 1998;179:13–20.

Cruikshank SH, Kovac SR. Randomized comparison of three surgical methods used at the time of vaginal hysterectomy to prevent posterior enterocele. *Am J Obstet Gynecol* 1999;180:859–865.

DeLancey JOL. Anatomic aspects of vaginal eversion after hysterectomy. *Am J Obstet Gynecol* 1992;166:1717–1728.

Detollenaere RJ, den Boon J, Stekelenburg J, et al. Sacrospinous hysteropexy versus vaginal hysterectomy with suspension of the uterosacral ligaments in women with uterine prolapse stage 2 or higher: multicenter randomised non-inferiority trial. *BMJ* 2015;351:h3717.

Detollenaere RJ, Kreuwel IA, Dijkstra JR, et al. The impact of sacrospinous hysteropexy and vaginal hysterectomy with suspension of the uterosacral ligaments on sexual function in women with uterine prolapse: a secondary analysis of a randomized comparative study. *J Sex Med* 2016;13:213–219.

Dietz V, van der Vaart CH, van der Graaf Y, et al. One-year follow up after sacrospinous hysteropexy and vaginal hysterectomy for uterine descent: a randomized study. *Int Urogynecol J* 2010;21:209–216.

Eilber KS, Alperin M, Khan A, et al. Outcomes of vaginal prolapse surgery among female Medicare beneficiaries: the role of apical support. *Obstet Gynecol* 2013;122:981–987.

Flynn MK, Weidner AC, Amundsen CL. Sensory nerve injury after uterosacral ligament suspension. *Am J Obstet Gynecol* 2006;195:1869–1872.

Frick AC, Barber MD, Paraiso MF, et al. Attitudes toward hysterectomy in women undergoing evaluation for uterovaginal prolapse. *Female Pelvic Med Reconstr Surg* 2013;19:103–109.

Frick AC, Walters MD, Larkin KS, et al. Risk of unanticipated abnormal gynecologic pathology at the time of hysterectomy for uterovaginal prolapse. *Am J Obstet Gynecol* 2010;202:507.e1–507.e4.

Gutman RE, Ford DE, Quiroz LH, et al. Is there a pelvic organ prolapse threshold that predicts pelvic floor symptoms? *Am J Obstet Gynecol* 2008;199:683.e1–683.e7.

Gutman RE, Rardin CR, Sokol ER, et al. Vaginal and laparoscopic mesh hysteropexy for uterovaginal prolapse: a parallel cohort study. *Am J Obstet Gynecol* 2017;216:38.e1–38.e11.

Handa VL, Blomquist JL, Knoepp LR, et al. Pelvic floor disorders 5010 years after vaginal or cesarean childbirth. *Obstet Gynecol* 2011;118:777–784.

Jelovsek, JE. A randomized trial of uterosacral ligament suspension or sacrospinous ligament fixation for apical pelvic organ prolapse: five-year outcomes. *Am J Obstet Gynecol* 2017;216:S566 (manuscript submitted to JAMA).

Jenabi E, Poorolajal J. The effect of body mass index on endometrial cancer: a meta-analysis. *Public Health* 2015;129:872–880.

Jeng CJ, Yang YC, Tzeng CR, et al. Sexual functioning after vaginal hysterectomy or transvaginal sacrospinous uterine suspension for uterine prolapse: a comparison. *J Reprod Med* 2005;50:669–674.

Jenkins VR II. Uterosacral ligament fixation for vaginal vault suspension in uterine and vaginal vault prolapse. *Am J Obstet Gynecol* 1997;177:1337–1344.

Kapoor S, Sivanesan K, Robertson JA, et al. Sacrospinous hysteropexy: review and metaanalysis of outcomes. *Int Urogynecol J* 2017;28:1285–1294.

Kasturi S, Bentley-Taylor M, Woodman PJ, et al. High uterosacral ligament vaginal vault suspension: comparison of absorbable vs. permanent suture for apical fixation. *Int Urogynecol J* 2012;23:941–945.

Katrikh AZ, Ettarh R, Kahn MA. Cadaveric Nerve and Artery Proximity to Sacrospinous Ligament Fixation Sutures Placed by a Suture-Capturing Device. *Obstet Gynecol* 2017;130:1033–1038.

Konakali MK, Cavkaytar S, Aksakal O, et al. McCall

Culdoplasty vs. Sacrospinous Ligament Fixation after vaginal hysterectomy: comparison of postoperative vaginal length and sexual function in postmenopausal women. *Eur J Obstet Gynecol Reprod Biol* 2015;194:218–222.

Korbly NB, Kassis NC, Good MM, et al. Patient preferences for uterine preservation and hysterectomy in women with pelvic organ prolapse. *Am J Obstet Gynecol* 2013;209:470.e1–470.e6.

Kow N, Goldman HB, Ridgeway B. Uterine conservation during prolapse repair: 9-year experience at a single institution. *Female Pelvic Med Reconstr Surg* 2016;22:126–131.

Larson KA, Smith T, Berger MB, et al. Long-term patient satisfaction with Michigan four-wall sacrospinous ligament suspension for prolapse. *Obstet Gynecol* 2013;122:967–975.

Lin TY, Su TH, Wang YL, et al. Risk factors for failure of transvaginal sacrospinous uterine suspension in the treatment of uterovaginal prolapse. *J Formos Med Assoc* 2005;104:249–253.

Lukacz ES, Warren LK, Richter HE, et al. Quality of life and sexual function 2 years after vaginal surgery for prolapse. *Obstet Gynecol* 2016;127:1071–1079.

Maher C, Baessler K, Barber M, et al. Pelvic organ prolapse surgery. In: Abrams P, Cardozo L, Wagg A, Wein A, eds. *6th International Consultation on Incontinence, Tokyo, Sept. 2016.* Chapter 15. Incontinence. 6th ed. Volume 2, 2017.

Maher C, Feiner B, Baessler K, et al. Transvaginal mesh or grafts compared with native tissue repair for vaginal prolapse. *Cochrane Database Syst Rev* 2016;(2):CD012079.

Maher C, Feiner B, Baessler K, et al. Surgery for women with apical vaginal prolapse. *Cochrane Database Syst Rev* 2016;(10):CD012376.

Maldonado PA, Stuparich MA, McIntire DD, et al. Proximity of the uterosacral ligament suspension sutures and S3 sacral nerve to pelvic landmarks. *Int Urogynecol J* 2017;28:77–84.

Margulies RU, Rogers MA, Morgan DM. Outcomes of transvaginal uterosacral ligament suspension: systematic review and metaanalysis. *Am J Obstet Gynecol* 2010;202:124–134.

McCall ML. Posterior culdoplasty; surgical correction of enterocele during vaginal hysterectomy; a preliminary report. *Obstet Gynecol* 1957;10:595–602.

Milani R, Frigerio M, Manodoro S, et al. Transvaginal uterosacral ligament hysteropexy: a retrospective feasibility study. *Int Urogynecol J* 2017;28:73–76.

Milani R, Frigerio M, Spelzini F, et al. Transvaginal uterosacral ligament hysteropexy: a video tutorial. *Int Urogynecol J* 2017;28:789–791.

Miller N. A new method of correcting complete inversion of the vagina: With or without complete prolapse; report of two cases. *Surg Gynecol Obstet* 1927;44:550–555.

Montoya TI, Luebbenhusen HI, Schaffer JI, et al. Sensory neuropathy following suspension of the vaginal apex to the proximal uterosacral ligaments. *Int Urogynecol J* 2012;23:1735–1740.

Moorman PG, Myers ER, Schildkraut JM, et al. Effect of hysterectomy with ovarian preservation on ovarian function. *Obstet Gynecol* 2011;118:1271–1279.

Morgan DM, Rogers MA, Huebner M, et al. Heterogeneity in anatomic outcome of sacrospinous ligament fixation for prolapse: a systematic review. *Obstet Gynecol* 2007;109:1424–1433.

Nager CW, Zyczynski H, Rogers RG, et al.; Pelvic Floor Disorders Network. The design of a randomized trial of vaginal surgery for uterovaginal prolapse: vaginal hysterectomy with native tissue vault suspension versus mesh hysteropexy suspension (The Study of Uterine Prolapse Procedures Randomized Trial). *Female Pelvic Med Reconstr Surg* 2016;22:182–189.

Natale F, La Penna C, Padoa A, et al. High levator myorrhaphy versus uterosacral ligament suspension for vaginal vault fixation: a prospective randomized study. *Int Urogynecol J* 2010;21:515–522.

Nichols DH. Sacrospinous fixation for massive eversion of the vagina. *Am J Obstet Gynecol* 1982;142:901–904.

Northington GM, Hudson CO, Karp DR, et al. Concomitant apical suspensory procedures in women with anterior vaginal wall prolapse in the United States in 2011. *Int Urogynecol J* 2016;27:613–619.

Pierce CB, Hallock JL, Blomquist JL, et al. Longitudinal changes in pelvic organ support among parous women. *Female Pelvic Med Reconstr Surg* 2012;18:227–232.

Randall CL, Nichols DH. Surgical treatment of vaginal inversion. *Obstet Gynecol* 1971;38:327–332.

Romanzi LJ, Tyagi R. Hysteropexy compared to hysterectomy for uterine prolapse surgery: does durability differ? *Int Urogynecol J* 2012;23:625–631.

Rooney K, Kenton K, Mueller ER, et al. Advanced anterior vaginal wall prolapse is highly correlated with apical prolapse. *Am J Obstet Gynecol* 2006;195:1837–1840.

Ross WT, Meister MR, Shepherd JP, et al. Utilization of apical vaginal support procedures at time of inpatient hysterectomy performed for benign conditions: a national estimate. *Am J Obstet Gynecol* 2017;217:436.e8.

Shull BL, Bachofen C, Coates KW, et al. A transvaginal approach to repair of apical and other associated sites of pelvic organ prolapse with uterosacral ligaments. *Am J Obstet Gynecol* 2000;183:1365–1374.

Siddique SA, Gutman RE, Schon Ybarra MA, et al. Relationship of the uterosacral ligament to the sacral plexus and to the pudendal nerve. *Int Urogynecol J Pelvic Floor Dysfunct* 2006;17:642–645.

Summers A, Winkel LA, Hussain HK, et al. The relationship between anterior and apical compartment support. *Am J Obstet Gynecol* 2006;194:1438–1443.

Unger CA, Walters MD, Ridgeway B, et al. Incidence of adverse events after uterosacral colpopexy for uterovaginal and posthysterectomy vault prolapse. *Am J Obstet Gynecol* 2015;212:603.e1–603.e7.

Webb MJ, Aronson MP, Ferguson LK, et al. Posthysterectomy vaginal vault prolapse: primary repair in 693 patients. *Obstet Gynecol* 1998;92:281–285.

Wright JD, Herzog TJ, Tsui J, et al. Nationwide trends in the performance of inpatient hysterectomy in the United States. *Obstet Gynecol* 2013;122:233–241.

Wu JM, Dieter AA, Pate V, et al. Cumulative incidence of a subsequent surgery after stress urinary incontinence and pelvic organ prolapse procedure. *Obstet Gynecol* 2017;129:1124–1130.

Wu JM, Hundley AF, Fulton RG, et al. Forecasting the prevalence of pelvic floor disorders in U.S. Women: 2010 to 2050. *Obstet Gynecol* 2009;114:1278–1283.

Wu JM, Matthews CA, Conover MM, et al. Lifetime risk of stress urinary incontinence or pelvic organ prolapse surgery. *Obstet Gynecol* 2014;123:1201–1206.

Yasdany T, Yip S, Bhatia NN, et al. Suture complications in a teaching institution among patients undergoing uterosacral ligament suspension with permanent braided suture. *Int Urogynecol J* 2010;21:813–818.

VI

骶骨阴道固定术

Geoffrey Cundiff, Victoria L. Handa

在妇科文献中,用手术网片加强盆腔器官脱垂(pelvic organ prolapsed, POP)手术修复的概念很常见,而且常被认为是疝修补的文献,其中移植物加固修复的成功率是缝合修复的两倍。然而,在妇科中使用网片可能更多的是受经腹骶骨阴道固定术(abdominal sacrocolpopexy, ASC)的经验影响,在1962年最初描述该手术,采用生物或合成材料制成的悬吊桥(suspensory bridge)连接到骶前韧带上,以加强正常的阴道顶端支撑。有大量文献支持骶骨阴道固定术(sacrocolpopexy)的持久性,常被认为是 POP 手术的金标准。

最初描述骶骨阴道固定术是一种治疗子宫切除术后 POP 的方法。直到 20 世纪中期前一直没有有效的技术来治疗阴道顶端脱垂(apical prolapse),因为大多数妇科医师没有接受过这方面的培训,所以他们采取的方法是进行子宫切除术(这种手术本身并不能提高阴道顶端的支撑)。因此,就出现了这样一种现象,那就是复发性 POP 通常仅出现在子宫切除后的患者,这些患者被转诊到经过阴道顶端脱垂修复培训的亚专科医师那里进行治疗,如骶骨阴道固定术。从 1990 年代开始,妇外科医师开始使用骶骨阴道固定术来预防复发性 POP,而不是作为复发性 POP 的治疗方法。这种治疗理念的范式转变,与微创妇科手术的扩展相一致,共同推动了一种新的骶骨阴道固定术的方法和技术。本章回顾了传统的开腹手术技术以及新的方法和改进。本文还考虑了选择骶骨阴道固定术治疗 POP 的关键因素。

术前注意事项

POP 手术修复的目标是缓解患者的 POP 症状,这是通过改变解剖结构来实现的。显而易见,通过追求正常的解剖关系,最大限度地恢复正常膀胱、肠道和性交功能。要小心避免矫枉过正,否则可能导致新的问题。请记住,解剖手术的目标是由异常解剖引起的症状决定的,许多患者的阴道顶端脱垂也存在其他支持缺陷,应该同时治疗,这是手术计划中应该考虑的一部分。

有些阴道顶端脱垂的患者合并有压力性尿失禁的症状,压力性尿失禁的手术治疗可与骶骨阴道固定术同时进行。此外,一些严重脱垂的患者,没有合并压力性尿失禁,在脱垂手术矫正后可能有发生压力性尿失禁的风险。这种现象称为"隐蔽性压力失禁"("occult stress incontinence"),将在第 30 章中详细阐述。

这些问题,以及使用手术网片固有的风险,应作为手术知情同意的一部分与患者讨论沟通。考虑患者的功能目标、复发的危险因素和手术并发症的危险因素,除非手术指标(surgical parameters)需要更大的创伤入路,否则应从最小创伤入路开始。最后,无论是在文献中还是在你自己的手中,对手术技术的效果都要实事求是。

无论是开腹手术还是微创手术,术前都不需要为骶骨阴道固定术做肠道准备,然而,建议使用第二代头孢菌素进行抗生素预防。血栓栓塞预防也建议采用序贯减压袜或注射抗凝剂的形式。患者应采取仰卧截石位,双腿置于马镫腿架(Allan stirrups)中。手术期间应放置 Foley 导尿管。对于所有手术病例,在手术开始前应填写一份手术安全检查表(surgical safety checklist)。

骶骨阴道固定术的步骤见知识框 28.1。

知识框 28.1　骶骨阴道固定术步骤

- 患者取仰卧截石位,双腿置于马镫腿架上;开始使用抗生素和血栓预防;完成手术安全检查表。
- 留置 Foley 导尿管排空膀胱。
- 取下腹部横切口进入腹膜腔;放置自固定牵开器;排垫腹部内容物,暴露盆腔。
- 通过骶岬上方的纵向腹膜切口进入骶前间隙;腹膜切口延伸至后反折腹膜下,保持右输尿管在视野内;显露骶中血管;暴露 S_1 和 S_2 椎体的腹侧面。
- 在阴道内放置端-端吻合(end-to-end anastomosis, EEA)定径器(sizer)或支架;打开直肠阴道隔间隙,将直肠与阴道壁分开;打开膀胱阴道间隙,将膀胱从阴道上剥离。
- 将 3~4cm 宽、14cm 长的聚丙烯(polypropylene)网片,用延迟可吸收单丝缝线间断横向成排状缝合到直肠阴道隔上;用相似的技术将类似的网片贴附在宫颈耻后筋膜上(pubocervical fascia)。
- 可以进行 Halban 阴道后穹隆修补术(culdoplasty)来消除后陷凹。
- 移植物位于骶骨中空处,应与骶前韧带无张力固定;在网片和骶前韧带间用不可吸收线缝合 2 针,注意避免损伤骶中血管;当完成缝线打结时,阴道应该被拉升且网片没有张力。
- 膀胱镜检查以评估输尿管通畅,并排除下泌尿道损伤。
- 关闭腹膜覆盖网片移植物;关闭腹部切口。

手术技术

可以通过腹部横切口(pfannenstiel)或正中纵切口进入腹膜腔,横切口在愈合和美观方面具有优势,通常能够提供足够的暴露(visualization)。将患者置于头低脚高位(Trendelenburg position),并放置自固定牵开器以利于骶岬和阴道穹隆或子宫的暴露。可以使用刚性自固定牵开器,但作者更喜欢柔性圆形伤口保护器/牵开器,因为它提供了极好的暴露效果,而且放置便捷、简单,并且消除了刚性牵

开器引起神经损伤的风险。当牵开器就位后,肠管被收拢,直肠和乙状结肠被牵至患者左侧,暴露出覆盖在骶骨岬上的腹膜。

骶岬解剖

分离骶岬出血风险最高,通常是手术中最具挑战性的部分,尤其是在使用微创方法时。作者通常首先解剖这一区域,尤其是使用腹腔镜方法时。

首先在靠近骶岬处识别关键的解剖标志(见图 1.34),包括主动脉分叉、右髂总静脉、右输尿管、骶中动脉和静脉,识别这些结构有助于在解剖过程中避免损伤。

打开骶岬表面腹膜,进入腹膜后骶前间隙。钳夹提起腹膜,纵向延长切口几乎到达主动脉分叉处(图 28.1)。手术目的是分离骶岬和骶骨前方组织,暴露骶前韧带。在解剖过程中需要考虑的重要结构(见图 1.34)是贴近骶前韧带前表面走行的骶中动脉和静脉,以及疏松结缔组织(或蜂窝组织)覆盖的腹下神经丛和骶外侧静脉丛。钝性解剖通常能展露前韧带、神经和血管之间的平面,而从骶岬上方进入时更容易识别这些结构。轻轻提起和分离疏松结缔组织能安全地发现骶中血管,从而避免损伤。当分离神经组织需要用电灼时,明智的做法是在切割时将电灼器械从骨性突出处移开,以避免对骶中动脉和静脉的意外损伤。持续解剖疏松结缔组织以展露骶前韧带至 S_3 水平。

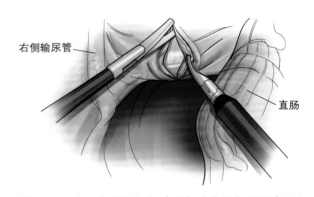

右侧输尿管　　　　　　　　　直肠

图 28.1　图示腹腔镜方法,在骶岬处电灼打开骶前间隙

解剖阴道穹隆

当展露骶前间隙后,就必须解剖阴道顶端,以附着固定网片。这需要打开和分离膀胱阴道间隙和直肠阴道间隙,以便将阴道穹隆与膀胱和直肠分离。如果子宫存在,并且计划进行子宫切除术,这

应该在分离阴道之前进行。

将阴道与膀胱(前方)和直肠(后方)分离。从直肠阴道间隙的解剖开始,尤其在进行内镜方法时,可以提供可视化的优势。牵引反牵引是这种分离的关键,需要阴道支架(vaginal stent)。端-端吻合(EEA)定径器或 Breischy-Navratil 牵开器放置在阴道内,朝向前腹壁举起可以达到这个目的(图 28.2)。这种阴道支架可定向延伸阴道壁,使用无创钳向相反的方向拉扯直肠提供反牵引作用。

解剖直肠阴道隔,首先在子宫直肠陷凹上缘的子宫骶韧带之间横向切开腹膜,切口位于陷凹上前边界(图 28.3A),通过这个切口可以进入直肠阴道间隙的上部,然后通过钝性解剖和反牵引将其延伸到会阴体的下部。利用可塑的牵开器(malleable retractor)(开腹手术时)或肠钳(腹腔镜手术时)向后推直肠可以钝性分离延展此间隙(图 28.3B)。分离的远端范围是可变的,但分离距离应足够低,

以使网片牢固地附着在阴道后壁至少几厘米处。

与直肠阴道间隙一样,膀胱阴道间隙的展露也依赖于牵引-反牵引。放置 EEA 定径器或 Breischy-Navratil 牵开器,在阴道内应指向骶岬。这种阴道支架能定向使阴道壁延展,而无创抓钳以相反的方向拉动膀胱,提供反牵引力,通过锐性或电灼切开膀胱和阴道之间的膀胱阴道反折腹膜,打开膀胱阴道间隙。然后,钝性和锐性分离延展暴露面,这一创面的出血通常来自膀胱的逼尿肌,这是一个有用的提示,以保持剥离紧贴阴道壁,解剖范围应尽量延伸至膀胱三角区。

网片附着固定

骶骨阴道固定术的持久性通常归因于使用移植物来加强阴道顶端的支撑,但移植物也会增加异物的相关风险,最明显的是网片暴露(mesh exposure),这必须加以平衡。各种合成材料,包

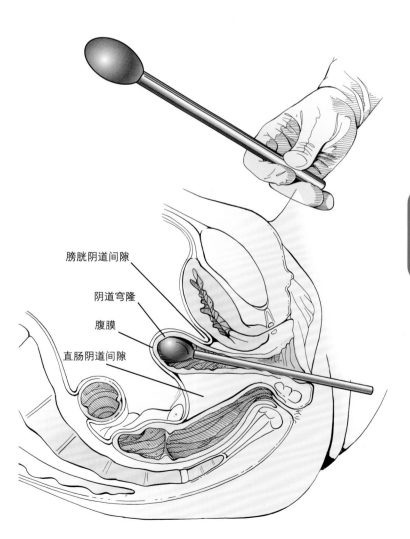

图 28.2　用 EEA 定径器举起阴道穹隆(Reprinted with permission from Cundiff GW, Azziz R, Bristow RE. *Te Linde's atlas of gynecologic surgery*, 1st ed. Philadelphia, PA: Wolters Kluwer Health/Lippincott Williams & Wilkins; 2014. Figure 36.2a.)

膀胱阴道间隙

阴道穹隆

腹膜

直肠阴道间隙

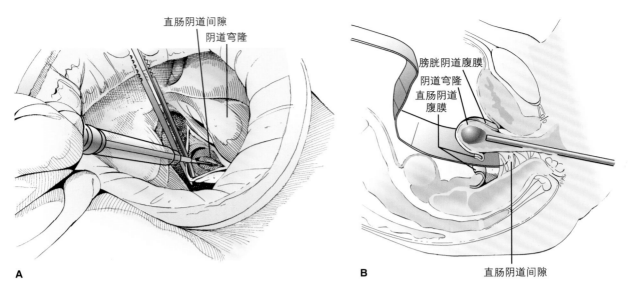

图 28.3 展露直肠阴道间隙。A. 打开直肠阴道隔。阴道内的支架或 EEA 定径器可以扩张阴道穹隆并使之向前偏转，用无创伤钳提拉直肠，提供反牵引。B. 用可塑的牵开器钝性展露直肠阴道间隙（Reprinted with permission from Cundiff GW，Azziz R，Bristow RE. *Te Linde's atlas of gynecologic surgery*，1st ed. Philadelphia，PA：Wolters Kluwer Health/Lippincott Williams & Wilkins；2014. Figures 36.4 and 36.5b.）

括聚丙烯（polypropylene）、聚对苯二甲酸乙二醇酯（polyethylene terephthalate）和膨体聚四氟乙烯（expanded polytetrafluoroethylene），以及异种移植，如猪真皮和异体移植，包括尸体皮肤或阔筋膜。然而，大多数手术医师现在使用的是由大孔隙、柔软编织的聚丙烯网组成的 Amid 3 型移植物，这种移植物在耐久性和并发症之间具有最好的平衡。也有令人信服的动物研究支持采用轻质版本的大孔隙、柔软编织的聚丙烯网，以减少网片的暴露。

需要使用双叶网片，量取宽 3~4cm 和长 14cm 的网片裁剪（图 28.4）。第一叶网片横向间断缝合贴附于阴道后壁的直肠阴道筋膜。在开腹手术中，用可塑牵开器将直肠牵出手术视野，便于缝合（图 28.3B）。有些手术医师建议外侧缝合线应该包含肛提肌和直肠阴道筋膜的连接处，缝合处应相对松散，以避免坏死，这可能导致术后网片暴露。

第二叶缝合在阴道前壁的耻骨宫颈筋膜上，采用间断横向缝合（图 28.5）。对于前叶和后叶，目标是使网片平贴于阴道壁的盆腔内筋膜上。同样，此处的缝合也应该相对松散，以避免组织坏死而导致网片暴露。尽管，作者使用 2-0 延迟可吸收缝线，但许多手术医师还是更喜欢使用不可吸收单丝缝合线。应避免使用聚四氟乙烯缝合线，因为它们与较高的暴露率有关。

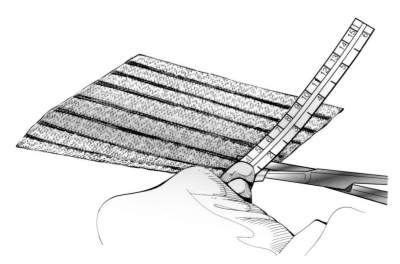

图 28.4 裁剪网片制成双叶，每叶宽约 3cm，长 14cm（Reprinted with permission from Cundiff GW，Azziz R，Bristow RE. *Te Linde's atlas of gynecologic surgery*，1st ed. Philadelphia，PA：Wolters Kluwer Health/Lippincott Williams & Wilkins；2014.Figure 36.6.）

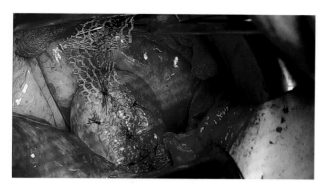

图 28.5　将网片附着固定在阴道上：图示将聚丙烯网片固定在阴道前壁。阴道被支架举起扩张,用单丝缝线间断缝合固定网片。在此图示中,用一把直角钳将网片提拉至骶骨处

当前后网片附着固定在阴道上后,网片可以在阴道残端的侧方相互连接,或者形成一个 Y 形结构。

许多手术医师在完成骶骨阴道固定术之前,进行阴道后穹隆成形术(culdoplasty)来关闭子宫直肠陷凹腹膜,以防止小肠疝入网片后方,示例就是 Halban 阴道后穹隆成形术(图 28.6)。其他外科医师通过腹膜后隧道,将网片插入隧道来实现这一点。

最后,网片臂与骶前韧带缝合。作者使用不可吸收的 2-0 单丝缝合线,一定要使用锥形针(taper needle),因为切割针(cutting needle)/三角针有损伤骶正中动脉的可能。应该在 S_1~S_2 水平进行缝合,该部位重建了正常的阴道轴,而且避开了出血风险高的 S_3~S_4 水平。有些手术医师可能倾向于在骶岬处缝合,但这个部位应避免使用,因为它会引起并发症,包括椎间盘炎和骶骨骨髓炎。

小心地将缝线缝在骶骨前韧带上,因为骶中动脉撕裂伤会导致迅速且难以控制的出血。作者将这些缝线环绕韧带内的骶中动脉缝合,这样可以在打结时就扎闭血管,从而简化可能的出血处理(图 28.7A)。

骶正中动脉可能会发生严重出血,所以明智的做法是使用骨科骨图钉(orthopedic bone thumbtacks)、骨蜡或骨包,以防缝线效果不足。

适当的张力是手术成功的关键因素。中间的网片桥应该松弛地置于骶骨前中空处,没有张力,并有足够的冗余以适合网片融合时的收缩。同样重要的是,网片桥应当保持无张力,以防止过度矫直尿道膀胱角,这可能导致重新尿失禁或加重先前存在的尿失禁(图 28.7B)。

大多数手术医师主张在网片上方关闭腹膜,以降低小肠梗阻的风险,骶骨阴道固定术后小肠梗阻的发生率为 6%,可以使用 3-0 可吸收线连续缝合来完成。膀胱和输尿管的损伤是解剖和修复的潜在并发症。因此,完成修复后,建议术中进行膀胱镜检查,包括评估尿道。

微创方法

外科手术利用对组织的精确损伤和愈合过程来达到其目的。平衡愈合的负面影响和修复的好处是外科手术的基本原则,已证明可以减少愈合影

图 28.6　Halban 阴道后穹隆成形术。从远端阴道后壁开始,依次间断缝合,然后返回到近端直肠乙状结肠的腹侧表面,在完成所有的缝合后,完成打结,将阴道后壁与直肠乙状结肠拉近(此图还显示了骶骨阴道固定术缝合线,这些线缝合于纵韧带,并在缝接网片前留置)(Reprinted with permission from Cundiff GW, Azziz R, Bristow RE. *Te Linde's atlas of gynecologic surgery*, 1st ed. Philadelphia, PA：Wolters Kluwer Health/ Lippincott Williams & Wilkins；2014. Figure 36.11.)

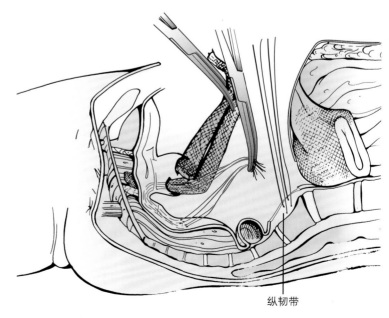

纵韧带

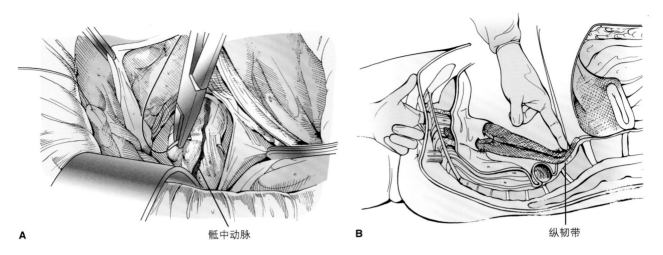

A 骶中动脉 　　**B** 纵韧带

图 28.7　A. 缝合骶前韧带,环绕骶正中动脉缝合。B. 完成打结(Reprinted with permission from Cundiff GW, Azziz R, Bristow RE. *Te Linde's atlas of gynecologic surgery.*)

响的技术是使用侵入性较低的手术入路,这一原则已经成为腹腔镜手术激增的基础,在许多外科学科中作为侵入较低的手术替代开腹手术,重建妇科(reconstructive gynecology)也不例外。

骶骨阴道固定术最初的描述是通过开腹手术,但是将其转化为内镜手术来减少术后康复的努力已经有 20 多年的历史,比较研究表明,微创手术确实可以降低发病率而不影响手术的持久性。然而,手术路径对患者的预后并不像基本的手术原则那么重要。因此,手术和后续的结果不应该为了达到腹腔镜手术的目的而受到影响,这意味着,用于达到基本原则的手术技术不应显著调整或改变。

采用腹腔镜进行这些手术需要耐心,对细节的关注,以及认识到有一个陡峭的学习曲线。穿刺器端口的放置必须提供进入骶前间隙的通道,同时便于缝合,可以使用体外或体内技术进行缝合。大多数手术医师使用 4~5 个套管穿刺端口,包括一个脐部端口,其他的在正中旁端口。

比较机器人、腹腔镜和开放式骶骨阴道固定术的研究表明,在骨盆器官支持方面短期效果相似,尽管这些方法的成本和近期并发症可能不同。与经腹骶骨阴道固定术(ASC)相比,机器人骶骨阴道固定术(robotic sacrocolpopexy,RSC)可能无法提供与腹腔镜骶骨阴道固定术(laparoscopic sacrocolpopexy,LSC)同样的优势。此外,多项随机手术试验表明,RSC 虽然能提供与 LSC 相似的功能和解剖结果,但费用更高,且术后疼痛增加。

当考虑盆腔重建手术时,对内镜技术的热情已经超过所有微创手术的方法,即经阴道手术。创新的手术医师描述了通过阴道入路解剖骶前间隙,将支撑网片附着固定在阴道和骶前韧带上的技术。与腹腔镜手术相比,阴道手术在美容手术、术后疼痛和恢复正常活动方面有明显优势,但经阴道放置网片治疗 POP 也导致了最高的术后并发症和再手术率。目前还缺乏关于阴道骶阴道固定术的安全性和有效性的研究,在采用经阴道骶阴道固定术之前必须谨慎。

手术的变化

骶骨阴道会阴固定术

骶骨阴道会阴固定术是骶骨阴道固定术的一种改良术式,用于治疗会阴下降相关的阴道顶端脱垂。会阴下降是会阴体支撑的Ⅲ级平面支撑缺陷,它伴有排便不畅、挤压排便和大便失禁的等症状。虽然最初被描述为一种矫正会阴支持的方法,但在直肠脱垂患者中,骶骨阴道会阴固定术也与直肠固定术联合使用。

这种改良包括将网片固定在阴道后壁和会阴体上,用永久性或延迟吸收缝线间断缝合固定数针。助手可以进行直肠阴道诊协助,将会阴体抬高便于缝合。对于因直肠阴道筋膜与会阴体分离而导致严重会阴下降的患者,在开腹手术解剖前,首先对阴道后壁进行阴道修复,以纠正解剖缺陷并使移植物附着固定于会阴体,腹腔镜手术也可达到类似效果。

骶骨子宫固定术

子宫保留手术有很长的历史,但最近受到越来越多的关注。在这一类别中,骶骨子宫固定术值得特别考虑。有大量的研究证明同时进行子宫切除术是骶骨阴道固定术后网片暴露的独立危险因素,这种增加的风险可能与阴道菌群污染腹腔有关。对于考虑初次修复子宫脱垂的患者,骶骨子宫固定术提供了骶骨阴道固定术的阴道顶端支撑,而无需将清洁手术转换为清洁污染手术。

然而,子宫固定术与基于子宫切除术的修复相比,可供指导患者选择的数据较少。现有文献显示,子宫固定术需要的手术时间和出血量均更少,并能更快恢复工作。它还可以维持生育能力和自然绝经时间,尽管很少有人知道如何指导后续分娩的咨询。缺点包括需要持续的妇科癌症监测和更困难地管理将来潜在妇科疾病。虽然在这一人群中,妇科病理异常发生率很低,但有子宫异常情况或绝经后出血的患者不适合进行子宫保留手术。

骶骨子宫固定术与骶骨阴道固定术相似,不同的是网片的前叶穿过阔韧带上的窗口,然后固定在骶骨岬上。最近的一项前瞻性队列研究比较了全子宫切除术和骶骨子宫固定术,结果显示骶骨子宫固定术具有相似的症状缓解和解剖结果。然而,与骶骨子宫固定术相比,子宫切除术+骶骨阴道固定术的网片暴露率高出 5 倍。这些研究显示了骶骨子宫固定术的潜在优势,尽管,到目前为止的研究没有提供足够的证据支持放弃骶骨阴道固定术。宫颈上子宫切除术+骶骨宫颈固定术是另一种选择,也可以防止网片侵蚀的增加。

术后注意事项

大多数患者手术后需要住院 1~2 天。膀胱功能正常的患者一般不需要延长膀胱导尿时间,但可留置导尿管过夜或至患者清醒。当移除膀胱导尿管后,可以进行排尿试验以确保膀胱排空正常,排空后残余尿量可通过超声检查或直接置管测量,应小于 100mL。

术后在确保患者肾功能正常后,通常定期服用非类固醇抗炎药来控制疼痛,通过提供基本镇痛,有助于减少术后疼痛。在需要的基础上,使用患者控制的镇痛药或定期的时间表静脉给药以缓解疼痛。作者一般在术后第 1 天让患者停用口服抗生素和麻醉药。

指导患者观察盆腔支持情况 6 周,直至切口完全愈合。在前 6 周,应避免增加腹内压的活动,因为传统观点认为这种活动可能导致复发性脱垂。非处方大便软化剂有助于减少排便用力,特别是对于术前有便秘的患者。

效果

多项研究者已经表明,骶骨阴道固定术是一种持久矫正阴道穹隆脱垂的手术方式,多个中心都报告了良好的结果。2004 年的一篇综述表明,超过 90% 的患者阴道穹隆获得了持久的支撑,尽管大多数研究随访时间不到 2 年,而且很少使用特定的仪器来评估症状。盆底疾病网报道的 ECARE 研究对 215 名患者进行了 7 年的随访,7 年后,21% 的患者出现解剖性脱垂复发,包括 7% 的阴道顶端穹隆部复发,只有 52% 解剖性脱垂复发患者有症状,这表明骶骨阴道固定术并不能完全阻止盆腔支持恶化的过程。

并发症

围手术期并发症包括胃肠道并发症,如肠梗阻、小肠梗阻和伤口并发症,这些都是开腹手术的常见并发症。小肠梗阻的发生率为 6%,膀胱和输尿管损伤少见(<3%)。出血,尤其是骶前血管出血,可能危及生命。止血可能困难,因为受损的骶前血管倾向于回缩到骨表面下,首先应使用缝合线、血管夹和骨蜡,如果这些措施失败,可以使用无菌图钉(sterile thumbtacks)。

最常见的远期并发症是阴道内的网片暴露,中期研究表明暴露率为 3%~4%。ECARE 的研究认为,网片暴露随时间持续增加,7 年的累积暴露率为 10.5%。在该研究中,有一小部分手术没有使用首选的聚丙烯网片,导致一些学者对 10.5% 的暴露率提出疑问。重要的一点是,网片侵蚀是随着时间的推移而累积的,所以术后 1 年的暴露率不应该作为暴露率来引用。虽然有时无症状,但网片暴露可

VI

引起阴道分泌物增多、点滴出血、性交困难和盆腔疼痛。手术治疗应该从阴道切除外露的网片和缝合阴道边缘开始,大约有50%的网孔暴露可以用这种方法解决。如果不成功,应通过开腹探查进行完全切除。重要的是,在平均1.4次手术后,只有80%的网片暴露患者成功治疗,主要并发症发生率为32%。

骶骨阴道固定术在阴道顶端脱垂治疗中的适应证

对于治疗顶端POP的最佳方法,专家没有统一的意见。三个随机试验比较了骶骨阴道固定术和阴道原组织修复术,Benson将顶端POP患者随机分为ASC组和双侧骶棘韧带固定组,试验赞成骶骨阴道固定术,因为只有29%的阴道组,而58%的经腹组获得最佳结果。然而,这些结果令人困惑,因为最佳结果被定义为包括术后压力性尿失禁,而阴道入路对应激性尿失禁的治疗效果较差。不过,经腹组的再手术率为16%,阴道组为33%。Lo和Wang也报告了ASC的成功率高于骶棘固定,尽管Maher也报告了相似的成功率。

综上所述,这三个前瞻性试验发现,骶骨阴道固定术比骶棘韧带悬吊术的成功率更高。Cochrane最近的一项综述得出结论,与骶棘韧带悬吊术相比,骶骨阴道固定术后复发性穹隆脱垂的发生率要低得多(*RI*:0.23;95% *CI*:0.07~0.77)。然而,这一结论仅基于三个随机试验,患者预后观察时间相对较短且信息有限,也没有考虑并发症,特别是网片暴露的长期风险和发病率,这些长期风险经常被忽视。例如,最近的一项系统综述得出结论,骶骨阴道固定术是POP的首选治疗方法,患者应该意识到,增加的骶骨阴道固定术的耐久性必须与长期风险相平衡。作者认为,没有一种手术方法适合所有的患者,手术医师必须熟练掌握多种手术方法,才能有效地治疗所有患者,而骶骨阴道固定术只是一种选择。

尽管经腹骶骨阴道固定术的确切指征尚存在争议,但许多手术医师仍保留这种手术方式以治疗复发性POP,尤其是子宫切除术后阴道穹隆脱垂的病例。在2000年代初,手术医师也开始在被认为有复发风险的POP患者身上使用这种技术,用于预防复发性POP的典型危险因素包括发病时年龄小、盆底肌肉受损以及患者有与腹内压升高相关阴道顶端脱垂的情况。最新的研究表明,只有盆底肌肉损伤与复发性POP相关,而其他参数则不然。这一认识,再加上与使用自体组织修复相比,骶骨阴道固定术的长期并发症发生率更高,挑战了将骶骨阴道固定术作为阴道顶端脱垂主要手术方法的理念。作者倾向于将其提供给复发性POP的患者、脱垂最严重的患者以及那些认为复发风险最高的患者(包括盆底肌肉受损的患者)。

要点

■ 一些妇外科医师主张将骶骨阴道固定术仅用于治疗复发性脱垂,而另一些医师则推荐这种手术用于治疗脱垂严重或复发风险高的患者。

■ 骶前分离的重要解剖标志包括主动脉分叉、右髂总静脉、右输尿管和骶正中动脉。

■ 分离直肠阴道和膀胱阴道间隙最好使用阴道支架,如阴道内放置端-端吻合定径器或Breisky-Navratil牵开器。

■ 对于骶骨阴道固定术,首选的移植材料是大孔隙、柔软编织的聚丙烯网片。使用这种材料的网片暴露风险可达3%~4%,有些研究表明,长期随访的发生率更高。

■ 适当调整网片张力使其在没有张力的情况下松弛地贴附于骶骨中空处。

(王飞　赵兴波　译)

参考文献

Addison WA, Timmons MC, Wall LL, Livengood CH III. Failed abdominal sacral colpopexy: observations and recommendations. *Obstet Gynecol* 1989;74(3 Pt 2):480–483.

Barber MD, Maher C. Apical prolapse. *Int Urogynecol J* 2013;24(11):1815–1833. doi:10.1007/s00192-013-2172-1. Review.

Bradley CS, Brown MB, Cundiff GW, et al. Bowel symptoms in women planning surgery for pelvic organ prolapse. *Am J Obstet Gynecol* 2006;195(6):1814–1819.

Brubaker L, Cundiff GW, Fine P, et al. Abdominal sacrocolpopexy with Burch colposuspension to reduce urinary stress incontinence. *N Engl J Med* 2006;354(15):1557–1566.

Brubaker L, Nygaard I, Richter HE, et al. Two-year outcomes after sacrocolpopexy with and without burch to prevent stress urinary incontinence. *Obstet Gynecol* 2008;112(1):49–55.

Costantin E, Brubaker L, Cervigni M, et al. Sacrocolpopexy for pelvic organ prolapse: evidence-based review and recommendations. *Eur J Obstet Gynecol Reprod Biol* 2016;205:60–65.

Cundiff GW. It's a bigger question than what to do with the uterus. *Female Pelvic Med Reconstr Surg* 2016;22(6):397–398.

Cundiff GW. Mesh in POP surgery should be based on the risk of the procedure, not the risk of recurrence. *Int Urogynecol J* 2017;28(8):1115–1118.

Cundiff GW, Harris RL, Coates KW, et al. Abdominal sacral colpoperineopexy: a new approach for correction of posterior compartment defects and perineal descent associated with vaginal vault prolapse. *Am J Obstet Gynecol* 1997;177:1345–1353.

Cundiff GW, Varner E, Visco AG, et al. Risk factors for mesh/suture erosion following sacral colpopexy. *Am J Obstet Gynecol* 2008;199(6):688.e1–688.e5.

Cvach K, Geoffrion R, Cundiff GW. Abdominal sacral hysteropexy: a pilot study comparing sacral hysteropexy to sacral colpopexy with hysterectomy. *Female Pelvic Med Reconstr Surg* 2012;18(5):286–290.

Grimes CL, Lukacz ES, Gantz MG, et al. What happens to the posterior compartment and bowel symptoms after sacrocolpopexy? Evaluation of 5-Year Outcomes from E-CARE. *Female Pelvic Med Reconstr Surg* 2014;20(5):261–266.

Grimes CL, Quiroz LH, Gutman RE, et al. Long-term impact of abdominal sacral colpoperineopexy on symptoms of obstructed defecation. *Female Pelvic Med Reconstruct Surg* 2010;16(4):234–237.

Maher C, Feiner B, Baessler K, Schmid C. Surgical management of pelvic organ prolapse in women. *Cochrane Database Syst Rev* 2013;(4):CD004014.

Nygaard I, Brubaker L, Zycynski HM, et al. Long-term outcomes following abdominal sacrocolpopexy for pelvic organ prolapse. *JAMA* 2013;309(19):2016–2024.

Nygaard IE, McCreery R, Brubaker L, et al. For the pelvic floor disorders network abdominal sacral colpopexy: a comprehensive review. *Obstet Gynecol* 2004;104(4):805–823.

Paraiso MF, Jelovsek JE, Frick A, et al. Laparoscopic compared with robotic sacrocolpopexy for vaginal prolapse: a randomized controlled trial. *Obstet Gynecol* 2011;118(5):1005–1013.

Paraiso MF, Walters MD, Rackley RR, et al. Laparoscopic and abdominal sacral colpopexies: a comparative cohort study. *Am J Obstet Gynecol* 2005;192(5):1752–1758.

Propst K, Tunitsky-Bitton E, Schimpf MO, Ridgeway B. Pyogenic spondylodiscitis associated with sacral colpopexy and rectopexy: report of two cases and evaluation of the literature. *Int Urogynecol J* 2014;25(1):21–31. doi:10.1007/s00192-013-2138-3.

Quiroz LH, Gutman RE, Fagen MJ, Cundiff GW. Partial colpocleisis for the treatment of sacrocolpopexy mesh erosions. *Int Urogynecol J Pelvic Floor Dysfunct* 2008;19(2):261–266.

Quiroz LH, Gutman RE, Shippey S, et al. Abdominal sacrocolpopexy: anatomic outcomes and complications with Pelvicol, autologous and synthetic graft materials. *Am J Obstet Gynecol* 2008;198(5):557.e1–557.e5.

Shippey SH, Quiroz LH, Sanses TV, et al. Anatomic outcomes of abdominal sacrocolpopexy with or without paravaginal repair. *Int Urogynecol J Pelvic Floor Dysfunct* 2010;21(3):279–283.

VI

阴道修补术和肠膨出修补术

Cara Grimes

阴道前壁和阴道后壁脱垂

最常见且最先发生的脱垂是阴道前壁。前盆腔(anterior compartment)也是最难持久修复的部位,盆腔器官脱垂后复发多见于前盆腔室,文献报道失败率高达 50%~70%。重要的是,阴道前壁脱垂与顶端脱垂密切相关。Rooney 等证明,当阴道前壁位于处女膜处(即 Ba = 0)时,宫颈或子宫切除术后阴道顶端(C 点)距处女膜约 4.4cm。此外,解剖学研究表明,50% 的膀胱膨出在适当的顶端支撑下会消失。因此,需着重强调手术修复阴道前壁支持缺陷时,几乎总是需要同时进行阴道顶端修复。

根据研究人群的不同,后盆腔(posterior compartment)脱垂的发生率为 13%~20%。大约 80% 有脱垂记录的患者阴道后壁下降,7% 的患者发生孤立的直肠膨出。在所有盆底修复手术中,有 40%~70% 的手术要进行后盆腔修复。后盆腔脱垂可能伴有排便症状,然而,排便功能障碍症状是普遍存在的。在一般人群中,10%~15% 的人有便秘,在寻求治疗盆底疾病的患者中,其发病率可能高达 60%,其中 18%~25% 的患者需挤压排便(splinting to defecate),27% 的患者需竭力排便(straining to defecate),26% 的患者排便不彻底。

因此,虽然本章将着重于识别和矫正阴道前后盆腔的脱垂,但需要注意的是,这些疾病通常不是孤立存在的,必须评估整个盆底的情况,在其他章节也有描述。当选择外科手术来矫正盆腔器官脱垂时,重要的是要考虑矫正每个解剖腔室(前盆腔、后盆腔、顶端)以及每一支撑平面。

阴道壁脱垂的相关症状

前盆腔阴道脱垂可能会表现为与解剖受损(膨出或突出)或功能受损(排尿)相关的症状。严重的阴道前壁脱垂患者可能会出现排尿梗阻症状,如排尿犹豫、尿流间断、尿流无力或持续时间长、排尿不尽感、挤压排尿(splinting to void)和 / 或尿潴留。梗阻性排尿症状被认为是由于阴道前壁脱垂进行性加重,造成尿道弯曲进而发生机械性梗阻所致。这些患者中的许多人还可能表现为压力性尿失禁或膀胱过度活跃的症状(见第 30 章)。

后盆腔阴道脱垂可能会出现与解剖受损(膨出或突出)或功能改变(排便功能障碍)相关的症状。排便功能障碍与其他肛肠疾病,包括结肠运动障碍有许多的类似表现。阴道后壁脱垂可能与排便功能障碍有关,包括便秘和排便阻塞。便秘(constipation)是指排便不频繁和 / 或不彻底,可能包括需要频繁地用力或手动协助排便。而排便梗阻(obstructed defecation)则是指由于解剖结构异常

VI

而导致的排便功能障碍,类似的症状可能包括用力(需要剧烈的 Valsalva 动作来启动、维持或促进排便)、排空 / 排便不完全(排便后无直肠排空感)和挤压 / 手指挤压。后一种症状包括需要手指复位脱垂,或对阴道或会阴手动施压以实现排便,以及需要手动排便或手指掏肛管(digitalize the rectal canal)辅助排便。

后盆腔阴道支持的缺陷不一定与功能的改变有关。排便功能障碍可能与系统性疾病(内分泌、神经系统、代谢、精神病学)和胃肠道紊乱有关,即影响吸收和粪便形态的"运动障碍"(便秘为主的肠易激综合征、功能性便秘、结肠无力和粪便嵌塞)。排便受阻也可能有多种原因(直肠脱垂、肿瘤形成、肛门狭窄、肛裂、痔脱垂、外伤),盆腔器官支持缺陷(直肠膨出、肠膨出、乙状结肠膨出、会阴膨出、会阴下降)以及盆底肌肉的协调(排便协同失调)。有证据表明,矫正与排便阻塞症状(例如挤压、用力、不完全排空 / 排便和挤压 / 手掏)并存的阴道后壁脱垂,确实可以改善症状。

解剖和功能

Delancey 的支持平面

如第 27 章所述,有三个支撑平面,在手术中都必须考虑到。平面 I 是最上层,提供阴道顶端支持。子宫骶韧带和主韧带复合体支持宫颈和阴道上部,维持阴道长度。这些结构也使阴道轴接近水平,使其靠在直肠上,并由肛提肌板(levator plate)支撑(图 29.1)。

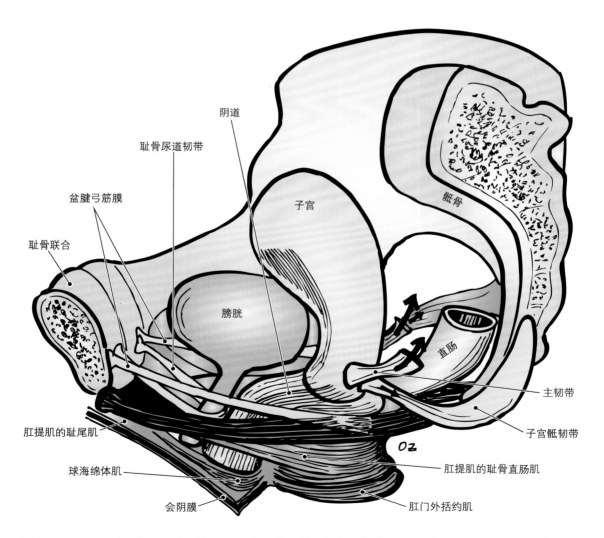

图 29.1　平面 I 支持:在正常的支持下,阴道被子宫骶骨韧带向后拉向骶骨,而在较小程度上被主韧带拉向头侧,导致近端 2/3 的阴道几乎为水平方向

　　较远端是阴道旁外侧支撑,相当于平面Ⅱ,为阴道提供水平支撑。平面Ⅱ支撑包括一层致密的纤维组织,阴道的纤维肌层,有时也称为"盆腔内筋膜"或"耻骨宫颈筋膜"。在后方,这一层称为"直肠阴道筋膜""直肠周围筋膜"或"Denonvilliers筋膜"。尽管常用的术语是指这些层的筋膜,但解剖学研究表明,盆腔内筋膜并不是真正的筋膜层。阴道的前纤维肌层在阴道上延伸,并在外侧融合成盆筋膜腱弓("白线"),这些外侧附着形成阴道前外侧沟。直肠阴道纤维肌组织上附于子宫骶/主韧带复合体,前附于骨盆提肛肌/盆筋膜腱弓,下附于会阴体,外附于直肠阴道筋膜弓形腱(图29.1)。在阴道近端后部,这种纤维肌肉组织主要包含脂肪组织,而最远端的3~3.5cm是致密的结缔组织,没有真正的裂隙平面。

　　最后,最远端的支撑是平面Ⅲ,由会阴膜(perineal membrane)、会阴浅和深横肌、肛门外括约肌、球海绵体肌组成,它们结合形成会阴体。这一平面提供了阴道的较低纵轴向(the lower vertical axis of the vagina),并支撑和维持阴道远端1/3和阴道口的正常位置。会阴膜外侧锚定于会阴体和阴道远端,前方锚定于坐骨支(图29.2)。

前盆腔的支撑

　　许多理论被提出来解释阴道前壁脱垂的发生和发展。Nichols和Randall将支撑阴道前壁的缺陷归因于扩张或移位。扩张假定阴道前壁过度拉伸,导致损害和变薄,这可能是阴道分娩和/或衰老和绝经引起的萎缩变化的结果。临床检查中发现的扩张证据可能包括阴道上皮的皱襞减少或消失。另一方面,移位被认为是由支撑结构的离散缺陷所致,例如,阴道前壁脱垂可能是由阴道的纤维肌组织和盆筋膜腱弓之间的横向分离(阴道旁缺损)引起的。同样,可由横向缺损(阴道的纤维肌层与宫颈分离)、中线缺损(膀胱与阴道之间的纤维肌组织前后分离)以及孤立性耻骨尿道韧带完整性的丧失的缺损引起脱垂(图29.3)。

　　最近阴道磁共振成像(magnetic resonance imaging,MRI)模型支持阴道顶端异常可能是阴道前壁脱垂的驱使因素,阴道顶端下降的程度可以解释至少50%的前壁下降。导致阴道前壁脱垂的其他因素可能包括肛提肌损伤、肛提肌撕脱、前壁延

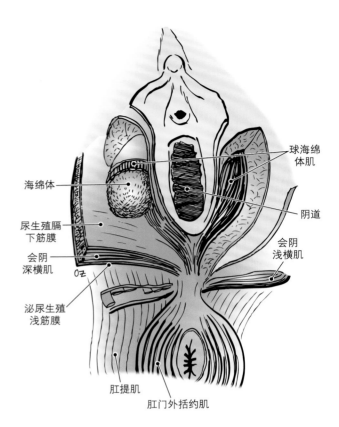

图29.2　平面Ⅲ支持:会阴膜、会阴浅和深横肌、肛门外括约肌和球海绵体肌共同形成会阴体。这提供了阴道的较低纵轴向,同时支持阴道远端1/3和阴道口的正常位置

长和肛提肌裂孔变宽。

后盆腔的支撑

　　阴道后盆腔包括阴道后壁及相关的纤维肌组织,并由子宫骶/主韧带、盆筋膜腱弓、直肠阴道肌、提肛肌和会阴体及其膜为界。后盆腔脱垂,也称为阴道后壁脱垂,是指阴道后壁的任何支撑缺陷,使直肠(直肠膨出)、小肠(肠膨出)、乙状结肠(乙状结肠膨出)或会阴体(会阴膨出)凸入阴道。

评估

病史

　　对阴道前壁和后壁所处盆腔的评估是综合盆底病史和检查的一部分。病史的采集应着重于评估膨出、尿失禁、排尿功能障碍、排大便功能障碍和肛门失禁的症状。与膨出相关的症状包括阴道肿块或突出物感、盆腔坠胀和性交困难。由于泌尿

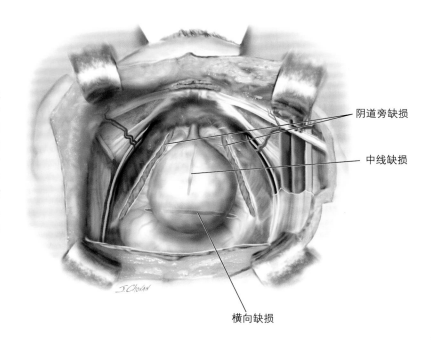

图 29.3　三种类型的阴道前壁支撑缺损。阴道侧面或阴道旁缺陷发生于耻骨宫颈筋膜与盆筋膜腱弓分离，中线缺损继发于支持膀胱基底部的筋膜变薄，横向缺损发生在耻骨宫颈筋膜从阴道断端或子宫骶韧带分离，图示阴道旁、中线和横向缺损（Reprinted from Karram MM. *Surgical management of pelvic organ prolapse*, 1st ed. Philadelphia, PA: Saunders, 2013. Copyright © 2013 Elsevier. With permission.）

阴道旁缺损

中线缺损

横向缺损

系和结直肠症状是非特异性的，因此相对轻度或中度脱垂的患者，在将症状归因于脱垂之前，应评估其非脱垂原因。具体而言，应对下列症状进行调查：尿失禁、尿急、尿频、夜尿，排尿障碍症状如尿犹豫、断续、尿流无力或持续时间长、排尿不彻底感、挤压排尿和/或尿潴留，以及排大便阻塞的症状，如用力、排便不彻底感、挤压和手工排便/手指掏。如果发现排便功能障碍的系统性原因，则应转诊到其他专家处就诊（胃肠科、神经科，等）。此外，对于出现便血、非故意的体重减轻、结肠癌或炎症性肠病家族史、贫血、粪便潜血阳性和急性便秘的患者，应考虑转诊。经验证的仪器有助于评估盆底疾病，包括盆底不适调查表（Pelvic Floor Distress Inventory，PFDI）、盆底功能影响调查表（Pelvic Floor Impact Questionnaire，PISQ）、Bristol 大便形状分类表（Bristol Stool Form Scale）、阻塞性排便综合征调查表（Obstructed Defecation Syndrome Questionnaire，ODS）和 Rome 标准（Rome Criteria）等。女性盆腔医学和重建外科（Female Pelvic Medicine and Reconstructive Surgery，FPMRS）的大多数亚专科医师通常使用这些有效调查表的组合，以完全评估与盆底疾病相关的症状表现。

体格检查

阴道前和后盆腔的评估是完整盆腔检查的一部分。最初，医师可以选择患者站立位进行检查，

患者站在一次性吸水垫上，一只脚踩在地板上，另一只脚踏在梯凳上，要求患者做 Valsalva 动作/憋气用力，同时检查脱垂的最大程度。接下来，用松软的大棉签将脱垂还纳，重新定位阴道顶端，以大致接近手术后阴道顶端矫正位置。这使得检查者可以评估减少阴道顶端脱垂能否减少肉眼可见的阴道脱垂，并进行咳嗽压力试验（cough stress test）来评估伴随的隐匿性压力性尿失禁（见第 30 章）。

其余的检查在仰卧截石位进行。除了标准的外阴/阴道双合诊检查外，还要对阴道前、后和阴道顶端进行系统检查，以评估盆腔器官脱垂。大多数 FPMRS 外科医师会进行盆腔器官脱垂定量（Pelvic Organ Prolapse Quantification，POPQ）分度法检查，这将提供每个腔室的测量信息。同样，松软的大棉签可用于减少阴道顶端脱垂，并评估任何顶端的或后盆腔脱垂是否在阴道顶端有支撑的情况下消失。严重脱垂的患者和有排尿障碍症状的患者应该评估尿潴留：可以使用尿管排空膀胱，也可以使用超声检查膀胱来评估残余尿量。评估肛提肌的强度，以指导咨询非手术的选择，包括盆底治疗和子宫托（pessary）的放置。有排便症状和阴道后壁脱垂的患者，应做直肠指检，以评估直肠阴道隔。最后，让患者做 Valsalva 动作然后收缩肛提肌，同时观察阴道各腔室的下降情况，这有助于全面评估脱垂最严重部位和侧向支撑不均匀，并与患者确认检查时所见的脱垂程度是否与患者的体验一致。

VI

辅助检查

有各种辅助检查用于评估前后盆腔，以进一步评估解剖和研究其功能。然而，这些检查并不是对每一位出现盆底症状的患者都常规检测，而是作为量身定制和有针对性的检查的一部分。这里包括一些最有用和最常见的检测。

尿流动力学

在出现令人厌烦的泌尿系统症状时，或在考虑排尿功能障碍（梗阻性排尿 vs 膀胱收缩乏力）时，尿流动力学或膀胱功能检查可以作为门诊筛查的有用辅助手段，用于手术前评估相关的尿失禁，或评估隐匿性尿失禁。梗阻性排尿症状可能是由于进行性加重的阴道前壁脱垂引起尿道扭曲，从而导致机械性梗阻所致。

排粪造影和动态 MRI 检查

影像学检查不是常规评估阴道后壁脱垂的部分。然而，某些影像学检查可用于排除排粪功能障碍的其他原因，如直肠脱垂、肠套叠、肠膨出、乙状结肠膨出或排粪协同失调。影像学检查包括排粪造影和动态 MRI。排粪造影是在结肠内注入不透射线的造影剂后进行透视检查。在某些情况下，造影剂也可注入阴道和膀胱内。排粪造影术可在透视下动态显示排粪情况。同样，当患者放松并做 Valsalva 动作时，可获得动态 MRI 图像，动态 MRI 将提供最高质量的阴道后壁和其周围结构的图像，而且没有辐射暴露。然而，这项检测可能不能证明脱垂的真实程度，因为它通常在仰卧位进行。

直肠脱出的放射学诊断尚未标准化。排粪造影或动态 MRI 可用于鉴别直肠脱垂或肠套叠，或区分直肠膨出与肠膨出或乙状结肠膨出。此外，影像学可用于评估伴排便时的耻骨直肠肌和肛门外括约肌的协调性松弛，若无此协调性放松则提示盆底协同失调。

肛门测压法

肛门测压在评估排便症状中可能有价值，这项检查可以鉴别由于盆底不能放松而导致排便障碍的患者。测压法通过测量静息压和挤压括约肌压力，以及肛管的功能长度来评估直肠功能。功能性肛管长度是指静息压力超过直肠压力 5mmHg 的肛管长度，直肠顺应性（rectal compliance）反映了直肠的容量和膨胀性。顺应性越高，对膨胀的阻力越低。

初始治疗

任何腔室的盆腔器官脱垂的处理方法都类似。首先，讨论保守措施。例如，有排便症状可提供建议，包括饮食 / 软化大便和排尿和排粪策略，包括改变体位、挤压等。强化盆底肌肉可能是一种主要的治疗方法，通过家庭锻炼计划，可借助使用阴道锥（vaginal cones）来增强，或通过督导的盆底治疗计划。尽管迄今为止所有的临床试验都只考虑短期结果，但随机试验表明，督导下的盆腔肌肉强化计划对减轻脱垂症状和客观脱垂严重程度是有效的。也应该提供子宫托，这些可以作为患者很好的长期解决方案，或者作为手术治疗的过渡。

手术治疗

总则

对于重度有症状脱垂的患者，经保守措施未能控制症状，应考虑手术治疗。手术准备从选择合适的手术方式开始，手术入路的选择应考虑到患者的症状、解剖特征和手术目标。知情同意讨论应包括手术的风险和益处，以及预期的结果 / 成功率。需要讨论的关于前后盆腔脱垂手术治疗的重要问题包括复发或在另一个腔室新发脱垂的风险，对排尿或排大便症状的影响，损伤膀胱、输尿管或肠道的风险，以及阴道瘢痕形成和性交困难的风险。

手术前一天和当天，患者遵循标准的术前和术后加速康复（enhanced recovery after surgery，ERAS）的建议。通常不需要进行肠道准备，在消毒和铺单之前，手术医师可以手工清空整个直肠。遵循用于妇科泌尿外科的标准抗生素预防（通常是第一代头孢菌素）和预防静脉血栓栓塞（venous thromboembolism，VTE）措施。如果在手术过程中要进入腹膜腔，需要麻醉时，可以使用全身麻醉（气管插管或喉罩）来保证气道通畅。否则，使用喉罩气道（laryngeal mask airway，LMA）面罩或脊髓或硬膜外麻醉进行适度镇静是合适的选择。

患者置于高位仰卧截石位，注意衬垫四肢和

着力点，并将腿置于神经中立位（a neurologically neutral position）。可以选择氯己定（chlorhexidine）进行阴道消毒（不含乙醇），始终留置导尿管，需要一个标准的阴道手术托盘和盆腔重建器械。这通常包括重锤窥器（weighted speculums）拉钩、Heaney 持针器、Allis 钳、Allis-adair 钳（或 T 型钳）、Breisky-Navratil 牵开器和 Metzenbaum 剪刀。Lone Star 牵开器通常是一个有用的工具，特别是当没有合格的助手可用时。使用的缝线包括 2-0 和 0 号延迟可吸收单丝缝线，如 CT-1 或 2 针带 PDS 线（Ethicon）或 GS-21 或 22 针带 Maxon 线（Covidien），2-0 编织可吸收缝线如 CT-2 针带 Vicryl 线（Ethicon）或 GS-22 针带 Polysorb 线（Covidien），以及不可吸收单丝 2-0 缝线如 Prolene（Ethicon）等。

阴道前壁脱垂修补术

阴道前盆腔手术修复的目标是双重的：减少解剖膨出和改善相关症状。大多数前盆腔支持缺陷多伴随阴道顶端的缺陷，修补阴道前壁的同时进行阴道顶端悬吊，如在第 27 章中描述。

前盆腔可以经阴道或经腹（包括开放或微创技术）入路。修复也可分为自体组织修复和移植物增强修复。修复阴道前盆腔最常见的技术包括前阴道前壁修补术、使用移植材料的阴道前壁修补术和阴道旁修补术（经阴道或经腹部 / 微创手术）。

阴道前壁修补术

阴道前壁修补术的目的是折叠阴道的薄弱纤维肌层以修复中线组织缺损，增强 / 加厚纤维肌组织，并膀胱重新置于前面。

患者取仰卧截石位，双腿放置在黄鳍样或拐杖型托腿架上。置 Foley 导尿管，使用重锤阴道拉钩和 / 或 Lone Star 牵开器。

如果阴道断端已经形成，无论是在阴道子宫切除术后，还是通过进入腹膜后间隙进行骶棘韧带悬吊术，使用 Allis-Adair 钳横向抓住断端（即脱垂最依附的近端部分），这将作为解剖的近端范围。在有良好的顶端支撑（子宫或断端）孤立的阴道前壁修补术中，修复的最近端部分正好位于任何已识别的缺陷或弱点的近端，该点通常在远离顶端 1~2cm 处。

下一步，用 Allis 钳抓住尿道膀胱交界处，尿道膀胱交界处大约距离尿道外口 3~4cm，可以通过在膀胱内放置 Foley 导管识别，轻轻地牵引 Foley 导尿管，将 Foley 球囊置于膀胱颈部，用 Allis 钳抓住 Foley 球囊的远端处，即尿道膀胱交界处，远端不进行剥离。

将稀释的升压素（vasopressin）溶液注入中线，并向外注入侧壁；用手术刀从远端 Allis 处到近端 Allis 钳处做中线切口（图 29.4A）；用 Allis-Adair 抓住阴道上皮的边缘，用 Metzenbaum 剪刀将其下的纤维肌性组织进行锐性分离（图 29.4B），向坐骨耻骨支方向进行侧面剥离，直到显露出良好的纤维肌性组织（图 29.4C，D）；然后用 2-0 延迟可吸收单丝缝线将阴道下的纤维肌性组织折叠缝合，以减少脱垂（图 29.4E）。通常，用间断缝合方式，注意折叠时不要太靠外侧，因为这会导致输尿管弯曲和梗阻，以及阴道狭窄（阴道管腔狭窄）。间断缝合可以防止阴道前壁成束和缩短，从而防止性交困难和阴道缩短；然而，在脱垂非常严重的情况下，阴道前壁非常薄弱，如果需要缩短阴道壁，可以采用连续缝合或连续锁边缝合；最后，修剪阴道前壁上皮（图 29.4F），用 2-0 延迟可吸收编织线缝闭。在修剪阴道壁时，要注意不要切除过多的阴道上皮，否则可能导致阴道狭窄或缝合处不必要的张力，导致伤口裂开。许多手术医师为了保持阴道长度和避免性交困难，采用连续锁边缝闭阴道上皮。另外，阴道前壁可采用间断缝合或连续缝合与锁边缝合交替进行。

此时，如果需要同时进行阴道顶端悬吊，则应将阴道顶端悬吊缝合线打结在接近阴道顶端部分，此时顶端和前盆腔脱垂完全消失，如果计划施行抗尿失禁手术，则应在这一位置点进行。建议在每次阴道前壁修补术后进行膀胱镜检查，以确认输尿管通畅，没有因广泛的侧方剥离和侵犯性折叠缝合而弯曲或阻塞。在膀胱镜检查期间，应评估整个膀胱黏膜以确保膀胱内没有缝线。应评估两个输尿管口通畅，并应在撤回膀胱镜时检查尿道的全程。

大多数对阴道前壁修补术（不同时进行阴道顶端支撑手术）的前瞻性研究表明，在 1~2 年的随访中，解剖学成功率为 37%~83%。

经阴阴道旁修补术

有些阴道前壁脱垂的患者可以看到阴道外侧组织明显脱离盆筋膜腱弓，阴道侧向膨胀。在这种

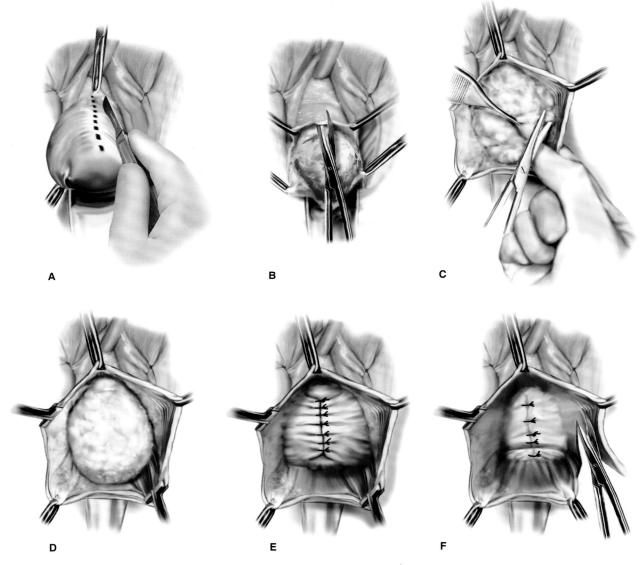

图 29.4　经典阴道前壁修补术。A. 阴道前壁正中切口；B. 用剪刀延长正中切口；C. 将阴道从下面的纤维肌性组织上锐性剥离，继续向外侧分离至耻骨上支；D. 分离完成。E. 最初的折叠层缝合；F. 修剪阴道壁

情况下，可以考虑阴道旁修补术，尽管缺乏循证数据来支持或反驳这种方法。阴道旁修补术可以通过经阴自体组织修补或移植物修补，也可以通过经腹开放或微创耻骨后入路进行。

　　阴道旁缺损修补术的目的是将阴道侧壁重新连接到盆筋膜腱弓上。在经阴操作时，它最初与阴道前壁修补术相似。纵向切开阴道上皮，并将下面的纤维肌性组织从覆盖的上皮上剥离后，继续向外侧进行剥离，直到进入每侧的阴道旁间隙。在阴道壁和闭孔内肌之间钝性分离阴道旁间隙。为此，手术医师可以用示指沿着坐骨支向前延展间隙，向前 / 内侧延伸到耻骨联合，向侧 / 后方延伸到坐骨棘。

如果存在阴道旁缺损，在适当的平面进行剥离，就很容易进入耻骨后间隙，并能看到耻骨后和阴道旁脂肪组织。通过如此剥离，两侧可以触摸到坐骨棘。从坐骨棘开始可探及盆筋膜腱弓，沿坐骨耻骨支下面延伸到耻骨联合的后外侧，有时可以摸到它（感觉像一根薄而有弹性的橡皮筋）。

　　经阴阴道旁补术包括阴道上皮、阴道纤维肌层和在盆筋膜腱弓的盆腔侧壁三点式闭合，有序地缝在盆筋膜腱弓上（点 1），穿过阴道的纤维肌层（点 2），然后如按照下文所述缝合阴道上皮层（点 3）。当使用可塑性或 Breisky-Navratil 牵开器将膀胱和尿道向内侧牵拉缩回时，在盆筋膜腱弓上缝合 3~6 针。

如果缝合 3 针,第 1 针恰好缝在坐骨棘的前面,第 2 针刚好缝在坐骨棘与耻骨联合的中间处,第 3 针正好缝在耻骨联合的外侧(图 29.5A)。Capio 装置便于使用延迟可吸收单丝或永久性单丝缝线缝合。如果患者有双侧阴道旁缺损,则行双侧修补。在这个阶段,可以像传统的阴道前壁修补术一样进行中线折叠缝合;下一步,重点回到缝置在盆腱筋膜弓的缝合线上,从最前面的缝线开始,在尿道 - 膀胱交界处的阴道纤维肌层边缘进针(图 29.5B)。然后,穿过阴道上皮(图 29.5C)。随后,依次向后缝合,直到最后一针最靠近坐骨棘的缝线缝在最靠近阴道顶端的位置。下一步,依次从尿道到阴道顶端按顺序打结,从一边到另一边交替进行,这些结构之间必须有组织与组织间的靠拢,也就是说,必须通

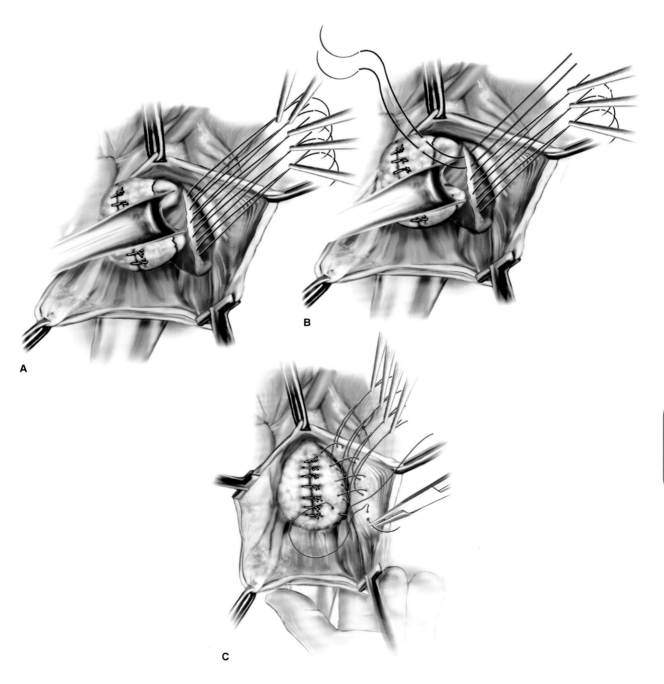

图 29.5 阴道旁(3 点)修补手术步骤。A.3~6 针缝线穿过闭孔内肌上方筋膜的白线(点 1);B. 每针缝线的一端穿过离体筋膜的外侧边缘(点 2);C. 每针缝线都要穿过除上皮外的全层阴道壁(点 3)(Reprinted from Karram MM. *Surgical management of pelvic organ prolapse*, 1st ed. Philadelphia, PA: Saunders; 2013. Copyright © 2013 Elsevier. With permission.)

过仔细规划缝合位置来避免出现缝线桥。打结所有的缝线后，才可以修剪阴道上皮，修剪上皮皮瓣后，用可延迟可吸收缝线连续锁边缝闭阴道上皮。

经腹阴道旁修补术（Abdominal Paravaginal Repair）

阴道旁修补术也可以通过腹部入路进行，这可以通过 Pfannenstiel 切口或微创入路进行。不论哪种方式进入腹膜腔后，进入腹膜后间隙，用钝性和锐性/电灼将膀胱从侧盆壁上分离出来，进入 Retzius 间隙（见图 30.15），注意避开耻骨后静脉丛，目的是看清楚耻骨联合后面、Cooper 韧带、闭孔内肌、盆筋膜腱弓和膀胱颈。

手术医师将一根手指置入阴道内，帮助阴道和膀胱向内侧偏离，缝合从靠近阴道顶端处开始。最初的缝针，首先通过阴道的全层（不包括阴道上皮），然后进入闭孔内肌筋膜或盆筋膜腱弓，在坐骨棘起点前方 1~2cm 处。第一针打结后，另外的缝线（2~5 针）通过阴道壁和覆盖筋膜，然后向耻骨支方向每间隔 1cm 进入闭孔内肌（图 29.6）。2-0 或 0 号永久性单丝缝线常用于阴道旁修补。在缝合线打结之前，要进行膀胱尿道镜检查以排除缝线穿入膀胱，并确认输尿管通畅，膀胱镜检查后，打结缝线并剪除余线。

阴道旁修补术效果的数据仅限于单部位的案例报道。这些研究表明经阴道入路的成功率为 67%~100%，经腹部入路的成功率为 75%~97%，关于腹腔镜下阴道旁修补术的资料很少。值得注意的是，阴道旁修补术可能导致高失血率和输血率，在一项研究中高达 21%。

前盆腔移植物的使用

移植物增强的原理是加强薄弱组织（可能同时也可能不同时折叠）并提供侧向和中线支撑。移植物的工作原理是提供一种支架（scaffold），使宿主组织能够长入其内，并形成一种人工增强的平面Ⅱ支持，这种平面Ⅱ支撑通常在近端连接平面Ⅰ支持，在远端连接平面Ⅲ支持。

移植物可以自行裁制，也可以是商用"套装"。网片套装通常包括一块预先切割的网片材料，通常带有专有的固定装置，包括套管针或导引器（trocars or anchors）。在大多数情况下，每个套装都需要针对移植物材料的性质和预先的固定位置定制特定的手术入路。移植材料可以是合成的，也可以是生

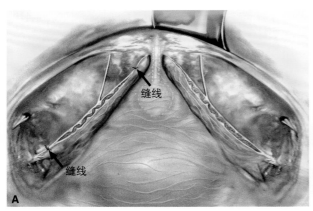

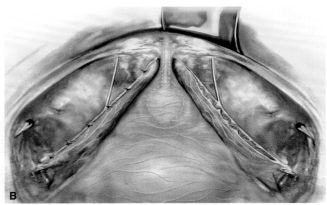

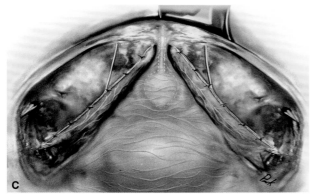

图 29.6 经腹阴道旁缺损修补术，将耻骨宫颈筋膜重新缝到两侧白线上。A. 存在双侧阴道旁缺损的患者，左边的修复已经开始，缝合在缺损的两端。B. 左侧的修补已完成。C. 两侧修补均已完成

物的。后者包括自体筋膜（阔筋膜、腹直肌筋膜）、同种异体移植（尸体阔筋膜、尸体真皮、硬脑膜）和异种移植（猪真皮、猪小肠黏膜下层、牛心包、牛真皮层）。

移植物或补片也可用于增强阴道前壁修补术或阴道旁修补术。将补片或移植物切割成梯形形状。通过将移植物的外侧边缘合并到用于阴道旁修补术的缝合线中，移植物将固定在骶棘韧带、闭孔筋膜、盆筋膜腱弓和 / 或膀胱颈远端（图 29.7）。

2008 年，美国食品药品管理局（Food and Drug Administration，FDA）发布了一份关于经阴道放置合成网片（即经阴道放置在阴道上皮下的网片）使用的公共卫生通告（Public Health Notification），他们指出，手术医师和患者应该知道与网片相关的并发症，包括网片侵蚀和暴露。FDA 提出了几项建议，包括强调需要充分的知情同意和针对具体网片套装的专门培训。2011 年，FDA 发布了一份安全更新，进一步声明 2008 年公共健康通告中提到的并发症并不罕见。FDA 要求医疗器械公司对治疗脱垂的网片套装进行上市后监测研究。这些警告已大大地减少了对经阴道治疗脱垂网片的使用。此外，许多公司选择将其产品撤出市场，而不是进行

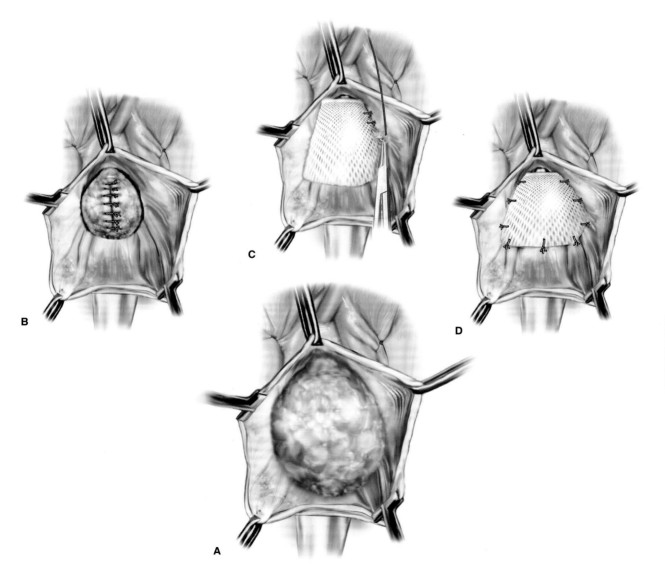

图 29.7　阴道前壁脱垂网片修补术。A. 膀胱从阴道顶端分离并向两侧剥离。B. 中线折叠缝合完成。C. 进入左侧阴道旁间隙，如果需要暴露盆筋膜腱弓（白线），将自行剪裁的假体网片缝合到位。D. 补片附着至双侧均缝合，打结所有缝线，以支撑膀胱（Reprinted from Karram MM. *Surgical management of pelvic organ prolapse*, 1st ed. Philadelphia, PA: Saunders; 2013. Copyright © 2013 Elsevier. With permission.）

昂贵的市场后监测研究。大多数已发表的关于使用经阴道网片的证据与聚丙烯网片套装的使用有关，其中许多已从市场上自愿退出。在写撰写本文时，唯一可用的经阴道修复网片包括支撑阴道支持系统和 Restorelle Direct Fix。现在，可用的生物移植材料包括 Xenoform 和 Repliform。

目前，还没有关于这些新型轻质网片的高质量证据来为临床提供依据。在 2016 年的一项的系统综述中，Maher 等得出结论，与自体组织修补术相比，移植物/网片具有最小的解剖学和主观优势，并且与发病率增加有关。然而，自体组织修补术与术后持续增加的膨出/突出症状、前盆腔脱垂复发增加，以及再次手术风险增加有关。自体组织修补术中，新发压力性尿失禁和膀胱损伤的风险较低。对于获悉这些风险的患者，考虑使用网片增强前壁脱垂修补术是合理的，但目前尚不清楚这些成本和风险在多大程度上超过了收益。随着当前 FDA 强制上市后监测研究的完成，关于剩余网片选择的更多数据将会用于临床实践中。

知识框 29.1 前盆腔修补术步骤

阴道前壁修补术（中线折叠术）± 阴道旁修补术 ± 移植物增强术

1. 使用 Allis 钳在阴道黏膜（脱垂的近端和远端）上界定出预分离的区域。
2. 注射升压素用于止血和水分离。
3. 切开阴道上皮。
4. 从阴道上皮上分离纤维肌性组织，如果同时存在阴道旁缺损，则从耻骨联合向坐骨棘外侧进行阴道旁间隙分离，并确定盆筋膜腱弓，在盆筋膜腱弓处缝 3~6 针线并留置。
5. 多针缝合（**中线折叠**）减少前部缺损，使用间断缝合方式，如果需要缩短阴道，偶用连续缝合方式。
6. 如果要进行阴道旁补术，则将盆筋膜腱弓的阴道旁缝线（步骤 4）缝入阴道纤维肌性组织，然后缝入阴道上皮，使阴道重新连接到外侧支撑组织（盆筋膜腱弓）上。
7. 如果要采用**补片增强**，阴道旁缝线需要缝过补片臂并打结。
8. 修剪多余的阴道上皮。
9. 用可吸收缝线重新缝合阴道上皮边缘。
10. 如果与阴道顶端修补同时进行，则打紧顶端缝合线。
11. 当需要时，通过一个单独的切口进行防尿失禁的手术。
12. 阴道指诊检查阴道管径，膀胱镜检查输尿管的通畅性。

阴道后壁脱垂修补术

阴道后盆腔的手术修复有两个目的：减少解剖膨出和改善任何相关症状。

后盆腔可经阴道、经肛门（直肠内）和腹部（开放式与微创技术）入路。修复也可分为自体组织修复和移植物增强修复。

阴道后壁修补术及后壁具体部位修补术

最常用的两种术式，一种是经阴道、自体组织修补的中线折叠缝合术，也称为传统的阴道后壁修补术，另一种是具体部位的修补术。通常，这些修补是通过会阴修补术（perineorrhaphy）来加强，会阴修补术是以重建会阴为目的的会阴体重建术。会阴修补术通常包括对会阴浅、深横肌和球海绵体肌的重聚（reapproximation）。会阴修补术的目的是修复Ⅲ级平面的支撑，增加会阴体（perineal body，PB）的长度和减少生殖器裂隙/孔（genital hiatus，GH）的长度。

中线折叠/传统阴道后壁修补术 ± 会阴修补术

如果计划将阴修补术作为阴道后壁修补术的一部分，一般在 4 点和 8 点的位置，以及靠近阴道后壁上皮（近膨出处）中线的最近端，使用 Allis 钳在预定会阴修补术的两侧处女膜水平上抓住阴道上皮层，向中线拉近 Allis 钳，可以让手术医师对手术后阴道管径有一个很好的估计，重建的阴道应该舒适地容纳 2~3 指。

如果没有计划进行会阴修补术，则首先用 Allis 钳抓住阴道上皮，以界定出脱垂的近端和远端（例如，在中线纵向抓住阴道后壁上皮层）。

用稀释的升压素溶液（20U 加入 50mL 或 100mL 生理盐水）注入中线，并向外注入侧壁，用于止血和水分离。如果进行会阴修补术，则使用 Mayo 弯剪刀从阴道壁后侧面横向切除阴道的三角部分的阴道上皮以及会阴阴道的上皮（图 29.8）。

注射稀释加压素溶液后，用手术刀在 Allis 钳的近端做一个纵向中线切口，以便暴露下面的纤维肌性组织。另一种方法是，将 Metzenbaum 剪刀纵向插入阴道上皮下，其尖端向上，从被覆的阴道上皮上钝性、锐性分离纤维肌性组织，然后使用剪刀沿中线纵向剪开（图 29.9）。一个单一的中线切口

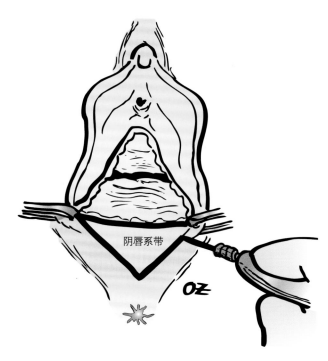

图 29.8　会阴修补术：用 Allis 钳抓住处女膜环后部两侧向中线牵拉，评估术后阴道口的大小后，在阴唇系带上做一个三角形切口，切除三角内的上皮层

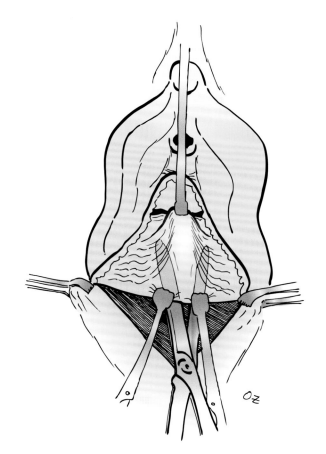

图 29.9　阴道后壁修补术：使用尖端朝上的 Mayo 剪刀从下面的纤维肌性组织上开始分离阴道上皮

（例如，在会阴体没有倒 T 形/纵向切口）将防止意外的阴道口变窄，可能导致性交困难。沿着阴道上皮的切缘顺序钳夹 Allis-Adair 钳（T 钳，Pratt 钳）。

下一步，用 Metzenbaum 剪刀将纤维肌性组织从被覆的阴道上皮上剥离，注意使阴道上皮层尽可能薄，血管应从阴道上皮上剥离，即血管应与纤维肌层保持在一起。有时，需要用电凝来控制破裂小血管的出血。由于既往的产科损伤和修复或盆腔重建手术引起的纤维化并不少见，出血往往提示外科医师正在分离手术平面，如果分离太容易，手术平面可能太深，达到直肠阴道后纤维肌性组织平面下，这个深度更适用于移植物增强修补术，但应避免用于自体组织补术。通过停留在一个浅表水平，甚至"分离手术平面"（"splitting the surgical plane"），术者将减少对直肠的损伤，并保留最强的纤维肌性组织纳入修复。

实现正确解剖深度的一种方法是用剪刀垂直于阴道上皮开始，尽可能地靠近 Allis-Adair 钳（图 29.10）。手掌握着 Allis-Adair 钳，示指的球垫（ball pad）置于托升的阴道黏膜后面，恰好位于阴道上皮和纤维肌性组织的交界处。当示指轻轻地搭起（tenting up）时，Metzenbaum 剪刀首先垂直于阴道上皮，尽可能地靠近 Allis-Adair 钳，以帮助达到正确的剥离深度。然后，将 Metzenbaum 剪刀与阴道上皮呈锐角，在向阴道上皮施加温和压力的同时，将纤维肌性组织剥离。此时助手使用平镊（如 Russians）与阴道上皮垂直方向提拉纤维肌性组织，施加反牵引，更有助于手术操作。通常，可以看到网状的白色组织平面，然后继续完成剥离。

然后，继续分离至脱垂的近端上部并向骨盆侧壁方向分离，直至纤维肌性组织与直肠阴道筋膜腱弓（即骨盆侧壁）附着处，在其内侧可以看到肛提肌，注意不要切断。

下一步，术中间断缝合可以减少后壁支撑缺陷。这是通过将最近端坚固的纤维肌性组织重新贴附到剥离的最近端，然后使用 2-0 可吸收单丝缝线横向折叠纤维肌性组织来实现的（图 29.11）。进行间歇性直肠指检，以确保缝合线没有缝入直肠内，并确保纤维肌性组织的折叠缝合足够减少阴道后壁缺损。另外，注意每条缝线与前一条缝线的连续性，以防止阴道后壁狭窄或成束，这可能导致性交困难。阴道后壁缺损修补完成后，必要时进行阴道上皮修剪（例如，切除严重脱垂或 Allis 钳压痕处多余的阴道上皮）（图 29.12）。然后，用 2-0 可吸收缝线连续锁边缝合阴道上皮与处女膜，在会阴修补完成的同时留置缝线。缝合最好采取锁边或间断缝合，因为这样可以防止阴道聚束和缩短，也可以止血。连续锁边缝合通常在效率和速度方面优于间断缝合。重新缝合上皮后，应检查阴道的口径松紧，理想情况下容易通过 2~3 指。

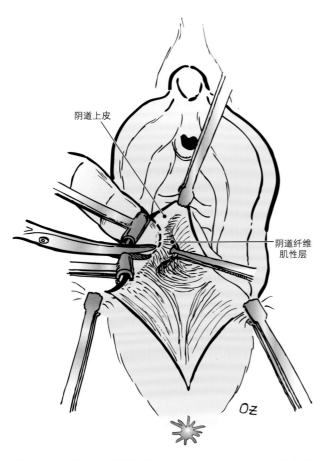

图 29.10 阴道后壁修补术：用 Metzenbaum 剪刀从阴道上皮上分离其下方的纤维肌性组织，借助 Allis-Adair 钳的牵引和阴道上皮后方手术医师的手指可以确定分离平面

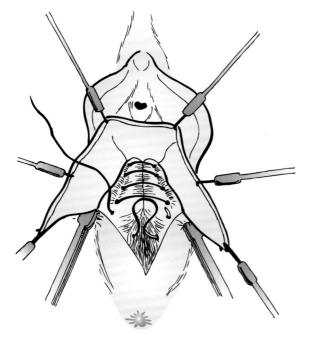

图 29.11 阴道后壁修补术：中线折叠缝合，横向间断折叠缝合纤维肌性组织

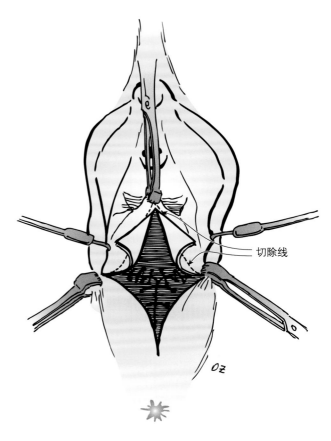

图 29.12 阴道后壁修补术：在缝闭阴道上皮之前，其边缘可根据需要轻微修剪

为了完成会阴修补术，用 CT-1 针带 2-0 延迟可吸收单丝线宽针距间断缝合，包括部分会阴浅横肌和球海绵体肌（图 29.13），目的是在中线连接肌肉并重建会阴体。首先，前后水平方向缝合深层（即平行于阴道）（冠状缝合），然后左右垂直方向缝合（即垂直于阴道和直肠），再以 2-0 可吸收编织缝线沿垂直方向在这些缝线的浅层包埋缝合，以加强修复和重新缝合阴道上皮，这些缝线暂时留置（with snaps）。用可吸收编织线缝闭会阴部皮肤，因为它比单丝线更不易触及，因此在术后期间患者不适感

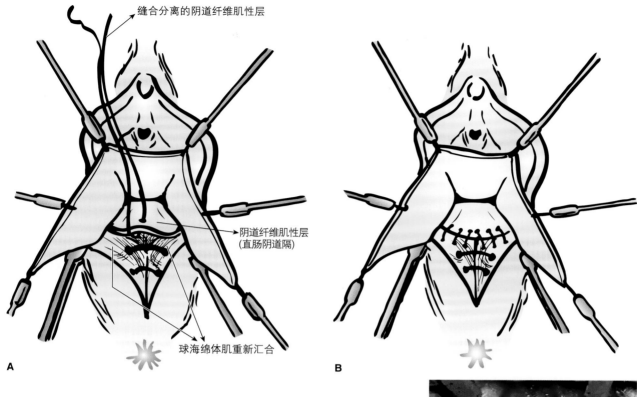

缝合分离的阴道纤维肌性层

阴道纤维肌性层
(直肠阴道隔)

球海绵体肌重新汇合

A　　　　　　　　　　　　　**B**

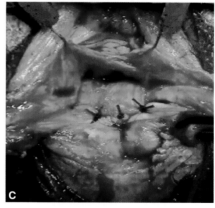

C

图 29.13　A. 将球海绵体肌肉重新汇入重建会阴体,将分离的阴道纤维肌性层边缘与修复的会阴体缝合。B. 阴道纤维肌性层已用 4~6 针缝合到会阴体上。C. 展示了在手术中应用的这项技术

较少。在所有三层缝线都缝置好后,通过牵拉缝线可以确定缝合位置良好,球海绵体和会阴横肌应该被拉入重建的会阴体内。在此,用 2-0 延迟可吸收单丝缝线间断缝合使纤维肌性组织重新汇入会阴体。然后,将会阴缝合线从近端到远端打结,检查生殖器裂孔和其口径至少为 2~3 指宽。做直肠指检以确保直肠的完整性。然后用 2-0 可吸收编织缝线连续锁边缝闭阴道壁,再连续缝合上皮边缘远端与处女膜。

值得注意的是,在性生活活跃的患者中,不推荐常规应用肛提肌折叠缝合术,有研究表明,因为术后阴道管径的缩小,会增加术后即刻疼痛和性困难。在对性生活没有要求的患者,肛提肌折叠

缝合是阴道后壁修补术的良好补充。在纤维肌性组织横向折叠缝合时,可将 2-0 延迟可吸收单丝缝线缝入外侧肛提肌,并在正中线打结形成肌肉架(muscular shelf)。

传统的后壁修补术 1 年成功率为 76%~96%,大约 70% 的患者排便阻塞症状得到改善(尤其是挤压排便和排空不全)。

具体部位修补术

在直肠指检中,如果在纤维肌性组织中触诊到更集中 / 离散的缺损,则可进行具体部位缺损修补术,这种修补方法的优点包括减少阴道管径的狭窄。

VI

该手术的开始方式与传统中线折叠缝合术相似,可以同时进行或不进行会阴修补术。在正中切开阴道上皮,分离后盆腔膨出的近端,向外侧分离至骨盆侧壁/肛提肌后,进行直肠指检,以确定直肠阴道纤维肌性层的具体"撕裂"(分离或局灶性薄弱)部位,确认撕裂位置是在组织的外侧、远端、中线还是上部(图29.14),可以通过将直肠内手指轻松地置入可见的纤维肌性组织袋中来显示缺损部位。在此,不同于如上所述地进行一系列横向间断缝合,而是在已确认的缺损部位上进行缝合,拉近两侧纤维肌性组织,从而修复已识别的缺损部位。直肠指检评估修复效果,缝合阴道上皮,如上文所述,如有需要,可施行会阴修补术。

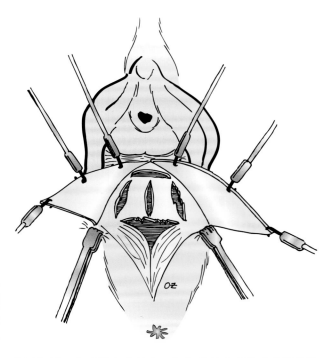

图29.14　直肠膨出的形成可能由于阴道后壁不同部位的直肠阴道筋膜发生离散撕裂所致

具体部位的阴道后壁修补术有较高的解剖成功率,成功率为56%~100%,大约18%的患者的挤压排便症状有所改善。

经肛门入路

偶尔,结直肠外科医师(colorectal surgeons)会通过经肛门入路进行后盆腔手术,这通常让患者取俯卧折刀式体位(prone jackknife position)完成手术。现有的系统综述显示,经肛门入路比阴道入路有更高的复发率(脱垂症状更高、在临床检查复发率更高,在排粪造影中直肠膨出的平均深度更大),以及更多的出血量和使用止痛药。因此,不推荐经肛门入路。

STARR 手术

经肛门吻合直肠切除术(stapled transanal rectal resection,STARR)常被结直肠外科医师用于治疗痔(hemorrhoids),并已适应用于治疗排便阻塞综合征(obstructed defecation syndrome)。经肛门使用外科吻合器环形切除直肠内多余的组织,从而减少解剖缺损/直肠膨出。已发表的研究和系统综述表明,STARR 手术对排便障碍的评分和临床表现的改善很少,并发症发生率很高。因此,不推荐 STARR 手术用于后部脱垂或治疗排便阻塞症状。

阴道入路,移植物增强

很少有数据支持在后盆腔经阴道使用移植物,有些数据表明它增加了不良事件,包括性交困难。然而,在罕见的情况下,阴道后壁严重薄弱,不能单用自体组织修复来矫正,这些患者应该转诊给女性盆腔医学和重建外科医师,他们可以就后盆腔移植物的风险和益处提供建议。

骶骨阴道会阴固定术

如果为矫正同时存在的阴道顶端脱垂而进行了骶骨阴道固定术,该手术可以延伸到矫正远端阴道后壁脱垂,这种术式称为骶骨阴道会阴固定术。为此,将骶骨阴道固定的后部移植物臂向下延伸至会阴体,从而解决了后方 I~Ⅲ平面水平的支撑。这一手术需要彻底分离直肠-阴道间隙至会阴体,在阴道缝合后再进行会阴修补,以完全恢复平面Ⅲ水平的支撑,是一种全面的解剖修复。

知识框 29.2　后盆腔修补术步骤

阴道后壁修补术(中线折叠缝合术或具体部位修补术)±会阴修补术
1. 使用 Allis 钳抓住阴道黏膜(脱垂的近端和远端)界定解剖区域。
2. 注射加压素为了止血和水分离。
3. 切开阴道上皮。
4. 分离阴道壁下的纤维肌性组织。

肠膨出修补术

肠膨出修补术,包括 Moschowitz、Halban 和 McCall 阴道后壁修补术,用于预防 / 治疗肠膨出,支撑阴道后部顶端,关闭直肠子宫陷凹。这些手术可以在子宫切除术时进行,然而,很少有循证数据支持这些手术能够有效地治疗肠膨出。通常,显著的阴道顶端脱垂与肠膨出并存,所以首选阴道顶端支撑手术。因此,肠膨出修补术应仅用在孤立性肠膨出的治疗(如有良好的阴道顶端支撑)。

经阴道肠膨出修补术

McCall 阴道后壁修补术

在经阴子宫切除术时,一般通过阴道入路进行 McCall 阴道后壁修补术。真正的 McCall 阴道后壁修补术是一种预防性手术,尽管有一些改良术式(尤其是改良的 Mayo McCall 术式)可以用于治疗阴道顶端脱垂中的肠膨出(见第 27 章)。

经阴肠膨出修补术

对于真正的孤立性肠膨出 / 肠疝,即腹部脏器(小肠或乙状结肠)脱出进入直肠和支持良好的阴道顶端之间的空间,可以采用简单的阴道入路手术。术中通过直肠指检定位肠膨出(确认所观察到的隆起不是直肠膨出);在观察到缺损的阴道上做一个纵向切口;仔细分离下面的纤维肌性组织,直到遇到肠疝的疝囊;用 Allis 钳抓住腹膜囊,将腹膜囊从直肠周围的纤维肌性组织移开;在腹膜囊处做一个小切口,然后将一根手指插入囊腔,这根手指可以界定缺损的轮廓,并作为物理屏障保护腹腔内内容物(肠)不被纳入修复;在近疝囊颈部的近端做荷包缝

合,然后再做 1~2 个或更多的荷包缝合;用手指还纳以减少腹腔内容物,将近端的荷包缝合线绑紧,然后再打结远端的缝合线;下一步结扎剩余的腹膜(远离缝合线),闭合和结扎腹膜囊后;在经直肠前外侧壁、阴道后壁顶端和子宫骶韧带依次缝合 2~3 针,这些缝线不能进入直肠或阴道的腔内,然后依次打结这些缝线进一步消除肠膨出;通常以间断缝合的方式缝闭阴道黏膜,或同时进行阴道后壁修补术。

经腹肠膨出修补术

肠膨出的预防 / 修补也可以通过开腹或微创入路进行。这些可以在子宫切除术或其他脱垂手术的同时进行,缺乏证据支持这些手术单独或作为辅助手术治疗阴道顶端脱垂的益处。因此,这些手术在当代临床实践中的作用非常有限。

Moschowitz 和 Halban 阴道后壁修补术的目的都是通过将阴道后壁缝合到乙状结肠前壁来消除直肠子宫陷凹。子宫切除术后可进行 Moschowitz 或 Halban 阴道后壁修补术,在这两种手术中,都是通过还纳暴露直肠子宫陷凹,并且应该显露两侧的输尿管。经肛门插入端 - 端吻合器(end-to-end anastomosis,EEA)定径器(sizer),使直肠偏斜可能有所助益。

对于 Halban 阴道后壁修补术(见图 28.6),缝线应纵向缝置,一系列间断的缝合线顺序放置,从阴道后壁远端开始,然后沿着直肠乙状结肠近端返回。通常情况下,3~4 针缝合会使子宫骶韧带的内侧间隙消失。有些手术医师会进行子宫骶韧带缩短缝合。在所有的缝线缝置后,依次打结使阴道后壁与直肠乙状结肠贴近。

Moschowitz 阴道后壁修补术是类似的,使用同心荷包缝合法(concentric purse-string sutures),从一侧子宫骶韧带开始,穿过阴道后壁,再穿过另一侧子宫骶韧带,最后穿过直肠乙状结肠前壁,通常需要缝合 2~3 针。

由于可能发生输尿管扭曲,必须行膀胱镜检查以确保输尿管通畅。

手术后护理

通常情况下,手术后的几个小时内阴道内放置杆菌肽软膏(bacitracin ointment)纱布,如果留置阴

道内填塞纱布,也应留置导尿管,在出院前都要取出。患者一般可以在 23h 内出院,必须遵循严格的排便方案,以保持大便柔软。建议电话随访以确保足够的下床活动和正常饮食,筛查便秘和 / 或排尿困难,并讨论停用麻醉药品和维持排便方案,如有需要可添加泻药(laxatives)(知识框 29.1 和知识框 29.2)。

总的来说,阴道前后壁脱垂修补术严重的术中或围手术期并发症是罕见的。术中有出血及输血的风险(这在阴道旁修补术中最常见,因为血运丰富)、输尿管扭曲和膀胱、输尿管、直肠损伤,在这些情况下,如果发现并发症,就很容易处理。

最常见的术后并发症包括短暂性尿潴留、尿路感染、便秘和疼痛;不常见的严重并发症包括伤口感染、血肿 / 出血或直肠、膀胱或输尿管损伤。有发生膀胱阴道瘘或直肠阴道瘘的报道,虽然这种情况罕见。此外,还会出现新发症状,包括性交困难、压力性尿失禁、膀胱过度活跃和大便失禁。

效果

由于手术技术的异质性和效果定义的差异性,可能很难比较已发表的有关脱垂手术的效果。例如,许多当代研究将手术的成功定义为阴道壁下降没有超出处女膜。这种手术成功的定义基本依据是,超过处女膜缘的脱垂可能出现临床症状。然而,许多研究使用更严格的手术成功定义,如脱垂 0~1 度。一些研究将使用复合定义来评估成功,如没有膨出症状,脱垂没有超过处女膜,不需再治疗或再手术。

病例系列研究数据显示,传统阴道前壁修补术的成功率为 37%~83%,而具体部位和传统阴道后壁修补术的成功率为 56%~100%。有一些随机对照试验对比特殊的手术方式,包括传统的阴道后壁修补术与具体部位修补术和 / 或网片增强修补术。在一项三组随机对照试验中,比较了传统阴道后壁修补术、具体部位修补术和猪源性无细胞胶原基质移植物(Fortagen)增强术,结果显示与移植物增强术组相比,传统阴道后壁修补术和具体部位修补术在解剖学和功能方面均表现出优越性。所有这三组患者的排便、性生活和生活质量指标均有所改善。

系统综述研究了传统的阴道前壁修补术与补片增强术、经阴道和经肛门入路阴道后壁修补术以及 STARR 手术,总体上,在所有的手术方式中,症状和解剖均得到改善,大多数关于前壁脱垂的对照试验都不能证明不同手术入路在解剖学和主观效果上有显著差异。对于阴道后壁脱垂,传统的阴道后壁修补术与后壁具体部位修补术相比具有更好的解剖学效果。

至少有三个随机对照试验比较经肛门入路阴道后壁修补术与传统阴道后壁脱垂修补术。此外,一项 meta 分析评估了这三项研究,结果显示经阴道入路的失败率低于经肛门入路,分别为 10% 和 42%。

要点

前壁

■ 阴道前壁脱垂通常与阴道顶端脱垂同时发生,需要同时进行顶端手术,很少单独行前盆腔修补术。

■ 阴道前壁常与排尿功能障碍、挤压排尿、尿潴留和隐匿性压力性尿失禁等症状有关,尽管这些尿路症状是多因素的,并可能不能在阴道前壁脱垂修复后完全消除。

■ 阴道前壁缺损的自体组织修复在解剖学上是比较成功的,减轻膨出症状的成功率为 37%~83%。

■ 前盆腔脱垂手术后应行膀胱镜检查,以确保输尿管通畅和膀胱完整。

■ 移植物 / 网片与自体组织修复相比具有最小的优势,且发病率较高。然而,自体组织修复术后会出现膨出 / 突出症状的持续性增加、前盆腔脱垂复发的增加和再次手术风险的增加,但是新发压力性尿失禁和膀胱损伤发生率较低。

后壁

■ 阴道后壁常与排便功能障碍 / 排便受阻的症状相关,包括挤压、用力、手动排便和排空不完全。然而,这些排便症状是多因素的,通过阴道后壁脱垂的修补可能无法完全解决。

■ 自体组织修复阴道后壁缺损在解剖学上是成功的,减少膨出的成功率为 56%~100%。

■ 大多数阴道后盆腔修补术得益于附加会阴修补术(重建Ⅲ平面支撑 / 会阴体)。

■ 大多数自体组织修复阴道后壁缺损能改善排便受阻的症状。

■ 后盆腔补片或移植物的作用不显著，移植物应用不能改善阴道后壁修补术的解剖效果。

■ 经阴道后壁修补术优于经肛门入路。

■ 在阴道关闭之前、期间和之后进行直肠诊检查对于识别缺损和确认正常解剖结构的恢复至关重要。

前后壁

■ 在决定处理阴道前壁和后壁脱垂时，评估阴道顶端很重要，阴道前壁修复和阴道后壁脱垂时通常需要阴道顶端悬吊术。

（梁淑美　王飞　赵兴波　译）

参考文献

前壁

Beck RP, McCormick S, Nordstrom L. A 25-year experience with 519 anterior colporrhaphy procedures. *Obstet Gynecol* 1991;78(6):1011–1018.

Chen CH, Wu WY, Sheu BC, et al. Comparison of recurrence rates after anterior colporrhaphy for cystocele using three different surgical techniques. *Gynecol Obstet Invest* 2007;63(4):214–221.

Chmielewski L, Walters MD, Weber AM, Barber MD. Reanalysis of a randomized trial of 3 techniques of anterior colporrhaphy using clinically relevant definitions of success. *Am J Obstet Gynecol* 2011;205(1):69.e1–69.e8. doi:10.1016/j.ajog.2011.03.027.

Lensen EJ, Withagen MI, Kluivers KB, et al. Surgical treatment of pelvic organ prolapse: a historical review with emphasis on the anterior compartment. *Int Urogynecol J* 2013;24(10):1593–1602. doi:10.1007/s00192-013-2074-2.

Maher C. Anterior vaginal compartment surgery. *Int Urogynecol J* 2013;24(11):1791–1802. doi:10.1007/s00192-013-2170-3.

Maher C, Feiner B, Baessler K, et al. Surgery for women with anterior compartment prolapse. *Cochrane Database Syst Rev* 2016;(11):CD004014.

Morse AN, O'dell KK, Howard AE, et al. Midline anterior repair alone vs anterior repair plus vaginal paravaginal repair: a Comparison of anatomic and quality of life outcomes. *Int Urogynecol J Pelvic Floor Dysfunct* 2007;18(3):245–249.

Nguyen JN, Burchette RJ. Outcome after anterior vaginal prolapse repair: a randomized controlled trial. *Obstet Gynecol* 2008;111(4):891–898. doi:10.1097/AOG.0b013e31816a2489.

Tamanini JT, de Oliveira Souza Castro RC, Tamanini JM, et al. A prospective, randomized, controlled trial of the treatment of anterior vaginal wall prolapse: medium term followup. *J Urol* 2015;193(4):1298–1304.

Vergeldt TF, van Kuijk SM, Notten KJ, et al. Anatomical cystocele recurrence: development and internal validation of a prediction model. *Obstet Gynecol* 2016;127(2):341–347.

Weber AM, Walters MD, Piedmonte MR, Ballard LA. Anterior colporrhaphy: a randomized trial of three surgical techniques. *Am J Obstet Gynecol* 2001;185(6):1299–1304; discussion 1304–1306.

Weber AM, Walters MD. Anterior vaginal prolapse: review of anatomy and techniques of surgical repair. *Obstet Gynecol* 1997;89(2):311–318.

Young SB, Daman JJ, Bony LG. Vaginal paravaginal repair: 1-year outcomes. *Am J Obstet Gynecol* 2001;185(6):1360–1366; discussion 1366–1367.

Zebede S, Smith AL, Lefevre R, et al. Reattachment of the endopelvic fascia to the apex during anterior colporrhaphy: does the type of suture matter? *Int Urogynecol J* 2013;24(1):141–145. doi:10.1007/s00192-012-1862-4.

后壁

Ballard AC, Parker-Autry CY, Markland AD, et al. Bowel preparation before vaginal prolapse surgery: a randomized controlled trial. *Obstet Gynecol* 2014;123(2 Pt 1):232–238. doi:10.1097/AOG.0000000000000081.

Bergman I, Söderberg MW, Kjaeldgaard A, Ek M. Does the choice of suture material matter in anterior and posterior colporrhaphy? *Int Urogynecol J* 2016;27(9):1357–1365. doi:10.1007/s00192-016-2981-0.

Christmann-Schmid C, Wierenga AP, Frischknecht E, Maher C. A prospective observational study of the classification of the perineum and evaluation of perineal repair at the time of posterior colporrhaphy. *Female Pelvic Med Reconstr Surg* 2016;22(6):453–459.

Dua A, Radley S, Brown S, et al. The effect of posterior colporrhaphy on anorectal function. *Int Urogynecol J* 2012;23(6):749–753. doi:10.1007/s00192-011-1603-0.

Ginger VA, Kobashi KC. Posterior compartment defect repair in vaginal surgery: update on surgical techniques. *Curr Urol Rep* 2007;8(5):387–393.

Glavind K, Christiansen AG. Site-specific colporrhaphy in posterior compartment pelvic organ prolapse. *Int Urogynecol J* 2016;27(5):735–739. doi:10.1007/s00192-015-2870-y.

Grimes CL, Lukacz ES. Posterior vaginal compartment prolapse and defecatory dysfunction: are they related? *Int Urogynecol J* 2012;23(5):537–551.

Grimes CL, Lukacz ES, Gantz MG, et al.; NICHD Pelvic Floor Disorders Network. What happens to the posterior compartment and bowel symptoms after sacrocolpopexy? evaluation of 5-year outcomes from E-CARE. *Female Pelvic Med Reconstr Surg* 2014;20(5):261–266. doi:10.1097/SPV.0000000000000085.

Gustilo-Ashby AM, Paraiso MF, Jelovsek JE, et al. Bowel symptoms 1 year after surgery for prolapse: further analysis of a randomized trial of rectocele repair. *Am J Obstet Gynecol* 2007;197(1):76.e1–76.e5.

Hale DS, Fenner D. Consistently inconsistent, the posterior vaginal wall. *Am J Obstet Gynecol* 2016;214(3):314–320. doi:10.1016/j.ajog.2015.09.001.

Kaser DJ, Kinsler EL, Mackenzie TA, et al. Anatomic and functional outcomes of sacrocolpopexy with or without posterior colporrhaphy. *Int Urogynecol J* 2012;23(9):1215–1220. doi:10.1007/s00192-012-1695-1.

Kudish BI, Iglesia CB. Posterior wall prolapse and repair. *Clin Obstet Gynecol* 2010;53(1):59–71. doi:10.1097/GRF.0b013e3181cd41e3.

VI

Link G, van Dooren IM, Wieringa NM. The extended reconstruction of the pubocervical layer appears superior to the simple plication of the bladder adventitia concerning anterior colporrhaphy: a description of two techniques in an observational retrospective analysis. *Gynecol Obstet Invest* 2011;72(4):274–280. doi:10.1159/000328741.

Madsen LD, Nüssler E, Kesmodel US, et al. Native-tissue repair of isolated primary rectocele compared with nonabsorbable mesh: patient-reported outcomes. *Int Urogynecol J* 2017;28(1):49–57. doi:10.1007/s00192-016-3072-y.

Marks BK, Goldman HB. What is the gold standard for posterior vaginal wall prolapse repair: mesh or native tissue? *Curr Urol Rep* 2012;13(3):216–221. doi:10.1007/s11934-012-0248-y.

Paraiso MF, Barber MD, Muir TW, Walters MD. Rectocele repair: a randomized trial of three surgical techniques including graft augmentation. *Am J Obstet Gynecol* 2006;195(6):1762–1771.

Richardson ML, Elliot CS, Sokol ER. Posterior compartment prolapse: aurogynecology perspective. *Urol Clin North Am* 2012;39(3):361–369. doi:10.1016/j.ucl.2012.06.005.

Rooney K, Kenton K, Mueller ER, et al. Advanced anterior vaginal wall prolapse is highly correlated with apical prolapse. *Am J Obstet Gynecol* 2006;195(6):1837–1840.

Siff LN, Barber MD. Native tissue prolapse repairs: comparative effectiveness trials. *Obstet Gynecol Clin North Am* 2016;43(1):69–81. doi:10.1016/j.ogc.2015.10.003.

Sung VW, et al. Porcine subintestinal submucosal graft augmentation for rectocele repair: a randomized controlled trial. *Obstet Gynecol* 2012;119(1):125–133.

van der Hagen SJ, van Gemert WG, Soeters PB, et al. Transvaginal posterior colporrhaphy combined with laparoscopic ventral mesh rectopexy for isolated Grade III rectocele: a prospective study of 27 patients. *Colorectal Dis* 2012;14(11):1398–1402. doi:10.1111/j.1463-1318.2012.03023.x.

Yau JL, Rahn DD, McIntire DD, et al. The natural history of posterior vaginal wall support after abdominal sacrocolpopexy with and without posterior colporrhaphy. *Am J Obstet Gynecol* 2007;196(5):e45–e47.

前后壁

Haylen BT, Maher CF, Barber MD, et al. An International Urogynecological Association (IUGA)/International Continence Society (ICS) joint report on the terminology for female pelvic organ prolapse (POP). *Int Urogynecol J* 2016;27(4):655–684. doi:10.1007/s00192-016-3003-y.

Maher C, Feiner B, Baessler K, et al. Transvaginal mesh or grafts compared with native tissue repair for vaginal prolapse. *Cochrane Database Syst Rev* 2016;(2):CD012079. doi:10.1002/14651858.CD012079.

Wu JM, Dieter AA, Pate V, Jonsson Funk M. Cumulative incidence of a subsequent surgery after stress urinary incontinence and pelvic organ prolapse procedure. *Obstet Gynecol* 2017;129(6):1124–1130.

Wu JM, Matthews CA, Conover MM, et al. Lifetime risk of stress urinary incontinence or pelvic organ prolapse surgery. *Obstet Gynecol* 2014;123(6):1201–1206.

VI

压力性尿失禁尿道中段悬吊及手术

Renée M. Ward

概述

压力性尿失禁（stress urinary incontinence，SUI）是指在用力或强体力活动如咳嗽、大笑或打喷嚏的情况下，出现不自觉的尿失禁，令患者厌烦。可通过观察咳嗽或做 Valsalva 动作时的漏尿情况客观证实。随着女性年龄的增长，这种现象更为普遍，与非裔美国人相比，在白人和墨西哥裔美国人中更为常见。

到 80 岁时，女性接受压力性尿失禁手术治疗的累积风险为 13.6%，每年每 1 000 名妇女中有 3.8 人患病。手术治疗和疾病的流行都遵循双峰模式，在 40 多岁和 70 岁达到高峰。只有大约 25% 的尿失禁患者就医，这强调了对尿失禁筛查的重要性，并以肯定的答复（affirmative responses）教育妇女，虽然漏尿很常见，但这并不是正常现象，而且还有很好的治疗方法。

病理生理学

女性 SUI 的病理生理是复杂的，迄今为止，仍未被完全了解。压力控制的机制涉及多种因素，包括尿道功能、尿道阴道支持和激发动作过程中膀胱的压力程度（做 Valsalva 动作或咳嗽的强度）。其中，尿道功能，尤其是最大尿道闭合压力，已被证明与 SUI 关系最为密切。

然而，当代的治疗大多涉及恢复尿道阴道的支撑。女性尿道位于由骨盆内筋膜和阴道前壁组成的支持层上，通过外侧附着于骨盆筋膜腱弓和提肛肌获得额外的支持。腹部压力的增加，如咳嗽时，会压迫支撑吊床上的尿道，从而保持自制。Petros 和 Ulmsten 的整体理论强调了尿道中段复合体的重要性，这引导了尿道中段悬吊术的发展。尿道中段悬吊术因其微创、低发病率和高成功率从而极大地改变了治疗 SUI 的方式。

术语"固有括约肌缺陷"被用来描述一种 SUI 亚型，这个术语最初由 McGuire 在 1980 年代创造。从那以后，这个术语被与多种、有时是矛盾的描述联系在一起。有些人用这个术语来描述第 III 型尿失禁，这是指在没有明显的尿道膀胱过度活动的情况下的 SUI。其他人使用该术语来描述尿道低压（low-pressure urethra）状态，其最大尿道闭合压力小于 $20cmH_2O$，或腹部泄漏点压力小于 $60cmH_2O$，而不考虑活动度。第三种分类方案将固有括约肌缺陷描述为静止状态下的"开放"膀胱颈，这可在膀胱镜检查或视频尿动力学评估中观察记录（图 30.1）。最后，该术语的第四种用法简单地指严重的 SUI，既可指严重的主观症状，也可指由于膀胱容量极低而导致的客观上的漏尿。历史上，这些无数的定义被用作根据哪种手术治疗最合适来分层管理患者。随着无张力尿道中段悬吊术（tension-free midurethral slings）的出现，即使对许多以前难以治疗的患者也有很高的成功率，这个术语已经变得不

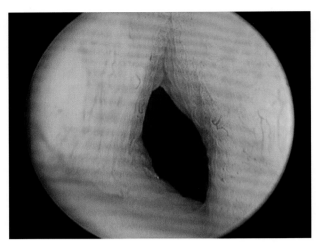

图 30.1　尿道镜图片，显示无功能尿道。膀胱颈在静息时被动打开，在 SUI 的患者中，这种情况可能提示固有括约肌缺陷（Reprinted with permission from Bent AE, Cundiff GW, Swift SE. *Ostergard's urogynecology and pelvic floor dysfunction*, 6th ed. Philadelphia, PA: Wolters Kluwer Health/Lippincott Williams & Wilkins, 2007.）

那么具有临床意义了，这一术语的继续使用可能部分归因于医院报销、计费和编码。

初步评估

病史

　　鉴于尿失禁是一个敏感和高度个人化的问题，应该在一个舒适的、让患者感到安全和受尊重的环境下获得病史。在咳嗽、打喷嚏或高强度身体活动时出现的漏尿提示存在 SUI，但也可能存在其他更细微症状。如果不存在感觉上的紧急情况，在扭转、负重、爬楼梯、甚至是站立时的漏尿都可能提示 SUI，事实上，这种情况可能提示存在严重的 SUI。当存在混合性尿失禁（SUI 和急迫性尿失禁）时，应该确定是哪种类型占主导地位。记录排尿日志非常有用，在压力激发动作过程中，尿潴留也可能导致尿失禁，但治疗方法不同。

　　评估尿失禁对女性生活质量的影响非常重要。当不造成困扰时，SUI 不需要治疗；然而，当漏尿导致活动量减少、影响社交或尴尬时，则需要治疗。尽管尿失禁很常见很普遍，但并不是正常现象，应建议患者进行有效的保守治疗或手术治疗。

　　在追问病史时，应询问用药史特别是那些可能影响自主神经系统的药物，了解膀胱、盆腔和肠道疾病的既往治疗和手术史。理想情况下，可以获得和回顾以往的盆腔手术报告，如果之前的手术使用了永久性植入物或补片，这一点尤其重要。

体格检查

　　体格检查包括神经缺陷的筛查评估。神经源性膀胱是一组独特的疾病，虽然可能伴有 SUI，但通常应该由专科医师处理。在腹部检查时，确定不存在肿块或腹水，因为外在压迫可能会加重 SUI。

　　熟悉普通妇科检查的医师在进行尿失禁评估时将不会有困难，一种简化的评估方法是让患者先排空膀胱，取截石位后，进行排空仰卧咳嗽压力试验（empty supine cough stress test），然后通过导尿或膀胱扫描评估残余尿量。（如果此次就诊没有客观证实 SUI，接下来可能会进行膀胱充盈下咳嗽压力试验（full-bladder cough stress test），尤其是在最初的保守治疗不成功的情况下）。评估尿道活动度是将润滑的无菌棉拭子置于尿道内，当患者屏气或咳嗽时，测量棉拭子相对于水平面形成的角度，活动度过大是指在屏气过程中偏离水平面 30° 或以上（图 30.2）。另一种方法是，在导尿后，当导尿管仍在尿道内时，将棉拭子的无菌木制部分放在导尿管下，以测量其活动性。这样可以最大限度地减少棉拭子测试带来的不适，但也略降低了偏移程度。

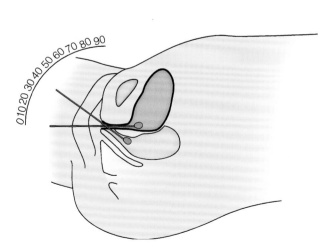

图 30.2　棉拭子试验显示静止角度接近 0°，屏气时角度接近 40°，超过水平线 30° 被认为是"过度活动"（Reprinted with permission from Bent AE, Cundiff GW, Swift SE. *Ostergard's urogynecology and pelvic floor dysfunction*, 6th ed. Philadelphia, PA: Wolters Kluwer Health/Lippincott Williams & Wilkins, 2007.）

还应检查外阴和尿道,严重的尿失禁可能会导致局部皮肤破损和外阴炎。尿道检查有无潜在的尿道憩室(urethral diverticulum),除非有炎症或较大的憩室,否则在盆腔检查中很难发现憩室。如果怀疑有憩室,通常可从尿道排出乳白色液体。如果感染,憩室就会有触痛。虽然憩室并不常见,但其术前识别将改变治疗计划。如有怀疑,应进一步进行 MRI、双气囊正压尿路造影(urethrogram)或膀胱尿道镜检查。

与其他完善的妇科病史和查体一样,应该检查盆腔所有重要脏器:泌尿道、生殖道和下消化道。盆腔其他脏器功能障碍和病变,如大纤维瘤、盆腔肿块或严重便秘,都可能会影响泌尿功能。盆腔器官脱垂可以通过单叶窥器检查和做 Valsalva 动作进行评估。如果有明显的脱垂(超过或超过处女膜),恢复正常的解剖结构可以改善膀胱功能。

SUI 的额外评估

在评估尿失禁时,很少需要实验室检查。尿常规评估脓尿和血尿,尿培养评估感染。一些患者只有在尿路感染时才会出现 SUI,经过治疗后,症状就会消失。试纸血尿(dipstick hematuria)应通过显微镜检查和尿培养进行评估,并根据检查结果进行后续评估。

排尿日志对诊断有一定的帮助,要求患者记录 2 天或 2 天以上的液体摄入量和尿量。每个条目都记录一个新的计时事件:液体消耗、排尿或尿失禁事件。在每个尿失禁事件旁边,记录有无紧急情况,以及尿失禁发生时正在做什么活动。日志可能有助于区分急迫事件和压力事件、是否存在多尿、咖啡因饮料的消耗量以及排尿的频率和尿量。这不仅有助于指导医师进行治疗,而且能够帮助患者了解自身的喝水和排尿习惯。

尿动力学评估的目标是确诊 SUI,排除可能影响治疗效果的情况,并识别任何增加不良后果的风险,如尿潴留。SUI 进行保守治疗之前,尿动力学评估不是必需的。即使对那些可能手术治疗的人来说,尿动力学评估也不总是必需的。Nager 及其同事进行了一项大型的、良好的随机试验发现,许多无并发症、客观确诊 SUI 的患者不太可能从复杂的尿动力学评估中获益。研究对象包括 SUI 或压力优势型混合性尿失禁、Ⅱ度或更轻度盆腔器官

脱垂、既往无尿失禁手术史、残余尿量少于 150mL 以及尿道活动度过大的患者(表 30.1)。基本的诊室评估适用于所有患者,包括评估上述参数、尿液常规或培养,以及任何膀胱容积的激发性(咳嗽或 Valsalva)压力测试。女性被随机分配接受额外的复杂的尿动力学评估,手术医师可以获得尿动力学评估的结果并决定治疗方式。研究结果表明,接受尿动力学评估的女性与只接受基本诊室评估的女性在解决 SUI 方面没有差异。在这项研究中,超过 93% 的患者接受了尿道中段悬吊术。在这组无并发症的、客观确诊的 SUI 患者中,手术治疗似乎没有受到尿动力学评估的显著影响。这项研究的结果表明简化的诊室评估适合于无并发症的 SUI 的手术治疗。然而,需要注意的是,在 4 083 名参与本研究的女性中,只有 1 375 名(33%)符合纳入标准。此外,临床医师可能有其他原因需要进行复杂的尿动力学评估,包括考虑排尿功能障碍或病史不清楚时需要澄清客观信息。鉴于本研究中的大多数女性都接受了尿道中段悬吊术,如果考虑其他手术,如 Burch 耻骨后尿道悬吊术或耻骨阴道悬吊术,这项研究结果可能并不适用。这部分是由于这些手术的发病率增加,但也反映了需要评估尿道功能和不同治疗方案的相对益处,如本章所述。

表 30.1
无需复杂尿动力学评估的 SUI 手术治疗标准
• 明显的 SUI 症状(或压力优势型混合性尿失禁)
• 残余尿量 <150mL
• 尿道活动度过大
• "压力试验"阳性,客观地证实咳嗽或做 Valsalva 动作时漏尿
• 在做 Valsalva 动作时,盆腔脏器脱垂不超过处女膜 1cm(Ⅱ度脱垂)
• 无既往尿失禁手术史
• 无盆腔根治性手术史或放疗史
• 无神经系统疾病

简单的膀胱测量可能为 SUI 患者提供额外有价值的诊断性评估。在简单的膀胱测量中,排空膀胱后,将红色橡胶导尿管立即插入尿道,测量残余量。随后,将导管末端连接注射器,并通过重力作用填充的方式将无菌水或生理盐水逆行注入膀胱。对膀胱感觉进行评估:①首次膀胱充盈感(定义为女性首次意识到膀胱充盈时的感觉,这与液体凉

的感觉不同);②首次排尿感(定义为女性首次想排尿的感觉);③正常排尿欲望(定义为女性随时希望排尿的感觉);④强烈的排尿欲望(定义为持续的排尿欲望并不考虑漏尿);⑤最大膀胱容量(定义为患者感觉不能再延迟排尿时的膀胱容积)。在填充膀胱过程中,注意灌注液的弯液面是否在没有做明显 Valsalva 动作的情况下上升,这表明逼尿肌不自主收缩。膀胱充盈后,拔除导尿管,要求患者咳嗽,明显的渗漏表明 SUI。如果渗漏时间延长致整个膀胱排空,就需要考虑咳嗽引起的逼尿肌收缩。

在适当的情况下,复杂的多通道尿动力学评估(complex multichannel urodynamic evaluation)可提供关于逼尿肌压力的更多信息,并可评估逼尿肌过度活动、膀胱顺应性和排尿功能障碍。这种评估对于有尿潴留、既往有尿失禁手术或神经系统疾病的患者尤为重要。逼尿肌过度活动不能仅靠简单的膀胱测压来确定。

膀胱镜检查仅在可疑低位尿路异常的情况下进行。

SUI 的非手术治疗

治疗可选择从保守治疗到手术。保守治疗包括行为和生活方式的改变,如减肥、盆底肌肉锻炼以及使用抗失禁子宫托(continence pessary)或其他阴道装置来改善尿道支撑。

在肥胖患者中,减肥是 SUI 的一种治疗选择,但不应排除其他治疗方法的选择。在一项由 Subak 及其同事对基线体重指数(body mass index,BMI)为 $36kg/m^2$ 的 338 名超重和肥胖患者进行的随机试验中,那些接受饮食、锻炼和生活方式改变的患者的平均体重减轻了 8.0%(7.8kg),而接受结构化教育的对照组平均体重减轻了 1.6%(1.5kg),与对照组的 28% 相比,干预组的每周尿失禁的平均发作次数减少了 47%($P=0.01$)。不幸的是,减肥很难维持,Phelan 及其同事进行了一项为期超过 6 年的长期随访,结果发现,体重下降后 SUI 的初始减少无法长期维持,在对照组和最初体重减轻者中,SUI 的发生率相似。在 BMI 持续下降的患者中,尿失禁及 SUI 的总体患病率降低并长期维持。

骨盆肌肉康复是治疗 SUI 的另一种有效的非手术治疗方法。Dumoulin 及其同事发现,接受盆底肌治疗 SUI 患者治愈的可能性是对照组的 8 倍,改善的可能性是对照组的 17 倍。盆底肌锻炼可以自己进行,但对大多数患者来说,盆底肌治疗的最佳效果是通过与盆底物理治疗师合作来实现的。成功的盆底肌锻炼,也称为凯格尔运动,包括盆底的内部收紧和提升,同时注意收缩和放松的练习。快速、重复的运动能增强快速收缩的肌肉纤维的功能,持续收缩可优化盆底慢速收缩的肌肉纤维的功能。呼吸练习、对姿势的注意、患者如何坐和运动的人体工程学的力学原理都会影响盆底功能。在 Richter 及其同事进行的 SUI 相关漏尿的门诊治疗(Ambulatory Treatments for Leakage Associated with Stress Incontinence,ATLAS)试验中,在盆底肌治疗后的 12 个月随访中,54% 的患者对治疗效果满意,68% 的患者选择继续进行行为治疗。对盆底肌肉训练进行监督的必要性在于患者可能会错误地执行 Valsalva 动作或在运动间隙放松不充分,从而导致盆底受损或高位盆底功能障碍。加重锥体(weighted cones)可能有助于一些患者学习如何正确地进行锻炼,但这些并不比骨盆物理疗法更有效。

阴道装置可能是治疗 SUI 的有效方法。最常用的医疗器械是抗失禁子宫托,有多种类型,从仅用于治疗失禁的抗失禁环(continence rings)到用于治疗盆腔器官脱垂的抗失禁托(continence dishes)和环。大多数由硅胶制成,可能有内部铰链,便于折叠放置和拆卸。由医师(medical provider)提供试装。在 Richter,Burgio 及其同事进行的一项随机试验中,40% 的患者报告在使用子宫托后病情"好多了"或"非常好",50% 的患者对治疗感到满意。短期内,同时进行盆底肌治疗有额外的好处,但这些累积好处在一年后减弱。不幸的是,"阴道环"一词的含义可能会限制患者和医师尝试这种治疗方法的意愿,尤其是对年轻患者而言。通过强调这些是为尿道提供额外支撑的现代装置,从而起到支架的作用,类似于用于支撑受伤关节的运动支架,可以提高接受度。患者可以选择每天或者仅在高强度活动(如锻炼)期间佩戴。此外,还有一些选择就是不需要去看专业保健医师。"Uresta"是一种抗失禁子宫托,可通过因特网获得,并配有其独有的尺寸套装(sizing kit)。"Impressa"是一种非处方一次性阴道内装置,设计用于在阴道侧穹隆处提供额外支撑,其插入方式类似卫生棉条。

不应推荐系统性雌激素替代治疗 SUI,与服用安慰剂的患者相比,接受系统性雌激素治疗的患者发生 SUI 的概率高出近 2 倍,很多研究都已发现了这一点,包括 Cody 和 Hendrix 的研究。

SUI 的手术治疗

作为一般原则,只有在客观确诊 SUI 并确认无尿潴留后才应进行 SUI 手术。这些可以通过咳嗽压力试验阳性和正常的排尿后残留或在复杂的尿动力学评估中获得。在极少数情况下,例如运动员只在高强度活动中出现漏尿,而在诊室无法重现,可以在激发性活动期间通过非那唑吡啶垫试验来获得 SUI 的客观证据。

研究最充分的 SUI 手术方式是尿道中段悬吊术(midurethral sling)。这可以通过耻骨后或经闭孔的方式进行,这两种方式都有很好的治疗效果,并且已经成为目前手术治疗的主要方法。在尿道中段悬吊术(trial of midurethral slings,TOMUS)的试验中,Richter 及其同事发现经耻骨后和经闭孔尿道中段悬吊术的患者满意度为 85%~90%,客观成功率分别为 80.8% 和 77.7%。Ⅰ 型吊带是聚丙烯大孔网片构成,在 Nilsson 及其同事进行的 17 年随访期间,以及 Schimpf 及其同事对不良事件进行了广泛评估的系统综述中,该手术方式具有良好的安全性。2011 年美国食品药品管理局(FDA)关于泌尿生殖手术网片的公共卫生通告关注的是用于治疗盆腔器官脱垂和单切口吊带的经阴道盆腔网片的安全性和有效性,有别于用于治疗 SUI 的耻骨后和经闭孔尿道中段悬吊术。FDA 明确指出,"多切口吊带的安全性和有效性在随访患者长达 1 年的临床试验中已得到充分证实。"一些医疗组织注意到了尿道中段悬吊术的安全性和高效性,包括美国泌尿妇科学会、尿动力学学会、女性盆腔医学和泌尿生殖重建协会、美国妇产科医师学会、国际泌尿妇科协会。

在本章中,"尿道中段悬吊术"仅指全长、多切口耻骨后和经闭孔悬吊术。虽然单切口悬吊术,有时被称为"迷你悬吊术",也被放置在尿道中段,但它们缺少穿过皮肤的出口,且涉及网片长度较短。这些产品附着在骨盆组织上的方式有更多的差异,

这似乎影响了安全性和有效性。至少有一种产品,不再上市,其疗效不如全长尿道中段悬吊术。少量随机试验已经显示了与全长吊带相似的结果,但是需要更多高质量的数据来确定此类吊带的风险、效益和安全性,特别是考虑到支持全长吊带的大量高质量数据。

其他手术选择包括耻骨阴道悬吊术、Burch 耻骨后尿道悬吊术和尿道填充剂。Marshall-Marchetti-Krantz(MMK)手术是另一种选择,但由于有发生耻骨炎的风险和较差的长期预后,该手术已基本被放弃。在现代临床实践中,Kelly 折叠术、前壁修补术、阴道旁修补术或针线悬吊术在治疗 SUI 中已没有地位。

耻骨后尿道中段悬吊术(知识框 30.1)

1996 年,Ulmsten 及其同事首次将尿道中段悬吊术作为无张力阴道悬吊术引入。在此之前,已有超过 200 例 SUI 的手术治疗,其中许多是部分梗阻性的,通常更关注于膀胱颈支持和尿道过度活动的手术矫正。尿道中段悬吊术的发展反映了对女性排尿控制机制的解剖和功能的进一步理解,

---

知识框 30.1 耻骨后尿道中段悬吊术步骤

- 患者仰卧置于马镫腿架上。
- 放置导尿管,排空膀胱。
- 耻骨正上方中线外侧 2cm 做标记。
- 耻骨后间隙注入稀释的局部麻醉剂进行水分离。
- 在尿道中段阴道前壁切口(1.5cm)。
- 使用 Metzenbaum 手术剪,在阴道壁下分离建立尿道旁隧道,呈 45°(朝向耻骨降支),直到剪刀尖与耻骨下表面接触。
- 牵引导尿管使膀胱偏位,降低床位。
- 穿刺针插入阴道切口和尿道旁隧道,引导穿刺针尖穿入耻骨后间隙,同时保持与耻骨接触。
- 穿刺针穿过耻骨后间隙,同时保持穿刺针尖与耻骨背部接触,这通过放低握持穿刺针柄的手来实现,对准同侧耻骨上皮肤切口推进,直到穿刺针穿出腹壁上的切口。
- 在穿刺针放置后进行膀胱镜检查。
- 穿刺针穿出腹壁。
- 在对侧重复同样的步骤后,在吊带和尿道之间放置间隔物(如 9 号 Hegar 扩张棒)并拉紧吊带,取下塑料护层。
- 紧贴皮肤上剪除吊带臂,缝合切口。
- 出院前进行排尿试验。

如 1990 年 Petros 和 Ulmsten 发表的"整体理论"（integral theory）和 1994 年 DeLancey 的"吊床假说"（hammock hypothesis）所述。与以往的手术不同的是，尿道中段悬吊术为尿道提供了一个支撑背板（backboard），而不会对尿道或膀胱颈产生任何张力。临床试验表明，尿道中段悬吊术与既往手术治疗相比，具有较低的排尿困难发生率。

解剖学知识对任何手术都是必不可少的，但尿道中段悬吊术的一个独特之处在于手术的关键环节是通过皮肤进行的，是盲目的，手术医师利用外部骨标志作为参考点以实现安全的吊带放置（图 30.3）。

商用的耻骨后尿道中段吊带由一条窄长的聚丙烯网状条带和用于穿刺的刚性套管穿刺针组成。

耻骨后尿道中段悬吊术采用膀胱截石位，及轻度的 Trendelenburg 位（图 4.2）。用 Foley 导尿管排空膀胱，这样可以最大限度地降低损伤膀胱的风险。在耻骨联合中线外侧 2cm 处标记耻骨上切口的位置，通过手指在耻骨的上方滑动来确定耻骨上切口位置。这些切口尽量靠近耻骨，以确保穿刺针轨迹保持在耻骨后（避开腹膜腔）。向侧方过度偏移会增加神经血管损伤的风险。如果在局部麻醉下进行，可用腰穿针将布比卡因和肾上腺素稀释的麻醉剂注入耻骨后间隙针，沿套穿刺路径进行

麻醉。

将 Sims 牵开器放置在阴道内，通过触诊膀胱颈部的 Foley 球囊来识别尿道中段。将 Allis 钳抓住距尿道外口近 1cm 处，另一把抓住膀胱颈处（如果在局部麻醉下进行，则在放置 Allis 之前注入麻醉剂）。在尿道下和尿道旁注射麻醉剂，然后在尿道中部切开 1.5cm 的切口（图 30.4A），切口的深度决定吊带将来位置，它必须足够深，以防止将来阴道网片暴露，同时应与尿道保持安全距离。Hegde 及其同事在一项超声研究中指出，吊带放置在尿道中部至关重要，放置在尿道中部以外的位置可能导致悬吊失败（因此，如果要进行其他手术，例如阴道前壁修补术，可以考虑将吊带穿过单独的 1.5cm 的尿道中段切口，以减少吊带向膀胱颈方向移位的风险）。

Allis 钳抓住可以切口的任一边缘，以方便反向牵引。使用 Metzenbaum 剪，分离大约 2cm 长的尿道旁隧道，一旦与耻骨接触就停止（图 30.4B）。在这个分离过程中，通过温和提拉 Allis 钳保持反向牵拉张力，同时将示指置于耻骨下方并抵靠阴道组织。剩余的剥离用穿刺针进行，因为穿刺针的形状有利于紧贴耻骨并保持在腹膜外间隙，从而尽量减少不必要的分离，而误伤尿道旁血管丛或延伸到 Santorini 丛。

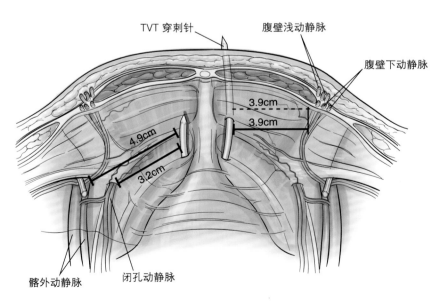

图 30.3　在耻骨后 Retzius 间隙的穿刺针。穿刺针距耻骨中线 2~3cm 进入耻骨后间隙，在此位置，它们位于腹壁下、闭孔和副闭孔血管的内侧，闭孔血管的耻骨支沿耻骨表面向内侧走行

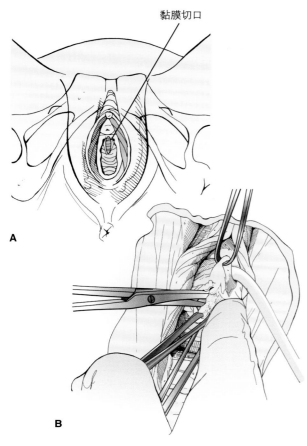

A

B

图 30.4　A. 尿道中段悬吊术的阴道黏膜切口长约 1.5cm，位于尿道中部，通常距尿道外口 1~1.5cm。B. 对于耻骨后尿道中段悬吊术，应用精细剪刀分离上皮下隧道，长度一般为 2cm，隧道的角度一般为 45°，指向耻骨降支和耻骨的交界处

刚性尿道导管穿过 Foley 导尿管，牵拉膀胱颈远离穿刺针放置的一侧，从而降低损伤膀胱的风险。移除 Sims 窥器，并降低床位，以优化穿刺针通过所需的轨道、杠杆以及人体工程学所需的通道。

安全的耻骨后穿刺要求手术医师始终知道套管针尖端的确切位置，即使盲目地穿刺也是如此。这需要知道套管针的角度和轨迹，并在整个穿刺过程中穿刺针尖始终与耻骨的背面接触，它可以分为两个阶段。

在吊带通过的第一阶段，目标是在安全（无血管）的位置穿过耻骨后间隙。这可以通过将穿刺针对准耻骨结节而实现，穿刺针距中线约 2cm，并与同侧肩保持一致。这使穿刺针保持在耻骨后间隙相对无血管的部分中。在尸体研究中发现，穿刺针距离闭孔血管的平均距离为 1.5~4.3cm，穿刺针距离上腹壁下血管的距离为 1.9~6.6cm，穿刺针距离髂外血管的平均距离为 2.9~6.2cm（图 30.3）。如果穿刺针穿向太靠外侧，例如在同侧肩外侧，则可能会刺破髂外静脉。尸体研究显示，在大多数情况下，吊带恰当放置后会穿过盆筋膜腱弓的内侧，但 25% 的情况会从盆筋膜腱弓外侧穿过并刺过耻骨尾骨肌（图 30.5）。在穿刺前，应确保穿刺针尖端与耻骨接触，穿刺时没有这种触觉反馈是不安全的。手术医师一只手放在穿刺针的手柄上，

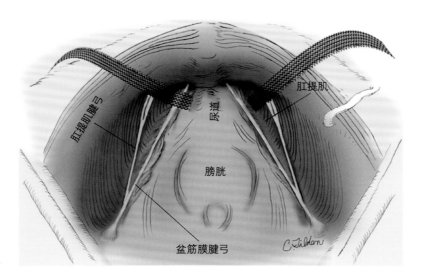

图 30.5　耻骨后间隙图解显示耻骨后吊带的位置，右侧吊带穿过盆筋膜腱弓（ATFP）的外侧，穿过肛提肌复合体，左侧的吊带位于较典型的位置，位于 ATFP 的内侧〔Reprinted from Rahn DD，Marinis SI，Schaffer JI，et al. Anatomical path of the TVT：reassessing current teachings. *Am J Obstet Gynecol* 2006；195（6）：1809-1813. Copyright © 2006 Elsevier. With permission. 〕

另一只手的示指托在耻骨下方,拇指和示指掌控穿刺针的曲面,以便于安全、可控地通过尿道周围组织(图 30.6)。

在穿刺针放置的第二阶段,如上文所述,穿刺针的尖端进入耻骨后间隙后,目标是将套管针沿着耻骨背面走行穿过耻骨后间隙,穿透皮肤而不造成血管或器官损伤(图 30.7)。为了做到这一点,需将穿刺针的尖端紧贴在耻骨后面,在整个耻骨后通道中保持与骨骼的接触,这是通过放低握持套管针的手来完成的(并且必须保证手术台的位置不要太高)。如果 Sims 窥器仍在原位,套管针会碰到窥器,妨碍手术医师的操作。穿刺针可对准同侧的耻骨上切口。完成穿刺后,触诊以确认没有阴道穿孔。

另外,耻骨后吊带也可以采用自上而下的方法进行,这项技术通常推广给泌尿科医师使用,因为它模仿了 Pereya 和 Stamey 针的轨迹。值得注意的是,自上而下的方法疗效较低,并伴有更多的排尿功能障碍、膀胱穿孔和网片阴道暴露的风险。

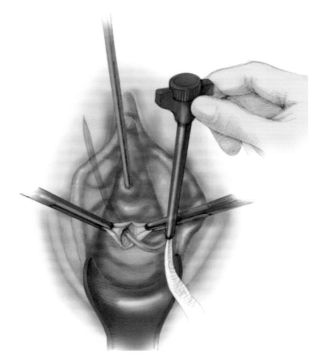

图 30.6　刚性导尿管引导膀胱向左偏斜,将弯曲的穿刺针穿入耻骨后,穿刺针在耻骨降支与耻骨交界处紧贴骨骼表面穿过耻骨后间隙

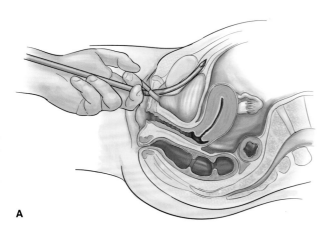

A

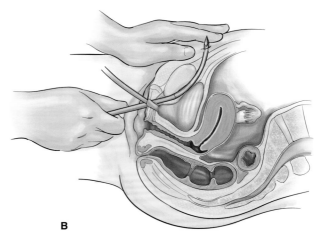

B

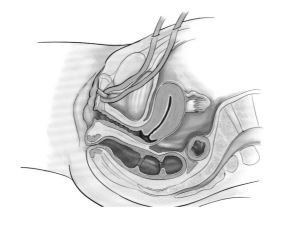

C

图 30.7　阴道无张力吊带置入。A. 阴道引导穿刺针在耻骨降支下沿着耻骨联合后。B. 按压腹部皮肤,使穿刺针头穿出腹部皮肤。C. 两根穿刺针都穿过耻骨后间隙并留置于腹部(From Klutke J, Klutke C. The promise of tension-free vaginal tape for SUI. *Contemporary Urology Archive*. 2000; October: Figures 4, 6, and 7. Reprinted with permission from John Klutke, MD.)

在穿刺针通过后,用 70° 膀胱镜进行膀胱镜检查(图 30.8)。膀胱应该完全充盈(300~500mL),以确保没有膀胱皱襞,皱襞可能掩盖穿刺针穿孔。如果发生膀胱损伤,通常发生在膀胱的前部和非附着部位(nondependent aspect),可以将穿刺针取出并重置。

在膀胱镜检查中,除了确保穿刺针没有穿孔外,手术医师还可以通过识别穿刺针沿膀胱腔的压痕以及与耻骨联合压痕和膀胱顶处气泡的关系,直观地确认穿刺针通道。如果放置正确,膀胱镜检查中可以看到穿刺针尖端到达耻骨联合,气泡远端到达穿刺针。如果这些标志点之间的关系改变了,比如气泡在穿刺针尾部的位置,就需要注意穿刺针穿出了耻骨后间隙,可能是进入了腹膜腔内。

当排除了膀胱穿刺针穿孔后,吊带随穿刺针完全穿过前腹壁,从穿刺针上切断或分离。升高手术床并更换为 Sims 窥器,以确保拉紧吊带时充分暴露尿道中段。有多种方法可以确保吊带紧贴尿道并且无张力,这些包括利用 Kelly 钳、Mayo 剪刀或 Hegar 扩张器来调节张力。另外,在拉紧过程中,

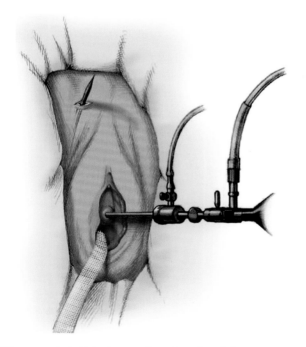

图 30.8　在穿刺针就位后进行膀胱镜检查[Reprinted by permission from Springer:Zubke W,Gruber IV,Gardanis K,et al. Tension-free vaginal tape(TVT):our modified technique—effective solutions for postoperative TVT correction. *Gynecol Surg* 2004;1(2):111-118. Copyright © 2004 Springer-Verlag Berlin/Heidelberg.]

也可以用 Babcock 钳夹住一小节吊带,与避免尿道旁隧道中多余的网带和确保吊带是无张力的原则相比,采取哪种方法并不那么重要。通常,因尿道梗阻而导致的吊带松解发生率高于因放置过松而导致的悬吊失效率,因此强调了无张力放置的重要性。将间隔物(spacer)或 Babcock 钳就位后,将透明的塑料护层移除,使吊带臂直接与组织接触,这样就将吊带固定到位,无需任何缝合来固定。阴道切口用延迟可吸收线缝闭,吊带上没有缝合线,紧贴皮肤剪除多余的耻骨上网带,用缝合或手术皮肤黏合剂闭合切口。

术后排尿试验(Postoperative Voiding Trial)

在悬吊术后暂时性尿潴留很常见,可能会受到脊髓麻醉和同时进行盆底手术(如前壁修补)的影响,所有患者术后均应进行排尿试验。如果患者有明显的尿潴留,则有必要进行导尿(通过间歇性自我导尿或留置导尿管)直到排尿功能恢复。其中一种方法是用 300mL 无菌水逆行灌注膀胱,取出导管,并记录排尿量和排空后的残留量。排出总容积的 2/3 或更多(≥200mL),残余量≤100mL 则表明有足够的排尿功能。通常,排尿和排空后残留量的总和大于注入量,因此通过导尿或膀胱扫描对排尿后残余量进行物理测量非常重要。

经闭孔尿道中段悬吊术(知识框 30.2)

2001 年推出了经闭孔入路的悬吊术。Schimpf 及其同事在一篇系统综述中指出,这种方法的好处是降低了出血率、膀胱穿孔率、尿路感染率、尿潴留和膀胱过度活动症状的发生率。缺点是阴道网片暴露增加,并返回手术室进行吊带拆除,神经损伤、输尿管损伤和腹股沟疼痛增加。随机试验,包括 TOMUS 试验,发现耻骨后入路和经闭孔入路的疗效没有差异,这两种方法都是 SUI 手术治疗的理想方法。在一项由 Schierlitz 及其同事进行的随机试验中,对 164 名存在内在括约肌缺陷的患者进行了耻骨后和经闭孔尿道中段悬吊术的对比研究,21% 的患者在耻骨后悬吊术后出现持续性尿动力学 SUI,而经闭孔中尿道吊带术后 45% 患者在 6 个月时发生,3 年后,1.4% 的耻骨后悬吊术患者接受了重复手术,相比之下,经闭孔尿道中段悬吊术的患者有 20% 需再次手术。多项研究比较了由内到

知识框 30.2 经闭孔尿道中段悬吊术(由内向外)步骤

- 患者双腿置于马镫腿架上。
- 放置 Foley 导尿管,排空膀胱。
- 在尿道中段阴道前壁上做切口(1.5cm)。
- 使用 Metzenbaum 剪,在阴道壁下分离创建尿道旁隧道,直到剪刀尖端接触到耻骨下支的上侧面为止。
- 翼状导引器以 45° 角插入切口。
- 将螺旋状的穿刺针沿着翼状导引器穿过阴道切口,直到刺透闭孔膜,移除翼状导引器。
- 旋转手柄并将其向下移动至垂直位置,同时保持穿刺针尖端与耻骨下支接触,穿刺针从阴蒂的水平处的闭孔内侧穿出。
- 在对侧重复同样的操作。
- 在吊带和尿道之间放置间隔物(如 9 号 Hegar 扩张棒)并拉紧吊带。
- 进行膀胱镜检查。
- 出院前进行排尿试验。

外和由外到内的手术路径,两种方法的成功率和不良结果相似。

尿道中段定位对经闭孔及耻骨后入路手术的成功同样至关重要。患者置于仰卧膀胱截石位,腿部抬高到足以使长收肌肌腱远离腹股沟切口(图30.9)。手术医师必须了解以耻骨下支为界闭孔的解剖结构,闭孔神经血管束在闭孔的上外侧穿过闭膜管。无论手术医师选择由外到内还是由内向外入路,经闭孔悬吊术通道都需要螺旋状的穿刺针

(helical trocar)。这些螺旋状穿刺针紧贴耻骨下支,沿闭孔内侧通过。穿刺针的角度和轨迹对确保吊带在尿道下形成 U 形而不是像 H 形横档那样低悬在阴道内至关重要,腹股沟切口应接近阴蒂水平,并高于尿道外口水平。一个常见的错误是沿着螺旋针的自然曲线旋转穿刺针,而不是主动引导穿刺针尖端沿着耻骨下支穿行,尤其是采用由内向外的路径时。

由于采用经闭孔入路可避开耻骨后间隙,因此无需使用尿道导管引导使膀胱颈远离穿刺针。同样,在穿刺针通过期间不需要调整杠杆作用和床的高度,因为不会穿过耻骨后间隙。

类似于耻骨后悬吊术,放置导尿管以确保排空膀胱,并以相同的方式做尿道中部切口,Metzenbaum 剪用于创建通往耻骨的尿道旁隧道,类似于耻骨后悬吊术。

对于由外向内入路,扩大尿道中段切口,并用 Metzenbaum 剪进行分离,以使手术医师的手指沿着尿道旁隧道从侧面到达耻骨下支的上方(图30.10)。尽管进行了分离,但仍应遵循相同的原则,即吊带必须放置在尿道中段处。下一步,在阴蒂水平,长收肌腱下方,紧贴耻骨下支外侧切开腹股沟切口。螺旋状穿刺针尖端进入腹股沟切口,与耻骨下支接触,然后紧贴耻骨背面直至到达尿道旁隧道的手术医师手指(图 30.10 和图 30.11)。套管针穿过皮肤、股薄肌、短收肌、闭孔外肌、闭孔膜、闭孔内

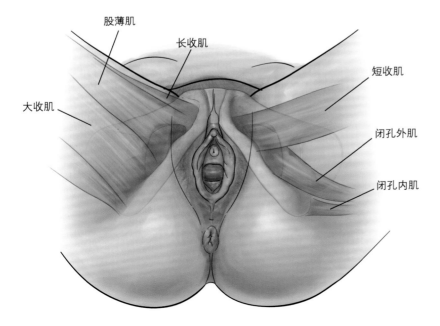

图 30.9 沿着经闭孔悬吊术的路径,潜在的脆弱结构包括大腿内侧的肌肉,其中有股薄肌、短收肌、长收肌和大收肌

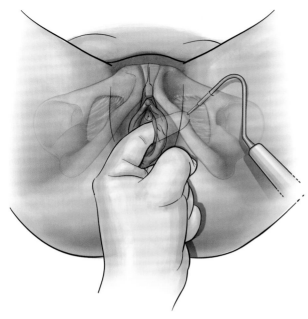

图30.10 穿刺针由外向内经闭孔导入阴道切口,吊带的末端连接到穿刺针上,然后退回穿刺针到皮肤切口处

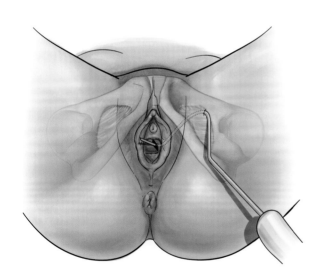

图30.11 由外向内经闭孔悬吊术。螺旋针的通道如图所示,大约在阴蒂水平腹股沟褶皱外侧约1cm处切开5mm长的皮肤切口,手术医师的手指通过阴道切口插入坐骨耻骨支,引导穿刺针进入阴道切口

肌,然后经尿道周围骨盆内筋膜穿出(图30.9)。触诊确认没有阴道穿孔,将穿刺针穿过尿道中部切口并连接网状吊带,然后再反向操作穿刺针使网带从腹股沟处拉出。两侧对称完成(图30.11)。

如果采用由内向外的路径,由于手术医师不需要将手指插入切口,所以尿道下的切口可以小一

些。翼状导引器(winged guide)以45°角穿过尿道旁隧道直到与耻骨下支接触。一些手术医师通过推进翼状导引器穿透闭孔膜,而其他医师用螺旋穿刺针进行操作。在任何一种方法中,都使用翼状导引器来引导穿刺针的初始放置。撤出翼状导引器后,穿刺针在耻骨下支后方通过,在闭孔内侧的腹股沟切口处穿出。穿刺针穿过尿道周围骨盆内筋膜、闭孔内肌、闭孔膜、闭孔外肌、短收肌和股薄肌,然后穿出皮肤。避开长收肌腱(图30.9)。当通过螺旋状的穿刺针时,手术医师必须保持穿刺针尖沿耻骨下背面走行。为了保持这种接触,手术医师应紧拉套管针的尖端紧靠在骨头上。如果不这样做,穿刺针沿着螺旋状的自然轨迹通过时,就有可能损伤闭孔神经血管束。螺旋针的最佳通道是手柄以45°角开始,当穿刺针离开腹股沟切口时与地面成90°角结束。这个操作的曲线运动有助于保持穿刺针尖抵靠在耻骨下支上,穿刺针通过先前标记的腹股沟切口穿出(图30.12)。

经闭孔尿道中段悬吊术的步骤见知识框30.2。

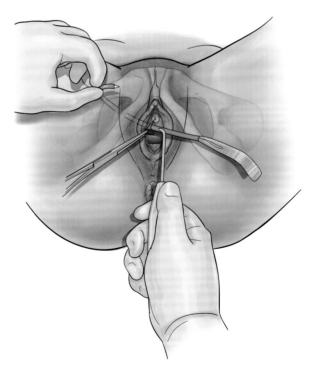

图30.12 由内向外经闭孔悬吊术。如图所示螺旋穿刺针的路径,在尿道外口上方约2cm,与阴蒂平行的腹股沟褶皱外侧约1cm处穿出

尿道中段悬吊术的并发症（Complications from Midurethral Slings）

手术时并发症

尿道损伤

如果尿道中段切口太深，进入尿道腔，应中止手术，不放置网片。进行膀胱镜检查时，如果尿道腔内有出血，则需要排除尿道损伤，确保不存在尿道憩室，因为这可能会导致尿道内膜剥离。修复损伤后，需要对尿道缺损进行严密、分层、无张力的缝合，留置 Foley 导尿管 2 周。

穿刺针阴道穿孔

如果穿刺针在穿刺过程中，发现阴道穿孔，有两种选择，一种方法是将穿刺针重置插入阴道壁深处，展开吊带，闭合阴道缺损。另一种选择，如果无法沿较深的区域重新进入穿刺针，或者在吊带展开后诊断出缺损，则考虑移除补片并中止手术。虽然在手术中阴道壁闭合可能效果不错，但未来通过阴道上皮暴露的风险增加。如果发生阴道暴露，随后的吊带移除的风险可能会抵消放置吊带的好处。因此，谨慎的做法是在阴道壁破裂后不要使用补片，手术医师可以选择重新安排将来择期手术。

膀胱损伤

Cochrane 分析显示，耻骨后尿道中段悬吊术后膀胱穿孔较经闭孔悬吊术更常见，分别为 4.5% 和 0.6%。LaSala 和 Zyczynski 的研究发现，如果在术中确定膀胱损伤被并处理，则不会有长期的后遗症。当发生膀胱穿孔时，手术医师应暂停手术，重新评估解剖结构，并确保穿孔仅限于膀胱。在耻骨后悬吊术中，很可能在整个穿刺过程中，穿刺针尖端并没有沿着耻骨背面保持接触。某些合并症可能增加穿孔的可能性，如 BMI 增加或先前耻骨后隙手术后继发瘢痕。取出并重置穿刺针，然后重复膀胱镜检查和 Foley 导尿管导尿。在这种情况下膀胱引流的持续时间有争议。有些个案报道，认为不需要长期引流也可有良好的结果，但都是孤立的病例报告，并没有得到很好的研究。总的来说，不良事件的风险，如尿性囊肿（urinoma）、瘘管或随后膀胱内网片暴露，可能超过 Foley 导尿管引流的短期不便。

如果耻骨后悬吊术中膀胱损伤发生在膀胱前侧和头侧（通常俗称"膀胱圆顶"）以外的位置，则需要进一步评估穿刺针的轨迹。如果损伤发生在膀胱附着部位（dependent portion）（包括三角区），均应通过手术闭合膀胱缺损，可选择耻骨后、经闭孔或单切口路径。

血管损伤

对于耻骨后悬吊术，主要的问题是穿刺针可能会侧向偏移，从而损伤髂外血管（图 30.3）。在这种情况下，出血可能是灾难性的。幸运的是，这种并发症可以通过遵循本章概述的手术原则来避免。如果在耻骨后悬吊术中遇到明显出血，出血更可能来自 Santorini 静脉丛，该血管丛出血可导致血肿形成。对耻骨后间隙的压迫可以通过以下方式进行：让膀胱充盈并夹闭 Foley 导尿管，阴道填塞 1h，1h 后，可以打开尿管取出阴道填塞。在最初的尿道旁分离时不越过耻骨，并确保穿刺针在通过耻骨后间隙时紧贴耻骨，能够将出血的风险降到最低。大约 1% 的患者发展为耻骨后血肿，但绝大多数是无症状和自制性的。

采用经闭孔入路时，主要的担心是当穿刺针穿过闭孔时太靠外侧会损伤闭孔血管，为了避免这种情况，螺旋穿刺针的尖端在穿经闭孔通道时应紧贴耻骨下支。

尿道旁剥离时出血是令人讨厌的事，但除非过度分离损伤膀胱阴道丛和 Santorini 丛，否则这种出血在医学上很少需要处理。如果出血明显，考虑在隧道中放置明胶海绵或施加压力。通过谨慎使用 Metzenbaum 剪进行分离，并在与耻骨接触时停止操作，可以减少或避免出血。剩余的分离是用穿刺针进行的，其形状便于沿着耻骨背面进行分离，从而避开深达骨骼的血管丛。

远期并发症

尿潴留

持续数天以上的尿潴留可能是由于尿路梗阻（如吊带太紧）或是由于潜在的逼尿肌无力所致。尿道中段悬吊术后绝大多数的新发尿潴留是由于尿道出口梗阻引起的。在中线处横断吊带将解除这种梗阻，61% 的患者在横断吊带后保持自控排尿，另有 26% 的患者比治疗前仍有所改善。目前，还没有足够的数据来指导调整吊带的最佳时机。如果尿潴留持续 3 周以上，建议横断吊带（不移除网片），对于已知逼尿肌无力或同时接受Ⅳ度盆腔器官脱垂矫正手术的患者,应考虑更长的期待治疗时间(留置尿管),因为这些患者可能会延迟几周才能恢复正常排尿。对于通过膀胱镜向下牵引使吊带变松,目前还没有足够的资料支持。如果需要,应在手术室进行,而不是在诊室。

阴道网片暴露(Vaginal Mesh Exposure)

阴道网片暴露大多易发生在放置吊带时出现阴道壁损伤、阴道中部切口裂开、关闭切口将吊带一起缝入或吊带沿阴道壁浅层放置时,最后一种情况可能发生在最初的尿道下切口和随后的尿道旁分离术过于接近阴道上皮时。据 2017 年 Cochrane 综述指出,这种并发症的发生率很低,耻骨后入路的发生率为 2.1%,经闭孔入路的发生率为 2.4%。

治疗方法包括阴道局部应用雌激素、在诊室修剪网片、手术治疗及密切随访。当暴露量较小时,阴道局部应用雌激素最有可能成功。一些小暴露可能是无症状的,当网片完全暴露,在没有感染、性交困难或反复出血的情况下,应观察随访。关于无症状患者观察随访的远期结局尚缺乏数据。

发生网片阴道暴露时可能需要通过外科手术摘除网片,但是,如果切除了大部分吊带,尿失禁可能会复发。在这种情况下,请考虑咨询专家(因为多次手术会导致更复杂的问题,并增加尿道僵硬和难治性 SUI 的风险)。也有使用自体阴道上皮移植物成功治疗的病例报告,但这仅限于由经验丰富的外科医师或专科医师进行。

肠道损伤

当套管针离开腹膜后隙进入腹膜腔时,会发生肠道损伤。穿刺针在操作过程中紧靠耻骨,可以将这种并发症的风险降到最低。如果怀疑穿刺针进入了腹腔,则需要立即进行腹部评估。早期症状和体征包括发热、明显疼痛或在影像学检查中发现腹腔内气体。已有报道个别患者可能会延迟出现脓毒血症,甚至死亡。

手术部位疼痛

持续性术后疼痛是耻骨后和经闭孔悬吊术后少见的并发症。使用经闭孔吊带,患者可能会有腹股沟疼痛,这与穿过闭孔肌、股薄肌、短收肌和大收肌有关。当网片位于阴道下部时,会出现性交困难和阴道疼痛,H 形网带发生率多于 U 形网带。

在 Cochrane 的一篇综述中指出,耻骨后尿道中段悬吊术与经闭孔悬吊术相比,腹股沟区疼痛更少,发生率分别为 1.3% 和 6.4%,但耻骨上疼痛更多,分别为 2.9% 和 0.8%。在 Schimpf 及其同事的系统综述和 meta 分析中,耻骨后与经闭孔尿道中段悬吊术相比,腿部疼痛发生的可能性更小(分别为 0.62% 和 16%);与耻骨后悬吊术相比,经闭孔悬吊术神经损伤更为常见(分别 0.61% 和 0.06%);闭孔神经的刺激表现为大腿内侧疼痛和腿部内收困难。当出现时,耻骨后悬吊术的疼痛倾向于沿着吊带的路径发生,大多数疼痛的患者在网片切除术后症状有所改善。

两种类型的悬吊术后新发性性交困难相对少见,为 0~1.6%。疼痛可能是网片暴露的征象,也可能表明网片没有处于正确的解剖位置。持续性疼痛或性交困难应通过仔细的阴道检查和膀胱镜检查来评估(以确保没有相关的膀胱或尿道侵蚀)。如果在体格检查过程中触碰网片可引起疼痛,则怀疑是与网片有关的疼痛。这种症状往往在手术后不久出现,但随着时间的推移可能会逐渐加重。在术前咨询时,关注这些问题有助于尿道中段悬吊术后的性功能改善。

新发尿急

尿道中段悬吊术后膀胱过活跃的总发生率为 9%~11%。排除下尿路感染后,新发尿急可能与膀胱出口梗阻有关。在女性中,轻度膀胱出口梗阻可能很难在尿动力学评估中的压力流率测定中发现。如果女性抱怨排尿困难,则应鉴别梗阻类型,并可通过在中线处横断吊带来解决阻塞,无需移除网片。新发尿急也可在无任何梗阻的情况下发生,对于表现为混合性尿失禁的患者,84% 的患者在尿道中段悬吊术后急迫性尿失禁症状得到改善或解决。

手术部位和尿路感染

美国妇产科学院和美国泌尿科协会推荐术前预防应用抗生素,例如头孢唑林,以减少手术部位感染的发生率。伤口感染很少见,不到 1% 的患者发生伤口感染。经闭孔尿道中段悬吊术发生尿路感染为 3%~5%,耻骨后尿道中段悬吊术发生尿路感染为 10%~11%。与其他 SUI 手术治疗相比,耻骨后悬吊术后尿路感染发生率最高。尽早拔除 Foley 导尿管可降低尿路感染的发生率,应牢记所有患者在出院前都需要进行排尿试验。

VI

尿道中段悬吊术后尿失禁

SUI 的成功治疗采用多种标准评估。主观成功可以提供被认可的问卷来衡量,客观成功可以通过纸垫试验(pad tests)、咳嗽压力试验或尿动力学结果进行评估。患者满意度也被用作衡量成功与否的重要指标。是否需要额外的治疗,如 SUI 的重复手术,是用于判断手术结果的另一个标准。

在 Cochrane 综述中指出,尿道中段悬吊术在治疗 SUI 方面非常成功,经闭孔和耻骨后悬吊术的主观治愈率相似(分别为 62%~98% 和 71%~97%),两种方法的客观治愈率也相似。那些最低的成功率来自最高质量的研究,部分是由于这些试验中使用了严格的评定成功标准,然而这些研究记录的患者满意度得分为 85%~90%。

在 Wu 及其同事的一项大型回顾性队列研究显示,在仅接受 SUI 手术后的 5 年中,只有不到 6% 的患者随后接受了 SUI 或盆腔器官脱垂手术。这些比例低于以往的研究,可能反映出进行尿道中段悬吊术后长期疗效的改善。由 Hansen 及其同事在丹麦进行的另一项队列研究评估了 5 820 名患者,发现耻骨后尿道中段悬吊术后 5 年再手术率为 5.7%,经闭孔尿道中段悬吊术后再次手术率为 8.7%(P=0.008),并发现在低、中、高手术量科室的再手术率没有差异。

手术失败的危险因素

Hill 及其同事发现,在膀胱容量较低的情况下,悬吊失败与术前咳嗽压力试验阳性有关。在首次出现压力性漏尿之前,膀胱容积每增加 50mL,悬吊成功的概率提高 1.6 倍。

在 TOMUS 试验中,既往有尿失禁手术史的尿道中段悬吊术失败的概率高出 1.99 倍(95% CI:1.14~3.47),当 Q-tip 最大偏移小于 30° 时,尿道中段悬吊术失败的概率高出 1.89 倍(95% CI:1.16~3.05)。当尿急和尿失禁症状明显(由垫片重量决定)时,失败也更常见。耻骨后悬吊术和经闭孔悬吊术失败的危险因素相似。

持续性尿失禁的评估和治疗(Evaluation and Treatment of Persistent Incontinence)

当存在持续性尿失禁时,确保无尿路感染,且尿失禁与尿潴留无关。评估症状是否与压力或紧急情况有关。术后未经治疗的急迫性尿失禁较持续性 SUI 更为常见。真正的悬吊术失败通常是由于吊带太松或将吊带定位在尿道中部以外的位置。

如果尿道是活动的且尿动力学评估证实了持续性 SUI 无梗阻迹象,重复悬吊仍可能成功。Stav 及其同事发现,在先前的悬吊失效后耻骨后悬吊术比经闭孔悬吊术成功率更高,但成功率比初次悬吊低。在放置第二条吊带的过程中,通常不会遇到先前的吊带。如果在尿道中部遇到,应考虑在放置时切除第一根吊带的阴道部分,特别是如果先前的吊带已经占据尿道中部的位置。在一项来自 Kaiser Permanente 的 Gaddi 及其同事进行的回顾性研究中,6 914 名患者中,只有 2.4% 的患者在尿道中段悬吊术后接受了重复手术,重复手术是多切口或单切口悬吊术或尿道填充剂,重复悬吊失败率为 11.2%,尿道填充剂失败率为 38.8%(P=0.004)。该研究未报道重复手术前的尿道活动性。如果尿道不活动,则重复行尿道中段悬吊术不太可能成功,其他治疗方法,例如放置在膀胱颈位置的耻骨阴道悬吊术或注射尿道填充剂是更好的选择。

Burch 耻骨后尿道悬吊术(知识框 30.3)

历史

Ward 和 Hilton 在他们的前哨随机试验(sentinel randomized trial)中发现,在随访 5 年后,Burch 耻骨后尿道悬吊术与耻骨后尿道中段悬吊术效果一致,但会导致更多的不良事件,包括更高的出血率,术后排尿功能障碍,手术时间更长。因此,通常不建议将 Burch 耻骨后尿道悬吊术用于 SUI 的手术治

知识框 30.3　开放性 Burch 尿道悬吊术步骤

- 患者双腿置于马镫腿架上。
- 排空膀胱。
- 取腹部低位横行切口,进入耻骨后间隙。
- 手术医师用一只手置入阴道内,用 Foley 尿管球囊作为引导,确定膀胱颈的位置。
- 用阴道内手指将膀胱颈外侧的盆腔内筋膜抬高,覆盖的组织和膀胱在内侧和上方被钝性分离。
- 永久性缝线分别缝合在膀胱颈的两侧,第二对缝线缝于尿道中段水平。
- 缝合线单线穿过同侧 Cooper 韧带。
- 打结缝合线,骨盆内筋膜略微上提。
- 进行膀胱镜检查。

疗。但是,对于希望进行无网片手术治疗的患者来说,这是一种选择。

Burch 尿道悬吊术涉及耻骨后至少两条从 Cooper 韧带(解剖学上称为髂耻韧带)到膀胱颈部盆腔内筋膜的永久性悬吊缝合线。它可以在开腹或腹腔镜下进行,2 年的随访数据表明这两种方法的结果相似。Marshall-Marchetti Krantz 手术是一种类似的手术,悬吊缝合线附着在耻骨骨膜上,而不是 Cooper 韧带上,但由于 0.7% 的患者发生耻骨炎,因此不推荐使用。

解剖(Anatomy)

这种手术在耻骨后间隙(也被称为 Retzius 间隙或 Retzius 腔隙,是骨盆内潜在间隙之一)进行。在腹部,通过保持腹膜完整并沿着紧贴耻骨的腹膜反折进行解剖,能够进入这个间隙。该间隙前界为耻骨上支,外侧为闭孔内肌和耻骨下支,骨盆内筋膜形成该间隙的底部,并横向连接到盆筋膜腱弓,尿道近端和膀胱位于盆腔内筋膜上(图 30.13)。

有几条血管结构在解剖上非常接近,髂外血管向耻骨后间隙外侧走行,闭孔神经血管束沿闭孔内肌穿过间隙外侧,在闭孔的上外侧通过闭孔管离开骨盆。如果存在变异闭孔血管,它是闭孔血管和髂外血管之间的一条交通血管,沿着耻骨上支的背侧

走行,当损伤时发生大量出血,导致其绰号为"corona mortis"出血,拉丁语的意思是"死亡之冠"。阴部血管丛或 Santorini 静脉丛,沿着盆腔内筋膜走行,还有一些较小的髂耻血管走行于耻骨上支的后面。

如果患者尿道压力低或尿道缺乏活动性,则 Burch 耻骨后尿道悬吊术失败率较高。因此,可以考虑用复杂的尿动力学来评估尿道功能。

手术技术

建议术前使用预防性抗生素,如头孢唑林。患者置于仰卧低截石位,以便在手术过程中同时进入腹部和阴道。该手术传统上采用开放式手术,并且可以与其他腹部手术相结合,例如经腹骶骨阴道固定术。随着微创手术的发展,Burch 耻骨后尿道悬吊术可以通过腹腔镜或机器人进行。研究表明,当采用捷径时,失败率会更高,比如在膀胱颈的每一侧使用一根缝线而不是两条缝线。此外,传统的技术是医师用一只手在耻骨后缝合,而另一只手放在阴道内以确保缝在正确的位置,在采用机器人手术时,需要进行实质性修改。

腹部入路(Abdominal Approach)

对于开放性腹部 Burch 耻骨后尿道悬吊术,放置 Foley 导管后,进行腹部切口。沿着耻骨联合的背侧面钝性进行腹膜外分离进入潜在的间隙。只

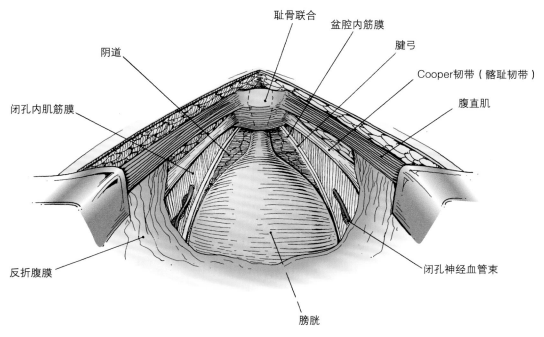

图 30.13　Retzius 间隙解剖标志

有在既往耻骨后手术留下瘢痕的情况下,才需要进行锐性分离,可使用延展性牵开器。

　　需识别的解剖标志包括耻骨背侧、盆筋膜腱弓和骨盆内筋膜,识别并避开闭孔神经血管束,尽量减少对骨盆内筋膜处 Santorini 静脉丛的损伤。从膀胱的中间和上方轻轻地分离,向下分离并清理盆腔内筋膜,以便于缝合。用阴道内手指对阴道壁和盆腔筋膜施加反压可促进这一分离过程(图30.14)。如果 Santorini 静脉丛发生出血,可行 8 字缝合或使用夹子。

　　用永久性缝线缝置膀胱颈处的盆腔内筋膜,缝线时,手术医师将另一只手放在阴道内,在托起阴道组织的同时保持对 Foley 导尿管的牵引力,以使盆腔内筋膜抬高。手术医师缝置在手指托起的阴道位置,最好在膀胱颈外侧 1~2cm。这样可以确保缝线穿过盆腔内筋膜的整个厚度,而不会缝透阴道上皮。将第二根缝合线置于第一根缝线的远端,在近端尿道的外侧。通常情况下,采取 8 字缝合,使缝针穿过 Cooper 韧带,避开闭孔神经血管束和任何变异的闭孔血管。从人体工程学的角度来看,当手术者面对患者头部时最容易将缝线穿过 Cooper 韧带。在每侧缝置两根缝线(图 30.15)。当助手的

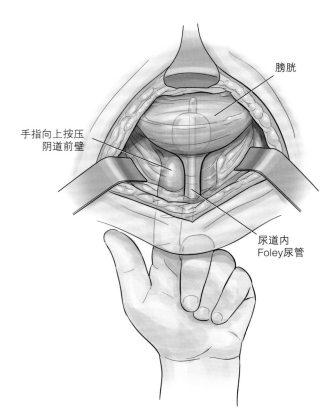

图 30.14　从膀胱中部分离,显露盆腔内筋膜,阴道内的手指托起阴道壁,手术医师在腹部持一根海绵棒,将海绵棒抵住手指推向其内侧和上方

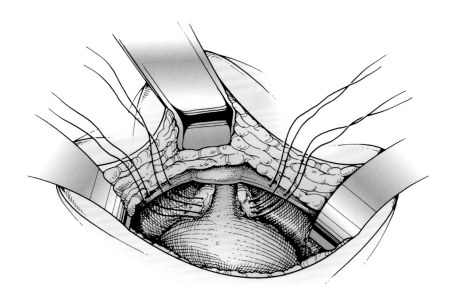

图 30.15　膀胱颈部两侧永久性缝合用于 Burch 尿道悬吊术。一对较近的缝线在膀胱颈的两侧,而一对较远的缝线在尿道中段水平,将近端缝线缝置于 Cooper 韧带的外侧,而将远端缝线缝置于韧带的内侧[Adapted from Tanagho EA. Colpocystourethropexy: the way we do it. *J Urol* 1976;116(6):751-753. Copyright © 1976 Elsevier. With permission.]

一根手指在阴道内时,开始打结缝线,打紧直到助手感觉到阴道提离手指感。这样可以抬高膀胱颈,关键是要保留缝合桥(suture bridge),如果完全打紧,将过度矫正(过度提起)膀胱颈,导致膀胱颈梗阻和尿潴留。进行膀胱镜检查以确保没有缝透膀胱和双侧输尿管通畅。

腹腔镜入路

对于腹腔镜 Burch 耻骨后尿道悬吊术,脐孔端口置入镜头,2 个 10mm 端口放置在右下腹和左下腹,耻骨上放置 1 个 5mm 的端口。较大直径的端口允许用于尿道固定术的缝合针直接通过。

通过 Foley 导尿管逆行充盈膀胱,从而可以直观地识别膀胱的边界。在耻骨上端和膀胱上 2~3cm 处电灼横行切开腹膜进入耻骨后隙,将切口向两侧延伸至双侧内侧脐韧带,然后向后下方改变角度 1~2cm,以避开腹壁下血管。此时,排空膀胱,以将膀胱损伤的风险降至最低。向下牵拉腹膜切缘以产生反牵引力,并形成环形平面以便进行分离。用腹腔镜 Kittner 分离器进行钝性分离,直到看到界限:耻骨上支,盆筋膜腱弓和骨盆内筋膜。避开闭孔神经血管束,闭孔神经血管束在耻骨后间隙的外侧沿骨盆壁穿过闭膜管。当患者取截石位时,它位于坐骨棘正上方约 4cm 处。通过将解剖保持在这些血管的背侧和骨盆筋膜腱弓水平,可以避免血管损伤。腹腔镜下用 Kittner 分离器清除盆腔内筋膜,同时一只手置入阴道内协助抬升阴道组织。

永久性缝合线(例如 CV0 Gore-tex)与开放手术的缝合位置相同,应该在膀胱颈的两侧各缝 2 根缝线,因为这样比单根缝线效果更好。穿过 10mm 端口放置 THX-26 缝合针,与开放式手术相比,人体工程学和可视化得到了改善,因为摄像头可以进入耻骨后间隙,并提供最佳的可视化效果,这是开放式手术无法实现的角度。缝线可以在体内或体外打结,与开放式手术类似,需要一个缝合桥,并通过助手来确定最佳张力。进行膀胱镜检查以确保膀胱内没有缝线和双侧输尿管通畅。

并发症

术中并发症

术中两个主要的并发症是出血和缝入膀胱。通过识别解剖学标志并轻轻地分离盆腔内筋膜,去除覆盖的组织,可以将两者最小化。对骨盆内筋膜

过度牵拉会导致 Santorini 静脉丛出血。用阴道手指抬高阴道内组织,使用钝性分离是减少出血的理想方法。如果发生出血,通常可以使用夹子或 8 字缝合进行处理。熟悉耻骨后间隙的血管解剖是必要的,因为对闭孔或变异闭孔血管的损伤会导致出血。最好的分离方法是勾画出膀胱边缘,并清除盆腔内筋膜,有利于通过盆腔内筋膜进行良好的缝合,同时安全地避开膀胱。可以用 20mL 的液体充盈 Foley 球囊,以进一步帮助识别膀胱颈。如果缝穿膀胱,应将其拆除,重新缝合。

远期并发症

患者的尿路感染发生率为 4%~8%,伤口感染发生率为 7%。暂时性尿潴留常见,但通常会自行消失,长期尿潴留很少见。如果持续存在 SUI,应评估尿道活动性和有无尿潴留。如果尿道活动度好且没有尿潴留,则可以在 Burch 耻骨后尿道悬吊术后行尿道中段悬吊术;如果尿道没有活动度,可以考虑进行尿道松解(urethrolysis)以恢复其活动性,或者考虑使用耻骨阴道悬吊术(pubovaginal sling)或尿道填充剂(urethral bulking agent)。

多次改良的 Burch 尿道固定术已被描述。尝试使用阴道螺栓、移植物或其他简化手术,通常会导致更高的并发症和失败发生率。

耻骨阴道悬吊术

耻骨阴道或尿道下悬吊术(知识框 30.4)与尿道中段悬吊术的不同之处在于,它缝置在膀胱颈部和近端尿道处,同时通过温和地牵引提升尿道 - 膀胱连接处。通常使用筋膜带(fascial strip),并用永久缝线固定在腹直肌筋膜上。在腹压升高时,腹壁的向外运动会相应地提升和压迫尿道。

在 SUI 手术治疗功效(Stress Incontinence Surgical Treatment Efficacy,SISTEr)试验中,655 名患者被随机分配接受 Burch 耻骨后尿道悬吊术或自体腹直肌筋膜耻骨阴道悬吊术。在所有尿失禁综合评估中,使用吊带的患者成功率更高。术后 24 个月时耻骨阴道悬吊术的成功率为 47%,Burch 耻骨尿道悬吊术后成功率为 38%,5 年整体尿失禁的成功率分别为 30.8% 和 24.1%。术后 24 个月时 SUI 特异性成功率分别为 66% 和 49%,表明耻骨阴道悬吊术更有优势。5 年后,接受耻骨阴道悬吊术的患者中有 83% 的人对其排尿感到满意,相比之下,接受

知识框 30.4   尿道下悬吊术步骤

- 患者双腿置于马镫腿架上,插入尿管,排空膀胱。
- 取耻骨上横行切口切开腹壁直至筋膜。手术医师在此处获取腹直肌筋膜。
- 在吊带臂(或缝线)穿过筋膜的位置(在耻骨联合上方,中线外侧 2cm 处)从筋膜表面清除皮下脂肪。
- 取阴道中线切口,并将阴道上皮从盆腔内筋膜剥离至耻骨下支。
- 手术医师手指进入耻骨后隙,从中间和上方分离膀胱和耻骨后脂肪。
- 经腹部切口插入一对长的填塞钳(packing forceps),穿过腹直肌进入耻骨后间隙。手术医师的手指通过阴道进入耻骨后间隙,与腹部填塞钳汇合(将盲穿的潜在风险降至最低)。
- 每个吊带臂从阴道传递进腹部术野,吊带的中央部分固定在膀胱颈上,以防止其从放置的位置移动。
- 调整吊带臂上的张力,如果吊带臂足够长,则将吊带臂缝到腹直肌筋膜上。如果吊带不够长,则将永久性缝合线穿过每个吊带臂的末端缝到腹直肌筋膜上。
- 进行膀胱镜检查。

Burch 耻骨后尿道悬吊术的患者有 73% 感到满意(P=0.04)。这一益处被耻骨阴道悬吊术后更高的并发症所抵消,其中包括 6% 的排尿功能障碍,需要外科手术重新修复(surgical revision),这在 Burch 手术中不常见。

耻骨阴道悬吊术可以使用多种材料,最常见的是来自腹直肌鞘或阔筋膜的自体筋膜或合成植入物。如果使用永久性网片,则优选 I 型大孔聚丙烯(macroporous polypropylene)。聚酯纤维(Mileilene)有很高的腐蚀率,需要手术切除,因此不建议使用。由于聚酯纤维的编织特性,阴道暴露后,会定植细菌,从而导致耻骨后感染。由于相关的炎症反应和对不良结局的担忧,生物同种异体移植和异种移植较少使用。

对于有严重 SUI 和尿道无活动的患者,耻骨阴道悬吊术是很好的选择。Schimpf 等的 meta 分析发现,对于尿道活动的患者,与耻骨阴道悬吊术相比,耻骨后尿道中段悬吊术改善了主观预后,手术时间短、失血少、尿潴留发生和膀胱过度活动症状减少,但数据较少,不足以证实其客观成功率的差异。

建议进行术前预防性抗菌治疗,例如头孢唑林。在耻骨联合上方两指宽取腹部横切口(图30.16)。当筋膜被分离出来,按计划测量同种移植物(allograft),目的是在耻骨联合上方两指宽度处,

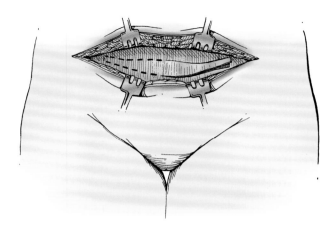

图 30.16   获取腹直肌筋膜的切口

至少获取 10cm×2cm 的组织。如果获取的组织较少,则可以使用吊带,但功效较低,不建议使用。将筋膜保存在无菌盐水中,直到稍后在手术中使用。拉紧筋膜缺损处使闭合张力最小化,然后缝合。

以膀胱颈为中心,在阴道上垂直切口至少 3cm 长。将阴道上皮从骨盆内筋膜上剥离,直至到达外侧耻骨下支。膀胱减压后,通过轻轻地牵引 Foley 导尿管确定尿道膀胱连接处。手术医师用非优势手保护尿道并使其移位,同时,在尿道外侧,耻骨联合的正后方,朝向同侧肩的方向,用 Metzenbaum 剪穿过盆腔内筋膜。这样可以进入耻骨后隙,手指钝性分离清除耻骨后脂肪(图 30.17)。

在腹部,填塞钳或扁桃体钳沿耻骨上面放置,距中线 2cm,在手术医师阴道内手指的引导下穿过耻骨后间隙(图 30.18)。然后抓住筋膜吊带臂牵向腹部术野,对侧重复同样步骤。如果吊带臂不能到达腹壁筋膜水平,则用永久性线缝过每侧吊带臂的末端,拉至腹部。进行膀胱镜检查以确保没有膀胱或输尿管损伤。

在阴道内,吊带被缝合在膀胱颈和近端尿道的下方。考虑到尿道中段悬吊术在术后排尿功能障碍的优势,有些手术医师已经开始在尿道中段放置筋膜吊带。然而,如果尿道不活动,则建议放置在膀胱颈部处,然后将吊带臂缝合到腹直肌筋膜上(图 30.19),或通过将悬吊缝线系在一起缝合在筋膜上。在助手的手指上方拉紧或将棉拭子插入尿道中并拉紧直到尿道 - 膀胱交界处与水平面成 0°角,即获得到轻微的张力。其余的腹部和阴道切口用延迟可吸收缝线缝合。通常留置 Foley 导尿管过夜,然后进行排尿试验。

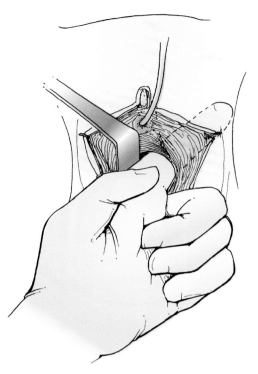

图 30.17　穿透盆腔内筋膜以打开 Retzius 间隙并游离尿道周围组织

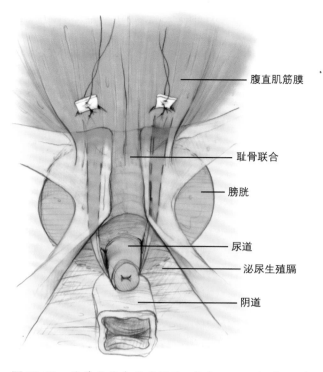

图 30.19　吊带定位在尿道近端,穿过 Retzius 间隙,固定在腹直肌筋膜上

右侧标注（自上而下）：腹直肌筋膜　耻骨联合　膀胱　尿道　泌尿生殖膈　阴道

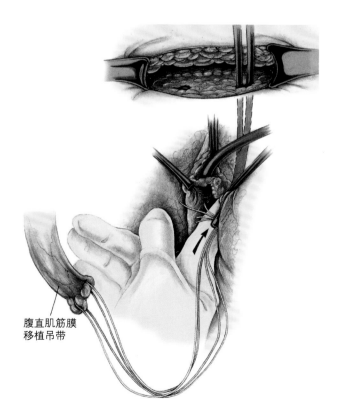

腹直肌筋膜移植吊带

图 30.18　吊带从阴道穿过 Retzius 间隙到达腹部,腹直肌筋膜吊带部分缝线(Reprinted from Brubaker L. Suburethral sling procedures. *Oper Tech Gynecol Surg* 1997;2:48. Copyright© 1997 Elsevier. With permission.)

并发症

术中并发症

术中主要并发症为耻骨后出血或膀胱穿孔。耻骨后出血最好的处理方法是进行压迫止血。膀胱镜检查对于该手术是必要的,如果吊带太紧,膀胱镜检查可用来评估是否存在膀胱出口梗阻。如果未能保持在 Retzius 间隙内进行分离,就会导致腹膜腔破裂,可能发生肠穿孔。

术后并发症

约 4% 的患者发生尿路感染,3% 的患者发生伤口感染。这种手术后排尿功能障碍很常见,需要对尿潴留的患者进行适当的随访。应告知患者,术后可能需要清洁的间歇性自我导尿。轻度的膀胱出口梗阻可能表现为新发尿急,膀胱排空不全可导致复发性尿路感染。在 SISTEr 试验中,6% 的患者耻骨阴道悬吊术后因为尿潴留而需要手术修复。

在 SISTEr 试验中,有 25% 的耻骨阴道悬吊术的患者有伤口并发症,其中 3% 的患者需要手术干预,这与该研究的 Burch 耻骨后尿道悬吊术相似。血肿的形成可导致伤口延迟愈合,并增加后续脓肿的风险。如果使用永久性网片,可能会出现阴道暴露。

在 SISTEr 试验的 5 年随访中,与接受 Burch 耻骨后尿道悬吊术的患者相比,接受耻骨阴道悬吊术治疗的患者再次手术的概率更低,分别为 12% 和 2%($P<0.000\ 1$)。

尿道填充剂

尿道填充剂(知识框 30.5)可以在膀胱颈水平处的尿道黏膜下注射。尽管微创手术改善尿道管腔闭合的概念有吸引力,但这项技术与它手术干预相比,具有更高的失败率。据报道,在 1 年的随访中,治愈率为 24.8%~36.9%,并且需要经常重复注射。对于尿道不活动的患者,这可能是一个很好的选择。

知识框 30.5　经尿道注射填充剂操作步骤

- 此操作可以在诊室或手术室完成。
- 患者排空膀胱,取截石位。
- 尿道可涂抹局部麻醉药凝胶。
- 使用 12° 或 30° 膀胱镜检查尿道,定位膀胱颈,显示近端尿道。
- 填充剂通过合适的针头(通常为 18~21 号)注入,大约在膀胱颈远端 2cm 处。
- 通常的注射部位是 3 点和 9 点。
- 注入填充剂,直到尿道腔可见闭合和接合。
- 在患者离开诊所之前,应进行排尿试验,这可以在手术结束时让膀胱舒适地充盈来实现。

已经使用多种材料来填充尿道(to bulk the urethra)。目前可用的产品包括热解碳涂层珠 (pyrolytic carbon-coated beads)、聚二甲基硅氧烷硅酮颗粒(polydimethylsiloxane silicone particles)和羟基磷灰石钙(calcium hydroxylapatite)。交联牛胶原蛋白(cross-linked bovine collagen)已不再可用。碳涂层珠可以迁移到淋巴结。出于安全考虑,其他多种制剂已被弃用,如乙烯醇共聚物植入物(vinyl alcohol copolymer implants),出于与尿道侵蚀相关的安全考虑,该产品自动退出市场。不应使用自体脂肪,因为其不比生理盐水安慰剂有效。

尽管也可以在尿道周围进行注射,但是这里描述了通过膀胱镜的经尿道入路(图 30.20)。确保患者没有尿路感染,该操作可以在诊室或手术室中实施。对于诊室手术,麻醉剂可以使用经尿道利多卡

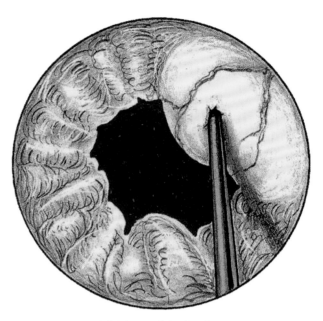

图 30.20　经尿道穿刺至尿道黏膜下(Reprinted from Bent AE. Periurethral collagen injections. *Oper Tech Gynecol Surg* 1997;2:54. Copyright © 1997 Elsevier. With permission.)

因凝胶,尿道旁阻滞或同时使用两种麻醉剂。不需要常规预防性应用抗生素。使用 12° 或 30° 膀胱镜,内镜进入膀胱,针头通过工作端口。提前备好要注射的药剂。然后,用无菌水或生理盐水膨胀尿道并优化显示效果,将内镜和针头向后拉入尿道约 2cm,在 3 点钟以 45° 角插入注射针头,直到针头的斜面被组织覆盖,然后改变角度使之与尿道平行,并向近端尿道推进,缓慢注入填充剂,然后再将针头留置在原处几秒,以最大限度地减少植入物的外溢;在 9 点钟位置重复此操作(图 30.21),退出膀胱镜。可能会出现尿潴留,因此患者应在出院前评估排尿功能。术后刺激性排尿症状可使用非那吡啶(piridium)治疗。

不同的填充剂的注射技术有细微差别。Macroplastique 的制造商建议从 6 点钟位置开始,然后在 10 点钟和 2 点钟重复共注射 3 次。通过挤压高压给药装置的触发器来控制流量。

并发症

如果针头穿刺位置不正确,则可能会刺穿膀胱颈,并将填充剂注入膀胱腔,导致材料浪费,无治疗效果。如果看到材料渗漏,应停止注射并重新定位针头。有些公司制造了带有侧面开口的针头,从而使注射可以深入针头位置。

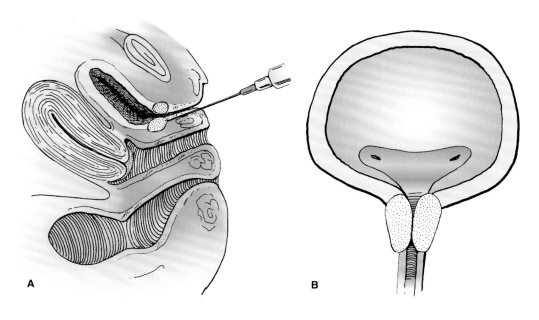

图 30.21　A. 在膀胱颈部尿道周围注射。B. 填充膀胱颈及近端尿道

其他不良事件包括尿潴留、尿路感染、血尿、新发急迫性尿失禁、填充剂挤出、免疫反应和肉芽肿形成。如果患者不能排尿,则可留置儿用 8 号 Foley 导尿管过夜,或者患者可使用 8~12 号 Foley 导尿管进行清洁的间歇性自我导尿。为了最大限度地减少膨胀剂的变形和位移,尽量减少操作和使用小号导尿管。

经常需要重复注射。如果经两次注射后仍未产生良好的效果,则可以考虑其他治疗方案,尽管对填充剂的使用次数没有绝对限制。将过多的植入物注入尿道旁可能会增加发生不良事件的风险,并可能降低其他手术方式的有效性。

隐匿性 SUI

隐匿性 SUI 是盆腔脏器脱垂阻塞尿道,从而掩盖了潜在的 SUI 的现象。这种现象是导致 25%~42% 的患者脱垂手术后 SUI "暴露"的原因。这是因尿失禁而受到中度或严重困扰第三位的原因。无尿失禁的患者完成脱垂手术后,应接受有关隐匿性 SUI 的随访。

SUI 的手术可以在脱垂手术同时进行,通常可以预防在脱垂纠正后 SUI 症状的出现。但是,预防隐匿性 SUI 手术的益处需与额外手术潜在梗阻的风险之间取得平衡,牢记患者可能不太容易接受预防性手术后的不良后果。

有三种不同的方法来识别和管理隐匿 SUI,并且所采用的方法可能会根据患者的偏好和关注而有所不同。一种选择是在术前评估隐匿性 SUI,利用这些信息来帮助指导有关预防 SUI 手术的决策,这可以通过咳嗽压力测试或尿流动力学评估,期间让患者佩戴子宫托减少脱垂。另一种方法是在脱垂矫正后出现尿失禁时进行第二次分期手术。第三种方法是根据经验对所有接受脱垂修复的患者进行尿失禁手术。后一种选择已通过随机试验评估,Brubaker 及其同事发现,在腹部骶骨阴道固定术的同时进行 Burch 耻骨后尿道悬吊术可减少 SUI 的发生,其中 Burch 术后 SUI 发生率为 6.1%,对照组为 24.5%,除了增加手术时间外,不良事件或发病率没有差异。Wei 及其同事在一项类似的阴道手术研究中,评估了在阴道脱垂修复后进行预防性尿道中段悬吊术后的结局,发现该预防性悬吊术将术后尿失禁的比例从对照组的 43% 降低至 27.3%。这相当于需要对 6.3 例患者进行预防性悬吊术,以预防 1 例尿失禁。接受尿道中段悬吊术的患者发生不良事件的发生率也更高(尿道中段悬吊术的膀胱穿孔风险为 6.7%,对照组为 0;尿路感染发生率为 31%,而对照组为 18.3%;大出血发生率分别为 3.1% 和 0%)。在脱垂

VI

手术后的第一年,接受悬吊术的患者中有 2.4% 发生尿道梗阻需要调整吊带,而没有接受悬吊术的患者中有 4.7% 的患者随后接受了尿失禁手术。这些研究突显了隐匿性 SUI 的普遍性,必须同时考虑预防性手术的潜在好处和危害。

要点

- SUI 是一种常见病。
- 关于有效治疗方案的咨询包括保守治疗和手术治疗的讨论。1 年后,超过 50% 的患者对非手术治疗的结果感到满意。
- 尿道中段悬吊术因其成功率高,发病率低,应成为一线手术治疗方法,它们是 SUI 研究最广泛的手术。
- 医学文献、FDA 和许多医学协会都证实了经阴道补片在尿道中段悬吊术中治疗 SUI 的安全性和有效性。
- 其他治疗 SUI 的高效手术方式包括 Burch 耻骨后尿道悬吊术或带有自体筋膜的耻骨阴道悬吊术。应告知患者与尿道中段悬吊术相比,这些手术可能与更长的恢复时间,更多的失血以及更多的术后排尿功能障碍有关。
- 并非所有接受尿道中段悬吊术治疗的 SUI 患者都需要进行复杂的尿动力学评估。对于大多数无并发症、客观确诊的 SUI 的患者,如有 Ⅱ 度或更轻度的盆腔脏器脱垂、尿道有活动度、残余尿量少于 150mL、既往无抗尿失禁手术的患者,基本的诊室评估就足够。
- 尿道填充剂的成功率低于其他手术,然而,如果尿道活动性受限或患者不适合手术,这可能是一个不错的选择。
- 所有 SUI 的手术治疗均应行膀胱镜检查。

（梁淑美　王飞　赵兴波　译）

参考文献

Al-Mandeel H, Ross S, Robert M, Milne J. Incidence of stress urinary incontinence following vaginal repair of pelvic organ prolapse in objectively continent women. *Neurourol Urodyn* 2011;30(3):390–394.

Albo ME, Richter HE, Brubaker L, et al. Burch colposuspension versus fascial sling to reduce urinary stress incontinence. *N Engl J Med* 2007;356(21):2143–2155.

American Urogynecologic Society. Position statement: mesh midurethral slings for stress urinary incontinence. Updated 2018. https://www.augs.org/assets/1/6/AUGS-SUFU_MUS_Position_Statement.pdf

Brubaker L, Cundiff GW, Fine P, et al. Abdominal sacrocolpopexy with Burch colposuspension to reduce urinary stress incontinence. *N Engl J Med* 2006;354(15):1557–1566. http://doi.org/10.1056/NEJMoa054208.

Cody JD, Jacobs ML, Richardson K, et al. Oestrogen therapy for urinary incontinence in post-menopausal women. *Cochrane Database Syst Rev* 2012;(10):CD001405.

Committee on Practice Bulletins—Gynecology and the American Urogynecologic Society. ACOG practice bulletin no. 155: urinary incontinence in women. *Obstet Gynecol* 2015;126(5):e66–e81.

Dean NM, Ellis G, Herbison GP, et al. Laparoscopic colposuspension for urinary incontinence in women. *Cochrane Database Syst Rev* 2017;(3):CD002239.

DeLancey JOL. Structural support of the urethra as it relates to stress urinary incontinence: the hammock hypothesis. *Am J Obstet Gynecol* 1994;170(5):1713–1723.

DeLancey JOL. Why do women have stress urinary incontinence? *Neurourol Urodyn* 2010;29(suppl 1):S13–S17. http://doi.org/10.1002/nau.20888.

Dooley Y, Kenton K, Cao G, et al. Urinary incontinence prevalence: results from the National Health and Nutrition Examination Survey. *J Urol* 2008;179(2):656–661.

Dumoulin C, Hay-Smith J, Habée-Séguin GM, Mercier J. Pelvic floor muscle training versus no treatment, or inactive control treatments, for urinary incontinence in women: a short version Cochrane systematic review with meta-analysis. *Neurourol Urodyn* 2015;34(4):300–308.

FDA Safety Communication: UPDATE on serious complications associated with transvaginal placement of surgical mesh for pelvic organ prolapse. http://www.fda.gov/MedicalDevices/Safety/AlertsandNotices/ucm262435.htm.2011

Ford AA, Rogerson L, Cody JD, et al. Mid-urethral sling operations for stress urinary incontinence in women. *Cochrane Database Syst Rev* 2017;7:CD006375.

Glazener CM, Cooper K, Mashayekhi A. Bladder neck needle suspension for urinary incontinence in women. *Cochrane Database Syst Rev* 2017;7(1):CD003636.

Hansen MF, Lose G, Kesmodel US, Gradel KO. Repeat surgery after failed midurethral slings: a nationwide cohort study, 1998–2007. *Int Urogynecol J* 2016;27(7):1013–1019.

Hay-Smith EJC, Herderschee R, Dumoulin C, Herbison GP. Comparisons of approaches to pelvic floor muscle training for urinary incontinence in women. *Cochrane Database Syst Rev* 2011;88(12):CD009508.

Haylen BT, de Ridder D, Freeman RM, et al. An International Urogynecological Association (IUGA)/International Continence Society (ICS) joint report on the terminology for female pelvic floor dysfunction. *Int Urogynecol J* 2010;21:5–26.

Hegde A, Nogueiras M, Aguilar VC, Davila GW. Dynamic assessment of sling function on transperineal ultrasound: does it correlate with outcomes 1 year following surgery? *Int Urogynecol J* 2017;28(6):857–864.

Hendrix SL, Cochrane BB, Nygaard IE, et al. Effects of estrogen with and without progestin on urinary incontinence. *JAMA* 2005;293(8):935–948.

Hill B, Fletcher S, Blume J, et al. Volume at first leak is associated with sling failure among women with stress urinary incontinence. *Female Pelvic Med Reconstr Surg* 2018.

Imamura M, Williams K, Wells M, McGrother C. Lifestyle

interventions for the treatment of urinary incontinence in adults. *Cochrane Database Syst Rev* 2015;29(12): CD003505.

Jong K, Popat S, Christie A, Zimmern PE. Is pain relief after vaginal mesh and/or sling removal durable long term? *Int Urogynecol J* 2018;29(6):859–864.

Keltie K, Elneil S, Monga A, et al. Complications following vaginal mesh procedures for stress urinary incontinence: an 8 year study of 92,246 women. *Sci Rep* 2017;7(1):12015.

Kobashi KC, Albo ME, Dmochowski RR, et al. Surgical treatment of female stress urinary incontinence: AUA/SUFU guideline. *J Urol* 2017;198(4):875–883.

Kudish BI, Shveiky D, Iglesia CB, et al. A comparison of transobturator versus retropubic midurethral slings for mixed urinary incontinence. *Female Pelvic Med Reconstr Surg* 2010;16(2):113–120.

LaSala CA, Schimpf MO, Udoh E, et al. Outcome of tension-free vaginal tape procedure when complicated by intraoperative cystotomy. *Am J Obstet Gynecol* 2006;195(6):1857–1861.

Muir TW, Tulikangas PK, Fidela Paraiso M, Walters MD. The relationship of tension-free vaginal tape insertion and the vascular anatomy. *Obstet Gynecol* 2003;101(5 Pt 1): 933–936.

Nager CW, Brubaker L, Litman HJ, et al. A randomized trial of urodynamic testing before stress-incontinence surgery. *N Engl J Med* 2012;366(21):1987–1997.

Nambiar A, Cody JD, Jeffery ST, Aluko P. Single-incision sling operations for urinary incontinence in women. *Cochrane Database Syst Rev* 2017;7(7):CD008709.

Nilsson CG, Palva K, Aarnio R, et al. Seventeen years' follow-up of the tension-free vaginal tape procedure for female stress urinary incontinence. *Int Urogynecol J* 2013;24(8):1265–1269.

Pergialiotis V, Mudiaga Z, Perrea DN, Doumouchtsis SK. De novo overactive bladder following midurethral sling procedures: a systematic review of the literature and meta-analysis. *Int Urogynecol J* 2017;28(11):1631–1638.

Petros PEP, Ulmsten UI. An integral theory of female urinary incontinence. *Acta Obstet Gynecol Scand* 1990; 69(S153):7–31.

Phelan S, Kanaya AM, Ma Y, et al. Long-term prevalence and predictors of urinary incontinence among women in the Diabetes Prevention Program Outcomes Study. *Int J Urol* 2014;22(2):206–212.

Rahn DD, Marinis SI, Schaffer JI, Corton MM. Anatomical path of the tension-free vaginal tape: reassessing current teachings. *Am J Obstet Gynecol* 2006;195(6):1809–1813. http://doi.org/10.1016/j.ajog.2006.07.009.

Rardin CR, Rosenblatt PL, Kohli N, et al. Release of tension-free vaginal tape for the treatment of refractory postoperative voiding dysfunction. *Obstet Gynecol* 2002;100(5 Pt 1):898–902.

Rehman H, Bezerra CA, Bruschini H, et al. Traditional suburethral sling operations for urinary incontinence in women. *Cochrane Database Syst Rev* 2017;7(5):CD001754.

Richter HE, Albo ME, Zyczynski HM, et al. Retropubic versus transobturator midurethral slings for stress incontinence. *N Engl J Med* 2010;362(22):2066–2076. http://doi.org/10.1056/NEJMoa0912658.

Richter HE, Burgio KL, Brubaker L, et al. Continence pessary compared with behavioral therapy or combined therapy for stress incontinence: a randomized controlled trial. *Obstet Gynecol* 2010;115(3):609–617.

Richter HE, Litman HJ, Lukacz ES, et al. Demographic and clinical predictors of treatment failure one year after midurethral sling surgery. *Obstet Gynecol* 2011;117(4):913–921.

Schierlitz L, Dwyer PL, Rosamilia A, et al. Three-year follow-up of tension-free vaginal tape compared with transobturator tape in women with stress urinary incontinence and intrinsic sphincter deficiency. *Obstet Gynecol* 2012;119(2 Pt 1):321–327.

Schimpf MO, Abed H, Sanses T, et al. Graft and mesh use in transvaginal prolapse repair: a systematic review. *Obstet Gynecol* 2016;128(1):81–91.

Schimpf MO, Rahn DD, Wheeler TL, et al. Sling surgery for stress urinary incontinence in women: a systematic review and meta-analysis. *Am J Obstet Gynecol* 2014;211(1):71.e1–71.e27.

Stav K, Dwyer PL, Rosamilia A, et al. Repeat synthetic mid urethral sling procedure for women with recurrent stress urinary incontinence. *J Urol* 2010;183(1):241–246.

Subak LL, Wing R, West DS, et al. Weight loss to treat urinary incontinence in overweight and obese women. *N Engl J Med* 2009;360(5);481–490.

Swift S. Intrinsic sphincter deficiency: what is it and does it matter anymore? *Int Urogynecol J* 2013;24(2):183–184.

Tanagho EA. Colpocystourethropexy: the way we do it. *J Urol* 1976;116(6):751–753.

Ulmsten U, Henriksson L, Johnson P, Varhos G. An ambulatory surgical procedure under local anesthesia for treatment of female urinary incontinence. *Int Urogynecol J Pelvic Floor Dysfunct* 1996;7(2):81–85; discussion 85–86. [Epub ahead of print.]

Urinary Incontinence in Women. Urinary Incontinence in Women. *Female Pelvic Med Reconstr Surg* 2015;21(6):304–314.

Ward KL, Hilton P; UK and Ireland TVT Trial Group. Tension-free vaginal tape versus colposuspension for primary urodynamic stress incontinence: 5-year follow up. *BJOG* 2008;115(2):226–233.

Wei JT, Nygaard I, Richter HE, et al. A midurethral sling to reduce incontinence after vaginal prolapse repair. *N Engl J Med* 2012;366(25):2358–2367.

Wu JM, Dieter AA, Pate V, Jonsson Funk M. Cumulative incidence of a subsequent surgery after stress urinary incontinence and pelvic organ prolapse procedure. *Obstet Gynecol* 2017;129(6):1124–1130.

Wu JM, Matthews CA, Conover MM, et al. Lifetime risk of stress urinary incontinence or pelvic organ prolapse surgery. *Obstet Gynecol* 2014;123(6):1201–1206.

Ziv E, Stanton SL, Abarbanel J. Efficacy and safety of a novel disposable intravaginal device for treating stress urinary incontinence. *Am J Obstet Gynecol* 2008;198(5):594.e1–594.e7.

Zyczynski HM, Rickey L, Dyer KY, et al. Sexual activity and function in women more than 2 years after midurethral sling placement. *Am J Obstet Gynecol* 2012;207(5):421.e1–421.e6.

Zyczynski HM, Sirls LT, Greer WJ, et al. Findings of universal cystoscopy at incontinence surgery and their sequelae. *Am J Obstet Gynecol* 2014;210(5):480.e1–480.e8.

VI

阴道封闭术

Melinda G. Abernethy

概述

盆腔器官脱垂的患者一线治疗应该是为其提供子宫托（pessary），许多患者将会选择这一治疗方案。约 75% 的患者可以很好地适应子宫托，从而改善使用者的身体功能、整体健康状况和身体形象。然而，即使在那些成功适用子宫托的患者中，阴道并发症以及额外的医疗保健访视（health care visits）负担也会让一些患者选择手术修复，这包括年龄较大的患者和那些不适合外科手术的患者。

在 2012—2050 年，65 岁以上成年人的人口数量预计将翻一番，达到 8 370 万人，其中女性占 63%。最年长的年龄组（>85 岁）的人口数从 2012 年预计将增加 3 倍，到 2050 年将超过 1 800 万。因此，65 岁以上接受择期手术的患者人数将会增加。事实上，目前普外科手术中 65 岁以上的患者占比超过 50%。

同样，年龄相关的慢性疾病的患病率将会增加，包括盆底功能障碍性疾病。根据最新的人口数据估计，约 50% 的 80 岁女性经历过至少一种盆底功能障碍性疾病。根据人口普查预测，可以估计到 2050 年，大约 900 万女性在 80 岁时将会经历一种盆底功能障碍性疾病。

健康的老年患者可以耐受手术，但由于年龄相关的生理变化，包括肾、肺功能降低，以及左心室顺应性受损，导致围手术期并发症的发生风险较高。

65 岁以上的患者更容易出现围手术期并发症，包括感染、输血、心血管事件以及再次手术。在接受妇科泌尿手术的患者中，80 岁以上的患者死亡风险是年轻患者的 10 倍以上。

对于一些女性来说，阴道封闭术为手术修复盆腔器官脱垂提供了一个很好的选择。阴道切除术 / 阴道封闭术（colpectomy/colpocleisis）和 Le Fort 部分阴道封闭术都是微创手术（minimally invasive procedure），可以有效地封闭阴道腔。这两种手术都可以在局部麻醉下进行，这可以降低深静脉血栓的发生率和该人群 30 天的总死亡率。此外，手术通常不进入腹腔，并且与许多阴道重建手术相比，通常可以在更短的时间内完成，从而减少了患者在手术室的时间，降低了心血管和静脉血栓栓塞事件、电解质异常和神经损伤的风险。

封闭手术的特殊注意事项

盆腔器官脱垂的手术应考虑患者的具体目标和治疗目的。适合封闭手术的患者必须具备手术的条件，并且必须了解手术的意义。鉴于阴道腔被封闭，阴道封闭术应该选择发生阴道、宫颈或子宫内膜病变风险低，且没有已知的需要阴道超声监测的附件病变的患者。手术后，经阴道插入性交不再可行，患者必须确定她对此项活动不再感兴趣。这并不意味着患者不能进行性行为，因为一些老年女性报告了不需要或不包含阴道插入的性生活。根据一项大型的全国性研究,大约 25% 的 75~85 岁性活跃女性通常不进行经阴道的性交。然而,除了术后阴道功能的改变,患者还应该被告知解剖结构的改变,以及这可能如何影响她们的性感受。

大多数接受阴道封闭术的患者都处于重度盆腔器官脱垂阶段,根据 POP-Q 的标准,通常为Ⅳ度。对于前、后壁外翻程度对称的患者,该手术非常容易,也可以实现理想的修复。而对于脱垂不太严重或不对称脱垂的患者,虽然可以进行阴道封闭手术,但这种情况下手术更具挑战性,效果也可能不理想。

尽管许多接受封闭术的女性并不适合更具侵入性的重建手术或全身麻醉,实际上,阴道封闭手术是任何一个经过充分咨询、了解相关的风险和益处,并渴望进行成功率高、发病率低的微创手术患者的选择。

术前评估

老年患者的术前评估

术前合并症如充血性心力衰竭、冠状动脉和周围血管疾病、慢性阻塞性肺疾病、高血压和糖尿病,在老年人群中更为普遍,必须在术前计划中加以考虑。因此,老年患者应接受全面的术前评估,以便对合并症进行最优化处理。鉴于老年患者普遍存在的认知障碍和痴呆症,对 65 岁以上的患者进行术前认知状态评估可能会有所帮助。认知功能下降与术后谵妄的高风险相关,并随后影响手术结果、功能状态和死亡率。同样,在手术咨询和签署同意书之前,对患者决策能力的评估也很重要。功能状态或日常活动能力与手术结果高度相关。在 80 岁以上的患者中,功能状态比单一的年龄因素更能预测 30 天死亡率。脆弱性评估、营养状况评估、药物优化、社会支持系统(social support system)的保障,以及一份预先核实的声明和指定的医疗决策者,都是该患者群体术前准备的重要方面。

Le Fort 阴道封闭术前的子宫内膜 / 宫颈监测

对于有宫颈或子宫内膜病变的高危患者,不应进行 Le Fort 阴道封闭术。这是因为术后对宫颈和子宫的监测会受到限制。然而,目前阴道封闭术前尚没有评估宫颈或子宫内膜病变的标准做法。在接受阴道封闭术的女性人群中,手术时诊断隐匿性非典型病变、癌前病变或恶性病变的概率小于 1%。常规的术前子宫内膜评估,无论是经阴道超声或子宫内膜活检,对低风险、无症状的手术前患者来说并不划算。为了检测一例隐匿性子宫内膜癌而进行通用超声或子宫内膜活检的费用分别为 180 万美元和 75 万美元。然而,考虑到 Le Fort 术后很难评估绝经后出血等症状,大多数盆底外科医师仍建议在进行封闭手术前评估上生殖道。这通常涉及术前阴道超声,以评估子宫内膜厚度和附件。对于子宫内膜厚度小于 5mm 的女性,手术医师通常不考虑子宫病变的存在。如果子宫内膜增厚,建议进一步评估检查。这可以通过术前子宫内膜活检或者阴道封闭术时进行诊刮术来完成。在 Le Fort 阴道封闭术时,全面的诊刮术是围手术期筛查的另一种选择,尽管这一策略的成本 - 效益尚不清楚。此外,某些异常发现只有在术后才会显现,导致需要再次手术的可能性。当然,对于已绝经后出血为主诉的女性,术前评估应确认没有子宫和宫颈病变。

目前,关于宫颈筛查的推荐建议不包括对 65 岁以后没有异常细胞学病史的女性进行定期的巴氏(Pap)涂片检查。鉴于这一人群的人乳头瘤病毒感染率低,没有必要进行常规的术前子宫颈筛查。对于需要进行上生殖道病理学筛查的女性,如有宫颈或内膜浸润前病变病史的患者,应采用另外的手术方法。

严重脱垂患者输尿管积水的评估

考虑到重度盆腔器官脱垂相关尿潴留的风险增加,对手术修补前的患者进行肾积水或输尿管积水的术前影像学评估可能会有帮助。虽然肾积水的存在并不一定会改变手术计划,但对肾积水的了解和随后对肾功能的评估可能有助于术后肾功能监测和指导围手术期管理。

隐匿性压力尿失禁的术前评估

隐匿性压力尿失禁在第 30 章中讨论。虽然在接受阴道封闭术的患者中隐匿性压力尿失禁的发生率可能高达 48%~78%,但支持常规放置预防性尿道中段吊带的数据有限。许多手术医师建议术前进行尿动力学测试,来评估隐匿性压力尿失禁。尚有另外一个选择,在患者脱垂减轻、膀胱舒适充盈时嘱患者做 Valsalva 动作。

慢性尿潴留在严重脱垂的患者中很常见,尤其是高龄患者。因此,在膀胱排空不全的情况下,手术医师可能会犹豫是否建议患者使用预防性尿道中段吊带。然而,术前尿潴留不应妨碍手术医师建议患者同时手术治疗压力尿失禁或隐匿性压力尿失禁。虽然在接受阴道封闭术的患者中,膀胱排空不完全的发生率很高,但术后尿潴留和排尿功能障碍(术后残余尿量 >100mL)的发生率很低,即使同时放置了尿道中段吊带。事实上,大多数慢性尿潴留患者在重度脱垂修复后都将经历膀胱排空功能正常化的过程,以及随后出现的排尿后残余尿量减少。术后新发尿急和 / 或尿频发生率很低,在大多数研究中发生率为 0~15%,并且没有随着吊带的放置而增加。与其他脱垂手术一样,关于是否同时行吊带手术的讨论应以患者为中心,考虑到个人的看法和偏好。

同时行子宫切除术的考虑

大多数手术医师不赞成 Le Fort 阴道封闭术的同时行常规的子宫切除术。阴道封闭术后的妇科恶性肿瘤很少见,围手术期的额外风险超过癌症风险的降低。同时行子宫切除术与大量失血需要输血的风险增加、手术时间、住院时间、中转开腹手术、肠管或膀胱损伤以及深静脉血栓形成有关。切除子宫对脱垂改善、患者报告的症状改善或者手术的主观成功率没有帮助。一项最近的决策分析支持 40 岁以上患者在行阴道封闭术的同时保留子宫的建议。而对于已知子宫来源的绝经后阴道流血,或者有宫颈非典型增生病史的患者,则强烈建议考虑同时切除子宫或可选择其他的手术。

Le Fort 阴道封闭术

1877 年,Leon Le Fort 首次描述了 Leo Fort 部分阴道封闭术,该术式历来用于治疗严重的子宫阴道脱垂,并将子宫保留在原位。该手术开始是放置 Foley 导管排空膀胱,并帮助确定膀胱颈的位置。用宫颈钳(tenaculum)抓持宫颈,下牵使阴道外翻,使用记号笔或电手术器械勾画出要在阴道前壁和后壁剥除上皮的区域(图 31.1)。在前壁,应从宫颈远端约 2cm 处到膀胱颈处勾画出一个长方形的阴道上皮。轻微牵拉 Foley 导尿管将有助于识别膀胱颈,其大约位于距尿道外口约 4cm 处。同样,勾画出阴道后壁的镜像区域(或尽可能地接近镜像)。

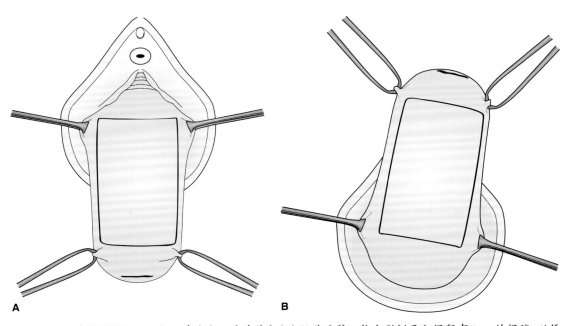

A　　　　　　　　　　**B**

图 31.1　阴道黏膜的长方形标记在(A)阴道前壁和(B)阴道后壁。长方形侧面之间留有 2cm 的间隙,以便形成两侧的排液通道(Reprinted with permission from Bent AE, Cundiff GW, Swift SE. *Ostergard's urogynecology and pelvic floor dysfunction*, 6th ed. Philadelphia, PA: Wolters Kluwer Health/Lippincott Williams & Wilkins; 2007.)

这两个长方形的选择很关键,以便在近端为宫颈留出足够的空间(例如,在将近端的两个边缝合之后)。此外,阴道的两侧应留有一个通道,其直径应足以使血液和宫颈分泌物排出,但应尽量小,使宫颈不能通过该通道脱出。如果两侧分别保留一条 3cm 的完整阴道上皮,就会形成直径约 1cm 的通道。

将 1% 的利多卡因与肾上腺素或稀释的加压素溶液(如 20U 加入 30mL 的无菌盐水中)注射到先前勾画的区域,锐性剥离标记的阴道上皮(图31.2)。手术医师应尽可能地保留阴道纤维肌性组织,并注意避免直肠损伤或进入腹腔。用手指在直肠内指示有利于解剖或确保直肠的完整性。一旦腹膜被打开,利用延迟可吸收线间断缝闭腹膜,继续进行手术。止血对于预防血肿以及确保组织充分愈合和对合至关重要。切除阴道上皮后,可以用单极电凝或小的间断缝扎进行止血。

然后,将阴道前壁和后壁已剥除上皮的区域缝合在一起,从近端开始,用延迟可吸收线逐行间断缝合(图 31.3)。每行的外侧缝线在打结后将形成两侧上皮内衬的通道。随着逐行缝合及打结,子宫和阴道顶端逐渐向内翻转(图 31.4)。在阴道被倒转后,即可缝合长方形的远端边缘。

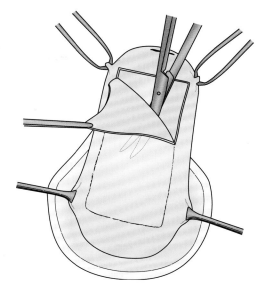

图 31.2　切除阴道上皮(Reprinted with permission from Bent AE,Cundiff GW,Swift SE.*Ostergard's urogynecology and pelvic floor dysfunction*,6th ed. Philadelphia,PA:Wolters Kluwer Health/Lippincott Williams & Wilkins;2007.)

该手术常会继续进行远端肛提肌缝合及会阴修复术(perineorrhaphy)(如后文所述),以及有指征时行抗尿失禁的手术。Le Fort 阴道封闭术步骤,见知识框 31.1。

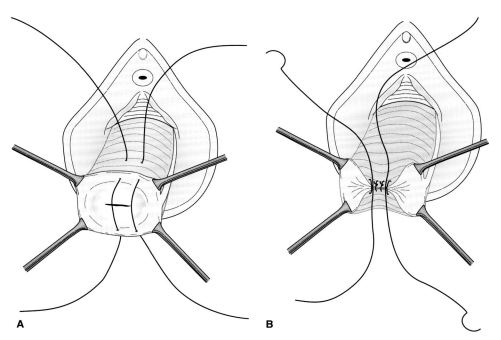

A　　　　　　　　　　　　**B**

图 31.3　阴道封闭术是逐行缝闭。A. 第一行用延迟可吸收线沿剥离面的近端边缘间断缝合。B. 当完成缝线打结后,切除的长方形被缝合在一起(Reprinted with permission from Bent AE,Cundiff GW,Swift SE.*Ostergard's urogynecology and pelvic floor dysfunction*,6th ed. Philadelphia,PA:Wolters Kluwer Health/Lippincott Williams & Wilkins;2007.)

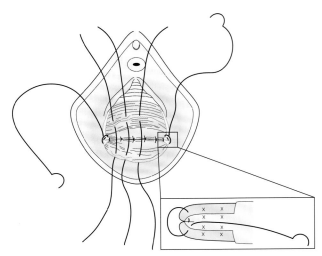

图 31.4 用延迟可吸收缝合线成行缝合,使阴道肌层重新贴合。随着逐行缝合,阴道逐渐内翻,侧边保留了阴道的排液通道(Reprinted with permission from Bent AE, Cundiff GW, Swift SE. *Ostergard's urogynecology and pelvic floor dysfunction*, 6th ed. Philadelphia, PA: Wolters Kluwer Health/Lippincott Williams & Wilkins; 2007.)

知识框 31.1　Le Fort 阴道封闭术步骤

- 患者取高位截石位。
- 置入 Foley 导尿管,排空膀胱。
- 抓持宫颈,在阴道前、后壁上勾画出对称的长方形。每个长方形的近端边缘通常应在宫颈远端 2cm 处(当阴道壁对合后,能给宫颈留出空隙)。前壁长方形的远端位于膀胱颈水平,阴道后壁对称地选择相应的位置。两侧需留有通道。
- 长方形区域注射 1% 利多卡因与肾上腺素或血管升压素稀释液,锐性剥除阴道上皮。
- 长方形的边缘和裸露的阴道壁使用延迟可吸收线间断逐行缝闭。长方形侧边的缝合结形成了有上皮内衬的通道。
- 随着缝合和打结,从阴道近端到远端,子宫和阴道顶端逐渐向内翻转。
- 行膀胱镜检查以评估检查输尿管是否通畅,并排除下尿道损伤。

阴道切除术 / 阴道封闭术

对于子宫切除术后穹隆脱垂、无经阴道性交需求的患者,阴道切除术 / 阴道封闭术是一种合适的手术治疗策略。这种方法与 Le Fort 阴道封闭术的区别在于,前者不需要建立侧方的排液通道。因此,

整个阴道上皮全部切除(图 31.5),作者的做法是将剥离控制在膀胱颈水平以上的阴道段。如果需要通过同时的或分阶段的手术纠正压力尿失禁,这样做使得将来可以通过尿道下途径完成。作者还建议将阴道标记为象限,以助于系统地浸润含 1% 利多卡因与肾上腺素或血管升压素的稀释溶液,及从底层的纤维肌性阴道壁切除阴道上皮。与 Le Fort 手术一样,手术医师应尽量保留阴道纤维肌性组织,并注意避免直肠损伤或进入腹膜腔。同样,止血也至关重要。

在阴道上皮切除后,使用延迟可吸收线进行一系列的荷包缝合。缝合线从阴道近端到远端依次打结,每次打结都逐渐将阴道内翻,以使脱垂减轻(图 31.5)。每次打结之前可用钳子帮助软组织内翻。在阴道完成翻转后,即可缝合环形切口的远端边缘。

与 Le Fort 手术一样,阴道封闭术后(知识框 31.2)通常要进行远端肛提肌缝合和会阴修复术(如下文所述),如果有适应证还要进行抗失禁手术。

知识框 31.2　阴道切除术 / 阴道封闭术步骤

- 患者取高位截石位。
- 放置 Foley 导尿管,排空膀胱。
- 抓持阴道顶端,阴道远端在膀胱颈水平以上做环形标记,将阴道划分成各个象限。
- 阴道的上皮下组织注射 1% 利多卡因与肾上腺素或血管升压素的稀释溶液,锐性切除每个象限的阴道上皮。
- 用延迟可吸收缝合线进行一系列荷包缝合。
- 缝合完毕,从阴道近端到远端依次打结,随着每次打结逐步内翻阴道。
- 进行膀胱镜检查以评估输尿管通畅,并排除下尿道损伤。

同时行肛提肌缝合术及会阴修复术

在完成阴道封闭术后,通常进行肛提肌缝合和会阴修复术(图 31.6)。增加这一手术可大大地缩小阴道裂孔,并为封闭的阴道提供会阴体的支持。

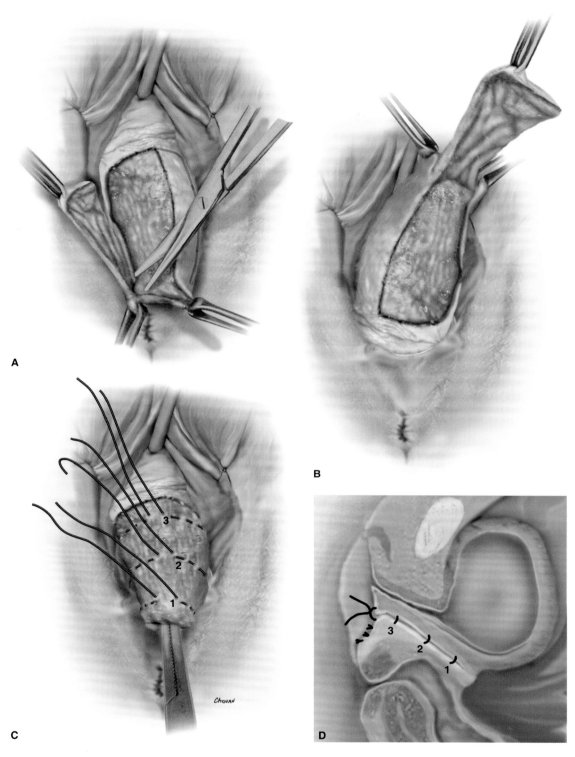

图 31.5 阴道切除术和完全阴道封闭术。(A—B)皮下浸润含 1/200 000 肾上腺素的利多卡因或盐酸布比卡因溶液,沿处女膜环形切开阴道壁,并标记成象限。锐性切除各个象限(阴道上皮)。C. 用延迟可吸收线荷包缝合,用钳子尖顶住软组织前缘使之内翻。荷包缝合线按 1,2,3 的顺序依次打结,在打结每条缝线之前,将软组织逐步内翻。D. 最终的关系如横截面所示。通常也同时进行会阴体修复术(Reprinted from Baggish MS, Karram MM. *Atlas of pelvic anatomy and gynecologic surgery*, 1st ed. Philadelphia, PA: Saunders; 2001. Copyright © 2001 Elsevier. With permission.)

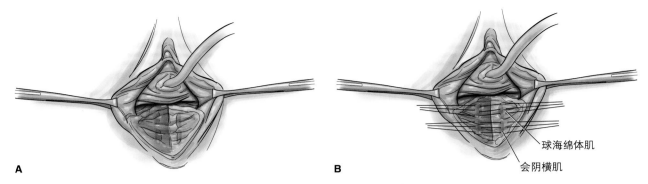

A　　　　　　　　　　　　　　　　　　　**B**

球海绵体肌
会阴横肌

图 31.6　肛提肌缝合术及会阴修复术

手术操作从确定修复的界限开始。通常在阴道口 4 点和 8 点处,用 2 把 Allis 钳横向抓持;再将 Allis 钳拉近以观察手术后阴道裂孔的大小,虽然大幅度削减会比较理想,但应注意不要阻塞尿道;然后将第 3 把 Allis 置于阴道后壁远端中线上,在封闭缝合线的最后一排上;第 4 把 Allis 置于会阴体的中线上(知识框 31.3)。

> **知识框 31.3　肛提肌缝合术和会阴修复术步骤**
> - 阴道封闭术完成后,用 2 把 Allis 钳分别抓住阴道口约 4 点和 8 点处,将 2 把钳子拉近可以使阴道口显著缩小。
> - 第 3 把 Allis 钳抓住阴道壁远端,第 4 把抓住会阴体中线处。
> - 由此产生的菱形区域注射 1% 的利多卡因与肾上腺素或稀释血管升压素,锐性切除阴道上皮组织。
> - 向外游离阴道后壁,以暴露耻骨直肠肌的内侧。
> - 用延迟可吸收缝合线沿中线交叠缝合肛提肌。
> - 用延迟可吸收缝线间断缝合重建会阴体,并注意使球海绵体肌和会阴横肌接近。
> - 连续缝闭阴道和会阴皮肤。

标记出来的菱形区域用记号笔或电外科装置勾画出来,在该区域注射 1% 利多卡因与肾上腺素或加压素的稀释溶液(作者建议在 30mL 无菌盐水中加入 20U 开压素)。锐性切除勾画出来的阴道上皮,注意尽可能地保留最大数量的纤维肌性组织,避免损伤直肠。如果需要,在切除过程中将一个手指置入直肠内,以确保直肠完整。与阴道切除手术一样,去上皮区域的止血至关重要,可以通过使用单极电凝来确保止血确切。向外游离剩余阴道上皮的侧缘,直到识别出耻骨直肠肌的内侧端。采用延迟可吸收缝合线间断缝合 2~3 针(作者推荐使用 0-Vicryl 或 PDS 线),将肌肉沿中线进行交叠缝合。

接下来的会阴修复术是从识别会阴体的组成部分开始的:球海绵体肌、会阴浅和深横肌。用延迟可吸收缝合线间断缝合球海绵体和会阴横肌使之在中线处重新贴近,重建会阴体。虽然不常遇到,但如有必要,肛门外括约肌也可纳入修复手术。

会阴修复术后,阴道和会阴的切口用延迟可吸收缝线连续缝闭,修复平面的过渡应在阴道口后方处完成,以保持缝合线恰好对齐。作者建议在会阴切口进行较深层的连续缝合,然后在阴道口的腹侧进行皮下缝合,这就使得缝合在阴道壁皮下完成,避免会阴体上留有线结。

围手术期和术后注意事项

并发症

与大多数盆腔手术类似,阴道封闭术最常见的并发症是术后尿路感染,在一项大型回顾性研究中,约有 1/3 的病例发生术后尿路感染,占报告事件的 80%。除了尿路感染,围手术期并发症并不常见。主要的术中不良事件包括血管或器官损伤和出血,这些都极为罕见,低于 2%。值得注意的是,一项前瞻性队列研究发现,与 Le Fort 部分阴道封闭术相比,在完全阴道切除术 / 阴道封闭术时,术中出血量确实明显增加,这强调了在阴道黏膜切除过程中严格止血的必要性。发生重大心脏、肺或静脉血栓栓塞事件的风险小于 1%,而这些事件通常与先前存在的合并症有关。包括术后感染、重返手术室或进入 ICU 在内的不良事件也不常见,在大型治疗中心不良事件发生率似乎最低,即使包括非常高龄患者在内,总死亡率估计为 1/400。

考虑到阴道封闭手术的解剖学特征,封闭术与一些罕见的,但独特的长期风险相关。在 Le Fort 手术中,子宫留在原位,宫颈和子宫的引流取决于两侧的功能性通道。如果由于通道阻塞或者宫颈狭窄导致引流不畅,手术后数周或数月可能发生宫腔积脓。这种并发症很少见,但往往需要切除子宫。最后,虽然在之前的讨论中认为是罕见事件,Le Fort 阴道封闭术有可能会妨碍对未来宫颈或子宫病变的及时诊断。因此,从理论上讲,以后发生的恶性肿瘤可能在更晚期才被诊断出来。

术后发生直肠脱垂的情况,文献中也已有报道,这一过程被认为是由于"隐匿性直肠脱垂"的显露,在此过程中,直肠先前沿着阻力最小的裂隙 (trajectory)脱垂到阴道。直肠脱垂发生时,可能是存在薄弱的情况,需要额外的手术修复。

术中膀胱镜检查

手术完成后,作者推荐常规进行膀胱镜检查。考虑到重度脱垂的解剖位置,在进行叠瓦式或荷包线缝合(imbricatingor purse-string sutures)时可能会导致输尿管阻塞。在大约在 2% 的手术中,梗阻通常是通过拆除引起梗阻的缝线来补救,其他的膀胱损伤罕见。在一项对 325 例患者进行的大型研究中,只有 2 例患者被诊断出膀胱损伤,而且这 2 例患者都与同时进行吊带手术时穿刺针穿孔有关。尽管,输尿管或膀胱损伤的发生率很低,但术中诊断,对适当和及时的处理至关重要。

成功率 / 失败率

根据大量案例研究表明,阴道脱垂复位的成功率非常高,为 91%~100%。此外,膀胱排空不完全和梗阻性肠道症状通常在手术后得到改善。手术后总体满意度很高,大约为 90%。在最近的一项大型案例系列研究中,对 325 例患者在 Le Fort 阴道封闭术之后进行了 45 周(2~392 周)的随访,其中 93% 的患者反馈"治愈"或"明显改善",98% 的患者从解剖上被成功定义为脱垂 1 度或更轻。术前肠道症状(包括便秘、排便不畅、大便失禁)以及排尿功能障碍和尿潴留都明显改善。另一个大型

案例研究显示出很高的客观成功率,73% 的患者在术后 12 个月显示维持在 0~1 度。体重指数、内科合并症、既往子宫切除或脱垂手术史,以及术前 POP-Q 评分似乎都不影响手术的成功率。然而,有两项研究注意到,手术修复前脱垂症状持续时间的延长,以及手术后的阴道长度和生殖道裂孔与复发风险增加之间存在关联。

后悔 / 性功能

通过恰当的术前咨询沟通,阴道封闭术后的后悔率很低,为 2%~9%,而且通常与脱垂复发或令人苦恼的泌尿系统症状有关。一般来说,超过 90% 的患者会向其他人推荐这种手术。文献报道很少有女性对丧失性交功能感到后悔,而且大多数女性仍会选择再次接受手术。在一项研究中,85% 的患者对于阴道封闭术后的性功能表示满意,不管她们是否有过性行为。尽管患者对改变阴道解剖之后的身体形象和心理影响表示担忧,但最近的一项研究指出,患者术后 24 周的身体形象得分显著改善。此外,夫妻之间关于性功能障碍的对话,无论是由于封闭性手术,还是由于伴侣自身的限制,都可以促进更好地沟通和建立"新的性常态"。

总结

对于那些不再要求有阴道性交的患者,或者对于那些由于内科合并症或麻醉剂使用限制,而不能进行更复杂的重建手术的患者,阴道封闭术提供了可行的选择。阴道切除 / 阴道封闭术和 Le Fort 部分阴道封闭术都与患者的高满意度、低复发率和低围手术期风险方面相关。经过谨慎筛选的患者,术后后悔率很低,在可以接受的范围。手术应同时进行肛提肌缝合术和会阴修复术,一般情况下,不建议同时行子宫切除术。然而,对于有内膜或宫颈病变风险的患者,应同时行子宫切除术或选择其他的手术方式。术前评估应考虑到大多数符合条件患者的高龄因素,重度脱垂对膀胱和肾功能的影响,以及评估是否需要同时进行抗尿失禁手术。

要点

■ 对于没有经阴道性交要求的患者,阴道封闭术是治疗盆腔器官脱垂的有效方法。

■ 围手术期风险低,严重不良事件少见。

■ 阴道封闭手术时,同时行经阴子宫切除术并不改善结局,并可能增加并发症发生的风险。

■ 阴道黏膜切除时的术中止血至关重要。

■ 建议同时行肛提肌缝合和会阴修复术,以提供会阴支持,有助于预防脱垂复发。

■ 可对适合的患者同时行尿道中段悬吊术,尽管术前排空后有残余尿,但术后排尿功能障碍发生率较低。

(李飞飞 赵兴波 译)

参考文献

Abbasy S, Kenton K. Obliterative procedures for pelvic organ prolapse. *Clin Obstet Gynecol* 2010;53:86–98.

Abbasy S, Lowenstein L, Pham T, et al. Urinary retention is uncommon after colpocleisis with concomitant mid-urethral sling. *Int Urogynecol J Pelvic Floor Dysfunct* 2009;20:213–216.

Bochenska K, Leader-Cramer A, Mueller M, et al. Perioperative complications following colpocleisis with and without concomitant vaginal hysterectomy. *Int Urogynecol J* 2017;28(11):1671–1675.

Cho MK, Moon JH, Kim CH. Factors associated with recurrence after colpocleisis for pelvic organ prolapse in elderly women. *Int J Surg* 2017;44:274–277.

Chow WB, Rosenthal RA, Merkow RP, et al. Optimal preoperative assessment of the geriatric surgical patient: a best practices guideline from the American College of Surgeons National Surgical Quality Improvement Program and the American Geriatrics Society. *J Am Coll Surg* 2012;215:453–466.

Clegg A, Young J, Iliffe S, et al. Frailty in elderly people. *Lancet* 2013;381:752–762.

Crisp CC, Book NM, Cunkleman JA, et al. Body image, regret, and satisfaction 24 weeks after colpocleisis: a multicenter study. *Female Pelvic Med Reconstr Surg* 2016;22(3):132–135.

Duecy EE, McNanley AR, Buchsbaum GM. Sexuality and sexual activity in women after colpocleisis. *Int Urogynecol J* 2009;20(suppl 2):s83–s384.

Elkattah R, Brooks A, Huffaker RK. Gynecologic malignancies post Le Fort colpocleisis. *Case Rep Obstet Gynecol* 2014;2014:846745. doi:10.1155/2014/846745.

Fitzgerald MP, Richter HE, Bradley CS, et al. Pelvic support, pelvic symptoms, and patient satisfaction after colpocleisis. *Int Urogynecol J Pelvic Floor Dysfunct* 2008;19:1603–1609.

Griebling TL. Vaginal pessaries for treatment of pelvic organ prolapse in elderly women. *Curr Opin Urol* 2016;26(2):201–206.

Groban L, Kim S, Brooks A. Preoperative assessment of the older surgical patient: honing in on geriatric syndromes. *Clin Interv Aging* 2015;10:13–27.

Gutman RE, Bradley CS, Ye W, et al. Effects of colpocleisis on bowel symptoms among women with severe pelvic organ prolapse. *Int Urogynecol J* 2010;21:461–466.

Hales CM, Carroll MD, Fryar CD, Odgen CL. Prevalence of obesity among adults and youth: United States, 2015–2016. *NCHS Data Brief* 2017;288:1–8.

Hill AJ, Walters MD, Unger CA. Perioperative adverse events associated with colpocleisis for uterovaginal and posthysterectomy vaginal vault prolapse. *Am J Obstet Gynecol* 2016;214(4):501.e1–501e.6.

Jones K, Wang G, Romano R, et al. Colpocleisis: a survey of current practice patterns. *Female Pelvic Med Reconstr Surg* 2017;23(4):276–280.

Jones KA, Zhuo Y, Solak S, et al. Hysterectomy at the time of colpocleisis: a decision analysis. *Int Urogynecol J* 2016;27(5):805–810.

Kandadai P, Flynn M, Zweizig S, et al. Cost-utility of routine endometrial evaluation before Le Fort colpocleisis. *Female Pelvic Med Reconstr Surg* 2014;20(3):168–173.

Koski ME, Chow D, Bedestaini A, et al. Colpocleisis for advanced pelvic organ prolapse. *Urology* 2012;80:542–546.

Krissi H, Aviram A, Eitan R, et al. Risk factors for recurrence after Le Fort colpocleisis for severe pelvic organ prolapse in elderly women. *Int J Surg* 2015;20:75–79.

Lindau ST, Schumm LP, Laumann EO, et al. A study of sexuality and health among older adults in the United States. *N Engl J Med* 2007;357(8):762–774.

Maffetone PB, Laursen PB. The prevalence of overfat adults and children in the US. *Front Public Health* 2017;5:290.

Maher C, Feiner B, Baessler K, et al. Surgical management of pelvic organ prolapse in women. *Cochrane Database Syst Rev* 2010;(4):CD004014.

Makary MA, Segev DL, Pronovost PJ, et al. Frailty as a predictor of surgical outcomes in older patients. *J Am Coll Surg* 2010;210:901–908.

McGory ML, Kao KK, Shekelle PG, et al. Developing quality indicators for elderly surgical patients. *Ann Surg* 2009;250:338–347.

Mueller MG, Ellimootil C, Abernethy MG, et al. Colpocleisis: a safe, minimally invasive option for pelvic organ prolapse. *Female Pelvic Med Reconstr Surg* 2015;21(1):30–33.

Nygaard I, Barber MD, Burgio KL, et al. Prevalence of symptomatic pelvic floor disorders in US women. *JAMA* 2008;300(11):1311–1316.

Ortman JM, Velkoff VA. An Aging Nation: The Older Population in the United States. *Current population reports*. US Dept of Commerce Economics and Statistics Administration. US Census Bureau, 2014.

Quiroz LH, Gutman RE, Fagan MJ, et al. Partial colpocleisis for the treatment of sacrocolpopexy mesh erosions. *Int Urogynecol J Pelvic Floor Dysfunct* 2008;19:261.

Racine AM, Fong TG, Gou Y, et al. Clinical outcomes in older surgical patients with mild cognitive impairment. *Alzheimers Dement* 2018;14(5):590–600. doi:10.1016/j.jalz.2017.10.010.

Robinson TN, Rosenthal RA. The ACS NSQIP Geriatric Surgery Pilot Project: improving care for older surgical patients. *Bull Am Coll Surg* 2014;99:21–23.

Smith AL, Karp DR, Lefevre R, et al. Le Fort colpocleisis and stress incontinence: weighing the risk of voiding dysfunction with sling placement. *Int Urogynecol J* 2011;22(11):1357–1362.

South M, Amundsen C. Overt rectal prolapse following repair of stage IV vaginal vault prolapse. *Int Urogynecol J Pelvic*

Floor Dysfunct 2007;18:471–473.

Vig M, Bombieri L, Dua A, et al. Long-term follow-up after colpocleisis: regret, bowel, and bladder function. *Int Urogynecol J* 2014;25:811–815.

Vincent GK, Velkoff VA. *The next four decades: the older population in the United States: 2010 to 2050.* Washington, DC: US Department of Commerce, Economics and Statistics Administration, US Census Bureau, 2010.

Walters MD, Karram MM. *Urogynecology and reconstructive pelvic surgery*, 4th ed. Philadelphia, PA: Elsevier Saunders, 2015.

Woloski-Wruble AC, Oliel Y, Leefsma M, et al. Sexual activities, sexual and life satisfaction, and successful aging in women. *J Sex Med* 2010;7:2401–2410.

Wu JM, Vaughan CP, Goode PS, et al. Prevalence and trends of symptomatic pelvic floor disorders in US women. *Obstet Gynecol* 2014;123(1):141–148.

Zebede S, Smith AL, Plowright LN, et al. Obliterative Le Fort colpocleisis in a large group of elderly women. *Obstet Gynecol* 2013;121(2):279–284.

VI

膀胱阴道瘘和直肠阴道瘘

Chi Chiung Grace Chen, Jaime Bashore Long

概述

　　瘘管（fistula）是在损伤或炎症后两个上皮表面之间形成的一种异常通道。下生殖道（子宫、宫颈、阴道）瘘可与下泌尿道（膀胱、尿道、盆腔输尿管）、胃肠道（直肠、结肠、小肠）等相邻器官一起形成，也可与会阴、阴唇等外表面形成（表 32.1）。下生殖道瘘管的形成是由于分娩、手术、恶性肿瘤、放疗或炎症性疾病导致的异常愈合。

　　很有可能，女性在整个人类生活中都遭受下生殖道瘘管的折磨，最初是分娩的结果。从拟人化的角度来看，人类经历难产的主要原因是在相对狭窄的骨盆情况下，进化出了相对较大的胎儿头，这是两足生物力学（bipedal biomechanics）的结果。在古埃及木乃伊遗骸（mummified remains）中发现了膀胱阴道瘘（vesicovaginal fistulas，VVF）。自 19 世纪中期以来，泌尿生殖瘘外科治疗的演变（如 Marion Sims、Thomas Emmet、Howard Kelly 等所述）对我们这一专业的发展产生了持久的影响。然而，下生殖道瘘管仍然是患者痛苦的来源，对外科医师来说是一个具有挑战性的临床情况。

表 32.1

下生殖道瘘的解剖分类

瘘的类型	脏器[a]	注解
膀胱阴道瘘	膀胱和阴道	
尿道阴道瘘	尿道和阴道	可由在尿道下方放置吊带或切除尿道憩室引起
膀胱子宫瘘	膀胱和子宫	Youssef 综合征，可由剖宫产术引起
膀胱宫颈瘘	膀胱和宫颈	可形成于宫颈环扎术后
输尿管阴道瘘	输尿管和阴道	
输尿管子宫瘘	输尿管和子宫	
肛门会阴瘘（肛瘘）	肛管和会阴皮肤	可见于肛门腺体阻塞引起的脓肿
肛门阴道瘘	肛管（齿状线以下，距肛缘 3cm 以内）和阴道	肛门外括约肌受累常见
直肠阴道瘘	齿状线以上	
结肠阴道瘘	直肠以上	在宫颈或阴道口水平，子宫切除术后比较常见
小肠阴道瘘	小肠和阴道	

[a] 复合型瘘可由以上任何脏器参与形成。

病因学和流行病学

盆腔瘘可由分娩、盆腔手术、恶性肿瘤、放疗、感染和炎症引起。本节将下泌尿道瘘和直肠阴道瘘（rectovaginal fistulas，RVF）的病因分为产科因素和非产科因素。

产科下生殖道瘘

在产程延长和难产的过程中，阴道壁被压迫于胎头和耻骨联合之间。如果此压力存在足够长的时间，可导致血管受损，随后可以发生受压迫阴道壁的上皮坏死。在这种情况下，受累的阴道壁、膀胱壁、尿道壁、输尿管壁和 / 或直肠壁就会发生坏死和脱落，从而在相邻内脏之间形成异常的（通常是较大的）通道。

在医疗资源配置低的地区，下尿路瘘最常见的病因是产程延长、梗阻性难产，占这些地区瘘病因的 80% 以上。这些情况在资源配置较多的地区很罕见，主要因为这些地区在获取和提供熟练的产科医疗方面有了改善。导致瘘管形成的各种状况还可能导致阴道瘢痕和缩窄、宫颈裂伤和破坏、骶神经损伤（可能影响活动力）和输尿管损伤（导致肾积水和肾损害）。据世界卫生组织（World Health Organization，WHO）估计，在撒哈拉以南的非洲和亚洲有 200 多万未经治疗的产科瘘病例，每年有 50 000~100 000 的新发病例。在这些地区，估计发病率为每 100 000 例分娩，就有 120 多例产科瘘发生。但是，这些估计的发病率准确性尚不清楚，因为它们主要是基于以医院为基础的研究、专家观点或未经确认审核人群调查的推断。

虽然对瘘管发生的风险因素尚未完全了解，但普遍接受的产科瘘原发病例是来自农村地区的贫穷、营养不良、接受教育有限的年轻女性，她们在没有熟练接生员的帮助下分娩。公认的产科瘘发生的风险因素包括身材矮小、产妇年龄小（结婚及随后的妊娠和分娩年龄小）、受教育有限和社会经济地位低。在资源较低的环境下，由于医疗保健系统和医疗服务的局限性，因不能及时获得计划生育服务、优质孕产妇医疗（包括熟练的分娩护理）、产科急救和瘘管的治疗，产科瘘仍然存在。

瘘管也可能是在剖宫产时未能发现的膀胱损伤所致，这种情况在资源配置低和高的情况下都可发生，尤其是分娩产程过长的梗阻性难产患者，这些女性有发生 VVF 和膀胱子宫瘘的风险。膀胱子宫瘘可能表现为持续性尿失禁，或尿失禁、闭经或周期性血尿 / 月经尿（menouria）三联征（Youssef 综合征），这取决于子宫内膜的功能和宫颈在子宫内保留尿液的能力。

下尿路瘘也曾被报道为产科手术的罕见并发症，如手术阴道分娩和宫颈环扎术治疗宫颈功能不全。2012 年的一项系列案例研究的汇总分析表明，在这些病例中，既往的宫颈手术（既往环扎术或宫颈锥形切除术）、既往剖宫产术及 McDonald 宫颈环扎技术（不涉及膀胱分离正如 Shirodkar 技术）也可能在泌尿生殖瘘的形成中发挥作用。

RVF 最常见的原因是产科创伤，无论医疗资源配置高低。在低资源配置环境下，RVF 是由于难产和未修复的严重会阴裂伤所致，而在较高资源配置环境中，这些瘘管通常发生在未被发现的严重会阴损伤后，或是由于感染和裂伤修复伤口裂开所致。分娩时修复的四度会阴裂伤约 5% 会导致感染和裂开，少数会发展为 RVF。复杂会阴裂伤的危险因素包括初产、会阴正中切开术、胎儿较大、产妇年龄较大和使用手术助产的阴道分娩。一项大型人口研究发现，美国严重会阴裂伤的发生率正在下降，从 1992 年的 6.35% 下降到 1997 年的 5.43%。在美国，阴道分娩后 RVF 的总发病率为 0.1%。近几十年来，年龄调整后的 RVF 修复率有所下降（1979 年为 3.0/100 000，2006 年为 2.0/100 000），与会阴切开术和阴道手术分娩率的下降趋势一致。

非产科下生殖道瘘

据报道，非产科因素的盆腔瘘是由于妇科、泌尿外科和普通外科手术所致。在较高的资源环境下，下泌尿道瘘的最常见原因是盆腔手术，特别是子宫切除术（80%~83%），其次是产科手术（如剖宫产、产钳助产分娩，8%~10%），其他盆腔手术（5%）和放疗（3%~5%）。子宫切除术后下泌尿道瘘的总发病率为 1.0%（范围为 0.8%~3.0%）。较高的发生率与腹腔镜 / 机器人手术以及根治性子宫切除术有关。盆腔瘘的其他原因包括恶性肿瘤、盆腔放疗和慢性炎症性疾病，如炎症性肠病。

非产科因素的盆腔瘘通常与内脏壁损伤、血管和微血管损伤下的异常愈合有关。瘘管动物模型显示包括炎症、纤维化、异物巨细胞反应和血栓再通的组织学改变。局部损伤愈合导致在两个相邻器官之间上皮化通道形成。这应该是盆腔手术时，发生严重内脏损伤或电灼后瘘管形成的机制。微血管损伤也促进放疗、局部感染以及可能导致亚急性感染或慢性炎症（如炎症性肠病）情况下瘘管的形成。异物植入，如永久性网片或缝线，会进一步增加形成瘘管的风险。

值得注意的是，无论血管受损与否，内脏损伤并不总是导致瘘管形成。考虑到拔除耻骨上膀胱内留置导管后膀胱皮肤的通道，无需进一步干预就能痊愈。膀胱的依附区域（dependent area）可能更容易形成瘘管，因为它更接近阴道，也可能是由于膀胱低位部分始终存在尿液。然而，实验证据表明，并非膀胱低位区域的所有损伤都导致 VVF 形成。例如，在子宫切除术的动物模型中，当可吸收缝线8 字缝合膀胱壁全层和阴道残端时，或双极电刀损伤膀胱基底时，不会发生瘘管形成。然而，单极电灼引起膀胱基底部肌肉断裂后发现瘘管形成。值得注意的是，由于解剖学上的差异，这些发现可能不能一概适用于接受子宫切除术的患者。虽然在 RVF 的文献中没有类似的研究，但很明显，非产科瘘的形成机制比之前假设的"未诊断的内脏损伤"或"无意的缝合"更为复杂，需要进一步的病理生理学研究。

尽管 RVF 非常少见，也可能发生在困难的直肠或妇科手术后，如子宫切除术、痔切除术、直肠肿瘤局部切除和低位直肠前切除术，特别是当后陷凹封闭时。在乙状结肠憩室炎和既往子宫切除术的情况下，RVF 发生的风险也增加。瑞典一项以人群为基础的队列研究表明，与无子宫切除术史或憩室炎的患者相比，仅行子宫切除术、未行子宫切除术的憩室炎、子宫切除术合并憩室炎组，RVF 外科干预的风险比分别为 4.0（95% *CI*：3.5，4.7）、7.6（95% *CI*：4.8，12.1），和 25.2（95% *CI*：15.5，41.2）。

在不同时行子宫切除术的情况下，盆腔重建手术后发生 VVF 和 RVF 的风险被认为是相当低的，大多数的文献包括病例报告指出这些并发症与泌尿妇科手术相关。瘘管的罕见原因包括被遗置的阴道子宫托、注射尿道膨胀剂、子宫肌瘤切除术、子宫动脉栓塞术、宫颈上皮内瘤变的宫颈转化区环形电切术，以及自愿终止妊娠。

盆腔恶性肿瘤（包括泌尿系统、肛管、直肠和妇科器官的肿瘤）和用于治疗这些恶性肿瘤的放疗可导致立即或迟发性盆腔瘘形成。放疗早期出现的盆腔瘘更可能是由于肿瘤坏死引起的，而后期出现的盆腔瘘则是由于放疗对组织的损伤引起的。当瘘管发生在远离最初恶性肿瘤治疗的部位时，应怀疑肿瘤复发。放疗后瘘管通常在 2 年内发生，一般认为是由于闭塞性动脉内膜炎导致组织灌注受损、缺血性坏死和组织脱落。血管受损和组织平面缺失使修复此类瘘管的尝试复杂化。炎症性肠病（inflammatory bowel disease，IBD），如溃疡性结肠炎或克罗恩（Crohn）病，是 RVF 的另一个重要原因，据报道，患有 Crohn 病的女性患 RVF 的风险为35%。

临床表现

下泌尿道瘘

下泌尿道瘘的典型表现是盆腔手术（妇科、泌尿外科或普外科手术）或产科创伤/梗阻性难产后数天或数周内出现持续的漏尿或阴道排液，这些可发生在没有尿急、做 Valsalva 动作或体位变化时。也应考虑术后漏尿的其他潜在原因（表 32.2）。对于任何主诉阴道漏尿的患者都应怀疑是否存在下泌尿道损伤，并采取进一步的检查，包括彻底的盆腔检查。漏尿的程度主要取决于瘘管的位置和大小以及周围组织的状况。患者可能会出现从真正连续到间断的漏尿（主要是依膀胱容量或某些体位）。例如，有膀胱子宫瘘的患者可能有各种症状，包括持续或间歇性漏尿，患者也可能出现三联症状，包括尿失禁、闭经和周期性血尿（Youssef 综合征）。

表 32.2
手术后尿失禁的鉴别诊断
• 持续/复发性瘘管
• 未识别的瘘管（瘘管修复时未识别的其他瘘管）
• 压力性尿失禁
• 急迫性尿失禁
• 混合性失禁
• 充溢性尿失禁
• 阴道分泌物/网片侵蚀

下泌尿道瘘的患者,尤其是因梗阻性难产所致者,由于局部缺血程度和随后的组织损伤,也可能出现盆腔疼痛、性交困难和不规则阴道出血的表现。患者可因脱水、尿潴留、异物和尿路感染而发生膀胱结石。任何明显的尿漏,即使是很短的一段时间,都可以导致对阴道、外阴皮肤或会阴的严重刺激。产科瘘患者中,20% 的患者出现皮炎症状。长时间持续漏尿还可能导致磷酸盐结晶沉淀在阴道和外阴,进一步刺激该区域。正如预期的那样,患尿瘘的女性,无论是医源性还是产科性原因,生活质量都普遍下降,其中许多女性患有抑郁症和其他心理并发症(psychological sequelae)。

直肠阴道瘘

有时,RVF 可在产科创伤后立即发生,而更常见的是在分娩后 7~10 天出现瘘管。初次修复裂开、修复不当或原发部位感染可能是这种延迟出现的原因。

患有 RVF 的女性主诉有不同程度的无法控制气体或粪便从阴道排出,阴道分泌物的恶臭和无知觉的内衣粪便污染也是常见症状。当大便不成形时,这些症状可能更明显。其他提示 RVF 的症状包括性交困难、肛周疼痛、阴道刺激和反复发生的泌尿生殖道感染。患者的症状通常反映 RVF 的位置、大小和病因。偶尔,小的瘘管可能无症状。

诊断和检查

值得注意的是,为了在干预前提供一个预后指标,已经设计了几个下尿路瘘管和 RVF 分类系统。到目前为止,对于任何下生殖道瘘管都没有一个公认的分类系统。重要的是,迄今为止,这些分类系统的预后能力被认为很差,与其随意使用各种分类系统,作者建议详细描述瘘管(表 32.1),并特别强调瘘管相对于膀胱或直肠标志的位置。

下泌尿道瘘

通常,非产科下泌尿道瘘的诊断很简单,但偶尔会遇到难以诊断的情况。

对于所有病例,必须仔细评估瘘口周围组织的状况(如硬化、水肿、坏死、瘢痕、纤维化等)和上皮化程度(如肉芽组织的存在等)。其他重要特征包括瘘管的数量和大小(直径)以及相对于膀胱解剖标志(如输尿管 / 输尿管间嵴、三角区、尿道 / 膀胱颈部等)的位置。评估阴道状况和相对于阴道标志(如阴道口、残端 / 子宫颈等)瘘管的位置也很重要。另外,考虑瘘管的暴露可及性对阴道修复也有帮助。对于复发性瘘,了解先前的保守治疗和回顾先前尝试修复的手术描述,有助于选择最合适的路径、类型和修复时机。

盆腔检查通常采用仰卧截石位进行,但有时也需要屈体俯卧位、膝胸位或左侧侧卧位以便最清楚地观察瘘管。检查包括会阴和外阴在内的外生殖器的异常情况,包括但不限于持续暴露于尿液的瘢痕、红斑、刺激、破裂和结痂,这一点很重要,因为该区域的状况可能影响手术计划,特别是在考虑采用会阴 / 外阴皮瓣的情况下。整个窥器可用于寻找淤积的尿液,特别是当瘘管位于 / 接近阴道顶端或宫颈处时。在某些情况下,阴道水样分泌物的存在可以怀疑瘘,如果液体来源不清楚,可以收集液体并测定肌酐水平。阴道分泌物增加的其他原因包括阴道炎、输卵管癌、腹腔或淋巴瘘。

使用 Sims 窥器或分叶窥器(split speculum)可以进一步帮助评估检查阴道。如果组织皱襞存在而不能清楚地看到瘘管,使用细探针(例如,泪管扩张器、宫颈口扩张棒等)可能会有帮助。即使已经确定瘘管的存在,由于可能存在多个瘘管,涉及不同的器官,仔细评估阴道皱襞,冗余或起皱的所有区域非常重要。例如,在埃塞俄比亚 14 928 名产科瘘管患者的一项系列中,13.2% 的患者同时患有下泌尿道瘘和 RVF。如果有盆腔恶性肿瘤病史,可能需要进行活检以评估检查肿瘤是否复发。

进行阴道双合诊检查以评估检查可能影响手术计划的因素,例如阴道长度、阴道组织的外观,包括炎症、感染或萎缩,以及阴道狭窄或阴道或盆腔肿块的存在。对于有可疑病史但未见到下泌尿道瘘的患者,可以进行"卫生棉条试验"。尽管这个试验和下文中讨论的其他类似试验的敏感性和特异性尚不清楚,但在膀胱瘘(例如膀胱阴道、膀胱宫颈、膀胱子宫等)存在的情况下,将有色液体或生理盐水(例如亚甲蓝、蓝色食物染料等)注入膀胱通常会把阴道拭子或卫生棉条染成蓝色,尿道外口渗漏可能导致假阳性结果,为了减少假阳性测试的可能性,可以使用经尿道插入 Foley 导尿管来阻

VI

塞尿道外口。阴道拭子未染色但变潮湿提示可能存在输尿管瘘。在这种情况下,对疑似输尿管阴道瘘的进一步评估可以进入第二阶段,口服非那吡啶(phenazopyridine)(染成橙色)或静脉内注射亚甲蓝(methylene blue)(染成蓝色)与阴道拭子或卫生棉条一起使用以评估输尿管瘘(例如,输尿管阴道、输尿管宫颈、输尿管子宫等)。有 VVF 的患者尚需评估是否累及输尿管,因为在一项系列研究中,发现高达 12% 的膀胱瘘患者也合并输尿管损伤。

在极少数情况下,即使有令人可信的病史,但依据这些门诊检查、试验方法仍无法诊断,则可要求患者口服非那吡啶,在家中长时间佩戴卫生棉条,并进行不同程度的身体活动。然后将卫生棉条单独装在塑料袋里,带来接受检查。一定告知患者使用卫生棉条时要小心,以消除插入或取出过程中被染料污染的可能性。

虽然在进行 VVF 修复前并不总是需要进行术前膀胱尿道镜(cystourethroscopy)检查,但对于疑似非产科因素导致的下泌尿道瘘病例,术前膀胱尿道镜检查有助于更好地描述瘘管的大小、数量和在膀胱内的位置,以及是否靠近输尿管、三角区和膀胱颈部。此外,膀胱内任何其他异常,如硬化、水肿、瘢痕、输尿管通畅性、结石和异物都可以观察到。如果在膀胱尿道检查中由于瘘管的大小而无法用生理盐水或水膨胀膀胱,可以在瘘管内放置 Foley 导尿管球或在阴道内填塞纱布以利于膀胱膨胀。如果有可疑的恶性病变或传染性疾病(如肺结核),可进行膀胱活检。当临床怀疑有膀胱子宫瘘管时,宫腔镜检查可能有助于做出诊断。

有些医师主张在修复下泌尿道瘘之前进行尿动力学检查。虽然有报道大多数下泌尿道瘘患者术前尿动力学存在异常,但尚未显示尿动力学评估能够一致预测瘘管修复后的膀胱状况,例如压力性尿失禁。此外,由于作者不建议在修复瘘的同时进行压力性尿失禁手术,因此不建议术前常规行尿动力学检查。

输尿管损伤的评估包括 CT 尿路造影(computed tomography urography,CTU)、静脉肾盂造影 / 逆行肾盂造影或排泄性膀胱 X 线检查。这些成像模式可以用来评估检查肾脏和输尿管。在其他影像学检查不清楚的情况下,逆行肾盂造影特别适用于评估远端输尿管。此外,需要影像学来全面了解具有多

个通道和开口的复杂性瘘,磁共振成像(MRI)通常用于其他影像学检查未发现的瘘。

直肠阴道瘘

体格检查首先检查会阴部周围是否有粪便污染或阴道内是否有粪便 / 粪便样分泌物。与 VVF 相似,使用分叶窥器检查瘘管的位置、大小和数量,组织肉芽或皱襞可能为鉴别 RVF 提供线索。将手指置入直肠内检查也可以帮助了解瘘管的轮廓。瘘管的路径可以通过将一根细探针从阴道通过瘘管进入直肠或肛管来描述。另外,RVF 相对于直肠 / 肛门解剖标志(如肛门括约肌、齿状线等)的位置以及直肠 / 肛门其他部分的情况也很重要。阴道双合诊检查评估检查阴道长度、炎症、肿块或狭窄,这些可能影响手术计划。让患者收缩耻骨直肠肌和肛门外括约肌来评估其功能也会有帮助,因为多项研究已经表明同时合并括约肌的损伤非常常见,尤其是当产科创伤是瘘管的原因时。

会阴体也需要检查,仔细评估周围组织的炎症状态。多发性肛周瘘应怀疑是否存在 Crohn 病。

对于有符合瘘管的病史但未能确定 RVF 的患者,已经描述了几种简单的门诊检查。患者取轻微 Trendelenburg 体位(头低脚高位)或臀部抬高时,肛管内放置 20F Foley 导尿管,当 Foley 球囊膨胀至 5mL 后,通过导管注入空气,同时观察充满水或涂满皂液的阴道有无来源于肛管的气泡溢出。同样,也可以进行卫生棉条测试,将卫生棉条置于阴道内,用少量蓝色的水或生理盐水(如亚甲蓝、蓝色食品染料等)灌肠。当有瘘管存在时,卫生棉条会出现变色。然而,如果瘘管开口在肛管的末端,测试结果可能呈阴性。在这种情况下,可以将染料与润滑凝胶混合,并沿着直肠前壁按摩以检查小的或远端的瘘管。

对于 RVF,阴道镜检查也被认为可以提高其检测的灵敏度(87%)和特异度(100%)。直肠镜 / 直肠乙状结肠镜或肛门直肠镜检查也可用于从直肠侧壁观察瘘管,以及检查任何其他的黏膜异常。

在手术修复 RVF 之前,应考虑使用肛内超声。这项检查可以客观地评估括约肌,这对手术计划至关重要。一项研究指出,由产科原因导致的 RVF 患者中有 48% 伴有大便失禁(fecal incontinence,

FI)。即使 RVF 修复成功，在 RVF 修复时未能识别和修复这种括约肌损伤，结果仍可能是持续的大便失禁。肛门测压在鉴别括约肌损伤方面并不敏感，但在评估有 IBD 或既往放疗史的 RVF 患者的直肠顺应性方面可能有作用。如果肛门括约肌或直肠存储容量受损，减弱的感觉或控制力可能会导致粪便通过直肠而不是阴道持续排出。此外，在与放疗或 Crohn 病有关的 RVF 的病例中，直肠顺应性降低，因此不能作为正常的储粪池。这些患者所历经的大便失禁与肛门括约肌缺损无关，因此，不可能适合手术矫正。

对于确定乙状结肠阴道瘘或与原发性肠病相关的瘘管，影像学检查也可能是必要的。如此高位的 RVF，其原因通常是炎症，包括憩室炎和 Crohn 病。放射损伤、创伤性损伤和癌症是较少见的原因。在没有直肠瘘管的情况下，有粪便或气体通过阴道，应怀疑瘘管产生于乙状结肠或小肠，如结肠阴道或小肠阴道瘘。使用水溶性造影剂进行阴道造影（vaginography）有助于了解高位瘘管，特别是子宫切除术后阴道残端的 RVF。钡灌肠在识别这些瘘管方面并不敏感，但可以提供结肠整体健康状况的基本信息。如果能在阴道内显示造影剂，使用口服造影剂（oral contrast）对腹部和骨盆进行 CT 扫描可能会有帮助。MRI 已被证明是诊断 RVF 有用的工具。在一项对 20 例患者的小型回顾性研究中，研究人员注意到 MRI 图像正确地识别了所有经临床已证实的 RVF。这些作者的结论是，MRI 可以评估肛门阴道瘘，以及任何其他异常，如相关脓肿、继发性瘘或括约肌损伤。

下生殖道瘘的非手术和保守性手术治疗

任何类型的盆腔瘘治疗都应包括处理由于持续暴露于尿液和 / 或粪便引起的会阴和外阴皮炎。外用软膏如氧化锌（zinc oxide）和二甲硅油（dimethicone）可用于形成保护屏障，以减少对上皮的刺激。无论最终的治疗策略是保守治疗还是更具侵入性的手术，盆腔瘘患者的最好护理都应包括改善营养以促进愈合，以及优化现有的医疗条件和鼓励戒烟。此外，阴道用雌激素，特别是对于绝经后的患者，可作为保守治疗的辅助或在围手术期

有益。

下泌尿道瘘的保守治疗

对于患有下泌尿道瘘的女性，在阴道内放置阴道隔膜可以减少症状。将 Malecot 导管插入横膈膜中心（与集尿袋相连）可用于收集并转移尿液，以免污染会阴 / 外阴。如下文讨论，对于不适合放置输尿管支架保守治疗的输尿管瘘患者，应考虑间断放置经皮肾造瘘管（percutaneous nephrostomy tube）以减少炎症反应，为手术修复做准备。

有些下泌尿道瘘不需要手术干预就可以痊愈。然而，对于最适合这种治疗的瘘管的特征或治疗持续的时间，目前尚无共识或明确的证据。对于膀胱瘘管小于 10mm，位于右上方，与恶性肿瘤无关，上皮化迹象不明显（在最初损伤后 4~6 周形成的瘘管）的患者，通常选择保守治疗。根据 2017 年的系统综述和 meta 分析，3.6% 的患者在妇科手术后对 VVF 进行了保守治疗，治愈成功率为 67%~100%。

最保守的选择是延长使用经尿道 Foley 导尿管膀胱引流时间。在上述的综述中，16% 的患者初始治疗是给予导尿引流（持续 2~12 周），只有 8% 的瘘管得到了解决。在一项对 1 716 例产科下泌尿道瘘的患者大型回顾性研究中，持续的膀胱引流使 15% 的患者瘘管闭合。大多数患者的瘘都是小瘘管，多在产后 4~6 周内就诊。通常情况下，导尿管留置 4~6 周，特别是当来自瘘管（阴道）的尿漏达到很少 / 已减少时。同样，在有输尿管通畅的证据下，放置 6~8 周的输尿管支架可以作为输尿管瘘的初始治疗。如预期的那样，如果早期诊断出输尿管瘘，放置支架可能会更成功：在一个系列研究中，82% 持续时间小于 1 个月的输尿管瘘患者，在放置输尿管支架后成功闭合，而在陈旧的输尿管瘘患者中这一比例为 33%。瘘管闭合及支架取出后，应进行影像学检查，如静脉 / 逆行肾盂造影或 CTU（如支架取出后 1 个月），以评估输尿管是否存在狭窄。

膀胱瘘的其他微创治疗（minimally invasive treatment）方案包括刮除（curetting）、电灼（electrofulguration）和激光消融（laser ablation），这些治疗的目标是使瘘管去上皮化以促进愈合（同时持续导尿）。大多数研究报告的成功率在 67%~100%，但这些研究的局限性是观察的患者例数较少，且关注于妇科手术或放疗后患者的小瘘管

（≤4~5mm）。也有人报道在瘘管去上皮化后加入各种物质来促进愈合，包括引入纤维蛋白胶（fibrin glue）、氰基丙烯酸胶（cyanoacrylic glue）和牛胶原蛋白（bovine collagen），以及向周围阴道组织中注射自体富含血小板的纤维蛋白胶（autologous platelet-rich fibrin glue）和血浆。尽管与这些保守手术选择相关的证据是有希望的，但这样的证据仍然很少且随访时间短。尽管有这些局限性，对于有小的瘘管和不适合手术的患者，仍应考虑尝试微创的方法闭合瘘管。

直肠阴道瘘的保守治疗

产科创伤后的 RVF 经保守治疗可治愈，而那些与癌症或放疗损伤相关的 RVF，若不进行手术治疗则几乎没有愈合的机会。重要的是，轻微症状的 RVF 可能并不需要修复。有些病例可以通过长期饮食调整和补充纤维使粪便粗大，从而减少粪便通过瘘管的污染。一项大型多中心回顾性研究发现，保守治疗的愈合率很高（65%），然而，只有少数患者被选择采用这种方法。许多经保守治疗的 RVF（45%）的直径小于 0.5cm。保守治疗的方式多种多样，如每天坐浴（sitz baths）、口服各种抗生素、清创伤口和补充纤维以增加粪便体积等。其他辅助治疗包括外用雌激素和物理治疗。另一种可选择的非手术治疗方法是放置泄液线（seton），这是一种穿过瘘管的异物（例如永久性缝线、压脉带等）。如果泄液线是松散的，瘘管会缓慢成熟并愈合，并可引流现存的脓肿；如果收紧泄液线，身体最终将其排出，从而造成瘘管切开，导致瘘管闭合。泄液线对肛瘘最有效，虽然随着瘘管愈合造成了瘘管切开，由于肛门内括约肌和 / 或外括约肌的断裂所产生的 FI 是一个问题。研究表明，使用泄液线修复 RVF 的疗效令人失望，成功率只有 5%。

有研究报道，在肛门阴道瘘和直肠阴道瘘的瘘管内灌注纤维蛋白胶进行治疗，其成功率也各不相同（14%~63%）。美国结肠直肠外科医师协会（American Society of Colon and Rectal Surgeons）最近发布的临床实践指南认为，纤维蛋白胶是一种相对无效的治疗方法。尽管如此，一些专家推荐它作为传统修复手术的附加物或覆盖物，但是关于疗效的数据有限。

在 RVF 瘘管中放置生物假体塞（bioprosthetic plug）是另一种微创的选择。这些肛瘘塞通常呈圆柱形，由细胞胶原基质组成，如取自猪小肠黏膜下层的细胞胶原基质。已有报道用于修复肛门阴道瘘和 RVF（图 32.1）。首先，清理瘘管，然后在瘘管的两端开口处用缝线或纽扣将塞子拴牢在瘘管内。多出来的塞子长度可以从直肠或阴道端切除。塞子会促进炎症反应，并逐渐被瘢痕组织所取代。忧虑是生物假体塞在高位肛门阴道瘘和 RVF 中可能不太成功，因为这些瘘管往往较短（阴道和肛门 / 直肠之间的组织较少）。在一系列与 Crohn 病相关的 RVF 中，成功率为 44%。2017 年的一项随机对照试验，比较了胶原塞和皮瓣在非炎症性肠病引起的 RVF 中的成功率，结果发现二者成功率相似。

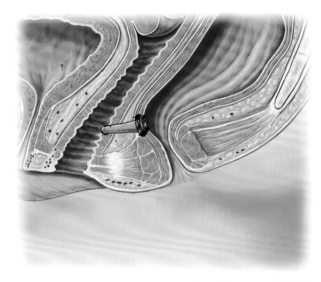

图 32.1　生物假体塞。将生物假体塞缝在直肠 - 阴道瘘管内（Reprinted with permission from Wexner SD, Fleshman JW. *Colon and rectal surgery: anorectal operations*, 1st ed. Philadelphia, PA: Wolters Kluwer Health/Lippincott Williams & Wilkins; 2012. Figure 10.10.）

近年来，对于使用免疫调节剂和单克隆抗体充满热情，其用来增强机体自发治愈 Crohn 病相关瘘管的能力，包括甲氨蝶呤（methotrexate）、6- 巯基嘌呤（6-mercaptopurine）和英夫利昔单抗（infliximab）（高达 46% 的愈合率）。最近，在阴道壁病灶内注射同种异体干细胞也显示有望治愈 60% 的 Crohn 病相关 RVF。

下生殖道瘘的手术治疗

当保守治疗失败或患者不适合保守治疗时,手术修补是减轻患者症状的唯一选择。在为患者准备手术矫正时,重要的是要记住,患者可能有一定程度的沮丧和焦虑,特别是如果她们的瘘管病因是医源性的。在瘘管修补前,应与患者充分讨论手术风险的各个方面,包括失败或瘘复发的可能性。即使在成功进行解剖学修补的情况下,下尿路症状(如尿失禁、膀胱过度活动症、排尿功能障碍、膀胱痛)和 / 或直肠症状(如排便失禁、排便急迫感、直肠痛)的发生或持续也应予以讨论。提出预期的恢复过程也很重要,可能需要影像学检查及其他可能要进行的治疗,包括手术相关治疗的潜在不良后果,如会阴切开术或 Schuchardt 切口(会阴侧斜切口)、子宫切除术及结肠切除造口术(在 RVF 的病例中)、皮瓣变形以及在愈合过程中因腹腔内引流或输尿管支架、耻骨上或经尿道导管(在下泌尿道瘘的病例中)引起的不适。

盆腔外科医师(pelvic surgeon)必须确定最佳的修补时机、技术和途径,以及决定采用何种缝合技术,闭合多少层才足以修补,是否需要植入移植物。同样重要的是要注意,有一些证据支持初始修复术成功率最高:一项回顾性研究纳入 2 484 例患有下泌尿道瘘(92.2% 是产科相关的)的尼日利亚女性,显示仅需要一次手术的治愈率为 81.2%,而需要两次或两次以上手术的治愈率为 65.0%;在 RVF 文献中,也得出了类似的结论,尽管多数这些病例系列研究涉及的病例数较少。这一发现,再加上缺乏明确的临床试验来指导手术修复的关键方面,作者建议这些类型的手术应由在该领域受过专门培训的专科医师进行。因此,以下的手术原则将作为指导方针,并根据患者的合并症、瘘管的病因以及与瘘管相关的阳性体征等因素,采取个体化的治疗策略。

围手术期注意事项

美国妇产科医师学会 2018 年执业通报(The American College of Obstetricians and Gynecologists 2018 Practice Bulletin)推荐阴道修补术(colporrhaphy)和开腹手术使用预防性抗生素,但对瘘修补手术没

有具体建议。通常,瘘修补时建议使用一剂预防性抗生素。在产科下泌尿道瘘文献报道中,79 例女性的安慰剂随机对照试验中,预防性抗生素并未导致修复成功率提高,但接受抗生素治疗在术后第 10 天发生尿路感染的患者较少(40% vs. 90%),优势比(OR)0.07(95% CI:0.01,0.55)。不建议延长使用预防抗生素(术后持续 7 天)。

在 RVF 文献中,有证据表明术中单剂量静脉注射广谱抗生素可以提高急性肛门括约肌裂伤修复术的成功率,没有证据支持术后预防使用抗生素。作者建议,手术时预防应用抗生素,但不要延长抗生素的使用时间,除非在手术修复时有临床感染的证据。

针对 RVF 修补,可以考虑术前进行机械性肠道准备。一些专家建议在手术当日清晨使用自来水(tap water)灌肠,灌至清洁。然而,最近的结直肠文献并不支持在腹部肠道手术前进行肠道准备,这对 RVF 修复术行肠道准备的做法提出了质疑。另外,作者更倾向于在手术野的消毒准备和随后的修补之前,在手术间用手指清除直肠内容物(digitally remove rectal contents),然后使用 Malecot 导管灌洗直肠。这种做法被认为能减少粪便和细菌负荷,减少术后伤口感染和裂开的风险。

瘘修复的一般原则(表 32.3)

最重要的手术注意事项之一是何时进行瘘修补。虽然,对最佳修复时机没有共识或明确的证据,但大多数专家认为只要基底组织(underlying tissue)无明显炎症,且无手术禁忌证,就可以在初始损伤后 72h 内进行手术修补。在此期间,组织通常仍是柔韧的,可以进行充分的游离和无张力缝闭。如果早期修复已不可能(如瘘或损伤在初次手术后几天或几周后才被发现),修复通常需要延迟几个月进行,以使周围组织从刺激损伤中充分愈合。然而,这些推荐建议最初形成于产科瘘的经验,而产科瘘局部缺血范围广,并广泛累及周围组织。几个病例系列研究显示,如果没有证据表明同时存在感染、炎症或组织床(tissue bed)坏死,早期修补(在几周内)是安全有效的。2017 年对妇科良性病变手术形成的 VVF 治疗的系统综述和 meta 分析表明,瘘发生后 12 周内手术和瘘发生后 12 周以上手术的成功率相似。该原则也适用于产科瘘和放射损伤

表 32.3

下生殖道瘘修复的手术原则及注意事项

原则 / 注意事项 [a]	备注
术前评估	VVF：考虑膀胱镜检查，放射影像以确定瘘管相对于尿道及输尿管（如果输尿管受累）的位置 RVF：考虑肛门内超声检查以确定是否累及肛门括约肌
时机	早期（创伤后≤72h）与延迟（无明确时间段，但通常≤12 周） 时机是个体化的：当组织质量得到优化（基于定期检查）后，并且如果存在的感染得到处理和解决
修复尝试	首次尝试成功率最高，继后的尝试成功率下降
抗生素	围手术期单次给药
肠道准备（RVF）	无证据支持改善手术结局
手术途径	VVF：经阴道或经腹（腹腔镜，机器人） 大部分可经阴道关闭，除以下情况外： 　暴露不充分 　需要膀胱膨胀 　需要输尿管再植术 　需要其他的腹部手术 RVF：经阴道、经肛门或经腹（腹腔镜，机器人）手术入路，需考虑： 　肛门括约肌的状况 　瘘管位置 / 可及暴露性 　病因 / 复杂的因素
瘘管切除	轻微修剪或者不切除瘘口边缘，除非有纤维化或瘢痕形成
无张力缝合	充分游离瘘管及其周围组织
水密缝合（VVF）	缝合第一层后，逆行充盈膀胱，确认密封不漏水
缝合方式的选择	采用延迟可吸收缝线间断或连续缝合
分层闭合	如果可能，分 2~3 层缝合
组织或血管瓣移植	血管瓣：Martius 瓣、腹直肌、股薄肌、大网膜、腹膜、乙状结肠脂肪垂 组织移植：猪小肠黏膜下层、脱细胞猪真皮移植可提供额外的血液供应或组织屏障并封闭死腔
术后膀胱引流（VVF）	使用经尿道导管或耻骨上导尿管持续引流膀胱 7~10 天

[a] 手术原则 / 注意事项适用于所有下生殖道瘘，除非另有说明。VVF（vesicovaginal fistula）：膀胱阴道瘘；RVF（rectovaginal fistula）：直肠阴道瘘。

造成的瘘，尽管这两种情况对周围组织的损伤程度较重，手术修复前可能需要更长的时间。因此，瘘修复的时机应因人而异个体化，并应根据周围组织的情况确定。

上述原则也适用于 RVF。但是，由于此类型的瘘管通常伴有局部感染和脓肿形成，因此在进行最终的手术治疗之前，可能需要对局部感染 / 脓肿进行引流（例如，放置泄液线），局部护理（例如，坐浴、伤口清洁、清创术和使粪便成形以减少会阴污染等），以及口服抗生素，促使组织更加健康。当局部感染 / 脓肿消失后，周围组织的炎症减轻，就可以采用手术干预。具体来讲，对于炎症性肠病相关的瘘，优化基础疾病的处理，对于提高修补成功率

至关重要。此外，如上所述，仅采用保守方法也可以使瘘管自愈。

另一个重要的手术原则是瘘管切开术（fistulotomy）。Sims 关于膀胱瘘手术治疗的经典文章中，强调需要切除瘘管内的所有瘢痕组织，并创建新鲜的组织边缘以便重新缝合。这对产科瘘尤其重要，因为产科瘘伴有更大范围的损伤，及随之而来的周围组织纤维化。切除瘘管的缺点包括使瘘管增大，从而损害了剩余部分膀胱 / 直肠的面积大小，以及增加需要电灼止血的可能性，这可能会影响愈合。尽管有最初的这些原则，但对于有无必要切除瘘管的边缘，目前尚无共识。在一项 64 例产科 VVF 患者的随机试验中，进行阴道修补时切

除或不切除瘘管边缘，其成功率相似(75% 未切除 vs. 68% 切除)。然而，这些发现不能一概而论，因为作者没有讨论局部纤维化的程度，并且所有的患者都接受了 Martius 瓣(译者注：大阴唇球海绵体脂肪瓣)移植的经阴瘘管修补术。在 RVF 的文献中，没有一级证据明确说明这一问题。因此，作者建议，一般情况下，不要修剪或最低限度地修剪膀胱或直肠瘘的边缘(使露出新鲜创面)，除非瘘管边缘纤维化且在重新缝合时不能愈合。

Sims 和当今的专家所倡导的其他手术原则包括从瘘口周围组织广泛游离膀胱或直肠进行瘘管的无张力缝合，以及组织的无创伤处理以保持随后伤口愈合所需的血管供应，包括尽量不使用电凝。一些专家主张将缝线置于黏膜外，不缝合膀胱或直肠的黏膜层。然而，实际操作中可能无法避开黏膜。此外，没有明确的证据支持在黏膜外缝合的好处。

一般使用可吸收缝线，在一定程度上是为了尽量减少永久缝线穿透黏膜的潜在并发症(如膀胱瘘修补术后的结石形成)。由于没有试验比较不同缝合方式(单丝或复丝 / 编织，可吸收，或永久)或缝线粗细，正如 Sims 提到的精细缝合材料的使用(银线"被拉成马毛粗细的尺寸")。作者也建议使用细线，通常是 3-0 或 4-0 缝线(如 polyglactin 910)，缝合最接近膀胱或直肠黏膜的那一层，随后，使用相同类型的粗线(2-0 或 3-0)缝合膀胱阴道纤维肌性的结缔组织或直肠阴道纤维肌性的结缔组织以及阴道上皮。

虽然 Sims 也描述了单层缝闭瘘管，留置阴道上皮开放，而不进行手术缝合，但现在多数专家提倡多层缝合关闭，其目的主要是为了减少第一层缝线的张力，并且增加膀胱 / 直肠和阴道之间的组织层数。对 832 例膀胱瘘的回顾性分析显示，单层对双层缝合，两组有相似的成功率。另一个最常被争论的技术细节是采用间断或连续缝合关闭，没有明确的共识或证据支持哪种方法更好。作者一般推荐使用连续缝合技术，除非担心瘘管周围组织的局部血运。

最重要的手术注意事项之一是决定修补的路径：经腹或经阴道修补下泌尿道瘘；经腹、经阴道或经直肠修补 RVF。2017 年一项关于 VVF 治疗的系统综述和 meta 分析显示，大多数患者接受了经阴道手术(39%)、其次是经腹手术(36%)、腹腔镜 /

机器人手术(15%)和经腹 - 经阴道联合手术(3%)。最佳手术路径的考虑取决于经阴道路径瘘管的暴露性、瘘管的病因、既往手术修复史和手术医师的专业技术。此外，由于许多这样的手术都是在资源较低的环境下，患者在局部麻醉下进行的，在这样的条件下，患者更好地耐受经阴道修补术。其他重要的注意事项还包括是否需要同时进行其他手术(例如，VVF 患者需要进行经腹输尿管再植，RVF 患者需要经阴道行肛管括约肌修复等)。经腹修补术以及关于这些手术的出版物越来越多地描述了使用腹腔镜或机器人技术的方法。如果可行，首选经阴道入路，因为这种方法与患者利益相关，包括减少恢复时间、住院时间和费用成本。然而，没有明确的证据表明一种方法在修复效果方面优于另一种方法。

在开始手术之前要考虑的另一个因素是，在瘘管修复时是否需要组织移植 / 皮瓣。如果为复发或难治性瘘，如果周围组织广泛瘢痕形成伴血管受损，或者如果瘘管起源于诸如难产、放疗或先前感染等原因，则应考虑这种选择。使用皮瓣的基本原理是通过植入健康的、血供良好的组织来增加修复区域的血管形成或增强修复区域，并消除潜在的死腔。已经有了用于经阴道和腹部入路的各种血管瓣的描述，这些包括股薄肌、阴唇脂肪垫 /Martius 瓣、腹直肌、大网膜、腹膜和乙状结肠脂肪垂。2017 年一项系统性综述和 meta 分析中，51.3% 的患者接受了移植物植入修复。各种生物移植物材料的植入也有描述。

下泌尿道瘘的手术修复方法

经阴道下泌尿道瘘修补术

大多数膀胱瘘可以经阴道修补，但有时需要在麻醉下检查才能确定瘘管是否可以经阴道探及暴露。可行阴道侧斜切(Schuchardt 切口)或会阴切开术(episiotomy incision)以利于暴露瘘管。Foley 导尿管(尺寸为 6~30F)置入瘘管内，在膀胱内充气膨胀。轻柔地牵引导尿管有助于接近和暴露瘘口及其周围组织，以利于解剖分离。如果瘘口直径太小而不能将导管通过瘘管，可轻轻地扩张瘘口，或者可以使用顶端附有可充气导管球囊的小口径血管导管，例如，Fogarty 动脉取栓导管

（arterial embolectomy catheter），型号为2~7F（Edwards Lifesciences，Irvine，CA）。有些专家建议在瘘口周围组织注射生理盐水或稀释的止血溶液（如利多卡因加肾上腺素，加压素），以利于解剖分离和维持局部止血。在瘘口阴道上皮的四个角上，缝置牵持线（stay sutures）是勾勒出预分离区域边缘的关键。

一般情况下，应用 Latzko 技术修复阴道顶端附近简单的小瘘管（如子宫切除术后瘘），而较大、较复杂的瘘管（如因梗阻性难产造成的瘘）则需要范围更广的解剖分离。在 Latzko 的部分阴道封闭术

（partial colpocleisis）中，将膀胱从瘘口周围组织游离，但并不切除瘘管，而是将其包埋入膀胱腔内关闭瘘管（图 32.2）。随后的步骤按常规方式进行，如"手术步骤"部分所述（知识框 32.1）。

对于较大、较复杂的瘘管，可能需要行传统的 VVF 修复术，其步骤与 Latzko 术相似，但解剖分离范围更广。如果存在广泛的瘢痕，可以切除瘘管口。如果需要在修复的瘘管和阴道切口之间植入组织瓣，常用的阴道皮瓣包括 Martius 瓣和腹膜皮瓣（见"组织植入"部分）。

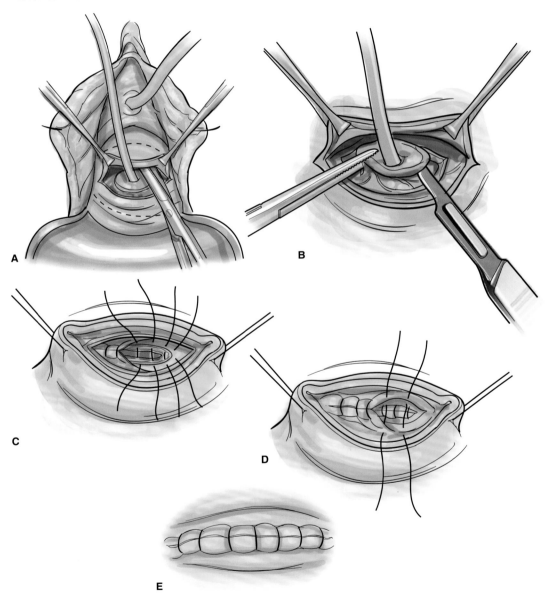

图 32.2　传统的膀胱阴道瘘修补。A. 首先在瘘口周围做圆周切口，锐性剥离周围阴道上皮层。B. 如果存在组织纤维化，可以锐性切除瘘口，确保留下来的健康组织能重新缝合。应避免过度修剪瘘口而增加组织损失。C. 间断或连续缝闭第一层，缝线间距约 0.5cm，应充分利用组织安全地缝闭缺损。D. 间断或连续缝合第二层使之包埋覆盖第一层。E. 确保膀胱阴道间隙完全止血后，缝闭阴道上皮层

知识框 32.1　膀胱阴道瘘修补术步骤

- 膀胱镜和阴道检查评估瘘管口的大小，与解剖标志（如尿道、三角区、输尿管）的相对位置以及损伤组织的质量。
- 如果瘘管接近输尿管，放置输尿管支架。如果可行经尿道置入 Foley 导尿管。
- 经阴道、腹腔和 / 或膀胱暴露瘘管口（详情见正文）。应注意避免长时间夹持瘘管口周围组织，并避免 / 尽量减少使用电灼。
- 环绕瘘管，将膀胱从阴道和其他周围组织上锐性分离推开，以实现无张力闭合，牢记输尿管的位置。
- 切除所有影响瘘管闭合的严重纤维化 / 瘢痕区域。
- 再次评估膀胱自阴道上的分离面积是否充足，以确保能实现无张力修复。无张力闭合需要瘘管口边缘外约 1cm 的组织。
- 闭合的顺序取决于 VVF 修复的途径。如经阴道修补，先将膀胱闭合；如果经腹膜或经膀胱，则先关闭阴道。
- 3-0 或 4-0 延迟可吸收缝线间断或连续缝合膀胱壁。理想情况下，第一层应包括固有层，包括或不包括膀胱黏膜层。
- 逆行充盈膀胱以确认水密关闭。
- 2-0 或 3-0 延迟可吸收缝线间断或连续包埋缝合，覆盖第一层。理想情况下，第二层应包括膀胱肌层。
- 第三层可采用 2-0 或 3-0 延迟可吸收缝线间断或连续缝合膀胱浆膜层，进一步加固修复。
- 如有需要，重复膀胱镜检查，以确保以下情况：
  - 膀胱内的止血，用少量液体冲洗并清除可能阻碍导尿管引流的血凝块。
  - 经阴道检查有无膀胱镜检查的液体溢出，进一步确认修复的完整性。
  - 输尿管无损伤或梗阻。
- 确定是否需要植入移植物（详见正文），如果已植入，确保有足够的血管供应和稳定地植入到膀胱阴道间隙内。
- 2-0 或 3-0 延迟可吸收缝线间断或连续缝合，单独关闭阴道切口（瘘口阴道侧）。如果可能，避免缝合重叠。
- 如果担心术后有更多的血凝块形成，经尿道置入三腔 Foley 导尿管用于术后持续膀胱冲洗。

经腹入路（开放式，腹腔镜，机器人）修复下尿路瘘

经腹入路修复 VVF 适用于无法经阴道暴露接近的 VVF，或者需要同时进行经腹部的手术，包括输尿管再植。最常见的经腹入路包括经过 / 不经过膀胱切开进入腹腔，暴露瘘管（经腹膜 - 经膀胱，经腹膜 - 膀胱外）。另一种技术是暴露耻骨后间隙，通过切开膀胱顶（anterior cystotomy），进入膀胱内以修复瘘管（耻骨后 - 膀胱内）。除开放手术外，这些途径还可使用微创技术的方法，包括腹腔镜、机器人辅助腹腔镜和经脐单孔腹腔镜（laparoendoscopic single site）。

多数输尿管瘘可以通过经腹手术（开放式、腹腔镜、机器人辅助）得以成功修复，最近有病例报告在资源较低的环境下经阴道修复。输尿管瘘或输尿管损伤的确切修复手术，取决于损伤的位置以及如何最好地以无张力的方式修复该区域。通常在 VVF 中，输尿管的损伤或瘘管位于其远端 1/3 处，需要进行输尿管膀胱吻合术（ureteroneocystostomy）（参见第 35 章）。

经腹腔（经膀胱和膀胱外）膀胱阴道瘘修补术

由 O'Conor 和 Sokol 推广的经典腹部入路包括经腹进入膀胱，然后从膀胱顶部开始将膀胱切开暴露瘘管。具体地说，当通过开腹、腹腔镜或机器人途径进入腹腔后，在膀胱顶部中线上垂直平分切开（图 32.3）。O'Conor 和 Sokol 最初描述在膀胱的顶部切口，但较小的切口也可以（膀胱切口取的位置低一些，暴露接近瘘管，就可以使最终的切口小一些），可以根据具体情况和手术医师的偏好。切口延至膀胱后部，直达膀胱阴道间隙。锐性分离膀胱阴道间隙，将膀胱从下面的膀胱阴道纤维肌性结缔组织上分离，直到膀胱切口可以延至瘘管口处。将膀胱进一步从瘘管口周围的组织分离，直到推开足够的膀胱组织，以达到瘘管的无张力闭合。首先缝闭阴道上皮，如果可能，用膀胱阴道纤维肌性结缔组织作为第二层来包埋覆盖第一层。从黏膜 / 固有层开始，整个膀胱切口，包括瘘管的部分，分两层缝闭。阴道和膀胱通常在不同方向上闭合（例如，阴道水平闭合，膀胱则垂直闭合）。在第一层闭合后逆行充盈膀胱以检查膀胱的完整性。如果需要在膀胱阴道间隙内植入皮瓣，应在阴道闭合后，膀胱闭合之前进行，常用的腹部皮瓣包括大网膜（图 32.4）、乙状结肠脂肪垂和腹膜，在膀胱阴道肌纤维肌性结缔组织缝置锚定线，当膀胱缝闭完成后，皮瓣形成，将这些缝线与皮瓣连接并打结收紧，使皮瓣固定在膀胱阴道间隙内。

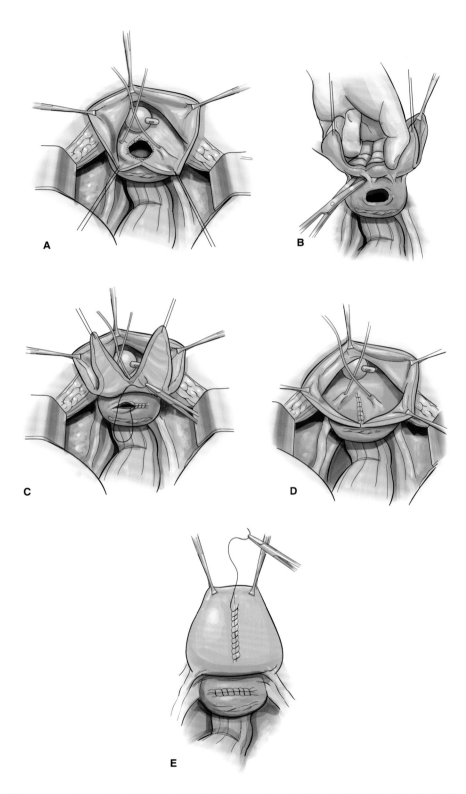

图 32.3　经腹 - 经膀胱的膀胱阴道瘘修补术。A. 进入腹腔后,在膀胱顶中线切开,向后延伸到达瘘管。需要时可放置输尿管支架。B. 继续向瘘管远端(尾侧)分离膀胱阴道间隙,以使瘘管周围组织能无张力闭合。C. 间断缝合或连续缝合阴道上皮。D. 通常分两层以间断缝合或连续缝合膀胱(第一层如图所示)。E. 第二层采用间断或连续缝合(连续缝合如图所示)

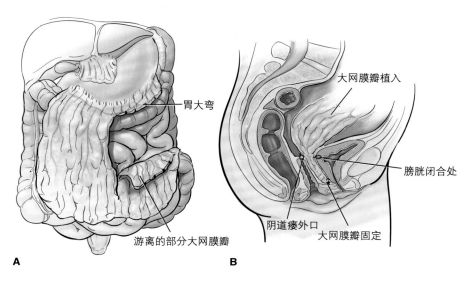

图 32.4　大网膜瓣。A. 保留大网膜沿胃大弯左侧的血管系统，大网膜部分游离成瓣。B. 这使得大网膜获得额外的长度，可抵达膀胱阴道间隙，用可吸收缝线固定

随着腹腔镜和机器人技术被越来越多地应用于瘘管的闭合术，经腹 - 膀胱外入路的方法也已有描述。在这种方法中，不需要单独切开膀胱进入膀胱，而是在进入腹腔后，直接进入膀胱阴道间隙进行分离，直达膀胱缺损 / 瘘管处，将膀胱从下方的阴道壁上分离。如前所述方法缝闭膀胱和阴道，评估膀胱的完整性，并根据需要植入组织瓣。

经耻骨后 - 膀胱内的膀胱阴道瘘修补术

　　Landes 介绍改良的经腹入路包括通过在耻骨后间隙（而不是腹腔）行膀胱顶切开进入膀胱，而不需将膀胱切开延伸至瘘管处。具体来说，腹膜后入路可以通过开腹手术、腹腔镜手术或机器人技术完成。如果采用开腹入路，应考虑正中腹壁切口或肌肉分离横切口，如 Cherney 或 Maylard 切口，以方便暴露。当进入耻骨后间隙后，垂直切开膀胱顶，切口需要足够大，足以通过膀胱切开暴露瘘管处（图 32.5）。与经阴道入路类似，通过膀胱顶切口将 Foley 导尿管置入瘘管，球囊置入阴道内并充气。轻轻牵拉导尿管有助于接近瘘管，并暴露瘘管口及其周围组织，利于解剖分离。如果瘘管的直径太小，不能置入导尿管，可以进行轻微扩张，或者使用一个尖端附有可充气球囊的小口径血管导管。在膀胱内，将瘘管口与膀胱阴道间隙内周围组织解剖分离。可以将瘘管口切除或保留在原位（如 Landes 最初描述的那样），从阴道层开始将缺损逐层缝闭。通常从不同方向闭合阴道和膀胱（如垂直闭合阴道，水平闭合膀胱）。采用膀胱顶切开术时，充盈膀胱的同时，在耻骨后间隙和经阴道观察，检查瘘管修复的完整性。也可以在关闭膀胱顶后，通过逆行充盈膀胱或膀胱镜检查膀胱的完整性。

　　当瘘管累及盆段输尿管或靠近输尿管口时，需要施行输尿管膀胱吻合术（ureteroneocystostomy），这需要在关闭膀胱切口之前进行。为了尽可能保持输尿管的长度，应从周围组织游离输尿管，并尽可能地靠近膀胱或损伤部位切断输尿管。如果再植部位有张力，可以进行其他手术，比如腰大肌悬吊术（psoas hitch）或 Ockerblad 膀胱瓣。放置双 J 管并留置 3~6 周。Jackson-Pratt 引流管放置在吻合部位附近，通常放置过夜。关于这些手术的进一步讨论，见第 35 章。

　　靠近尿道外口的尿道阴道瘘可以采用扩大的尿道切开术（extended meatotomy）进行处理，术中将瘘口延至尿道外口（类似于 Spence 手术，将远端尿道憩室袋状化）。然后将尿道组织的边缘与阴道上皮缝合。对于偏近端的尿道阴道瘘（图 32.6），经尿道放置 Foley 导尿管，并在瘘口周围切开（纵向延伸切口）。将尿道从阴道上分离，这种分离可以向侧方延伸到耻骨后降支，并向前延伸到耻骨后间隙，以便充分游离尿道。手术医师可能切除严重的纤维组织 / 瘢痕。然后用 3-0 或 4-0 延迟可吸收缝合线（围绕 Foley 导尿管）纵向缝合尿道瘘口缺损，小心不要将导尿管缝住。利用先前暴露的尿道周围组织，另外

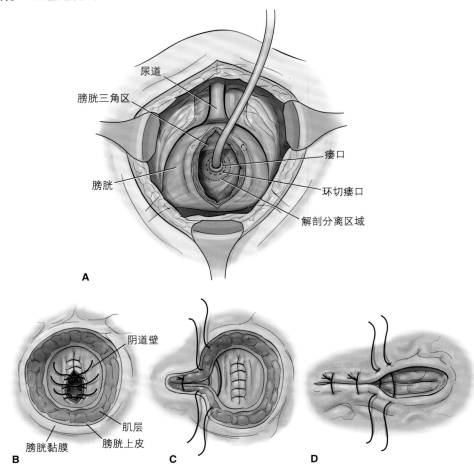

图 32.5　经耻骨后 - 膀胱内的膀胱阴道瘘修补术。A. 进入耻骨后间隙后,切开膀胱顶,识别瘘管并勾画瘘管口,围绕瘘口周围环形切开分离膀胱阴道间隙。B. 显示瘘口处的阴道上皮、膀胱肌和膀胱上皮层。第一层采用垂直方向间断或连续缝合阴道上皮。C. 膀胱肌层以水平方向间断或连续缝合闭合。D. 间断或连续缝闭膀胱上皮层,完成修复。缝闭膀胱顶部切口

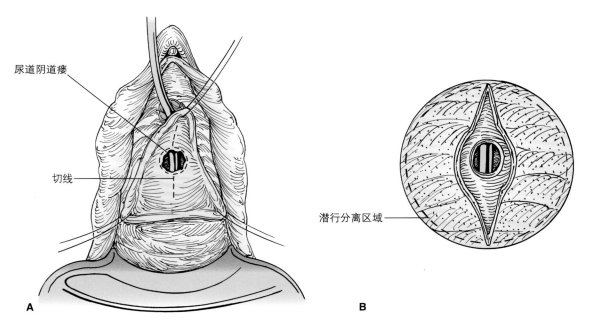

图 32.6　尿道阴道瘘修复。A. 瘘管口周围切口,切口沿中线延伸。B. 进一步向侧方分离,暴露尿道周围组织,使其无张力闭合

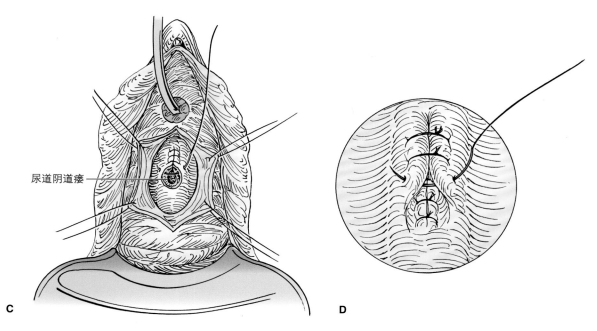

尿道阴道瘘

图 32.6（续） C. 间断缝闭第一层。D. 第二层以间断包埋缝合覆盖第一层。有时需要 Martius 脂肪瓣移位进一步支持修复，如果不需要，则缝闭阴道上皮层完成修复

包埋缝合加固一层。由于尿道和尿道周围组织较薄，血液供应有限，也应该考虑组织瓣植入，理论上可以提供额外的支持和血管供应，特别是在有明显的瘢痕或瘘复发或放疗引起的瘘。如果发现尿道阴道瘘周围有结石或异物（如尿道中段聚丙烯吊带侵蚀引起的瘘），应首先清除这些异物材料。

尿路改道修复下泌尿道瘘（Urinary Diversion for Repair of Lower Urinary Tract Fistula）

多数由于无法手术而需要尿路改道的下泌尿道瘘患者，其膀胱顺应性差，这些患者因难产或盆腔放疗造成的广泛损伤，导致膀胱及周围组织存在广泛的纤维化。在这种情况下，尿路改道为可控性或非可控性，由小肠或大肠构建。

膀胱阴道瘘修复术后护理

经尿道或耻骨上置管引流对避免膀胱充盈时产生缝线张力很有必要。应根据损伤程度、位置、闭合的安全性以及任何可能影响正常愈合过程的因素，对引流的持续时间进行判断，但一般应为 7~14 天。在产科瘘相关文献中，有两项随机对照试验比较术后持续膀胱置管 7 天与 14 天，以及膀胱引流 10 天与 14 天，评价瘘修复的效果，显示修复效果无显著差异。世界卫生组织（WHO）于 2018 年 1 月 11 日提出建议，膀胱引流持续时间为 7~10 天。在持续导尿期间，需要使用抗毒蕈碱药物（antimuscarinic medications）或颠茄制剂（belladonna）和鸦片栓剂（opium suppositories）尽量减少膀胱肌痉挛引起的相关不适。此外，有些专家主张在拔管前进行膀胱造影，如果不能证实修复成功，可以将导管留置更长时间以促进持续愈合。然而，这种额外检查的效用尚不确定，因为尽管膀胱造影显示正常，仍有报道随后出现 VVF。一项关于创伤相关膀胱损伤的回顾性研究得出结论，简单的腹膜内膀胱修补术不需要常规随访膀胱造影，而所有的腹膜外和复杂的腹膜内修补术都需要随访膀胱造影。

手术效果：下泌尿道瘘

多数关于下泌尿道瘘手术效果的证据来自产科瘘文献中的病例系列研究。虽然这些病例系列的样本量很大，但随访时间通常较短（数周至数月），随访丢失严重。报告的成功率因手术技术和患者群体的不同而不同（75%~95%），多数系列报告的成功率都超过 80%，其中首次修复的成功率最高。与修复失败相关的解剖学特征包括严重的阴道瘢痕形成、残余膀胱小（大瘘管）、尿道缺失，周围瘘管（circumferential fistula）和放疗后的组织。报道的其他可能导致修复失败的危险因素包括手术医师的经验、当地医疗设施的可用性、患者的总体

VI

健康状况以及已尝试修复的次数。在 2017 年对妇科良性手术后患者 VVF 管理的系统综述和 meta 分析中,98.0% 的患者接受了手术治疗,总体成功率为 98.0%(95% *CI*:96.1,99.3)。这篇综述表明,无论采用何种手术方式,其成功率均可比较:经阴道修复(93.8%,95% *CI*:90.0,97.5)、经腹(97.1%,95% *CI*:94.6,99.2)、腹腔镜 / 机器人(98.8%,95% *CI*:96.9,100.0)和经腹 - 经阴道联合(90.7%,95% *CI*:64.6,99.9)。这些患者中 51.3% 接受了组织瓣植入,成功率为 97.6%(95% *CI*:93.6,99.9)。并发症包括肠梗阻、发热、术中出血、伤口感染、肠损伤和膀胱结肠瘘。只有三个小型研究,报道了术后的长期效果,如性活动,多数女性(76%)报告术后性生活活跃。

据报道,良性、非放射性瘘经腹 - 经膀胱入路的成功率为 86%~100%。从三项研究中汇集的数据显示经腹膜后 - 膀胱内手术的变化,总共 91 例瘘患者(原发和复发),成功率为 100%。一项系列研究对比了一个中心的经阴道和经腹入路修复三角区上方的 VVF 经验,两种方法的修复成功率具有可比性(分别为 94.8% 和 100%,*n*=48)。

自 1994 年 Nezhat 等首次发表 1 例腹腔镜修复 VVF 的病例报告以来,至今已发表了数篇关于腹腔镜修复 VVF 的小样本病例系列报道。绝大多数腹腔镜下泌尿道瘘修补术采用传统的 O'Conor 或改良 O'Conor(mini-O'Conor)技术经腹 - 经膀胱路径完成。据报道微创手术有其固有的优势,成功率为 93%~100%,与开腹手术相当,中转开腹率为 8%~12%。

自 2005 年 Melamud 等首次报告关于机器人辅助腹腔镜下 VVF 修复术以来,来自文献的经验报道同样是小样本的病例系列研究为主。在一项纳入 30 例患者较大的病例系列研究中,机器人辅助腹腔镜下 VVF 修复术采用大网膜瓣、腹膜瓣或乙状结肠脂肪垂植入,平均随访 38 周,成功率为 93.3%。在另一项回顾性研究中,对比开放性手术(20 例)和机器人辅助腹腔镜手术(12 例)修补复发性 VVF,两组的成功率在统计学上相似(90% vs. 100%),而机器人组的出血量和住院时间明显减少。2015 年一项对腹腔镜和机器人辅助经腹 VVF 修复术的系统性综述,其中包括 44 项研究,主要包括病例系列研究和病例报告,研究平衡了经膀胱

内和膀胱外两种途径,随访期为 1~74 个月,总体成功率为 80%~100%。无论瘘管闭合时缝合的层数(单层还是双层)或是否使用组织瓣植入,经膀胱内和膀胱外两种途径均可获得相当的成功率。值得注意的是,47.7% 的研究描述了使用各种容量的膀胱逆行充盈,以评估修复的完整性,而且逆行膀胱充盈与修复成功率的相关性略有增加(99.3% vs. 93.6%,*RR* 1.06,95% *CI*:1.01,1.12)。

尿失禁

尿瘘修复术后患者出现尿失禁的症状,首先确认没有复发性瘘至关重要。然而,成功修复产科 VVF 后,仍有 10%~55% 的患者有持续的尿失禁。尿瘘得到成功修复的患者出现尿失禁的危险因素包括尿道受累(许多专家认为至少需要 2cm 的尿道才能保持尿自控)、小的挛缩膀胱(大瘘管)、阴道瘢痕形成或纤维化增加以及需要多次修复的复发性尿瘘。在小样本的系列研究中发现,尿瘘修复术后有尿失禁症状的患者尿动力学检查结果包括压力性尿失禁(31%~56%)、压力和逼尿肌不稳定(37%~41%)和排尿功能障碍(4%~13%)。在近期的一项大样本研究中,149 名尿瘘修补术后,患者接受尿动力学检查,与其他研究一样,多数患者存在压力性尿失禁(49% 的患者有压力性尿失禁;43% 的患者既有压力性尿失禁也有逼尿肌过度活跃),而 3% 的患者仅有逼尿肌过度活跃。产科尿瘘修复术后存在持续性压力性尿失禁症状的患者,仍然是手术治疗的挑战,因为多种治疗压力性尿失禁有效的方法(包括尿道中断吊带)可能对该患者群无效,原因是瘢痕的范围以及难产造成的损伤,导致尿道瘢痕形成而且固定(84%),并且由于吊带网片侵蚀风险的增加(20%),该手术成为相对禁忌。文献报道的针对该患者群的手术治疗包括使用自体的腹直肌或阔筋膜吊带,其症状改善率(64%~90%)与合成吊带相似,但合成吊带组网片侵蚀风险较高。尿道周围注射膨胀剂也有报道。

直肠阴道瘘的手术修复

经腹修复:高位直肠阴道瘘修复术

对于阴道最顶端的瘘(高位直肠阴道或结肠阴道瘘),手术通常需要经腹入路。在憩室病

（diverticular disease）、恶性肿瘤或放疗诱发的瘘的病例中，这一手术入路还允许切除瘘管受累肠侧。此外，2017 年对 107 例首次尝试 RVF 修复手术的患者进行的回顾性队列研究发现，无论瘘管病因如何，术后 1 年接受经腹修复术的患者复发率显著降低（腹部 5% vs. 经阴道 / 直肠内 45.4%）。

微创手术（如腹腔镜、机器人）可以成功地应用于瘘修补。一般来说，有子宫切除术史的患者，当盆腔脓肿（来自肠道炎症 / 感染，如憩室脓肿）形成与阴道残端交通的瘘管时，即形成结肠 - 和肠道阴道瘘（图 32.7）。少见的情况下，这一过程可以导致通往膀胱的瘘（结肠膀胱瘘）。最常用的方法是，切开瘘管，然后进行肠切除并进行一期再吻合。有些手术医师也会清创并重新闭合阴道残端，但这一做法不是固定不变的，网膜瓣的植入（图 32.4）有助于避免复发。

经直肠或经阴道修复：中位直肠阴道瘘

中位 RVF 的特征是具备完整的会阴和肛门括约肌，瘘口位于阴道的下 1/3 处。当组织感染和炎症被清除后，这些瘘可以成功地经直肠或经阴道修复。根据局部纤维化 / 瘢痕形成的程度（与阴道 VVF 修复类似的手术原则），多数妇科医师将在切除或不切除瘘口的情况下行经阴道分层闭合手术（知识框 32.2）。相反，多数结直肠外科医师选择经直肠入路，行直肠内推进瓣修复术（endorectal advancement flap repair）（图 32.8）。后一种方法理论上具有高压侧修复（repairof the higher-pressure side）的优点。经阴道入路的支持者认为，经阴道入路更容易接近 / 暴露瘘口，组织血管化更好，更容易恢复（图 32.9）。

直肠内皮瓣由黏膜推进瓣（mucosal advancement flap）、肛皮肤推进瓣（anocutaneous advancement flap）、全层皮推进瓣（full-thickness advancement flap）以及这些技术的其他变体，经直肠手术还可以包括分层闭合，但更典型的是利用直肠内推进皮瓣和肛皮肤推进瓣。2016 年美国结肠和直肠外科医师协会的临床实践指南仍然认为直肠内推进皮瓣是大多数简单 RVF 的首选手术，引用的成功率为 41%~78%。然而，2014 年的一项系统综述得出结论，尽管有许多文章描述了不同的手术技巧，但缺乏高质量的研究和缺乏随机对照试验，使得无法进行 meta 分析并明确推荐某一种方法。

由于这两种技术似乎具有相似的成功率，因此手术方法的选择主要基于手术医师的培训和专业知识。无论手术方式如何，如果有明显的纤维化，应切除瘘管。此外，如果担心血管损伤，应使用诸如 Martius 瓣之类的皮瓣加强（参见"组织植入"部分）。应注意止血和缝闭死腔，以降低血肿形成的可能，而血肿形成增加了伤口裂开的风险。

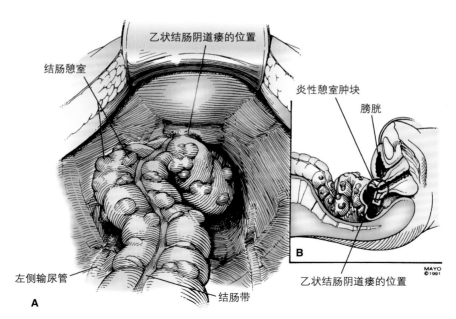

图 32.7　高位 RVF。A. 乙状结肠多发憩室，乙状结肠阴道瘘的位置。B. 位于阴道顶端的乙状结肠阴道瘘的位置

知识框 32.2 经阴道直肠阴道瘘修补术步骤

- 患者取仰卧截石位。
- 用手术刀在阴道后壁做一个中线切口至瘘口水平,或者沿瘘口周围切口,从直肠前壁上游离阴道后壁。
- 以瘘口为中心从直肠前壁向周围锐性分离阴道壁,分离过程轻轻地牵持阴道壁、反方向牵拉瘘管。手术医师的非优势示指可以置入直肠内,以帮助识别瘘管,垫付直肠壁并有助于在适当的平面内进行解剖分离,也可以将泪管扩张器置于瘘管内,以便于更好地显示瘘口轮廓。
- 在分离了足够的组织能达到无张力闭合后,用 3-0 或 4-0 延迟可吸收缝线间断或连续缝合关闭直肠。缝线缝合在黏膜外并且应包括一部分肌层和黏膜下层。应注意缝线的起、止点在明显瘘口缺损外至少 5mm 处,以确保缝闭整个瘘口。

- 用 2-0 或 3-0 延迟可吸收缝线间断或连续包埋缝合覆盖第一层,再从前一缝线外 5mm 处开始缝合,从而将第一层的缝线反转入直肠内,这一层包含直肠阴道纤维肌性结缔组织。
- 如果可能,用 2-0 延迟可吸收缝线间断或连续缝合第三层包埋覆盖第二层。
- 确定是否需要植入移植物(详见正文),如果需要,确保足够的血供及稳定植入直肠阴道间隙。
- 如果涉及,可以缝合耻骨直肠肌和肛门外括约肌的下部,以在修复过程中增加一层。需要注意的是,不要太过靠近,否则会在阴道后壁上形成一条横条带,这样可能会导致性交困难。
- 用 2-0 或 3-0 延迟可吸收缝线间断或连续缝闭阴道切口(瘘口的阴道侧)。如果可能,避免缝线重叠。

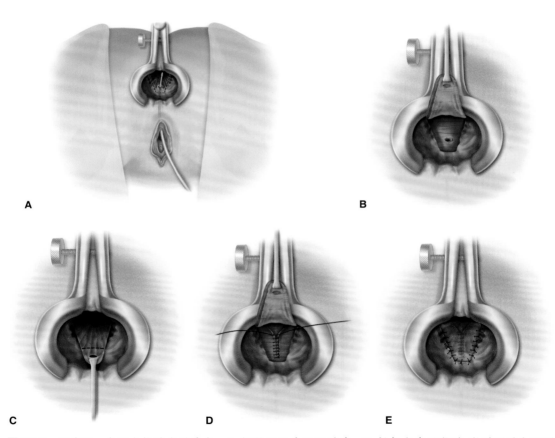

A

B

C

D

E

图 32.8 经直肠 - 直肠内推进皮瓣手术。A. 探针显示直肠阴道瘘。B. 提起由直肠黏膜、黏膜下层和环形肌层构成的肌瓣。C. 充分游离肌瓣以避免张力。D. 在瘘口上重新对合直肠壁的肌肉层。E. 切除肌瓣上的瘘管并将肌瓣推进回位、缝合到位(Reprinted with permission from Wexner SD, Fleshman JW. *Colon and rectal surgery: anorectal operations*, 1st ed. Philadelphia, PA: Wolters Kluwer Health/Lippincott Williams & Wilkins; 2012. Figures 10.2, 10.4, 10.5, 10.8, 10.9.)

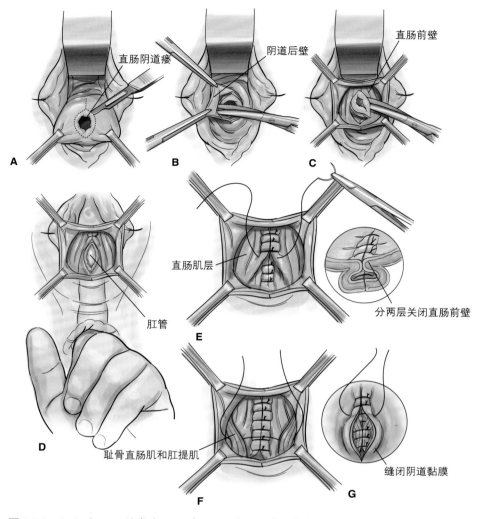

图 32.9　经阴道 RVF 修复术。A. 瘘口周围切口,并沿中线延长。B. 从下面的直肠前壁上切开、游离阴道后壁。C. 如果有纤维化,可锐性切除瘘口。D. 采用间断或连续缝闭第一层。E. 间断或连续缝合第二层,包埋覆盖第一层,这可能包括折叠缝合肛门内括约肌。F. 折叠缝合耻骨直肠肌和肛提肌(如适用)。G. 缝闭阴道壁

经直肠或经阴道修复:低位直肠阴道瘘

位于阴道下段和肛管的 RVF 可以通过经阴道或经直肠手术来修复。与中位 RVF 类似,妇科医师通常采用经阴道手术入路,而结肠直肠外科医师更喜欢经直肠手术。经阴道手术允许分层关闭瘘管和括约肌成形术,如果需要的话,进行或不行经会阴瘘管切开缝合术(episioproctotomy)。经会阴瘘管切开缝合术与瘘管闭合良好的成功率相关,为78%~100%。此外,这种手术,尽管比简单的经阴道和经直肠推进皮瓣术范围更广,但它与改善控便率相关。

如果 RVF 位于肛门括约肌的远端,可以选择经直肠单纯瘘管切开术(fistulotomy),但是手术仍可能损害肛门括约肌的功能。

1993 年,首次提出 LIFT 手术(译者注:括约肌间瘘管结扎术,ligationoftheintersphinctericfistulatract,LIFT)(图 32.10),是 RVF 手术的另一种选择,自 2007 年简化以来,LIFT 手术作为保留括约肌的一线技术迅速被许多结肠直肠外科医师采用。该手术涉及解剖肛门内括约肌和肛门外括约肌之间的无血管括约肌间平面。然后识别、分离瘘管,在缝线之间切断瘘管。如果想将瘘管的断端分离,还可以在其间植入生物修复材料。最近,使用 LIFT 手术治疗低位和肛周 RVF 越来越普及,尤其是因为这种技术保留了肛门括约肌。2014 年和 2015

VI

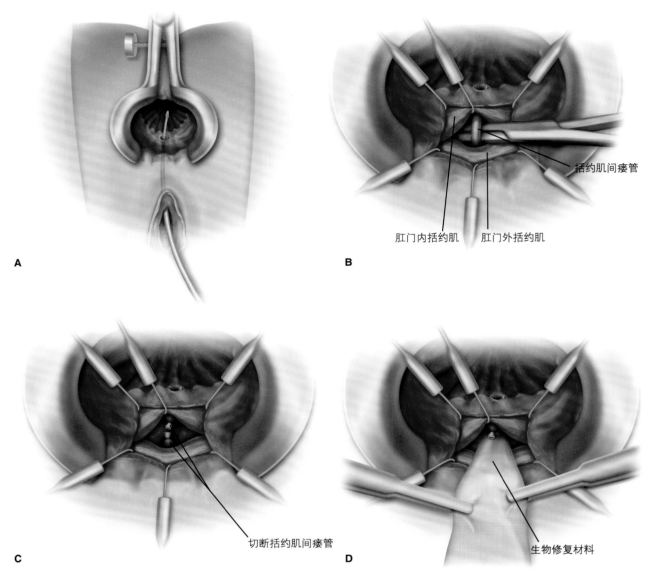

A

B

括约肌间瘘管

肛门内括约肌 肛门外括约肌

C

切断括约肌间瘘管

D

生物修复材料

图 32.10 LIFT 手术。A. 使用细导管或探针探查 RVF 瘘远端。B. 解剖内、外括约肌之间的无血管括约肌间平面后,识别并分离瘘管。为图解该技术,瘘管用图中的橙色管道表示。C. 在缝线之间切断瘘管分为两部分。D. 瘘管两断端之间植入生物修复材料(Reprinted with permission from Wexner SD, Fleshman JW. *Colon and rectal surgery*: *anorectal operations*, 1st ed. Philadelphia, PA: Wolters Kluwer Health/Lippincott Williams & Wilkins; 2012. Figures 10.11, 10.12, 10.13, 10.14.)

年对 LIFT 手术的系统综述,报道高了 61%~94% 的成功率,随后出现大便失禁的报道很少。

对于伴有会阴体和括约肌裂伤的阴道下 1/3 RVF,多数妇科医师更喜欢通过会阴直肠切开术将瘘管经阴道转换为四度裂伤来修复。如果需要,此手术可以切除整个瘘管,然后进行类似于新鲜四度会阴裂伤(见第 43 章)的修复手术。它的优点是可以同时修复括约肌和瘘管。该手术需要切断肛门外括约肌和肛门内括约肌的下部并将其重新缝合。重叠或端到端的肛门外括约肌成形术有助于

纠正肛门失禁(见第 43 章)。同时,修复中断的括约肌在 RVF 修复时已被证明可以改善大便控制,相关信息在前面的"大便失禁"部分进行了更详细的讨论。

大便改道术修复直肠阴道瘘

在某些适应证下,RVF 在纠正之前需要进行大便改道。RVF 偶尔可伴有局部感染和脓肿,在这种情况下,RVF 修复之前可能需要进行大便改道,以实现令人满意的症状控制并优化组织质量。

此外,对于先前修复失败和 / 或预期行皮瓣组织植入手术的情况,有些专家建议行大便改道,以进一步促进修复的成功。最后,对于反复修复失败、顽固性会阴炎症性肠病、放射性直肠狭窄或大便自控严重受损的患者,造口 / 瘘可作为最后的治疗方法。

直肠阴道瘘的手术效果

经阴道和经直肠皮瓣修复 RVF 有成功的经验,然而,没有对比试验。2009 年对文献进行的系统综述发现,经阴道和经直肠途径治疗 Crohn 病患者 RVF 在成功愈合方面无显著差异。

总的来说,修复的成功率似乎与瘘管的类型有关,而不是与修复的类型有关。在 125 例不同病因的 RVF 患者中进行了 184 例次手术,包括经直肠、经阴道和经会阴手术,并伴有或不伴有股薄肌植入,结果发现,每次手术的总成功率为 60%,而基于修复类型的复发率没有差异。然而,Crohn 病患者更容易出现修复失败(每次手术成功率为 44.2%,最终成功率为 78%,平均需要 1.8 次手术)。产科损伤患者每次手术的成功率为 66.7%,最终成功率为 89%,平均每位患者需要 1.3 次手术。在最近对 88 例接受经会阴 RVF 修补的患者进行的回顾性队列研究中,唯一与失败风险增加显著相关的报道因素是非产科病因。这项研究与之前研究的不同之处在于,它有一个更大的产科队列(60%),并且只使用了同一种手术类型进行修复,因此更清晰地提供了病因与失败之间的关系。

这些病例系列研究表明,Crohn 病患者比其他病因的 RVF 更容易出现修复失败。总体而言,与 Crohn 病相关的 RVF 似乎具有较高的复发倾向,发生率约为 50%。即使 Crohn 病相关 RVF 患者最初治疗成功,Crohn 病的复发性质也可能使治疗的长期失败率较高。一系列 Crohn 相关 RVF 的病例发现,术前 3 个月内使用免疫调节剂可以改善修复效果,而吸烟和类固醇的使用与较高的失败率有关。直肠切除术(proctectomy)是顽固性 Crohn 病相关 RVF 的最终治疗方法。

大便失禁

RVF 瘘修复并不能保证控制大便能力的恢复。由于最常导致 RVF 的产科损伤机制,伴随大便失禁的发生率可能高达 50%,因此在开始修复 RVF 之前应评估大便控制情况。应询问 RVF 患者的大便急迫性症状以及大便失禁程度,这些附加症状通常表明肛门外括约肌破裂,这种累及肛门括约肌的情况可能影响治疗建议。许多产科创伤的 RVF 患者,经肛门内超声检查可显示括约肌缺损。

如果肛门括约肌或直肠储便池受损,减弱的感觉或控制力可能会导致大便通过直肠而不是阴道持续排出。修复 RVF 同时修复断裂的括约肌,已被证明能改善大便控制。在一项病例系列研究中,52 名患者接受了 62 例次修补手术,作者发现成功率为 41%,而同时进行括约肌成形术的成功率为 80%。2011 年,一项回顾性分析显示 87 例因产科或隐窝腺体性(cryptoglandular)RVF,接受经会阴瘘管切开术(episioproctotomy)加肛门括约肌成形术对比直肠皮瓣推进术的患者,结果发现,两组有相当的成功愈合率(78% vs. 62%),但经会阴瘘管切开术组患者大便和性功能改善显著。具体来说,在会阴瘘管切开术组,术前有大便失禁的患者占 50%,术后仅有 8% 的患者报告有大便失禁。在直肠皮瓣推进术组,术前和术后大便失禁无明显变化。

此外,在与放疗或 Crohn 病相关的 RVF 病例中,直肠可能保持不顺应状态,因此不能发挥正常的储便池功能。这些患者所经历的大便失禁与肛门括约肌缺损无关,因此不适合通过手术进行矫正。在这方面利用肛门直肠测压,进行术前评估可以提供有用的信息,以助患者咨询。

组织植入(知识框 32.3)

瘘管修复过程中组织植入的基本原理在上文中已经详细讨论过("瘘修复的一般原则"部分)。如果瘘管为复发或难治性,如果瘘管周围组织因血供受损而大面积瘢痕形成,或者瘘是由于难产、放疗或以前的感染引起的,多数手术医师会考虑使用辅助皮瓣。各种含血管皮瓣用于经阴和经腹入路修复低位生殖道瘘。经阴修复使用的组织瓣包括股薄肌、大阴唇脂肪垫 /Martius、腹直肌和腹膜。经腹修复使用的皮瓣包括大网膜(图 32.4)、腹膜和乙状结肠脂肪垂。

尽管皮瓣植入的适应证尚没有很好地描述,但 1928 年首次描述的 Martius 纤维脂肪瓣(fibrofatty graft),是最常用于膀胱和直肠瘘,经阴修补时植入

知识框 32.3 Martius 纤维脂肪瓣移植手术步骤

- 如前所述经阴道闭合膀胱或直肠瘘。
- 在大阴唇上做 6~10cm 的垂直切口。
- 向深处切开直到脂肪垫的水平,用 Babcock 或其他无创伤钳轻轻抓住。
- 锐性游离大阴唇脂肪垫和 / 或球海绵体肌肉,并小心止血,同时保持脂肪垫上方或下方的血液供应。在外侧及内侧剥离过程中,避免过于表浅,以防止皮肤回缩和继发的大阴唇变形。
- 在大阴唇和阴道上皮下用弯曲 Mayo 剪或长弯钳创建一个从大阴唇到修复部位的皮下隧道。
- 引导皮瓣的游离端穿过上述皮下隧道到达修复部位,注意不要扭曲皮瓣。
- 用 2-0 或 3-0 延迟可吸收缝线间断缝合使皮瓣覆盖到先前修复的部位并固定到周围组织上。
- 确保皮瓣和供区止血。有些手术医师主张使用引流管(Penrose 或 Jackson-Pratt),通常在术后 24~48h 取出。
- 用 2-0 延迟可吸收缝线连续缝合阴道切口。
- 2-0 或 3-0 延迟可吸收缝线间断或连续深层缝合,以对合大阴唇皮下组织缝闭死腔。
- 4-0 延迟可吸收单丝缝线间断或连续缝闭大阴唇皮肤。

的皮瓣之一。此皮瓣来源于大阴唇肌肉和脂肪,理论上,主要的血液供应来自下方的阴部内动脉,实际上,两个方向都有充足的血液供应,使得皮瓣游离的位置留给手术医师来决定。最常见的是,皮瓣下端游离(detachment)用于填补膀胱 / 尿道瘘的修复,而上端游离用于直肠瘘的填补修复。

在一项小型病例系列研究中,植入 Martius 瓣用于产科因素导致的尿道阴道瘘和 VVF 修复,成功率很高(分别为 87% 和 100%)。关于植入移植物是否确实能改善修复手术的成功率也有不一样的研究结果,有一项研究显示植入后成功率提高(70% vs. 90%),而其他研究显示即使在复发性瘘的情况下,植入与否成功率相似。与 Martius 瓣相关的围手术期并发症很少,一项研究报告了长期并发症(平均随访 7 年),包括疼痛(5%)、麻木(14%)和阴唇变形(7%)。

许多专家建议使用如 Martius 增强瓣来修复放疗引起的 VVF。在一项大型系列研究中,因放疗引起的 VVF 接受阴道修复术的 210 名患者中,41% 的患者使用了 Martius 瓣进行经阴加强修复,初始修复成功率为 48%,累计(多次修复后)成功率为 80%。对于

大的瘘管或放射诱发的瘘,使用 Martius 肌皮瓣的改良术已有描述,包括带或不带阴唇皮肤的球海绵体肌。

如果是高位 VVF,靠近阴道顶端 / 宫颈,可以使用腹膜瓣。在一项系列研究中,经阴道修补复杂的(>2cm,放射诱发的)或复发性 VVF,使用腹膜瓣的成功率为 96%,与同期使用 Martius 瓣修复瘘管的成功率(97%)相似。

另外,其他的组织瓣如股薄肌瓣,以及管状化腹直肌(tubularizing the rectus abdominis muscle)并将其置于尿道下(在 6 例应用 Martius 瓣植入术修复尿道阴道瘘失败的小病例系列研究中,其成功率为 100%)。一个小的随机试验表明,纤维蛋白胶植入修复组与 Martius 瓣组在 3 个月时的成功率相似(分别为 68% 和 58%),纤维蛋白组手术时间更短。

与下泌尿道瘘相似,有限的证据表明 RVF 修复后,植入阴道壁和直肠黏膜之间的各种皮瓣和生物移植物提高了成功率。植入物包括股薄肌和 Martius 纤维脂肪瓣,以及使用各种生物材料。许多专家也建议将分流造口术作为复杂肌瓣的辅助手术,以改善 RVF 的修复效果。Martius 纤维脂肪瓣移植手术步骤见知识框 32.3。

Martius 瓣(图 32.11)最适合用于强化阴道远端 5cm 以内的中低位 RVF。在一项小型系列研究中,16 例 RVF 患者,人均 1.5 次修复术史,接受了各种各样的经阴道和经直肠的 Martius 脂肪瓣增强修复术,15 例患者的 RVF 得到成功修复。另一项回顾性系列研究发现,20 例接受经阴道 RVF 修复及 Martius 脂肪瓣植入术的患者,平均随访时间为 29 个月,成功率为 65%。并发症包括高达 30% 的患者有性交困难,高达 20% 的患者出现阴唇裂开、疼痛、麻木和外阴变形。

股薄肌植入提供了具有更多健康血管化的组织,以促进组织愈合。在这个手术中,从大腿取股薄肌,在近端蒂上移动,保留其股动脉的血供,穿过大腿近端通向会阴的隧道,植入直肠和阴道之间。尽管对于其他修复方式失败的患者而言,该手术有较高的成功率,但也伴有较高的发病率。最近的一个病例系列报道了 8 例因复发性 RVF 而行股薄肌移植治疗的患者,她们此前有平均 3 次修复失败的病史。病因为 Crohn 病 5 例,2 例医源性损伤导致的 RVF,1 例为与产科创伤有关的 RVF。虽然成功率很高(75%),但性交困难的发生率为 50%。这些

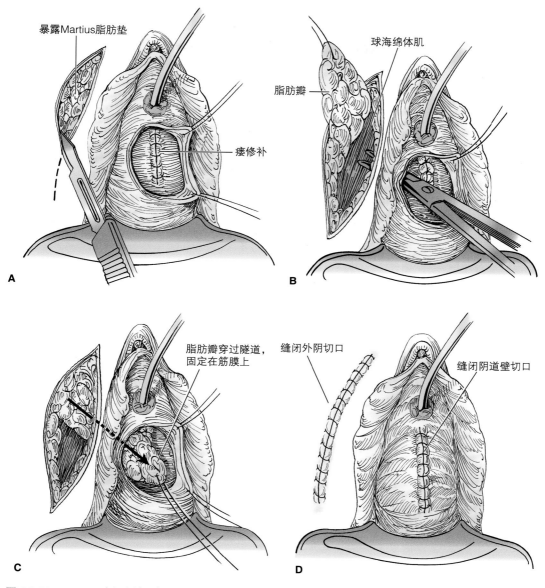

暴露Martius脂肪垫

瘘修补

A

球海绵体肌

脂肪瓣

B

脂肪瓣穿过隧道，固定在筋膜上

C

缝闭外阴切口

缝闭阴道壁切口

D

图 32.11　Martius（球海绵体）纤维脂肪瓣移位术。本图所显示的皮瓣用于增强膀胱修复，但它也可以用类似的方式来加强直肠瘘修复。阴唇脂肪垫的血供在前部由阴部外动脉和闭孔动脉的分支供应，在后部由阴部内动脉的分支供应。尽管传统上认为后部血供质量较好，但皮瓣可根据手术医师的需要向前或向后摆动。最常见的是，阴道前壁修复（膀胱增强修补术）游离皮瓣下端，阴道后壁修复（直肠增强修补术）则游离皮瓣上端。A. 在阴唇脂肪垫（大阴唇）上做一个切口，直接切开，电凝以保证确切止血和确保来自所选的蒂部持续、充足的血供。B. 在确保血液供应后，部分取下阴唇脂肪垫瓣，创建皮下隧道。C. 引导移植瓣穿过隧道到达先前修复的区域，间断缝合固定。D. 确切止血供瓣区，缝闭大阴唇和阴道上皮切口

成功率和性功能的发现与其他类似的系列研究得出的结果一致。

最近，生物材料的移植被认为可作为介入辅助治疗，以提高 RVF 的闭合率，这些材料的优点是无需切取皮瓣。几种不同类型的移植材料已经在小病例系列或病例报告中进行了评估，包括脱细胞的猪真皮移植物、猪小肠黏膜下层和人脱细胞真皮基质（acellular human matrix）。虽然生物材料在促进 RVF 修复术后愈合方面的确切作用尚不清楚，但早期的小样本病例系列研究显示，主要以猪小肠黏膜下层为增强修复材料的经阴道修补术显示了良好的效果（例如，报道的成功率为 71%）。

要点

■ 在医疗资源较少的情况下，下泌尿道瘘最常见的原因是梗阻性难产；而在医疗资源较多的情况下，这些瘘是医源性的，最常见的原因是盆腔手术的并发症。

■ 无论医疗资源配置高低，直肠阴道瘘最常见的病因都是产科创伤，其他重要的病因包括炎症状态如 Crohn 病和盆腔手术。

■ 在对怀疑医源性下泌尿道瘘进行手术治疗之前，应对输尿管进行影像学评估检查。

■ 产科因素所致的直肠阴道瘘患者，出现大便失禁的发生率很高，因此，在手术干预前应对肛门括约肌进行评估检查。

■ 虽然泌尿生殖道瘘和直肠阴道瘘都可以考虑保守治疗，但是大多数盆腔瘘仍需要手术治疗。

■ 膀胱瘘的修复途径包括经阴道或经腹部（腹腔镜、机器人）。经阴道路径通常是首选的修复入路，除非经阴道无法暴露瘘管或患者需要同时进行腹部手术。

■ 直肠阴道瘘的修复路径包括经阴道、经直肠或经腹部（腹腔镜，机器人）。修复路径的选择取决于手术医师的专长、肛门括约肌的状态、瘘的病因、大小、位置和可及暴露性、是否需要组织瓣或结肠直肠改道以及既往手术修复失败史。

（李飞飞　赵兴波　译）

参考文献

Alkhatib AA, Santoro GA, Gorgun E. Tandem vaginoscopy with colonoscopy: a diagnostic technique for the assessment of colovaginal fistula. *Colorectal Dis* 2016; 18:483.

Altman D, Forsgren C, Hjern F, et al. Influence of hysterectomy on fistula formation in women with diverticulitis. *Br J Surg* 2010;97(2):251–257.

Altomare DF, Greco VJ, Tricomi N. Seton or glue for transsphincteric anal fistulae: a prospective randomized crossover clinical trial. *Colorectal Dis* 2010;13:82.

Andersen HK, Lewis SJ, Thomas S. Early enteral nutrition within 24h of colorectal surgery versus later commencement of feeding for postoperative complications. *Cochrane Database Syst Rev* 2006;(4):CD004080.

Ascher-Walsh CJ, Capes TL, Lo Y, et al. Sling procedures after repair of obstetric vesicovaginal fistula in Niamey, Niger. *Int Urogynecol J* 2010;21(11):1385–1390.

Barone MA, Widmer M, Arrowsmith S, et al. Breakdown of simple female genital fistula repair after 7 day versus 14 day postoperative bladder catheterisation: a randomised, controlled, open-label, non-inferiority trial. *Lancet* 2015;386(9988):56–62.

Blaivas JG, Heritz DM, Romanzi LJ. Early versus late repair of vesicovaginal fistulas: vaginal and abdominal approaches. *J Urol* 1995;153(4):1110–1112, 1113.

Bodner-Adler B, Hanzal E, Pablik E, et al. Management of vesicovaginal fistulas (VVFs) in women following benign gynaecologic surgery: a systematic review and meta-analysis. *PLoS One* 2017;12(2):e0171554.

Bondi J, Avdagic J, Karlbom U. A randomized clinical trial comparing collagen plug and advancement flap for transsphincteric anal fistula. *Br J Surg* 2017;104:1160.

Bora GS, Singh S, Mavuduru RS, et al. Robot-assisted vesicovaginal fistula repair: a safe and feasible technique. *Int Urogynecol J* 2017;28(6):957–962.

Brown HW, Wang L, Bunker CH, et al. Lower reproductive tract fistula repairs in inpatient US women 1979–2006. *Int Urogynecol J* 2012;23:403.

Byrnes JN, Schmitt JJ, Faustich BM, et al. Outcomes of rectovaginal fistula repair. *Female Pelvic Med Reconstr Surg* 2017;23:124.

Chen CCG, Karram MM. Lower urinary tract fistulas. In: Karram MM, Walters MD, eds. *Urogynecology and reconstructive pelvic surgery*, 4th ed. Philadelphia, PA: Saunders, 2015:602.

Corte H, Maggiori L, Treton X, et al. Rectovaginal fistula: what is the optimal strategy? An analysis of 79 patients undergoing 286 procedures. *Ann Surg* 2015;262:855.

Dogra PN, Nabi G. Laser welding of vesicovaginal fistula. *Int Urogynecol J Pelvic Floor Dysfunct* 2001;12(1):69–70.

Dwarkasing S, Hussain SM, Hop WC, et al. Anovaginal fistulas: evaluation with endoanal MR imaging. *Radiology* 2004;124:123.

Eilber KS, Kavaler E, Rodríguez LV, et al. Ten-year experience with transvaginal vesicovaginal fistula repair using tissue interposition. *J Urol* 2003;169(3):1033–1036.

El-Gazzaz G, Hull T, Mignanelli E, et al. Analysis of function and predictors of failure in women undergoing repair of Crohn's related rectovaginal fistula. *J Gastrointest Surg* 2010;14:824.

Ellis CN. Outcomes after repair of rectovaginal fistulas using bioprosthetics. *Dis Colon Rectum* 2008;51:1084.

Gajsek U, McArthur DR, Sagar PM. Long-term efficacy of the button fistula plug in the treatment of ileal pouch-vaginal and Crohn's-related rectovaginal fistulas. *Dis Colon Rectum* 2011;54:999.

Garcia-Arranz M, Herreros MD, Gonzalez-Gomez C. Treatment of Crohn's-related rectovaginal fistula with allogeneic expanded-adipose derived stem cells: a phase I-IIa clinical trial. *Stem Cells Transl Med* 2016;5:1441.

Gazala MA, Wexner SD. Management of rectovaginal fistulas and patient outcome. *Expert Rev Gastroenterol Hepatol* 2017;11:461–471.

Goh JT, Krause H, Tessema AB, et al. Urinary symptoms and urodynamics following obstetric genitourinary fistula repair. *Int Urogynecol J* 2013;24(6):947–951.

Gottgens KW, Smeets RR, Stassen LP. The disappointing quality of published studies on operative techniques for rectovaginal fistulas: a blueprint for a prospective multi-institutional study. *Dis Colon Rectum* 2014;57(7):888–898.

Güenaga KF, Matos D, Wille-Jørgensen P. Mechanical bowel preparation for elective colorectal surgery. *Cochrane*

VI

Database Syst Rev 2011;(9):CD001544.

Hong KD, Kang S, Kalaskar S, et al. Ligation of intersphincteric fistula tract (LIFT) to treat anal fistula: systematic review and meta-analysis. *Tech Coloproctol* 2014;18:685.

Horch RE, Gitsch G, Schultze-Seemann W. Bilateral pedicled myocutaneous vertical rectus abdominis muscle flaps to close vesicovaginal and pouch-vaginal fistulas with simultaneous vaginal and perineal reconstruction in irradiated pelvic wounds. *Urology* 2002;60(3):502–507.

Hull TL, El-Gazzaz G, Gurland B, et al. Surgeons should not hesitate to perform episioproctotomy for rectovaginal fistula secondary to cryptoglandular or obstetrical origin. *Dis Colon Rectum* 2011;54:1.

Karp NE, Kobernik EK, Berger MB, et al. Do the surgical outcomes of rectovaginal fistula repairs differ for obstetric and nonobstetric fistulas? a retrospective cohort study. *Female Pelvic Med Reconstr Surg* 2019;25:36–40.

Karram MM. Rectovaginal fistula and perineal breakdown. In: Karram MM, Walters MD, eds. *Urogynecology and reconstructive pelvic surgery*, 4th ed. Philadelphia, PA: Saunders, 2015:489.

Lee D, Dillon BE, Zimmern PE. Long-term morbidity of martius labial fat pad graft in vaginal reconstruction surgery. *Urology* 2013;82(6):1261–1266.

Lefevre JH, Bretagnol F, Maggiori L, et al. Operative results and quality of life after gracilis muscle transposition for recurrent rectovaginal fistula. *Dis Colon Rectum* 2009;52:1290.

Lowry AC. Management of rectovaginal fistula. *Semin Colon Rectal Surg* 2016;27:64.

Lusardi G, Lipp A, Shaw C. Antibiotic prophylaxis for short-term catheter bladder drainage in adults. *Cochrane Database Syst Rev* 2013;(7):CD005428.

Mahadevappa N, Gudage S, Senguttavan KV, et al. Laparoendoscopic single site surgery for extravesical repair of vesicovaginal fistula using conventional instruments: our initial experience. *Urol Ann* 2016;8(3):305–311.

McNevin MS, Lee PY, Bax TW. Martius flap: an adjunct for repair of complex, low rectovaginal fistula. *Am J Surg* 2007;193:597.

Miklos JR, Moore RD, Chinthakanan O. Laparoscopic and robotic-assisted vesicovaginal fistula repair: a systematic review of the literature. *J Minim Invasive Gynecol* 2015;22(5):727–736.

Muleta M, Rasmussen S, Kiserud T. Obstetric fistula in 14,928 Ethiopian women. *Acta Obstet Gynecol Scand* 2010;89(7):945–951.

Nardos R, Browning A, Chen CC. Risk factors that predict failure after vaginal repair of obstetric vesicovaginal fistulae. *Am J Obstet Gynecol* 2009;200(5):578.e1–578.e4.

Oakley SH, Brown HW, Yurteri-Kaplan L, et al. Practice patterns regarding management of rectovaginal fistulae: a multicenter review from the Fellows' Pelvic Research Network. *Female Pelvic Med Reconstr Surg* 2015;21:123.

Park SO, Hong KY, Park KJ. Treatment of rectovaginal fistula with gracilis muscle flap transposition: long-term follow-up. *Int J Colorectal Dis* 2017;32:1029.

Pinto R, Peterson T, Shawki S, et al. Are there predictors of outcomes following rectovaginal fistula repair? *Dis Colon Rectum* 2010;53:1240.

Pitel S, Lefevre JH, Parc Y, et al. Martius advancement flap for low rectovaginal fistula: short- and long-term results. *Colorectal Dis* 2011;13:e112.

Pshak T, Nikolavsky D, Terlecki R, et al. Is tissue interposition always necessary in transvaginal repair of benign, recurrent vesicovaginal fistulae? *Urology* 2013;82(3):707–712.

Pushkar DY, Dyakov VV, Kasyan GR. Management of radiation-induced vesicovaginal fistula. *Eur Urol* 2009;55(1):131–137.

Rizvi SJ, Gupta R, Patel S, et al. Modified laparoscopic abdominal vesico-vaginal fistula repair—"Mini-O'Conor" vesicotomy. *J Laparoendosc Adv Surg Tech A* 2010;20(1):13–15.

Rogers RG, Jeppson PC. Current diagnosis and management of pelvic fistulae in women. *Obstet Gynecol* 2016;128(3):635–650.

Ruffolo C, Scarpa M, Bassi N, et al. Systematic review on advancement flaps for rectovaginal fistula in Crohn's disease: transrectal vs. transvaginal approach. *Colorectal Dis* 2010;12:1183.

Safan A, Shaker H, Abdelaal A, et al. Fibrin glue versus martius flap interpositioning in the repair of complicated obstetric vesicovaginal fistula. A prospective multi-institution randomized trial. *Neurourol Urodyn* 2009;28(5):438–441.

Sirany AM, Nygaard RM, Morken JJ. The ligation of the intersphincteric fistula tract procedure for anal fistula: a mixed bag of results. *Dis Colon Rectum* 2015;58:604.

Skoczylas LC, Wallace PA, Burton FI. In-office placement of rectovaginal fistula plugs. *J Pelvic Med Surg* 2009;15:21.

Stock L, Basham E, Gossett DR, et al. Factors associated with wound complications in women with obstetric anal sphincter injuries (OASIS). *Am J Obstet Gynecol* 2013;208:327.

Sugrue J, Mantilla N, Abcarian A. Sphincter-sparing anal fistula repair: are we getting better? *Dis Colon Rectum* 2017;60:10.

Sværdborg M, Birke-Sørensen H, Bek KM, et al. A modified surgical technique for treatment of radiation-induced vesicovaginal fistulas. *Urology* 2012;79(4):950–954.

Teeluckdharry B, Gilmour D, Flowerdew G. Urinary tract injury at benign gynecologic surgery and the role of cystoscopy: a systematic review and meta-analysis. *Obstet Gynecol* 2015;126(6):1161–1169.

Vogel JD, Johnson EK, Morris AM. Clinical practice guideline for the management of anorectal abscess, fistula-in-ano, and rectovaginal fistula. *Dis Colon Rectum* 2016; 59:12.

VI

第七部分

特定妇科情况的处理

妇科手术后感染

Anna Powell, David E. Soper

在美国，手术部位感染（surgical site infection，SSI）是最常见的手术并发症。SSI 占子宫切除术后再入院患者的 29%，每个病例的费用增加了 5 086 美元。多达 60% 的 SSI 被认为是可以预防的。与没有 SSI 的患者相比，经历 SSI 的患者在重症监护室（intensive care unit，ICU）的可能性要高 60%，死亡风险要高 2~11 倍。因此，研究预防 SSI 的方法将有助于降低妇科手术患者的发病率和死亡风险。

根据美国疾病控制与预防中心（Centers for Disease Control，CDC）关于手术切口分类的标准，大多数妇科良性疾病的手术属于"清洁"或"清洁-污染"手术。具体来说，妇科手术中，生殖道与通常被认为"无菌"的部位并不相通，比如腹腔在没有意外污染（如肠损伤）的情况下，即认为是无菌的。手术过程中，腹腔可能会暴露于皮肤和泌尿生殖系统菌群中，但一般不会暴露于消化系统菌群中（除非发生肠损伤）。子宫切除术最常见的入路是经腹手术（54%），其手术部位感染的发生率是微创入路的 2 倍。

已有各种组织提出了定义、分类和报告 SSI 的系统。美国国家医疗安全网（National Healthcare Safety Network，NHSN）是由 CDC 研发的一款用于追踪院内感染（hospital-acquired infections，HAI）的自愿互联网监测系统，表 33.1 列出了 CDC 使用的定义。为降低 SSI 的发生率，联合委员会的外科护理改进项目（The Joint Commission's Surgical Care

表 33.1

SSI 分类（定义为手术后 30 天内发生的感染）

感染部位	描述
浅表/切口	只涉及皮肤及皮下组织，且患者至少存在下列一项： • 浅表切口脓性排液 • 从无菌采集的标本中鉴别出来的微生物，用于临床诊断或治疗 • 在患者出现症状时故意打开的浅表切口（疼痛、局部肿胀、红斑或发热）
深部切口	累及切口深部软组织（筋膜、肌肉），且患者至少存在下列一项： • 脓性排液 • 自发性伤口裂开或外科医师在患者出现症状（发热 >38℃，局部疼痛或触压痛）时，为临床诊断和治疗目的，通过微生物检测确定病原体，故意打开伤口；或 • 影像学检查发现深部切口存在脓肿或其他感染证据
器官间隙	累及任何比筋膜及肌肉层更深的部位，且患者至少存在下列一项： • 从放置于器官间隙中引流管排出脓液 • 为了临床诊断或治疗的目的，通过微生物检测从器官间隙无菌获得的液体或组织中鉴定病原体 • 经大体解剖、组织病理学检查或影像学检查发现的脓肿或累及器官间隙感染的其他证据 • 至少满足一个特定器官间隙感染的标准，在子宫切除术的情况下，这可能是阴道残端蜂窝织炎或脓肿

Improvement Project, SCIP) 于 2006 年启动。然而，尽管实施了该项目，但 SSI 发生率并没有显著下降。鉴于这一持续存在的问题，妇女保健患者安全委员会 (Council on Patient Safety in Women's Health Care) (ACOG 召集) 成立了一个专题专家工作组，制定了一套最佳的实践指南共识，在医疗机构层面解决 SSI 的预防问题。它的执行是面向服务于妇科手术的多个学科努力，包括妇科医师、麻醉和护理团队。由专家组提出的建议将贯穿本章。

在科室和医疗机构层面上，系统地审查 SSI 案例是质量改进的重要组成部分。除了术后结果评估外，每个机构还应考虑对高危手术患者进行术前评估，并建立追踪、报告和分析 SSI 的系统，以改进结果和指标处理。对高危患者进行术前评估可能有助于减少沟通失败，而沟通失败往往是 SSI 预警事件 (sentinel SSI events) 的主要原因。拥有一个主动的 SSI 监控系统将有助于问题的识别和改进实施。各种指标可以帮助追踪患者的结局，比如追踪正确使用预防性抗菌药物的百分比、用药时机、术后适当的停药时间，以及对患者进行伤口护理教育。

手术部位感染的危险因素

对于经腹子宫切除术，SSI 相关的危险因素包括糖尿病、美国麻醉医师协会 (American Society of Anesthesiologists, ASA) 评分、医学院隶属关系、医院病床尺寸较小 / 低手术容量设施、较高龄、手术时间、体重指数 (body mass Index, BMI) 以及是否为恶性肿瘤手术。下一章节将对其他患者层面和手术层面的危险因素进行概述，并在表 33.2 中进行总结。

患者层面的危险因素

体重 / 肥胖

肥胖增加 SSI 风险。当选择围手术期预防性应用抗生素时，肥胖患者可能需要增加抗生素的剂量。多项研究分析了肥胖患者术前抗生素的药代动力学，以确保组织内达到适当的血药浓度。研究发现，BMI 超过 35 的患者给予头孢唑林后，其血清及脂肪组织药物浓度显著低于非肥胖患者。因此，

表 33.2

降低 SSI 风险的最佳外科实用技术

时机	最佳外科实用技术
术前	手术患者危险因素的评估和优化： • 手术类别（清洁，清洁 - 污染，污染） • 血糖控制 • 肥胖的管理 • 耐甲氧西林金黄色葡萄球菌 (MRSA) 的状态 • 免疫状态 • 戒烟
术中	• 适当的抗菌预防（关于用药选择和给药时机） • 缩短手术时间 • 正常体温 • 止血
术后	• 纠正贫血 • 控制血糖 • 科室或医疗机构应系统地审查 SSI 案例，以降低 SSI 发生率

体重低于 120kg 的患者建议给予头孢唑林的剂量为 2g，而体重大于 120kg 的患者则建议给予 3g。

切口深度是发生 SSI 风险的独立危险因素。2004 年 Chelmow 等的一项 meta 分析显示，对于皮下组织深度大于 2cm 的患者，缝合皮下组织可使其 SSI 风险降低 34%。皮下缝合的另一个好处是减少了术后创面积液 (wound seroma)，这是 SSI 的一个危险因素。

抗生素耐药的皮肤菌群：耐甲氧西林金黄色葡萄球菌

尽管耐甲氧西林金黄色葡萄球菌 (methicillin-resistant *Staphylococcus aureus*, MRSA) 是 SSI 的危险因素，但妇科手术后 MRSA 相关感染相对罕见。一项关于子宫内膜癌患者接受子宫切除术后 SSI 发生率的研究显示，MRSA 定植史与 SSI 的相对危险度为 12.4 (1.2~127.3)。在一项使用交叉设计进行的前瞻性干预队列研究中，进行了 MRSA 快速筛查并标准感染控制与单纯标准感染控制之间的比较，5% 的受试者 MRSA 检测呈阳性 (n=515)，115 名受试者在术前确诊并接受适当的具有抗 MRSA 活性的预防性抗生素治疗后，均未发生 MRSA 感染。虽然一些研究支持确定 MRSA 的覆盖范围（是否应

该在手术患者术前确定),但目前关于妇科手术术前行 MRSA 的普遍筛查,既不推荐也不经济。现有文献尚不支持对妇科手术患者普遍进行 MRSA 去定植处理。然而最近的研究证实,对前鼻腔(anterior nares)的金黄色葡萄球菌去定植可以降低手术患者的 SSI 发生率,这在接受心脏或骨科手术的患者中尤为突出。对于当前或既往有 MRSA 定植或感染病史的妇科手术患者,手术医师应当考虑围手术期预防性应用万古霉素。

吸烟

吸烟已被证明会增加术后伤口并发症发生的风险。与不吸烟者相比,吸烟者发生 SSI 的相对危险度为 1.79(95% CI:1.57~2.04)。Sorensen 等(2012)构建了一个含 78 名健康吸烟者和不吸烟者的切口愈合模型,在骶骨外侧缝合 4 个切口并观察 15 周。其中,12% 的吸烟者发生 SSI,不吸烟者的发生率仅为 4%。术前停止吸烟至少 4 周的患者,SSI 发生风险显著降低。应该建议患者戒烟,并建议在手术前几周即开始戒烟。

细菌性阴道病

细菌性阴道病是指阴道菌群混合有厌氧菌过度生长,并伴有阴道分泌物增多的症状。这种情况增加了性传播感染、妊娠并发症和子宫切除术后阴道残端 SSI 的风险。在 BV 存在的情况下时,SSI 的相对危险度(relative risk,RR)为 3.2(1.5~6.7)。在术前常规预防性应用抗生素之前,存在 BV 或滴虫病的患者比对照组更容易出现阴道残端蜂窝织炎、残端脓肿或两者并存(细菌性阴道病:RR 3.2,95% CI:1.5~6.7;滴虫阴道病:RR 3.4,95% CI:1.6~7.1)。在 BV 患病率较高的人群中,手术时给予患者有关 BV 的预防性抗生素(例如,通过在标准的术前抗生素中添加甲硝唑)是有益的。但是,如果 BV 患病率不高,筛查出 BV 之后再进行术前治疗可能更为恰当。

术前增加覆盖厌氧菌的抗生素得到了 Michigan 外科质量合作中心(Michigan Surgical Quality Collaborative)一项大型回顾性队列研究的进一步支持:在接受任何子宫切除术的患者中(良性或恶性指征),单用头孢唑林或单用另一种第二代头孢菌素,与头孢唑林联合甲硝唑方案相比,SSI 发病率明显较高[单

用头孢唑林组调整后优势比(adjusted odds ratio,aOR)2.30,95% CI:1.06~4.99,单用第二代头孢菌素组 aOR 2.31,95% CI:1.21~4.41]。这项研究是在常规应用术前抗生素的环境下进行的,总的 SSI 率为 1.8%。

免疫缺陷

在一项由 77 名接受子宫切除术的 HIV 感染患者组成的回顾性队列研究中,58% 的受试者符合获得性免疫缺陷综合征(acquired immune deficiency syndrome,AIDS)的诊断标准,虽然总体 SSI 发生率很高(22%),但术前 CD4 计数与 SSI 无相关性(aOR 0.99,95% CI:0.99~1.0)。

手术层面的危险因素

居家皮肤准备

在许多医疗中心,患者在接受外科手术前被要求居家进行氯己定沐浴(chlorhexidine shower)。然而,2015 年的一份 Cochrane 评估报告得出结论是氯己定与其他清洁产品相比,没有明显的益处,而另一项大型研究发现氯己定有显著优势(RR 0.36,95% CI:0.17~0.79)。出现这些结果的一个重要原因是术前清洁没有统一的标准,不同试验中,干预和对照组之间可能存在不一致性。美国妇产科医师学会最近建议,在腹部手术前一晚用肥皂或消毒剂进行全身淋浴或沐浴。作者建议患者在术前一天晚上或手术当天上午使用氯己定制剂淋浴。

手术室皮肤准备

对于术前腹部的准备,用 4% 葡萄糖酸氯己定联合乙醇比用聚维酮碘(povidone-iodine)更有效。在一项大规模的回顾性队列研究中,Uppal 等发现术前用氯己定 - 乙醇清洗皮肤可使经腹子宫全切术后 SSI 发生率降低 44%(aOR 0.56,95% CI:0.37~0.85,$P=0.01$)。美国妇产科学会最近推荐含乙醇的制剂用于皮肤准备。

术前除了进行腹部皮肤准备外,也建议行阴道和会阴准备,以减少与子宫切除术相关的 SSI。行围手术期阴道准备和腹部皮肤准备时,即使使用相同的消毒产品,也应各自使用单独的清洗套装和涂抹器来完成。

有关子宫切除术前选用聚维酮碘或 4% 葡萄糖酸氯己定进行阴道准备的数据有限。一项纳入 50 例女性的随机对照试验发现,子宫切除术前使用氯己定比使用聚维酮碘能更有效地减少手术区菌落计数。但 2009 年来自瑞典患者登记的一项回顾性队列研究发现,术前两种不同的阴道准备方式,对于降低经腹或经阴道子宫切除术后感染发生没有差异。有趣的是,用生理盐水做阴道准备反而导致术后即刻感染的风险升高(尤其是泌尿系统感染,urinary tract infections,UTI)。低乙醇浓度的氯己定溶液目前被 CDC 推荐并可安全使用的术前阴道消毒剂。

围手术期抗生素

随机对照试验支持按照妇科手术分类选择围手术期抗生素的使用。任何单一的抗生素都没有优越性,术前用于预防 SSI 的抗菌药物应符合以下标准:安全/低毒、非常规治疗用药、合适的抗菌谱、在相关组织中可以达到有效浓度并持续时间短,以及在手术室给药方便。在此基础上,根据"按手术提供抗生素预防方案",β- 内酰胺类药物通常为首选(见表 2.4),预防性使用 β- 内酰胺类抗生素降低术后 SSI 的发生率。

对 β- 内酰胺类抗生素有急性过敏反应的患者,可考虑替代方案。明确真正的 β- 内酰胺过敏和不耐受很重要,因为 Uppal 等的研究表明,与标准的 β- 内酰胺方案相比,替代方案增加了 SSI 的发生率(OR 1.7,95% CI:1.27~2.07)。

抗生素预防性应用是通过增强自然免疫力来发挥作用,但时间窗口较窄,因此,围手术期预防性应用抗菌药物的时机至关重要。理想情况下,应在切皮前 60min 内完成给药,最迟不应晚于切皮前 15min,对于需要缓慢输注的药物,应在切皮前 120min 完成。这样使得药物在皮肤切开时可以在血清和组织中达到足够的浓度。给药完成时间在切皮前大于 120min 与切皮前 0~30min 情况下,SSI 发生率分别为 4.7% 和 1.6%。

Classen 等(1992)进一步评价了围手术期抗生素应用时机的重要性。手术开始后应用抗生素(切皮 3h 后)与高 SSI 发生率相关(OR 5.8,95% CI:2.4~13.8,P=0.000 1),其次是切皮 2h 以前完成给药(OR 4.3,95% CI:1.8~10.4,P=0.001),术后不应继续使用抗菌药物。

在手术中,如果失血过多(>1 500mL)或手术时间过长(>4h),应追加一次预防性抗生素的应用。头孢唑林的半衰期为 1.8h,因此,如果手术时间接近 4h,则应追加第二剂。手术失血量与组织头孢唑林浓度相关,失血量大于 1 500mL 时,抗生素浓度显著下降。

正常体温

全身麻醉对患者术中的体温调节有显著影响。挥发性吸入麻醉剂、异丙酚(propofol)和阿片类药物损害体温调节机制,导致机体外周热量重新分布。其中,核心低温会增加血管收缩,导致组织氧合减少和局部免疫功能受损。Kurz 等研究表明(2008),在能保持体温正常的情况下,SSI 发生率可以从 19% 下降到 6%。有多种方法可用于维持正常体温,包括在患者周围强制加热空气和加热的静脉输液。由于较高的手术室环境会给手术团队带来不适,在麻醉诱导期间,应首先保持较高的环境温度,然后在手术开始时降低温度。患者的核心体温应保持在 36.5℃ 以上。

手术时长

手术时长是 SSI 的一个重要危险因素,被纳入国家医院感染监控(National Nosocomial Infection Surveillance)风险指数。在回顾国家外科质量改善计划数据时,Mahdi 等发现,经腹子宫切除术持续时间超过 180min,SSI 发生概率增加 1.8 倍(95% CI:1.2~2.6,P=0.002),腹腔镜子宫切除术持续时间超过 180min,SSI 发生的概率增加 2.2 倍(95% CI:1.01~4.9,P=0.005)。Pop Vicas 等回顾了 1 531 例子宫切除术(包括妇科恶性肿瘤切除术),在对体重、中位 Charlson 共病指数(Charlson comorbidity index)、免疫抑制状态、麻醉团队(ASA)≥3 人、既往 60 天内的手术史、机器人或腹腔镜子宫切除术、肠道受累情况、手术医师 ≥4 人或 7 个导管/侵入性装置,以及术前抗生素选择(头孢唑林或克林霉素/庆大霉素)等因素进行校正后,发现手术时长的增加可以使 SSI 的发生概率增高 3.5 倍(95% CI:1.21~9.76,P=0.02)。

腹部切口关闭方案

应特别注意腹部切口关闭的类型,因为缝合的几个步骤可能会影响 SSI 的风险。建议使用未使用过的无菌器械关闭腹部切口,Kwanan 等(2016)

通过比较未使用过的无菌器械和器材进行筋膜闭合与常规护理的使用(译者注:器械混用)情况来研究这个问题。总体而言,30天SSI发生率没有显著差异,研究组为11.6%,常规护理组为12.4%(P=0.85)。

伤口负压治疗(negative pressure wound therapy, NPWT)在降低SSI发生率方面的作用已被探讨。NPWT被认为可以减少皮下组织液的聚集和皮下积液形成。然而,关于在术后切口并发症高危患者中使用NPWT装置的支持证据是并不一致,但也有很好的证据支持尽可能避免使用皮肤钉(skin staples)。

围手术期系列措施降低SSI(Perioperative "Bundle" to Reduce SSI)

Johnson等开发了10项围手术期干预措施,旨在减少妇科恶性肿瘤手术后的SSI。这10项干预措施包括患者教育、手术前4%葡萄糖酸氯己定淋浴、手术当日早晨用氯己定布料清洁腹部;皮肤切开1h内使用抗生素;切口区域用2%葡萄糖酸氯己定/70%异丙醇进行皮肤消毒;皮肤切开后3~4h重复使用头孢唑林;使用无菌封闭托盘、缝闭筋膜和皮肤时手术人员更换手套;术后24~48h移除敷料;移除敷料并电话护理随访,出院后首次洗浴用4%葡萄糖酸氯己定。与历史对照组相比,该组SSI的相对风险降低了82.4%(P=0.01)。虽然在这项详细的研究中很难区分出方案的每个组成部分的确切影响,但是这些干预措施值得在妇科肿瘤之外的妇科手术中进行进一步的研究。

手术部位感染评估

发热评估

术后发热通常定义为出现两次体温高于38℃并两次之间间隔4h以上,或单次体温≥39℃。发热的发病率(febrile morbidity)是子宫切除术后最常见的不良事件,术后24h之后出现的发热需要进一步评估。据统计,术后急性发热的发病率约为31%~50%,但并非所有术后发热都意味着感染。在Fanning等的一项回顾性研究中显示,少于10%的妇科患者术后发热可归因于感染。发热是感染或炎症的生理表现,炎症和巨噬细胞吞噬渗出是常见的良性术后事件,与术后发热反应有关,高达72%的术后发热病例发生在术后48h内(表33.3)。

表33.3

术后发热的鉴别诊断

器官/系统	术后发热的潜在原因	典型的术后时间	临床方法
中枢神经系统	药物热	任何时间	检查药物清单和潜在的相互作用;停止使用可疑药物
呼吸系统	肺炎	<48h	刺激性肺活量测定、早期活动、肺部洁净、胸片、痰培养、抗生素
心血管系统	深静脉血栓形成	>72h	加压超声检查,抗凝
	感染性盆腔血栓性静脉炎	>72h	
	血肿	任何时间	其他影像学检查包括CT或MRI扫描;如果积液量较多/可触及,应进行引流
	输血反应	输血后即刻至24h内	服用抗组胺药,停止输血
泌尿生殖系统	尿路感染	>48h	拔尿管、尿检、尿培养、抗生素
感染性	手术部位感染	>72h	
	脓肿		
	菌血症		
	鼻窦炎		
	感染性血肿		
医源性	导管相关性感染	任何时间	移除感染的导管
精神病学	戒断/震颤性谵妄	>72h	复审患者病史和药物使用,精神科会诊,使用苯二氮䓬类药物

Peipert 等发现,子宫切除术的经腹入路比其他入路更易发生术后发热(aOR 2.7,95% CI:1.6~4.3),且与手术出血量大于 750mL(aOR 3.5,95% CI:1.8~6.8)相关。在控制了年龄、BMI、手术时间和预防性抗生素使用等干扰因素后,这两个因素都增加了子宫切除术后发热的风险。

全面的病史将有助于指导进一步的评估和检查。相关的病史信息包括 SSI 的危险因素,如患者的内科合并症、BMI、手术类型、MRSA 状态、手术切口分类、手术时长和围手术期抗菌药物预防性应用,与此相关的还有到目前为止的手术过程和任何可能的手术并发症。

体格检查

术后发热,除手术部位以外,手术医师还应考虑其他器官系统的感染,包括头部、颈部和咽喉、上下呼吸道、心血管系统、胃肠道和泌尿道等,并要排除下肢静脉血栓栓塞的可能性。结合发热开始时间和症状持续时间的特点,也要评估静脉内置管相关感染的可能性。此外,还应进行盆腔检查,以帮助确定压痛的部位。直肠阴道检查对评估位于子宫直肠凹或其附近的积液或肿块时尤为重要。手术切口(腹部或阴道)部位应注意血清肿(即皮下积液)、血肿、蜂窝织炎或筋膜裂开的征象,重要的表现包括超出缝线或吻合钉边界之外的红斑、明显或自发的溢液、波动性肿块或不相称的疼痛。如果不能确定明确病因,完善影像学检查以排除腹腔内病变可能有帮助。

实验室检测(Laboratory Testing)

全面的病史和体格检查将有助于指导实验室检查或其他影像学检查的必要性。例如,Schwandt 等(2001 年)提出了一套用于指导术后发热患者是否行进一步检查的方案,建议:①每 4h 记录一次体温;②通过病史和体格检查评估体温高于 38℃(100.4 ℉)的患者;③推迟进一步检查,除非出现异常的局部症状或体征。在这一前瞻性队列研究中,27% 的患者在妇科大手术后出现术后发热,但只有11% 的发热患者符合进一步检测的标准,检测结果的收益率有所提高。具体来说,100% 的胸部 X 线片和 80% 的尿培养显示异常,与回顾性队列研究相比,诊断概率显著提高(分别为 6% 和 10%)。很

少有患者(7%)在无症状或体征评估的基础上仅通过常规实验室检查即诊断为 UTI,提示更精确的术后发热检查不会显著延误感染的诊断或治疗。

在术后 72h 内,血培养的临床效用较低。但在高热或持续发热的情况下,尽管已经使用抗生素或患者已经符合脓毒血症诊断标准,仍应行血培养。对于符合上述标准且有中心静脉置管的患者,至少应通过中心静脉导管进行一次血培养,以帮助评估导管的受累情况。

细菌培养

如果打开手术切口或引流,应进行需氧菌和厌氧菌培养。对于已排除其他非感染性因素导致的发热,应使用经验性抗生素治疗,待细菌培养出结果后再缩小抗菌谱范围筛选药物以覆盖所鉴定的微生物。对于深部感染,如严重 SSI 或腹腔内脓肿,可以取引流标本进行培养,以指导进一步的抗生素治疗。

影像学

超声、CT 扫描或 MRI 检查对一些特定情况有用。超声检查可用于评估腹部切口是否有积液、或盆腔是否有积液、脓肿或血肿;腹部或盆腔 CT 成像有助于诊断脓肿、输尿管或肠道损伤以及可能的胸腔积液,CT 扫描也可用于引导经皮穿刺引流。

手术部位外的术后感染

尿路感染

尿路感染是最常见的院内感染(HAI)之一,70%~80% 的感染是因留置导尿管而引起。高达16% 的成人患者在住院期间会使用导尿管。UTI 的危险因素包括导尿时间、高龄和非封闭性引流系统。当怀疑发生 UTI 时,应拔除导尿管并收集尿液进行细菌培养,同时开始经验性抗生素治疗,再根据培养结果调整抗生素的使用。如果尿道微生物达到每毫升 $\geq 10^5$ 个菌落形成单位的浓度,且通常是需氧革兰氏阴性杆菌如大肠杆菌,则认为尿培养呈阳性。当存在发热、UTI 和局部症状(如体格检查脊肋角压痛)时,应怀疑为上尿路感染。

肺炎

术后肺炎是一种医院获得性肺炎或呼吸机相关肺炎，通常发生在术后 48~72h（或气管插管后）。医院获得性肺炎是第二常见的医院感染（仅次于 UTI），可显著影响患者的医源性发病率和费用。肺炎可能发生在呼吸道与消化道正常宿主菌群之间的病原性交换、吸入污染物质以及因危重疾病和其他危险因素导致宿主防御功能受损的情况下。宿主呼吸道可能因暴露于广谱抗生素、应激性溃疡预防性治疗和使用医疗器械（气管插管或鼻胃管）而易受感染。已确定的重要危险因素包括年龄、术前脓毒血症、手术时间延长（> 第 75 百分位）、正在使用类固醇激素、慢性阻塞性肺疾病（chronic obstructive pulmonary disease，COPD）病史、恶性肿瘤、呼吸困难、体重减轻超过 10%、充血性心力衰竭病史、肾衰竭或透析。

在这种情况下，医院获得性肺炎通常是多种微生物（polymicrobial）导致，但主要是革兰氏阴性需氧菌。

当患者出现新的或进行性肺浸润并伴有发热、白细胞增多和气管支气管脓性分泌物时，应考虑术后肺炎的可能性。在这种情况下，胸部影像学检查可能有帮助，但应尽可能获得痰培养标本，以指导进一步治疗。

难辨梭状芽孢杆菌结肠炎

难辨梭状芽孢杆菌（简称难辨梭菌）感染已成为最严重的医院感染之一。难辨梭菌是一种革兰氏阳性厌氧菌，能够产生孢子和毒素，导致各种临床表现，包括术后发热、腹痛或腹胀以及水样腹泻。很少有针对妇科患者术后患难辨梭菌感染的流行病学问题的文献报道。Abdelsattar 等进行了一项前瞻性报道，发现 0.1% 的妇科患者手术后经实验室确认为难辨梭菌感染。在 logistic 多因素回归分析中，高龄、慢性免疫抑制、低蛋白血症和术前脓毒血症与难辨梭菌的感染相关，而有趣的是，术前使用抗生素并不相关。在医疗服务中，外科患者的 HAI 风险似乎是住院患者的 2 倍。正如预期那样，术后难辨梭菌感染显著增加了住院时间、随后的急诊室评估和再入院率。如果怀疑难辨梭菌感染，医护人员（Health care workers）和访客应遵守接触

隔离措施。难辨梭菌感染检测应通过对未成形粪便标本行聚合酶链反应（polymerase chain reaction，PCR）检测。根据病情严重程度，当给予患者口服万古霉素（vancomycin）、非达霉素（fidaxomicin）或甲硝唑（metronidazole）等经验性治疗时，应停止使用潜在的致病抗生素。

手术部位感染的治疗

美国传染病学会（The Infectious Disease Society of America，IDSA）关于软组织和皮肤感染以及腹腔脓肿的指南为手术后切口感染的治疗提供了极好的循证指南。如果术后发热超过 4 天或手术切口出现红斑和 / 或硬化的情况，均应对切口感染进行评估。一般情况下，切口应根据部位进行切开或引流。如果体温大于 38℃，白细胞计数大于 12×10^9/L，并且出现红斑（>5cm）或任何坏死迹象（变色、结痂或组织脱落），应根据经验开始抗生素治疗。

浅表 / 切口感染

浅表切口感染的症状可能包括红斑、脓性外溢、疼痛或肿胀。手术部位感染通常发生在术后 48h 以后。无脓肿、无坏死性筋膜炎的手术部位蜂窝织炎患者通常可以在门诊治疗。对于有多重合并症或不能耐受口服抗生素方案的患者，应考虑住院治疗。浅表性 SSI 可使用第二代或第三代头孢菌素（如头孢唑林、头孢曲松、头孢西丁）或青霉素与 β- 内酰胺酶抑制剂组合（氨苄西林 - 舒巴坦、哌拉西林 - 他唑巴坦）治疗。

深部切口感染

在妇科手术中，深部切口 SSI 被定义为没有形成腹腔内脓肿的肌肉或筋膜感染。深部感染的多变量分析的风险因素包括 ASA≥3（aOR 1.81，95% CI：1.25~2.62）、吸烟（aOR 1.99，95% CI：1.40~2.83）、脑血管意外史（cerebrovascular accident，CVA）与神经功能缺陷（aOR 4.41，95% CI：1.54~12.65）、术前贫血（aOR 1.72，95% CI：1.21~2.43）和病态肥胖（aOR 2.23，95% CI：1.43~3.49）。

对于深部切口感染，住院时应考虑初步评估和处理，因为患者可能需要使用注射抗生素（parenteral antibiotics）。体温超过 39℃、不能耐受

口服抗生素、血流动力学不稳定或有腹腔内脓肿或腹膜炎迹象的患者应考虑住院治疗。

只要有可能,应排出积液,以减少感染源的微生物负荷,这可能涉及微侵入引流管放置或将患者带回手术室进行伤口清创(debridement)和冲洗。偶尔,感染的位置或患者的手术条件限制引流管的放置或返回手术室,危重症患者不应延迟返回手术室。经验性抗生素治疗应保留使用,并且只有在尝试诊断和治疗深部 SSI 之后,因为清除感染源将有助于更有效地改善患者的病情。如果没有退热(defervescence)或临床改善,应考虑重复影像学检查,因为可能形成了间隔脓肿。注射用抗生素通常应持续使用 24~48h,直到患者无发热和临床好转。

术后早期发热提示为侵袭性更强的病原体感染,如链球菌(化脓性链球菌)和梭状芽孢杆菌。如果患者在术后 96h 内出现发热,并且伴有全身疾病的征象,此时行切口革兰氏染色将有助于排除这些病原体的存在,因为其可引起术后快速进行性坏死性感染。如果革兰氏染色确定或提示上述任何一种微生物,应开始青霉素和克林霉素治疗,并迅速进行切口清创。

细菌培养(需氧 / 厌氧)应在含有至少 1mL 液体或组织的单个标本中进行。需氧菌血培养瓶中直接接种 1~10mL 液体,以优化需氧菌的回收率;革兰氏染色剂的制备至少需要额外的 0.5mL 液体。另外,至少留取 0.5mL 液体或 0.5g 组织进行厌氧菌培养(或直接接种 1~10mL 液体到厌氧菌血液培养瓶中)。

对于手术引起的涉及会阴、胃肠道或女性生殖道的深部感染,推荐的抗生素包括:①头孢菌素联合甲硝唑;②左氧氟沙星联合甲硝唑;③单用碳青霉烯类。庆大霉素联合克林霉素是一种常用治疗产科或妇科感染的方案。然而,由于脆弱拟杆菌(一种经常在腹腔内感染中发现的大肠菌群)耐药性上升,克林霉素不推荐作为腹腔内脓肿的一线药物。

器官间隙感染

器官间隙 SSI 可能包括附件感染或盆腔脓肿。盆腔脓肿的形成使约 1% 的妇科手术复杂化,盆腔脓肿被认为是经阴道上行感染或经皮肤,或经肠道污染,导致在骨盆下部阴道穹隆区域由积聚的血液、淋巴液、浆液及坏死碎片的双重感染而形成。

对于器官间隙感染或腹腔内感染,控制感染源的总体原则同样推动治疗。控制感染源是指减少或消除感染源,以加速对抗生素的反应和康复,这一点在脓肿存在时尤为重要。腹腔内感染的患者可能出现急性腹痛、厌食、恶心、呕吐和食欲缺乏,伴或不伴炎症体征,如发热、心动过速、呼吸急促或触压痛。当评估腹腔内感染时,螺旋扫描 CT 成像优于超声。预测腹腔内感染相关感染源控制失败的临床因素包括:初始干预延迟超过 24h、病情重、年龄大、合并症和器官功能障碍程度、低蛋白血症、低营养状况、弥漫性腹膜炎、恶性肿瘤和无法实现充分的清创或引流。先前的手术史要考虑在内,但治疗原则通常包括:①经验性抗生素治疗,取决于采样的部位和可能的来源;②从器官间隙或脓肿获取培养物进行细菌培养,以缩小抗菌治疗范围;③控制感染源或消除感染源,以减少治疗时间和持续风险。采取控制感染源的措施包括切开并清创直至显露健康的组织层面、引流脓肿及移除感染的组织或异物。

关于经验性抗生素治疗,IDSA 腹腔内指南为术后疑似腹腔内感染患者的初始治疗提供了一个很好的初始方法。大多数妇科手术会涉及来自阴道穹隆微生物的多重微生物感染,因此在选择广谱抗生素时应将该情况考虑在内。如果经 CT 成像或其他检查证实腹腔脓肿,只要可行,行经皮穿刺引流要优于手术引流。但是,如果积液是多灶性、多腔、复杂、坏死,或者不能经皮穿刺引流,则可能需要手术引流(通过开腹或腹腔镜)。血流动力学稳定的腹膜炎患者(体格检查时存在反跳痛或拒按)可开始使用经验性抗生素,并在引流前密切监测 24h。怀疑内脏或筋膜破裂的患者通常最好选择手术治疗。有时,如果最初无法充分消除感染源,则应考虑择期重复探查或延迟皮肤和 / 或筋膜闭合。

医疗相关腹腔内感染的经验性抗生素治疗应覆盖革兰氏阴性需氧菌和厌氧菌,并应以当地抗生素敏感性数据为指导,因为可能存在更多的耐药菌群。这些微生物可能包括非发酵革兰氏阴性菌(铜绿假单胞菌和不动杆菌属)和产超广谱 β- 内酰胺酶的微生物(克雷伯菌和大肠埃希菌)。可能使用的药物包括:碳青霉烯类、哌拉西林 - 他唑巴坦、头孢他啶联合甲硝唑或头孢吡肟联合甲硝唑。抗菌治疗的持续时间通常为 4~7 天,但如果难以控制感

VII

染源,则可能需要延长治疗时间。有时,与放线菌种引起的腹腔内感染一样,需要更长的治疗时间。

值得注意的是,术后即刻在手术部位出现积液的重要性可能难以评估。妇科手术后,盆腔内通常会出现一些渗液(transudate)。子宫切除术后不久很快就会出现盆腔积液,术后 4~5 周内消失。在一项小型病例研究中,Hasson 等发现这些积液与发热的发病率无关。

止血剂如氧化再生纤维素的应用在术后影像上可能表现出形似脓肿的外观。确切的作用机制尚不完全清楚,但据认为,氧化纤维素与血液混合后会形成凝胶状聚集体(gelatinous collection),从而改善血小板聚集和手术止血。氧化的再生纤维素通常在 14 天之内被吸收,但该时间也可能长达4~8 周。当这种聚集物降解时,它可以截留空气,从而表现为气液平面,这是脓肿的典型特征。独特的成像特征也可能无气液平,而是呈线性或点状的局灶性气体聚集。虽然磁共振和超声被认为是鉴别止血剂和脓肿的替代诊断方法,但也应考虑患者的其他临床特征,并仔细检查手术记录。与放射科医师沟通告知手术中使用的止血剂情况很重要。

坏死性感染

如前所述,由化脓性链球菌或梭状芽孢杆菌引起的切口感染可能在术后 48h 内出现。术后 48h内也可能出现其他更严重的感染症状,包括链球菌中毒性休克、肌肉坏死和坏死性皮肤感染。此种情况下,除了打开切口、清除坏死或感染组织、行切口分泌物细菌培养基础上使用抗生素以外,早期积极的手术治疗也是必要的。进行经验性抗生素治疗后,切口分泌物培养的结果可进一步指导抗菌治疗的方案。感染进展迅速的患者需要密切随访并评估是否需要手术治疗。坏死性感染通常是多种微生物感染,但也可能是单病菌感染,所涉及的微生物通常包括以下几种:A 族链球菌、气单胞菌、耐甲氧西林金黄色葡萄球菌和创伤弧菌。

这些通常是进行性感染,可能开始于无害的皮肤损伤,进而导致全身毒性。易感因素包括糖尿病、动脉硬化性血管疾病、水肿 / 静脉淤滞、溃疡和静脉用药。坏死性感染与高死亡率相关,30%~70%。与切口不成比例的剧烈疼痛可能是唯一的症状。任何怀疑坏死性筋膜炎的患者应及时请外科会诊,并开始经验性广谱抗生素治疗。青霉素和克林霉素是 A 族链球菌坏死性筋膜炎的首选用药方案。更典型的坏死性筋膜炎由多种微生物(需氧菌 - 厌氧菌混合)感染引起。可用的广谱抗生素方案包括以下 6 种选择:①万古霉素 + 哌拉西林 - 他唑巴坦;②万古霉素 + 碳青霉烯;③万古霉素 + 头孢曲松、甲硝唑;④利奈唑胺 + 哌拉西林 - 他唑巴坦;⑤利奈唑胺 + 碳青霉烯;⑥利奈唑胺 + 头孢曲松、甲硝唑。

出现早期发热和全身症状的另一个罕见原因是切口葡萄球菌中毒性休克综合征,此种情况下,切口表现出与整体临床表现不相符的良性特点。早期表现可能包括发热、低血压、肝肾功能异常、腹泻和切口周围红皮病,后期表现为皮肤脱屑。适当的处理同样包括打开切口、引流、采样培养及开始抗葡萄球菌治疗。

阴道残端感染

子宫切除术后阴道残端蜂窝织炎发生率占 SSI的 2.5%~6.25%。一项大型回顾性研究和系统分析结果显示,在不同手术方式之间的阴道残端感染 /脓肿的发生率没有显著差异,其中腹腔镜与机器人术式相比(OR 1.34,95% CI:0.46~3.86,P=0.59),经阴道手术与腹腔镜入路相比(OR 0.42,95% CI:0.15~1.22,P=0.10),阴道与机器人入路相比(OR0.57,95% CI:0.14~2.26)。

阴道残端蜂窝织炎或脓肿的出现可能导致阴道分泌物增多和盆腔疼痛,伴或不伴发热。评估可能的阴道残端受累应首先从彻底的体格检查开始,包括无菌窥器检查和直肠阴道双合诊(rectovaginal bimanual palpation)。窥器和双合诊都可有助于观察脓性、浆液性或不洁分泌物,这可能有助于发现阴道残端感染、血清肿或与连接肠道的瘘管。另外,在这种情况下,行经阴道超声或 CT 扫描等影像学检查也可能有帮助。如果在成像前高度怀疑瘘管形成,则需要与放射科医师一起审查特殊的 CT 成像方式。

可以采用生理盐水湿片显微镜检和阴道拭子采集标本行革兰氏染色和细菌培养的方法。细菌性阴道病可以按照 Amsel 标准通过生理盐水显微镜检查很容易诊断。在开始使用抗生素之前采集阴道培养物很重要。虽然培养结果不可避免地会包括阴道菌群和在这种情况下预期存在的多种微生物染,但若能识别一种毒力特别强的微生物,如 A 族链球菌或梭状芽孢杆菌属,将对指导临床决策具有很高的价值。

如果进一步影像学检查发现盆腔内有积液或脓肿(或没有自发引流的证据),则应考虑经阴道残端行穿刺引流。可以带患者到手术室进行阴道残端的切开和引流,这可能比在介入放射科行经皮置管引流更可取。在切开阴道残端(在大多数情况下,这可通过先前的残端闭合口来完成)和清除积液后,应放置引流管。Malecot 引流可能比简单引流(如 Jackson-Pratt)更有效,但其可能需要在阴道残端处缝合固定。或者,也可以使用 Foley 导管。无论何种引流方式,在达到最小引流量之前,应确保引流管保持在原位,可以行影像学如超声检查,确保在引流停止前已完全清除积液。

外阴感染的治疗

外阴感染的诊断和处理所涉及的微生物原则同前文所述。外阴感染可能独具挑战性,因为外阴皮下筋膜和脂肪组织的解剖特点为感染快速传播提供了条件。感染扩散范围可以从阴阜和大阴唇浅筋膜到大腿内侧筋膜,进而到腹前壁。浅筋膜的深部是深筋膜层,与前腹壁的 Scarpa 筋膜相连续。对其他相关部位的解剖学特征有扎实的工作知识可以帮助定位潜在的感染,如 Bartholin 和 Skene 腺开口在阴道外口周围的位置。

蜂窝织炎通常涉及更多浅层组织。有记载的外阴蜂窝织炎危险因素与已知的 SSI 危险因素相同,但还包括妊娠、创伤、外阴卫生措施(剃毛 / 脱毛)以及手术或分娩引起的医源性创伤。

鉴别诊断包括 Bartholin 或 Skene 腺脓肿、蜂窝织炎、外阴克罗恩病、化脓性汗腺炎和坏死性感染。高度警惕坏死性感染很重要,因为坏死性感染传播迅速,而感染迹象却延迟出现(皮肤暗淡、捻发音、浅表血栓形成)。

外阴脓肿是最常见的多微生物感染,但由于 MRSA 的高流行率,抗菌治疗应涵盖该菌。门诊治疗适用于无危险因素的轻度化脓性蜂窝织炎患者,否则,应考虑静脉注射抗生素的治疗方式,合并糖尿病者应考虑住院治疗。在评估组织活性的同时,

还应考虑手术切开和引流。

潜在的口服治疗方案包括甲氧苄氨嘧啶 - 磺胺甲噁唑(trimethoprim-sulfamethoxazole)[如果存在对甲氧西林敏感的金黄色葡萄球菌(MSSA),则使用双氯西林或头孢氨苄]。静脉注射万古霉素、达托霉素或利奈唑胺可用于严重感染(如果存在 MSSA,则可使用萘夫西林或头孢唑林)。无明显脓肿的非化脓性蜂窝织炎可以口服青霉素或头孢菌素治疗。如果症状仍未缓解或存在全身疾病迹象的中至重度蜂窝织炎,则应再次考虑静脉注射抗生素治疗和可能的清创术。静脉注射抗生素的选择通常包括广谱 β- 内酰胺类抗生素,并可额外覆盖 MRSA 或厌氧菌。

抗生素过敏

据报道,高达 15% 的住院患者对青霉素过敏,但超过 95% 的青霉素过敏患者并非对青霉素或头孢菌素真正过敏。青霉素过敏的过度报道会导致替代抗生素(例如万古霉素,克林霉素,氨基糖苷和氨曲南)的过度使用,这些抗生素的临床疗效可能不如 β- 内酰胺类药物,且价格高、不良反应也更大。此外,报道有青霉素过敏的患者携带 MRSA 或耐万古霉素肠球菌的概率增加。Blumenthal 等将过敏的标准化皮肤测试和计算机化指南与常规护理进行了比较,该研究显示,皮肤试验显著提高了青霉素和头孢菌素的安全性,对于报告青霉素过敏的患者应考虑使用这种方法。

> **要点**
>
> - 手术部位感染是最常见的手术并发症,导致费用增加、住院时间延长以及增加患者发病率和死亡率的风险。
> - 预防是控制手术部位感染的关键,需要临床医师、护士和工作人员之间的合作。
> - 在妇科手术中,大多数手术部位感染是多种微生物所致,来源于患者皮肤或阴道菌群。
> - 对术后发热患者的评估应包括手术伤口、泌尿系统、呼吸系统和胃肠道。
> - 术后 48h 内发生手术部位感染或迅速扩散,应及时进行积极检查以排除坏死性感染。

VII

■ 术后盆腔或阴道残端脓肿必须引流和培养，以提高抗生素治疗的有效性。

■ 大多数报告青霉素过敏的患者并没有立即出现超敏反应或剥脱性皮炎，否则可能会排除使用青霉素或头孢菌素。应注意澄清反应的类型，并考虑进行过敏测试。采用非 - 内酰胺抗生素预防的患者，手术部位感染的风险更高。

（李娜　秦晓燕　王飞　赵兴波　译）

参考文献

Abdelsattar ZM, Krapohl G, Alrahmani L, et al. Postoperative burden of hospital-acquired *Clostridium difficile* infection. *Infect Control Hosp Epidemiol* 2015;36(1):40–46.

Badillo AT, Sarani B, Evans SR. Optimizing the use of blood cultures in the febrile postoperative patient. *J Am Coll Surg* 2002;194(4):477–487; quiz 554–476.

Bakkum-Gamez JN, Dowdy SC, Borah BJ, et al. Predictors and costs of surgical site infections in patients with endometrial cancer. *Gynecol Oncol* 2013;130(1):100–106.

Beigi RH, Bunge K, Song Y, Lee BY. Epidemiologic and economic effect of methicillin-resistant *Staphylococcus aureus* in obstetrics. *Obstet Gynecol* 2009;113(5):983–991.

Blumenthal KG, Wickner PG, Hurwitz S, et al. Tackling inpatient penicillin allergies: assessing tools for antimicrobial stewardship. *J Allergy Clin Immunol* 2017;140(1):154.e6–161.e6.

Bratzler DW, Dellinger EP, Olsen KM, et al. Clinical practice guidelines for antimicrobial prophylaxis in surgery. *Surg Infect (Larchmt)* 2013;14(1):73–156.

Chelmow D, Rodriguez EJ, Sabatini MM. Suture closure of subcutaneous fat and wound disruption after cesarean delivery: a meta-analysis. *Obstet Gynecol* 2004;103(5, Part 1):974–980.

Classen DC, Evans RS, Pestotnik SL, et al. The timing of prophylactic administration of antibiotics and the risk of surgical-wound infection. *N Engl J Med* 1992;326(5):281–286.

Cohen SH, Gerding DN, Johnson S, et al. Clinical practice guidelines for Clostridium difficile infection in adults: 2010 update by the society for healthcare epidemiology of America (SHEA) and the infectious diseases society of America (IDSA). *Infect Control Hosp Epidemiol* 2010;31(5):431–455.

Coleman JS, Green I, Scheib S, et al. Surgical site infections after hysterectomy among HIV-infected women in the HAART era: a single institution's experience from 1999–2012. *Am J Obstet Gynecol* 2014;210(2):117.e1–117.e7.

Culligan PJ, Kubik K, Murphy M, et al. A randomized trial that compared povidone iodine and chlorhexidine as antiseptics for vaginal hysterectomy. *Am J Obstet Gynecol* 2005;192(2):422–425.

De Wilde RL, Decleer W, Dittert B. Less vaginal cuff and pelvic infection after laparoscopic hysterectomy? *Am J Obstet Gynecol* 1996;175(6):1675–1676.

Fanning J, Neuhoff RA, Brewer JE, et al. Frequency and yield of postoperative fever evaluation. *Infect Dis Obstet Gynecol* 1998;6(6):252–255.

Harbarth S, Fankhauser C, Schrenzel J, et al. Universal screening for methicillin-resistant *Staphylococcus aureus* at hospital admission and nosocomial infection in surgical patients. *JAMA* 2008;299(10):1149–1157.

Hasson J, Maslovich S, Har-Toov J, et al. Post-hysterectomy pelvic fluid collection: is it associated with febrile morbidity? *BJOG* 2007;114(12):1566–1568.

Johnson MP, Kim SJ, Langstraat CL, et al. Using bundled interventions to reduce surgical site infection after major gynecologic cancer surgery. *Obstet Gynecol* 2016;127(6):1135–1144.

Kilpatrick CC, Alagkiozidis I, Orejuela FJ, et al. Factors complicating surgical management of the vulvar abscess. *J Reprod Med* 2010;55(3-4):139–142.

Kjolhede P, Halili S, Lofgren M. The influence of preoperative vaginal cleansing on postoperative infectious morbidity in abdominal total hysterectomy for benign indications. *Acta Obstet Gynecol Scand* 2009;88(4):408–416.

Kollef M. Prevention of postoperative pneumonia. *Hosp Physician* 2007;64:47–60.

Kurz A. Thermal care in the perioperative period. *Best Pract Res Clin Anaesthesiol* 2008;22(1):39–62.

Kwaan MR, Weight CJ, Carda SJ, et al. Abdominal closure protocol in colorectal, gynecologic oncology, and urology procedures: a randomized quality improvement trial. *Am J Surg* 2016;211(6):1077–1083.

Lake AG, McPencow AM, Dick-Biascoechea MA, et al. Surgical site infection after hysterectomy. *Am J Obstet Gynecol* 2013;209(5):490.e1–499.e1.

Lazenby GB, Soper DE. Prevention, diagnosis, and treatment of gynecologic surgical site infections. *Obstet Gynecol Clin North Am* 2010;37(3):379–386.

Lo E, Nicolle LE, Coffin SE, et al. Strategies to prevent catheter-associated urinary tract infections in acute care hospitals: 2014 update. *Infect Control Hosp Epidemiol* 2014;35(suppl 2):S32–S47.

Mackeen AD, Schuster M, Berghella V. Suture versus staples for skin closure after cesarean: a metaanalysis. *Am J Obstet Gynecol* 2015;212(5):621.e1–610.e1.

Maday KR, Hurt JB, Harrelson P, Porterfield J. Evaluating postoperative fever. *JAAPA* 2016;29(10):23–28.

Magill SS, Edwards JR, Bamberg W, et al. Multistate point-prevalence survey of health care-associated infections. *N Engl J Med* 2014;370(13):1198–1208.

Mahdi H, Goodrich S, Lockhart D, et al. Predictors of surgical site infection in women undergoing hysterectomy for benign gynecologic disease: a multicenter analysis using the national surgical quality improvement program data. *J Minim Invasive Gynecol* 2014;21(5):901–909.

McElligott KA, Havrilesky LJ, Myers ER. Preoperative screening strategies for bacterial vaginosis prior to elective hysterectomy: a cost comparison study. *Am J Obstet Gynecol* 2011;205(5):500.e501–500.e507.

Peipert JF, Weitzen S, Cruickshank C, et al. Risk factors for febrile morbidity after hysterectomy. *Obstet Gynecol* 2004;103(1):86–91.

Pellegrini JE, Toledo P, Soper DE, et al. Consensus bundle on prevention of surgical site infections after major gynecologic surgery. *Obstet Gynecol* 2017;129(1):50–61.

Perencevich EN, Sands KE, Cosgrove SE, et al. Health and economic impact of surgical site infections diagnosed after hospital discharge. *Emerg Infect Dis* 2003;9(2):196–203.

Pop-Vicas A, Musuuza JS, Schmitz M, et al. Incidence and risk factors for surgical site infection post-hysterectomy in a tertiary care center. *Am J Infect Control* 2017;45(3):284–287.

Schwandt A, Andrews SJ, Fanning J. Prospective analysis of a fever evaluation algorithm after major gynecologic surgery. *Am J Obstet Gynecol* 2001;184(6):1066–1067.

Solomkin JS, Mazuski JE, Baron EJ, et al. Guidelines for the selection of anti-infective agents for complicated intra-abdominal infections. *Clin Infect Dis* 2003;37(8):997–1005.

Soper DE, Bump RC, Hurt WG. Bacterial vaginosis and trichomoniasis vaginitis are risk factors for cuff cellulitis after abdominal hysterectomy. *Am J Obstet Gynecol* 1990;163(3):1016–1021; discussion:1021–1013.

Sorensen LT. Wound healing and infection in surgery. The clinical impact of smoking and smoking cessation: a systematic review and meta-analysis. *Arch Surg* 2012;147(4):373–383.

Stevens DL, Bisno AL, Chambers HF, et al. Practice guidelines for the diagnosis and management of skin and soft tissue infections: 2014 update by the Infectious Diseases Society of America. *Clin Infect Dis* 2014;59(2):e10–e52.

Swoboda SM, Merz C, Kostuik J, et al. Does intraoperative blood loss affect antibiotic serum and tissue concentrations? *Arch Surg* 1996;131(11):1165–1172.

Tam T, Harkins G, Dykes T, et al. Oxidized regenerated cellulose resembling vaginal cuff abscess. *JSLS* 2014;18(2):353–356.

Theuer CP, Bongard FS, Klein SR. Are blood cultures effective in the evaluation of fever in perioperative patients? *Am J Surg* 1991;162(6):615–618; discussion: 618–619.

Till SR, Morgan DM, Bazzi AA, et al. Reducing surgical site infections after hysterectomy: metronidazole plus cefazolin compared with cephalosporin alone. *Am J Obstet Gynecol* 2017;217(2):187.e1–187.e11.

Uccella S, Ghezzi F, Mariani A, et al. Vaginal cuff closure after minimally invasive hysterectomy: our experience and systematic review of the literature. *Am J Obstet Gynecol* 2011;205(2):119.e1–119.e12.

Uppal S, Bazzi A, Reynolds RK, et al. Chlorhexidine-alcohol compared with povidone-iodine for preoperative topical antisepsis for abdominal hysterectomy. *Obstet Gynecol* 2017;130(2):319–327.

Uppal S, Harris J, Al-Niaimi A, et al. Prophylactic antibiotic choice and risk of surgical site infection after hysterectomy. *Obstet Gynecol* 2016;127(2):321–329.

Webster J, Osborne S. Preoperative bathing or showering with skin antiseptics to prevent surgical site infection. *Cochrane Database Syst Rev* 2015;(2):CD004985.

Wood SC. Clinical manifestations and therapeutic management of vulvar cellulitis and abscess: methicillin-resistant *staphylococcus aureus*, necrotizing fasciitis, bartholin abscess, crohn disease of the vulva, hidradenitis suppurativa. *Clin Obstet Gynecol* 2015;58(3):503–511.

Yu L, Kronen RJ, Simon LE, et al. Prophylactic negative-pressure wound therapy after cesarean is associated with reduced risk of surgical site infection: a systematic review and meta-analysis. *Am J Obstet Gynecol* 2018;218:200.e1–210.e1.

VII

第 34 章

妇科患者围手术期休克

Arthur Jason Vaught

休克被定义为一种器官灌注不足的状态,可以由多种病因引起。无论病因如何,休克状态都会导致氧化应激、细胞损伤和全身炎症反应综合征(systemic inflammatoryresponse syndromes, SIRS),并加重或导致多系统器官功能障碍综合征(multisystem organ dysfunction syndrome, MODS)。虽然休克的病因多种多样,但明确灌注不良(malperfusion)的起始病因很重要。本章介绍休克的病因、引起的细胞生理和器官紊乱,炎症和器官损伤的相互作用,并讨论每种药物的治疗干预措施。

休克分类

休克是一种循环衰竭状态,造成器官灌注不足或细胞缺氧和能量利用紊乱,导致无氧代谢(图34.1)。可通过临床表现(如低血压、呼吸急促、无远端脉搏)、实验室检查(如乳酸)或血流动力学(Swan-Ganz 导管、经胸壁超声心动图)检查来诊断休克。大多数休克病例都是利用这三方面信息来诊断和处理的。根据其根本的病理生理学改变,可将休克分为四类:低血容量性、分布性、心源性和梗阻性。低血容量性休克的常见原因包括出血、脱水

和胃肠道丢失(腹泻、呕吐)。分布性休克的各种原因包括脓毒症、脊髓损伤伴神经源性休克、肾上腺功能不全、过敏反应和缺血/再灌注。心源性休克的可能病因包括急性心肌梗死、严重的心瓣膜病变以及因缺血、病毒或炎症引起的心肌病。梗阻性休克的原因包括张力性气胸、心包压塞、缩窄性心包炎和急性肺栓塞。

休克的治疗应该针对其根本性病理改变,这在不同类型休克之间以及同一类型内部均有所不同。虽然休克可能由单一病因引起,但认识到多种病因并存可能性,以及一种类型的休克可能导致或加重另一类型休克,对于制定合适的治疗方案至关重要(表 34.1)。

表 34.1

休克的分类

休克的类型	妇科/产科患者的病因
低血容量性休克	出血,糖尿病酮症酸中毒,脱水,妊娠剧吐
梗阻性休克	大面积肺栓塞,心包压塞,张力性气胸,腹腔间隔室综合征
分布性休克	肾上腺功能不全,脓毒症,过敏反应
心源性休克	围产期心肌病,心肌梗死,应激性心肌病

VII

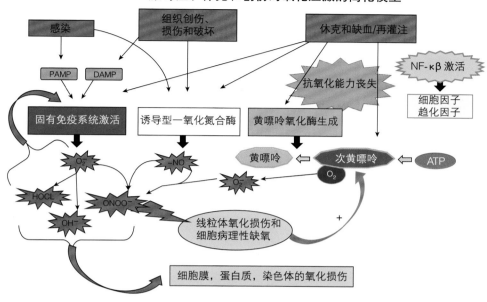

脓毒症、休克和创伤时氧化应激的简化模型

图 34.1　脓毒症、休克和创伤中氧化应激的简化模型显示了这些损伤产生氧化应激的重叠性质。感染、组织损伤和缺血／再灌注损伤都通过免疫细胞上 toll 样受体识别的分子模式激活固有免疫系统，进而产生多种氧化物质。此外，一氧化氮的生成也被上调。休克和缺血／再灌注损伤也可能不可逆地将黄嘌呤脱氢酶裂解为黄嘌呤氧化酶，增加氧化应激的产生。最后，显著的细胞氧化应激可引起线粒体损伤和细胞病理性缺氧
PAMP（pathogen-associated molecular patterns）：病原体相关的分子模式；DAMP（damage-associated molecular patterns）：损伤相关的分子模式；氧化种类：HOCL（hypochlorous acid），次氯酸；O_2^-（superoxide）：超氧物；NO（nitric oxide）：一氧化氮；OH$^-$（hydroxide）：氢氧化物；ONOO$^-$（peroxynitrite）：过氧硝酸盐。

休克的生理反应

　　机体对休克的主要反应是维护体内平衡，维持机体最重要脏器 - 心脏和大脑的灌注，这种急性的循环改变存在于各种类型的休克中。无论是脓毒症休克时心排血量增加而全身血管阻力（systemic vascular resistance，SVR）降低，还是心源性和低血容量性休克时外周血管收缩，机体在应激状态下的目的是维持中心灌注。

低血容量性（失血性）休克

　　在低血容量性／失血性休克［（Hypovolemic（Hemorrhagic）Shock）］中，机体对循环衰竭的反应是通过增加外周 SVR 和提高心率应对循环衰竭，以在血容量耗竭状态下维持心排血量。急性失血性休克可分为四级：Ⅰ级失血性休克，失血量小于全身血容量的 15%（70kg 个体约为 750mL），在这种失血程度下，心脏收缩力和心率的增加可以维持心排血量和器官灌注；Ⅱ级失血性休克，失血量占全身血容量的 15%~30%（70kg 个体约为 1 500mL），在失血量如此之大时，心率和心脏收缩力增加的急性代偿机制不再能维持心排血量，通过收缩外周和肠系膜血管床使得收缩压得以维持，舒张压升高，从而导致脉压变窄；Ⅲ级失血性休克是指失血量占全身血容量的 30%~40%（70kg 个体约大于 1 500mL），此种程度的失血使得心排血量发生严重改变，血管收缩不再能维持收缩压，大脑和心脏的灌注压下降，患者出现精神状态改变和明显的休克迹象，实验室检验异常指标显示无氧代谢，如乳酸升高、血清碳酸氢盐降低、急性肾损伤和临近肝脏休克引起的转氨酶升高；Ⅳ级失血性休克定义为失血量大于全身血容量的 40%，在这种程度的休克时，可出现严重的低血压、心动过速和意识水平严重低下（表 34.2）。

VII

表34.2

低血容量性／失血性休克的分级

	Ⅰ级	Ⅱ级	Ⅲ级	Ⅳ级
失血量 /mL	<750	750~1 500	1 500~2 000	>2 000
失血量 /% 血容量	≤15%	15%~30%	30%~40%	≥40%
脉率 / 次·min⁻¹	<100	100~120	120~140	>140
血压 / mm Hg	正常	正常	下降	下降
脉压 / mm Hg	正常或升高	下降	下降	下降
毛细血管充盈	正常	延迟	延迟	延迟
呼吸频率	14~20	20~30	30~40	>35
尿量 / mL·h⁻¹	>30	20~30	5~15	可以忽略不计
中枢神经系统 / 精神状态	轻微焦虑	轻度焦虑	焦虑，意识模糊	意识模糊，昏睡
容量补充	晶体	晶体	晶体和血液	晶体和血液

分布性休克

在分布性休克（distributive shock）中，存在 SVR 下降，以及代偿性心率增加和继发性心排血量增加。分布性休克包括脓毒症休克、神经源性休克和过敏性休克几种类型。无论哪种类型的分布性休克，都存在 SVR 的下降。

根据美国危重症医学学会（Society of Critical Care Medicine，SCCM）2016 版指南，脓毒症休克被描述为在进行了充分的液体复苏后，仍存在伴有持续性低血压和乳酸酸中毒的脓毒症。在脓毒症中，SVR 的降低通常继发于促炎性细胞因子引起的炎症反应失调，进而引起明显的血管舒张和血管麻痹。细菌毒素如脂多糖和 / 或脂磷壁酸的释放进一步加剧了这种情况。这些毒素导致一系列介质的级联反应（cascade of mediators），这些介质独立地与血管系统中的 toll 样受体结合，加重休克和细胞功能障碍。从而通过升高心率来代偿性增加心排血量。如果低血压持续存在，心率的增加无法对低血压起到完全代偿作用，无氧代谢随之发生。

神经源性休克的心血管变化通常以心动过缓和 SVR 下降及伴发的血管舒缩张力丧失为特征。神经源性休克的血管麻痹是继发于血管舒缩输入冲动（vasomotor input）的丧失、交感神经张力降低同时副交感神经张力增加。感染性休克通常由感染性损伤引起，而神经源性休克通常由高位脊髓损伤或椎管内阻滞术引起。无论源于何种情况，休克都会造成组织灌注不足。

心源性休克

心源性休克（cardiogenic shock）是指心脏泵衰竭和心排血量减少，同时伴 SVR 代偿性增加。心源性休克可继发于心肌病、心律失常和心脏瓣膜衰竭（如瓣膜狭窄或严重反流）。诊断心脏泵衰竭的关键在于高度可疑的临床表现和心脏影像学检查。识别心肌梗死和心力衰竭的危险因素是关键，体格检查也至关重要，因为通过体检可以发现心音低沉、下肢水肿、肺部啰音和颈静脉扩张等体征。

梗阻性休克

梗阻性休克（obstructive shock）的发生源于心脏泵供血功能的衰竭（impendence of blood），其诱因可以是大面积肺栓塞、心包压塞导致的右心室完全闭塞或张力性气胸。与心脏（泵）衰竭一样，其生理机制同样是心排血量的丧失和 SVR 的代偿性增加，诊断的关键也是体格检查、危险因素识别以及影像学检查。知识框 34.1 所示为描述梗阻性休克患者的临床案例。

休克并发症

持续的休克状态会导致氧化损伤的非线性增加，以及炎症级联反应和固有免疫系统的激活，即使不存在脓毒症的情况也是如此。休克程度的加重和持续时间的增加会导致器官功能障碍，最终导致多器官功能障碍综合征（multiple organ

梗阻性休克:肺栓塞患者

患者,41 岁,女性,足月剖宫产术后 3 天。既往有高血压病史,于 1 天前开始重新服用术前所用降压药物。患者诉心悸加重和呼吸急促。生命体征:体温 37.5℃,心率 145 次/min,呼吸频率 35 次/min,血压 145/80mmHg;6L 鼻导管吸氧状态下血氧饱和度为 90%。

问题 1:鉴别诊断是什么?

答: 鉴别诊断包括低血容量(失血)和脓毒症引起的心动过速。然而,综合考虑患者心动过速、呼吸急促、产后和低氧血症等情况,医生诊断时应首先考虑与静脉血栓栓塞症相鉴别。

胸部 X 线检查,结果未见明显异常,实验室检查结果如下:

CBC:白细胞 11.5×10^9/L,血红蛋白 $98 \times$ g/L,血细胞比容 36%,血小板 300×10^9/L

BMP:Na 138mmol/L,K 4.1mmol/L,Cl 104mmol/L,碳酸氢盐 21mmol/L,BUN $5.0 \times$ mmol/L,肌酐 79.6μmol/L,葡萄糖 4.3mmol/L

凝血系列:未见异常

体格检查显示患者意识清醒、反应灵敏,但焦虑、呼吸急促。肺部检查无明显异常。自觉心动过速,心电图显示窦性心动过速。颈静脉扩张。腹部轻触痛,手术切口干燥、清洁、完整,恶露正常,宫底硬,脐下 3cm。四肢查体显示 1+ 非凹陷性水肿,但是右下肢小腿腓肠肌触压痛,且比左小腿粗。

问题 2:下一步诊治方案是什么?

答: 这些体征和症状均与肺栓塞有关。如果高度怀疑肺栓塞,并且如果没有出血的迹象存在,开始足量抗凝带来的好处可能超过延迟成像检查的风险。

患者的 CT 血管造影显示大面积鞍状肺栓塞并右心室扩张,提示出现右心室劳损。当患者做完造影返回时,其血压降为 75/50mmHg,并且对液体复苏没有反应。这时启动快速应急程序,患者被转至 ICU,并开始使用血管升压药,随后其血压上升到 100/50mm Hg。患者的血氧饱和度进一步恶化,继而行气管插管,气管插管后患者血流动力学得以保持稳定。

问题 3:最可能的诊断是什么?

答: 最可能的诊断是大面积肺栓塞引起梗阻性休克。对于所有类型的梗阻,治疗的下一步都是消除梗阻因素。不幸的是,患者有手近期手术史,不宜采用组织纤溶酶原激活剂(tPA)进行抗凝治疗。然而,可以选择其他治疗方式包括导管引导下的 tPA(静脉注射 tPA,一种溶栓剂)、程序取栓术和手术取栓术。血栓负荷减轻后,只要右心衰竭不持续,患者的血流动力学应该得到改善。

dysfunction syndrome,MODS)。此外,休克还会造成和增强血管舒张,导致复合型(混合型)分布性休克。炎症级联反应的激活和随后的促炎状态会导致一系列生理变化,体温方面如高热(温度 >38℃)或罕见的低体温(温度 <36℃)、心率(心动过速,心率 >90 次/min)、每分钟通气频率(呼吸频率 >20 次/min)和白细胞计数的变化(白细胞计数 >12×10^9/L,粒细胞增多 >10%,或罕见的白细胞减少症,白细胞计数 <4×10^9/L),其中出现两个或两个以上的变化,则定义为全身炎症反应综合征(SIRS)。

血管舒张

休克期间,血管平滑肌功能发生改变,导致血管舒张。休克时,ATP 产生减少、细胞质钙减少、肌球蛋白的磷酸化水平降低,以及平滑肌收缩力的降低直接导致了血管平滑肌功能的改变。一氧化氮合酶的上调促进了血管舒张,随后增加了一氧化氮的生成,导致更大的血管平滑肌松弛。结果,SVR 下降并发生分布性(或血管舒张性)休克。因此,分布性休克可以发展成为其他类型的休克。血

管扩张状态可以持续数天,可能需要长期使用血管收缩剂来维持适当的平均动脉压(mean arterial pressure,MAP)以确保组织灌注。低灌注程度的加重和持续时间的延长增加了这一系列事件的严重程度。低血容量性、梗阻性和心源性休克都可能在复苏后引发分布性或血管舒张性休克。在纠正了最初的根本性生理不足问题(如失血性休克)后,需要后续治疗来改善血管扩张程度,而不是单纯的容量替代。

组织缺氧和脓毒症都可能导致下丘脑产生血管升压素和肾上腺产生皮质醇的减少。此外,使用依托咪酯作为气管插管的诱导剂通常与一段时间的肾上腺功能不全有关。血管升压素或皮质醇的缺乏会导致血管扩张和分布性休克,而对正性肌力药物治疗效差。这些缺乏问题与一氧化氮诱发的血管扩张引起的分布性休克并存,并可能使其他类型休克的治疗复杂化。

凝血功能障碍

如果血压得以维持正常,大量失血可能持续,而不发生凝血功能障碍;但如果出现休克,凝血障

碍进一步发展,失血量就会减少。组织缺氧直接加重凝血功能障碍,持续休克加重因失血、低体温和感染引起的紊乱。凝血系统、抗凝和纤溶途径与炎症系统存在明显的叠加效应,低灌注和组织缺氧将通过多种机制加重凝血系统促凝和抗凝两方面的改变。缺氧可直接改变组织因子、tPA 的释放和蛋白 C 的活化。这些变化相互叠加并加剧了因出血、低体温和脓毒症引起的变化。因此,在休克患者的复苏和治疗过程中,认识到休克状态可能会发展为凝血障碍,并因休克状态而加重,对于最大限度地降低与凝血系统紊乱相关的出血和并发症的发生非常重要。

心、肾功能不全

休克后心功能障碍可能相当严重,但复苏后容易被忽视。即使是年轻、健康个体也可能会发生心功能障碍,而在老年人或有心脏基础病变的患者中通常情况会很严重。在休息时,心脏是所有器官中摄氧率最高的。休克引起的心动过速大大地增加了心脏的氧需求,同时缩短了舒张期灌注时间。在休克状态下,灌注压的降低和氧需求的增加,加上心率的增加,很快便会造成缺氧状态,导致无氧代谢和 ATP 生成的缺失。钠 / 钾(Na/K)和钠 / 钙(Na/Ca)ATP 酶泵均出现功能失调。从而,出现细胞肿胀、收缩力丧失以及心脏顺应性降低。

无论在休克的代偿期还是非代偿期,肾功能和肾浓缩能力都可能发生显著改变。为了维持正常功能,肾脏也需要持续 ATP 生成。肾脏通过维持肾髓质内的浓度梯度来浓缩尿液;值得注意的是,在正常情况下,肾髓质相对缺氧。在灌注受限时,ATP 酶泵不能保持足够的浓度梯度,恢复有效灌注后,尿量会过多并稀释。因此,肾脏产生尿量的多少是衡量休克期后血流灌注是否充分的指标。

休克异常参数

无论休克病因如何,对休克治疗干预的目标都是恢复足够的组织灌注,以减轻细胞和器官损伤,因为持续的组织缺氧是多器官损伤发展的最重要辅助因素之一。组织灌注依赖于含氧血液的前向流动和足够的灌注压力。如上文所述,在复苏期间和复苏后对器官灌注充分性的评估,可能会因心脏顺应性和功能的改变、肾功能的改变以及继发于组织缺氧的分布性休克而复杂化。

没有哪种单一的测量方法可以在所有情况下具备足够的敏感性或特异性,来评估器官灌注的充分性,因此,可能需要一系列的技术方法。下文简要概述了常用的技术方法,并且概述了哪些具有充分性,哪些不具有。

评估灌注充分性的一种方法是通过测量血清乳酸或碱缺失(base deficit,BD)来评估灌注不足的副产物累积。灌注不足的细胞必须进行无氧代谢才能继续产生 ATP,无氧代谢的副产物包括产生的乳酸、ATP 代谢过程中以及线粒体呼吸过程中产生的其他酸的累积,这些往往导致 BD。虽然这两种测量方法有相似性,但它们有不同的特点和局限性。此外,尽管这些测量可能意味着灌注不足,但并不能表明存在生理缺失或导致组织缺氧的问题,例如血容量不足、心脏功能障碍或分布性休克。因此,它们必须在能提供潜在缺失问题评估的附加信息的背景下使用。

静脉血氧饱和度

另一个衡量输氧和复苏充分性的方法,是使用静脉血氧饱和度替代危重患者的全身供氧量(systemic oxygen delivery,DO$_2$)、全身耗氧量(global oxygen consumption,VO$_2$)和输送氧消耗率(氧摄取率,extraction ratio,ERO$_2$)之间的平衡。随着耗氧量相对于输送氧量的增加,氧摄取率增加,反映为静脉血氧饱和度的下降。在正常情况下,正常摄氧量约为 30%,氧饱和度维持在 70%。对全静脉血氧饱和度最精确的测量方法是混合静脉血氧饱和度(mixed venous oxygen saturation,SvO$_2$),是指回流到右心的血液中氧合血红蛋白所占的百分比,反映了包括冠状窦在内的来自身体各个部位的静脉血的氧饱和度。该测量是在肺动脉水平进行的,需要放置肺动脉导管(pulmonary artery catheter,PAC)。另一种方法是通过位于上腔静脉或右心房的中心静脉导管测量中心静脉血氧饱和度(central venous oxygen saturation,ScvO$_2$)。两者略有不同,一些数据显示两者可能无法互换。由于 SvO$_2$ 测量是在从冠状动脉窦排出低氧血之后进行的,因此 ScvO$_2$ 可能比 SvO$_2$ 高约 6%。然而,两者的趋势似乎都可以充分反映复苏效果。一般情况下,当 ScvO$_2$ 和 SvO$_2$

的值分别小于 70% 和 65% 时,说明代偿性氧摄取增加了。SvO_2 和 $ScvO_2$ 的变化迅速,因此,静脉血氧饱和度可以和血清乳酸一起作为复苏效果的实时评估指标。在脓毒症和其他形式的休克中,使用静脉血氧饱和度指导复苏已被证实可以有针对性地改善复苏和结局,并且在某些情况下可能优于乳酸。

心源性休克时,使用 $ScvO_2$ 和 SvO_2 有助于评估是否需要正性肌力药物支持,如多巴酚丁胺(dobutamine)、肾上腺素(epinephrine)或异丙肾上腺素(isoproterenol)。研究表明,增加调节心律和肌力的药物有助于缓解心脏衰竭,帮助恢复器官灌注,尤其是在液体超负荷的利尿过程中。静脉血氧饱和度的局限性包括需要进行有创操作放置肺动脉导管或中心静脉导管。此外,在真正有分流的患者(例如肝衰竭患者)和出现细胞病理性缺氧(ATP 生成减少导致的缺氧)的患者中,氧摄取量将减少,静脉血氧饱和度可能会异常。

心排血量评估

评估心脏充盈和心排血量都是指导复苏的常用方法。为了保证将充足的氧气输送到组织,心脏必须保持足够的心排血量。心排血量由心率和每搏输出量决定,每搏输出量则由心脏的充盈和收缩程度决定。中心静脉压(central venous pressure, CVP)、肺动脉压、肺毛细血管楔压(pulmonary capillary wedge pressure, PCWP)、脉压变异度(pulse pressure variation, PPV)、每搏输出量变异度(stroke volume variation, SVV)和超声心动图被用于评估前负荷充盈和补液反应性。补液反应性(fluid responsiveness)通常被定义为在行血管内补液时,心排血量增加 10%~15%,同时伴有血压和器官灌注量的增加。补液反应性评估指标分为静态和动态两种。静态指数或指标通常为 CVP 和 PCWP。补液反应性的动态指标是心脏超声的 PPV、SVV 和下腔静脉(inferior vena cava, IVC)的塌陷度。最近, CVP 和 PAC 已不被推荐用作指导液体复苏的指标。有研究证明 CVP 对于评估补液的反应性并不可靠,在一项大型 meta 分析中, PAC 并未改变全因死亡率(all-cause mortality)。

补液反应性的静态指标(即 CVP)在液体治疗评价中被证明不可靠,更推荐采用 PPV、SVV 和 IVC 塌陷度等动态指标。SVV 通过吸气和呼气期间每搏输出量的差异进行测量,然后取平均值, SVV 大于 10% 通常表示补液治疗有反应。PPV 的计算为脉压最大值和脉压最小值之差除以单次呼吸期间的脉压平均值,并在 3~5 个呼吸周期中进一步平均。PPV 大于 13% 表示液体治疗有反应性。尽管这些动态指标正在成为衡量心血管充盈的良好指标,但它们的应用仍存在一些局限性。

休克的治疗

休克的治疗应以纠正潜在的生理缺陷或导致器官灌注不足的缺陷为目标,如(a)低血容量,(b)血管扩张,或(c)心功能不全。应注意基础疾病的治疗(如产后出血时行子宫切除术,脓毒症时应用抗生素,大面积肺栓塞时行溶栓治疗)。休克的继发性炎症成分是组织缺氧的结果。因此,积极纠正休克的根本主要原因,可能无法改善甚至加重复杂休克的其他成分。在疾病发展过程中,每种休克成分的占比都会发生变化,认识到这一过程的动态性质很重要。

虽然对潜在病因的适当治疗可以改善休克状态,但对组合病因的不正确治疗可能会加重灌注不足或导致其他继发性问题,如腹壁间室综合征或急性容量超负荷。例如,用血管收缩剂治疗由心排血量降低而引发的低血压患者,会增加 SVR、升高血压,但实际上反而会降低心排血量。当失血性休克或心源性衰竭用大剂量血管升压药治疗,而不是适当地使用血液制品或药物来改善心脏功能时,这种情况也可能会发生。

失血性休克的治疗

产科和妇科患者休克最常见的原因是出血。随着对创伤出血处理的改进,对失血性休克患者复苏的理解取得了重要进展。虽然失血量有限的患者(Ⅰ级和Ⅱ级失血性休克)可能对晶体液复苏有反应,但出血量较大的患者将需要血液和血液成分(blood and blood component)治疗。失血性休克患者复苏的目标是在避免凝血障碍、体温过低、进行性酸中毒和过量使用晶体液的同时,实现快速的循环容量补充。

严重失血性休克患者可能发生意识水平的改

变,应评估其气道的安全性和维持氧合的能力,并根据需要建立气道。应建立两个大口径(18 口径或更大)静脉输液通道,以确保输注晶体液和血液制品的能力,而不受导管流量和细胞溶解的限制。应通过以下措施来保持患者的正常体温,如使用温热液体、液体加温装置、温度在 38~40℃ 的加热式呼吸机回路、强制空气加温装置以及将室温设置为 26.5~29℃。表 34.3 显示了其他可供选择的置管类型。

表34.3

常用的中心置管类型

置管类型	用途
三腔中心导管	静脉注射药物和血管升压药
非隧道式导管(临时) Shiley	血液透析导管
心导管或导入式导管	用于快速输血或输液或用于肺动脉漂浮导管给药
肺动脉导管	通过心导管或导入式导管放置。用于评估中心心脏容量状态和心功能

如果出血已得到控制,且不存在既往缺血性心脏病史,在失血量不超过血容量的 30% 时,可采用晶体液复苏治疗,而不必使用血液制品。失血量超过 30% 的患者通常需要输血和血液制品。持续失血的失血性休克患者的输血方法与无休克的大量失血患者不同。通常情况下,出血复苏的重点是用晶体溶液和浓缩红细胞(packed red blood cells,PRBC)补充循环容量。在补液、输血量与失血量相匹配且不影响血流动力学的情况下(等容性失血),可以大量输注血液而不会发生凝血功能障碍,而其他血液制品,如新鲜冷冻血浆(fresh frozen plasma,FFP)、冷沉淀或血小板,则应根据实验室异常分析结果进行输注。但是,休克和组织缺氧的存在会导致凝血功能障碍,可能需要使用其他血液成分进行经验性治疗。一项主要来自民用和军事创伤文献的数据研究了一种治疗大出血患者的方法,该方法限制了复苏时晶体液的使用,而是采用比例接近 1:1:1 的 PRBC、FFP 和血小板的混合血液替代品。为了达到该目的,大多数中心都制订了大量输血预案(massive transfusion protocols,MTP),一旦启动可以提供正确比例的血制品。对于所有的患者来说,绝对的激活点是很难确定的。对于初次

使用 2 单位 PRBC 后仍有持续出血(或持续出血风险)和低血压(收缩压 <90mmHg)的患者,应考虑启动 MTP。对于伴有严重酸中毒、凝血障碍、血小板减少或体温过低的出血患者,应考虑启动 MTP。冷沉淀制剂或重组因子Ⅶ等其他血液制品的使用和时机,在实践中仍存在争议和变数。氨甲环酸(tranexamic acid)的使用越来越普遍,结果显示其在产科出血中的使用可降低死亡率。有关 MTP 的其他讨论和示例,请参阅第 8 章。

分布性休克(脓毒症)的治疗

产科和妇科患者发生分布性休克的最常见原因是脓毒症。在所有分布性休克的病例中,根本问题是严重的血管舒张导致灌注压不足。因此,治疗应在补充血容量的同时,主要针对于增加血管舒缩张力。根据病因不同,获得一定治疗效果的治疗药物和方法也会不同,下文将对此进行讨论。

脓毒症是一个常见问题,也是产科和妇科手术患者群体中最常见的危重疾病原因之一。最近,美国危重病医学学会(Society of Critical Care Medicine,SCCM)2016 版指南修改了脓毒症的诊断标准。现在脓毒症被认为是一系列疾病,既非"严重",又非"不严重"。脓毒症本身是一种严重危及生命的疾病,可导致多器官系统衰竭。SCCM 发布了脓毒症 sepsis-3 指南,放弃了 SIRS 术语,转而推荐使用顺序器官衰竭评估(Sequential Organ Failure Assessment,SOFA)评分来评估潜在脓毒症患者器官功能障碍的严重程度(表 34.4)。

脓毒症休克的治疗包括三个关键部分:控制感染源,恰当的经验性抗生素治疗,以及通过充分的静脉补液和血管升压药来恢复细胞灌注。

充分控制感染源的重要性如何强调都不为过。清除坏死或感染的组织、清除感染的积液、清除或控制肠道连接(enteric connections),以及减低细菌负荷,这些都是充分控制感染源的重要组成。应寻求感染源的具体解剖位置,尽快确定或排除潜在的感染源,在脓毒症诊断后 12h 内采取干预措施实现感染源控制。对于经过初步努力实现感染源控制的危重患者,以及尽管使用了恰当的抗生素治疗但仍无效的危重患者,应评估感染原发灶控制失败的情况,通常是通过诊断性影像学检查,如计算机断层扫描(computed tomography,CT)。

表 34.4

顺序器官功能衰竭评估（SOFA）评分

变量	0	1	2	3	4
呼吸（PaO_2/FIO_2）	>400	≤400	≤300	≤200	≤100
凝血（血小板 $\times 10^3/\mu L$）	>150	≤150	≤100	≤50	≤20
肝脏（胆红素）mg/dL	<1.2	1.2~1.9	2.0~5.9	6.0~11.9	>12.0
心血管	无高血压	MAP<70mmHg	Dop≤5	Dop>5 Epi≤0.1 NE≤0.1	Dop>15 Epi>0.1 NE>0.1
中枢神经系统（GCS）	15	13-14	10-12	6-9	<6
肾脏（肌酐）mg/dL	<1.2	1.2~1.9	2.0~3.4	3.5~4.9	>5.0

MAP（mean arterial pressure）：平均动脉压；Dop（dopamine）：多巴胺［$\mu g/(kg \cdot min)$］；Epi（epinephrine）：肾上腺素［$\mu g/(kg \cdot min)$］；NE（norepinephrine）：去甲肾上腺素［$\mu g/(kg \cdot min)$］。

肌酐 1mg/dL 相当于 $88.4\mu mol/L$，胆红素 1mg/dL 相当于 $17.1\mu mol/L$。

及时、恰当的经验性抗生素治疗对脓毒症休克患者至关重要。重要的观察性研究数据表明，经验性抗生素覆盖率不足（不能对所有病原体均有效）显著增加了死亡率，尽管在敏感性恢复时改变了治疗方法。因此，经验性治疗应该选用能覆盖所有可能病原体为目标的广谱抗生素开始，一旦获得培养和药敏数据，则应逐步降阶。一旦疑诊脓毒症和脓毒症休克，应立即开始抗生素治疗，最好在 1h 内开始。在一项针对脓毒症休克危重患者的大型观察性研究中，从发生休克开始，抗生素治疗每延迟 1h，死亡率增加 12%。应获取适当的培养数据，以实现抗生素的降阶治疗，并缩窄用药方案至治疗相关病原体所需的最低药物剂量。如上所述，对于经恰当治疗仍无效的患者，应定为感染源控制不足，而不是简单地将抗生素疗程延长至 7 天以上。

脓毒症休克患者治疗的第三个关键部分是恢复细胞灌注。脓毒症患者的休克通常既有容量耗竭又有血管扩张。此外，一些患者的心功能也会发生改变。随着复苏的进行，应不断监测容量状态、血压、器官功能和器官灌注情况，以评估复苏的有效性，指导并调整治疗。

复苏目标包括：

- 平均动脉压≥65mmHg
- 尿排出量≥$0.5mL/(kg \cdot h)$
- 组织氧合正常
  - 中心静脉（上腔静脉）或混合静脉血氧饱和度分别为 70% 或 65%
  - 血清乳酸正常

意识到先前存在的合并症或其他临床状况需要调整这些观察指标，对于成功复苏至关重要。

初始治疗的目的是用 30mL/kg 的晶体液复苏来补充容量不足。根据对容量状态的分析可能需要更多的晶体液，这要基于对容量反应性的持续评估。但是，过量输注晶体液可能会加重急性肺损伤和水肿，并增加腹腔间隔室综合征的风险。对需要大量输液的患者选择输注白蛋白可能会更好。经充分液体复苏后仍存在低血压或低灌注的患者，加用血管升压药将更有益。首选的一线血管升压药是去甲肾上腺素，其比其他药物有更好地恢复内脏灌注的效果。心功能低下的患者可能需要加用正性肌力药物以达到足够的心排血量。肾上腺素可作为去甲肾上腺素的补充或替代用药。选择性正性肌力药物可考虑与去甲肾上腺素（如多巴酚丁胺或米力农）联合使用。表 34.5 列出了常用的血管升压药和正性肌力药的剂量。

表 34.5

血管升压药和正性肌力药

	剂量
血管升压药	
去甲肾上腺素（norepinephrine）	$0.01\sim1\mu g/(kg \cdot min)$
肾上腺素（epinephrine）	$0.01\sim1\mu g/(kg \cdot min)$
去氧肾上腺素（phenylephrine）	$0.5\sim3\mu g/(kg \cdot min)$
血管升压素（vasopressin）	$0.01\sim0.03U/min$
多巴胺（dopamine）	$1\sim15\mu g/(kg \cdot min)$
正性肌力药	
多巴酚丁胺（dobutamine）	$1\sim20\mu g/(kg \cdot min)$
米力农（milrinone）	$0.1\sim0.75\mu g/(kg \cdot min)$

VII

严重脓毒症和脓毒症休克患者可发生与血管升压素缺乏或肾上腺功能不全有关的分布性休克。对去甲肾上腺素反应差或需要大剂量去甲肾上腺素方能维持血压的患者,可能存在血管升压素缺乏。血管升压药的添加宜按 0.03U/min 开始,再根据降低去甲肾上腺素剂量带来的反应性进行调整。由于血管升压素具有明显的血管收缩作用,该药不应作为一线药物使用,超推荐剂量用药只能用于抢救时。肾上腺功能不全可能是脓毒症进展的结果,也是对血管升压素治疗反应不足的原因之一。目前,尚无法评估血清氢化可的松产出充足与否的绝对值。因此,当患者对血管升压素治疗无反应时,可推定存在肾上腺功能不全。为解决这一问题,给予氢化可的松(50mg/6h)治疗,然后在无需血管活性支持和血压正常时,逐渐减少氢化可的松用量。知识框 34.2 显示了描述分布式休克患者管理的临床案例。

其他情况也可能导致血管升压素或肾上腺功能不全,比如组织缺氧和严重休克均可能导致这两种情况。在这些情况下对血清皮质醇水平的评估仍存在争议,因为很难确定特定状态下血清皮质醇的绝对水平。

心源性休克的治疗(Treatment of Cardiogenic Shock)

急性心力衰竭在妇产科不是常见的休克原因,对于罕见的心源性休克,其治疗处理原则与其他发生心力衰竭的情况类似,治疗主要依赖于对心力衰竭的诊断和病因。体格检查、心电图、实验室检验(肌钙蛋白、脑钠肽前体)和影像学检查是诊断的关键。妇科患者术后心衰的最常见原因是心肌梗死,应请心脏科和 / 或重症监护科会诊。对于产科 / 妇科患者而言,关键是心肌缺血的二级预防。对既往合并心肌梗死病史的患者,应请心脏科会诊。在血压或灌注充足的情况下,应停止使用 β 受体阻滞剂和其他心血管药物。如果患者因支架植入或经皮介入史而需服用阿司匹林,术前应继续服用,术后若无出血顾虑应重新开始服用阿司匹林。

梗阻性休克的治疗

产科 / 妇科患者发生梗阻性休克最常见的原因是大面积肺栓塞。这是由于妊娠或妇科肿瘤患

知识框 34.2　脓毒症引起的分布性休克临床案例

患者 22 岁,腹腔镜卵巢囊肿切除术后 5 天。患者术后恢复顺利,术后第 1 天出院。近 2 天患者一直恶心、呕吐,无法进饮食和口服药物治疗,经历了进行性加重的腹痛并一直精神萎靡。

在急诊科,她的生命体征是体温 38.3℃,心率 125 次 /min,血压 85/50mmHg,呼吸频率 30 次 /min。患者意识清醒,机敏灵活,但自觉疲乏无力,嗜睡。

急诊科医师给予输注 1L 晶体液,并进行一些实验室化验检查,包括全血细胞计数、生化代谢检查、凝血检查和乳酸水平。心电图显示窦性心动过速,心率为 125 次 /min。

问题 1:最有可能的诊断是什么?

答:虽然精神状态的改变应考虑到所有类型的休克,但发热、低血压、呼吸急促应考虑到脓毒症休克。根据美国危重病医学会 spesis-3 指南,她符合所有三个特征:精神状态改变、收缩压小于 100mmHg、呼吸频率大于 22 次 /min。

患者的化验结果如下:

BMP: Na 135mmol/L,K 3.6mmol/L,Cl 97mmol/L,碳酸氢盐 16mmol/L,尿素氮 6.4mmol/L,肌酐 114.9μmol/L,葡萄糖 7.4mmol/L

全血细胞计数:白细胞 28 × 10⁹/L,血红蛋白 113g/L,血细胞比容 34%,血小板 200 × 10⁹/L,血小板体积分布宽度(Bands)25%

乳酸:4.3mmol/L(正常范围 <2mmol/L)

凝血检查:正常

问题 2:下一步如何处理?

答:下一步最好的处理步骤是遵循美国危重病医学会 (Sepsis-3) 指南制定的治疗脓毒症的建议(Surviving Sepsis Campaign Bundle for septic shock)。给予患者 30ml/kg 的晶体液输注、广谱抗生素并行血培养。值得注意的是,血培养应在抗生素开始使用 1h 内完成。如果患者在接受了充分的复苏后,仍有持续性低血压和 / 或乳酸酸中毒休克,应做好加用血管升压药、开通中心静脉通路和 ICU 入院的准备。在给予患者 2 次 1L 晶体液输注后,其血压升至 115/64mmHg,心率降至 110 次 /min。给予患者万古霉素和哌拉西林 / 他唑巴坦的治疗,并进行了血培养和尿培养。胸部 X 线检查未显示明显异常。

问题 3:下一步如何处理?

答:下一步最佳处理步骤为查清并控制感染源。鉴于患者近期手术史,所以行有关内脏穿孔的评估是明智的,以尽快发现并控制感染源。

给予患者静脉增强 CT 检查,结果考虑小肠穿孔。患者转诊外科手术治疗,控制感染源并修复穿孔。

者癌症的高凝状态所致。因此,在出血风险较低时,应开始预防性使用普通肝素或低分子量肝素。

在发生大面积或次大面积肺栓塞的急性事件时,应开始肝素治疗。不幸的是,全身使用 tPA 不适用于血栓溶栓,然而,推荐导管引导下的局部 tPA 输注。在大面积肺栓塞引起梗阻性休克的治疗中,快速、果断和多学科合作的决策是关键。通常,这些患者需要转诊至更高水平的护理和心胸外科会诊。对于其他病因的梗阻性休克,如心包压塞和张力性气胸,治疗依赖于对梗阻的减压,如心包穿刺或放置胸腔引流管,建议进行适当、及时会诊。

总结

持续性休克是一个自我循环恶化的过程(a self-replicating process),针对休克的致病因素进行恰当、及时、针对性的治疗至关重要。早期纠正细胞灌注可延缓器官功能障碍的发生并改善预后。

要点

■ 休克是一种循环衰竭、紊乱和器官衰竭的状态,通常分为低血容量性、心源性、梗阻性和分布性。

■ 可以通过体格检查发现和体征如心动过速、尿量少和精神状态改变等来识别休克。但是,测量血清乳酸水平是必须的,并将该指标用于指导休克复苏。

■ 血清乳酸是识别终末器官灌注的特异性指标,应在碱缺失时使用。乳酸清除能力缺乏是死亡率上升的标志。血清乳酸正常值小于 2mmol/L。

■ 休克的治疗取决于病因。感染性休克需要抗生素和控制感染源;而低血容量/失血性休克需要控制容量损失和容量复苏;梗阻性休克需要解除循环阻力;心源性休克需要心脏检查(心电图、超声心动图、肌钙蛋白测定)和适当的补充措施来辅助心脏和治疗心血管衰竭。

■ 血管升压药的使用取决于休克的病因。脓毒性和分布性休克的血管升压药通常是去甲肾上腺素。然而,其 β 受体激动剂和 α 受体激动剂活性使其对心源性、阻塞性和低血容量性休克的治疗也同样有效。

（李娜　秦晓燕　赵兴波　译）

参考文献

Alvarado Sánchez JI, Amaya Zúñiga WF, Monge Garcia MI. Predictors to intravenous fluid responsiveness. *J Intensive Care Med* 2018;33(4):227–240.

American College of Surgeons Committee on Trauma. Shock. In: *Advanced trauma life support for doctors: ATLS student course manual*. Chicago, IL: American College of Surgeons, 2008:61.

Annane D, Bellissant E, Bollaert PE, et al. Corticosteroids in the treatment of severe sepsis and septic shock in adults: a systematic review. *JAMA* 2009;301:2362.

Bone RC, Balk RA, Cerra FB, et al. Definitions for sepsis and organ failure and guidelines for the use of innovative therapies in sepsis. The ACCP/SCCM Consensus Conference Committee American College of Chest Physicians/Society of Critical Care Medicine. *Chest* 1992;101:1644.

Callaway DW, Shapiro NI, Donnino MW, et al. Serum lactate and base deficit as predictors of mortality in normotensive elderly blunt trauma patients. *J Trauma* 2009;66:1040.

Cohen MJ. Towards hemostatic resuscitation: the changing understanding of acute traumatic biology, massive bleeding, and damage-control resuscitation. *Surg Clin North Am* 2012;92:877.

Cotton BA, Guillamondegui OD, Fleming SB, et al. Increased risk of adrenal insufficiency following etomidate exposure in critically injured patients. *Arch Surg* 2008;143:62.

Cotton BA, Reddy N, Hatch QM, et al. Damage control resuscitation is associated with a reduction in resuscitation volumes and improvement in survival in 390 damage control laparotomy patients. *Ann Surg* 2011;254:598.

De Backer D, Aldecoa C, Njimi H, et al. Dopamine versus norepinephrine in the treatment of septic shock: a meta-analysis*. *Crit Care Med* 2012;40:725.

Dellinger RP, Levy MM, Rhodes A, et al. Surviving sepsis campaign: international guidelines for management of severe sepsis and septic shock: 2012. *Crit Care Med* 2013;41:580.

Duchesne JC, McSwain NE Jr, Cotton BA, et al. Damage control resuscitation: the new face of damage control. *J Trauma* 2010;69:976.

Dunne JR, Tracy JK, Scalea TM, et al. Lactate and base deficit in trauma: does alcohol or drug use impair their predictive accuracy? *J Trauma* 2005;58:959.

Dutton RP. Resuscitative strategies to maintain homeostasis during damage control surgery. *Br J Surg* 2012;99(suppl 1):21.

Englehart MS, Schreiber MA. Measurement of acid–base resuscitation endpoints: lactate, base deficit, bicarbonate or what? *Curr Opin Crit Care* 2006;12:569.

Galkova K, Vrabelova M. Normalization of blood lactate as early end-points of polytrauma treatment. *Bratisl Lek Listy* 2013;114(11):637–641.

Guinn DA, Abel DE, Tomlinson MW. Early goal directed therapy for sepsis during pregnancy. *Obstet Gynecol Clin North Am* 2007;34:459.

Gurgel ST, do Nascimento PC Jr. Maintaining tissue perfusion in high-risk surgical patients: a systematic review of randomized clinical trials. *Anesth Analg* 2011;112:1384.

Holley A, Lukin W, Paratz J, et al. Review article: part two: goal-directed resuscitation—which goals? Perfusion targets. *Emerg Med Australas* 2012;24:127.

Sepsis Definitions Task Force. Developing a new definition and assessing new clinical criteria for septic shock: for the

VII

third international consensus definitions for sepsis and septic shock (Sepsis-3). *JAMA* 2016;315(8):755–787.

Jansen TC, van Bommel BJ, Schoonderbeek FJ, et al. Early lactate-guided therapy in intensive care unit patients: a multicenter, open-label, randomized controlled trial. *Am J Respir Crit Care Med* 2010;182:752.

Kearon C, Akl EA, Ornelas J, et al. Antithrombotic therapy for VTE disease: CHEST guideline and expert panel report. *Chest* 2016;149(2):315–352.

Konstantinides SV, Torbicki A, Agnelli G, et al. ESC guidelines on the diagnosis and management of acute pulmonary embolism. *Eur Heart J* 2014;35(43):3033–3069.

Kulik A, Ruel M, Jneid H, et al. Secondary prevention after coronary artery bypass graft surgery: a scientific statement from the American Heart Association. *Circulation* 2015;131(10):927–964.

Kumar A, Roberts D, Wood KE, et al. Duration of hypotension before initiation of effective antimicrobial therapy is the critical determinant of survival in human septic shock. *Crit Care Med* 2006;34:1589.

Levy RJ. Mitochondrial dysfunction, bioenergetic impairment, and metabolic down-regulation in sepsis. *Shock* 2007;28:24.

Marik PE, Baram M, Vahid B. Does central venous pressure predict fluid responsiveness? A systematic review of the literature and the tale of seven mares. *Chest* 2008;134(1):172–178.

Marx G, Reinhart K. Venous oximetry. *Curr Opin Crit Care* 2006;12:263.

Mikkelsen ME, Miltiades AN, Gaieski DF, et al. Serum lactate is associated with mortality in severe sepsis independent of organ failure and shock. *Crit Care Med* 2009;37(5):1670–1677.

Nduka OO, Parrillo JE. The pathophysiology of septic shock. *Crit Care Clin* 2009;25:677.

O'Keeffe SA, McGrath A, Ryan JM, et al. Management of a massive pulmonary embolism in a pregnant patient with mechanical fragmentation followed by delayed catheter-directed thrombolysis in the early postpartum period. *J Matern Fetal Neonatal Med* 2008;21(8):591–594.

Pacheco LD, Saade GR, Gei AF, et al. Cutting-edge advances in the medical management of obstetrical hemorrhage. *Am J Obstet Gynecol* 2011;205:526.

Pacheco LD, Saade GR, Costantine MM, et al. The role of massive transfusion protocols in obstetrics. *Am J Perinatol* 2013;30:1.

Pool R, Gomez H, Kellum JA. Mechanisms of organ dysfunction in sepsis. *Crit Care Clin* 2018;34(1):63–80.

Rajaram SS, Desai NK, Kalra A, et al. Pulmonary artery catheters for adult patients in intensive care. *Cochrane Database Syst Rev* 2013;(2):CD003408.

Rios FG, Risso-Vazquez A, Alvarez J, et al. Clinical characteristics and outcomes of obstetric patients admitted to the intensive care unit. *Int J Gynaecol Obstet* 2012;119:136.

Rivers EP, Ahrens T. Improving outcomes for severe sepsis and septic shock: tools for early identification of at-risk patients and treatment protocol implementation. *Crit Care Clin* 2008;24:S1.

Rivers EP, Coba V, Visbal A, et al. Management of sepsis: early resuscitation. *Clin Chest Med* 2008a;29:689.

Rivers EP, Coba V, Whitmill M. Early goal-directed therapy in severe sepsis and septic shock: a contemporary review of the literature. *Curr Opin Anaesthesiol* 2008b;21:128.

Rivers EP, Elkin R, Cannon CM. Counterpoint: should lactate clearance be substituted for central venous oxygen saturation as goals of early severe sepsis and septic shock therapy? *Chest* 2011;140:1408.

Rushing GD, Britt LD. Reperfusion injury after hemorrhage: a collective review. *Ann Surg* 2008;247:929.

Russell JA. Bench to bedside review. Vasopressin in the management of septic shock. *Crit Care* 2011;15(4):226.

Sagy M, Al-Qagaa Y, Kim P. Definitions of pathophysiology of sepsis. *Curr Probl Pediatr Adolesc Health Care* 2013;43(10):260–263.

Shah P, Cowger JA. Cardiogenic Shock. *Crit Care Clin* 2014;30(3):391–412.

Shah MR, Hasselblad V, Stevenson LW, et al. Impact of the pulmonary artery catheter in critical ill patients: meta-analysis of randomized clinical trials. *JAMA* 2005;294(13):1664–1670.

Singer M. Cellular dysfunction in sepsis. *Clin Chest Med* 2008;4:655–660.

Vaught AJ. Critical care for the obstetrician and gynecologist: obstetric hemorrhage and disseminated intravascular coagulopathy. *Obstet Gynecol Clin North Am* 2016;43(4):611–622.

Vincent JL, De Backer D. Circulatory shock. *N Engl J Med* 2013;369(18):1726–1734.

Walley KR. Use of central venous oxygen saturation to guide therapy. *Am J Respir Crit Care Med* 2011;184:514.

Witiw CD, Fehlings MG. Acute spinal cord injury. *J Spinal Disord Tech* 2015;28(6):201–210.

WOMAN Trial Collaborators. Effect of early tranexamic acid administration on mortality, hysterectomy, and other morbidities in women with post-partum haemorrhage (WOMAN): an international, randomized, double blind, placebo-controlled. *Lancet* 2017;389(10084):2015–2116.

第 35 章

手术中泌尿道损伤的处理

E. James Wright

概述

自妇科学创立以来,泌尿道损伤一直被认为是妇科手术的潜在并发症。多年来,已经提供了许多独特的手术操作改进,目的是降低这种损伤的概率。尽管经过这些努力,输尿管、膀胱和尿道意外损伤的风险仍然存在,腹部盆腔外科手术医师(abdominal pelvic surgeons)必须对此保持警惕,避免这些损伤,熟悉泌尿道损伤的诊断和处理策略,以便获得有效处理。

在妇科手术中,尽管输尿管损伤的发生率随手术性质、患者解剖的复杂性不同而有差异,但是文献报道输尿管损伤的发生率通常是 1%~2%。Ibeanu 及其同事报道在教学医院使用通用膀胱镜检查发现 839 例全子宫切除中 15 例发生输尿管损伤(发生率为 1.8%,95% CI:1.0%~2.9%)。因此,妇外科医师(gynecologic surgeon)应熟知如何将这一并发症降至最低,并熟知其诊断和处理方法。膀胱损伤也见于盆腔手术,最近的研究发现其发生率是输尿管损伤的 3 倍多。盆腔手术路径不同,下泌尿道的损伤发生率会有差异,腹腔镜或腹腔镜辅助的手术发生率最高。

本章的主要内容包括:①概述输尿管、膀胱、尿道的解剖,阐明妇科手术中容易发生损伤的部位;②综述特定妇科手术中输尿管、膀胱、尿道损伤的独有问题;③概括避免损伤的基本原则,如发生损伤,怎样识别和处理。

输尿管、膀胱和尿道的手术解剖

输尿管

在横切面上,输尿管可分为不同的层:管腔内有移行上皮层、黏膜 - 肌层(肌层由纵形、环形、螺旋状平滑肌纤维组成);输尿管鞘膜含有相互连通的血管网(图 35.1)。腹膜位于输尿管上方,输尿管

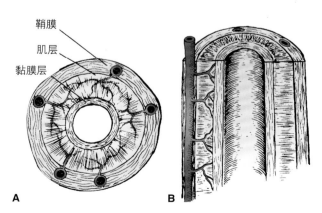

鞘膜

肌层

黏膜层

A B

图 35.1 横切面(A)矢状面(B)输尿管鞘膜表面纵向的动脉和静脉,这些动静脉沿着输尿管走行提供重要的侧支循环

是完全的腹膜后结构。

正常成年人从肾盂到膀胱三角区的长度是 25~30cm，按照惯例，以骨盆入口缘将输尿管分为腹段和盆段，每段约 12~15cm 长。

输尿管的腹段沿腰大肌的腹侧面、卵巢血管后方到达盆腔边缘水平（图 35.2）。右侧输尿管位于下腔静脉的稍外侧，向下大约在髂总动脉分支附近进入盆腔。少数情况下，右侧输尿管越过下腔静脉上方，因此，腹主动脉旁淋巴结取样切除前，必须先辨识确认输尿管。左输尿管沿主动脉外侧走行，在肠系膜下动脉、卵巢血管和结肠后方。左侧输尿管在骨盆入口缘与右侧输尿管镜像对称，跨过左侧髂总动脉分支处进入盆腔。左侧输尿管常在盆腔入口缘处被乙状结肠遮盖。

输尿管接近膀胱段通常变异不大。输尿管沿骶骨外侧、紧靠髂内动脉前方腹侧进入盆腔，在髂内动脉主干及前干分支间的内侧下行，随后穿过子宫动脉下方，这种关系通常称为"桥下流水"（water under the bridge），输尿管在此处进入宫旁组织，距宫颈约 1.5cm。输尿管进入宫旁组织的部分通常称为主韧带 / 膀胱宫颈韧带前叶（anterior bladder pillar）"隧道"（also referred to as the web or the tunnel of Wertheim），当通过这个隧道后，输尿管即在阴道穹隆上方，向内和向前进入膀胱三角区。

如果在没有炎症或粘连改变的情况下，透过腹膜通常可以在直视下看到从骨盆入口平面缘到宫旁组织的这段输尿管。当输尿管进入隧道后，就很难看到或触到，如果需要辨识输尿管，必须将其

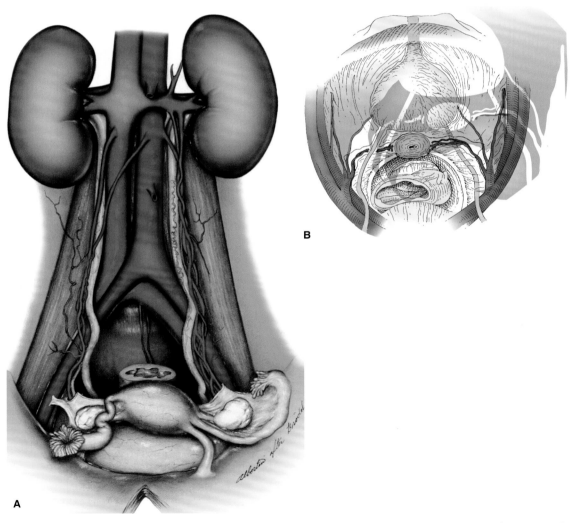

图 35.2 A. 腹段和盆段输尿管与主动脉、腰大肌、下腔静脉，髂总动静脉的关系。B. 盆段输尿管沿侧盆壁走行的行程及其与髂总血管、髂内血管、子宫骶韧带、子宫血管和子宫颈的关系

从周围组织中游离解剖出来。正常输尿管的蠕动有助于确认输尿管,任何程度的输尿管损伤后,通常会伴有一过性的输尿管麻痹。因此,准确识别输尿管的技巧在于充分了解其解剖,而不能仅凭其蠕动。在开腹手术中用手指滑捏输尿管,输尿管滑过指尖时有独特的"噜啪"声感,这对辨识肥胖、暴露困难患者的输尿管很有帮助,同时,这种"噜啪"声感也可以协助术者不必游离输尿管即可判断其进入隧道前的走行状况。这一技巧不适于腹腔镜或机器人辅助的手术,在这种情况下,腹腔镜的摄像机放大作用有助于判断输尿管,但是如需明确输尿管的走行,还需要手术游离输尿管进行暴露。

输尿管在不同的走行路段其血供来源不同。在骨盆入口缘平面以上,输尿管的血供来自内侧血管,骨盆入口缘平面以下、输尿管远端的血供来自外侧的血管(图 35.3)。因此,在骨盆入口平面上方,输尿管的解剖和游离应该从输尿管外侧入手,而骨盆入口平面以下远端输尿管的解剖和游离,应从输尿管内侧入手。输尿管有丰富的网状血管,这些网状血管在输尿管外膜鞘内互相吻合交通,这使得输尿管相对不易出现缺血的情况。但是,

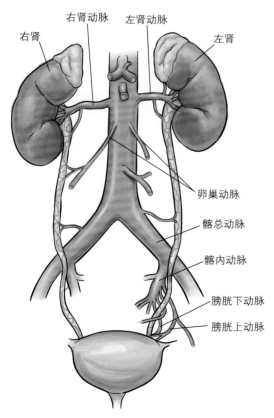

右肾动脉　左肾动脉

右肾　左肾

卵巢动脉

髂总动脉

髂内动脉

膀胱下动脉

膀胱上动脉

图 35.3　输尿管的血液供应

如果输尿管血供受损,由于其这一血供特点,其并发症可能直至术后期才会显现,给诊断造成困难。

膀胱

膀胱由特殊的移行细胞上皮、平滑肌合包体(syncytium)和纤维脂肪浆膜外层组成。膀胱排空后局限于盆腔,膀胱逐渐充盈开始进入腹腔,占据腹膜前方位置时,膀胱顶的后部分进入腹腔。脏腹膜覆盖子宫、宫颈上部、膀胱后部的汇合处,形成了膀胱子宫陷凹。膀胱的底部位于阴道前部,由从坐骨棘到耻骨支的骨盆筋膜腱弓的阴道附件支撑。虽然膀胱底和阴道前壁是可分离的,但这些结构之间的融合面有时会紧密黏附。

膀胱的血液主要由来自髂内(腹下)动脉的膀胱上动脉和膀胱中动脉供应,这些血管呈树枝状分布,使得膀胱血供丰富,降低了因血管结扎引起的膀胱缺血风险。

膀胱颈及近端尿道部位于耻骨联合水平,背侧动、静脉位于其前方表面。膀胱颈侧方沿阴道前壁表面可见有丰富的静脉丛。

膀胱的上述血供和结构特点使其在经腹或经阴手术中有受损伤风险,也为其损伤后的修复和重建提供了很大的灵活性。

尿道

女性尿道穿过耻骨联合下方,由盆内筋膜(有时称为"尿道骨盆韧带")、肛提肌及盆底肌等尿道周围组织固定。尿道由柔韧的血管外套(尿道海绵体)内衬上皮组成。血管丰富的尿道黏膜下层,其外由内层的平滑肌组织和外层的骨骼肌组织所环绕。通常认为尿道控机制定位在尿道近 2/3 段,并依赖于其周围的支撑结构和上皮组织的黏弹性(viscoelastic properties)来完成。经腹入路不易暴露尿道,但经阴道手术就容易操作。

妇科手术中膀胱的损伤

在开腹或腹腔镜手术时,膀胱顶有穿孔的风险。在开腹手术中,通常与分离粘连有关,而套管穿刺器损伤与腹腔镜入路有关,在置入穿刺套管或在中线开腹之前,排空膀胱是避免损伤的关键。

子宫切除术

　　膀胱在子宫切除术中也有损伤的风险,多发生于游离宫颈和随后切开阴道时,同样,缝闭阴道残端时可能会在膀胱阴道褶皱(vesicovaginal fold)处伤及膀胱底后壁,这些损伤都可能导致膀胱阴道瘘的形成。术中充分分离膀胱阴道间隙是避免膀胱损伤的关键,通常,这一操作始于打开膀胱子宫皱褶处的反折腹膜,可以使用锐性分离或精准的电灼来游离膀胱后壁,对膀胱组织的反向牵拉有助于确定膀胱阴道间隙平面,如有必要,在分离时部分充盈膀胱,以确定膀胱的后边界。必须充分分离膀胱和阴道间隙,游离足够的阴道壁,以利于阴道切开和缝闭阴道残端,而不伤及膀胱。

　　术中识别膀胱穿孔损伤并立即修补,可以避免术后漏尿或瘘。如前文所述,所有妇科手术均需在手术结束前评估泌尿道的完整性,排除输尿管、膀胱及尿道的损伤。

　　术中观察尿中有血,或腹腔镜手术中尿袋内有气体,常提示膀胱损伤。术中充盈膀胱,直视下见尿液溢出至腹腔或阴道,可以明确有膀胱损伤。膀胱镜检查也有助于明确膀胱损伤,除了检查膀胱内是否有液体溢出,同样重要的是要识别任何在膀胱内的缝线,如缝闭阴道残端的缝线。如膀胱内有缝线,随着缝线的溶解吸收,缝至阴道的线道上皮化,就会出现膀胱阴道瘘的延迟形成。如果膀胱内有可见的缝线,应将其拆除,进一步移开膀胱壁,再重新缝闭阴道断端。组织植入填充(tissue interposition)可以作为防止瘘管形成的额外保护。

　　通常可以术中修补膀胱损伤。膀胱损伤修补的关键原则是充分游离膀胱组织,达到无张力组织对合(图 35.4 和知识框 35.1)。应使用可吸收线(3-0,2-0)缝合,建议创面植入填充组织以预防瘘形成。可以连续缝合或间断缝合膀胱壁1层或2层。两层缝合通常包括第一层的黏膜上皮和逼尿肌的对合,第二层缝合浆肌层包埋。分离膀胱与阴道残端,可选择的填充组织包括大网膜、腹膜旋转瓣,或甚至是膀胱后壁的纤维脂肪浆膜组织。

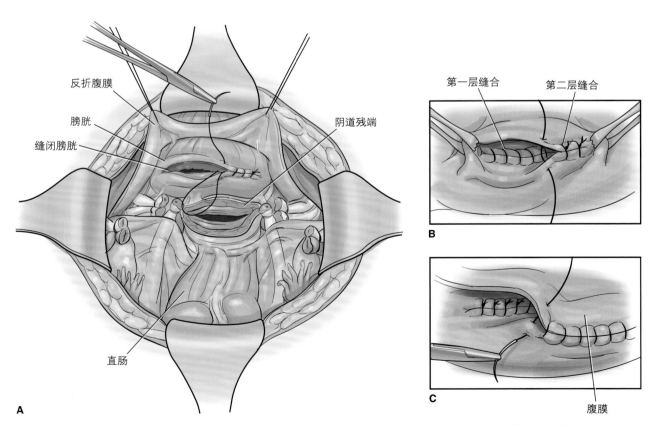

图 35.4　膀胱损伤修补术,子宫切除术完成后进行。A. 第一层缝合黏膜上皮层和膀胱肌层。B. 第二层缝合浆肌层。C. 缝闭腹膜包埋膀胱切开修补切口

知识框 35.1　膀胱损伤修补术步骤

- 子宫切除术中明确切开阴道时有膀胱损伤
- 充分游离阴道壁远离膀胱及损伤部位
- 使用可吸收线(2-0,3-0)1 层或 2 层缝闭膀胱壁
- 使用连续或间断缝合技术。单层法应缝合膀胱壁全层;两层缝合法应先缝合黏膜及膀胱肌层,再缝合浆肌层包埋
- 使用膀胱周围脂肪组织、大网膜或腹膜填充膀胱阴道间隙
- 如果在子宫切除术中遇到膀胱损伤,应先缝闭此处的阴道残端(使用可吸收线)
- 手术结束前评估检查膀胱的完整性及输尿管的通畅性
- 术后膀胱持续导尿 7~10 天,然后行膀胱造影检查

阴道悬吊术

由于膀胱颈紧邻尿道周围的阴道壁,压力性尿失禁行耻骨后阴道悬吊术时可能造成膀胱损伤。该手术通常使用永久性缝线,最好能术中发现,如果延迟诊断可引起反复感染、结石形成,有时会形成瘘。膀胱镜直视下检查是排除膀胱或尿道有异物的最好的选择。如果发现异物,可以拆除缝线重新缝合;如果没有明确的膀胱撕裂损伤,不必行膀胱修补术。术后一段时间持续导尿可能是有益的,但似乎不是必需。

脱垂修复手术

脱垂修复手术可以经阴或经腹入路完成,可使用或不使用合成网片或缝线。在所有情况下,术中必须充分游离膀胱与邻近阴道之间的间隙,这是避免损伤的关键。精准使用电灼可以避免膀胱壁的热损伤。注射生理盐水形成水垫有助于识别和分离组织之间的间隙。经腹脱垂修复手术中膀胱损伤,如果未使用人工合成补片,单纯膀胱缝合修补即可。如果脱垂修复手术中使用了补片,建议膀胱修补时填充组织包裹,以降低网片的侵蚀风险。在膀胱损伤的情况下,没有必要中止手术,当然这由手术医师决定。

在经阴入路的脱垂修复手术中,膀胱损伤的诊断和处理原则与以下注意事项相似。经阴脱垂修复术与其他含有阴道切开术的手术方式相比,其膀胱阴道瘘的发生风险显著升高,如术中使用人工合成补片,发生风险会更高。如经阴脱垂修复术中出

现膀胱损伤,应仔细缝合膀胱壁并填充组织。

如果膀胱损伤需要缝合修复和组织填充时,建议术后保持持续导尿 7~10 天,术后行膀胱造影检查以排除液体外渗。

吊带手术

经耻骨后入路膀胱颈或尿道中段放置吊带的手术可能会发生膀胱穿孔损伤。经闭孔入路放置吊带(包括单切口微"小吊带"手术)不需要穿过骨盆,因而降低了膀胱损伤风险。穿孔最常见于预装套管穿刺器或带吊带的穿刺器(suture carrier),目前还不清楚采用"自上向下"或"自下向上"哪种方法风险更大。通常建议套管穿刺器或附带穿刺器穿过时排空膀胱,这样可以最大限度地减少穿孔损伤。无论哪种情况,术中明确诊断是避免术后并发症的关键,包括持续感染或结石形成。在这些情况下,应常规行膀胱镜检查,直视下观察膀胱内壁排除穿刺器损伤或异物,如发生了这种情况,最基本的操作是撤出穿刺器或吊带材料。重新放置吊带并确认无膀胱损伤,也是可以接受的。有术者建议术后导尿一段时间,但这似乎不是必要的。

膀胱损伤的术后诊断

盆腔手术如果发生膀胱损伤,术后最常表现为膀胱阴道瘘所致的持续性尿失禁,或尿性囊肿(urinoma formation)引起的急性腹痛和化学性腹膜炎。以膀胱阴道瘘形成、持续漏尿为主要表现的膀胱损伤,如果术后高度可疑有损伤,结合准确的相关病史、体格检查包括卫生棉条试验(tampon test),多数可以准确诊断。患者最典型的主诉是无需用力的、非急迫性的持续性尿失禁。仰卧位或坐位时由于尿液在阴道后方集聚,患者可能有短时间的干燥,但白天和夜间均有漏尿发生。持续性漏尿多在术后立即出现,如果漏尿是由热损伤或异物(缝线、网片)侵蚀引起的,也可能在术后 7~14 天出现。膀胱阴道瘘修补手术的方法将在第 32 章详述。绝大多数膀胱阴道瘘可以经阴修补,经阴修补的成功率很高,对患者影响最小。CT 检查,包括使用静脉造影剂延迟显像对膀胱进行检查,多数可以准确诊断术后腹腔内尿液积聚或腹膜后漏尿。如果上述检查不能确定,则需要正式的 CT 膀胱造影检查。检查膀胱的同时应进行输尿管的评估,这一点非常重

要。如靠近膀胱放置了人工网片,应行膀胱镜检查确定膀胱内是否有异物。

膀胱减压是主要的治疗方法,同时考虑经皮造瘘引流(percutaneous drain placement)。如前所述,输尿管损伤时,需要放置输尿管支架或肾造瘘术(nephrostomy tube)。尿性囊肿如果不予治疗,经过一段时间多可自行吸收,但患者的舒适和感染的缓解可能需要更快速的解决(rapid evacuation)。没有可疑同时损伤肠道或膀胱内有可见网片,不需要剖腹探查,持续导尿 7~10 天后,行膀胱造影检查以确定损伤是否修复。

妇科手术中的输尿管损伤

子宫切除术

子宫切除术中分离子宫动脉时易损伤输尿管。因为输尿管经子宫动脉下方、沿骶韧带外侧、向前内侧走行进入膀胱。仔细分离膀胱 - 宫颈间隙、钳夹血管钳提拉子宫、紧贴宫颈钳夹子宫动脉(而不是更外侧),这些措施可最大限度地降低输尿管损伤的风险。完成子宫切除处理残端蒂出血时,手术者应特别警惕阴道角部位(vaginal angles)的处理。残端蒂或阴道角部位的出血,应使用 3-0 线"浅表"缝扎止血,避免缝合时带入输尿管。

在宫颈肌瘤或阔韧带肌瘤行子宫切除术时尤具挑战性,因输尿管可移位至肌瘤前方、外侧或后方。在钳夹肌瘤周围的蒂时会增加输尿管损伤的风险。这种情况下,明智的做法是贴近子宫或宫颈行肌瘤切除术,由于肌瘤切除是在假包膜内进行的,所以没有损伤输尿管的风险。当肌瘤切除后可能会发生出血,但肌瘤切除后,贴近子宫钳夹宫旁组织很容易控制出血。极少数情况下不能切除肌瘤,应明确输尿管走行再行钳夹、切割操作。

经阴子宫切除术时发生输尿管损伤比较少见。在某种程度上,输尿管损伤多是因为某些疾病引起输尿管解剖异常,如子宫内膜异位症或恶性肿瘤,此时经阴子宫切除术不能按常规操作进行,因而损伤输尿管。另外,经阴子宫切除术输尿管损伤发生率低(与开腹或腹腔镜子宫切除术相比)的原因与术中牵拉宫颈使子宫远离输尿管有关。因此,在钳夹组织蒂时,牵拉宫颈是避免损伤输尿管的关键。

腹腔镜下子宫切除术中,输尿管损伤多由热损伤所致。行腹腔镜子宫切除术时必须明确输尿管的位置,通常直视下透过腹膜可见到输尿管,如果直视下不能看到输尿管,应在腹膜后明确输尿管的位置并跟踪至手术部位。在输尿管周围或上方使用电凝时应非常小心,因热传播可导致隐匿性输尿管损伤,手术 2~5 天后才表现出来。

附件手术

应重视附件切除时输尿管损伤的问题,尤其是附件肿瘤和解剖发生改变时容易损伤输尿管,这是附件切除时损伤输尿管最常见的情况,这些输尿管损伤可以通过腹膜后入路来避免。

每位盆腔外科医师(pelvic surgeon)都应能够快速、安全地进入腹膜后间隙(作为直肠侧间隙继续深入盆腔)。这一技巧对于暴露盆腔血管止血或使用腹膜后作为没有粘连和病灶的"间隙"进行手术是必要的,后者是进入腹膜后间隙最常见的目的,当展露腹膜后间隙后,就应该在阔韧带内侧叶上看到输尿管。

如果附件肿块黏附在覆盖输尿管的腹膜上,多数情况下,可以安全地将输尿管从腹膜上剥离下来。为最大限度地降低对输尿管血供的影响,在骨盆入口平面以下(distal to the pelvic brim),应由内侧向外侧分离输尿管。一旦打开腹膜后间隙,直视下可见输尿管在阔韧带后叶经直肠侧间隙进入盆腔。当输尿管游离脱离危险区域(harm's way),即可安全地切除附件肿块及其周围炎性、瘢痕或纤维化的腹膜(图 35.5)。输尿管不能与病灶分开的情况很少见,在这种情况下,手术医师必须决定是将病灶残留在输尿管上(可能导致随后输尿管梗阻的风险),还是行部分输尿管切除并进行相应的修复。

耻骨后手术

Burch 阴道高位悬吊术缝合时可能损伤输尿管末端。如果膀胱过度游离,将膀胱解剖上的背侧面暴露于三角区附近,输尿管随之进入手术区域,这种情况也会损伤输尿管。

可采取特定的手术步骤避免输尿管损伤。首先应在直视下、尽可能靠近耻骨联合,进入并穿过 Retzius 间隙。分离所需的阴道旁两侧组织尽量少,以保证准确恰当地缝合。最后,尿道膀胱结合部

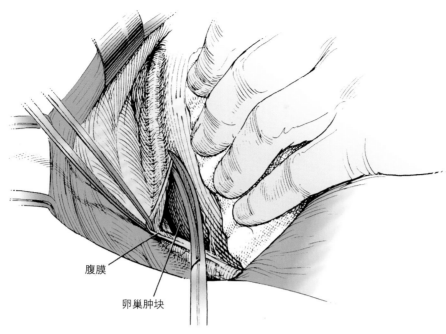

腹膜

卵巢肿块

图 35.5　将输尿管从腹膜上剥离,以实现卵巢肿块 / 残留病灶的切除

(urethrovesical junction)不能过度提升,因为这不仅会引起尿道扭曲(kinking),在某些患者中也会引起输尿管的扭曲。

阴道脱垂手术

在阴道脱垂矫正手术中,可能误扎输尿管或导致输尿管扭曲,阴道骶韧带悬吊术发生风险似乎最高。Barber 及其同事报告骶韧带悬吊术后 11%(5/46)的患者发生输尿管梗阻(需要拆除缝线或行输尿管再植手术),Karram 报告 5/202(2.4%)例、Shull 报道 3/302(1%)例发生输尿管损伤。

Buller 的解剖学研究显示,输尿管到骶韧带的距离在骶韧带骶骨起始处为(4.1 ± 0.6)cm,在骶韧带近宫颈处减小到(0.9 ± 0.4)cm。因此,建议将阴道悬吊术的缝线选在平坐骨棘水平或略高于坐骨棘水平(在骶韧带中段位置),以降低损伤的风险。

也有报道输尿管损伤见于骶棘韧带悬吊术、尿道中段悬吊术和阴道前壁修补术。因此,建议在这些手术结束时确认输尿管是否通畅(膀胱镜下评估输尿管开口喷尿情况)。

根治性盆腔手术

在所有实施的外科手术中,为治疗侵袭女性生殖道肿瘤而实施的手术最有可能涉及有意的输尿管手术,或相关输尿管损伤的风险最高。区别是病情需要的输尿管切断,还是非计划的、意外的输尿管损伤很重要。MD Anderson Ⅳ 型根治性子宫切除术、全盆腔或前盆腔脏器切除术、累及输尿管的固定盆壁肿块切除,在术前设计手术方案时应考虑到输尿管切断及重建的可能,妇科肿瘤及其手术方式的性质决定了术中可能会有意或无意地造成输尿管的损伤。另外,术中需要探查放疗或多次手术遗留的术野粘连等多种因素(multiply operated field compounds cofactors),使输尿管处于危险之中。显然,根治性盆腔外科医师,不仅要精通盆腔解剖学,而且还要有判断能力,确定如何和何时解决问题,同时尽量减少损伤的可能性。

根治性盆腔手术中输尿管损伤的发生率有多大? 美国国家出院调查(National Hospital Discharge Survey)的近期资料显示根治性子宫切除术中输尿管损伤发生率是 7.7%。过去,根治性子宫切除术中输尿管损伤的发生率大约 1%,同时膀胱损伤的发生率相似。有趣的是,随着时间的推移,这一发生率在不同的手术团队中一直是一致的。与上述这些相对较低的输尿管损伤发生率相比,放疗后行根治性切除术时,发生输尿管功能障碍的相关风险约为 30%。输尿管损伤最常见于 Wertheim 隧道入口附近及穿行隧道处。与淋巴结切除术、淋巴结活检术或根治性卵巢切除术（radical oophorectomy）引起的相关输尿管损伤非常少见。

输尿管损伤的诊断

输尿管损伤的术中诊断

值得注意的是，盆腔手术在输尿管行程的多个部位（表35.1和图35.6）有损伤的风险，明确输尿管的解剖及其潜在的变异是避免输尿管损伤的关键。根据不同手术的性质及特点，手术医师需要在盆腔手术的术中和手术结束前确认输尿管的完整性。无论是经阴手术、开腹手术、腹腔镜手术还是机器人辅助的手术，都应坚持这一原则，这就需要直视下看到输尿管（或在开腹手术中，触摸输尿管）。无论是开腹手术还是腹腔镜手术，有时均需打开壁腹膜，以便准确地检查输尿管情况或将输尿管从手术部位游离开。这在炎性状态下尤其重要，如子宫内膜异位症、恶性肿瘤或既往手术引起的粘连时。

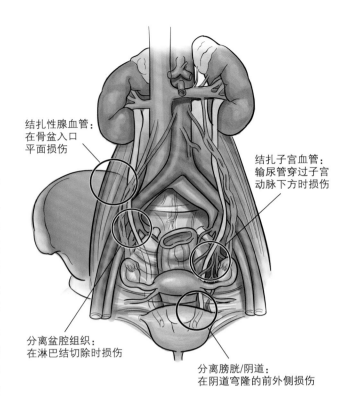

图 35.6　妇科手术中最容易损伤输尿管的部位

结扎性腺血管：在骨盆入口平面损伤

结扎子宫血管：输尿管穿过子宫动脉下方时损伤

分离盆腔组织：在淋巴结切除时损伤

分离膀胱/阴道：在阴道穹隆的前外侧损伤

表 35.1
输尿管损伤的常见部位
主韧带输尿管穿过子宫动脉下方处
Wertheim 隧道处
输尿管的壁内部分
近骨盆入口平面，骨盆漏斗韧带后方
骶韧带上方的侧盆壁

如果怀疑输尿管损伤，仅凭肉眼观察蠕动无法排除梗阻或外渗。膀胱镜下观察输尿管口的喷尿，可证实腹部手术输尿管的完整性。静脉注射着色剂（如靛蓝胭脂红、荧光素或亚甲蓝）可能有助于这一过程。在阴道手术中，直接观察到危险的输尿管段几乎不可能。因此，在经阴道手术后累及阴道前部或顶端时，作者提倡术中膀胱镜检查以确认输尿管口有尿液喷出，输尿管外溢可以通过静脉注射着色剂来证实。然而，这通常是不必要的，因为尿液相对于水或生理盐水的颜色和密度的差异通常是可以辨别的。在腹部手术后，也可进行膀胱镜检查以确认输尿管通畅。如有必要，使用软性膀胱镜（flexible cystoscope）方便患者仰卧位进行膀胱镜检查。

如果可能，急性输尿管损伤最好在术中识别和处理。这种情况多需要泌尿科、妇科肿瘤或妇科泌尿学医师的协作完成。手术决策包括确定修复手术的性质，在经阴手术、腹腔镜手术、机器人手术中还需要决定是否中转开腹手术。术中成功地修复输尿管损伤最大限度地减少了后遗症的风险，包括狭窄、瘘管、肾功能丧失和再次手术的需要。

由于盆腔手术中广泛使用电凝设备，输尿管损伤可能要到术后才会显现。必须小心使用电凝器械，因为热能的扩散会引起隐蔽性输尿管损伤，导致术后几天至几周的延迟性狭窄或漏尿。术后期间必须高度警惕，以确保早期诊断和必要的治疗。

目前尚不清楚术前置入输尿管支架是否可以预防输尿管损伤。有研究认为输尿管支架的存在有助于鉴别损伤的发生，而不是预防损伤的发生。输尿管支架放置的相关并发症（包括输尿管穿孔、支架错位、溢尿、血尿和狭窄）较少见。但是，在一些复杂的病例中，通常需要考虑术前置入输尿管支架，这些病例输尿管支架放置可能会很困难，并发症的发生率可能增加。

输尿管损伤的术后诊断

手术中未被发现的输尿管损伤，其并发症通常在手术后立即出现,但也可能发展至手术后数周出现。热损伤引起腹膜内或腹膜外漏尿(如尿性囊肿)或输尿管狭窄尤其如此。尿性囊肿最常见的表现包括发热、不明原因的白细胞增多、腹膜炎或阴道流液(如通过正在愈合的阴道残端),有时可见血尿。极少数情况下,尿性囊肿可在盆腔或腹部触及肿块。值得注意的是,血清肌酐水平的变化不是输尿管损伤的可靠指标。术后血清肌酐水平的升高需要进一步检查,但是血清肌酐水平正常也并不能完全排除输尿管损伤。

迟发性输尿管损伤的准确诊断主要依赖于适当的影像学检查,如 CT 与静脉注射造影剂和延迟图像采集,这一检查可显示输尿管梗阻及尿液外溢情况。如果术后出现单侧胁痛(flank pain),应先行肾脏超声检查以评估梗阻(肾积水)或尿性囊肿的情况,超声检查可以发现梗阻和尿性囊肿,但不能发现尿漏。

逆行输尿管肾盂造影检查(retrograde ureteropyelography)在输尿管损伤的诊断和初始治疗中起到重要作用。注射造影剂输尿管显影可以明确输尿管渗漏或梗阻的部位及严重程度,并有助于可能的输尿管支架植入。输尿管支架植入可以控制尿性囊肿、促进其吸收,许多患者支架植入后输尿管瘘可自然愈合。如果无法植入输尿管支架,可放置肾造瘘管以促进尿液引流、预防肾功能受损。如果尿性囊肿较大,可经皮穿刺引流。如果输尿管损伤必须手术治疗,最好在术后 3~7 天内进行,超过这一窗口期,输尿管重建手术最好在术后 6~8 周手术炎症缓解后进行。

对于以阴道漏尿为主要表现的病例,鉴别输尿管损伤还是膀胱损伤非常重要,认识到这些损伤可能会同时发生也很重要。使用稀释的亚甲蓝经导尿管灌注膀胱,阴道内放置卫生棉条,阴道内卫生棉条有染色提示膀胱阴道瘘;如果卫生棉条无染色,可口服非那吡啶(phenazopyridine)或静脉注射着色剂(靛蓝胭脂红、荧光素或亚甲蓝),并重复试验,此时如果卫生棉条着色提示输尿管阴道瘘。也可以收集漏出的液体分析其肌酐含量,如果肌酐含量大于血清水平,说明该液体中含有尿液,尿液中的肌酐含量通常大于 $884\mu mol/L$。随后应行影像学检查以确定损伤部位。

输尿管损伤修复技术

表 35.2 列出了与输尿管损伤相关的几种常见情况。成功地处理手术输尿管损伤,必须了解输尿管的解剖和输尿管损伤的发生机制。在解剖学上,输尿管可分为三段,上段是指肾盂输尿管连接处(ureteropelvic junction,UPJ)及近端 5cm,此段在腹膜后位置高,盆腔手术中一般不会受到损伤;输尿管中段是指从 UPJ 下方到骨盆入口平面的部分;输尿管下段是指从骨盆入口平面到输尿管开口的部分。根据输尿管损伤的部位选择修复策略。

表 35.2
妇科手术相关的输尿管损伤:"最常见"
最常见部位:结扎主韧带和子宫血管
最常见的手术方式:单纯的经腹子宫切除术
最常见的损伤类型:梗阻
最常见的引起损伤"操作":试图止血
最常见的诊断时间:无,术中和术后诊断各占 50%
最常见的远期后遗症:无

输尿管损伤修复的一般原则包括将输尿管铲形切口(spatulation)≥1cm,以形成宽口径的输尿管腔,合理游离输尿管以实现无张力吻合,使用可吸收缝合线(4-0 或 5-0)以减少炎症反应和术后狭窄。在输尿管重建时,通常会置入输尿管支架,并在损伤修复部位周围放置引流管,但引流管应避免与其直接接触。作者将输尿管支架放置至少 14 天,尚未证实更长时间的支架放置是必要的或有益的。根据损伤的部位及发生机制确定输尿管修复的方法(表 35.3)。

表 35.3
术中发现的输尿管损伤处理一般原则
输尿管结扎:授权,可行性评估,支架置入
输尿管部分切断:置入输尿管支架一期修复
输尿管完全切断:
• 不复杂的上 1/3 段和中 1/3 段:放置输尿管支架进行输尿管端端吻合术
• 复杂的上 1/3 段和中 1/3 段:回肠代输尿管术(Ureteroilealinterposition)
• 下 1/3 段:放置输尿管支架,膀胱腰大肌悬吊输尿管膀胱再植术(Ureteroneocystostomy with psoas hitch)
• 热损伤:切除损伤部位,其余处理同输尿管完全切断

急性输尿管损伤

输尿管可能因切断、结扎或热传导而损伤。在输尿管部分切断的情况下，可采用较细的可吸收缝线(5-0)松松地缝合，并放置输尿管支架，这适用于输尿管全程。在这种情况下，可以术中在膀胱镜下使用柔性导丝放置输尿管支架(如果患者仰卧位，可使用软性膀胱镜检查)，也可以直接经前路小切口切开膀胱放置支架，修补术后一般留置导尿7~10天。

输尿管完全切断时，应根据损伤平面选择修复方法。在输尿管中段时，经常选择输尿管端-端吻合术(ureteroureterostomy)。仔细分离输尿管远端和近端，以保留输尿管的鞘膜及血供，游离后的输尿管断端切缘应见到出血。如果可疑热损伤，应将损伤组织边缘切除至为健康组织。输尿管断端铲形切口至少1cm，以便使输尿管宽口径无张力吻合

(图35.7)。使用较细的可吸收线吻合两端口的后侧壁后，再置入输尿管支架，以减少狭窄形成的风险。通常支架的长度24~26cm就足够，将导丝推进到近端输尿管和肾脏集合收集系统-肾盂，再将输尿管支架沿导丝推进至导丝上方，便于支架的放置。支架的远端可以展开，用镊子夹持进入输尿管，继续推进进入膀胱。或者，可以打开膀胱，将导丝进入损伤侧的输尿管开口。如果可能，用网膜包绕吻合口。如果是输尿管下段的横断损伤，可以选择输尿管膀胱吻合术(ureteroneocystostomy)。

如果输尿管已被结扎，首先要拆除结扎的缝线或夹子，并判断损伤部位输尿管的完整性，如果输尿管没有变形，可以保守治疗，损伤部位使用大网膜包裹有利于愈合。这种类型的损伤可能与迟发性输尿管狭窄有关，其治疗至少应该放置输尿管支架管10~14天。在输尿管中段，如果损伤部位颜色

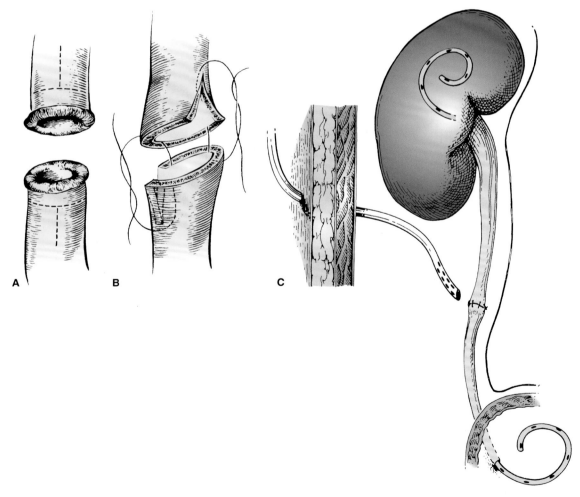

图35.7   输尿管端-端吻合术。A.输尿管断端倾斜修剪、铲形切开。B.用细的延迟可吸收线进行端-端吻合。C.在后壁侧吻合后，置入双J或猪尾支架管，再完成吻合。在腹膜后吻合口处放置负压引流管

变白或有挤压损伤的表现,应该切除损伤部位,行输尿管端 - 端吻合术并放置输尿管支架。远端输尿管损伤可行输尿管膀吻合术或腰大肌悬吊修复(psoas hitch repair)。

　　明显急性热损伤的处理尤其困难,因为损伤的程度很难评估。作者建议广泛切除损伤的输尿管,输尿管长度允许行无张力吻合时,才考虑输尿管端 - 端吻合术。否则,输尿管中段的急性热损伤应立即行膀胱腰大肌悬吊输尿管膀胱再植术(neocystostomy and psoas hitch)。

　　术中输尿管中上段损伤有时需要复杂的

修复手术,因为近端输尿管和膀胱之间距离较远。这些技术将在本章后续部分进行评述,包括膀胱肌瓣(Boari 瓣)重建术、回肠间置代输尿管(ileal interposition)或可能的自体肾移植术。另一种选择是输尿管端 - 侧吻合术,游离损伤侧的输尿管至对侧进行输尿管端 - 侧吻合术(transureteroureterostomy,TUU)(图 35.8)。尽管这种方法有效,但批评者强调术后吻合部位有狭窄的风险,一旦狭窄发生,将使双侧肾脏面临梗阻和功能丧失的风险。有肾结石病史的患者,输尿管端 - 侧吻合术是禁忌。输尿管缺损较长,建议在损伤部

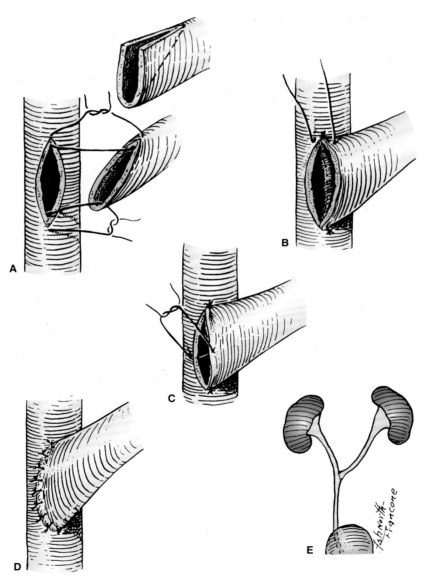

图 35.8　输尿管端 - 侧吻合术。游离损伤侧输尿管与对侧输尿管进行端 - 侧吻合,使用细的可吸收线间断缝合。A. 输尿管铲形断端切开和布局,定向缝合吻合口。B. 吻合后壁。C. 吻合前壁。D. 吻合完成。E. 左到右侧的输尿管端 - 侧吻合(TUU)

VII

位上方结扎输尿管，术后行肾造瘘术（nephrostomy）置管。这允许在与患者充分沟通、并进行多方面评估后，进行分期修复手术。

输尿管膀胱吻合术

输尿管远端损伤可直接将输尿管与膀胱吻合。最简单的方法是膀胱外、非抗反流吻合（refluxing reimplant）。修剪远端输尿管、铲形切口约 1cm。经 Foley 导尿管注入生理盐水充盈膀胱、夹闭尿管，以便在膀胱后侧壁选择合适的再植部位，确定输尿管有足够的长度进行无张力吻合。当再植部位的选择看似合适时，还应注意避免在膀胱顶部进行再植，因为此处活动度大，膀胱充盈时可能会引起输尿管扭曲导致梗阻。

在再植部位，电凝切开腹膜和膀胱逼尿肌肌层 1~2cm（图 35.9）。使用精细剪刀将膀胱肌层与上皮层分离，生理盐水充盈膀胱有助于分离。细的可吸收线完成后壁吻合，将膀胱上皮层、输尿管、膀胱逼尿肌层缝合在一起，然后切开膀胱黏膜上皮层，使膀胱减压。放入输尿管支架，以支架为引导完成

两端口的吻合。再次充盈膀胱确保吻合紧密无漏水，细的可吸收性线宽松地缝合浆膜及腹膜包埋输尿管，以提供额外的安全保证。

使用膀胱内路径也可以行输尿管膀胱吻合术（图 35.10）。中线切开膀胱，选择合适的植入位置，在膀胱壁上制造一个裂口（hiatus），将输尿管拉入膀胱内，细可吸收线将输尿管与膀胱全层吻合。

腰大肌悬吊术

对于骨盆入口平面以上输尿管中段的损伤，通常可以将膀胱悬吊于腰大肌上完成修补术。这一术式是将膀胱固定在同侧的腰大肌上减少张力，以完成输尿管膀胱无张力吻合术。打开后腹膜、暴露腰大肌，用 3 针 2-0 不可吸收线将膀胱固定在腰大肌腹侧，最好平行于肌纤维缝合固定膀胱，以避免损伤其下方的生殖股神经和股神经，腰肌肌腱的白色条带通常作为膀胱固定点。留置缝线先不打结，充盈膀胱以确定膀胱有足够的容量和活动度，可以广泛游离膀胱周围的腹膜以增加膀胱的活动度。有时也可游离对侧血管蒂，但这不是常规做法。

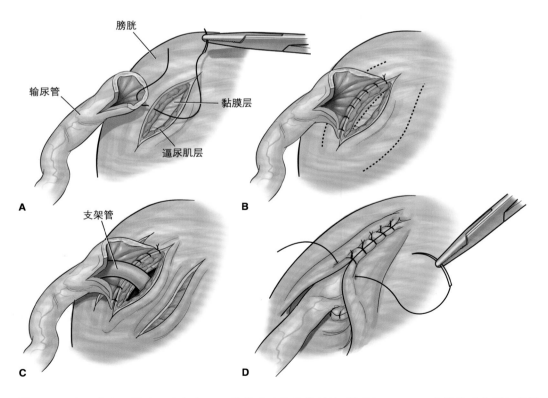

图 35.9 膀胱外输尿管膀胱吻合术。A. 修剪远端输尿管断端，铲形切口 1cm。在膀胱后外侧切开膀胱肌层 1~2cm，暴露膀胱黏膜上皮层。B. 在切开膀胱黏膜上皮层之前，完成外侧壁的吻合。C. 切开膀胱黏膜上皮层，在吻合口内置入输尿管支架。D. 完成输卵管吻合，浆膜层包埋输尿管吻合口

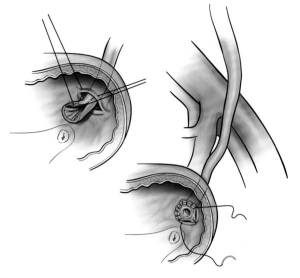

图 35.10　Politano-Leadbetter 膀胱内输尿管膀胱吻合术。切开膀胱后,在膀胱壁上制造一裂口,然后通过裂口拉入远端输尿管,用细可吸收线将输尿管吻合到膀胱壁上

然后,在膀胱前壁垂直膀胱预延伸的方向做一个切口,以使膀胱延伸,其后外侧壁可以达到腰大肌水平(图 35.11)。先前留置的缝线打结,将膀胱后壁肌层固定在腰大肌腹侧,从而缩短膀胱到输尿管远端的距离。应避免固定腰大肌的缝线穿透膀胱黏膜层,以减少结石形成的风险。垂直原切口缝闭膀胱,如果需要,可以在包括输尿管再植的位置进行膀胱缝合,不必另作膀胱造口。

Boari 膀胱肌瓣重建术

该技术适于输尿管近端损伤的修复。最好是在全面检查及与患者进行充分沟通后的二期修复手术中使用。检查应包括膀胱造影和膀胱压力测定,以确保膀胱有足够的容量和顺应性。Boari 膀胱肌瓣重建术后膀胱的功能及解剖容量有所下降,术前患者应充分知情。

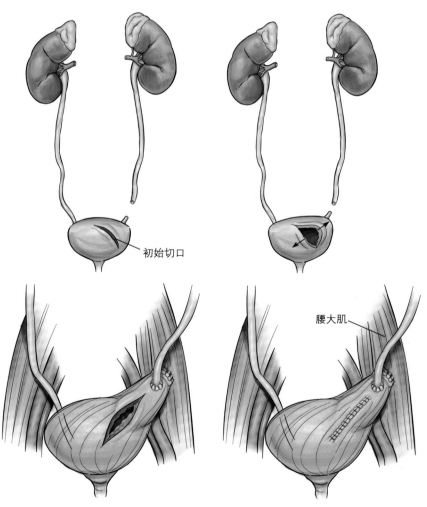

初始切口

腰大肌

图 35.11　进行膀胱延伸以允许无张力输尿管膀胱吻合术,膀胱固定在腰大肌上(腰大肌悬吊)以避免张力

充盈膀胱、测量输尿管与膀胱之间的距离。设计一个合适的宽基肌瓣（4~5cm 宽），从膀胱头侧缘开始，沿对角线延伸至对侧（图 35.12）。肌瓣的远端宽度不能小于 2~3cm 宽。提起肌瓣牵拉至铲形输尿管断端开口，置入 16~18 号 Foley 导尿管，在尿管表面使用可吸收缝线（3-0 或 4-0）将肌瓣缝合成管状，细可吸收线将输尿管铲形断端与该管状肌瓣进行端 - 端吻合。术毕放置输尿管支架和盆腔引流，缝闭膀胱缺损，术后留置导尿 7~10 天，2 周后可取出输尿管支架。输尿管端 - 端吻合术步骤，见知识框 35.2。输尿管膀胱吻合伴腰大肌悬吊术步骤见知识框 35.3。

回肠代输尿管术

输尿管近端损伤吻合时需要搭桥的膀胱长度往往超过腰大肌悬吊术或膀胱肌瓣重建术所能延伸的膀胱长度。在这种情况下，可使用回肠肠段植入输尿管和膀胱之间以重建泌尿道的连续性（图 35.13），这一术式最适合二期修复手术的患者，这部分患者术前已经充分沟通，知晓肠吻合的必要性、术后恢复时间长、影响同侧肾功能及尿液中持续存在黏液等手术相关问题。

游离并铲形切开输尿管远端后，测量输尿管与膀胱之间的距离，可以使用腰大肌悬吊以缩短

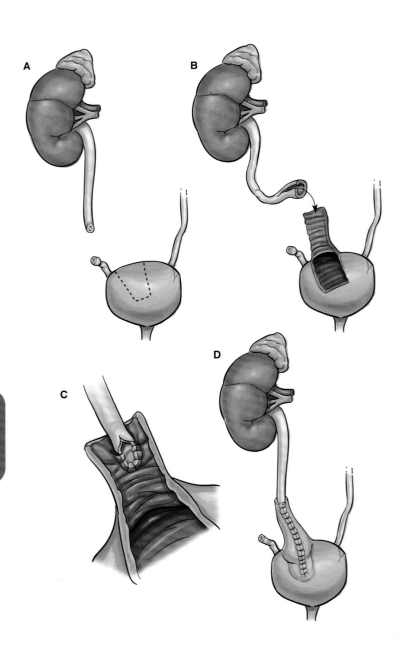

图 35.12　Boari 膀胱肌瓣重建术：宽基肌瓣可使膀胱上延 10~15cm，放置 16~18 号 Foley 导尿管做支撑，使用可吸收线将肌瓣缝合成管状，再与铲形输尿管断端口进行端 - 端吻合，放置输尿管支架

VII

知识框 35.2　输尿管端 - 端吻合术步骤

- 输尿管端 - 端吻合术适于输尿管中段(输尿管肾盂连接处下方至骨盆入口缘平面以上)的急性损伤
- 仔细锐性游离输尿管远、近两个断端,最大限度地保留输尿管鞘膜及血供
- 切除损伤的输尿管直至健康组织,无论是挤压损伤(夹子、钳子或缝合损伤)还是热损伤均需要切除损伤的组织
- 输尿管两断端可以使用精细剪刀铲形切开 1cm 或更多,以便进行对合、无张力吻合
- 完成吻合前,置入双 J 管,24~26cm 的双 J 管可满足需要。自输尿管近端置入导丝至肾脏集合系统,沿导丝放置输尿管支架更方便。输尿管支架的远端可以展开,使用镊子旋进输尿管、继续推进至膀胱。另外一种办法是打开膀胱,在导丝引导下经膀胱内伤侧输尿管开口置入输尿管支架、逐步推送穿过吻合口、进入肾脏集合系统肾盂。用 2-0 或 3-0 可吸收线缝闭膀胱 1 层或 2 层
- 4-0 或 5-0 可吸收线间断或连续缝合完成输尿管端 - 端吻合术
- 输尿管端 - 端吻合后可使用大网膜包绕输尿管吻合口,以减少漏尿或粘连发生
- 术后在吻合口周围放置盆腔引流管 2~3 天,留置导尿管 7~10 天,输尿管支架至少放置 14 天

知识框 35.3　输尿管膀胱吻合伴腰大肌悬吊术步骤

- 在骨盆入口平面,锐性打开同侧腰大肌表面腹膜
- 用 2-0 不可吸收线平行肌纤维走行(避免损伤其下的生殖股神经)缝合腰大肌 3 针,留出备用
- 经 Foley 导尿管注射生理盐水充盈膀胱接近满容量
- 在膀胱顶前壁沿对角线做一个切口,切口中点全层缝线以提供牵引
- 不可吸收线穿过膀胱肌层,固定腰大肌时应小心缝合以免缝线穿透膀胱黏膜层导致结石形成,依次缝合将膀胱固定到腰大肌上
- 垂直于初始切口缝闭膀胱。必要时膀胱缝合可以涵盖输尿管再植术的切口位置,不需要单独的膀胱切口
- 输尿管再植前,锐性游离近端输尿管、铲形切开口径至少 1cm,细可吸收线无张力吻合完成输尿管膀胱再植。2-0 或 3-0 可吸收线分 1 层或 2 层缝闭其余膀胱壁
- 膀胱周围脂肪组织或腹膜包埋输尿管膀胱吻合口,提供额外的覆盖
- 在缝闭膀胱前,在导丝引导下置入 24~26cm 的双 J 支架管
- 术后放置盆腔引流管 2~3 天,留置导尿管 7~10 天,放置输尿管支架管至少 14 天

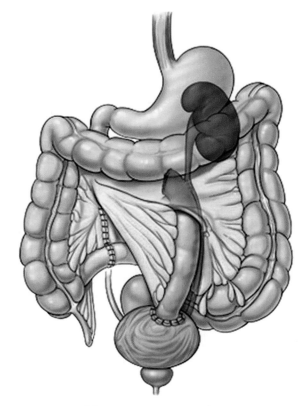

图 35.13　回肠代输尿管术

需要回肠肠段的长度。使用最短的回肠段可以最大限度地减少因尿液吸收和黏液排空引起的代谢紊乱。

确定足够输尿管缺损搭桥所需的回肠肠段,这一肠段应在回盲瓣近端 12~15cm 处,以免引起吸收不良。应保留连接回肠肠段的肠系膜,重建肠道的连续性。将输尿管牵出后腹膜,细可吸收缝线吻合输尿管与回肠,吻合前放置输尿管支架管至膀胱。通常将回肠置于顺蠕动的方向,以方便排尿和减少反流,在输尿管支架的支撑下行回肠膀胱端 - 侧吻合。术后放置盆腔引流管,留置导尿 7~10 天,停止导尿前行膀胱造影确保无尿液外溢,术后 2 周可取出输尿管支架管。

妇科手术中的尿道损伤

普通妇科手术中损伤尿道的情况并不多见,尿道损伤主要见于治疗尿失禁的手术中。尿道损伤最好在术中诊断,因为术中立即修复可以最大限度地降低尿失禁、放置合成吊带后结石形成、尿瘘形成或尿道狭窄的风险。尿失禁手术中应常规行膀

VII

胱镜检查,如果尿道出现漏尿或异物,应立即进行尿道修复。尿道修复的基本原则包括充分游离阴道与尿道周围组织,初次缝合时使用可吸收缝线无张力缝合,确保尿道口径大于 20 号 Foley 导尿管直径,填充组织最大程度减少瘘管形成,术后留置尿管 7~10 天。尿道成形建议使用 3-0 或 4-0 可吸收线,术后留置尿管 7~10 天,术后影像学造影检查通常不用于评估尿道修复的情况。

要点

■ 泌尿道损伤是盆腔手术的潜在并发症。由于大多数泌尿道损伤可以术中诊断,手术中全面评估泌尿道的完整性应该成为盆腔手术计划的一部分。

■ 术中膀胱镜软镜或硬镜检查均有助于诊断或排除泌尿道损伤。

■ 明确损伤的发生机制和损伤部位可以指导术中修复或延期修复。

■ 膀胱损伤应使用可吸收线(3-0 或 2-0)缝合修补,术中应充分游离膀胱保证无张力缝闭,通常建议填充组织。

■ 输尿管损伤最常见于主韧带旁子宫血管下方、骨盆漏斗韧带下方和 Wertheim 输尿管隧道处。

■ 成功的输尿管损伤修补需要仔细游离输尿管、铲形断端切口保证宽口径、使用细可吸收线(4-0 或 5-0)以及短期的输尿管支架植入。

■ 输尿管损伤术后的症状和体征包括单侧腰胁痛、发热、长时间的肠梗阻、腹部或盆腔积液(尿性囊肿)。

(李春艳 崔敏 赵兴波 译)

参考文献

Brandes S, Coburn M, Armenakas NA, McAninch JW. Diagnosis and management of ureteric injury: an evidence-based analysis. *BJU Int* 2004;94:277–289.

Boxer RJ, Fritzsche P, Skinner DG, et al. Replacement of the ureter by small intestine: clinical application and results of the ileal ureter in 89 patients. *J Urol* 1979;121:728–731.

Buller JL, Thompson JR, Cundiff GW, et al. Uterosacral ligament: description of anatomic relationships to optimize surgical safety. *Obstet Gynecol* 2001;97:873–879.

Chi AM, Curran DS, Morgan DM, et al. Universal cystoscopy after benign hysterectomy: examining the effects of an institutional policy. *Obstet Gynecol* 2016;127(2):369–375.

Ehrlich RM, Skinner DG. Complications of transureteroureterostomy. *J Urol* 1975;113:467.

Eisenberg ML, Lee KL, Zumrutbas AE, et al. Long-term outcomes and late complications of laparoscopic nephrectomy with renal autotransplantation. *J Urol* 2008;179:240–243.

Elkins TE. Ureteral injury at time of abdominal hysterectomy for benign disease. *Oper Tech Gynecol Surg* 1998;3:108.

Frankman EA, Wang L, Bunker CH, Lowder JL. Lower urinary tract injury in women in the United States, 1979–2006. *Am J Obstet Gynecol* 2010;202(5):495.e1–495.e5.

Ibeanu OA, Chesson RR, Echols KT, et al. Urinary tract injury during hysterectomy based on universal cystoscopy. *Obstet Gynecol* 2009;113(1):6–10.

Kocot A, Kalogirou C, Vergho D, Riedmiller H. Long-term results of ileal ureteric replacement: a 25-year single-centre experience. *BJU Int* 2017;120(2):273–279.

Leonard F, Fotso A, Borghese B, et al. Ureteral complications from laparoscopic hysterectomy indicated for benign uterine pathologies: a 13-year experience in a continuous series of 1,300 patients. *Hum Reprod* 2007;22:2006–2011.

Mamik MM, Antosh D, White DE, et al. Risk factors for lower urinary tract injury at the time of hysterectomy for benign reasons. *Int Urogynecol J* 2014;25(8):1031–1036.

Mauck RJ, Hudak SJ, Terlecki RP, Morey AF. Central role of Boari bladder flap and downward nephropexy in upper ureteral reconstruction. *J Urol* 2011;186(4):1345–1349.

Minas V, Gul N, Aust T, et al. Urinary tract injuries in laparoscopic gynaecological surgery; prevention, recognition and management. *Obstet Gynaecol* 2014;16:19–28.

Musch M, Hohenhorst L, Pailliart A, et al. Robot-assisted reconstructive surgery of the distal ureter: single institution experience in 16 patients. *BJU Int* 2013;111:773–783.

Ogan K, Abbott JT, Wilmot C, Pattaras JG. Laparoscopic ureteral reimplant for distal ureteral strictures. *JSLS* 2008;12:13–17.

Oh BR, Kwon DD, Park KS, et al. Late presentation of ureteral injury after laparoscopic surgery. *Obstet Gynecol* 2000;95:337.

Oliphant SS, Bochenska K, Tolge ME, et al. Maternal lower urinary tract injury at the time of Cesarean delivery. *Int Urogynecol J* 2014;25(12):1709–1714.

Ozdemir E, Ozturk U, Celen S, et al. Urinary complications of gynecologic surgery: iatrogenic urinary tract system injuries in obstetrics and gynecology operations. *Clin Exp Obstet Gynecol* 2011;38(3):217–220.

Papanikolaou A, Tsolakidis D, Theodoulidis V, et al. Surgery for ureteral repair after gynaecological procedures: a single tertiary centre experience. *Arch Gynecol Obstet* 2013;287:947–950.

Rao D, Yu H, Zhu H, Duan P. The diagnosis and treatment of iatrogenic ureteral and bladder injury caused by traditional gynaecology and obstetrics operation. *Arch Gynecol Obstet* 2012;285(3):763–765.

Rassweiler JJ, Gözen AS, Erdogru T, et al. Ureteral reimplantation for management of ureteral strictures: a retrospective comparison of laparoscopic and open techniques. *Eur Urol* 2007;51(2):512–522.

Riedmiller H, Becht E, Hertle L, et al. Psoas-hitch ureteroneocystostomy: experience with 181 cases. *Eur Urol* 1984;10:145–150.

Sandberg EM, Cohen SL, Hurwitz S, Einarsson JI. Utility of cystoscopy during hysterectomy. *Obstet Gynecol*

VII

2012;120(6):1363–1370.

Satitniramai S, Manonai J. Urologic injuries during gynecologic surgery, a 10-year review. *J Obstet Gynaecol Res* 2017;43(3):557–563.

Seideman CA, Huckabay C, Smith KD, et al. Laparoscopic ureteral reimplantation: technique and outcomes. *J Urol* 2009;181:1742–1746.

Stav K, Dwyer PL, Rosamilia A, et al. Risk factors for trocar injury to the bladder during mid urethral sling procedures. *J Urol* 2009;182(1):174–179.

Steele AC, Goldwasser S, Karram M. Failure of intraoperative cystoscopy to identify partial ureteral obstruction. *Obstet Gynecol* 2000;96(5 Pt 2):847.

Tan-Kim J, Menefee SA, Reinsch CS, et al. Laparoscopic hys-terectomy and urinary tract injury: experience in a health maintenance organization. *J Minim Invasive Gynecol* 2015;22(7):1278–1286.

Verduyckt FJ, Heesakkers JP, Debruyne FM. Long-term results of ileum interposition for ureteral obstruction. *Eur Urol* 2002;42:181–187.

Wolff B, Chartier-Kastler E, Mozer P, et al. Long-term functional outcomes after ileal ureter substitution: a single-center experience. *Urology* 2011;78(3):692–695.

Wong JMK, Bortoletto P, Tolentino J, et al. Urinary tract injury in gynecologic laparoscopy for benign indication: a systematic review. *Obstet Gynecol* 2018;131(1):100–108.

VII

胃肠道手术并发症

Mitchel Hoffman，Emmanuel E. Zervos

　　女性盆腔是由女性生殖器、下尿路和直肠乙状结肠舱容的狭窄空间。在解剖学上，这些结构密切相关。肠道的其他部分也占据骨盆，例如盲肠、阑尾和／或小肠。妇科疾病及其治疗引起的并发症常常涉及尿路、肠道或两者皆有。同样，泌尿和肠道疾病也可以表现为妇科症状或影响妇科疾病。

　　对于任何类型的手术，腹部外科医师都必须为可能发生的肠道损伤或其他腹腔并发症做好准备。对于妇外科医师（gynecologic surgeon），肠道手术的常见指征包括肿瘤切除和肠梗阻。肿瘤科医师还进行脏器切除术（exenterative surgery）、尿路改道、瘘修补术以及严重放疗肠道损伤的手术。盆底重建外科医师被要求修复直肠脱垂。浸润性子宫内膜异位症有时需要进行肠切除术。当拟定为妇科疾病进行手术时，妇外科手术医师偶尔会发现是原发性肠道疾病，必须通过手术处理。

解剖

　　了解胃肠道的解剖学知识对于进行肠道手术和处理术中并发症至关重要，在此对相关解剖结构进行复习。

胃

　　远端食管和胃是胃肠道的最上面器官，完全位于腹腔内。在正常解剖下，腹腔内食管的长度为 3~6cm，位于腹膜腔的上腹部。在解剖学上，胃包括贲门，该部分直接围绕在胃食管交界处；胃底，胃的最大部分，是胃向上延伸到左侧横膈膜圆顶的部分；胃体；胃窦，即胃切迹和幽门之间的胃部。切迹是沿胃小弯的凹形部分，与胃右静脉的尾侧分支 Mayo 静脉分界。胃是前肠的衍生物，其动脉血液供应来自腹腔动脉干（celiac trunk）、胸下主动脉（lower thoracic aorta）和肠系膜上动脉（lower thoracic aorta，SMA）的分支（图 36.1）。

小肠

　　小肠平均长 640cm。十二指肠从胃幽门向下延伸至腹膜后的 Treitz 韧带处，然后在腹膜腔作为空肠再次出现。空肠长约 240cm，随即过渡到回肠，回肠长约 360cm，并终止于腹膜腔右下象限的回盲交界处。临床上，空肠较回肠壁稍厚、直径略大、血管较多、颜色较深。空肠和回肠的血液供应均来自 SMA（图 36.2）。从空肠的单根肠分支到回肠的四至五根肠分支有一个递进分支。小肠系膜呈扇形，

VII

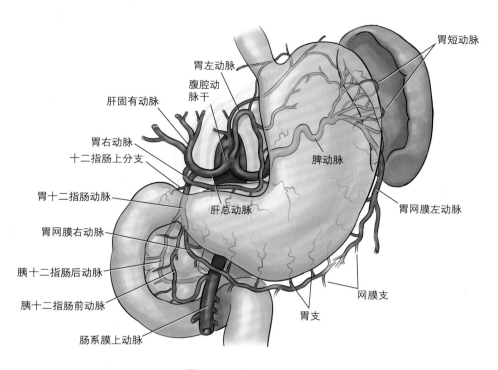

图 36.1　胃的血液供应

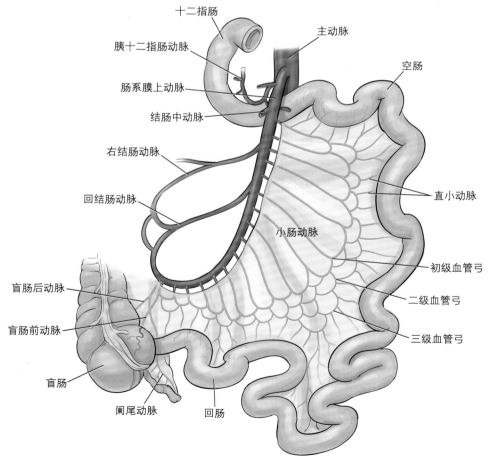

图 36.2　空肠和回肠的血液供应

斜置于后腹壁之上。肠系膜的体部附着于 Treitz 韧带上,一直延续到右侧髂窝。

大肠

　　大肠从盲肠延伸至肛门,长约 150cm,从阑尾基底部开始,然后并入直肠,结肠的外层肌肉排列成三条纵带,称为结肠带。结肠也有小的腹膜脂肪突出物,称为肠脂垂(appendices epiploicae)。右结肠(图 36.3)和左结肠(图 36.4)的血供来自肠系膜上、下动脉,在肠系膜内形成丰富的侧支网络,如 Riolan 弓(近端分支)和 Drummond 边缘动脉(远端分支)。

　　阑尾起源于靠近盲肠基底部的远端回盲交界处,是结肠带的起始部。阑尾、盲肠和 / 或回肠末端常与壁腹膜粘连,并可能掩盖右骨盆漏斗韧带、附件和 / 或输尿管。从右下象限的盲肠开始,部分腹膜化的升结肠向肝曲延伸。十二指肠第二部分或 C 袢与肝曲关系密切,当游离肝曲或切除这部分结肠时,应注意避免损伤十二指肠。同样,右输尿管在阑尾和回盲部后方的腹膜后走行,在游离结肠

的这一部分时,特别是在再手术期间,应予以识别。

　　横结肠是结肠中最长、活动度最大的一段,从肝向脾曲延伸。它通过胃结肠韧带与胃相连,胃结肠韧带与胃大弯和横结肠系膜 / 结肠腹面紧密相连。仔细分离胃结肠韧带可以进入小网膜囊,这是完全切除网膜的必要条件。同样,当游离这部分结肠时必须小心,因为过度地牵拉脾曲可能会导致脾结肠韧带向下的拉力,而导致脾包膜撕裂。

　　降结肠部分腹膜化从脾曲延伸至乙状结肠。上段降结肠系膜与肾脏密切相关,当游离这段结肠时,邻近降结肠游离平面。脾曲解剖学上的血液供应较不固定,变化较大,常被认为是分水界域(watershed area),在解剖过程中可能容易受损。

　　在盆腔边缘,降结肠延续为易活动的完全腹腔内位乙状结肠。乙状结肠常与壁腹膜粘连,并可能掩盖左侧骨盆漏斗韧带、附件和 / 或输尿管。乙状结肠肠系膜(其根部位于肠系膜下动脉[IMA])很宽,并延伸至后陷凹处(posterior cul-de-sac)。在直肠乙状结肠,血液供应过渡到直肠的侧面。

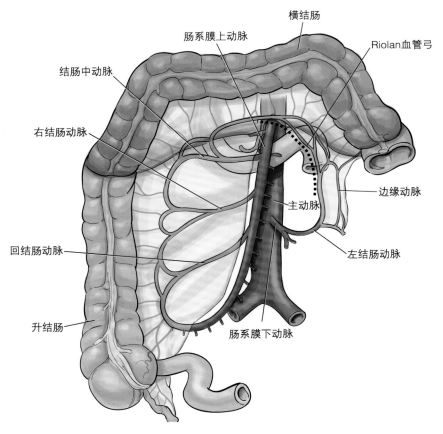

图 36.3　右结肠和横结肠的血液供应

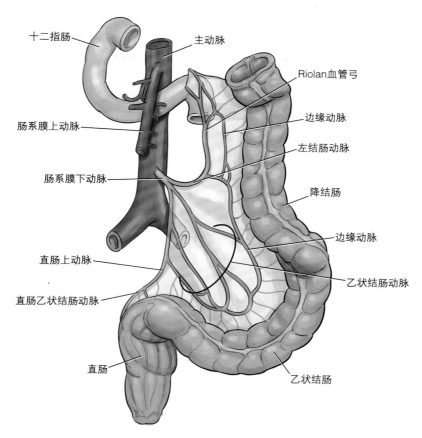

图 36.4　左结肠的血液供应

直肠沿骶骨弯曲,逐渐增大,在肛提肌上方形成壶腹部(即粪池),在此形成肛肠角。在腹侧,直肠壁覆盖着一层致密的结缔组织,被称为"Denonvilliers"筋膜,以法国解剖学家和外科医师 Charles-Pierre Denonvilliers 命名。这一筋膜层从后陷凹延伸到会阴体,将直肠与阴道后壁的下 2/3 分开。在对浸润性后陷凹肿瘤进行头侧游离过程中,分离该筋膜有助于使肿瘤松动,并在切除前,获得足够的直肠长度。直肠的血液供应来自肠系膜下动脉终末分支和髂内(腹壁下)动脉的直肠和肛门的痔分支(图 36.5)。这些血管在直肠壁和门体静脉循环之间有大量的血管吻合。

肠损伤的处理

意外肠切开损伤

在妇科手术中,可以预料肠道偶尔可能的损伤。某些疾病过程或手术会增加肠损伤的可能性,例如子宫内膜异位症、输卵管卵巢炎或恶性肿瘤引起的

后陷凹封闭,或盆腔根治性手术和广泛的肠粘连松解等手术。大多数损伤包括不重要的浆肌层撕裂或全层损伤或撕裂,用一层或两层缝合即可。更严重的损伤,如相距较近的多处肠切开损伤,最好的处理方法是肠段切除,并行一期吻合(single anastomosis)。

小肠的全层损伤应垂直于肠腔进行修补,以避免狭窄。这在修复结肠的全层损伤时不太重要,因为结肠有较大的肠腔周长。修复的基本原则包括维持良好的血液供应、无张力、温和地夹持组织行细致吻合,以及使组织对接松紧有度的内翻缝合技术(inverting technique)。修复步骤见图 36.6。

热损伤

腹腔镜手术过程中,使用单极能量更容易发生肠道的热损伤,也可能是通过将能量耦合到另一器械上,或沿绝缘失效的器械杆,而直接发生损伤。由于没有明显的肠无力或内容物溢漏,术中识别单极型肠热损伤比全层肠切开时更困难。双极型肠损伤的可能性比单极型损伤小,通常会立即或在器械脱离时就被发现。

VII

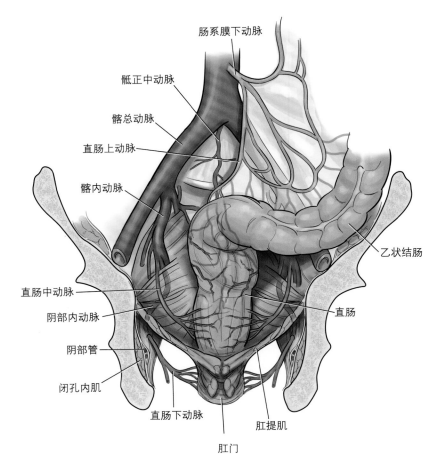

图 36.5 直肠的血液供应

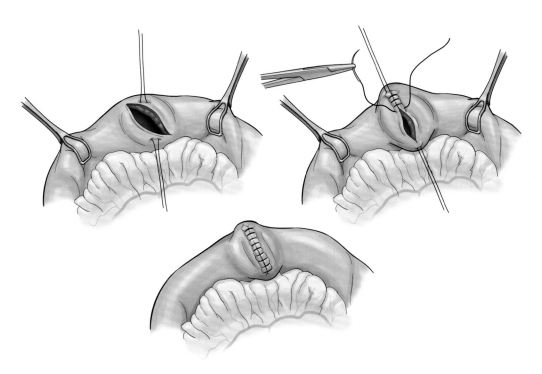

图 36.6 简单的肠切开损伤修复。缝线的间隔为 2~3mm,可以连续缝合或间断缝合,一层或两层缝合都可以。作者使用 3-0 Vicryl 线缝合第一层,使用 3-0 丝线缝合第二层浆肌层,包埋第一层

根据手术医师对损伤程度的印象,对肠热损伤的处理有高度的个体化。已变苍白、已挛缩的组织应认为是不能存活的组织。除了明显损伤外,可能还有至少几毫米的不太明显的损伤。手术医师看到的局限的、浅表的灼伤通常不需要处理。如存有顾虑,可内翻缝合浆肌层包埋该区域。更严重的热损伤至少需要切除浆肌层(包括看似正常外观的边缘)再修复。

肠梗阻的处理

良性小肠梗阻

与手术无关的非恶性肠梗阻的处理包括在短期内(约 3 天)鼻胃插管减压和静脉补液后,通过对比造影早期确定梗阻的位置和程度。如果患者在试治阶段后仍有梗阻,并且对比成像证实了梗阻的局部位置,则计划进行手术干预。

对于术后早期肠梗阻的患者,由于潜在的自限性梗阻原因,如吻合口水肿,或其他可逆性术后并发症,如可非手术处理的脓肿或肠梗阻,治疗方案稍有改进。一般来说,如果术后早期梗阻在 2 周内没有得到解决,那么就应手术干预了。术后早期肠梗阻需要再手术探查的最常见的原因是粘连、内疝和肠穿孔。

恶性肠梗阻

在恶性肿瘤中发生肠梗阻的原因有多种,包括肿瘤、术后粘连和辐射效应。无论恶性肠梗阻的起源如何,都必须与患者及其家属进行彻底的沟通讨论,以确立医疗目标,并确保每一方都了解在有限的预期寿命的情况下,积极手术治疗的意义和延长的恢复潜力。

如果存在大量腹水和体积较大的腹腔内肿块,提示功能性肠梗阻类型,或者当患者营养不良(白蛋白 <30g/L),或一般状况较差(ASA ≥ 3 分,ECOG 评分 2~5 分),手术治疗梗阻不太可能带来益处。经皮胃造瘘管的放置将提供实质性的缓解,并使患者摆脱鼻胃管的不适。某些有晚期卵巢癌和持续性梗阻的患者,似乎确实受益于手术干预。

妇科恶性肿瘤放射治疗后出现肠梗阻患者的治疗,需要基于处理这类患者的经验,制订更有针对性的方法。这些梗阻通常发生在回肠末端,尽管共存的直肠乙状结肠损伤也并不少见。因此,应在手术干预之前对这两个区域进行评估检查。放射治疗引起的小肠梗阻手术治疗仍存在争议。一些专家建议对梗阻进行旁路分流,而另一些专家则认为应该将受损的肠段切除并进行一期再吻合术。简单旁路术是将未累及的近端小肠侧侧吻合到结肠相对未受辐射的部分,这是最快、最简单的手术干预。优点包括避免广泛剥离缠绕的肠袢(剥离可能导致损伤)和已受辐射过的盆腔。侧 - 侧吻合确保了良好的血液供应,避免了小肠造瘘,并且在仅有部分阻塞的情况下可以使肠的其余肠段具有一些吸收能力,当输入肠段较短时,这一点尤其重要。它也将其他器官或结构(如输尿管或血供系统)损伤的风险降到最低。总体而言,对这些患者进行简单旁路术治疗的效果相当不错。

妇科恶性肿瘤,尤其是卵巢癌,可包裹住并部分阻塞乙状结肠或横结肠。当通过手术治疗这种疾病时,左半结肠吻合术的决定需要个体化。辐射相关的直肠乙状结肠狭窄也可引起梗阻(图 36.7)。

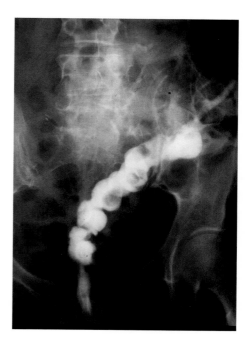

图 36.7 一个有症状的放疗后患者的对比造影像,显示直肠乙状结肠狭窄

瘘的处理

与妇科良、恶性疾病有关的肠瘘发生的原因包括肠吻合失败、隐匿性手术肠损伤、伤口关闭时缝入肠组织、炎症性肠道疾病、肿瘤侵蚀邻近肠管（例如，肠道-阴道）、肠壁放射性坏死、筋膜开裂后的肠壁暴露和/或受损，或这些因素的任意组合。大多数瘘管与皮肤相通，可发生于胃肠道的任何部位。报告的总死亡率在 5%~20%，大多数死亡是由无法控制的脓毒症引起的，伴或不伴营养不良。在小肠瘘、炎症性肠道疾病、癌症或既往腹部放疗的情况下，死亡率显著增加。

发生于妇科癌症患者的肠瘘显示了一个非常不同的群体。大多数患者患有活动性腹腔内恶性肿瘤，或既往有大范围的放疗，或两者兼有。大多数瘘管的形成，至少部分是这些因素造成的。这些患者的瘘管大部分与阴道连通，且多数来自末端回肠或直肠乙状结肠。

渗漏的小肠吻合口可与腹壁或阴道形成连通，导致肠皮肤瘘或肠阴道瘘。瘘管形成过程中，肠内容物在腹腔内渗漏可导致腹膜炎或脓肿形成，有时还可出现持续腹腔内渗漏，会发生发展为无法控制的脓毒症，并增加死亡率。

高漏出量小肠瘘患者的初始处理包括肠道休息、鼻胃管减压、液体复苏（fluid resuscitation）、补充电解质、局部处理瘘管溢漏以防止皮肤侵蚀和控制脓毒症。在控制了泄漏的情况下，脓毒症可以通过肠道休息和抗生素解决，但在某些情况下需要对脓肿引流和/或及时地近端引流。该决定应基于患者对非手术治疗的反应，包括白细胞增多的缓解、发热的缓解、疼痛的改善以及瘘管溢出量的控制等。完全肠外营养（total parenteral nutrition，TPN）的实施可使患者进行全肠休息，并促进瘘管的自发闭合。使用 TPN 可以改善患者的整体状况，并且可以留出时间使肠道和腹膜腔的炎症反应消退。在脓毒症和局部伤口问题解决后，可以恢复口服或肠内喂养（enteral feeding）（表 36.1）。

据报道，当脓毒症得到控制后，30%~60% 的患者会发生瘘管的自发闭合，且几乎所有自发闭合都在 4 周内发生。在患者初步稳定之后，对瘘管以及剩余的大、小肠进行彻底的放射影像学评

表 36.1
高漏出量小肠瘘的处理
• 肠道休息
• 鼻胃管减压
• 液体复苏
• 补充电解质
• 瘘管漏出的局部处理
• 防止皮肤侵蚀
• 脓毒症的控制

估检查。早期尝试闭合术后瘘管，成功率低，发病率高。已证明使用生长抑素（或奥曲肽）可以缩短自发闭合间隔，提高自发闭合率，并减少通过瘘管的胃肠道分泌物。一项 meta 分析评估了 14 项随机对照试验，支持早期使用生长抑素来促进瘘管闭合。然而，在这方面有相互矛盾的文献，且为此目的使用生长抑素在各机构内部和机构之间存在很大差异。

不幸的是，大多数妇科癌症患者不太可能发生自发闭合。这些临床情况还包括瘘管远端肠梗阻、瘘管部位的恶性肿瘤、瘘管位于先前照射过的区域、异物的存在、瘘管上皮化以及与炎症性肠道病相关的瘘管。记忆首字母 F.R.I.E.N.D.S. 用于记住阻止瘘管自发闭合的因素：异物（Foreign body）、辐射（Radiation）、炎症（Inflammation）、上皮化（Epithelialization）、肿瘤（Neoplasm）、远端梗阻（Distal obstruction）和短（≤2cm）肠道［Short（≤2cm）tract］。

如果在稳定 4~5 周后没有自发闭合，那么如果临床条件允许，最终将需要手术来恢复肠管的连续性。决定对持续性瘘管进行手术取决于若干因素，包括患者剩余的预期生存时间、营养状况、总体健康状况以及患者在不进行手术干预的情况下管理瘘管的能力。

小肠瘘的手术治疗必须高度个体化。在妇科癌症患者中，遇到的阴道小肠瘘通常必须绕过不处理，留置受放射或肿瘤累及的粘附性肠袢在盆腔内。对于梗阻病例，应尽量追踪近端未受累者小肠，避免从骨盆分离出致密粘连的肠袢。此时，小肠被分离并与相对未受辐照的大肠部分吻合。

妇科患者常见的另一种类型的瘘，多发生于乙状结肠或直肠至阴道。这种瘘管可能是手术（部分

或节段切除或意外损伤后的延迟泄漏）或放疗的并发症。绝经后患者表现为结肠阴道瘘，极有可能是由憩室炎破裂所致。女性可能因炎症性肠道疾病或因晚期结直肠癌而发生肠阴道瘘，尽管后者并不常见。在妇科癌症患者中，结肠阴道瘘可能与恶性肿瘤有关，通常是由于远端梗阻所致。在这些病例中，很大一部分是由于辐射损伤或多种因素共同作用造成的。短期稳定后，行改道或末端结肠造口术（如永久性）。

肠穿孔

肠穿孔合并腹腔内渗漏，在良性肿瘤和妇科癌症患者中并不常见。并发症可能是由于辐射引起的坏死（通常回肠末端或乙状结肠）（图 36.8）、肠吻合口漏、隐匿性手术损伤或与肠梗阻有关的肠缺血所致。自发性肠穿孔的其他原因包括由于血管供血不足引起的缺血性坏死、溃疡穿孔、肠扭转和晚期炎症状态。当由于辐射损伤导致肠穿孔并腹膜漏时，通常诊断会被延误，死亡率很高。如果穿孔在局部且没有更广泛的腹膜腔内污染，则可考虑小肠切除术或排除性旁路手术（exclusionary bypass）。

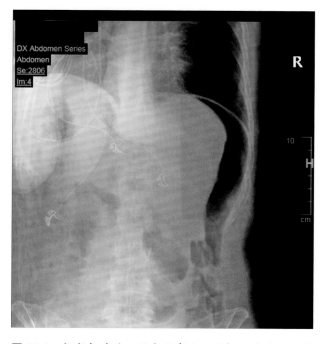

图 36.8　辐射相关的回肠末端穿孔。腹部 X 线片显示腹腔内游离气体

急性阑尾炎

由于急性阑尾炎的表现在症状、年龄及有前驱症状的疾病等方面，有明显的重叠，因此是最难以与妇科病状区分的胃肠道诊断之一。阑尾炎经典的表现包括三个部分：脐周疼痛转移到右下腹、厌食、恶心/呕吐。在 CT 扫描广泛应用之前，大部分接受过培训的外科医师，在很大程度上也依赖于发热和/或白细胞增多来确定阑尾炎的诊断。在一项对 71 例阑尾炎患者和 167 例其他诊断患者的综述中，与阑尾炎相符的 CT 表现包括阑尾肿大（敏感度为 93%/特异度为 92%），阑尾壁增厚（敏感度为 66%/特异度为 96%），阑尾周围脂肪沉积（敏感度为 87%/特异度为 74%）和阑尾壁强化（敏感度为 75%/特异度为 85%）。

超声对诊断阑尾炎同样有用，其灵敏度、特异度、阳性和阴性预测值在某些病例中均高达 99%。符合阑尾炎的超声检查结果包括阑尾直径大于 6mm、不可压缩性、阑尾结石存在、阑尾周围脂肪改变或阑尾无显影（即阴性结果）。对于所有影像学检查方法都不能确定诊断的患者，尽早请普外科医师进行系统的腹部检查，也可以选择早期手术探查。

Ogilvie 综合征（结肠假性梗阻）

Ogilvie 综合征（Ogilvie syndrome）又称急性结肠假性梗阻，患者表现为腹胀、恶心、呕吐和腹泻。X 线片显示盲肠和右半结肠扩张（图 36.9）。Ogilvie 综合征很少自发发生，在 90% 以上的病例中与潜在的疾病状况有关。这些疾病包括（发病率逐渐降低）创伤、脓毒血症、心脏病、妇科疾病、近期盆腹腔手术、神经系统疾病、整形手术以及各种内科或外科疾病。

Ogilvie 综合征可通过 CT 扫描或泛影葡胺灌肠（gastrografin enema）与机械性肠梗阻和中毒性巨结肠相鉴别。在无机械性梗阻的情况下，最初的治疗包括非手术治疗（如 NPO、IVF、NG、电解质补充），如果 24~48h 后仍无缓解，则应使用新斯的明（neostigmine）。新斯的明的静脉注射给药剂量为 2mg，可使 80%~90% 的患者症状快速消退

VII

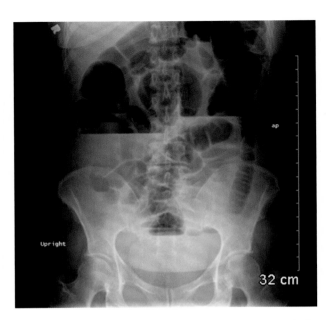

图 36.9　Ogilvie 综合征患者术后 X 线片显示全结肠扩张

（3~30min）。潜在哮喘患者、近期心肌梗死患者或正在主动服用 β 受体阻滞剂的患者应谨慎使用，因为新斯的明可导致严重的心动过缓，阿托品（atropine）应随时提供可用，患者应在使用新斯的明治疗期间和用药后至少 30min，接受连续 ECG 监测。

对于非手术治疗无效的患者，应采用内镜或肛管进行结肠减压，特别是当结肠直径接近 12cm 时（Laplace 定律预测，超过该数值，自发性穿孔的可能性很高）。手术减压术很少需要，且适用于结肠穿孔高危难治性患者，或结肠穿孔可能带来灾难性后果的免疫功能低下或中性粒细胞减少的患者。

肠道手术准备

知情同意

当计划进行大的妇科手术时，肠切除的可能性很大。治疗应征得患者的知情同意，尤其是在可能需要造口的情况下。如果患者坚决拒绝接受造口手术，医师必须尊重患者的意愿，但也应该让患者意识到这样做可能会损害手术的获益和目标。

规划造口

如果计划进行造口以提高患者的舒适度和造口功能，那么对造口处理的应用知识就很重要。肠

造口治疗师（enterostomal therapist）的服务对于最好的造口位置非常有帮助。术前，肠造口治疗师可以为患者提供信息和安慰，更好地为术后造口做准备，肠造口治疗师也可以建议最好的造口位置。对于某些患者（消瘦、恶病质、躯干短），没有最合适的造口位置，造口治疗师的介入将减少再次手术，来修正不舒服的造口的可能性。

在造口定位时，应以仰卧位、坐位和站立位仔细检查腹部，并注意是否存在任何可能影响造口器具（stoma appliance）安全使用的腹壁褶皱或骨标志。理想情况下，造口部位在腹直肌的边界内，造口周围至少有 7.62cm 的平坦皮肤，并且患者能够很好地看到。下腹部造口（如回肠造口或乙状结肠末端造口）定位在脐部和髂前上棘之间，而上腹部造口定位在脐部外侧或脐部和肋缘（rib cage）之间，如同横结肠造口（图 36.10）。造口必须远离骨突起和腰线以避免影响造口器具的应用。标记出可能的造口位置，在手术间里，准备腹部手术之前，用划痕或皮内注射染料来保存标记。

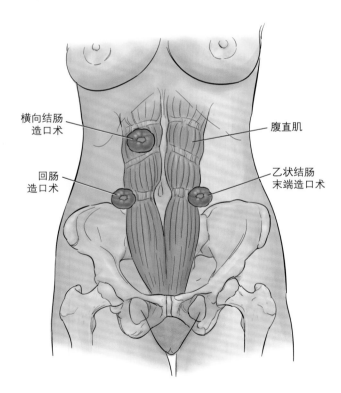

图 36.10　肠道造口在腹壁的位置

营养

大部分患者的营养状况会比较好。然而，很少

有患者能从术前强化营养支持中获益。可能出现严重营养不良的病例包括老年人和晚期卵巢癌患者、近期体重显著下降（>10%）患者、长期厌食患者、全身无力和虚弱患者、终末期肝病患者以及缓慢进展的肠梗阻患者。体检结果用于证实严重营养不良的存在，包括视诊检查和实验室评估检查。最近，在轴向 CT 成像上，肌肉减少、肌肉质量和功能的丧失，由第三腰椎水平的腰肌厚度（标准化为患者身高）确定，已被证明可以准确预测主要手术并发症。

术前进行营养支持干预的决定基于多种因素。轻中度营养不良的患者不太可能从术前干预中受益。在紧急需要手术或恶性肿瘤时，将没有足够的时间进行有意义的术前营养支持。严重营养不良的患者，如果要接受大范围的手术或者年龄较大，则更有可能从这种支持中获益。术前强化营养支持可降低肠道手术患者的主要并发症发生率。

当决定给予术前营养支持时，手术医师必须对肠内和肠外途径的使用进行个体化处理。建议进行 7~14 天的高营养治疗，营养支持在术后持续一段适当的时间。住院的恶性肠梗阻患者从 TPN 中获益最多，而胃肠功能正常的营养不良患者应补充鼻胃或鼻十二指肠营养补充剂，这些补充剂可在门诊患者中使用。鼻胃补充剂的优点是每 4~6h 给养（bolus feeding）1 次，不需要供给泵（feeding pump）。鼻十二指肠喂养可以最大限度地减少误吸风险，特别是对于胃排空延迟的患者，但需要更多的家庭资源。

肠道准备

近年来，结肠切除术患者术前机械肠道准备（mechanical bowel preparation，MBP）的常规使用受到了质疑。手术医师已经意识到这种非必要准备，对围手术期液体和电解质平衡以及患者舒适度和依从性的影响。广泛采用加速康复（enhanced recovery）途径，排除机械性肠道准备，以实现目标导向的液体治疗，这进一步支持了选择性使用 MBP。

目前普遍认为，延长肠道准备对右半结肠切除患者的吻合口裂开或手术部位感染（surgical site infection，SSI）没有好处，大多数结直肠外科医师在这种情况下不予考虑。对于左侧切除术，MBP 仍然常用，因为狭窄的盆腔空间和伴随盆腔粪便淤积的盆腔脓肿或脓毒症风险增加。如果不添加口服抗生素，如术前一天间隔服用新霉素（neomycin）和红霉素（erythromycin base），MBP 将无益。一些研究表明，在左半结肠手术前，特别是开腹手术前，使用 MBP 和口服抗生素对胃肠道杀菌，SSI 的发生率较低。本讨论所固有的假设是，围手术期静脉注射抗生素将按照国家公认的外科质量改善计划（Surgical Quality Improvement Program，SQIP）指南进行使用。

对于因肠梗阻而接受手术的患者，术前准备工作首先要优化液体和电解质平衡，并进行胃肠减压。放置鼻胃管并连接低负压吸力（连续或间断），通过轴向成像（如肠积气、门静脉积气）评估肠壁缺血或坏死的可能性。如前所述，妇科癌症患者肠梗阻往往发生在特定的临床情景下。一些患者需要进行积极的手术治疗（如粘连相关），而另一些则不需要（如晚期腹腔内恶性肿瘤复发）。

当患者出现肠梗阻，认为需要手术治疗，且有证据表明肠管受损时，在初步纠正血容量不足后，应立即进行手术治疗，对这些患者也应开始使用广谱抗生素。然而，大多数妇科癌症患者发生小肠梗阻并不需要立即手术干预，许多患者值得尝试保守治疗，以期待梗阻得到解决。"长的肠导管"（Baker 或 Miller Abbott）在现代肠梗阻治疗中很少使用，主要用于广泛粘连松解和肠切除术患者的术后腔内支架。因人而异地个体化选择使用 TPN，也可能是明智的。在初步稳定后，应进行影像学检查，以评估合并大肠梗阻的可能性。对于大肠梗阻，手术干预是必要的，而且更为迫切。

手术

阑尾切除术

对于没有手术史的患者，几乎所有的阑尾切除术都可以通过腹腔镜进行。阑尾炎可能是术前拟诊或在诊断性腹腔镜检查过程中被发现。开腹和腹腔镜阑尾切除的技术基本相同。

保留解剖结构的非穿孔性阑尾炎（AAST-1 级和 2 级）是一种相对简单的手术。一个脐部穿刺端口置镜体和两个左下象限辅助穿刺端口就可以较好地操作。患者取深 Trendelenburg 体位，识别附有阑尾的盲肠，并游离其头侧。在阑尾基底部阑尾系膜处开窗，当阑尾缩回以扇形展开阑尾系膜时，使用能量器械或合适的切闭器（staple lode）型号将其分开以结扎阑尾动脉。缝扎或使用切割闭合吻合器（stapler），使用适合组织厚度的力量离断阑尾底部。然后将阑尾放入取物袋中通过脐部端口取出。腹腔镜阑尾切除术的步骤见图 36.11。

肠切除术

该手术首先要仔细计划切除和吻合，然后再游离受累部分或肠段。要吻合的肠末端必须是健康的，有充足的血液供应，而且彼此接近没有张力。

小肠的血液供应起源于肠系膜上动脉（SMA），其分支通过宽广的扇形肠系膜延伸。在肠系膜中，动脉分支形成吻合性的一级和二级弓，而终末弓供应延伸至肠道的平行小血管（直血管）。切除一段小肠必须保留足够的动脉弓，包括直血管，以供应剩余的肠段。一般情况下，妇科癌症患者的小肠切除并不需要对肠系膜进行大范围切除。因此，切除肠系膜应尽可能保守。

游离肠管后，使用湿纱布隔离污染手术视野的其余部分。在计划的肠管分割点处，通过肠系膜的无血管区直接在肠壁下放置止血钳。按照计划的肠系膜切除，将两侧腹膜分开，然后，对肠系膜进行止血分离。将线性胃肠切割闭合器或非压伤性肠钳横跨放置在肠壁上，指向肠系膜，稍微倾斜以获得较多的肠系膜。肠管由 GIA 吻合器或在肠钳之间切断（图 36.12）。

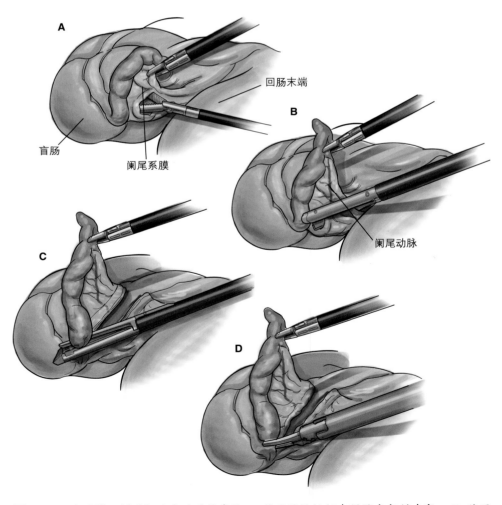

图 36.11   腹腔镜下阑尾切除术的关键步骤：A. 使用钝性抓钳在阑尾底部创建窗口；B. 使用线性 GIA 切闭吻合器切断阑尾系膜；C. 使用线性 GIA 切闭吻合器切断阑尾基底部；D. 也可以选择使用能量器械替代阑尾系膜结扎的方法

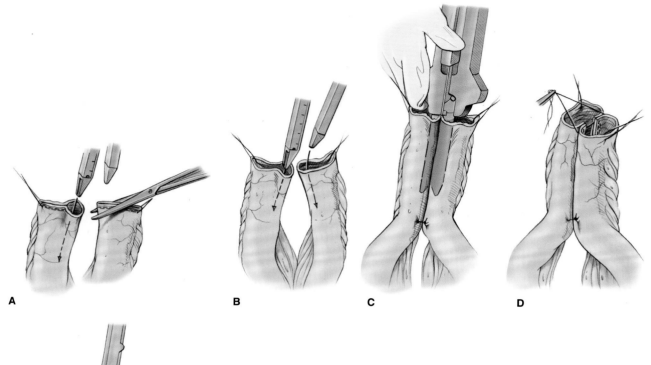

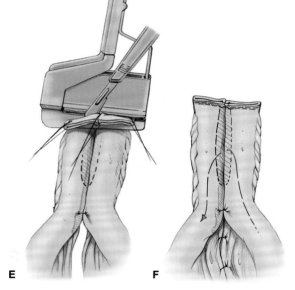

图 36.12　A.准备进行端 - 端吻合术。将肠的两端用缝线对齐，切除每条肠管订合线上的一角，以容纳切闭吻合器的订仓叶。B.将吻合器的订仓叶插入对齐的两侧肠腔内。C.吻合器的两个订仓叶对齐并闭合，避免夹入肠系膜。击发吻合器，可缝置额外的前排浆肌层缝线。D.移走吻合器。检查内部吻合口的开放通畅性和止血情况后，将开口端（容纳缝合器，现在可见的）保持闭合，并用缝线或多把 Allis 钳对齐。(E—F)将一个吻合器放在 Allis 钳的下方，跨过公共开口并击发吻合器，这样就闭合了开口，完成了吻合

结肠切除是采用类似的原理进行。根据不同的节段,结肠的游离包括从腹侧和尾侧切开腹膜附着物、与网膜分离以及肝曲和 / 或脾曲的分离。如前所述,结肠的血液供应源自肠系膜上动脉和肠系膜下动脉的分支,这些分支供给一个吻合的结肠缘动脉(marginal artery),它从回盲瓣延伸到乙状结肠。在切除结肠时,必须保留供应剩余结肠两末端的缘动脉和直血管。与小肠切除术一样,妇科癌症患者通常不需要广泛切除肠系膜和结肠。卵巢癌是一个例外,它通常广泛浸润结肠肠系膜。在切除原发性结肠恶性肿瘤时,经验法则(the rule of thumb)是将肠系膜切除扩大到病灶部位近端和远端的熟悉的血管(the first-named vessel)处。

直肠乙状结肠切除术

在卵巢癌减瘤术(ovarian cancer debulking)过程中,常切除直肠乙状结肠。对于妇科癌症患者,这部分肠切除有时是单独进行的手术(例如,由放射治疗引起的并发症),但更常见的是在广泛的盆腔肿瘤切除术时一起进行。乙状结肠和直肠上部的血液供应来自乙状结肠肠系膜分支的 IMA,肛门直肠的其余部分通过髂内(腹壁下)动脉接受血液

供应。直肠中段通过其第一分支即痔中动脉接收血液供应，并且血液经直肠侧韧带／直肠茎(rectal stalks)前外侧进入直肠，直肠侧韧带也是直肠到肛提肌的主要支撑结构。必须将这些韧带结扎，以实现直肠中段的游离。动脉造影研究表明直肠中动脉和直肠上动脉之间有丰富的侧支循环吻合，现代外科手术经验也证实了这一点。

直肠乙状结肠的切除首先在选定的部位分离乙状结肠，然后将乙状结肠肠系膜头侧完全分离至肿瘤浸润处。肠系膜的底部是直肠上动脉，这也需要结扎。在此之前，安全地推开输尿管很重要。在标本的游离过程中，应该小心但广泛地打开直肠侧间隙，向下直到肛提肌。通过从已完成的肠系膜解剖点切开后盆腔腹膜，以到达盆腔解剖的剩余部分(通常由腹膜肿瘤的范围决定)，从而实现进一步游离。如有必要，将直肠小心地从骶前间隙一直游离到肛提肌。根据正在进行的额外的盆腔切除术(如子宫切除术、脏器切除术等)，可能会形成直肠阴道间隙，并需要分离额外的血管／支持结构(图36.13)。

当到达解剖的远端时，盆腔标本被游离，这样唯一剩下的附着是直肠。如果可能，切除前应对这部分直肠进行吻合。在计划的横切水平，可以清除直肠周围的脂肪。在这个层面上，将吻合器、自动荷包钳或直角肠钳跨过直肠放置，通过器械完成横断切。再吻合术最常见的是使用端 - 端吻合(end-to-end anastomotic，EEA)器(图36.14)。

结肠造口术

结肠造口术可以由结肠横断端(通常是乙状结肠或降结肠末端)或结肠袢(通常是横结肠)形成。结肠袢式造口(loop colostomy)的主要作用是暂时分流，而大多数结肠末端造口术都是永久性的。

为了创建袢式结肠造口，选择横结肠的可移动部分，结肠袢通过右或左上象限的圆形切口。为此，有时需要游离肝曲和／或脾曲的韧带，从大网膜上分离这段结肠，并在一定范围内清除脂肪。在肠系膜上创建一个缺口，将Penrose引流管穿过并牵持，然后，递送结肠袢通过造口切口，直到其超出皮肤约5cm(图36.15)，穿过肠系膜缺口，放置一个"塑料桥"(plastic bridge)，跨过皮肤以支撑结肠袢(图36.16)。

乙状结肠或降结肠末端造口被置于左下象限选定的位置。充分游离这段结肠，清除结肠末端脂肪。然后，使用Babcock钳，将末端通过造口切口送至皮肤上方3~5cm(图36.17)。缝闭腹壁内外切口后，结肠造口就完成了。在预期大便成形的情况下，乙状结肠造口末端只需伸出1~2cm即可(图36.18)。

术后护理和并发症

近年来，随着医院和外科医师已经接受了缩短住院时间和避免可预防并发症的财务和医疗优势，胃肠外科患者的术后管理已经发生了变化。对于因长期虚弱或营养不良而无法遵循严格的加速康复外科(enhanced recovery after surgery，ERAS)路径的患者，预计肠道功能恢复时间会延长，当患者术后病情稳定后，就开始或重新进行全胃肠外营养(TPN)。

伤口管理

SSI现在是医院和个体外科医师(individual surgeons)的主要质量指标。因此，减少其发生的工作已被标准化，并且在大多数医院环境中受到高度鼓励。降低SSI的标准化医院指南包括围手术期抗生素的使用；手术前积极地皮肤清洁；用氯己定乙醇(chlorhexidine alcohol)进行标准化皮肤准备；围手术期严格控制血糖；维持较低的手术间温度；使用切口保护器；闭合伤口前更换手术衣、手套和器械；维持围手术期正常血糖和正常体温；48h内移除无菌敷料；每天用氯己定清拭伤口；并且在受污染的病例中，降低了最初预期的愈合底线或延迟一期闭合(delayed primary closure)。一家大型学术医疗中心的一项研究表明，实施这些措施后，SSI的发生率从19%下降至6%。

小肠手术的并发症

明确与小肠切除和吻合术相关的并发症包括吻合口漏及其伴随的并发症、出血、狭窄、内疝、叶酸或维生素B_{12}缺乏和短肠综合征。在术后初期最忧虑的并发症是发生吻合口漏，这是一个具有潜在破坏性的难题，可能会导致脓毒症和死亡。漏出可导致腹腔内脓肿、瘘管形成，或两者兼有。某些因素会增加吻合口漏的可能性，包括先前的放疗、癌扩散、严重营养不良、腹膜炎或腹腔内脓毒症以及肠道状况不好，如明显的扩张或广泛的炎症反应。

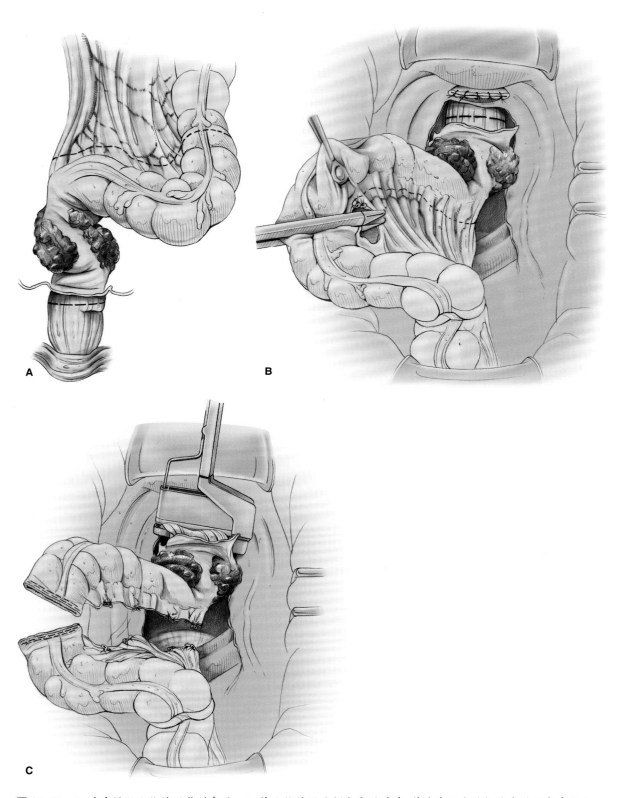

图 36.13　A. 肿瘤侵犯乙状结肠浆膜表面。B. 将乙状结肠头侧分离至肿瘤,作为广泛盆腔切除术的预备步骤之一,盆腔腹膜切口的切线由肿瘤的范围决定。C. 所有盆腔腹膜延伸至骨盆漏斗韧带和后陷凹,与直肠乙状结肠一起整体切除。在某些情况下,必须切除所有盆腔腹膜,需要额外解剖下尿路

VII

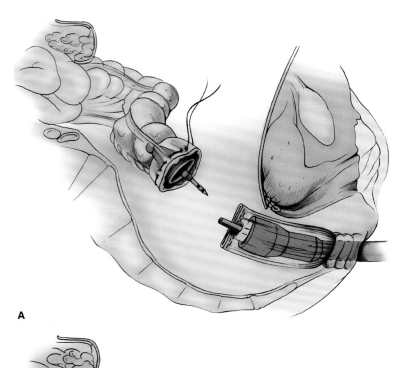

图 36.14　直肠乙状结肠端 - 端订式吻合术。A. 荷包缝合将砧座和钉钻固定在乙状结肠腔内。经肛门插入 EEA 吻合器。顺时针旋转中心蝶形螺母，推动锋利的穿刺钉刺入直肠残端顶端。在此图中，穿刺钉已被移除，EEA 的中空中心轴仍保留在原位。B. 钉钻和中空中心轴已经锁定到位。进一步旋转 EEA 中央蝶形螺母，使乙状结肠和直肠直接相对。当内置刀切断中央组织芯以完成吻合时，击发吻合器以释放双圈圆形钉排

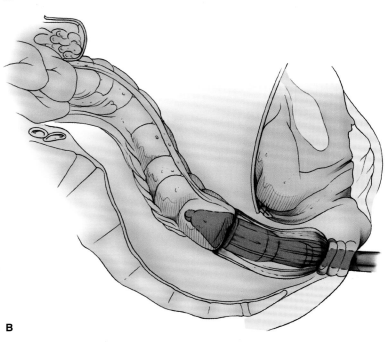

B

短肠综合征是在广泛的小肠切除后，因小肠长度不足而发生的吸收不良综合征，给患者带来许多问题。患者适应和维持剩余小肠内环境稳定的能力取决于几个因素，包括剩余肠道的长度和特定区段、回盲瓣的存在和完整结肠的长度、患者的年龄（65 岁后的最小肠道适应）和激素因素。当剩余的功能性小肠少于 150cm 时，就会出现严重的问题，包括严重腹泻、脱水、肛周或造口处脱皮（excoriation）、电解质失衡和营养不良。几个月后，剩余的肠道会发生适应性变化，腹泻和吸收不良情况会有所改善，具体取决于先前提到的因素。当回肠造口处输出量在 24h 内超过 1.5~2L 时，就会发生肠道过度分泌。可以减少体液过度分泌的干预措施包括使用预定的阿片类药物（opiates）、西咪替丁（cimetidine）、纤维和止泻剂。

短肠综合征患者出现的其他并发症包括胆石症和肾结石。手术时，如果保留的小肠少于 90cm，特别是在没有完整回盲瓣和结肠的情况下，应考虑将该小肠段移出作为造口，以提高患者的舒适度和饮食自由。

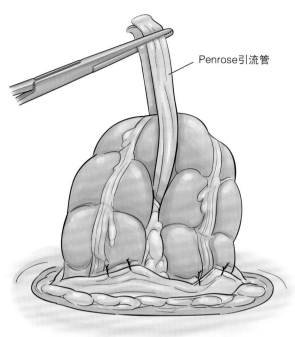

图 36.15　穿过肠系膜的 Penrose 引流管牵引结肠袢通过造口切口

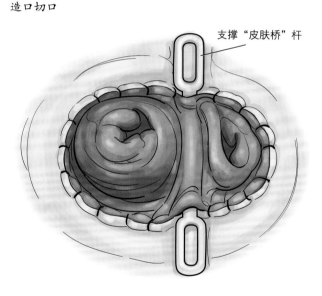

图 36.16　Penrose 引流管已被一个支撑"皮肤桥"杆取代。肠袢已被部分切开并完成结肠造口术

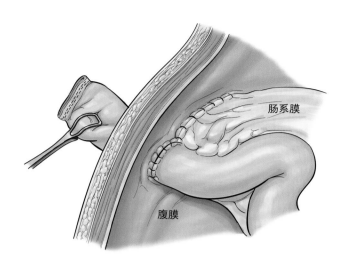

图 36.17　订合封口的结肠末端通过造口切口

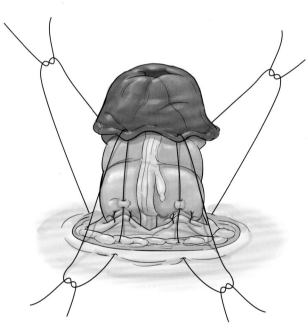

图 36.18　结肠末端造口术的缝置线及其伸出方式类似于前述的回肠末端造口术

对于那些期望依靠 TPN 长期生存的患者，另一个考虑是进行预防性胆囊切除术。TPN 患者的维持应尽可能多地辅以口服 / 肠内喂养。根据剩余功能肠的长度，补充可能有很大的不同，从只补充维生素到完全依赖 TPN。

结肠直肠手术的并发症

吻合口漏是结肠直肠吻合术最严重的并发症，

据报道约 5% 的患者发生吻合口漏，相关死亡率为 10%~30%。根据吻合口的水平和手术后的时间长短，渗漏可表现为弥漫性腹膜炎和脓毒症、局限性腹膜炎、脓肿或直肠阴道瘘。如果临床上不确定存在渗漏，则应进行温和的泛影葡胺灌肠(Gastrografin enema)造影。如果从盆腔引流管中，观察到浑浊液或脓液引流，也可怀疑吻合口渗漏。外科医师可以在远离吻合口的地方放置盆腔引流管，手术时放置的盆腔引流管一般在 24~48h 后拔出。如果发现临床隐匿性或局限性小渗漏，且患者身体状况良好，则应将引流管留在原位，并对患者进行肠道休息和 TPN 治疗，以期待其自行愈合。大多数临床明显的吻合口漏，需要立即剖腹探查（如患者存在腹膜炎则紧急），切除吻合口，形成近端结肠造口，冲洗腹腔，闭合和/或直肠残端广泛引流。对于有高风险因素发生渗漏的患者，手术时应考虑采用分流（"保护性"）造口术。

结肠直肠吻合术后，患者可能会出现直肠功能问题，包括大便失禁、里急后重和排便频次。这些问题更可能发生在与远端直肠吻合的情况下，尤其肛管直肠角（anorectal angle）以下的吻合。此类患者的医疗管理一般包括膳食补充剂（包括膨胀剂）、便秘剂（包括麻醉剂）和行为改变。只要直肠残端长度保持在合理的范围内，大多数患者在 6 个月内，这些问题将在很大程度上得到解决。

造口术并发症

回肠造口术和结肠造口术的并发症相似。回肠造口术特有的一种并发症是食物嵌塞，发生在造口附近。这种情况可能很难与机械性小肠梗阻相鉴别。无论哪种情况，初始治疗都包括通过鼻胃抽吸和静脉输液使肠道休息。然后轻轻冲洗回肠造口，以试图去除嵌塞物。Windsock 灌肠（Windsock enema）可应用于利用重力对阻塞的小肠或大肠造口进行温和的冲洗。其他常见的造口相关并发症包括造口周围伤口感染、造口周围皮肤问题、造口选址问题、局部缺血、回缩、狭窄、脱垂、造口周围疝和癌累及。造口周围皮肤问题包括接触性皮炎、真菌性皮炎和增生。注意器具的使用和拆卸，避免渗漏，细致的皮肤护理可以帮助避免和解决大部分这些问题。不恰当的造口位置会使患者的器具放置和一般的造口护理更加困难，并可能导致上述皮肤问题。

降结肠造口术更可能发生造口缺血，通常发生在术后早期。在最初的 24h 内必须密切监测造口，如果造口呈暗黑色，则必须评估局部缺血程度。这可以通过内镜进行评估检查，也可以简单地将试管放入造口并用笔灯（penlight）照亮管腔进行评估。如果只是浅表累及，最好的处理方法是局部伤口护理，必要时再进行翻修。筋膜下的造口回缩和/或狭窄是缺血的潜在后果，明显的造口坏死情况需要

密切监测，如果存在明显的回缩和坏死应立即重新探查。

造口明显回缩在结肠造口术中更常见，发生率约为 3%。当造口回缩时，造口器具下方可能发生渗漏。处理方法包括完全放开造口，使其可以被升高，固定在筋膜上，并将其重新缝合到皮肤上。明显的造口狭窄可能是缺血或感染的结果，也可能是皮肤或筋膜开口不足引起的，大约 3% 的结肠造口患者也会出现这种并发症。初始轻度扩张可解决问题，但持续性狭窄需要翻修，切除缩窄的瘢痕组织进行局部翻修是最好的方法。

造口脱垂是由于筋膜开口过大而造成的，通常发生在横结肠造口术的近端肠段。切除多余结肠，缝闭筋膜缺损，并将吻合口固定到筋膜上的局部翻修通常是成功的。如果造口术是暂时的，那么脱垂可以保守治疗。

大约 4% 的患者在结肠造口术后发生造口周围疝，这也是由于筋膜开口过大的结果。通过切除疝囊和闭合筋膜缺损（必要时可使用补片）修复疝，尽管有时需要移位造口。

要点

■ 根据对肠管热损伤程度的认识，对肠管热损伤的处理应高度个体化。变白后的挛缩组织应认为不能存活。除了明显的损伤外，可能至少还有几毫米的损伤。

■ 小肠撕裂伤应垂直于管腔修复，以避免狭窄。

■ 外科医师可见的、有限的、浅表灼伤通常不需要处理。如果存在忧虑，可使用内翻缝合浆肌层包埋该区域。更严重的热损伤至少需要进行浆肌层切除（包括外观正常的边缘）和修复。

■ 对于复发性卵巢癌和肠梗阻的患者，如果存在大量的腹水、巨大腹腔内肿瘤、肠梗阻类型或一般情况较差，则提示手术治疗肠梗阻不太可能获益，应采用药物治疗肠梗阻。

■ 在小肠梗阻的保守治疗期间，如果患者出现肠功能受损的体征，则应进行手术。但是，如果患者保持稳定且肠道减压良好，则不存在紧急情况。患者可接受持续 TPN 治疗，同时允许 5~10 天改善肠道状况并解决梗阻问题。如果肠道在 48~72h 内仍未减压，则应进行手术。

■ 肠切除术的手术方法首先是仔细计划好切除和吻合，然后游离受累的部分或肠段。要吻合的肠管必须健康，有充足的血液供应，且没有张力。

■ 大范围的小肠切除术后，肠道的功能可能会显著降低，给患者带来许多问题。当剩余的功能性小肠短于 150~300cm 时，就会出现严重的问题，包括严重腹泻、脱水、肛周或造口处脱皮、电解质失衡和营养不良。

■ 吻合口漏是结肠直肠吻合术最严重的并发症，据报道发生率约为 5%，相关死亡率为 10%~30%。

■ 在腹壁造口完成后，术后的护理从手术室开始，外科医师必须负责造口器具的恰当放置，这一点很重要，这样可以避免早期渗漏引起的切口污染和心理影响。

（张辉　赵兴波　译）

参考文献

Alverdy JC, Hyman N, Gilbert J, et al. Preparing the bowel for surgery: learning from the past and planning for the future. *J Am Coll Surg* 2017;225:324–332.

Cannon JA, Altom LK, Deierhoi RJ, et al. Preoperative oral antibiotics reduce surgical site infection following elective colorectal resections. *Dis Colon Rectum* 2012;55:1160–1166.

Chi DS, Phaeton R, Miner TJ, et al. A prospective outcomes analysis of palliative procedures performed for malignant intestinal obstruction due to recurrent ovarian cancer. *Oncologist* 2009;14:835–839.

Choi D, Park H, Lee YR, et al. The most useful findings for diagnosing acute appendicitis on contrast-enhanced helical CT. *Acta Radiol* 2003;44:574–582.

Clarke-Pearson DL, DeLong ER, Chin N, et al. Intestinal obstruction in patients with ovarian cancer. Variables associated with surgical complications and survival. *Arch Surg* 1988;123:42–45.

Dowdy SC, Nelson G. Enhanced recovery in gynecologic oncology—a sea change in preoperative management. *Gynecol Oncol* 2017;146:225–227.

Eskicioglu C, Forbes SS, Fenech DS, et al. Preoperative bowel preparation for patients undergoing elective colorectal surgery: a clinical practice guideline endorsed by the Canadian Society of Colon and Rectal Surgeons. *Can J Surg* 2010;53:385–395.

Feuer DJ, Broadley KE, Shepherd JH, et al. Surgery for the resolution of symptoms in malignant bowel obstruction in advanced gynaecological and gastrointestinal cancer. *Cochrane Database Syst Rev* 2000;(4):CD002764.

Hoffman MS, Roberts WS, Fiorica JV, et al. Severe radiation injury to the sigmoid colon. *J Gynecol Surg* 1996;12:191–195.

Hoskins WJ, Burke TW, Weiser EB, et al. Right hemicolectomy and ileal resection with primary reanastomosis for irradiation injury of the terminal ileum. *Gynecol Oncol* 1987;26:215–224.

Jutzi L, Russell D, Ho S, et al. The role of palliative colorectal stents in gynecologic malignancy. *Gynecol Oncol* 2014;134:566–569.

Kalogera E, Dowdy SC, Mariani A, et al. Utility of closed suction pelvic drains at time of large bowel resection for ovarian cancer. *Gynecol Oncol* 2012;126:391–396.

Kalogera E, Dowdy SC, Mariana A, et al. Multiple large bowel resections: potential risk factor for anastomotic leak. *Gynecol Oncol* 2013;130:213–218.

Kalogera E, Nitschmann CC, Dowdy SC, et al. A prospective algorithm to reduce anastomotic leaks after rectosigmoid resection for gynecologic malignancies. *Gynecol Oncol* 2017;144:343–347.

Kavanagh D, Neary P, Dodd JD, et al. Diagnosis and treatment of enterovesical fistulae. *Colorectal Dis* 2005;7:286–291.

Keenan JE, Speicher PJ, Thacker JK, et al. The preventive surgical site infection bundle in colorectal surgery: an effective approach to surgical site infection reduction and health care cost savings. *JAMA Surg* 2014;149:1045–1052.

Kucukmetin A, Naik R, Galaal K, et al. Palliative surgery versus medical management for bowel obstruction in ovarian cancer. *Cochrane Database Syst Rev* 2010;(7):CD007792.

Levenback C, Gershenson DM, McGehee R, et al. Enterovesical fistula following radiotherapy for gynecologic cancer. *Gynecol Oncol* 1994;52:296–300.

Mileski WJ, Joehl RJ, Rege RV, et al. Treatment of anastomotic leakage following low anterior colon resection. *Arch Surg* 1988;123:968–970.

Miralpeix E, Nick AM, Meyer LA, et al. A call for new standard of care in perioperative gynecologic oncology practice: impact of enhanced recovery after surgery (ERAS) programs. *Gynecol Oncol* 2016;141:371–378.

Obermair A, Simunovic M, Isenring L, et al. Nutrition interventions in patients with gynecologic cancers requiring surgery. *Gynecol Oncol* 2017;145:192–199.

Parks AG, Allen CL, Frank JD, et al. A method of treating post-irradiation rectovaginal fistulas. *Br J Surg* 1978;65:417–421.

Rahbour G, Siddiqui MR, Ullah MR, et al. A meta-analysis of outcomes following use of somatostatin and its analogues for the management of enterocutaneous fistulas. *Ann Surg* 2012;256:946–954.

Rath KS, Loseth D, Muscarella P, et al. Outcomes following percutaneous upper gastrointestinal decompressive tube placement for malignant bowel obstruction in ovarian cancer. *Gynecol Oncol* 2013;129:103–106.

Richardson DL, Mariani A, Cliby WA. Risk factors for anastomotic leak after recto-sigmoid resection for ovarian cancer. *Gynecol Oncol* 2006;103:667–672.

Schecter WP, Hirshberg A, Chang DS, et al. Enteric fistulas: principles of management. *J Am Coll Surg* 2009;209:484–491.

Shafer KE, Cohen AC, Wiebke EA. Novel approach to surgical repair of enterovaginal fistula in the irradiated pelvis. *Plast Reconstr Surg* 2012;130:385e–386e.

Shiomi A, Ito M, Maeda K, et al. Effects of a diverting stoma on symptomatic anastomotic leakage after low anterior resection for rectal cancer: a propensity score matching analysis of 1,014 consecutive patients. *J Am Coll Surg* 2015;220:186–194.

VII

Tominaga K, Maetani I, Sato K, et al. Favorable long-term clinical outcome of uncovered D-weave stent placement as definitive palliative treatment for malignant colorectal obstruction. *Dis Colon Rectum* 2012;55:983–989.

Turina M, Mulhall AM, Mahid SS, et al. Frequency and surgical management of chronic complications related to pelvic radiation. *Arch Surg* 2008;143:46–52.

Turrentine FE, Denlinger CE, Simpson VB, et al. Morbidity, mortality, cost, and survival estimates of gastrointestinal anastomotic leaks. *J Am Coll Surg* 2015;220:195–206.

Vanek VW, Al-Salti M. Acute pseudo-obstruction of the colon (Ogilvie's syndrome). An analysis of 400 cases. *Dis Colon Rectum* 1986;29:203–210.

经典研究

Alvarado A. A practical score for the early diagnosis of acute appendicitis. *Ann Emerg Med* 1986;15:557–564.

Boronow RC. Management of radiation-induced vaginal fistulas. *Am J Obstet Gynecol* 1971;110:1–8.

Bricker EM, Johnston WD. Repair of postirradiation rectovaginal fistula and stricture. *Surg Gynecol Obstet* 1979;148:499–506.

Brooke BN. The management of an ileostomy—including its complications. *Lancet* 1952;263:102–104.

Fasth S, Hulten L, Fazio VW. Loop ileostomy—a superior diverting stoma in colorectal surgery. *World J Surg* 1984;8:401–407.

Nightingale JMD, Walker ER, Burnham WR, et al. Short bowel syndrome. *Digestion* 1990;45:77–83.

Smith JP. Complications related to the radiated gastrointestinal tract. In: Delgado G, Smith JP, eds. *Management of complications in gynecologic oncology*. New York: John Wiley & Sons, 1982:103.

Smith ST, Seski JC, Copeland LJ, et al. Surgical management of irradiation-induced small bowel damage. *Obstet Gynecol* 1985;65:563–567.

VII

第 37 章

盆腔痛和子宫内膜异位症的手术治疗

Matthew T. Siedhoff，Erin T. Carey

手术和盆腔疼痛的历史

几千年来，盆腔疼痛一直与子宫内膜异位症密切相关。希波克拉底（Hippocrates）认为有四个要素，强烈提示良性妇科疾病：月经紊乱、存在盆腔疼痛、与不孕有关、妊娠期间症状改善。

尽管盆腔疼痛的病因在过去的几百年里一直备受关注，但直到解剖的时候，大多数生殖道疾病才被确定。行为改变和药物治疗，包括止痛药，主要用于治疗。几百年以来，各种形式的放血（bloodletting）是治疗盆腔和月经相关疼痛的主要方法。水蛭（leech）在 19 世纪晚期被广泛应用，被放置在外生殖器、阴道、子宫颈和子宫，作为治疗子宫内膜异位症疼痛的一种常见形式。

1860 年，奥地利病理学家卡尔·冯·罗基坦斯基（Karl von Rokitansky）第一个用显微镜鉴定子宫内膜异位症。托马斯·库伦（Thomas Cullen），一位 20 世纪的外科医师，继续阐明了子宫内膜异位症显微镜诊断必要的组织病理学发现——病理标本中子宫内膜腺体的强制性鉴定。

库伦建议，小的子宫内膜异位病灶可从危险较小的病灶切除术中受益，而广泛病灶则可能从子宫切除术及双侧输卵管卵巢切除术中获益。他还描述了泌尿生殖系统和胃肠道系统的子宫内膜异位症，并因开展深部浸润性子宫内膜异位症实施肠切除术而闻名。

约翰·桑普森（John Sampson）被称为"子宫内膜异位症之父"，其最初的灵感来自库伦的研究，在 1927 年的一篇论文中提出了"子宫内膜异位症"的概念以代替"子宫腺肌瘤"。同样，在同一杂志上，约翰·桑普森提出了经血逆流以及随后形成盆腹腔异位子宫内膜的学说。

尽管 1910 年首次对人类进行了腹腔镜手术，但从开腹手术向腹腔镜手术的过渡发生在 20 世纪后期。腹腔镜手术的问世特别受到治疗盆腔痛医师的欢迎，因为它提供了一个诊断性手术方法，而没有开腹手术的发病率。最初，这引起了学者极大的兴奋，因为腹腔镜手术可以诊断子宫内膜异位和粘连等病症，并最终可以微创方式进行治疗。但是随着时间的推移，治疗慢性盆腔痛的医师学会了逐渐将这些病症纳入更广泛意义的中心性疼痛的范畴内。

盆腔粘连性疾病

盆腔粘连性疾病是腹盆腔手术的常见并发症，也可由于盆腔炎症引起，特别是感染和子宫内膜异位症。盆腔粘连形成常与小肠梗阻、不孕、再手术时手术难度高以及慢性疼痛有关。

粘连作为慢性疼痛的主要原因，治疗非常复杂。外科手术本身即可导致额外的粘连形成，因此进行外科手术干预之前需要进行仔细的风险和获益评估。近期一篇系统性综述评估了粘连相关小肠梗阻患者的腹腔镜手术与开放手术之间的预后，

VII

在 14 项对照研究中,对 38 057 例患者进行了评估,研究表明,腹腔镜手术与较低的发病率和死亡率以及较少的手术部位感染相关。

致密粘连性疾病,尤其是与肠粘连相关的血管病变,是引起疼痛的重要原因。最近的综述和 meta 分析评估了妇科和一般外科手术后外科治疗粘连相关性慢性疼痛的效果。该评价共纳入 13 项研究,发现在腹腔镜粘连松解术后,约 70% 的患者疼痛减轻。但是,仅有很少的数据支持减轻疼痛的长期效果。

子宫内膜异位症

子宫内膜异位症影响约 10% 的育龄期女性,并经常在患有慢性盆腔痛的女性中发现。传统上,子宫内膜异位症仅被描述为一种感受性疼痛(nociceptive pain)状态,它与周围和中央神经疼痛机制的激活有关,这些机制促进了疼痛的慢性发作。在动物和人类模型中也发现了被称为"跨器官致敏"的邻近器官系统的痛觉过敏。疾病的分期与疼痛的严重程度或强度无关,即使切除了子宫内膜异位症病灶或子宫后,疼痛可能仍持续存在。

子宫内膜异位症的手术治疗可改善疼痛和生育结局。腹腔镜评估和子宫内膜异位症的病理诊断仍然是确诊的金标准。当发现这些病变时,应对有症状的患者进行治疗。手术治疗子宫内膜异位病灶的方式仍存在争议。两种最常见的治疗形式是通过电外科技术或病灶完全切除的方式进行子宫内膜异位病灶的消融或电灼术。与消融疗法相比,子宫内膜异位病灶的切除(无论是深层浸润还是浅表性浸润)都可带来更好的疼痛缓解和性交困难症状的改善。不论病灶的严重程度或深度如何,病灶切除术均有治疗作用。在治疗深部浸润性子宫内膜异位症时,必须进行广泛的解剖,直到确定正常组织后才能完全明确疾病的深度。对于深部病灶,整个病灶的切除有助于症状管理。

最近的一项系统综述和 meta 分析评估了已发表的关于消融和切除技术的疼痛结果的文献。对于浅表和深层浸润性子宫内膜异位症,研究采用经修订的美国生殖医学学会(revised American Society for Reproductive Medicine,rASRM)对 1~3 期疾病程度进行评分,并排除 4 期疾病。这篇综述有几个局限性,符合评估标准的三项研究样本量很少,在

meta 分析中只有两项可以纳入研究。总体而言,研究注意到在改善两种损伤类型的疼痛结果方面没有显著的趋势,并建议进行更大样本的研究以发现结果的差异。应该注意的是,常规治疗子宫内膜异位症患者的手术医师通常不会仅通过消融技术来治疗深部子宫内膜异位症。当然,规范的手术治疗必须包括切除深部浸润性病灶。在 2008 年发表的 Cochrane 综述评估了两项随机对照试验,并得出结论,中等证据(moderate evidence)表明,与囊肿引流相比,切除囊肿壁更有可能缓解疼痛和减少子宫内膜瘤的复发。

盆腔痛的手术

慢性盆腔疼痛是一种独特的疼痛疾病,通常由盆腔多个部位(如肠道、膀胱、生殖器官、腹膜、盆底)的症状引起。疼痛由外周(病理上的局部组织反应)和中枢神经系统(中枢神经系统中的异常疼痛处理称为中枢敏化)的贡献组成。慢性疼痛的一个典型特征是抑制疼痛通路下调或放大通路上调的中枢处理增强,这些缺陷中的任何一个都可能导致周围损伤的放大。

应考虑减少躯体和内脏损伤,并采取具体措施减轻组织损伤。从身体上讲,可减少切口的大小,选用微创手术方法。盆腹腔脏器和腹膜受自主神经系统支配,也会受到组织操作的影响。良好的手术技术、尊重组织平面和仔细的解剖将最大限度地减少手术对脏器的损伤。

作为手术医师,重要的是评估所有可能的疼痛来源,并利用病史和体格检查来评估每个潜在疼痛来源的贡献量。例如,在有性交痛的患者中,可能存在多个疼痛病灶,所有这些病灶均可为主要症状的来源。识别患者疼痛的位置可缩小病因的范围并有助于指导治疗。性交时的插入性疼痛可能源于外阴皮肤、外阴前庭、生殖器萎缩、盆底肌肉(例如肛提肌)或盆腔神经(例如阴部神经)。诱发性前庭痛是阴道前庭的疼痛,表现为压痛(例如,性交时,卫生棉插入时,穿着紧身衣时),可通过局部和全身药物治疗以及物理和心理疗法进行治疗。对于没有明显诱因的女性,可以进行阴道前庭的手术切除(前庭切除术)。盆底肌肉组织也会直接导致深部性交痛,并可辐射到盆腔和腹部。当盆底肌肉

被确定为压痛的来源时,无论是否进行其他诊断,将盆底物理疗法作为主要或辅助治疗方案都可能是有益的。

深部性交痛可归因于子宫位置,因为在性唤醒和深部性交过程中子宫后倾可限制子宫的上升和移出盆腔的范围。如子宫腺肌病病例所见,子宫本身就是压痛的来源。深部性交痛可以延伸到子宫和宫颈之外,并且可以在女性盆腔的多个部位出现。子宫骶韧带和直肠阴道隔的深部浸润性子宫内膜异位病损,可解释深部性交所引起的疼痛。伴有内脏疼痛症状(例如膀胱疼痛综合征,肠易激综合征)或生殖器盆腔疼痛渗透异常引起的总体变态反应导致的盆腔疼痛合并症是深部性交痛的其他原因。看似相同的性交疼痛症状可能是许多疾病的汇总,并且可能需要将医学、物理和手术治疗相结合才能获得最佳治疗效果。

盆腔疼痛管理最好通过共享的决策模型和预期管理来指导,一个综合的和多学科的方法来治疗疼痛包括药物治疗减轻中枢疼痛,手术干预外周疾病,心理治疗和物理治疗。

子宫内膜异位症的手术

子宫内膜异位症的手术治疗需要在仔细的患者评估指导下进行,包括对症状的仔细记录、体格检查结果和术前影像学检查。例如,对于有严重性交困难史的患者,根据病史可疑直肠阴道累及,体格检查时可能发现触痛结节。应该通过影像学检查来评估可触及的肿块,通常使用经阴道超声检查。子宫内膜瘤(endometrioma)的典型表现是低回声,这与子宫内膜异位症组织内陷时,积聚在卵巢中发现的分层出血物质相对应。子宫内膜瘤的术前评估非常重要,尤其是对于有生育要求的患者。虽然切除手术可减轻疼痛,但损害卵巢的储备功能。

影像学的应用对于证明子宫内膜异位症的存在很重要。放置在直肠或阴道的造影剂可以帮助识别周围的纤维化和侵入结肠层(浆膜、肌层、黏膜)的程度。手术切除的方法将取决于浸润的程度(例如,刮除、盘状切除或者节段切除)。膀胱子宫内膜瘤也可通过 MRI 进行诊断。根据手术医师的经验,在严重的子宫内膜异位症病例中可能需要一个团队的方法(a team approach)。妇外科医师应该熟悉

腹膜后疾病的解剖和粘连分解,但可能需要结肠外科和泌尿外科医师的协助来进行肠切除和输尿管吻合术。根据症状考虑为子宫内膜异位症的患者可先行治疗而无需手术确认。药物治疗主要包括非类固醇抗炎药和较大程度的激素抑制(hormonal suppression)。激素抑制的机制是使异位子宫内膜组织蜕膜化(decidualization),以防止经血中内膜组织的异位和随后周围炎症的发生。最常见的治疗药物包括复合型口服避孕药和口服、注射、宫内放置或植入的孕激素。由于雄激素的不良反应,较少使用睾丸激素衍生物,如达那唑(danazol)。芳香化酶抑制剂和促性腺激素释放激素激动剂(agonist)或拮抗剂(antagonist)是治疗子宫内膜异位症相关疼痛的其他药物,但其使用受到雌激素过少、阴道萎缩、骨密度减少、血管舒缩症状和情绪不稳等不良副作用的限制,这些不良反应只能通过反向添加疗法(通常为炔诺酮或复合型口服避孕药)得到部分改善(表 37.1)。

表 37.1
子宫内膜异位症的药物治疗
口服避孕药
口服孕激素
注射孕激素
宫内孕激素
植入性孕激素
睾丸激素衍生物(达那唑)
芳香化酶抑制剂

许多患者将需要手术干预,因为症状持续存在,无法通过药物治疗减轻症状。手术方法的制定应根据患者症状、治疗目的(例如,缓解疼痛和/或促进生育)和疾病严重程度。浅表种植病灶在症状部位难以准确定位,并且在任何影像学检查中都不可见。几乎没有高质量的数据表明,浅表种植病灶的切除优于其他破坏方法,如电灼,可能更好地缓解性交困难。切除术的其他优势包括获得病理学诊断信息(确认异位组织中的子宫内膜腺体和间质),从理论上降低了复发的风险,并避免了表面可见病灶不能完全反映疾病范围的情况。子宫骶韧带的细微变化并不少见,提示子宫内膜异位症,当切除并送去病理检查时,会显示表面变化覆盖更深的结节性疾病。晚期纤维性、结节性、炎性子宫内

膜异位症需要切除。

种植病灶的切除

要切除子宫内膜异位种植病灶,必须熟悉腹膜后解剖结构(知识框 37.1)。使用单极、超声电外科器械或锐性分离打开腹膜后间隙,并在种植病灶外切开腹膜。当邻近组织分离后,即可切除病灶累及的腹膜。如果相邻有多个病灶,则可将其整体切除。当病变覆盖重要结构时,通常需要打开相关的盆腔无血管平面,包括直肠侧、膀胱侧、膀胱阴道、直肠阴道间隙和 Retzius 间隙(即膀胱前间隙)。如果病灶覆盖在输尿管上方,则可沿其盆腔走行钝性解剖游离病灶,在输尿管附近推、展分离(pushing and spreading),而不是直接在输尿管上(图 37.1)。以类似的方式切除膀胱上的病灶,通过首先在膀胱腹膜上做一个小切口,然后轻轻地将膀胱向下推离子宫内膜异位病灶(图 37.2)。

知识框 37.1　腹腔镜切除子宫内膜异位种植灶手术步骤
• 提起并切开种植灶附近的腹膜。
• 解剖腹膜后间隙以安全远离下方的重要结构。
• 根据需要使用"推和展"分离技术剥离输尿管。
• 用单极电外科器械、超声能量器械或锐性手术切除病灶和周围的腹膜。

子宫直肠凹病灶的切除

对于深部浸润性子宫内膜异位症,特别是直肠子宫陷凹病灶,建议打开陷凹并常规解剖和识别输尿管。即使在重度子宫内膜异位症病例中,输尿管的走行仍遵循正常的解剖标志,在动脉分叉处进入盆腔,在阔韧带的后叶/内侧叶内走行,并在子宫动脉下方穿过,最后在膀胱三角处进入膀胱。但是,盆腔器官的解剖变形会使输尿管黏附于周围结构上。例如,子宫骶韧带结节性病灶可引起输尿管粘连,而卵巢子宫内膜瘤可导致输尿管黏附于卵巢下缘。

为了切除直肠子宫陷凹病灶,需要在性腺血管旁打开直肠侧间隙,向内侧分离,并通过"推和展"或"耙"(raking)分离技术打开间隙。最容易定位输尿管的位置是其在髂总血管分叉处进入盆腔的位置,因为该部位最为表浅。直肠侧间隙的下边界是穿过主韧带的子宫动脉,其起源于髂内,可沿着输尿管或髂内动脉下段,或沿着前腹壁下方的闭塞脐动脉/脐内韧带进入骨盆(图 37.3)。将膀胱上动脉向膀胱和宫颈峡部内侧牵拉移位,打开膀胱旁间隙,熟悉这种解剖是完全切除(extirpative surgery)的必要条件,即使对于深部子宫内膜异位症的保守性切除也有帮助。重要的是要处理好血管,保持输尿管安全,切除所有子宫内膜异位病灶,这通常是沿着主韧带和直肠阴道隔等位置发现。

深部子宫内膜异位症最常见的位置之一是子宫直肠陷凹处。纤维化可以向盆腔深部延伸至盆底肛提肌板(levator plate),但通常不累及直肠的腹膜后下部。直肠乙状结肠和子宫之间的大部分粘

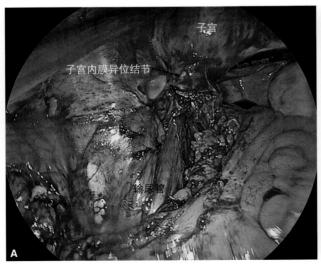
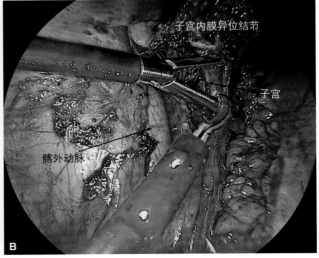

图 37.1　A. 覆盖在输尿管上的子宫内膜异位结节。B. 使用无创伤性抓钳推和展分离技术将结节从输尿管上分离

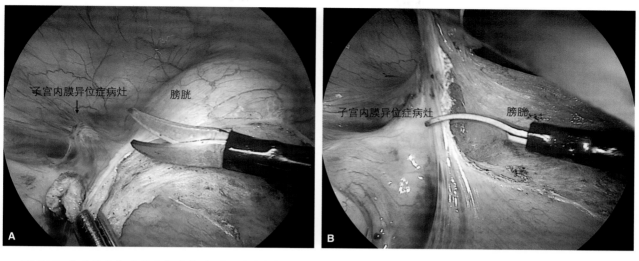

图 37.2 （A）首先打开膀胱表面腹膜，然后（B）轻轻地将膀胱从子宫内膜异位病灶处向下推离，以切除膀胱表面病灶

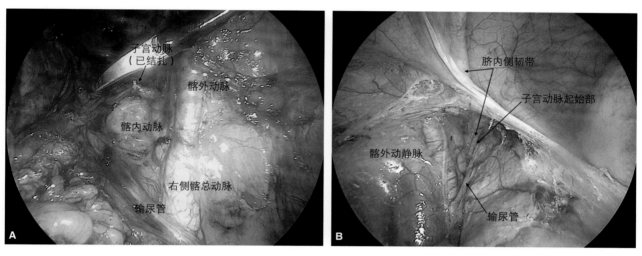

图 37.3 子宫动脉的起始部可以通过以下方式找到：（A）沿着输尿管或髂内动脉向下，或（B）沿着前腹壁向下的闭塞脐动脉／脐内韧带进入盆腔

连通常在子宫颈、骶韧带和阔韧带水平处或略低，并向上方延伸，在粘连下面留下一个正常的无血管平面。与所有子宫内膜异位性粘连一样，最好首先通过粘连外部形成的正常间隙来将它们分离。为了打开子宫直肠陷凹，可以切断子宫骶韧带，在子宫内膜异位性粘连下方钝性地向直肠阴道间隙解剖（图 37.4）。手术医师应继续分离直肠阴道间隙，必要时一直分离至肛提肌板，以确定正常组织的边界，并在直肠和宫颈之间找到一个分离子宫内膜异位性粘连的间隙。应该避免在最致密的粘连部位开始解剖，应该首先分离周围的无血管间隙，因为这将明确正确的位置，从而可以锐性切开和分离两个粘连的结构。当靠近肛管（rectal tube）时，应锐

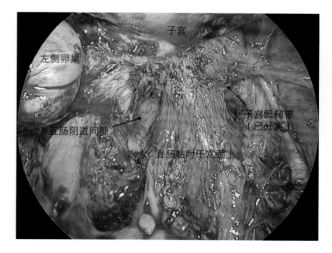

图 37.4 在子宫内膜异位病灶粘连下方，切断子宫骶韧带，钝性分离直肠阴道间隙以切除后陷凹处的子宫内膜异位病灶

性完成粘连的分离,需要容忍较其他位置更多的渗血。当分离了阴道和直肠后,就可以使用缝扎或止血剂来止住超过压力的持续出血。应避免使用电外科器械,因为它可能导致直肠组织损伤和肠穿孔。

当直肠脱离阴道后,可以用超声或单极器械切除累及子宫颈和阴道的子宫内膜异位病灶。有时需要进入阴道才可以完全切除子宫内膜异位病灶,如果需要切开阴道,可以通过腹腔镜或经阴道方式,用延迟可吸收线缝合(图 37.5)。

卵巢子宫内膜瘤的处理

治疗卵巢子宫内膜瘤(ovarian endometriomata)的方法有很多,包括简单引流、激光消融和切除。因为在疼痛缓解、复发以及自然妊娠率方面略有差异,作者赞成手术切除。有证据表明,当使用电外科器械以外的技术止血时,子宫内膜瘤切除对卵巢储备功能的影响较小。止血的其他选择包括在解剖和切除前向囊肿包膜中注入稀释的血管升压素(例如 20U 加入 50~100mL 注射生理盐水)。如果没有血管收缩,手术过程可能会很血腥(quite bloody),并且由于可视性降低,使原本困难的切除变得更具挑战性。因为子宫内膜瘤不像畸胎瘤那样,是真正的“囊肿”,所以在切除尽可能多的子宫内膜异位症组织的同时,又不切除过多的正常卵巢实质是一种平衡。子宫内膜瘤多纤维化、贴壁、基底部有血管,多房时更具挑战性。因为它们没有真正的囊肿壁,所以普遍易破裂并流出“巧克力”样血性物质。使用抽吸冲洗器从卵巢组织中机械性剥离子宫内膜瘤可能会有所帮助,在将子宫内膜异位病灶与剩余卵巢组织分离的同时,可以清除褐色液体。当子宫内膜瘤切除至满意时,可缝合止血,再次避免电外科器械对正常卵巢组织造成不必要的间接损害(collateral damage)(图 37.6)。

直肠子宫内膜异位症的处理

直肠子宫内膜异位症的范围包括从直肠和子宫颈之间的简单粘连,到累及直肠外浆膜的结节性病灶,到累及肌层的病灶,甚至贯穿直肠黏膜的全层病灶。最严重的直肠子宫内膜异位病灶通常需要手术切除,对于较小的病变,可以使用经肛门的环形吻合器,对于较大的病变,可以采用节段性切除。在这种情况下,大多数妇外科医师会和结直肠外科医师合作进行手术。对于仅累及直肠浅表层的子宫内膜异位症,刮除或盘状切除术都是合适的。在这些情况下,将子宫内膜异位病灶彻底切除,直到达软组织为止,然后垂直于切口缝闭缺损,以避免管腔狭窄。深层使用延迟可吸收缝合线进行间断缝合,表层使用相同材料的缝合线或永久缝合线如尼龙线进行包埋缝合。

在进行直肠阴道解剖或病灶切除后,进行“气泡测试”以检查直肠或吻合口的完整性。将患者置水平位或反向 Trendelenburg 位,并用无菌冲洗液填满盆腔。用手或器械在骶岬处堵住乙状结肠,然后通过肛门注入空气填充直肠乙状结肠,可用无菌注射器或硬质乙状结肠镜来完成。充满空

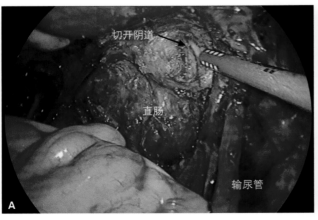
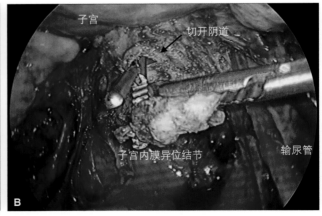

图 37.5　A. 切除深部直肠阴道子宫内膜异位结节时切开阴道。B. 经阴道置入一把抓钳抓住异位结节经阴道取出;使用延迟可吸收线缝闭阴道切口

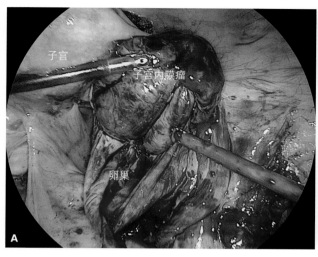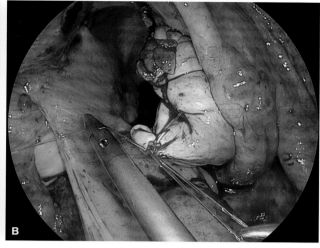

图 37.6　A. 使用抽吸冲洗器（右）很有帮助，从卵巢组织中机械性剥离子宫内膜瘤，清除褐色液体，同时将子宫内膜异位病灶与剩余卵巢组织分离。B. 切除子宫内膜瘤后，可以缝合止血，避免电外科器械对正常卵巢组织造成不必要的间接损害

气的直肠乙状结肠会漂浮在液体中，就像浸泡在水中的轮胎内胎。如果出现气泡，则有直肠渗漏。应该找出缺损部位并缝闭，重复测试以确保直肠不再漏气。

子宫内膜异位症完全性切除术

当施行子宫内膜异位病灶完整切除手术时，同样需要打开潜在的间隙，但先通过结扎血管控制出血。有时，附件的子宫内膜异位症可以完全充满并破坏直肠侧和膀胱侧间隙，但是如果手术医师充分解剖近端头侧，则可以识别并结扎游离的性腺血管蒂。在左侧，沿 Toldt 白线游离乙状结肠，从骨盆上方进入腹部。然后可以在主动脉分叉处，识别并结扎左卵巢血管。在此部位也最容易辨认输尿管，因为它与髂外动脉的深度大致相同（即比其盆腔内走行更浅）。有时需要将血管蒂的其余部分从乙状结肠肠系膜中剥离出来，因为其可能被子宫内膜异位性粘连性包裹。通过上述技术，可以识别子宫动脉在髂内动脉的起始处并结扎。这些步骤通常在右侧更容易完成，因为不会受到乙状结肠的干扰。结扎子宫和卵巢的主要血管后，完成输尿管解剖，打开剩余的直肠侧、宫颈旁、膀胱阴道和直肠阴道间隙，将致密的粘连保留为最后一步。首先结扎血管蒂有助于止血，并有助于识别将要切除的组织，因为这些组织颜色变暗，而保留的组织（如肠、膀胱）仍然保持丰富的血运和粉红色外观。

膀胱子宫内膜异位症的切除

子宫内膜异位症可在膀胱表面形成植入病灶，或在子宫和膀胱之间形成粘连，有时甚至达到子宫底部。在晚期膀胱子宫内膜异位症的病例中，可形成子宫内膜瘤并累及肌层，在少数病例中，可累及膀胱上皮。膀胱子宫内膜瘤最常见的部位是膀胱顶部，应使用电外科器械和钝性剥离相结合的方式切除。有时，可以打开 Retzius 间隙（膀胱后）以更好地识别子宫内膜瘤的边界（图 37.7）。根据切口大小的不同，切开的膀胱可缝合一层、两层或三层，就像无意地切开膀胱一样修补。传统上使用 2-0 或 3-0 的编织或单丝延迟吸收线缝闭膀胱切口。

阑尾子宫内膜异位症的处理

阑尾子宫内膜异位症的发生率不确定。其中一项最大的系列研究之一包括近 400 名患者，报告提出，不论阑尾的外观如何，盆腔子宫内膜异位症的患者中有 10% 会同时发生阑尾子宫内膜异位症，对于那些浸润严重的患者，发生率上升到近 40%。子宫内膜异位症累及阑尾的临床影响尚不清楚，但可以肯定的是，如果去除其他位置的病灶会减轻疼痛症状，那么当病灶累及阑尾时，情况也可能如此。此外，有时严重阑尾子宫内膜异位症导致的炎症会导致肠梗阻，需要进行回盲肠切除术。目前，尚不清楚哪些病例会发展为梗阻，但是鉴于阑尾切除术并发症的风险非常低，在子宫内膜异位症手术时

VII

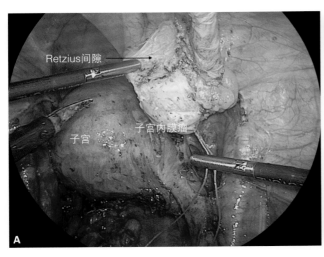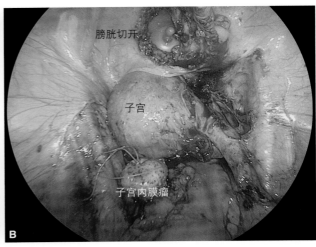

图 37.7　A. 有时，打开 Retzius 间隙有助于更好地识别子宫内膜瘤的边界。B. 全层膀胱切开后用延迟吸收缝合线包埋式缝合

常规切除阑尾可以预防与阑尾子宫内膜异位症后续发展相关的问题。许多子宫内膜异位症患者有慢性疼痛的急性加重，有时可与阑尾炎的症状相混淆。择期子宫内膜异位症手术时的阑尾切除术，还可从将来的疼痛鉴别诊断中排除对阑尾炎的诊断。

　　在子宫内膜异位症手术时，进行阑尾切除术在技术上比在阑尾炎情况下切除阑尾更容易。在子宫内膜异位症的情况下，当存在纤维化粘连时，阑尾可能难以定位并与周围结构分离。阑尾尖端也可附着于右附件或子宫直肠陷凹深部的右侧子宫骶韧带（图 37.8）或附近的盲肠。在这种情况下，必须小

心锐性游离阑尾，当阑尾游离后，可将其牵入盆腔，使用单极、双极或超声电外科能量器械在阑尾系膜中分离并凝切断阑尾动脉（图 37.9）。然后，用切闭装置（sealing device）或钳夹、切断、缝扎将阑尾系膜与阑尾分开，直至阑尾基底部。在急性阑尾炎或破裂性阑尾时，因活动性感染组织变得质脆，使用胃 - 肠切割闭合器是有益的。在没有感染的情况下，当游离阑尾至基底部后，就可以很容易地使用延迟可吸收预打结的腔镜套扎器（pretied endoscopic loop device）（例如 SurgiTie，EndoLoop）将其结扎，然后使用上述任一种能源器械进行切断（图 37.10A—C）。

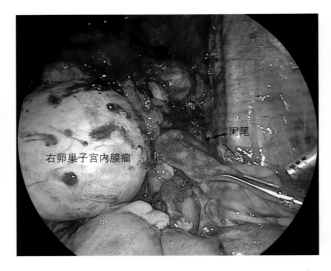

图 37.8　子宫内膜异位症时，阑尾尖端可贴附于右附件。它也可以附着在子宫直肠陷凹处的右侧子宫骶韧带或盲肠附近。图示钳夹牵拉阑尾系膜，可见阑尾尖端与右侧附件粘连

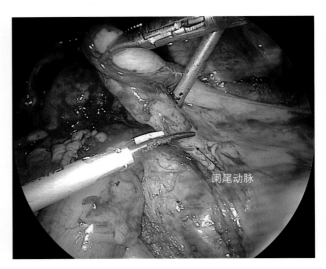

图 37.9　当游离阑尾后，可将其牵入盆腔，使用单极、双极或超声刀在阑尾系膜内切断阑尾动脉

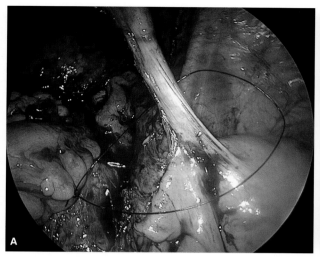

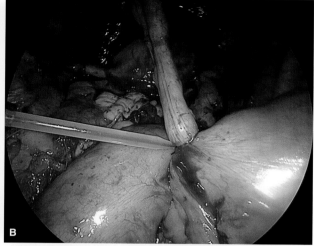

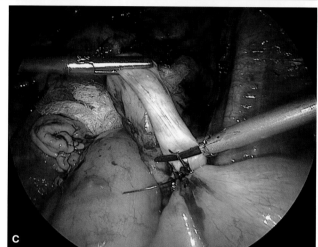

图 37.10　A. 裸化阑尾；B. 使用延迟可吸收预打结的腔镜套扎器结扎；C. 使用超声刀切除阑尾

阑尾一般可直接通过 10~12mm 的穿刺器套管，但应谨慎将其放入标本袋中，以减少肠内容物暴露于腹腔的风险。如果使用 5mm 标本袋，通常需要拔出 5mm 穿刺套管鞘，直接从端口处将阑尾及其标本袋取出。

骶前神经切除术

骶前神经切除术是一种盆腔去神经手术（denervation procedure），旨在切除从子宫到脊髓的传递疼痛的传入神经纤维。对子宫中线疼痛、子宫相关性交困难、痛经等有明显的疗效。表明其效用的最高质量数据来自两项子宫内膜异位症并发中线疼痛患者的随机试验，随机接受子宫内膜异位症切除加骶前神经切除术的患者可在手术后长达 2 年的时间内获得止痛效果。对于不能使用激素治疗的子宫内膜异位症患者，由于禁忌证、既往失败

或希望积极妊娠，骶前神经切除术可有效减轻疼痛症状。

为了进行骶前神经切除术，可以通过助手或缝合肠脂垂（epiploicae）并将缝线穿过皮肤向外侧牵拉收拢乙状结肠（图 37.11A,B）。骶骨暴露后，在主动脉分叉下方切开腹膜，就像阴道固定术（colpopexy）一样。腹膜切口的外侧为右侧输尿管，左侧为肠系膜下动脉，尾部至骶岬的正上方。上腹下神经是一束位于骶骨之上的神经，将其提起，以单极、双极或超刀切断，在初次解剖时形成的腹膜轮廓区域内切除神经（图 37.12），标本应送病理检查，以确保切除了神经组织。尽管左髂外静脉和骶正中动脉不是特别大或危险的血管，但应注意避免其损伤。骶前深静脉丛损伤如撕裂可引起严重出血，在该区域操作时应特别谨慎。

VII

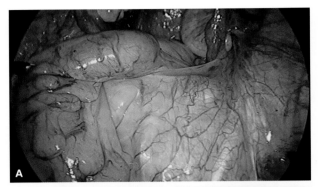

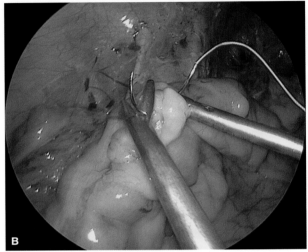

图 37.11　通过助手(A)或缝合肠脂垂将缝线穿过皮肤向外侧牵拉收拢乙状结肠(B)

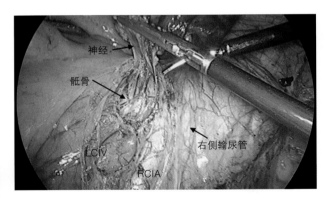

图 37.12　在初次解剖时形成的腹膜轮廓区域内切除神经。LCIV(left common iliac vein):左髂总静脉;RCIA(right common iliac artery):右髂总动脉

腹壁子宫内膜异位症

　　子宫内膜异位症也可发生在腹壁皮下组织内。通常的表现是周期性疼痛的触痛性肿块,最常见于剖宫产瘢痕或脐部附近,但也可能发生在没有做过腹部手术的患者。在结节上方皮肤切口,如果邻近先前的腹部切口,则可利用其一部分。切开皮下组织,直到触及子宫内膜瘤。然后有巾钳(sharp clamp)夹持结节,以进行牵引和提拉。使用单极器械和钝性解剖相结合的方法,将其从周围脂肪中解剖出来,同时向各个方向牵拉摇摆肿块。小心谨慎地进行这种解剖,以确保完整切除肿块,因为如果边缘不完整,它可能就会复发。如果使用电外科器械和持续牵引,在肿块的各个方向分离,肿块就会浮现,就像肌瘤切除术中肌瘤的显现一样。腹壁子宫内膜瘤的边缘是纤维性的,很容易触摸到,但不像肌瘤那样光滑。它的边缘以手指状延伸浸润周围的脂肪。有些医师主张将手术安排在月经周期的黄体晚期,这时肿块最为突出,有团队描述使用计算机断层扫描(computed tomography,CT)引导下的插针定位发现肥胖患者小的子宫内膜瘤。随后的腹壁切口关闭,就像任何腹部手术伤口一样。对于非常大的病灶,特别是那些延伸至腹壁筋膜的病变,可能需要放置补片。对于这些较复杂的病例,需要与普通外科医师或整形外科医师协作。

盆腔外子宫内膜异位症

　　大多数子宫内膜异位症发生在盆腔内。然而,子宫内膜异位症可在较远的位置发现,如肺、脑、腹壁和胸腔。当子宫内膜异位病灶在胸膜壁层或内脏腹膜上生长时,它可以表现为孤立的实性结节或囊性结节,就像在身体的其他部位一样。与月经同步发生的月经性气胸(catamenial pneumothorax)一般通过抽吸和/或放置胸管进行治疗。电视胸腔镜检查可以确定塌陷的原因是子宫内膜异位症,并有助于切除这些子宫内膜异位病灶。此方法也可用于膈肌缺损的修复,以及如果存在血胸的治疗。胸膜固定术(pleurodesis)的作用尚存争议,但在复发性气胸的情况下应予以考虑,这种情况发生在多达 1/3 的子宫内膜相关气胸患者。咯血(hemoptysis)患者可能需要支气管镜治疗或切除肺子宫内膜瘤,严重的多发性病灶甚至需要切除肺叶。

残留卵巢切除术

　　卵巢残留综合征(ovarian remnant syndrome)的特征是卵巢切除术后卵巢组织仍生长。患者可无症状,或当有症状时,主诉单侧疼痛,很少有压痛性盆腔肿块。对于假定行双侧卵巢切除术的患者,血管舒缩体征的缺失可能是残留卵巢组织活跃的信号。这可以通过评估促卵泡激素(follicle-stimulating hormone,FSH)和雌二醇(estradiol,E$_2$)的水平来证实。对于正在接受激素替代治疗的女性,应停止用药 3~4 周,重复检测 FSH,并应在检测 E$_2$ 水平之前 48h 停止用药。在绝经后患者中发现绝经期激素水平(高 FSH/ 低 E$_2$)并不排除卵巢残留的存在,因为并不是所有残留卵巢都有激素活性。绝经前有单侧卵巢切除术病史且有残留卵巢的女性,不会出现预期的血管舒缩症状。术前使用枸橼酸氯米芬可以刺激具有激素活性的残留卵巢,但可能暂时增加疼痛症状。残留卵巢有时可触摸到,但更多的时候是在检查疼痛症状时,通过影像学检查而发现。在超声、CT 或 MRI 检查时,在已行卵巢切除的附件区域看到囊性肿块,应怀疑为残留卵巢。

残留卵巢通常被粘连包裹,常位于腹膜后。腹膜后残留卵巢组织在狭窄空间内的囊性增大可引起疼痛,当性腺蒂在与卵巢连接非常接近的位置断开时,在盆腔漏斗韧带内留下卵巢组织或卵巢休眠细胞,就会产生卵巢残留。卵巢残留发生的危险因素包括既往手术、感染或最常见的子宫内膜异位症,而在附件粘连的情况下进行卵巢切除术。巨大子宫内膜瘤周围的粘连和纤维化使其难以区分粘连和卵巢组织,在进行卵巢切除术时可能在盆腔内遗留卵巢组织。满载子宫内膜异位症的卵巢(endometriosis-laden ovaries)也经常与周围的重要结构紧密粘连,如乙状结肠、膀胱、输尿管、子宫和髂血管等,在这种情况下切除子宫内膜瘤时,可能会残留部分黏附的卵巢。

通过细致地解剖和注意卵巢边缘,可以避免卵巢残留。在骨盆漏斗韧带外侧打开腹膜,展露直肠侧间隙。这样可以显示输尿管,也可以在远离卵巢门位置结扎卵巢血管。在感染或子宫内膜异位症导致致密粘连的情况下,腹膜后剥离需要充分展露直肠侧和膀胱侧间隙。充分展露这些间隙,将更加容易从周围正常结构中识别子宫内膜异位卵巢(endometriotic ovary)。对于嵌入深的大卵巢残留体,可能需要从髂内动脉起始部结扎子宫动脉和主韧带。

在切除残留卵巢时,建议进行类似的腹膜后解剖,以确保完全切除。几乎在所有病例中,都需要进行输尿管粘连松解和肠粘连松解,大约 2/3 的病例需要结扎子宫动脉。小的残留体很难识别,在这种情况下,在主动脉分叉处找到卵巢血管并追踪尾端可能是一个有用的检查策略。在这些手术中,具有丰富经验的手术医师应该设法切除卵巢残留体。

子宫悬吊

子宫后倾(uterine retroversion)是慢性盆腔疼痛的另一个原因,表现为深度性交困难。显然,对很多女性来说,后倾是一个无辜的解剖变异,但对于那些有性交痛的女性来说,通过提升后陷凹内触痛的宫底部,将子宫位置改变为身体轴向或前倾位可以改善性交困难,使阴道更好地扩张,这是性反应的一个自然部分。对于存在后陷凹深部子宫内膜异位症的女性可能尤其如此,在这种情况下,子宫后屈位(retroversion)同时存在炎症和纤维化。文献中描述了几种子宫悬吊的方法,"提升(UPLIFT)"手术是一种比较简单的方法。这种方法,在腹部的下外侧象限使用 2 个 5mm 的穿刺端口,从一侧开始,移除该侧穿刺套管,使用缝合线引线器(suture passer)(例如 Carter-Thomason,Cooper Surgical,Trumbull,CT)将永久性非反应性单丝缝线,例如聚四氟乙烯缝合线(GORE-TEX,WL Gore & Associates,Flagstaff,AZ),穿过筋膜引入。然后,使用带线的引线器,在圆韧带进入腹股沟管处至子宫角处之间,来回缝合圆韧带(图 37.13)。释放缝线,移除引线器;引线器随后穿过筋膜,再次来回缝过圆韧带,这一次不需要缝合。到达宫角后,抓住缝线的自由端,通过圆韧带和筋膜往回拉,将圆韧带折叠缝合。缝线的末端在皮肤外做标记。对侧也做同样的步骤。两圆形韧带折叠缝合后,缝线的末端打结在筋膜上,这样子宫被均匀地悬吊在两侧。不应将缝线打结过紧,因为目的是轴向悬吊,而不是极端前倾,过度的张力本身可能就会引起疼痛。应注意将线结埋在皮下组织下方。缝线很少会引起神经卡压(nerve entrapment)症状,这可以通过注射局部麻醉剂或拆除缝线来处理。拆除缝线可能需要镇静以保证舒适感,并且由于该材料是非反应性的,因此通常易于施行。缝置这些缝线尚未显示出会影响未来的妊娠。

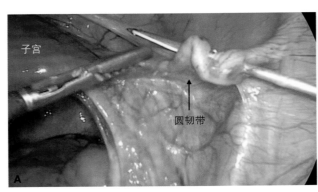
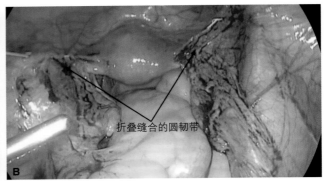

图 37.13   A.带线的引线器,在圆韧带进入腹股沟管处至子宫角处之间,来回缝合圆韧带。B.两圆形韧带折叠缝合后,缝线的末端打结在筋膜上,子宫被均匀地悬吊在两侧

子宫和附件悬吊以防止粘连

举宫器(uterine manipulators)可用于子宫内膜异位症累及后陷凹的手术,通过促使子宫前倾,可以看清楚并进入盆腔这一部分。代替举宫器,也可将子宫和卵巢缝至前腹壁,以提供相同的暴露目的。此外,在手术过程中还可以进行直肠阴道检查,以确定结节性子宫内膜异位症病灶是否完全切除。使用倒刺线(barbed suture)缝过圆韧带、卵巢和子宫,可以将这些结构悬吊在腹膜上,恰好在膀胱头侧缘的上方(图 37.14)。也可以通过引线器将线缝过组织,通过皮肤引出而悬吊器官。同样,可以将一根直针穿过皮肤和腹壁,穿过待悬吊的组织,然后再穿回腹壁打结,对于具有大量皮下组织和厚腹壁的患者,这项技术更具挑战性。

有些医师主张术后维持卵巢悬吊位,以防止切除直肠阴道子宫内膜异位症病灶或卵巢子宫内膜瘤术后,后陷凹粘连再形成。如果所使用的缝线如上所述穿过腹壁,则可在皮肤处打结,并在术后72h再腹膜化后松开(图 37.15)。另一种技术是简单地将一根可延迟吸收缝线穿过卵巢,并将其松弛地系在同侧圆韧带外上方的腹膜。一项评估该策略的随机对照试验表明,与不行悬吊相比,进行卵巢悬吊术可显著减少后陷凹的粘连。卵巢活动性和触压痛由超声检查者进行测定。虽然两组患者在整体盆腔疼痛减轻方面没有差异,但卵巢悬吊组的性交痛改善效果明显更好。

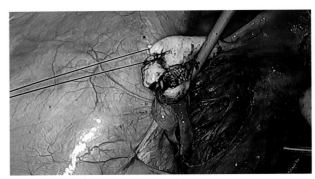

图 37.15   悬吊卵巢,将缝线穿过腹壁,缝过卵巢,然后再穿回腹壁,在皮肤上打结,术后72h拆线(Courtesy of Cara King,DO,University of Wisconsin.)

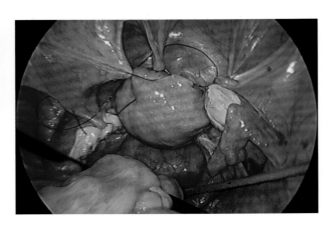

图 37.14   使用倒刺线缝过圆形韧带、卵巢和子宫,可以将这些结构悬吊在腹膜上,恰好在膀胱头侧缘的上方

> **要点**
>
> ■ 慢性盆腔疼痛可能是由病理性外周因素(如子宫内膜异位症、粘连)以及异常的中枢处理系统(疼痛信号的放大和异常抑制)共同作用的结果,考虑选择手术治疗盆腔疼痛必须从这种更广泛的角度理解疼痛的产生。

- 疼痛通常是多因素的，个体患者的症状（如性交困难）有多种可能的解释，如盆底张力肌痛、直肠阴道子宫内膜异位症、激惹性前庭痛和子宫后屈。决定对疼痛症状进行手术治疗时，应以最佳的病因评估为指导。

- 优先使用腹腔镜治疗子宫内膜异位症，可减少手术创伤的影响。

- 当药物治疗失败时，手术治疗有助于确诊子宫内膜异位症，并有助于诊断深部浸润性病变。

- 与消融术相比，切除术的治疗效果更好。当存在深部浸润性子宫内膜异位症时，切除是最好、最有效的治疗方法。

- 完全切除子宫内膜异位病灶需要进行腹膜后解剖，当进行这种解剖时，识别盆腔血管和输尿管等潜在的重要结构至关重要。

- 对于中线部位疼痛的子宫内膜异位症患者，辅助子宫内膜异位症的切除，骶前神经切除术是一种有效的治疗方法。

- 在晚期子宫内膜异位症或其他炎症条件下进行卵巢切除术且切除卵巢不完全时，就会出现残留卵巢。防止残留最好的方法是进行腹膜后剥离，远离卵巢分离性腺血管，以确保切除整个卵巢。

（张辉 王飞 赵兴波 译）

参考文献

ACOG Committee on Gynecologic Practice. ACOG Committee Opinion #323: elective coincidental appendectomy. *Obstet Gynecol* 2005;106(5 Pt 1):1141–1142.

Alifano M, Jablonski C, Kadiri H, et al. Catamenial and non-catamenial, endometriosis-related or nonendometriosis-related pneumothorax referred for surgery. *Am J Respir Crit Care Med* 2007;176(10):1048.

Arden D, Lee T. Laparoscopic excision of ovarian remnants: retrospective cohort study with long-term follow-up. *J Minim Invasive Gynecol* 2011;18(2):194–199.

Asgari Z, Rouholamin S, Hosseini R, et al. Comparing ovarian reserve after laparoscopic excision of endometriotic cysts and hemostasis achieved either by bipolar coagulation or suturing: a randomized clinical trial. *Arch Gynecol Obstet* 2016;293(5):1015–1022.

Ata B, Turkgeldi E, Seyhan A, Urman B. Effect of hemostatic method on ovarian reserve following laparoscopic endometrioma excision; comparison of suture, hemostatic sealant, and bipolar dessication. A systematic review and meta-analysis. *J Minim Invasive Gynecol* 2015;22(3):363–372.

Ata B, Uncu G. Impact of endometriomas and their removal on ovarian reserve. *Curr Opin Obstet Gynecol* 2015;27(3):235–241.

Batt RE. *A history of endometriosis*. Berlin: Springer, 2011.

Brawn J, Morotti M, Zondervan KT, et al. Central changes associated with chronic pelvic pain and endometriosis. *Hum Reprod Update* 2014;20:737–747.

Candiani GB, Fedele L, Vercellini P, et al. Presacral neurectomy for the treatment of pelvic pain associated with endometriosis: a controlled study. *Am J Obstet Gynecol* 1992;167(1):100–103.

Carter JE. Carter-Thomason uterine suspension and positioning by ligament investment, fixation and truncation. *J Reprod Med* 1999;44(5):417–422.

Chamsy D, King C, Lee T. The use of barbed suture for bladder and bowel repair. *J Minim Invasive Gynecol* 2015;22(4):648–652.

Chen I, Money D, Yong P, et al. An evaluation model for a multidisciplinary chronic pelvic pain clinic: application of the RE-AIM framework. *J Obstet Gynaecol Can* 2015;37(9):804–809.

Cohen SL, Vitonis AF, Einarsson JI. Updated hysterectomy surveillance and factors associated with minimally invasive hysterectomy. *JSLS.* 2014;18(3). pii: e2014.00096.

Dunselman GA, Vermeulen N, Becker C, et al; European Society of Human Reproduction and Embryology. ESHRE guideline: management of women with endometriosis. *Hum Reprod* 2014;29(3):400–412.

Ecker AM, Donnellan NM, Shepherd JP, Lee TT. Abdominal wall endometriosis: 12 years of experience at a large academic institution. *Am J Obstet Gynecol* 2014;211(4):363.e1–363.e5.

Ferrero S, Venturini PL, Gillott DJ, et al. Hemostasis by bipolar coagulation versus suture after surgical stripping of bilateral ovarian endometriomas: a randomized controlled trial. *J Minim Invasive Gynecol* 2012;19:722.

Gilman SL, King H, Porter R, et al. *Hysteria beyond Freud*. Berkeley, CA: California University Press, 1993.

Guerriero S, Alcázar JL, Pascual MA, et al. Deep infiltrating endometriosis: comparison between 2-dimensional ultrasonography (US), 3-dimensional US, and magnetic resonance imaging. *J Ultrasound Med* 2018;37:1511.

Hart RJ, Hickey M, Maouris P, Buckett W. Excisional surgery versus ablative surgery for ovarian endometriomata. *Cochrane Database Syst Rev* 2008;(2):CD004992.

Henzell H, Berzins K, Langford JP. Provoked vestibulodynia: current perspectives. *Int J Womens Health* 2017;9:631–642.

Howard FM. The role of laparoscopy in chronic pelvic pain: promise and pitfalls. *Obstet Gynecol Surv* 1993;48(6):357–387.

Howard FM. Chronic pelvic pain. *Obstet Gynecol* 2003;101(3):594–611.

Hsu AL, Sinaii N, Segars J, et al. Relating pelvic pain location to surgical findings of endometriosis. *Obstet Gynecol* 2011;118(2 Pt 1):223–230.

Hudelist G, Keckstein J, Wright JT. The migrating adenomyoma: past views on the etiology of adenomyosis and endometriosis. *Fertil Steril* 2009;92(5):1536–1543.

Malykhina AP. Neural mechanisms of pelvic organ cross-sensitization. *Neuroscience* 2007;149(3):660–672.

Manjon JM. Pregnancy after laparoscopic uterine suspension for the treatment of dyspareunia caused by a retroverted and retroflexed uterus. *J Minim Invasive Gynecol* 2007;14(4):506–508.

VII

Moulder JK, Hobbs KA, Stavas J, Siedhoff MT. Computed tomography-guided preoperative localization of abdominal wall endometrioma. *Am J Obstet Gynecol* 2015;212(2):248.e1–248.e2.

Moulder JK, Siedhoff MT, Melvin KL, et al. Risk of appendiceal endometriosis among women with deep-infiltrating endometriosis. *Int J Gynaecol Obstet* 2017;139(2):149–154.

Muzii L, Achilli C, Bergamini V, et al. Comparison between the stripping technique and the combined excisional/ablative technique for the treatment of bilateral ovarian endometriomas: a multicentre RCT. *Hum Reprod* 2016;31(2):339–344.

Muzii L, Di Tucci C, Di Feliciantonio M, et al. The effect of surgery for endometrioma on ovarian reserve evaluated by antral follicle count: a systematic review and meta-analysis. *Hum Reprod* 2014;29(10):2190–2198.

Nezhat C, Nezhat F, Nezhat C. Endometriosis: ancient disease, ancient treatments. *Fertil Steril* 2012;98(6 suppl):S1–S62.

Perry CP, Presthus J, Nieves A. Laparoscopic uterine suspension for pain relief: a multicenter study. *J Reprod Med* 2005;50(8):567–570.

Proctor ML, Latthe PM, Farquhar CM, et al. Surgical interruption of pelvic nerve pathways for primary and secondary dysmenorrhoea. *Cochrane Database Syst Rev* 2005;(4):CD001896.

Pundir J, Omanwa K, Kovoor E, et al. Laparoscopic excision versus ablation for endometriosis-associated pain: an updated systematic review and meta-analysis. *J Minim Invasive Gynecol* 2017;24(5):747–756.

Ramirez C, Donnellan N. Pelvic denervation procedures for dysmenorrhea. *Curr Opin Obstet Gynecol* 2017;29(4):225–230.

Revised American Society for Reproductive Medicine classification of endometriosis: 1996. *Fertil Steril* 1997;67(5):817–821.

Sajid MS, Khawaja AH, Sains P, et al. A systematic review comparing laparoscopic vs open adhesiolysis in patients with adhesional small bowel obstruction. *Am J Surg* 2016;212(1):138–150.

Sallinen V, Wikström H, Victorzon M, et al. Laparoscopic versus open adhesiolysis for small bowel obstruction—a multicenter, prospective, randomized, controlled trial. *BMC Surg* 2014;14:77.

Seracchioli R, Di Donato N, Bertoldo V, et al. The role of ovarian suspension in endometriosis surgery: a randomized controlled trial. *J Minim Invasive Gynecol* 2014;21(6):1029–1035.

van den Beukel BA, de Ree R, van Leuven S, et al. Surgical treatment of adhesion-related chronic abdominal and pelvic pain after gynaecological and general surgery: a systematic review and meta-analysis. *Hum Reprod Update* 2017;23(3):276–288.

Vecchio R, MacFayden BV, Palazzo F. History of laparoscopic surgery. *Panminerva Med* 2000;42(1):87–90.

Vercellini P, Trespidi L, De Giorgi O, et al. Endometriosis and pelvic pain: relation to disease stage and localization. *Fertil Steril* 1996;65(2):299–304.

Warren JW, Morozov V, Howard FM. Could chronic pelvic pain be a functional somatic syndrome? *Am J Obstet Gynecol* 2011;205(3):199.e1–199.e5.

Yeung PP Jr, Shwayder J, Pasic RP. Laparoscopic management of endometriosis: comprehensive review of best evidence. *J Minim Invasive Gynecol* 2009;16(3):269–281.

Yong PJ. Deep dyspareunia in endometriosis: a proposed framework based on pain mechanisms and genito-pelvic pain penetration disorder. *Sex Med Rev* 2017;5(4):495–507.

Zullo F, Palomba S, Zupi E, et al. Long-term effectiveness of presacral neurectomy for the treatment of severe dysmenorrhea due to endometriosis. *J Am Assoc Gynecol Laparosc* 2004;11(1):23–28.

第 38 章

盆腔炎性疾病的手术治疗

Matthew T. Siedhoff, Michelle Louie

病原学和微生物流行病学	抗生素治疗	术中处理
PID 的危险因素	经皮穿刺引流术	延迟手术处理
临床表现	手术治疗	伤口处理
感染后遗症	术前计划	术后注意事项

在美国,每年有超过 100 万的女性被诊断出患有盆腔炎(pelvic inflammatory disease,PID)。1/7 的女性在其一生中会被诊断为急性 PID,并且每年有 1%~2% 的性活跃的年轻女性被诊断为 PID。广义上的 PID 包括子宫内膜炎、输卵管炎、输卵管卵巢脓肿(tuboovarian abscess,TOA)和盆腔腹膜炎。多数情况下可以应用抗生素治疗,但有些情况需要通过手术来诊断、控制原发灶或者治疗长期后遗症。

病原学和微生物流行病学

PID 是多种微生物经由阴道和宫颈上行进入子宫、输卵管或腹膜腔,并导致其感染的一种炎性疾病。虽然多数病例是由淋病奈瑟菌和沙眼衣原体等性传播感染(sexually transmitted infections,STI)引起的,然而诊断为 PID 的女性中这两种病原体的阳性检出率却不到 50%。通常情况下,阴道菌群如阴道加德纳菌、流感嗜血杆菌、无乳链球菌、厌氧菌(普氏菌、拟杆菌、胃球菌和胃链球菌)和革兰氏阴性肠杆菌是引起 PID 的主要病原菌,支原体和脲原体也与 PID 有关。与细菌性阴道病(bacterial vaginosis,BV)类似,阴道菌群紊乱会导致产生过氧化氢的乳酸杆菌的丢失和其他内源性微生物的过度生长,这些微生物可能进入上生殖道诱发感染。在许多情况下,患者可能同时患有 BV 和 PID,目前尚不清楚 BV 是否在 PID 的发展中发挥致病作用,或者是致病过程的结果。考虑到性传播感染的可能性和潜在的公共卫生后果,患有 PID 的女性在诊断时应同时进行人体免疫缺陷病毒(human immunodeficiency Virus,HIV)、淋病奈瑟菌和沙眼衣原体的检测。

15% 的 PID 病例是由于放置宫内节育器(intrauterine device,IUD)、宫腔镜检查、子宫输卵管造影和输卵管通液等操作过程中,器械破坏宫颈黏膜屏障引起的。预防医源性上行感染必须注重无菌操作技术并应用适当的预防抗生素。少数情况下,PID 是由腹腔下行感染引起的,包括憩室疾病、炎症性肠病或阑尾脓肿。对 PID 腹部原因的关注有助于对其进行适当、及时的诊断和治疗。

PID 的危险因素

淋病奈瑟菌和沙眼衣原体感染占 PID 病例的 1/3~1/2。发生性传播感染的危险因素包括年龄较小、新的或多个性伴侣、同时有其他性伴侣的性伴侣以及性交时未全程使用避孕套。既往有 STI 史或 PID 史、吸烟和阴道冲洗(vaginal douching)与 PID 的发生有关。

破坏宫颈黏膜屏障的经生殖道器械操作也是 PID 的一个危险因素。IUD 不是发生 PID 的持续危险因素,但似乎在放置后的前 21 天内发生 PID 的风险有小幅增加。屏障避孕方法和口服避孕药与降低 PID 的风险和严重程度有关。

临床表现

PID 的常见临床表现为下腹痛、宫颈触摆痛、附件触压痛、发热、宫颈分泌物、白细胞增多。90%以上确诊为 PID 的患者伴有下腹痛。疼痛是近期的（发病前 7 天开始）、钝痛、持续性、活动和性交时疼痛加重。大约 50% 的 PID 患者最初表现为体温和白细胞（white blood cell，WBC）计数正常，40% 的患者会有异常阴道出血。

全身感染的症状和体征如发热、白细胞增多、恶心和呕吐是 TOA 和腹膜炎最常见的。TOA 发生在 10% 的女性急性 PID，由于肝周炎症和粘连（Fitz-Hugh 和 Curtis 综合征），10% 的 PID 患者出现右上腹疼痛、胸膜疼痛和右上腹压痛。

美国疾病控制和预防中心（Centers for Disease Control and Prevention，CDC）建议适当降低诊断 PID 的标准（图 38.1），尤其是对于年轻的、性活跃的女性。没有任何一项单一的病史、体格检查或实验室检查对于诊断既有敏感性又有特异性。因此，根据 CDC 的指南，对于有下腹痛以及在盆腔检查中有触压痛（宫颈触摆痛、子宫或附件区触压痛）且无其他明确诱因的性传播感染的高危女性，应开始进行 PID 的经验性治疗（presumptive treatment）。

CDC 指出，以下一项或多项附加标准可用于增强最低临床标准的特异性，并支持 PID 的诊断：口腔温度大于 >38.3℃，异常宫颈黏液脓性分泌物或宫颈质脆、阴道分泌物生理盐水镜检可见大量白细胞、血沉升高、C 反应蛋白升高、宫颈感染淋病奈瑟菌和沙眼衣原体的实验室证据。如果宫颈分泌物正常，且阴道液湿片检查未观察到白细胞，则不太可能是盆腔炎，应考虑其他引起疼痛的原因（表 38.1）。

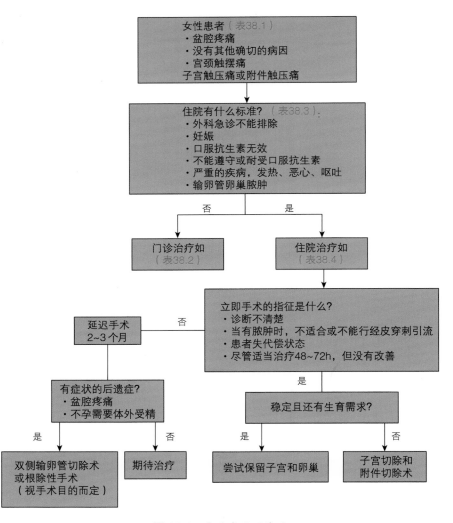

图 38.1　盆腔炎处理演示

表 38.1

诊断急性盆腔炎的标准

诊断盆腔炎的最低标准:

- 盆腔或下腹痛
- 除盆腔炎外,无其他病因可确定
- 盆腔检查中出现下列症状之一或以上:
  - 宫颈触摆痛
  - 子宫触压痛
  - 附件触压痛

以下附加标准可用于增强最低标准的特异性,支持盆腔炎的诊断:

- 口腔温度大于 >38.3℃
- 异常宫颈或阴道黏液脓性分泌物
- 阴道分泌物生理盐水镜检可见大量白细胞
- 红细胞沉降率(ESR)升高
- C 反应蛋白升高
- 宫颈感染淋病奈瑟菌和沙眼衣原体的实验室证据

诊断盆腔炎的最具体的标准:

- 具备组织病理学证据的子宫内膜活检证实的子宫内膜炎
- 无论有没有盆腔积液或输卵管卵巢粘连时,经阴道超声或磁共振成像检查显示增厚,或者有管状积水;多普勒检查提示的盆腔感染(如输卵管充血)
- 符合盆腔炎的腹腔镜异常发现

PID 最特异的诊断检查包括:具备组织病理学证据的子宫内膜活检证实的子宫内膜炎;经阴道超声或磁共振成像(magnetic resonance imaging,MRI)检查显示输卵管增厚的积水,有或无盆腔积液或输卵管卵巢肿块;多普勒检查提示的盆腔感染(如输卵管充血);或腹腔镜检查符合 PID。当 PID 诊断不清,或者患者对治疗反应不敏感时,可采用子宫内膜活检、影像学检查或腹腔镜检查以明确诊断。

尽管阴道后穹隆穿刺(culdocentesis)获得脓性腹腔液(WBC 计数 >30 000/mL)有助于诊断 PID,但这是一种侵入性的、有痛的操作,并且可能因其他腹腔内感染如阑尾炎或肠憩室炎而出现假阳性。考虑到还有其他准确性高的诊断方法可用,阴道后穹隆穿刺术应限制在资源不足的条件下使用。当怀疑或确诊 PID 时,还应进行额外的检测,包括淋病奈瑟菌和沙眼衣原体的核酸扩增试验检测、HIV 的血清学检测和尿液妊娠试验检测。

感染后遗症

急性输卵管炎患者中,有 1/4 会经历一次或多次长期后遗症。由于输卵管内壁管状纤毛的损伤以及输卵管周围和输卵管内的粘连,PID 可能导致严重的不良生殖后遗症,包括不孕、异位妊娠、复发性 PID 和慢性盆腔疼痛。高达 20% 的女性因感染 PID 而导致不孕,既往有急性输卵管炎病史的患者发生异位妊娠的概率将增加 6~10 倍,至少 50% 的异位妊娠发生在既往因输卵管炎而受到损伤的输卵管;20% 的女性因为急性输卵管炎导致的输卵管积水和盆腔粘连而会出现慢性盆腔疼痛。几乎 1/3 的患者需要采取手术治疗急性 PID 导致的持续性疾病或疼痛。在 TOA 破裂的病例中,如果对于成人呼吸窘迫综合征(adult respiratory distress syndrome,ARDS)治疗延误或不恰当,死亡发生率为 5%~10%。

抗生素治疗

及时和适当的抗生素治疗可以预防死亡和减少长期后遗症的发生及其严重程度。当做出推定诊断后,应及时应用抗生素治疗,以防止生殖器官不可逆的瘢痕形成。此外,应对患者出现症状前 60 天内的性伴侣进行治疗,即使无症状也要治疗。在当地法律允许的情况下,可以实施加速伴侣治疗(expedited partner treatment)和加强患者转诊,以治疗感染衣原体或淋球菌的女性的男性伴侣。在使用抗生素、症状消失、性伴侣接受治疗且无症状之前,应指导患者避免性交。

因为 PID 的多微生物性,经验性抗生素治疗的方案是广谱的,可以覆盖革兰氏阳性菌、革兰氏阴性菌和厌氧菌。口服和肠外给药方案对轻度或中度疾病严重程度的患者具有相似的疗效。对于门诊患者,CDC 推荐单剂量头孢菌素(cephalosporin)肌内注射(intramuscularly,IM)加口服多西环素(doxycycline)14 天,同时加或不加口服甲硝唑(metronidazole)(表 38.2)。尽管头孢西丁(cefoxitin)对厌氧菌有较好的覆盖率,头孢曲松(ceftriaxone)

VII

对淋病奈瑟菌有较好的覆盖率,但头孢菌素的最佳选择尚不清楚。由于对厌氧菌的覆盖范围有限,可以在门诊治疗方案中加入甲硝唑。甲硝唑也能有效地治疗常与 PID 有关的 BV。目前尚未见到使用口服头孢菌素治疗 PID 的数据发表。

表 38.2
CDC 推荐急性盆腔炎的门诊患者治疗方案

头孢曲松 250mg,肌内注射,单剂量
　加
多西环素 100mg,口服,每天 2 次,共 14 天
　包括 / 不包括
甲硝唑 500mg,口服,每天 2 次,共 14 天

　或者

头孢西丁 2g,肌内注射,单剂量;同时加用丙磺舒 1g 口服,单剂量
　加
多西环素 100mg,口服,每天 2 次,共 14 天
　包括 / 不包括
甲硝唑 500mg,口服,每天 2 次,共 14 天

　或者

其他第三代静脉用头孢菌素(如头孢唑肟或头孢噻肟)
　加
多西环素 100mg,口服,每天 2 次,共 14 天
　包括 / 不包括
甲硝唑 500mg,口服,每天 2 次,共 14 天

替代口服治疗方案(如果头孢菌素治疗过敏无法使用,如果淋病的社区流行率和个人风险较低,并且有可能进行随访):
氟喹诺酮类药物 14 天(左氧氟沙星 500mg,口服,每天 1 次,氧氟沙星 400mg,口服,每天 2 次,莫西沙星 400mg,口服,每天 1 次)
　包括
甲硝唑 500mg,口服,每天 2 次,共 14 天

表 38.3
急性 PID 患者的住院标准

- 外科急症不能排除(例如阑尾炎)
- 患者妊娠状态
- 患者对口服抗菌药物治疗无临床反应
- 患者无法遵循或耐受门诊口服方案
- 患者处于严重状态、恶心、呕吐或高热
- 患者存在输卵管卵巢脓肿

表 38.4
CDC 推荐的急性盆腔炎患者的住院治疗方案

头孢替坦 2g,静脉注射,1 次 /12h
　加
多西环素 100mg,口服或静脉注射,1 次 /12h
　包括 / 不包括
甲硝唑 500mg,静脉注射,1 次 /12h 或克林霉素 900mg,静脉注射 1 次 /8h

　或者

头孢替坦 2g,静脉注射,1 次 /6h
　加
多西环素 100mg,口服或静脉注射,1 次 /12h
　包括 / 不包括
甲硝唑 500mg,静脉注射,1 次 /12h 或克林霉素 900mg,静脉注射,1 次 /8h

　或者

克林霉素 900mg,静脉注射,1 次 /8h
　加
庆大霉素负荷剂量静脉注射或肌内注射(2mg/kg 体重),随后维持剂量(1.5mg/kg 体重),1 次 /8h;每天 1 次给药(3~5mg/kg)可作为替代。

替代口服治疗方案:
氨苄西林 / 舒巴坦 3g,静脉注射,1 次 /6h
　加
多西环素 100mg 口服或静脉注射,1 次 /12h

由于氟喹诺酮(fluoroquinolone)耐药的淋病奈瑟菌的出现,仅包括喹诺酮类药物的方案不再推荐用于 PID 的治疗。当头孢菌素治疗因过敏而禁用时,如果淋病的社区患病率和个体风险较低,可考虑使用氟喹诺酮类药物联合甲硝唑 14 天方案。

住院治疗建议基于医师的判断,如果患者表现出以下标准的任何一条:不能排除外科急症、TOA、妊娠状态,包括恶心、呕吐或高热在内的严重状态,无法遵循或耐受门诊口服治疗方案,或对口服药物治疗无临床反应(表 38.3)。对于肠外治疗,CDC 同样推荐使用头孢菌素加多西环素的方案(表 38.4)。

当诊断 TOA 时,应加入克林霉素或甲硝唑进行额外的厌氧菌覆盖。在可能的情况下,如果因为静脉给药不适,可建议口服多西环素给药。如果患者对青霉素有严重过敏,可给予克林霉素和庆大霉素替代方案。肠外治疗可在临床症状改善后 24~48h 停止,患者可以出院以口服多西环素的方式完成 14 天的治疗。当有 TOA 时,为更有效地覆盖厌氧菌建议使用多西环素联合克林霉素或甲硝唑以完成 14 天的疗程。由于青霉素与头孢西丁和所有第三代头孢菌素之间交叉反应的风险可以忽略不计,只有对青霉素严重过敏的患者(如过敏反应、血管水

肿或荨麻疹)才应接受替代方案。没有足够的证据表明感染 HIV 的女性需要更积极的 PID 处理,可以使用相同的抗生素方案和住院管理标准。

IUD 患者应接受住院抗生素治疗,不需要取出 IUD。如果开始治疗 48~72h 内没有临床改善,医师可以考虑取出 IUD。

经皮穿刺引流术

有脓毒血症或大脓肿的患者通常需要紧急手术治疗。大多数其他需要住院治疗的患者在采取引流或手术之前,应该使用肠外抗生素治疗 48~72h,如果可能,最好完全避免这些干预措施。CT 引导下经皮穿刺引流已经得到了普及,因为它可以避免一些患者的手术需求。据报道,这种方法的治疗成功率在 70%~100%。回顾性研究表明,与单纯的抗生素治疗相比,CT 引导下经皮穿刺引流具有潜在的益处,但目前还没有很好的临床试验来比较影像引导下经皮穿刺引流和手术的有效性。引流避免了与全身麻醉相关风险和一般手术相关风险,但在某些情况下效果不好,比如多房性脓肿。与接受切除手术的患者相比,经皮穿刺引流治疗的患者可能需要更长的时间来解决感染。大多数 TOA 患者解决急性感染后,最终都将需要手术治疗。建议抗生素治疗后延迟 2~3 个月再手术,手术难度将显著降低。患者如果不适合经皮穿刺引流或经皮穿刺引流后没有改善,将需要急症手术治疗。引流的另一个选择是腹腔镜引流(知识框 38.1)。如果放射科医师认为因为肠管或者其他组织的阻挡,难以穿刺到脓肿,可以考虑腹腔镜引流。

知识框 38.1　腹腔镜引流术步骤
• 建立腹腔镜通道和气腹。 • 放置辅助穿刺套管。 • 检查整个盆腔、上腹部和阑尾。 • 从盆腔积液和输卵管伞毛处取培养物。 • 用吸引冲洗器钝性分离粘连并吸出包裹性渗出液。 • 用大量的无菌生理盐水或林格氏液反复冲洗,需要几升液体。 • 放置闭式引流管 [如 Jackson-Pratt(JP),Blake,或类似的],将其有孔一端置于盆腔/后陷凹,另一端通过低位的穿刺端口引出连接到吸引球上。 • 将引流管连接到吸引球上并保持一定的吸力,将引流管原位缝合固定在皮肤上。

腹腔镜引流的另一种情况是,以诊断为目的腹腔镜检查时,遇到了意外的脓肿。

手术治疗

当 TOA 的药物治疗失败并且引流不可能时,建议手术治疗。在某些情况下,当诊断有疑问时,进行诊断性腹腔镜检查以明确诊断,例如,有右侧疼痛和腹部感染证据的非妊娠育龄患者,可能从腹腔镜检查中获益,以评估阑尾和附件情况。早期阑尾切除可避免感染性后遗症,如破裂和脓毒症,以及继发性附件感染。如果阑尾正常并有输卵管炎的证据,则应获取脓性培养物,并对盆腔进行冲洗。

术前计划

术前计划应包括确保有足够熟练的手术团队。急性感染导致组织水肿、质脆和结构扭曲(图 38.2)。在大脓肿的情况下,手术医师应该准备好分离涉及小肠和大肠的广泛粘连,寻求普通外科医师的协助是很有益的。通常情况下,TOA 感染的输卵管会被破坏到无法挽救的程度,因此生育力的保存是针对子宫和卵巢的保护。在手术前签署知情同意书过程中,应与患者讨论切除卵巢或子宫的可能性。

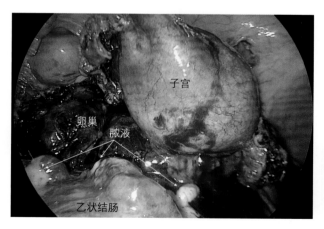

图 38.2　重度 PID 和双侧 TOA 行子宫 + 双侧附件切除术,组织层面模糊、糟脆、血染及水肿

如果计划进行腹腔镜手术,应当与具有丰富微创手术经验的外科医师配合进行。然而,这种方法应谨慎使用,因为它可能不足以产生显著的临床改善。脓毒症患者需要切除受感染的组织,至少要切

除附件,根据疾病的严重程度,可能还需要进行全子宫和双侧输卵管卵巢切除。在腹腔镜下完成这样的手术是相当困难的,因为分离组织层次和充分暴露是挑战。这种手术甚至比癌症手术或晚期子宫内膜异位症的切除手术还困难,因为腹膜后组织是水肿状态,且很容易被血液和脓液染污。鉴于这类手术的复杂性,没有丰富腹腔镜经验的手术医师应该酌情降低中转行开腹手术的阈值,或者从一开始就选择开腹手术。为能够充分暴露组织,通常建议选择腹正中纵向切口。如果需要增加暴露,横切口可能不足以显示整个盆腔和下腹部术野。

术中处理

　　无论采取何种入路,手术都应从腹膜后间隙开始剥离。与任何具有挑战性的粘连(如既往手术史、子宫内膜异位症)一样,打开远离病灶的腹膜后间隙,并努力找到困难区域将使手术更容易进行。手术过程中可能需要游离输尿管,最容易辨认出输尿管的地方是它最浅表的位置——即其跨过髂总动脉分为髂内和髂外动脉分叉处,进入盆腔的位置,然后可以用"推和展"的方法沿着其盆腔走行钝性分离,同时将附件牵向内侧(图 38.3)。

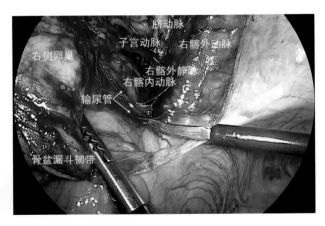

图 38.3　采用"推和展"的方法沿着输尿管的盆腔走行钝性分离,同时将附件牵向内侧。UA(umbilical artery):脐动脉;REIA(right external iliac artery):右髂外动脉;REIV(right external iliac vein):右髂外静脉;RIIA(right internal iliac artery):右髂内动脉

　　如果计划切除子宫,将子宫动脉在其髂内(腹下)动脉起始处结扎(图 38.4)是有帮助的,因为一个较大的 TOA 可以占据直肠侧和膀胱旁侧隙的大部分,子宫动脉起始处的确定,可以通过向下解剖

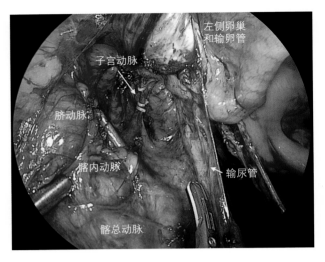

图 38.4　将子宫动脉在其从髂内动脉起始处结扎。子宫动脉起始处的确定,可以通过向下解剖输尿管到达主韧带表面下的位置,输尿管穿过隧道,也可以通过解剖髂内直接到其分支,或者可以寻着闭锁的脐动脉(脐内侧韧带)沿着前腹壁进入盆腔

输尿管到达主韧带的表面下位置,输尿管在隧道(tunnel of Wertheim)下方穿过,也可以通过解剖髂内直接到其分支,或者可以寻着闭锁的脐动脉(脐内侧韧带)沿着前腹壁进入盆腔。与任何困难的子宫切除术一样,与子宫切除相关的其余盆腔无血管间隙也应充分地暴露好。

　　如前所述,最好提前打开直肠侧和膀胱侧间隙以解剖输尿管并在起始处结扎子宫动脉。膀胱阴道间隙也应充分展露,特别是行全子宫切除术时,因为这样将有利于缝闭阴道残端。膀胱游离不充分会使手术医师无法切除所有受感染的组织或阴道残端缝合边距不足,从而导致阴道残端愈合不良和裂开,或者形成膀胱阴道瘘这样更严重的并发症。充分打开膀胱阴道间隙也可以在子宫颈水平预切开处完全裸化子宫动脉,这一步非常重要,因为输尿管在子宫动脉的外侧仅 1~2cm 处穿过。

　　如果行卵巢切除术,应将性腺蒂部裸化并远离卵巢门。打开后腹膜并且将骨盆漏斗(infundibulopelvic,IP)韧带向卵巢远端充分游离,从而避免损伤输尿管或造成卵巢残留。在 IP 韧带外侧切口,并向头侧延伸至骨盆入口缘上方。通过在阔韧带后叶上开窗,将 IP 韧带向内侧牵拉并分离(图 38.5),然后在直肠侧间隙识别输尿管,分离并结扎 IP 韧带。如果保留子宫,需要切断输卵管和子宫 - 卵巢韧带。在正常情况下,这几乎可以使

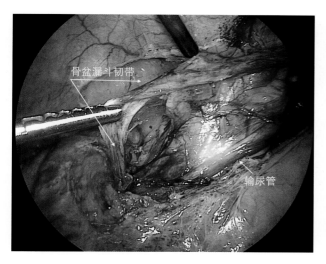

图 38.5　在阔韧带后叶上开窗,将 IP 韧带向内侧牵拉并分离

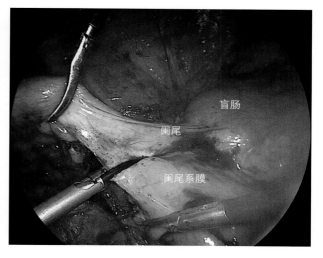

图 38.6　分离并结扎阑尾动脉,用电外科器械切断阑尾系膜的其余部分

附件完全游离,但在 TOA 的情况下,可能需要分离更多的粘连,以将粘连组织从子宫、侧盆壁、膀胱、小肠和 / 或乙状结肠游离。

如果目标是保留生育能力,那么通常要保留子宫和卵巢。上行性感染的输卵管不太可能有功能,手术治疗包括输卵管切除和脓肿引流。如果感染很轻微,可以仅行输卵管切除术,这样的手术则相对简单。腹腔镜下,应用先进的双极器械切断从伞端到宫角的输卵管系膜,反之亦然。如果行开腹手术,用 Kelly 钳钳夹输卵管系膜,然后用电刀或剪刀切除输卵管,应用延迟可吸收线缝扎系膜残端。

在探查 PID 和 TOA 患者时,应注意探查阑尾。毫无疑问,有些附件感染是继发于阑尾炎,因为它邻近右侧输卵管和卵巢。子宫内膜异位症甚至可能导致阑尾与右侧附件粘连,随后的感染可能会导致 TOA。无论如何,患者往往表现出重叠的症状,如果在 PID 手术过程中怀疑有阑尾炎症,多数病例中,增加阑尾切除是一种简单的手术。

施行阑尾切除术时,需要分离阑尾动脉(回结肠和肠系膜上动脉的一个分支),并使用电外科器械凝结阑尾系膜的其余部分(图 38.6)。然后用手术线结扎、切闭器或预打结的套扎器(如 Endoloop,Ethicon,Somerville,NJ)结扎阑尾根部。

肠粘连应仔细分离,手术医师应谨慎避免过度牵拉组织,因为此时的组织有炎症且水肿。小肠比大肠更脆弱,即使是最温和的解剖,也不可避免出现肠裂开或浆膜层损伤。如果不适宜或不能立即修复,谨慎的做法是缝线标记所关注的区域,以便于识别、检查,并且在切除脓肿和 / 或感染器官后,再完成修复。小范围的肠浆膜层的损伤不需要修补,更严重的浆膜层的损伤或者浆肌层的撕裂必须要修补,可使用细的延迟可吸收线间断缝合,比如 3-0-Vicryl 可吸收线(Ethicon,Somerville,New Jersey)。全层小肠破裂需要双层缝闭,如果涉及范围超过肠周长的 1/3,则需要节段性肠切除。如果存在多处肠浆膜损伤或者广泛的小肠血流断供,也应考虑肠管切除。大肠更宽容,但适用同样的基本原则。手术医师应该有一个较低的阈值,酌情适时地请普通外科 / 创伤外科医师会诊,来协助处理困难的肠道情况。

延迟手术处理

轻度的 PID 患者,如输卵管炎,在经过抗生素治疗后可无后遗症,并且完全不需要手术。然而,输卵管积水是生殖道上行性感染的常见并发症,如果患者无症状可以选择观察,但输卵管积水和慢性输卵管炎可引起盆腔疼痛,并且需要将来行输卵管切除术。输卵管积水可能也需要切除,以促进体外受精。对于确诊为 TOA 的患者,最好在抗生素治疗后 2~3 个月再进行手术。粘连仍会存在,但是会重新塑形,组织水肿及脆性减少,使组织平面更容易分离。如果术前清除了急性感染,那么挽救卵巢的可能性会显著提高。

伤口处理

　　PID 患者行子宫切除术后,阴道断端可以一期缝闭,放置或不放置引流管。如果施行了肠切除或尿路修复,或者如果需要监测盆腔液体,可放置 JP 或 Blake 引流管,以防止血液或脓液积聚在阴道断端附近。是否需要腹腔内引流,取决于感染的程度和持续时间以及手术相关因素。如果使用,引流管可经阴道断端自阴道引出或经腹部皮肤切口处引出。虽然,从经验上看,在急性盆腔感染的情况下,阴道断端是开放缝合的有利于引流,但是并没有确切的证据表明阴道断端二期缝合比一期缝合更好。对于实施开腹手术的患者,可以一期全层缝闭。

术后注意事项

　　由于 PID 术后存在感染性休克、菌血症和体液失衡的风险,强烈建议将 PID 的术后患者转入重症监护病房或术后降压单元(step-down unit postoperatively)。与常规手术后患者相比较,PID 患者手术后出现肠麻痹、肠梗阻、手术部位感染和裂开、肺栓塞以及弥散性血管内凝血的风险更高。在严重脓毒症的病例中,肾脏或呼吸系统的损害可能会使恢复进一步复杂化。当患者临床表现稳定后,就可以转移到普通病房管理。

　　脓毒症休克应通过晶体复苏、呼吸支持和血管活性药物(如有必要)进行处理,在患者能够口服抗生素之前,还应静脉使用广谱抗生素。建议使用广谱抗生素,待手术标本抗生素敏感性研究结果出来后,可进一步完善治疗方案,患者最后可能改用口服抗生素。当患者出现感染消退(无发热,白细胞计数正常,满足所有术后目标)时停用抗生素。经阴道或经皮腹盆腔引流管可在临床症状改善,无进一步引流排出,影像学检查证实无残留积液时移除。

　　患者病情稳定,感染问题解决后,即可安全出院回家。一般情况下,患者在完全控制感染源后不需要再完成门诊抗生素方案。保留生育功能的手术后,患者需要 14 天口服抗生素疗程,可在门诊完成。

要点

- 盆腔炎(PID)包括宫颈炎、子宫内膜炎、输卵管炎、输卵管卵巢脓肿(TOA)和腹膜炎,均由上行性生殖道感染发展而来。
- 细菌性 PID 感染是多种微生物感染,包括性传播病原体和正常的阴道菌群,需要广谱抗生素治疗。
- 氟喹诺酮类药物不应用于 PID 的抗生素治疗,除非对首选药物过敏或者淋病的社区流行率和个人风险较低。
- 住院治疗的建议基于医师的初步判断,如果患者表现出以下标准的任何一项均建议住院治疗:外科急症情况不能排除、TOA、妊娠、严重疾病状态包括恶心和呕吐或高热、无法遵循或耐受门诊口服方案或对口服治疗缺乏临床反应。
- 当诊断不明确时,对于 TOA 患者当经皮穿刺引流术不可用或不可行时,当患者在适当的初始治疗后失代偿时,如果超过 48~72h 临床没有改善时,或者当患者在使用肠外抗生素 48~72h 后没有改善时,PID 可选择手术治疗。
- 当计划行手术治疗 PID(输卵管炎或 TOA)患者时,通常需要行单侧输卵管切除术,对于希望保留生育能力的稳定患者首选。
- 严重的 TOA 病例可能需要根治性切除手术,包括切除子宫和双侧附件。
- 理想情况下,在门诊治疗成功后,如有必要,手术治疗 PID 后遗症应延迟 2~3 个月施行。

（耿峰　崔敏　赵兴波　译）

参考文献

Burnett AM, Anderson CP, Zwank MD. Laboratory-confirmed gonorrhea and/or chlamydia rates in clinically diagnosed pelvic inflammatory disease and cervicitis. *Am J Emerg Med* 2012;30:1114–1117.

Centers for Disease Control and Prevention. Sexually transmitted diseases: treatment guidelines. *MMWR Morb Mortal Wkly Rep* 2015;64:3.

Goharkhay N, Verma U, Maggiorotto F. Comparison of CT- or ultrasound-guided drainage with concomitant intravenous antibiotics vs. intravenous antibiotics alone in the management of tubo-ovarian abscesses. *Ultrasound Obstet Gynecol* 2007;29(1):65–69.

Grimes DA. Intrauterine device and upper-genital-tract infection. *Lancet* 2000;356:1013–1019.

Haggerty CL, Ness RB. Epidemiology, pathogenesis and treatment of pelvic inflammatory disease. *Expert Rev Anti Infect Ther* 2006;4:235–247.

Haggerty CL, Ness RB. Diagnosis and treatment of pelvic inflammatory disease. *Womens Health* 2008;4(4): 383–397.

Hillier SL, Kiviat NB, Hawes SE, et al. Role of bacterial vaginosis-associated microorganisms in endometritis. *Am J Obstet Gynecol* 1996;175:435–441.

Johnson N, van Voorst S, Sowter MC, et al. Surgical treatment for tubal disease in women due to undergo in vitro fertilisation. *Cochrane Database Syst Rev* 2010;(1):CD002125.

Kreisel K, Torrone E, Bernstein K, et al. Prevalence of pelvic inflammatory disease in sexually experienced women of reproductive ge—United States, 2013–2014. *MMWR Morb Mortal Wkly Rep* 2017;66:80–83.

Lareau SM, Beigi RH. Pelvic inflammatory disease and tubo-ovarian abscess. *Infect Dis Clin North Am* 2008;22(4):693–708.

Leichliter JS, Chandra A, Sevgi OA. Correlates of self-reported pelvic inflammatory disease treatment in sexually experienced reproductive-aged women in the United States, 1995 and 2006–2010. *Sex Transm Dis* 2013;40: 413–418.

Levenson RB, Pearson KM, Saokar A, et al. Image-guided drainage of tuboovarian abscesses of gastrointestinal or genitourinary origin: a retrospective analysis. *J Vasc Interv Radiol* 2011;22(5):678.

Mugo NR, Kiehlbauch JA, Nguti R, et al. Effect of human immunodeficiency virus-1 infection on treatment outcome of acute salpingitis. *Obstet Gynecol* 2006;107:807–812.

Ness RB, Hillier SL, Kip KE, et al. Bacterial vaginosis and risk of pelvic inflammatory disease. *Am J Obstet Gynecol* 2004;104:761.

Ness RB, Randall H, Richter HE, et al. Condom use and the risk of recurrent pelvic inflammatory disease, chronic pelvic pain, or infertility following an episode of pelvic inflammatory disease. *Am J Public Health* 2004;94:1327.

Ness RB, Soper DE, Holley RL, et al. Effectiveness of inpatient and outpatient treatment strategies for women with pelvic inflammatory disease: results from the Pelvic Inflammatory Disease Evaluation and Clinical Health (PEACH) randomized trial. *Am J Obstet Gynecol* 2002;186:929–937.

Sweet RL. Treatment of acute pelvic inflammatory disease. *Infect Dis Obstet Gynecol* 2011;2011:561909.

Sweet RL. Pelvic inflammatory disease: current concepts of diagnosis and management. *Curr Infect Dis Rep* 2012;14:194–203.

Tepper NK, Steenland MW, Gaffield ME, et al. Retention of intrauterine devices in women who acquire pelvic inflammatory disease: a systematic review. *Contraception* 2013;87:655–660.

VII

第 39 章

异位妊娠的手术治疗

Katharine O'Connell White,Paula M. Castaño

概述

异位妊娠(ectopic pregnancy)是指受精卵植入宫腔外。这种植入可以发生在生殖道的任何部位,最常见的是输卵管的壶腹部(图 39.1)。

异位妊娠的发生率取决于使用哪个分子(诊断的异位妊娠数或诊断并治疗的异位妊娠数)和分母(所有妊娠数或仅分娩数)。根据 2002—2013 年的大型商业索赔数据库(commercial claims database)和医疗索赔数据库(Medicaid claims database)资料分析显示,美国育龄妇女有一个相对较低和稳定的异位妊娠发生率(所有分娩数的 1.0%~1.4%),尽管异位妊娠率随着年龄的增长而大大地增加。

在美国,异位妊娠的孕产妇死亡率已经下降,现在占妊娠相关死亡的 2.7%。然而,少数族裔女性(与白人女性相比)和社会经济地位较低的女性(她们已经有较高的妊娠并发症基线风险)的死亡率和发病率依然较高。这些差异可能有部分是与按照种族和保险状况选择使用药物治疗和手术治疗有关,而更多的是与获得医疗服务方面的差异有关。

危险因素

最常见的危险因素是既往的异位妊娠史。一次异位妊娠后再发的风险约为 10%,两次或两次以上的异位妊娠后再发的风险上升到至少为 25%。异位妊娠的其他主要危险因素包括因盆腔炎或既往输卵管手术(包括绝育)对输卵管的损伤,非白人女性异位妊娠的风险是增加的。次要危险因素包括年龄超过 35 岁、吸烟史和有多个性伴侣。既往

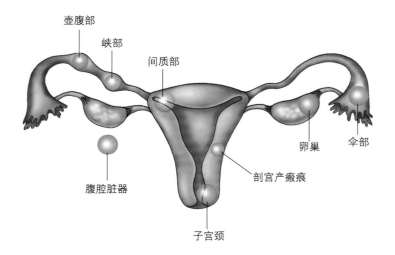

图 39.1 异位妊娠的部位。在绝大多数异位妊娠患者中,受精卵植入输卵管的部分:伞端、壶腹部或峡部(Modified from Willis LM. *Health assessment made incredibly visual*, 3rd ed. Philadelphia, PA: Wolters Kluwer, 2016.)

壶腹部

峡部

间质部

卵巢

伞部

腹腔脏器

剖宫产瘢痕

子宫颈

的流产和治疗性流产的产科结局不会增加异位妊娠的风险，口服避孕药或紧急避孕药也不会增加。使用 IUD 可以全面预防异位妊娠，因为失败率不到 1%。然而，由于 IUD 失效导致的妊娠 25%~50% 是异位妊娠。在 IUD 使用者中，异位妊娠更有可能是输卵管远端异位妊娠、卵巢妊娠或腹腔妊娠。据推测，当 IUD 防止宫内着床时，并不能防止更多的远端着床。即使是有着看似健康的输卵管的女性，使用辅助生殖技术，特别是体外受精，也增加了异位妊娠的风险。有一点非常重要，需要谨记，经历过异位妊娠的女性中，有 50% 没有明确已知的危险因素，因此，所有的出现症状的育龄女性都有可能诊断为异位妊娠。

诊断

异位妊娠的女性可无症状，也可能表现为阴道点滴出血或者盆腔疼痛。这些症状是非特异性的，它们同样可以发生在宫内妊娠或自然流产中，因此，单靠临床症状是不能区分正常妊娠和异常妊娠的。异位妊娠导致的痉挛性疼痛可以在腹腔或盆腔，也可以是弥漫性的或局限在异常妊娠的一侧。具有这些症状的女性直到妊娠定位才能排除有无异位妊娠的风险。还有另一种极端现象，异位妊娠破裂的女性可能出现严重的腹部压痛、反跳痛和休克症状，包括低血压和心动过速，需要急症手术。对无症状女性进行异位妊娠筛查并没有显示出成本效益。

超声检查

超声检查是评估疑似异位妊娠的有价值的工具，当然也需要经验丰富的超声科医师来仔细检查附件。宫内妊娠（intrauterine pregnancy，IUP）应该在妊娠 5 周时可见，妊娠囊首先出现，然后妊娠 5.5 周时出现卵黄囊，妊娠 6 周时可见胚胎。如果显示妊娠在宫腔内，需要确认妊娠囊是否在宫角部、之前的剖宫产瘢痕处或者宫颈处。经阴道超声（transvaginal ultrasonography，TVUS）比经腹超声在显示子宫和附件上有更好的分辨率。尽管这种检查的敏感度取决于妊娠周期和超声科医师的专业知识，经阴道超声诊断异位妊娠的敏感度为 73%~93%。

早期妊娠超声检查有四种可能的结果（图 39.2）：

1. 存活的宫内妊娠，有心脏搏动的胚胎。

2. 异位妊娠（图 39.3），异位妊娠表现为非囊性肿块，高回声环（面包圈征），或较少见的清晰的宫外妊娠囊，有或无胎芽（fetal pole），有或无胎儿心脏搏动。

3. 异常宫内妊娠，经证实为宫内妊娠（妊娠囊内有卵黄囊），但妊娠表现异常，例如妊娠囊较大但无胚胎或胚胎超过 7 周仍无心脏搏动。

4. 诊断不清或位置不确定的妊娠，包括宫腔和附件区的不确定结果。由于蜕膜造成的"假妊娠囊"可能出现在宫腔中，并被误认为是羊膜囊；在没有卵黄囊的情况下，这样的结构不能诊断为宫内妊娠。25%~50% 的异位妊娠的女性最初表现为妊娠位置不明确，这不是一个诊断，而是在最终确定妊娠位置之前的暂时状态。

血清 hCG 检测

如果超声检查不能显示妊娠的位置，血清 β-人绒毛膜促性腺激素（human chorionic gonadotropin，hCG）的水平可提示妊娠进展的程度。hCG 在 1 500~2 500mIU/mL 时，正常发育的宫内妊娠的声像图是可以通过经阴道超声检查显示，即"识别区间"。鉴于 hCG 检测、超声设备和超声医师的专业水平的差异，每个医疗机构应该为宫内妊娠的超声检查确定自己的识别阈值。

当初始的 hCG 水平低于识别区间，建议 48h 以内重复 hCG 检测。在妊娠早期血清 hCG 水平呈对数线性增长，直到妊娠 10 周时达到约 100 000mIU/mL 的平稳水平。预期的数值增加取决于初始水平，当初始数值较高时，hCG 水平上升较慢（表 39.1）。不能存活的妊娠（可能是宫内妊娠或异位妊娠）其增长速度将比预估值更慢。然而，预期的 hCG 数值升高并不能排除异位妊娠，约 50% 的异位妊娠女性的 hCG 水平升高，50% 的 hCG 降低。

在 48h 内重复 hCG 检测将出现以下三种结果之一：

1. 预期升高。如果 hCG 水平是如预期上升，当超过识别阈值水平后可以重复超声检查。

2. 预期下降。异常的宫内妊娠 2 天内 hCG 水平应该下降 21%~35%。

VII

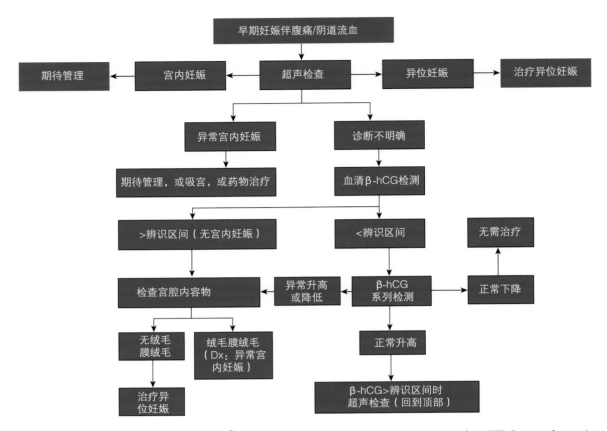

图 39.2 位置不确定的妊娠处理流程图[Reprinted with permission from Seeber BE,Barnhart KT. Suspected ectopic pregnancy. *Obstet Gynecol* 2006;107(2):399-413. Copyright © 2006 by The American College of Obstetricians and Gynecologists.]

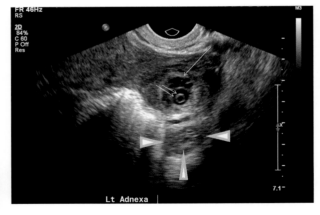

图 39.3 经阴道超声检查显示输卵管异位妊娠。TVUS 显示左侧附件区输卵管异位妊娠的横断面图像,子宫外左侧附件区复杂性囊性肿块含有妊娠囊(单箭头)和卵黄囊(双箭头),紧邻左侧卵巢(楔形箭头)。值得注意的是,输卵管异位妊娠的回声环比邻近的卵巢实质的回声更强(Reprinted with permission from Pope TL,*Harris JH. Harris & Harris' the radiology of emergency medicine*,5th ed. Philadelphia,PA:Wolters Kluwer Health/Lippincott Williams & Wilkins,2013. Figure 16.23B.)

表 39.1

早期妊娠 hCG 水平预期增长率

hCG 初始水平 /mIU·mL⁻¹	1 天后	2 天后	7 天后
100	1.37	1.84	6.43
500	1.29	1.64	4.28
1 000	1.25	1.55	3.53
1 500	1.23	1.49	3.12
2 000	1.22	1.46	2.86
2 500	1.20	1.43	2.66
3 000	1.19	1.40	2.50
3 500	1.18	1.38	2.38
4 000	1.18	1.36	2.27
4 500	1.17	1.35	2.17
5 000	1.16	1.33	2.09

数据代表持续性宫内妊娠女性在第一个百分位的预测增长值(初始值的倍数)。

hCG,人绒毛膜促性腺激素。[Reprinted with permission from Barnhart KT. Differences in serum human chorionic gonadotropin rise in early pregnancy by race and value at presentation. Obstet Gynecol 2016;128(3):504-511. Copyright © 2016 by The American College of Obstetricians and Gynecologists.]

3. 异常地升高或下降。当 hCG 水平以低于预期的速度增加或减少时，可以确认异常妊娠。低于 10%~15% 的增加或减少可被认为是停滞值（stagnant value），应被视为异常上升或下降。

当初始的 hCG 水平高于识别区间，超声检查子宫内无妊娠囊，强烈提示为异常妊娠或异位妊娠。值得注意的是，多胎妊娠的女性在观察到妊娠囊前，hCG 水平可能就远高于 2 000mIU/mL。对于一个渴望妊娠的女性，初始 hCG 水平在 2 000~3 500mIU/mL，并且超声检查无宫内妊娠证据时，虽然强烈提示异常妊娠，也应在 48h 内重复进行 hCG 检测，以防止中断预期正常妊娠。

血清孕酮水平的效用是有限的，因为它不能可靠地区分自然流产和异位妊娠，尽管血清孕酮水平低于 5ng/mL 可以诊断异常妊娠。

诊断性吸引术

异常妊娠既可以通过初始 hCG 高水平（高于 3 500mIU/mL）且超声检查未见妊娠囊，也可以通过一系列异常的 hCG 检测值（数值不适当升高、下降或停滞）来诊断。在后一种情况，hCG 值可能永远不会达到识别阈值，但可以合理地排除宫内活胎妊娠。为了区分早期妊娠失败和异位妊娠，可以进行负压吸引术。根据医疗机构的处理原则，这种诊断性手术可以通过手动或电动吸宫进行完成，且可以在急诊室、门诊或手术室完成。对于位置不确定的妊娠采取诊断性吸宫的另外一个指征是非计划妊娠，并且在妊娠终止前不需要确定其生存能力。

即使超声检查未显示妊娠，大体组织检查也可显示妊娠囊或绒毛（图 39.4）。检查到妊娠囊或绒毛即可确认宫内妊娠，不需要进一步检查异位妊娠。如果没有明显的妊娠囊或绒毛，建议进行快速病理检查，确认存在绒毛则可排除异位妊娠。

如果通过肉眼或显微镜检查吸出的宫腔内容物都不能证实绒毛存在，则需要进一步的检查，因为在妊娠极早期绒毛的病理检查可能是假阴性的，在这种情况下，可以通过检测血清 hCG。当滋养细胞从宫腔内清除后，无论是否经检查证实，hCG 水平在吸宫后 12~24h 内都可能下降至少 15%。在没有确证绒毛的情况下，应继续监测 hCG 的下降水平，直到检测不到为止，因为即使是在低水平或下降过程中异位妊娠破裂的风险仍然存在。如果在此期间 hCG 水平达到稳态或升高，则异位妊娠的可能性很高。

当发现异常趋势后，关键是不要继续监测 hCG 水平。当一系列 hCG 水平没有达到表 39.1 所示的最低预期值水平时，妊娠最有可能（在 99% 的情况下）是自然流产或异位妊娠，进一步的血清 hCG 检测无益于诊断，还有可能会延误识别异位妊娠。

诊断性腹腔镜

对于不愿等待进一步的血清检测结果的患者，可以建议诊断性腹腔镜检查，特别是怀疑附件区有肿块，或者缺乏随诊依从性的患者。此外，对于存在腹膜刺激症状，超声检查提示明显的后陷凹积血或肝周积血，手术是最佳的处理方法。如果超声检查没有显示异位妊娠，应告知接受腹腔镜检查的患者手术可能不是最终的治疗（如果妊娠本身未能被找到并随后切除），如果腹腔镜检查不能明确诊断，术后需要继续密切随访。

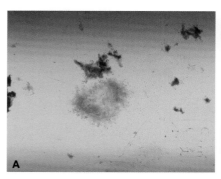
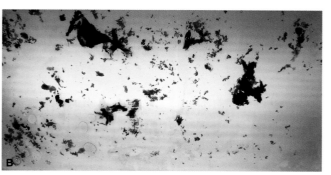

图 39.4　诊断性吸宫术。A. 宫腔吸出物显示有绒毛膜绒毛和一个小的妊娠囊。B. 蜕膜组织未见绒毛（Images courtesy of Dr. Katharine White.）

输卵管妊娠

异位妊娠最常见的部位是输卵管,并越来越多地使用甲氨蝶呤(methotrexate,MTX)治疗。对保险理赔数据的分析显示,异位妊娠的药物治疗有所增加,由 2006 年的 15% 上升到 2015 年的 27%,同时手术治疗的数量有所下降。对于血流动力学稳定、无绝对禁忌证且愿意接受持续监测直到妊娠完全解决的患者,可以考虑肌内注射 MTX。药物治疗的绝对禁忌证包括:

母乳喂养、免疫缺陷、肝脏疾病、血液系统疾病、间质性肺疾病、MTX 过敏、消化性溃疡疾病和肾脏功能障碍。对于有手术禁忌证的患者,如严重的盆腔粘连性疾病和内科合并症,最好选择药物治疗。

当患者表现出血流动力学不稳定迹象时,必须进行手术治疗。在决定输卵管妊娠的最佳手术入路时,手术医师有两个决定:手术入路类型(腹腔镜或开腹)和具体的手术方式("保守性"保留输卵管的输卵管造口术,图 39.5,或"根治性"输卵管切除术,图 39.6)。

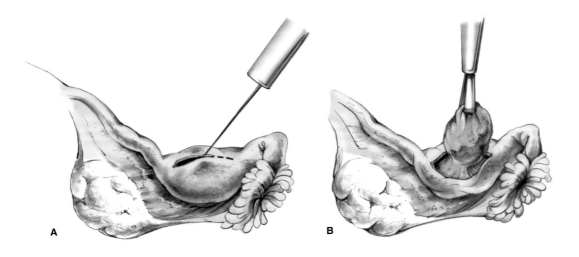

图 39.5　腹腔镜异位妊娠输卵管造口术。A. 用细单极电针纵行切开系膜游离缘的输卵管壁。B. 用抓钳清除滋养细胞肿块

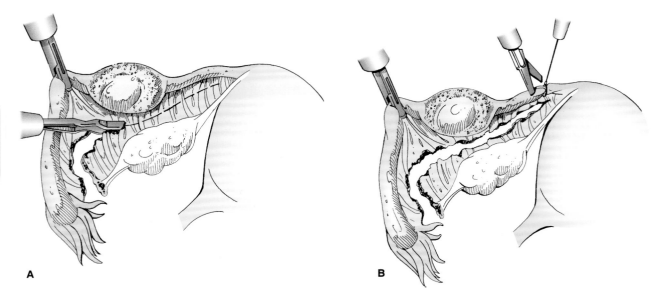

图 39.6　腹腔镜双极凝切输卵管切除术。A. 采用电外科器械连续电灼并切断输卵管系膜至输卵管峡部,注意避免影响卵巢的血供。B. 横断输卵管近端,电灼并切除输卵管

即使在异位妊娠破裂的情况下,由有经验的手术医师进行腹腔镜手术也是最佳的手术方法。通过随机对照比较腹腔镜手术和开腹手术进行输卵管造口术,腹腔镜手术因手术时间短、出血量少、住院时间短以及恢复时间短而总体成本低。两种手术路径的输卵管复通率、随后的宫内妊娠率和重复异位妊娠率相似。腹腔镜手术中转开腹手术的病例很少发生,概率仅占 1%。

在一项关于输卵管造口术与输卵管切除术后生育结果的系统性综述中,两项随机对照试验纳入了575 名患者,随后 24~36 个月的宫内妊娠和重复异位妊娠发生率相似。高达 20% 的病例由于术中持续出血,输卵管造口术需要转行输卵管切除术。输卵管造口术还伴有 3%~20% 的持续性滋养细胞的风险,需要持续监测、再次手术(4%)或加用 MTX 治疗。

理想的手术方式取决于患者的病史和未来的生育意愿、患者和手术医师的偏好以及术中所见。由于输卵管造口术不会导致较高的后续自发宫内妊娠率,并且可能需要同时或随后给予 MTX以预防或治疗持续性滋养层组织,因此,如果对侧输卵管正常,腹腔镜输卵管切除术是首选的手术方式。这种选择在索赔数据中得到了反映,该数据显示,与输卵管造口术相比,输卵管切除术的比例从2006 年的 87% 上升到 2015 年的 94%。

知识框 39.1 对腹腔镜输卵管切除术的技术进行了总结。首选腹腔镜入路进入盆腔后,用钝性抓钳提起输卵管远端,显露输卵管系膜,需要时行粘连松解。如果使用电外科器械,横断输卵管系膜时应靠近输卵管,以避免影响卵巢的血供。连续电灼并切断直至近输卵管峡部,结扎输卵管的近端缘,电灼并切除输卵管。如果采用内镜预打结套扎器,将输卵管远端穿过套扎线拉向远端,同时收紧输卵管近端套线结,注意包括整个异位妊娠囊块在内。在第一个结扎的远端再打一个结扎。用腹腔镜剪刀切除线结的远端输卵管,将标本放入内镜取物袋中,通过腹腔镜穿刺端口取出,退出手术器械并关闭穿刺端口。

如果对侧输卵管显示已损伤或缺失,腹腔镜输卵管造口术是保留输卵管的另一种方法。鉴于这种方法持续性滋养细胞发生率较高,应在手术 24h内给予全身预防性的 MTX,并监测血清 hCG 水平,直到检测不到为止。

知识框 39.1 异位妊娠手术操作步骤

腹腔镜输卵管切除术

- 钝性抓钳提起输卵管远端,暴露输卵管系膜。

用电外科器械

- 电外科器械贴近输卵管横断输卵管系膜,以避免影响卵巢的血供。
- 电灼并切断输卵管系膜至峡部。
- 横断输卵管近端,电灼并切除整条输卵管。

用预先打结的内镜结扎

- 通过输卵管的远端预先打结。
- 在输卵管近端边缘打结并拉紧。
- 在第一个结的远端再打一个结。
- 切除结扎线远端的输卵管。
- 将标本放入内镜取物袋中取出。

输卵管造口术

- 钝性抓钳提起输卵管远端。
- 在输卵管系膜内注入稀释的血管升压素。
- 在预测的异位妊娠膨大输卵管游离缘部位线性切开。
- 通过挤压、钳抓、吸引或水分离等方法钝性分离妊娠组织。
- 用乳酸林格氏液冲洗输卵管管腔,以确保完全清除滋养层残余。
- 如果妊娠组织不好确认,收集血块进行检查。
- 如果是腹腔镜手术,将标本放入内镜取物袋中取出。
- 双极电凝进行止血。
- 让输卵管随后自行愈合。

知识框 39.1 对腹腔镜输卵管造口术进行了总结。首选腹腔镜入路进入盆腔后,用钝性抓钳提起输卵管远端,为尽量减少电凝止血的需要,在异位妊娠的近端和远端输卵管系膜内注入 5~10mL 稀释的血管升压素生理盐水,配比为 5U 的血管升压素稀释到 20mL 生理盐水中,由于其血管收缩效应,血管升压素的相对禁忌证包括冠状动脉疾病、心力衰竭、慢性肾炎、偏头痛、癫痫发作和哮喘病史,应注意不要将血管升压素直接注射到血管内。在输卵管游离缘最突出处切开输卵管造口,通过挤压、钳抓、吸引或水分离等方法将滋养层组织从输卵管壁上分离下来,用乳酸林格氏液冲洗输卵管管腔,以清除残余的滋养层组织。如果妊娠组织不好确认,收集所有血块进行检查,将标本放入内镜取物袋中,通过腹腔镜穿刺端口取出,双极电凝止血,输卵管缝合不能改善输卵管通畅、随后的宫内妊娠或重复异位妊娠,因此,让输卵管自行愈合。退出手术器械并关闭穿端口。

在同一侧输卵管的重复性异位妊娠、已严重损伤的输卵管或已完成生育的情况下,不应行输卵管造口术。

当对有异位妊娠且有双侧输卵管绝育史的女性进行手术时,为了减少将来异位妊娠风险,最佳术式是完整切除双侧输卵管的残余部分,已证实对侧发现过输卵管腹膜瘘(tuboperitoneal fistula)。

对于有腹腔镜禁忌证的患者,如严重的盆腔粘连性疾病,可以采用小切口开腹手术治疗,与大切口开腹手术相比,小切口手术的肠梗阻和伤口感染发生率较低,手术时间和住院时间较短。

剖宫产瘢痕部位妊娠

剖宫产瘢痕妊娠是一种罕见的异位妊娠类型,占所有异位妊娠的6%,妊娠植入之前子宫切开位置的子宫肌层内,甚至只有一次剖宫产手术也可能发生。随着全球剖宫产率的上升,剖宫产瘢痕妊娠尤其令人关注。剖宫产瘢痕妊娠的发生率为1:2 216,有过剖宫产的妇女可能高达1:531。

由于剖宫产瘢痕妊娠可能会被误认为是正常的低位妊娠、宫颈异位妊娠或进展中的自然流产,因此诊断有一定的困难。超声检查的诊断标准由Godin及其同事于1997年首次提出,包括(图39.7)如下内容:

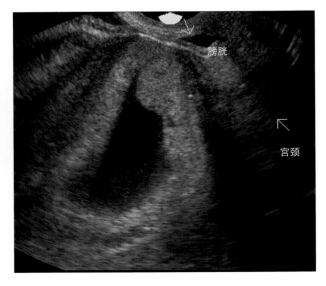

图 39.7 剖宫产瘢痕异位妊娠的超声图像(Image courtesy of Dr. Paula Castaño.)

- **宫腔和颈管空虚**
- 妊娠囊/胎盘组织位于子宫峡部前壁
- 子宫前壁不连续
- 妊娠囊/胎盘组织与膀胱之间的子宫肌层缺失或变薄

另一个标准是妊娠囊的周围存在彩色多普勒血流信号。

Timor-Tritsch 及其同事评估了一个标准(criterion)来帮助鉴别剖宫产瘢痕妊娠和早期宫内妊娠,在11周以内的妊娠中,妊娠囊的中心位置低于子宫中轴线中点的位置,这表明剖宫产瘢痕妊娠的诊断正确率较高。诊断准确非常关键,因为假阴性诊断可能会导致严重的并发症,包括出血、输血、子宫破裂和紧急子宫切除术。

治疗的目标是防止并发症和必要时保留未来的生育能力。大多数已发表的治疗方法都来自案例系列。最佳的方法还有待确定,但有系统性综述的分析结果表明,手术治疗优于药物治疗(由于在药物治疗后血管滋养层组织退化导致的出血风险)。推荐的两种剖宫产瘢痕妊娠的手术方法是子宫切开术和宫腔镜手术,两者都需要有经验的手术医师实施。子宫切开术是更好的,最好是通过腹腔镜方法,因为它既能切除妊娠组织又能修复子宫肌层缺陷。当膀胱与妊娠囊之间的肌层厚度<3mm时,子宫切开术是首选手术入路,当怀疑子宫破裂时,子宫切开术也是必需的手术入路。子宫切开术成功率是92%,子宫切除的概率小于2%。

知识框39.2总结了腹腔镜切除剖宫产瘢痕异位妊娠的技术。首选腹腔镜入路进入腹腔后,使用锐性和钝性分离将膀胱从子宫前方的膀胱腹膜反折处分离下来;结扎子宫血管上行分支以助于止血;确定剖宫产瘢痕妊娠缺损的区域,切开子宫,取出妊娠组织;将标本放入内镜取物袋中,通过腹腔镜穿刺端口取出;切除妊娠部位周围的浆膜和肌层,直到正常解剖组织为止;智能双极(judicious bipolar)电凝进行止血;使用0号可吸收线间断缝合修复子宫缺损;退出手术器械并关闭穿刺端口。

有腹腔镜手术禁忌证的患者,如严重的盆腔粘连症,可以采用小切口的子宫切开术。经前阴道切开术的经阴道入路,在有限的病例系列中显示有前景,其并发症发生率低于1%,但需要熟练的经阴道操作的手术医师,在将其推荐为子宫切开术的替代

知识框 39.2 腹腔镜切除剖宫产瘢痕异位妊娠手术步骤

- 将膀胱从子宫前方的膀胱腹膜反折处分离下来。
- 如果需要，结扎子宫血管上行分支以助于止血。
- 确定并打开剖宫产瘢痕妊娠的区域。
- 移除妊娠组织。
- 用内镜取物袋取出妊娠组织。
- 明确剖宫产瘢痕妊娠缺损处，切除妊娠部位周围的浆膜和肌层，直到正常解剖组织。
- 双极电凝止血。
- 腹腔镜下使用 0 号可吸收线间断缝合修补子宫缺损。

方法之前，还需要进行更多的研究。

当膀胱与妊娠囊之间的肌层厚度≥3mm 时，可考虑宫腔镜手术。无论有无超声或腹腔镜引导，宫腔镜切除术的并发症发生率为 3%~20%，但有 17%~61% 的病例需要进行二次手术治疗。

宫腔镜手术首先将患者置于仰卧膀胱截石位；置入宫腔镜来确定妊娠组织的位置；用宫腔镜滚球双极电凝植入部位的血管；移除或吸出子宫内容物；再次宫腔镜检查确认妊娠组织是否已被清除；用滚球电凝进行止血；取出器械，将患者恢复仰卧位。

文献报道中包括联合治疗方式，治疗方法可能演变为手术治疗结合微创的方法。随着每年公布的剖宫产瘢痕妊娠病例数量的增加，手术医师应该回顾现有的最新文献，以确定是否出现了一种新的治疗方式，能够作为子宫切开术或宫腔镜手术的合理替代方案。

考虑到子宫切除术是最后的手段（last resort），但对于有无法控制的出血，同时不希望保留生育功能，或者患有子宫疾病（如有症状的大肌瘤或子宫腺肌病）行子宫切除术就有可能治愈的患者，行子宫切除术可能是必要的。

由于剖宫产瘢痕妊娠可能与病理性胎盘粘连有相同的发病机制，因此存在剖宫产瘢痕妊娠经期待治疗后成功分娩的报道也就不足为奇了。如果患者能接受严重的并发症发病率（54%~70%），包括妊娠失败和丧失未来生育能力的风险，才可以选择期待治疗。接受期待治疗的患者发生自然流产是常见的，并且经常需要紧急干预。

作者不推荐仅采用全身性 MTX 治疗，因其高失败率（75%~91%）以及 13%~62% 的并发症率和 4% 的子宫切除率。同样，单纯子宫动脉栓塞术失败率高（82%），并发症率高（80%），可能对后续妊娠产生不良影响，并且还需要介入放射科医师参与；单纯负压吸引的并发症（21%~63%）和子宫切除术（7%）的发生率，高得令人无法接受。

输卵管间质部妊娠

间质部妊娠是一种罕见的异位妊娠，但在诊断上具有挑战性，占所有异位妊娠的 2%~4%，死亡率高达 2.5%。与输卵管远端部分相比，输卵管壁内部分相对较厚，并且在破裂前具有更大的扩张能力。因此，输卵管间质部妊娠可能在妊娠 7~16 周之前没有症状。由于该区域的子宫动脉与卵巢动脉吻合较好，破裂可导致大出血（catastrophic hemorrhage），因此增加了发病率和死亡率。输卵管间质部妊娠的危险因素与任何异位妊娠相似，间质部妊娠独特的危险因素是同侧输卵管切除。

在医学文献和临床实践中，宫角妊娠（cornual pregnancy）和输卵管间质部妊娠这两个术语经常互换使用。由于间质部妊娠的手术被称为宫角切除术（cornual resection），因此这种混淆被放大了。当受精卵植入被子宫肌层包围的输卵管最近端时，就发生间质部妊娠。另一方面，宫角异位妊娠是指发生在宫腔上部和侧面的妊娠。考虑到两种妊娠部位在处理和结果上的不同，作者建议对于位于单角或双角子宫的宫内妊娠应保留"宫角"一词。一个较少使用的术语是角妊娠（angular pregnancy），是指一种宫内妊娠，着床发生在沿输卵管内口内侧的子宫侧面角。角妊娠和间质部妊娠的区别在于前者位于圆韧带的内侧。虽然许多角妊娠会导致自然流产，但有些会妊娠到足月，所以这种妊娠变异不像间质部妊娠那样需要迅速干预。

高分辨率经阴道超声可以在妊娠早期诊断输卵管间质部妊娠，通常在症状出现之前（图 39.8A—C）。许多作者提出了间质部妊娠的超声诊断标准（Ackerman 等，1993 年；Jafri 等，1987；Timor-Tritsch 等，1992）包括以下内容：

- **宫腔内无妊娠囊**
- 绒毛膜囊与宫腔侧面分开，至少相隔 1cm。
- 一层薄薄的肌层环绕妊娠囊，测量 <5mm。
- "间质线征"一条从宫腔内膜腔延伸至宫角的超声回声线，毗邻肿块或妊娠囊（图 39.8C）。

VII

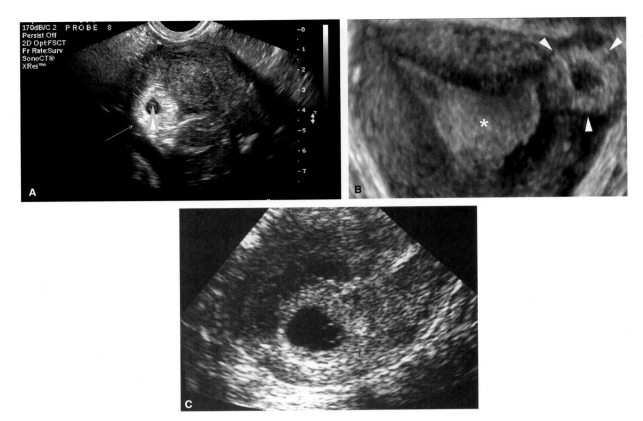

图 39.8　输卵管间质部妊娠的超声图像。A. 间质部异位。透过宫底上部的 TVUS 横断面图像,显示位于输卵管间质部的异位妊娠的回声环(单箭头)、妊娠囊(双箭头)和卵黄囊(楔形箭头)。本例可见间质部异位种植的超声图像包括子宫内妊娠囊位置的极度偏心,以及早期妊娠周围的子宫肌层缺乏离散的边缘(Reprinted with permission from Pope TL,Harris JH. *Harris & Harris' the radiology of emergency medicine*,5th ed. Philadelphia,PA:Wolters Kluwer Health/Lippincott Williams & Wilkins,2013. Figure 16.23C.) B. 子宫超声图像三维重建的冠状位显示妊娠囊(楔形箭头)位于左侧输卵管间质,与宫体的内膜分离(星号)(Reprinted with permission from Doubilet PM,Benson CB. *Atlas of ultrasound in obstetrics and gynecology*,2nd ed. Philadelphia,PA:Wolters Kluwer Health/Lippincott Williams & Wilkins,2011. Figure 29.2.3C.) C. 妊娠囊偏心性地位于宫底外围,一个高回声环围绕着妊娠囊,子宫肌层在环周围不完全延伸,并且子宫内膜回声直接指向环(间质线征)(Courtesy of Maribel U. Lockwood. In:Benrubi GI. *Handbook of obstetric and gynecologic emergencies*,4th ed. Philadelphia,PA:Wolters Kluwer Health/Lippincott Williams & Wilkins,2010. Figure 28.21.)

尽管有这些标准,间质部妊娠经常被漏诊。在几个报道中,只有 56%~71% 的病例在术前得到了正确的诊断。

无论是保守治疗还是手术治疗,都缺乏关于相对安全性或生育结果的长期数据。

对于血流动力学稳定的输卵管间质部妊娠患者,推荐的手术方法是由经验丰富的腹腔镜手术医师行保守手术。当患者拒绝药物治疗、药物治疗失败或重复性间质部妊娠时,还是需要手术治疗。与剖腹手术相比,腹腔镜有几个优点,包括减少失血、缩短住院时间和更快的康复。

微创入路的一个关键部分是能够达到止血控制,因为在不采取减少出血技术的情况下,出血量会更高。另一个关键部分是充分关闭子宫肌层,既能实现止血,又能防止在后续妊娠中子宫破裂。无论是间断缝合,8 字形缝合,还是荷包缝合,缝合止血 1~2 层都能实现肌层的闭合。

间质部妊娠的首选手术方法是腹腔镜下宫角造口术(cornuostomy)(因妊娠的一般解剖位置而得名)。很少有研究比较这些技术的短期安全或长期结果,包括在后续妊娠中子宫破裂的相对风险。回顾性研究发现,宫角造口术的治疗和生育效果与宫角切除术相当,且手术时间明显缩短。有趣的是,两组间持续性间质妊娠的发生率没有差异,这表明切除宫角并不能完全预防持续性间质部妊娠。

施行腹腔镜下宫角造口术,首先向异位妊娠周围的子宫肌层注射稀释的血管升压素,直到发现子宫变白。作者建议注射稀释的血管升压素,通常是10~20U稀释在30~100mL生理盐水中。对于喜欢大量注射的手术医师来说,有报道注射高度稀释的血管升压素(每1000mL加20U)150~250mL;然后用单极电刀在最隆起处沿妊娠长轴线性切开;用水分离法、钳抓或抽吸等方法取出妊娠组织;然后用高静水压力(high hydrostatic pressure)冲洗囊腔;任何在子宫肌层底部的出血都可以根据需要通过智能双极电凝来控制;可吸收线间断缝闭切口,可以采取垂直褥式缝合、环状缝合或荷包缝合。如果间质部妊娠较小又表浅,可以用手术吻合器(surgical stapler)关闭子宫肌层。

目前还没有关于切除同侧输卵管和保留输卵管之间的生育结果的数据。对于较大的间质部妊娠,通常需要切除输卵管,理论上,输卵管切除术可以减少同侧异位妊娠的重复率。

据报道,在行保守性腹腔镜手术后,持续性间质部妊娠发生率为4%~17%,建议术后随访血清hCG水平。如果在手术后hCG水平上升或没有适当下降,对于无症状患者,使用MTX辅助治疗,可以替代再次手术。

对于较大的间质部妊娠,在宫角造口术中,可能产生无生机的子宫组织,或难以对合组织,可以进行宫角切除术(图39.9)。首先,在妊娠的底部行荷包缝合;然后,向异位妊娠底部的肌层周围注射稀释的血管升压素,直到发现子宫变白;使用单极剪刀围绕间质部妊娠深切开,切口在妊娠底部上方1~2cm处,留有足够的浆膜和子宫肌层以便于缝合,如有需要,电器械切除同侧输卵管和输卵管系膜;用能量器械(双极电凝、超声刀或电热双极血管凝闭装备)切除妊娠组织及周围的子宫肌层,并置于腹腔镜取物袋中;当控制出血后,就可以完成输卵管电切除术;返回异位妊娠处,必要时清除组织边缘,智能双极电凝控制出血;用可吸收线缝合(间断缝合、8字形缝合或带刺缝线连续缝合)肌层缺损1~3层,采用体内或体外打结方式均可。

如果间质部妊娠诊断较早且妊娠囊较小,全身或局部应用MTX是治疗间质部妊娠的一种选择,已有报道将其作为单独治疗或在手术前使用。

对于某些间质部妊娠(知识框39.3),超声检查可以显示妊娠囊与子宫内膜线的连续性,此种情况下选择经宫颈入路手术是可行的。已有多项报道和小样本案例系列,关于在超声或宫腔镜引导下

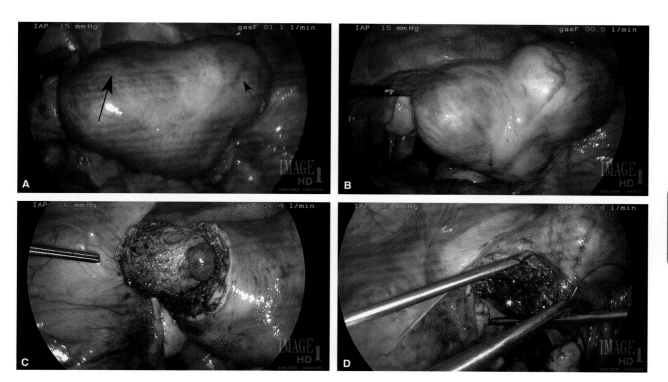

图39.9　腹腔镜宫角切除术。A.子宫左侧间质部妊娠(大箭头),右侧宫角可见子宫肌瘤(小箭头)。B.注射垂体后叶素后子宫变苍白。C.切开并挤出妊娠组织。D.腹腔镜下缝合子宫切口(Images courtesy of Dr. Nyia L. Noel.)

宫肌层热损伤,但对继发性止血的合理使用是可以接受的。因为间质部妊娠的血管充血非常严重,单纯应用纤维蛋白胶来密封子宫肌层通常难以实现止血。

如果没有腹腔镜技术,或者有腹腔镜技术,但估计患者有子宫破裂而导致血流动力学不稳定,且无法及时进行腹腔镜手术时,开腹手术是可以接受的方法。

虽然子宫切除术被认为是最后的手段,但对于有无法控制的出血或非常大的间质部妊娠的患者,在宫角造口术或楔形切除后,在技术上不可能关闭子宫时,进行子宫切除术是必要的。不希望保留生育功能或者患有子宫其他疾病(如有症状的大肌瘤或子宫腺肌病)的患者,可以选择可治愈的子宫切除术方法,即使并非急症手术。

知识框 39.3　输卵管间质部妊娠手术步骤

腹腔镜宫角造口术

- 在异位妊娠周围子宫肌层注射稀释的血管升压素,直到子宫变白。
- 使用单极剪刀沿妊娠最隆起处长轴线性切开。
- 水分离法、钳抓或抽吸等方法取出妊娠组织。
- 高静水压力冲洗囊腔。
- 根据需要使用智能双极电凝基底部止血。
- 使用可吸收线间断缝闭切口,可以垂直褥式缝合、环状缝合或荷包缝合。
- 如果间质部妊娠较小又表浅,可以用手术吻合器关闭子宫肌层

腹腔镜宫角切除术

- 在妊娠底部行荷包缝合。
- 在异位妊娠底部肌层周围注射稀释的血管升压素,直到发现子宫变白。
- 如果需要,缝扎子宫血管的上行分支。
- 使用单极剪刀围绕间质部妊娠深切开,切口在妊娠底部上方 1~2cm 处,留有足够的浆膜和子宫肌层以便于缝合。
- 如果需要,电外科器械切除同侧输卵管和输卵管系膜。
- 用能量器械(双极电凝、超声刀或电热双极血管凝闭装备)切除妊娠组织及周围的子宫肌层。
- 必要时,电外科器械切除输卵管。
- 将标本置于内镜取物袋内。
- 如有必要,清除组织边缘。
- 智能双极电凝控制出血。
- 使用可吸收线缝合(间断缝合、8 字形缝合或带刺缝线连续缝合)肌层缺损 1~3 层,采用体内或体外打结均可。

(或两者同时)利用各种器械进行刮宫或抽吸:采用小型柔性或刚性套管进行手动真空抽吸、弯曲的息肉切除钳、泌尿结石回收篮以及宫腔镜取物钳(有时借助超声引导)。腹腔镜引导下的方法包括刮宫和使用电切镜。在评估患者以确定经宫颈入路是否可行时,咨询计划生育和生殖内分泌专科医师可能非常重要。关于经宫颈入路的持续性间质部妊娠风险的数据,以及关于输卵管复通和重复性异位妊娠有无任何好处的数据都很少。

在某些情况下,除了血管升压素外,还需要其他止血方法。如果患者有血管升压素的禁忌证,可以通过腹腔镜在间质部妊娠的基底部周围荷包缝合,打结挤压血管止血。作者不推荐使用电凝或纤维蛋白胶在间质部妊娠手术过程中作为主要的止血方法。过度地使用双极电凝或超声刀可导致子

卵巢妊娠

卵巢妊娠的发生率为 1/40 000 至 1/3 000,占所有异位妊娠的 1%~3%。IUD 和人工辅助生殖技术的使用增加了卵巢异位妊娠的比例。

最常见的症状是疼痛。超声对诊断的帮助越来越大,当超声检查发现孕妇的卵巢有复合肿块但宫内无妊娠囊时,应该怀疑卵巢异位妊娠。Comstock 及其同事和 Ghi 及其同事提出的超声诊断标准包括:

- 卵巢表面有一个较宽的回声环,内有无回声区(echolucent area)
- 环的回声强度大于卵巢
- 肿块周围存在卵巢皮质

超声检查容易将卵巢异位妊娠与输卵管异位妊娠、黄体或出血性囊肿混淆。3D 超声可以增强常规超声在鉴别卵巢异位妊娠和卵巢囊肿方面的作用。

仍然经常在手术中得到诊断(图 39.10),并且术后经 Spielberg 标准(1878 年)证实。这些标准如下:

- 输卵管和伞端是完整的且与卵巢分开。
- 妊娠囊位于卵巢的正常位置。
- 卵巢和妊娠囊通过子宫 - 卵巢韧带与子宫相连。
- 卵巢组织附着在妊娠囊标本上。

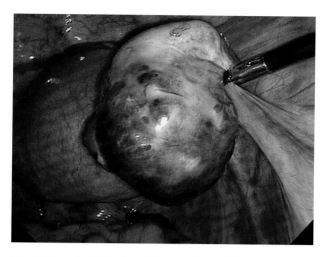

图 39.10 卵巢妊娠的腹腔镜图像［Reprinted from Kraemer B，Kraemer E，Guengoer E，et al. Ovarian ectopic pregnancy：diagnosis，treatment，correlation to Carnegie stage 16 and review based on a clinical case. *Fertil Steril* 2009；92（1）：392.e13-392.e15. Copyright © 2009 American Society for Reproductive Medicine. With permission.］

优选手术治疗，手术的主要目的是切除异位妊娠组织，同时保留卵巢。与输卵管异位妊娠相比，卵巢异位妊娠的手术治疗会有更多的失血量、更多的输血和更长的住院时间。患者的血流动力学有不稳定迹象需要手术处理时，通常由熟练的手术医师进行腹腔镜手术。可以通过将滋养层组织从卵巢上剥离下来，或者如果异位肿块较大行卵巢楔形切除术。除非患者要求切除卵巢，或有同侧卵巢存在病变，或手术医师遇到大量出血，否则很少建议行卵巢切除术。

知识框 39.4 总结了腹腔镜下卵巢滋养层剥离技术。经首选的腹腔镜入路进入腹腔后，依据 Spielberg 标准确认异位妊娠位于卵巢；抓住卵巢，用剪刀或能量器械（双极电凝、超声刀或电热双极血管凝闭装备）钝性或锐性解剖卵巢受累部位；将标本置入内镜取物袋中，通过腹腔镜穿刺端口取出；智能双极电凝或缝合控制出血；退出手术器械并关闭穿刺端口。

知识框 39.4 经腹腔镜或开腹切除滋养层组织手术步骤
- 探查盆腔解剖结构以排除其他部位的异位妊娠。
- 抓住卵巢，用剪刀或电灼钝性或锐性解剖卵巢受累部位。
- 如果保守性剥离不成功或被认为不可能，用电刀在妊娠块周围行楔形切除。
- 如果合适，将标本置入内镜取物袋中取出。
- 缝合或电凝止血

如果保守性切除方法不成功或异位妊娠较大，可能需要行卵巢楔形切除。在这种情况下，手术医师应该按照最初的步骤进行解剖，然后使用电灼方法在异位妊娠块周围切开一个楔形区域。

保守性手术切除或剥离可能会导致滋养层组织残留，术后必须定量监测 β-hCG，并全身应用 MTX 进行药物治疗。虽然治疗失败率很高，但对于高危手术患者，可考虑采用系统性 MTX 的初始药物治疗。随着超声早期诊断的改善，这种选择的可能性会增加。复发的风险似乎很低，但缺乏关于未来生育能力的数据。

宫颈妊娠

子宫颈妊娠是妊娠组织植入子宫颈内口水平以下的一种罕见异位妊娠，可危及生命。宫颈妊娠的发生率为 1/18 000 至 1/1 000，占所有异位妊娠的概率不到 1%。由于缺乏保护性的蜕膜板，绒毛膜绒毛很容易侵蚀宫颈间质导致大出血。由于缺少肌纤维，宫颈收缩差，一旦出血就很难止血。因此，早期和正确地诊断宫颈妊娠，可以适当治疗，对于降低孕产妇发病率和死亡率至关重要。

近年来，很可能由于辅助生殖技术的应用，宫颈妊娠的发生率有所上升。其他危险因素包括既往宫腔或宫颈内操作、人工流产、解剖异常（平滑肌瘤、粘连）、已烯雌酚暴露、IUD 和既往剖宫产史。

宫颈妊娠最常见的表现是停经一段时间后，出现无痛性的阴道出血，检查见宫颈膨大充血。由于更好的诊断模式和更强的临床医师的意识，现在宫颈妊娠在妊娠早期就能诊断。参考 Raskin 及其同事（1978）和 Jurkovic 及其同事（1996）更新的超声诊断标准（图 39.11）包括以下内容：
- **宫腔内无妊娠囊。**
- 孕囊或胎盘组织位于宫颈管内，处于宫颈内口或子宫动脉水平以下。
- 宫颈扩张并呈桶状（导致宫腔和颈管呈"沙漏"状）。
- 无"滑动征"（当用阴道探头轻压子宫颈时，流产的妊娠囊会依着宫颈管内滑动，这种滑动不会发生在宫颈妊娠植入的情况下）。
- 彩色多普勒显示在妊娠囊周围有血流。

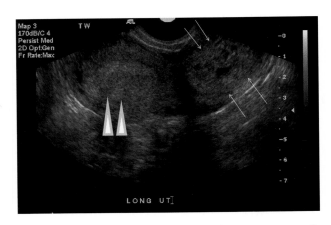

图 39.11　宫颈妊娠的超声图像。经子宫纵向 TVUS 图像显示，在子宫上部没有妊娠囊或早期 IUP 的迹象，只看到子宫内膜回声（楔形箭头），宫颈管内有一复杂肿块，表示异位宫颈妊娠位植入（多个单箭头）（Reprinted with permission from Pope TL, Harris JH. *Harris & Harris' the radiology of emergency medicine*, 5th ed. Philadelphia, PA: Wolters Kluwer Health/Lippincott Williams & Wilkins, 2013. Figure 16.23D.)

在大多数情况下，超声对子宫颈妊娠拟诊是正确的，当然，当超声检查不确定时，磁共振成像可有助于诊断。

治疗的目的是解决宫颈妊娠，减少出血，并在大多数情况下保留生育能力。由于所有发表的报道都是回顾性研究，目前还没有共识或发布最佳治疗指南。对于一些患者，由于血流动力学不稳定或不愿接受更保守的处理方式的风险，计划手术的方式可能是首选。

对于所有的患者，手术医师都应该预见到发生严重出血的可能性，并在术前采取措施预防出血，以降低发病率。在进行任何手术之前，都应该为患者准备好血液制品，并且应该了解如果微创治疗失败，可能需要进行子宫切除术。

作者建议用手术的方法来治疗宫颈妊娠，最大限度地减少大出血的风险和最大限度地增加未来妊娠的机会。术前控制出血的方法包括应用药物治疗，以减少肿块的血管形成，最保守的方法是子宫动脉栓塞。有关子宫动脉栓塞治疗宫颈妊娠后，生育能力的数据有限，但使用暂时栓塞剂后，生育能力似乎有所改善。

栓塞后应行负压吸引，宫颈扩张通常不需要，也不推荐。栓塞后应在出现侧支循环之前，尽快完成吸宫，尽管有报道称间隔时间可长达 1 周，但最好在 24~72h 内进行。尽管患者在等待治疗时可能需

要输血，但术前栓塞可以最大限度地降低手术期间大出血的风险。治疗后 3 个月内月经会恢复正常。

对于宫颈妊娠囊较小且希望避免手术治疗的患者，局部或全身应用 MTX 注射治疗是可行的，没有关于局部和全身注射 MTX 后效果比较的报道。几乎有 50% 的存活宫颈妊娠，将需要额外的干预来完全解决妊娠问题。由于较高的失败率，对于血清 hCG 水平达到或超过 10 000mIU/mL、9 周妊娠或更晚、存在胎儿心脏搏动或胎儿顶臀径大于 10mm 的宫颈妊娠的患者，作者不推荐进行初始 MTX 治疗。子宫动脉栓塞术也可以作为单一的干预方式。在没有计划负压吸引的情况下，无论是 MTX 治疗还是栓塞治疗，作者建议联合血清 hCG 水平和彩色多普勒超声血流检测，来监测血管肿块的消退。

对于计划行手术治疗的患者，如果她们强烈渴望保留生育功能，且对子宫动脉栓塞术对未来分娩的未知影响不满意，可以使用 MTX 和 / 或血管升压素作为负压吸引的辅助治疗以减少失血。MTX 治疗对于没有紧急手术指征的患者最合适。对于较小的宫颈妊娠，血管升压素可与 MTX 一起使用，或替代 MTX。血管升压素可以注射到宫颈间质，使用长 3.8cm，21~22 号的针头。其他减少宫颈血供以减少大出血的技术包括缝置环扎线（除非需要，否则不要扎紧），缝扎子宫动脉的宫颈阴道分支，或缝扎宫颈留线。

对于已完成生育或患有其他子宫疾病（如有症状的大肌瘤或子宫腺肌病）行子宫切除术就有可能治愈的患者，诊断为异位妊娠后行子宫切除术是一种合理的方法，可以避免因急诊手术和输血带来的风险。Alammari 及其同事描述了 1 例 7 周宫颈妊娠，成功经阴道子宫切除术。对于妊娠中期或妊娠晚期的宫颈妊娠，以及那些存在顽固性出血的患者，子宫切除术可能是唯一可行的方法。

作者不建议在术前未进行止血控制的情况下进行刮除术，因为单纯的刮除术可能导致近 40% 的子宫需要切除。

尽管术前采取了减少宫颈血供的措施，但仍存在明显出血的可能性。宫颈管内压迫是控制刮除术后出血的一线方法，比如使用 26 号 Foley 导尿管，气囊充气 30mL 留置压迫止血 0.5~6 天。在气囊膨胀后，可以在宫颈外口周围荷包缝合以防止导管脱

出。Zambrano 及其同事描述了双球囊导管的使用，它可以在充气前根据宫颈的长度进行调整，能够做到从宫颈内口到外口的压迫，然后是应用氨甲环酸止血。在资源匮乏的情况下，用纱布紧紧填塞宫颈可能是唯一的选择。手术前如果没有行子宫动脉栓塞术，如果可行，可在术中有持续性出血的情况下选择使用，否则，可能需要行子宫切除术。

腹腔妊娠

　　腹腔妊娠是一种罕见的异位妊娠（1%），妊娠种植在腹膜腔内，发病率为 1:10 000。腹腔异位妊娠的死亡率是其他异位妊娠的 7 倍以上，是宫内妊娠的 90 倍以上，围产期死亡率也很高，高达 25%，因此，早期诊断和治疗至关重要。这种罕见异位妊娠的文献包括病案报道和小样本案例分析，一项对妊娠 20 周以下腹腔异位妊娠的系统性综述发现，从 1965—2009 年有 225 例，孕产妇死亡率为 3%。从 1965—2012 年，对 20 周或更晚的妊娠进行了类似的回顾分析显示 31 例死亡，孕产妇死亡率超过 22%。

　　危险因素包括辅助生殖技术、输卵管异位妊娠史和输卵管手术史。在系统性综述中，妊娠 20 周以下的腹腔妊娠中，有 8% 的患者存在 IUD。

　　腹腔异位妊娠，可以通过超声检查发现宫腔内空虚，并且宫外存在妊娠囊来诊断。Gerli 及其同事（2004）提出以下超声诊断早期腹腔妊娠的标准：

- **宫腔内无妊娠囊**
- 双侧输卵管无扩张，双侧附件区无肿块。
- 妊娠囊与腹膜相隔并被肠袢包裹。
- 通过阴道探头略施压力，孕囊可移动。

　　在妊娠后期，先露异常、异常现象（anomalies）和羊水过少应引起对这种罕见疾病的怀疑。磁共振成像可以帮助确定胎盘和血管连接到腹腔内的具体结构，这也有利于手术规划。常见的胎盘植入部位包括腹膜表面、子宫和附件、大网膜、肠管、肝脏和腹壁。术前应考虑尽量减少出血和其他器官损伤的风险，包括手术医师的经验、现成的血液制品、血管造影栓塞、输尿管导管和肠道准备。

　　腹腔妊娠的处理通常是手术治疗，因为患者经常会出现腹腔内出血，25% 可能需要输血。在早期妊娠，由于手术时间短、出血量少、住院时间短，腹腔镜手术好于开腹手术；晚期妊娠剖腹手术是唯一

的选择。即使早期诊断和采取腹腔镜处理，也可能会发生大出血。与其他部位的异位妊娠手术治疗一样，血管升压素可有助于减少出血。因为血管收缩会导致坏死，所以不应该将血管升压素注射到肠壁内。Hishikawa 及其同事描述了腹腔镜治疗植入子宫后壁的腹部妊娠时出血的处理，在妊娠囊内以及周围的子宫壁注射了 3mL 稀释的血管升压素溶液（0.4U/mL）以减少出血，而后用超声刀切除孕囊。

　　如果在出血前诊断为腹腔妊娠，使用氯化钾（KCl）或 MTX 进行药物处理是可行的，尽管失败率接近 50%，药物处理成功的预测因素还不明显。

　　在对妊娠 20 周以上的病例进行系统回顾时，大多数腹腔妊娠在分娩时诊断，或诊断后不久分娩处理了。7 例患者被期待管理，诊断的病例平均妊娠 30 周，并在妊娠 33 周时分娩。胎盘植入最常见的部位是子宫和附件，其次是肠管、腹膜、肝脏、大网膜和腹壁。有先天性畸形和挛缩（contractures）的报道，但大多数新生儿能够存活（89%）。

　　目前，还没有关于胎盘是应该留在原位还是移除的建议。由于胎盘不在宫腔内，不能依靠子宫收缩来阻止胎盘移除后的出血。在对晚期腹腔妊娠的综述中，胎盘通常保留在原位，经常同时口服 MTX。保留胎盘在原位可避免大出血，但有近 67% 的患者会导致感染或脓肿形成，多见于给予 MTX 治疗后。MTX 给药后发生胎盘坏死，并可作为感染源。如果在 28 周后给予 MTX，考虑到胎盘细胞有丝分裂活性的减少，药效可能不再有效。原位胎盘可能需要再次手术探查，或导致血栓栓塞和死亡。Rahaman 及其同事描述了附着在前腹壁和大网膜的 21 周腹腔妊娠案例，术前用明胶海绵选择性动脉栓塞来减少胎盘血流量，通过小切口取出胎儿，胎盘保留在原位。每 3 周全身 MTX 给药一次，共 4 次，直到 hCG 水平变为阴性。2 年后因宫内妊娠行剖宫产时，仍能见到腹腔妊娠胎盘的残迹。

宫内宫外同时妊娠

　　宫内宫外同时妊娠是指异位妊娠与正常的宫内妊娠同时发生，其风险为 1/30 000~1/4 000，体外受精导致的其发生率高达 1/100。由于缺乏临床症状（因此缺乏怀疑）和将异位妊娠误诊为黄体囊肿，可能会延误诊断。宫内妊娠显像可能导致对其他

盆腔结构的检查不够仔细。因此,宫内宫外同时妊娠通常在出现临床症状后才被诊断出来。

在计划宫内宫外同时妊娠的治疗时,共同决策至关重要。对想要宫内妊娠的孕妇,必须充分告知终止两种妊娠或仅尝试终止异位妊娠的风险和好处,让患者知道选择后者可能对其健康有更大的风险,并且最终她可能失去两种妊娠。无论采用何种手术方式,宫内妊娠的风险依然存在。一个大样本病例分析报告了 31% 的损失率。相反,如果放弃宫内妊娠,终止这种宫内妊娠的可以同时进行异位妊娠手术。

大多数宫内宫外同时妊娠为输卵管妊娠合并宫内妊娠(图 39.12)。推荐的方法是腹腔镜下输卵管切除术切除输卵管妊娠,不建议输卵管造口术,因为不能可靠地监测术后的 hCG 水平。用卵圆钳夹着纱布放置在阴道内,可以代替经宫颈的举宫器。除非有卵巢异位妊娠的问题,否则应注意不要干扰黄体。

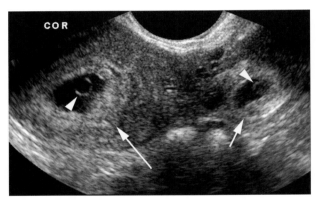

图 39.12　宫内宫外同时妊娠的超声图像。经子宫和左侧附件的经阴道冠状位图像显示两个妊娠囊,一个位于左侧附件(短箭头),另一个位于宫腔内(长箭头),图示宫内妊娠囊内和异位妊娠囊内均有卵黄囊(楔形箭头)(Reprinted with permission from Doubilet PM, Benson CB. *Atlas of ultrasound in obstetrics and gynecology*, 2nd ed. Philadelphia, PA: Wolters Kluwer Health/Lippincott Williams & Wilkins; 2011. Figure 29.6.1A.)

对于非输卵管妊娠的宫内宫外同时妊娠,处理更为复杂。有几篇关于开腹或腹腔镜手术切除间质部妊娠后成功延续存活的宫内妊娠的报道。Tsakos 及其同事对 44 例宫内宫外同时的宫颈妊娠进行了回顾分析,处理技术涉及在手术前(放置高 Shirodkar 环扎,血管造影栓塞术)和术后(Foley 球囊,双侧宫颈子宫动脉下行支结扎)控制出血的多

种机制。采用负压吸引、宫颈搔刮、钳夹、宫腔镜电切等方法完成宫颈妊娠的取出,多数病例涉及多种技术的联合。14 例宫内宫外同时的宫颈妊娠应用 KCl 处理的病例中,有 13 例宫内妊娠保存下来。然而,在大多数病例中,报告了严重的产前和产时出血,包括 3 例子宫切除。基于有限的资料,当试图继续宫内妊娠时,不应将异位宫颈妊娠留在原位。

宫内妊娠合并剖宫产瘢痕妊娠的病例较少见。用 KCl 行减胎术后的并发症包括胎盘植入和大出血,此外,子宫下段持续存在不可存活的妊娠组织时,还存在子宫破裂的未知风险。Vetter 及其同事介绍了 1 例瘢痕妊娠注射血管升压素后开放性切除术的病例。也有腹腔镜手术切除后,宫内妊娠持续存活的报道,此病例因难以看到瘢痕妊娠及切除后的血管床明显出血而变得复杂。对于较大的子宫瘢痕妊娠,可能需要楔形切除。任何切除的风险包括切除的组织太少和持续的异位妊娠,以及切除得太深会穿透宫腔并威胁到宫内妊娠的存活。

对于有手术相对禁忌证的患者,向妊娠囊内注射 KCl 可能会成功,但也保留了对其他胚胎的毒性风险。考虑到对剩余妊娠组织的已知或可疑的副作用,不推荐使用 MTX 和子宫动脉栓塞。

残角子宫妊娠

妊娠囊位于不相通的残角内是一种罕见的异位妊娠。在一般人群中单角子宫的患病率为 0.1%,残角可与单角子宫内膜腔相通,更常见的是(70%~90%)残角没有与单角子宫融合,导致与单角宫腔不相通。妊娠可以着床于任何一个腔,有着不同的产科结局。

据报道,残角子宫妊娠的发生率为 1:76 000 至 1:150 000。因残角子宫肌层较正常肌层薄,早期诊断对于防止残角子宫破裂的发病率和死亡风险至关重要,80%~90% 的病例在妊娠中期或晚期发生破裂。如果这些妊娠持续下去,就会增加生长受限、胎盘植入和穿透性胎盘以及胎儿死亡的风险。

尽管超声技术有了进步,仍有一半的残角子宫妊娠病例是在妊娠中期或晚期子宫破裂后才被诊断。Tsafrir 及其同事(2005 年)和 Mavrelos 及其同事(2007 年)提出的用于早期残角子宫妊娠诊断的超声标准包括以下内容:

- **不对称的双角形状的子宫。**
- 宫腔内无妊娠囊。
- 妊娠囊可见,可移动并与子宫分离。
- 宫颈管和妊娠角的管腔之间缺乏可见的连续性。
- 子宫肌层组织环绕妊娠囊。
- 典型的胎盘植入高度血管化。

如果怀疑残角子宫妊娠,则需进一步使用 3D 超声检查或磁共振成像来检查评估。这些进一步的检查可以确认诊断和描绘子宫内外的结构,这对术前制订手术计划很有帮助。影像学检查可以确定残角是否以宽的血管带或窄的纤维带附着于单角子宫上。

残角子宫妊娠的传统治疗方法是开腹切除妊娠的残角及同侧输卵管。腹腔镜手术方法已经被描述,包括用电外科器械手术分离妊娠的残角,使用缝合方法或吻合器关闭子宫肌层缺损,并通过碎切或从阴道切口取出妊娠的残角。

关于切除残角子宫患者生育结局的数据很少,虽然这些数据不会影响治疗,因为只推荐一种手术方法。残角子宫妊娠保守治疗的病例报道,包括切除残角子宫后,保留同侧输卵管和用 MTX 治疗,而未切除残角的残角子宫妊娠,报道了后续妊娠中输卵管妊娠或重复性残角子宫妊娠。

术后护理

关于恢复正常活动的建议应该与有其他适应证的腹腔镜手术或开腹手术的指导意见一致。异位妊娠的患者需要额外的特殊治疗后指导,应该告知患者预计出血平均约 2 周,月经大约在 8 周内恢复。

手术治疗后的异位妊娠可以根据病理报告指导后续治疗。如果病理检查证实有妊娠囊或绒毛膜绒毛,则无需进一步随访,除非手术医师有理由怀疑妊娠组织可能有残留。如果在检查中没有发现绒毛,可以在 24~48h 内检测 hCG 水平。一旦确认开始下降,可以每周测血清 hCG 水平,直到检测不到为止。

对于仅接受非手术治疗的患者,无论是 MTX、子宫动脉栓塞术还是其他药物方法,都需要进行血清 hCG 随访。一旦 hCG 水平被确认适当下降,可

以每周检测直到检测不出为止。需要告知患者异位妊娠即使在低 hCG 水平也可能破裂,所以持续监测是治疗的一个重要部分。

异位妊娠治疗后的最佳妊娠间隔时间没有明确的指导。输卵管和卵巢的异位妊娠手术治疗后,尝试妊娠没有限制。根据对子宫肌瘤切除术伴有严重子宫破损患者的指导,手术治疗输卵管间质部妊娠和剖宫产瘢痕妊娠后,患者应该等待几个月后才可尝试妊娠,建议妊娠间隔时间为 3~6 个月。

要点

- 有 50% 的异位妊娠患者没有已知的危险因素,所有出现症状和妊娠试验阳性的育龄女性都必须考虑此诊断。
- 对于位置不明的妊娠,应连续监测血清 hCG 水平,以确定其上升或下降的趋势。一旦妊娠被认为是不可存活的(由于 hCG 水平上升不足,持平或下降),则需要通过诊断性吸宫或腹腔镜检查来明确妊娠的位置。
- 真空负压吸引可以通过确认宫腔中是否存在绒毛膜绒毛,来加快对异位妊娠的诊断。假如吸宫后没有找到绒毛膜绒毛,如果 12~24h 后,血清 hCG 水平没有下降至少 15%,那么就应怀疑是异位妊娠。
- 对于输卵管异位妊娠的手术治疗,腹腔镜输卵管切除术通常是首选的方法。
- 为了避免在输卵管切除术中影响卵巢的血供,在切除输卵管系膜过程中尽量贴近输卵管侧。
- 非输卵管异位妊娠的保守性手术治疗方法适合于渴望保留生育功能且血流动力学稳定的患者。
- 非输卵管异位妊娠在切除过程中有很高的出血风险,手术医师应该考虑采取减少出血风险的预防措施。
- 超声检查技术和诊断标准的改进,能够对剖宫产瘢痕处、间质部、宫颈管和腹腔妊娠早期诊断并行更保守的治疗,这些部位的异位妊娠如果延误诊断,可能导致灾难性的结果。
- 宫内宫外同时妊娠的处理必须考虑宫内妊娠。

（耿峰　崔敏　赵兴波　译）

参考文献

ACOG practice bulletin No. 191: tubal ectopic pregnancy. *Obstet Gynecol* 2018;131:e91–e103.

Afifi Y, Mahmud A, Fatma A. Hemostatic techniques for laparoscopic management of cornual pregnancy: double-impact devascularization technique. *J Minim Invasive Gynecol* 2016;23:274–280.

Alammari R, Thibodeau R, Harmanli O. Vaginal hysterectomy for treatment of cervical ectopic pregnancy. *Obstet Gynecol* 2017;129:63–65.

Awonuga AO, Imudia AN, Shavell VI, et al. Failed female sterilization: a review of pathogenesis and subsequent contraceptive options. *J Reprod Med* 2009;54:541–547.

Barnhart KT. Ectopic pregnancy. *N Engl J Med* 2009;361:379–387.

Blancafort C, Graupera B, Pascual MÀ, et al. Diagnosis and laparoscopic management of a rudimentary horn pregnancy: role of three-dimensional ultrasound. *J Clin Ultrasound* 2017;45:112–115.

Chen H, Yang S, Fu J, et al. Outcomes of bilateral uterine artery chemoembolization in combination with surgical evacuation or systemic methotrexate for cervical pregnancy. *J Minim Invasive Gynecol* 2015;22:1029–1035.

Cheng X, Tian X, Yan Z, et al. Comparison of the fertility outcome of salpingotomy and salpingectomy in women with tubal pregnancy: a systematic review and meta-analysis. *PLoS One* 2016;11(3):e0152343.

Creanga AA, Syverson C, Seed K, et al. Pregnancy-related mortality in the United States, 2011–2013. *Obstet Gynecol* 2017;130:366–373.

Cucinella G, Calagna G, Rotolo S, et al. Interstitial pregnancy: a "road map" of surgical treatment based on a systematic review of the literature. *Gynecol Obstet Invest* 2014;78:141–149.

Doubilet PM. Ultrasound evaluation of the first trimester. *Radiol Clin North Am* 2014;52(6):1191–1199.

Doubilet PM, Benson CB, Bourne T, et al. Diagnostic criteria for nonviable pregnancy early in the first trimester. *N Engl J Med* 2013;369(15):1443–1451.

Fylstra DL. Cervical pregnancy: 13 cases treated with suction curettage and balloon tamponade. *Am J Obstet Gynecol* 2014;210:581.e1–581.e5.

Fox KA, Shamshirsaz AA, Carusi D, et al. Conservative management of morbidly adherent placenta; expert review. *Am J Obstet Gynecol* 2015;213:755–760.

Ghi T, Banfi A, Marconi R, et al. Three-dimensional sonographic diagnosis of ovarian pregnancy. *Ultrasound Obstet Gynecol* 2005;26:102–104.

Grindler NM, Ng J, Tocce K, et al. Considerations for management of interstitial ectopic pregnancies: two case reports. *J Med Case Rep* 2016;10:1–6.

Hajenius PJ, Mol F, Mol BWJ, et al. Interventions for tubal ectopic pregnancy. *Cochrane Database Syst Rev* 2007;(1):CD000324.

Hishikawa K, Fukuda T, Inoue H, et al. Laparoscopic management of abdominal pregnancy with local injection of vasopressin solution: a case report. *Am J Case Rep* 2016;17:637–640.

Hosni MM, Herath RP, Mumtaz R. Diagnostic and therapeutic dilemmas of cervical ectopic pregnancy. *Obstet Gynecol Surv* 2014;69:261–276.

Hsu JY, Chen L, Gumer AR, et al. Disparities in the management of ectopic pregnancy. *Am J Obstet Gynecol* 2017;217:49.e1–49.e10.

Hu J, Tao X, Yin L, et al. Successful conservative treatment of cervical pregnancy with uterine artery embolization followed by curettage: a report of 19 cases. *BJOG* 2016;123:97–102.

Hymel JA, Hughes DS, Gehlot A, et al. Late abdominal pregnancies (≥20 weeks gestation): a review from 1965 to 2012. *Gynecol Obstet Invest* 2015;80:253–258.

Ishikawa H, Unno Y, Omoto A, et al. Local injection of diluted vasopressin followed by suction curettage for cervical ectopic pregnancy. *Eur J Obstet Gynecol Reprod Biol* 2016;207:173–177.

Kanat-Pektas M, Bodur S, Dundar O, et al. Systematic review: what is the best first-line approach for cesarean section ectopic pregnancy? *Taiwan J Obstet Gynecol* 2016;55:263–269.

Lai YJ, Lin CH, Hou WC, et al. Pregnancy in a noncommunicating rudimentary horn of a unicornuate uterus: prerupture diagnosis and management. *Taiwan J Obstet Gynecol* 2016;55:604–606.

Lee MH, Im SY, Kim MK, et al. Comparison of laparoscopic cornual resection and cornuotomy for interstitial pregnancy. *J Minim Invasive Gynecol* 2017;24:397–401.

Melcer Y, Maymon R, Vaknin Z, et al. Primary ovarian ectopic pregnancy: still a medical challenge. *J Reprod Med* 2016;61:58–62.

Moawad NS, Mahajan ST, Moniz MH, et al. Current diagnosis and treatment of interstitial pregnancy. *Am J Obstet Gynecol* 2010;202:15–29.

Mol F, van Mello NM, Strandell A, et al. Salpingotomy versus salpingectomy in women with tubal pregnancy (ESEP study): an open-label, multicentre, randomised controlled trial. *Lancet* 2014;383:1483–1489.

Odejinmi F, Rizzuto MI, Macrae R, et al. Diagnosis and laparoscopic management of 12 consecutive cases of ovarian pregnancy and review of literature. *J Minim Invasive Gynecol* 2009;16:354–359.

Poole A, Haas D, Magann EF. Early abdominal pregnancies: a systematic review of the literature. *Gynecol Obstet Invest* 2012;74:249–260.

Rahaman J, Berkowitz R, Mitty H. Minimally invasive management of an advanced abdominal pregnancy. *Obstet Gynecol* 2004;103:1064–1068.

Seeber BE, Barnhart KT. Suspected ectopic pregnancy. *Obstet Gynecol* 2006;107(2):399–413.

Seow KM, Huang LW, Lin YH, et al. Cesarean scar pregnancy: issues in management. *Ultrasound Obstet Gynecol* 2004;23:247–253.

Shaunik A, Kulp J, Appleby DH, et al. Utility of dilation and curettage in the diagnosis of pregnancy of unknown location. *Am J Obstet Gynecol* 2011;204:130.e1–130.e6.

Shaw S, Hsu J, Chueh H, et al. Management of primary abdominal pregnancy: twelve years of experience in a medical centre. *Acta Obstet Gynecol Scand* 2007;86:1058–1062.

Stock L, Milad M. Surgical management of ectopic pregnancy. *Clin Obstet Gynecol* 2012;55:448–454.

Stulberg DB, Cain L, Dahlquist IH, et al. Ectopic pregnancy morbidity and mortality in low-income women, 2004–2008. *Hum Reprod* 2016;31:666–671.

Tao G, Patel C, Hoover KW. Updated estimates of ectopic pregnancy among commercially and medicaid-insured women in the United States, 2002–2013. *South Med J* 2017;110:18–24.

Timor-Tritsch IE, Monteagudo A. Unforeseen consequences of the increasing rate of cesarean deliveries: early placenta accreta and cesarean scar pregnancy. A review. *Am J Obstet Gynecol* 2012;207:14–29.

Timor-Tritsch IE, Monteagudo A, Bennett T, et al. A new minimally invasive treatment for cesarean scar pregnancy and cervical pregnancy. *Am J Obstet Gynecol* 2016;215:351. e1–351.e8.

Timor-Tritsch IE, Monteagudo A, Cali G, et al. Early sonographic differential diagnosis between intrauterine pregnancy and cesarean delivery scar pregnancy in the early first trimester. *Am J Obstet Gynecol* 2016;215:225.e1–225.e7.

Tsakos E, Tsagias N, Dafopoulos K. Suggested method for the management of heterotopic cervical pregnancy lead-ing to term delivery of the intrauterine pregnancy: case report and literature review. *J Minim Invasive Gynecol* 2015;22:896–901.

van Mello NM, Mol F, Ankum WM, et al. Ectopic pregnancy: how the diagnostic and therapeutic management has changed. *Fertil Steril* 2012;98:1066–1073.

Vetter MH, Andrzejewski J, Murnane A, et al. Surgical management of a heterotopic cesarean scar pregnancy with preservation of an intrauterine pregnancy. *Obstet Gynecol* 2016;128:613–616.

Zambrano N, Reilly J, Moretti M, et al. Double balloon cervical ripening catheter for control of massive hemorrhage in a cervical ectopic pregnancy. *Case Rep Obstet Gynecol* 2017;2017:9396075.

第 40 章

生殖道异常的手术治疗

Jennifer E. Dietrich

在 6 周胎龄前,一般米勒管(müllerian)和沃尔夫管(wolffian)系统出现,6~7 周发生分化,容许米勒管持续发育或抑制发育。由于米勒管的发育,子宫、输卵管和上段阴道继续发育。妊娠 9 周左右,泌尿生殖窦开始发育,在妊娠 15 周时,变成窦阴道球,最终与阴道索融合形成阴道板,随后在妊娠 20~26 周时进行腔化。大约 7% 的年轻女性和女孩存在生殖道异常。

根据 Buttram 和 Gibbons 异常的定义有两种分类:一类是需要手术干预的米勒管流出道异常,另一类是没有梗阻性结构的米勒管异常。非梗阻性异常与外生殖器异常无关,卵巢功能不受影响。出现的时间从青春期早期到成年期各不相同。梗阻性疾病出现在育龄期的早期,在月经初潮前后。这些患者出现疼痛和米勒管流出道梗阻,表现为月经异常。非梗阻性疾病出现在青春期和延迟的青春期,然而,非梗阻性异常多见于成年女性,多在手术过程或不孕症检查过程中被偶然发现。这类患者无症状,很少出现疼痛。生殖道异常的处理很复杂,要求医师对解剖学有充分的理解,由于并发症的高风险,也需要具备良好的技能并善于处理这类情况。磁共振成像(magnetic resonance imaging,MRI)是影像和解剖确认的金标准,尽管三维超声在解剖确认方面也具有类似的灵敏度(图 40.1)。

生殖流出道异常的手术治疗

这有助于理解生殖道异常的归类,分类系统由美国生育学会(American Fertility Society,AFS)制定,目的是就异常类型更好地交流。根据异常类型确定梗阻性和非梗阻性的分类,包括侧向或垂直向的融合缺陷、再吸收缺陷、发育不全或闭锁

Ⅰ类异常

第 Ⅰ 类异常包括子宫、阴道、宫颈或所有这些结构的完全到部分发育不全和发育不良。

宫颈阴道闭锁(Cervicovaginal Atresia)

宫颈阴道闭锁是一种罕见的异常,其表现为部分或完全没有宫颈发育,阴道也没有发育(图 40.2)。年轻患者在月经初潮后会出现疼痛,因为宫腔很小,在 1~2 个月经周期内经血会充满并膨胀。在生殖器检查中,患者没有处女膜凸起(bulge)的表现,仅有阴道浅凹(vaginal dimple)。确诊非常困难,利用盆腔 MRI 来帮助诊断很重要,MRI 显示明显的宫腔积血(图 40.3)。然而,有时子宫下段最远端会错误地显示为小部分的阴道上段,而不是宫颈之上或子宫下段的截断面。这种区别是至关重要,因为宫颈组织存在与无宫颈组织时的手术处理非常不同。子宫颈具有重要的免疫功能和肌肉组织,肌肉组织无法重建。如果仍然不能确诊,有几种选择可以与患者和其家人讨论。选择包括允许更多的月经周期发生,以进一步膨胀小容量梗阻的空间,有时这可以搞清楚发育不全或发育不良开始的水平:阴道、宫颈或子宫。对于没有准备好接受手术干预的患者,另一个选择是使用结合激素、黄体酮注射或 GnRH 激动剂来抑制月经。

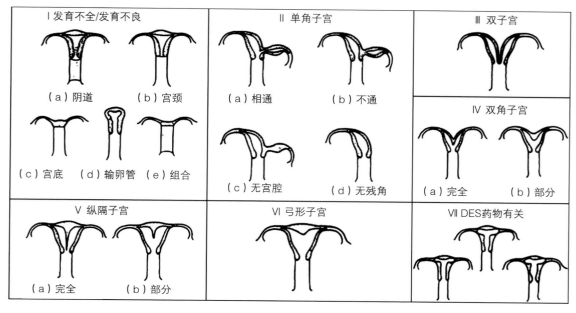

图 40.1 美国生育协会米勒管异常的分类,非梗阻性异常按类别显示［Reprinted from Buttram VC Jr,Gibbons WE. Müllerian anomalies:a proposed classification（An analysis of 144 cases）. *Fertil Steril* 1979;32（1）:40-46. Copyright © 1979 American Society for Reproductive Medicine With permission.］

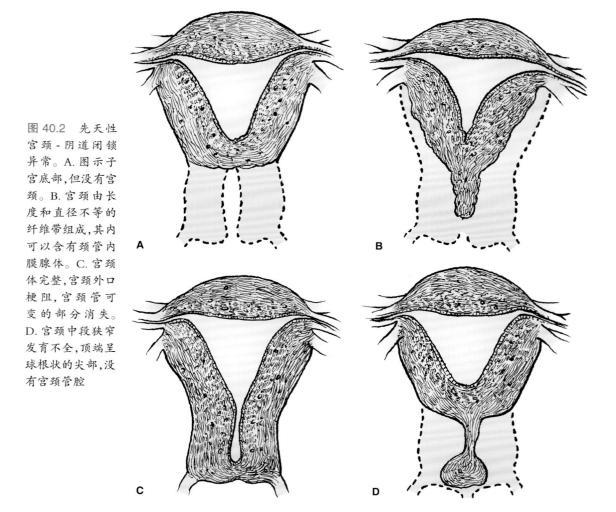

图 40.2 先天性宫颈 - 阴道闭锁异常。A. 图示子宫底部,但没有宫颈。B. 宫颈由长度和直径不等的纤维带组成,其内可以含有颈管内膜腺体。C. 宫颈体完整,宫颈外口梗阻,宫颈管可变的部分消失。D. 宫颈中段狭窄发育不全,顶端呈球根状的尖部,没有宫颈管腔

VII

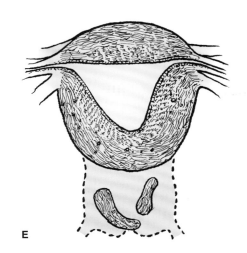

图 40.2（续） E. 碎片样的宫颈与宫体没有连接,宫腔发育不全可能与宫颈索碎裂有关

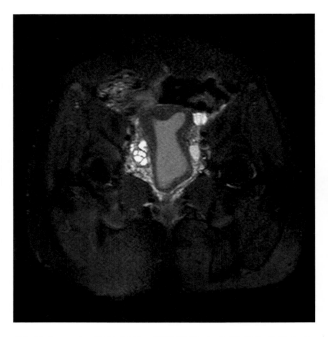

图 40.3 MRI 显示宫颈 - 阴道闭锁,扭曲的残余宫腔积血

如果 MRI 不能区分宫颈阴道闭锁和阴道下段闭锁,可以考虑诊断性腹腔镜检查,随后,反向宫腔镜检查。用电灼器械(cautery device)在子宫底部做一个切口,移除月经内容物,并观察子宫内部。抓钳可用于取出最远端处的组织,以确定是否存在宫颈组织。

理想情况下,应该进行手术来吻合子宫和阴道。研究表明这种方法的发病率和死亡率很高,由于无法安全地将子宫与阴道重新连接,准备接受手术或不再希望继续月经抑制治疗的患者,可以通过手术切除残余子宫。当计划切除残余子宫时,确定输尿管邻近子宫或宫颈截面的水平很重要,因为解剖结构经常扭曲,输尿管可能邻近闭锁区域。根据患者的手术史,可以通过开腹手术或腹腔镜手术切除中线的残余子宫,在多数情况下,腹腔镜可以很容易地完成。在切除梗阻处残留的最远端部分时,切除前放置输尿管支架有助于改善视觉或触觉感受。残余子宫切除后,可以通过腹部切口将其取出,也可以将其放置在一个内镜取物袋内碎切后,通过腹腔镜脐穿刺端口取出(知识框 40.1)。

知识框 40.1 腹腔镜下 I 类宫颈阴道闭锁残余子宫切除术步骤
残余子宫切除 ● 插入尿管减少损伤风险。 ● 放置输尿管支架以识别输尿管。 ● 置入腹腔镜。 ● 确认残余子宫,结扎并切断子宫 - 卵巢韧带、输卵管和主韧带,附件结构保持在侧方。 ● 打开前反折腹膜下推膀胱。 ● 继续结扎切断剩余子宫血管至闭锁区域,完整切除残余子宫。

文献中其他病例报告描述了利用肠管和皮肤移植或猪移植物重建宫颈。目前还没有长期的效果,来评价这些方法的安全性。

阴道下段闭锁(Lower Vaginal Atresia)

I 类异常还包括阴道下段闭锁(图 40.4A)。当阴道的米勒管部分不能正确地与泌尿生殖窦腔化贯通,或阴道泌尿生殖窦部分不能腔化时,就会发生这种异常。患者表现为青春期盆腔痛和无月经来潮,检查这些患者时也会有阴道浅凹,偶尔会有隆凸。然而,在这种异常情况下,见不到处女膜闭锁时出现的典型"紫蓝色相"外观(图 40.4B),直

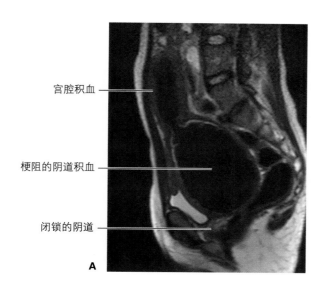

宫腔积血

梗阻的阴道积血

闭锁的阴道

A

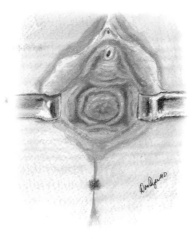

B. 阴道浅凹

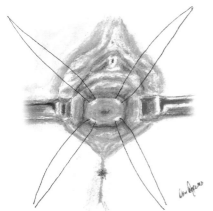

C. 缝置四个象限牵引线

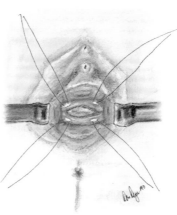

D. 在缝线间横向切开暴露闭锁阴道
间隙的纤维组织

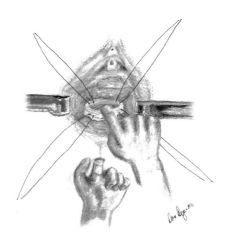

E. 钝性分离纤维间隙直到暴露
闭锁阴道隆凸

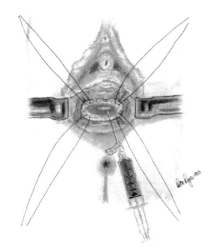

F. 针吸定位闭锁阴道隆凸证实腔隙的位置

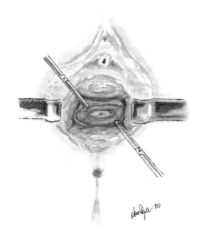

G. 打开阴道抓住黏膜缘

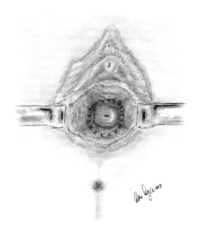

H. 拉伸闭锁的阴道黏膜至会阴并缝合

图 40.4　A. 阴道下段闭锁的 MRI 矢状面。B. 阴道浅凹。C. 缝置 4 个象限的牵引线。D. 缝线间横向切开暴露闭锁阴道间
隙的纤维组织。E. 钝性分离纤维间隙直到暴露闭锁阴道隆凸。F. 针吸定位闭锁阴道隆凸证实腔隙的位置。G. 打开阴道抓
提住黏膜缘。H. 拉伸闭锁的阴道黏膜至会阴并缝合

VII

肠指检有助于确定梗阻的水平。此外,骨盆 MRI 检查对于评估上生殖道,以及确定阴道积血与会阴之间的距离也很重要。

当闭锁阴道距离会阴部≤3cm 时,可以直接进行阴道拉伸(pull-through)牵引手术(图 40.4C—H)。当距离大于 3cm 时,术后发生阴道狭窄的风险较大,那么,就有必要改进这种方法,下拉牵引仍然可以尝试。但是,如果闭锁阴道下端未能从骨盆朝向会阴下降,则需要使用移植物。因此,重要的是,在必要时讨论选择术前阴道扩张,延展阴道浅凹以缩短距离。另一种选择是使用移植组织,虽然在可能的情况下最好使用原阴道组织。手术包括分离纤维间隙达到其后方的阴道隆凸,缩短会阴与闭锁阴道之间的距离,以向下拉伸吻合阴道组织。潜在的并发症包括肠道和膀胱损伤,清楚地了解解剖学很重要,知道从会阴到阴道隆凸的距离。相关的解剖间隙可能是最具挑战性的,可以考虑多种方法,直肠指检有助于判断阴道隆凸的位置,当距离仍不清楚时,使用手术室里配置的超声有助于判断,尤其是当闭锁阴道与会阴之间的距离 >3cm 时更有帮助。

当进行阴道拉伸手术时,应在尿道内留置 Foley 尿管,以易于识别这种结构,并确保它远离解剖区域。牵引缝线应缝置在阴道浅凹的四个象限,然后在中央插入一根腰椎穿刺针,当针头接入注射器回抽时,见到巧克力色液体,就能确认进入了正确的间隙。用手术刀在针的侧面切开,空间足够大时开始抽吸,把 Allis 夹放在阴道黏膜组织上,并将吸引器头置入阴道腔内清除阴道积血。切除阴道闭锁狭窄部分,然后将正常宽口径的阴道下拉牵引至会阴水平,在周边用可吸收线间断缝合(知识框 40.2)。

| 知识框 40.2 | 类下段阴道闭锁阴道成形术步骤 |

阴道拉伸≤3cm
- 插入导尿管降低损伤风险。
- 阴道浅凹四周缝置牵引线。
- 距离会阴≤3cm 时,在牵引线中央插入腰椎穿刺针并回抽,确定见到阴道积血。
- 在腰穿针侧切透闭锁部分,显露阴道黏膜边缘。
- 电灼切除狭窄闭锁的部分。
- Allis 钳抓住提起阴道黏膜,拉伸黏膜至会阴。
- 使用可吸收缝线(Vicryl)绕周间断缝合。

子宫阴道闭锁

Mayer-Rokitansky-Kuster-Hauser(MRKH)综合征(译者注:系双侧米勒管发育不全或双侧米勒管尾端发育不良所致,多表现为先天性无阴道)在女孩中的发生率约 1/5 000,通常表现为无盆腔疼痛的闭经。这些女性的核型为 46,XX,阴道发育不全或缺失,子宫发育不全或缺失。7%~10% 的 MRKH 患者会有功能性残角子宫,通常是侧向移位(图 40.5)。腹腔镜手术切除功能性残余子宫时,常会看到膀胱和直肠之间中线组织的闭锁条索或条带,子宫缺失(图 40.6)。确诊 MRKH 后,应仔细询问周期性盆腔疼痛的病史。有反复发作的盆腔疼痛,应进行盆腔 MRI 检查有助于确定是

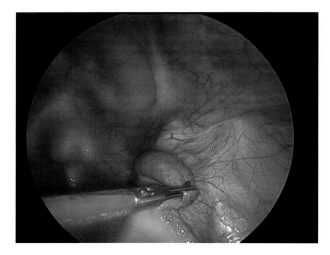

图 40.5 MRKH 案例腹腔镜下显示的残余子宫,抓钳抓持残余子宫

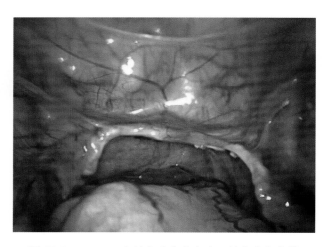

图 40.6 MRKH 案例中的盆底中线闭锁条索或条带

否可以看到残余子宫,但不是总能看到侧方移位的残余小子宫。无论如何,如果有持续性周期性盆腔疼痛的明显病史,进行月经抑制可以作为初始治疗,也可以选择诊断性腹腔镜,手术切除残余子宫。残余子宫可能位于骨盆内,低于骨盆边缘,有时也位于骨盆边缘之上。在使用血管切闭器(vessel-sealing device)切除残余子宫时,必须注意看清楚输尿管。

Ⅱ类异常

Ⅱ类异常包括单角子宫,年轻女性中的发生率为1/5 400。高达90%的病例伴有退化的子宫角,25%的病例伴有功能性不连通的子宫角。这种异常是部分性阻塞,因为病史显示正常月经,但随着时间的推移,盆腔疼痛的发作逐渐加重。在某些情况下,超声不能区分阻塞的残角和出血性囊肿或子宫肌瘤。因此,盆腔MRI对于确定诊断就非常重要。对于准备进行手术的患者,可以通过腹腔镜进行手术切除。如果,在切除前需要区分非连通和连通功能的残角,则需要进行输卵管通色素法(chromotubation)鉴别。在切除非连通残角子宫时,重要的是要鉴别和结扎残角子宫的血管。

Ⅲ类异常

这类异常包括子宫重复(uterine duplication),但具体来说,重复的一侧包括梗阻性纵隔的半侧阴道(hemivagina)。这种异常被称为梗阻性阴道纵隔伴同侧肾异常(obstructed hemivagina with ipsilateral renal anomaly,OHVIRA;译者注:又称 Herlyn-Werner-Wunderlich,HWW 综合征,国内学者称之为阴道斜隔综合征,oblique vaginal septumsyndrome,OVSS)。患者表现为正常月经初潮,进行性加重的盆腔疼痛。小部分患者的半侧阴道斜隔上会有微孔,在这种情况下,诊断延迟很常见,由于阴道两侧都允许月经排出,盆腔疼痛可能不是其主要症状。相反,患者会出现长期的阴道分泌物或月经延长,少有微孔斜隔的患者发生盆腔炎症。对于出现盆腔疼痛的青少年,最好做超声检查,然后MRI确认盆腔异常。确定阻塞侧到会阴的距离,以及斜隔膜

的厚度,都一样重要。

这种情况常伴有同侧肾脏异常。重要的是要评估泌尿系统解剖,因为在诊断为孤肾(solitary kidney)的患者中,9%的患者有异位输尿管,其中89%的排尿进入半侧阴道间隙。在这种情况下,应与泌尿外科会诊医师共同计划妇科手术方案,切除阻塞的纵向阴道隔的手术方法,需要详细的解剖学知识(图 40.7)。潜在的并发症包括肠道和膀胱损伤,因此了解会阴的解剖结构,并搞清楚会阴到阻塞的半侧阴道的距离很重要。

Foley 导尿管应放置在尿道内,以便于识别这种结构,并确保它远离解剖区域。然后,在阴道内放置窥器或阴道拉钩以暴露梗阻区域。利用牵引缝线,在 12 点、3 点、6 点和 9 点标识出隔膜远端的边缘。通过远端向外牵引,可以用 16 号或 18 号的腰穿针刺入阻塞的腔隙,以确认是否存在阴道积血,找到了正确的腔隙后。用针作为引导,用手术刀切开隔膜,然后将切口向外侧延伸。用 Allis 钳夹住隔膜边缘,用吸引器抽吸阴道积血减压。开口用 Kelly 钳扩大。用电灼或传统的切割、钳夹和缝扎切除多余的隔膜。为了将正常阴道融合成 Y 形阴道,切除多余的隔膜后,采用间断缝合使半侧阴道在周围接近正常阴道,重要的是要避免使用这些缝合,因为这样做会导致阴道狭窄的形成。同样重要的是,要确保大部分隔膜已被切除,以防止狭窄的形成,狭窄会导致上升感染。在手术结束时,两个宫颈都应该在阴道内看到(图 40.7)。

当隔膜上的微孔不能引起阴道积血产生隆凸效果时,很难确定隔膜的边缘,也很难确定邻近膀胱和直肠的距离,阴道镜检查有助于看清楚微孔的位置(图 40.8)。确定了微孔的位置,就可以用扩张棒或 Foley 球囊来确定孔道。膨胀的球囊有助于牵引,与球囊膨胀一样,囊腔边缘也有界限,球囊还允许识别切除隔膜的起始点。在罕见的情况下,阴道内看不到微孔,可能多发生在子宫颈水平。这可能导致诊断延迟,需要宫腔镜来检查宫颈管,通过阴道注射蓝色染料或其他无菌染料介质来确定微穿孔的位置。以类似的方式,确定腔隙进行切口,再扩大开口,然后如上所述连续性切除多余的隔膜。最后,以圆周方式间断缝扎隔膜。

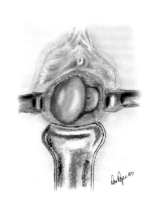

A. 隆起的右半侧阴道和宫颈

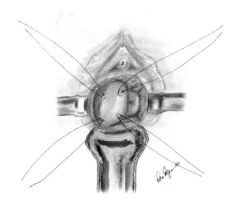

B. 在半侧阴道隆凸上缝置牵引线

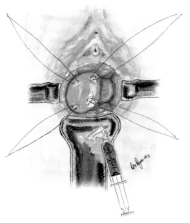

C. 牵引缝线，用针穿刺定位半侧阴道腔隙

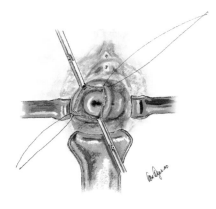

D. 穿刺针定位引导侧面切口，钳提隔膜缘，吸除阴道积血

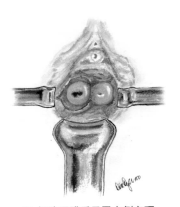

E. 切除隔膜后显露右侧宫颈

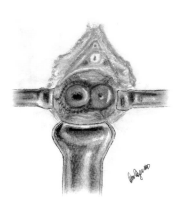

F. 右半侧阴道融入发育正常的左侧阴道，完成阴道成形

图 40.7　OHVIRA 的梗阻性阴道纵隔切除。A.隆起的右半侧阴道和左侧宫颈。B.半侧阴道隆凸处缝置牵引线。C.牵引缝线，用针穿刺定位半侧阴道腔隙。D.针刺定位引导侧面切口，钳提隔膜缘，吸除阴道积血。E.切除隔膜后，显露右侧宫颈。F. 右半侧阴道融入发育正常的左侧阴道，完成阴道成形（Redrawn illustrations courtesy of Dr. Donald Dyer.）

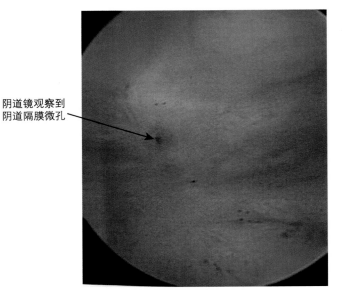

阴道镜观察到阴道隔膜微孔

图 40.8　阴道镜显示隔膜微孔

手术治疗非梗阻性异常

　　非梗阻性疾病出现于青春期,如无梗阻性症状的青春期延迟,或在成年女性中,作为手术或不孕检查过程中的偶然发现。可能有轻微的月经异常,也可能表现为原发性闭经、重复性流产、性交困难或其他生殖异常。

Ⅰ 类异常

　　每 5 000 名女性中就有 1 人患有 MRKH 或子宫阴道发育不全,核型为 46XX,外观为女性表现型,多数患者表现为原发性闭经。在诊断时,重要的是讨论未来的需求。讨论应该集中在生育问题、心理关注和阴道扩张延长等。阴道扩张的成功率超过 90%,最早由 Frank 在 1930 年代描述,推荐阴道扩张作为初始的治疗。没有一个关键的时间必须扩张,因为它取决于患者的成熟和其意愿。循序

渐进地扩张以延展阴道浅凹,这项技术在 1980 年代被扩展,包括 Ingram 的方法,通过使用附着固定在自行车座位上的扩张器,把重量作为额外的措施。阴道扩张器的主要原理与整形手术中,使用的组织扩张原理类似,只是简单地用反向和间歇扩张。阴道扩张可能需要几个月时间,也可能花费几年时间,建议患者每天扩张 30min。在进行扩张时,患者可以听音乐,用温水浴或淋浴来帮助阴道凹陷组织的柔韧性,并使用局部药物,如利多卡因凝胶或雌激素霜。随着时间的推移,性活动的过程也可以导致阴道不断延长。

　　当阴道扩张失败时,手术再造新阴道就是另一治疗选择。有许多技术可用,如 McIndoe 手术及其变异手术和 Williams 手术。每种特殊技术的使用最好对每位患者个体化。无论如何,手术的主要原则是必须在膀胱和直肠之间建立一个新的阴道腔隙,以便置入移植组织(全层或中厚皮片、肠管、阴唇皮瓣、颊黏膜、腹膜)(图 40.9 和图 40.10)。

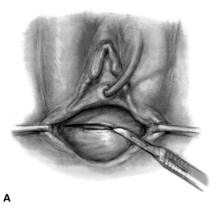

A

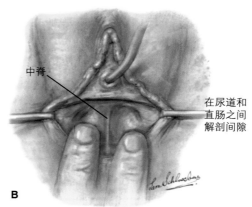

中脊

在尿道和
直肠之间
解剖间隙

B

图 40.9　McIndoe 手术。A. 在阴道浅凹的顶端做一个横切口。B. 通常在中脊的每一侧都能分离出一个腔道,然后分离中脊,仔细解剖可防止损伤膀胱和直肠。C. 分离前面是尿道和膀胱,后面是直肠的间隙,直达腹膜的下表面。切开耻骨直肠肌内侧缘可向外侧方扩大阴道

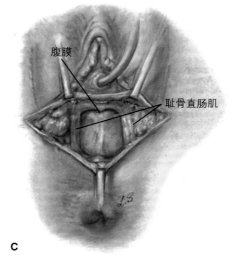

腹膜

耻骨直肠肌

C

VII

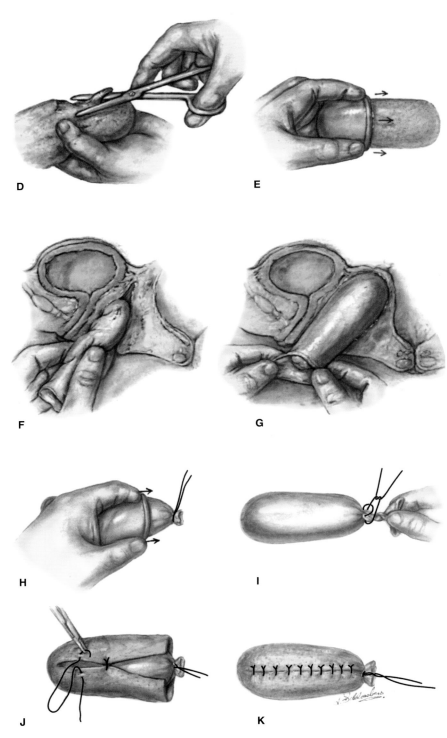

图 40.9（续）（D—K）Counselorler-Flor 对 McIndoe 技术的修改。D. 从泡沫橡胶块上剪下一个模具。E. 模具套上避孕套。F. 压缩模具放入阴道。G. 空气充入泡沫橡胶膨胀，以适应新阴道的腔隙。扎闭避孕套取下模具，模具上套上第二个避孕套（H）并扎牢（I）。J. 用 5-0 无创缝线间断把移植物缝在模具上。K. 将植入物缝合缘的面置外，已经准备好阴道套模可以植入新阴道

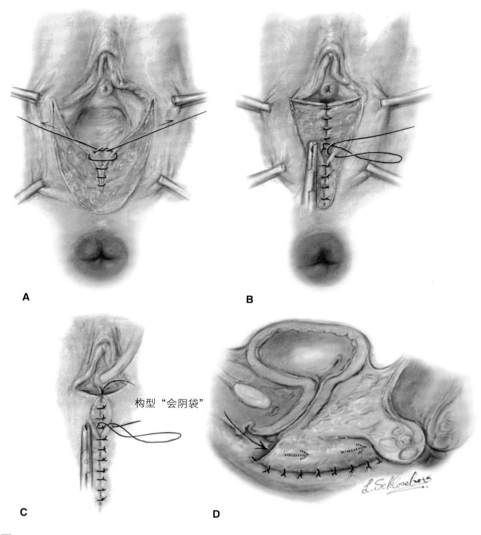

图 40.10 Williams 阴道成形术,外阴和会阴组织缝合在一起形成一个会阴袋。(A—C)3-0 聚乙醇酸缝线用于缝闭内外皮肤边缘和之间的组织。D. 会阴袋入口不能遮盖尿道外口

Davydov 新阴道术式是利用腹膜(图 40.11)。与其他移植技术相比,Davydov 的一种改进是在分离新阴道间隙后,在阴道模具上方关闭阴道顶端,因为新阴道间隙从会阴与腹腔相通,直到顶端关闭。在打开间隙之前,应在尿道内放置导尿管,以识别其结构,并确保其远离解剖区域。

在 Vecchietti 手术的病例中,被称为"橄榄 -olive"的装置放置在会阴部,可使膀胱和直肠之间的一小部分原阴道不断扩张,新阴道腔隙通过 4~7 天的持续牵引而形成。重要的是要确定尿道和直肠之间的距离是否足以容纳"橄榄"装置的宽度。所有新阴道成形术的潜在并发症涉及肠和膀胱损伤,因此,重要的是要清楚了解膀胱与直肠之间的解剖,判断膀胱与直肠之间的间隙,间隙是否能够容纳新阴道。

对于这种异常的女性,子宫移植是最新的手术选择。必须强调的是,由于对供体和受者都有显著的发病率风险,这种手术仍处于试验阶段。

Ⅱ类异常

小部分单角子宫患者表现为无功能子宫角或相通性功能子宫角。在这两种情况下,疼痛都不是典型的主诉。无功能角可能在影像学检查中,或在腹部手术过程中偶然发现,因为这些患者没有疼痛的表现,这种残角子宫可以留在原位,避免侵入性干预。在相通性有功能的子宫残角,发生异位妊娠的风险是 1/76 000,建议切除。通常可以使用腹腔镜切除残角,锁边缝合(oversewing)相通处的缺损面腹膜化。

VII

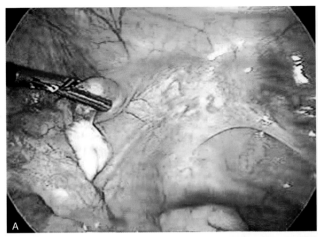

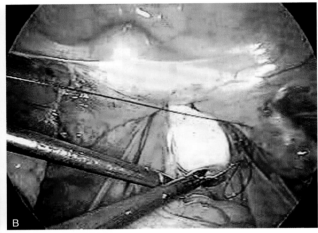

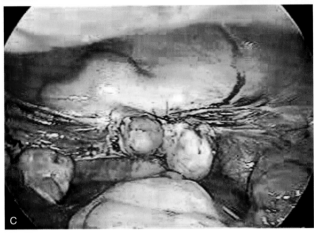

图 40.11 A. MRKH 患者左侧残迹子宫。B. 完成膀胱 - 直肠间隙分离，从下方置入阴道模具，这样就可以设计用腹膜闭合顶部。C. Davydov 手术的方法是把残迹子宫角拉向中线缝闭，以支撑顶部

Ⅲ类异常

在这类异常中，存在重复性子宫和阴道，但没有流出道阻塞，因此，典型的临床表现各不相同，从没有症状到难以放置卫生棉条，或因存在非梗阻性阴道纵隔导致性交困难。

尽管在几十年前就已经尝试过子宫合并手术，如 Strassman 子宫合并手术（图 40.12），但这种合并手术并没有改善产科结局。由于这种手术本身伴有的发病率，此种做法早已停止使用。

为了便于放置卫生棉条或治疗性交困难，可切除阴道纵隔，使用钳夹 / 切除技术或电灼切除。切除整个阴道隔后，左右阴道合二为一。每个宫颈上都可以放置一把宫颈抓钩钳（tenaculum）向下牵拉，易于缝合穹隆部。一种选择是从近端阴道穹隆部开始，间断缝合阴道前壁和阴道后壁的左右半侧阴道壁黏膜，缝合线间距约 1cm。另一种选择是从远端阴道外口部开始，间断缝合阴道前壁或后壁，缝线留置用止血钳标示，可以进行牵引，以便更好地观察要缝合的邻近部位。重要的是要避免使用这些缝合线，因为这样做会导致阴道狭窄的形成。更重要的是要清楚地了解纵隔的长度及其与直肠和膀胱的关系，以避免对这些区域造成损伤（知识框 40.3）。

知识框 40.3 阴道纵隔阴道成形术步骤
● 放置 Foley 导尿管以识别尿道
● 识别纵隔的近端、远端、前 - 后的边缘
● 切除纵隔
● 使用可吸收线间断缝合阴道前壁近端 - 远端，左 - 右两侧的黏膜
● 使用可吸收线间断缝合阴道后壁近端 - 远端，左 - 右两侧的黏膜
● 放置阴道模具

Ⅳ类异常

Ⅳ类异常包括子宫底部重复畸形。合并手术如前述推荐针对双子宫的处理，双角子宫合并术并没有改善产科结果（图 40.12）。数据表明有这类异

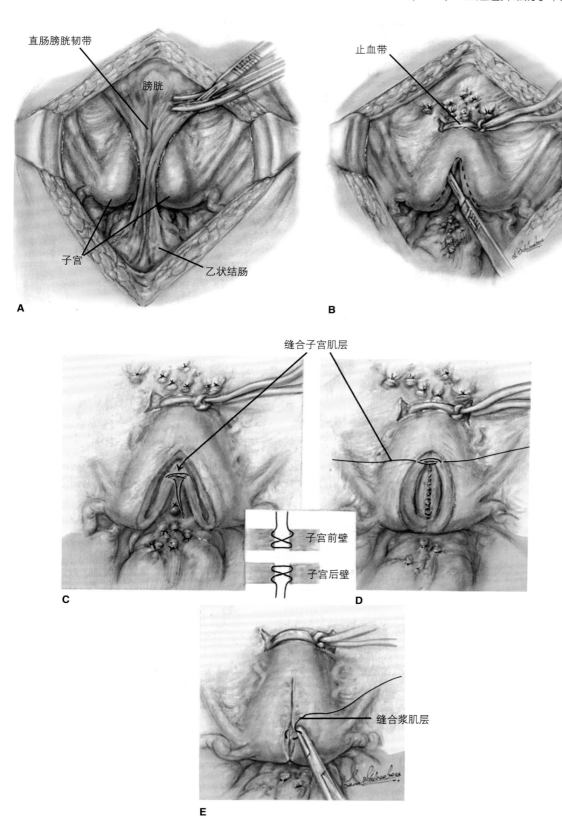

图 40.12 Strassman 子宫合并术。A. 如果存在直肠膀胱韧带应该切除。B. 在每个半侧宫体的内侧中间做一深达宫腔的切口，肌层的边缘会外翻。(C 和 D)使用 3-0 聚乙醇酸线对合肌层 8 字间断缝合，应避免缝线太靠近输卵管间质部分。E. 5-0 聚乙醇酸线连续缝合浆肌层作为最后一层，移除止血带，缝闭阔韧带的缺损

常的女性患宫颈功能不全的风险较高,虽然没有必要在诊断时就进行环扎,但向患者告知她们的异常情况很重要,因为产科医师可能需要讨论在妊娠期间进行环扎的风险和好处。

V类异常

子宫纵隔是患者求诊不孕专科医师的一个原因,尤其是由于重复性流产。子宫纵隔可能是完全性的,甚至累及宫颈,也可能是部分性的,累及宫底至宫体中部。标准的治疗方法是宫腔镜下使用内镜剪刀或电灼器械切除子宫纵隔。切除纵隔改善妊娠结局,大多数患者都能很好地耐受这种手术。

理想的方法是切除宫颈和宫腔内的纵隔,以便将来更容易获得并改善妊娠结局。大多数患者不会出现疼痛或其他症状,因此,手术的时机应对患者个体化。这种手术的潜在并发症包括宫腔镜下使用膨宫液导致的体液过载,如果不能很好地了解子宫纵隔的确切位置和长度,可能会导致宫颈损伤或子宫穿孔。

术后宫内放置球囊支架以减少粘连发生的方法各异。一项随机研究评估了宫腔镜切除术后使用球囊支架的情况,发现 3 个月的子宫结果和妊娠结果没有差异。最近,进行了一项初步研究,评估使用激光切除纵隔,这项技术显示了相似的满意效果,有可能减少术后宫内粘连。

在罕见的情况下,子宫纵隔会合并双宫颈或重复宫颈。在这种情况下,为了充分切除子宫纵隔,有必要在宫腔镜下定位腔隙。可能需要在一个宫颈内放置 Foley 球囊,以便在宫颈切除时,更容易在镜下确定最远端纵隔的方位,以免损伤另一个宫颈(图 40.13 和知识框 40.4)。

知识框 40.4 V 形子宫纵隔(部分性或完全性)切除术步骤
宫腔镜子宫成形术
• Foley 导尿管插入尿道以识别。
• 进行诊断性宫腔镜检查以确定纵隔近端、远端、前、后的边缘。
• 如果出现双宫颈,在一个宫颈内放置 Foley 球囊,以便于识别纵隔缘。
• 宫腔镜下切除纵隔。
• 可放置气球或选择不使用球囊。

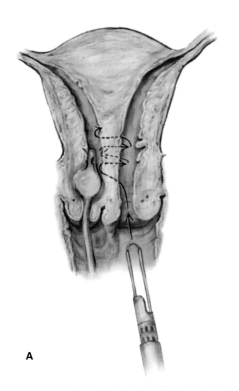
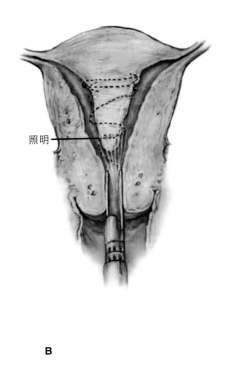

图 40.13 宫腔镜下切除正常宫颈和双宫颈情况下的子宫纵隔。A. 在完全性纵隔子宫(美国生育学会 Va 型子宫)的一个宫腔内放置 Foley 导尿管球囊,将电切镜插入对侧的宫腔,电切纵隔直到看清楚 Foley 球囊。电切镜可以很容易地切除纵隔膜,直到看清楚两个宫颈内口。B. 单宫颈的子宫纵隔,在电切镜直接放大下切除纵隔

照明

Ⅵ类异常

弓状子宫（arcuate uterus）是指子宫底部有一个小裂隙，深入子宫肌层深度不超过 1cm，这是一种正常变异，不会导致产科不良结果，也不需要手术干预。

其他流出道异常的处理

女性发生阴道横隔的发生率为 1/72 000。这是由于泌尿生殖窦与米勒管融合时发育不良所致，而不是米勒管发育异常。横隔可位于阴道下段、阴道中段或阴道上段（图 40.14）。位于阴道上段和中段的隔膜最常见，也最难修复，隔膜可薄可厚。

切除术中所涉及的原则与前面章节讨论的阴道纵隔切除术类似。牵引线缝置在所有四个象限，保持缝线张力，使用 18 号腰椎穿刺针穿入最近的阴道腔隙。确定有阴道积血抽出，就定位了正确的位置，用手术刀在穿刺点的上方横向切透横隔。用钳子将腔隙向侧方扩展，抽吸净阴道积血，看清楚隔膜和近端更多的阴道黏膜，用钳子抓住横隔边缘切除之。薄的横隔可以选择传统的切、钳和缝扎的基本方法，或使用电灼器械来切除。横隔被完全切除后，采用连续间断的绕周式缝合，将上段阴道与下段阴道吻合贯通。避免使用这些缝线很重要，因为这样做可能会导致阴道狭窄的形成。对于厚的阴道横隔，判断其厚度很重要，因为当隔膜厚度超过 1cm 时，最好使用 Z 形、Y 形或交叉型成形手术技巧来处理。这些技术保留了内衬黏膜的隔膜组织，重新定位布置，以延长和扩大阴道腔隙。牵引线缝在这里也很重要，在保持腔隙扩张的同时，创建 3~4 个远端黏膜皮瓣，使用 Y 形、Z 形或交叉型的方式，可以把厚的横隔一分为二利用。然后，在较近的一侧和较远的一侧分别创建皮瓣，皮瓣向内旋转，如同交叉标记方法所示，这样延长了阴道，随着皮瓣的交错接合，阴道变宽松。无论使用何种技术，切除厚的阴道横隔仍然存在术后狭窄的风险。

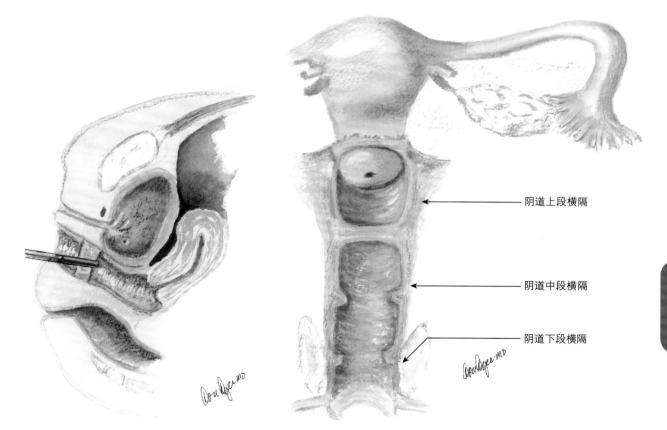

A. 阴道横隔矢状面　　　　　　　**B.** 阴道横隔冠状面

图 40.14　阴道横隔的矢状面和冠状面。A. 阴道横隔矢状面。B. 阴道横隔的冠状面（Redrawn illustrations courtesy of Dr. Donald Dyer.）

VII

阴道横隔的少数患者可能存在横隔微孔。由于没有明显膨凸来定位横隔边界,应行阴道镜检查阴道腔隙,通过微孔观察其阴道上段,并评估隔膜的厚度。在这种情况下,通过微孔放置 Foley 球囊很是有用(图 40.15),可向下牵引横隔。这有助于定位隔膜边缘,以便完全切除薄的横隔组织,切除厚的横隔时,创建如上述的黏膜瓣。潜在的并发症是损伤直肠和膀胱,因此,清楚地了解隔膜在阴道内的位置,以及隔膜的厚度很重要。

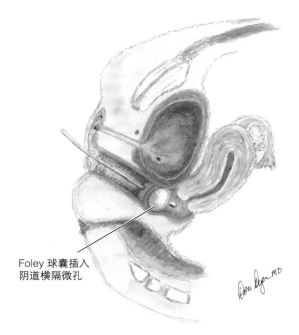

Foley 球囊插入
阴道横隔微孔

图 40.15   手术切除阴道横隔时,通过微孔放置 Foley 球囊进行牵引(Redrawn illustration courtesy of Dr. Donald Dyer.)

其他相关的疾病

米勒管和流出道异常也可能伴有其他解剖异常,在制订手术计划时,了解这些情况很重要。约 30%~40% 的米勒管畸形伴有泌尿道异常,这在患有 OHVIRA 的女性中尤其常见,75%~80% 存在泌尿道异常,其中异位输尿管占 9%。在这种情况下,在切除阻塞的阴道纵隔 / 斜隔之前,充分了解其解剖结构至关重要。如果存在异位输尿管,打开阴道斜隔可导致逆行感染同侧残余肾(renal remnant)。如果怀疑存在这种情况,请泌尿科医师会诊同样重要,以便确定切除斜隔和切除异位肾 / 输尿管的时机。MRI 可以帮助明确这些异常及同时伴有的泌尿道异常,MRI 仍然是成像模式的"金标准"。

在有生殖道阻塞异常的患者中,子宫内膜异位症的发生率为 25%~38%。在流出道异常修复后,患者的症状会消退,但持续和进展的慢性疼痛可能是发生子宫内膜异位症的信号。即使是在最初的流出道修复时进行了诊断性腹腔镜检查的患者,一些患者后来也可能出现慢性盆腔疼痛,这种慢性疼痛的模式也应该提醒医师想到子宫内膜异位症的进展。

下降未到位的卵巢也可能与米勒管异常有关。在经证实的米勒畸形的女性中,有 17% 会发生这种情况,而在子宫解剖正常的女性中仅为 3%,各组间卵巢大小无差异。在影像学或诊断性腹腔镜检查中评估附件的位置很重要,因为卵巢位于盆腔边缘以上的患者,在非盆腔部位,可能会经历与排卵或囊肿形成相关的疼痛。虽然卵巢所处位置不正常,但血液供应正常,卵巢功能也正常,因此,不建议将卵巢移至盆腔位置。在需要使用体外技术进行受孕的情况下,告知患者这一解剖变异很重要。

总结

识别米勒管和流出道异常很重要。阻塞性异常出现临床表现较早,特别是在青春期。非梗阻性异常可能在青春期后期才出现,也可能在不孕症检查中偶然发现。处理这些异常应熟知这些异常和可能伴随的异常。在手术修复之前,全面了解相关解剖学至关重要,也应了解手术期间和术后并发症的潜在风险,有助于获得最好的结局。

要点

- 有生殖道异常的患者最有可能先去看妇科医师,重要的是要意识到缺少月经和疼痛的年轻患者可能存在流出道异常。
- 阻塞性异常的典型症状出现在青春期。
- 非阻塞性异常可在青春期偶然出现,或在不孕检查时发现。
- 处理某些异常的手术时机,取决于症状出现的年龄和患者的意愿。
- 这些异常的手术可能伴随着并发症,但只要仔细计划设计并熟知相关解剖,可以将并发症降到最低。

(赵兴波   颜磊   张辉   译)

参考文献

Abu Rafea BF, Vilos GA, Oraif AM, et al. Fertility and pregnancy outcomes following resectoscopic septum division with and without intrauterine balloon stenting: a randomized pilot study. *Ann Saudi Med* 2013;33(1):34–39.

Allen JW, Cardall S, Kittijarukhajorn M, Siegel CL. Incidence of ovarian maldescent in women with Müllerian duct anomalies: evaluation by MRI. *AJR Am J Roentgenol* 2012;198(4):W381–W385.

Arkoulis N, Kearns C, Deeny M, Telfer JRC. The interdigitating Y-plasty procedure for the correction of transverse vaginal septa. *BJOG* 2017;124:331–335.

Arvin J, Ashrafi M, Lotfi S, et al. Experimental uterus transplant in various models: review of surgical technique. *Exp Clin Transplant* 2018;16(2):119–126.

Bianchi S, Frontino G, Ciappina N, et al. Creation of a neovagina in Rokitansky syndrome: comparison between two laparoscopic techniques. *Fertil Steril* 2011;95(3):1098–100. e1–100.e3.

Buttram VC Jr, Gibbons WE. Müllerian anomalies: a proposed classification. An analysis of 144 cases. *Fertil Steril* 1979;32(1):40–46.

Chan JL, Levin PJ, Ford BP, et al. Vaginoplasty with an autologous buccal mucosa fenestrated graft in two patients with vaginal agenesis: a multidisciplinary approach and literature review. *J Minim Invasive Gynecol* 2017;24(4):670–676.

Committee on Adolescent Health Care. ACOG Committee Opinion No. 728. Mullerian agenesis: diagnosis, management, and treatment. *Obstet Gynecol* 2018;131(1):e35–e42.

Dietrich JE, Hertweck SP, Bond S. Undescended ovaries: a clinical review. *J Pediatr Adolesc Gynecol* 2007;20(2): 57–60.

Dietrich JE, Millar DM, Quint EH. Obstructive reproductive tract anomalies. *J Pediatr Adolesc Gynecol* 2014;27(6):396–402.

Dietrich JE, Millar DM, Quint EH. Non-obstructive Müllerian anomalies. *J Pediatr Adolesc Gynecol* 2014;27(6): 386–395.

Donnez J. Arcuate uterus: a legitimate pathological entity? *Fertil Steril* 2018;109(4):610.

Edmonds K. Management of vaginal agenesis. *Curr Opin Obstet Gynecol* 2013;25(5):382–387.

El Saman AM. Combined retropubic balloon vaginoplasty and laparoscopic canalization: a novel blend of techniques provides a minimally invasive treatment for cervicovaginal aplasia. *Am J Obstet Gynecol* 2009;201(3):333.e1–333.e5.

Friedman MA, Aguilar L, Heyward Q, et al. Screening for Müllerian anomalies in patients with unilateral renal agenesis: leveraging early detection to prevent complications. *J Pediatr Urol* 2018;14(2):144–149.

Gemer O, Simonovsky A, Huerta M, et al. A radiological study on the anatomical proximity of the ureters and the cervix. *Int Urogynecol J Pelvic Floor Dysfunct* 2007;18(9):991–995.

Graupera B, Pascual MA, Hereter L, et al. Accuracy of three-dimensional ultrasound compared with magnetic resonance imaging in diagnosis of Müllerian duct anomalies of the female genital tract. *Ultrasound Obstet Gynecol* 2015;46(5):616–622.

Hall-Craggs MA, Kirkham A, Creighton SM. Renal and urological abnormalities occurring with Müllerian anomalies. *J Pediatr Urol* 2013;9(1):27–32.

Karadaq B, Dilbaz B, Demir B, et al. Reproductive performance after hysteroscopic metroplasty in infertile women: complete versus partial uterine septum. *Clin Exp Obstet Gynecol* 2016;43(4):584–587.

Karateke A, Haliloglu B, Parlak O, et al. Intestinal vaginoplasty: seven years' experience of a tertiary center. *Fertil Steril* 2010;94(6):2312–2315.

Kirk EP, Chuong CJ, Coulam CB, Williams TJ. Pregnancy after metroplasty for uterine anomalies. *Fertil Steril* 1993;59(6):1164–1168.

Lanza H, Balestrelli J, Pastoni D, Molero JF. Vaginoplasty technique using vulvoperineal flaps. *Aesthetic Plast Surg* 2014;38(1):164–168.

Mansouri R, Dietrich JE. Post-operative course and complications after pull-through vaginoplasty for distal vaginal atresia. *J Pediatr Adolesc Gynecol* 2015;28(6):433–436.

Mastrolla SA, Baumfeld Y, Hershkovitz R, et al. Bicornuate uterus is an independent risk factor for cervical os insufficiency: a retrospective population-based cohort study. *J Matern Fetal Neonatal Med* 2017;30(22):2705–2710.

Matalliotakis M, Goulielmos GN, Matalliotaki C, et al. Endometriosis in adolescent and young girls: report on a series of 55 cases. *J Pediatr Adolesc Gynecol* 2017;30(5):568–570.

McQuillan SK, Grover SR. Dilation and surgical management in vaginal agenesis: a systematic review. *Int Urogynecol J* 2014;25(3):299–311.

Miller RJ, Breech LL. Surgical management of vaginal anomalies. *Clin Obstet Gynecol* 2008;51(2):223–236.

Nappi L, Pontis A, Sorrentino F, et al. Hysteroscopic metroplasty for the septate uterus with diode laser: a pilot study. *Eur J Obstet Gynecol Reprod Biol* 2016;206:32–35.

Oelschlager AM, Debiec K, Appelbaum H. Primary vaginal dilation for vaginal agenesis: strategies to anticipate challenges and optimize outcomes. *Curr Opin Obstet Gynecol* 2016;28(5):345–349.

Olpin JD, Moeni A, Willmore RJ, Heilbrun ME. MR imaging of Müllerian Fusion anomalies. *Magn Reson Imaging Clin N Am* 2017;25(3):563–575.

Rall K, Schickner MC, Barresi G, et al. Laparoscopically assisted neovaginoplasty in vaginal agenesis: a long term outcome study in 240 patients. *J Pediatr Adolesc Gynecol* 2014;27(6):379–385.

Rock JA, Schlaff WD, Zacur HA, Jones HW Jr. The clinical management of congenital absence of the uterine cervix. *Int J Gynaecol Obstet* 1984;22(3):231–235.

Sanchez-Ferrer ML, Prieto-Sanchez MT, Sanchez Del Campo F. Variations in clinic presentation of unicornuate uterus with non-communicating rudimentary horn (class IIB of the American Fertility Society classification). *Taiwan J Obstet Gynecol* 2018;57(1):110–114.

Santos XM, Dietrich JE. Obstructed hemivagina with ipsilateral renal anomaly. *J Pediatr Adolesc Gynecol* 2016;29(1):7–10.

Sardesai SP, Debade R, Chitale V. Double cross plasty for management of transverse vaginal septum: A 20-year retrospective review of our experience. *J Obstet Gynaecol India* 2015;65(3):181–185.

Silviera SA, Laufer MR. Persistence of endometriosis after correction of an obstructed reproductive tract anomaly. *J Pediatr Adolesc Gynecol* 2013;26(4):e93–e94.

Smith NA, Laufer MR. Obstructed hemivagina and ipsilateral renal anomaly (OHVIRA) syndrome: management and follow-up. *Fertil Steril* 87(4):918–922.

Spitzer RF, Kives S, Allen LM. Case series of laparoscopically resected noncommunicating functional horns. *J Pediatr Adolesc Gynecol* 22(1):e23–e28.

VII

Will MA, Marsh CA, Smorgick N, et al. Surgical Pearls: laparoscopic removal of uterine remnants in patients with Mayer-Rokitansky-Kuster-Hauser syndrome. *J Pediatr Adolesc Gynecol* 2013;26(4):224–227.

Williams CE, Nakhal RS, Hall-Craggs MA, et al. Transverse vaginal septae: management and long-term outcomes. *BJOG* 2014;121(13):1653–1658.

Wozniakowska E, Torres A, Milart P, et al. Delayed diagnosis of Herlyn-Werner-Wunderlich syndrome due to microperforation and pyocolpos in obstructed vaginal canal. *J Pediatr Adolesc Gynecol* 2014;27(4): e79–e81.

Yassin A, Munaza S, Mohammed A. Tale of rudimentary horn pregnancy: case reports and literature review. *J Matern Fetal Neonatal Med* 2017;16:1–6.

VII

第 41 章

儿童和青少年妇科手术

Geri Hewitt

围手术期管理	儿童和青少年患者的腹腔镜手术	输卵管旁囊肿
麻醉下检查和阴道镜检查	附件的手术	附件扭转的处理
不同类型处女膜的处理	卵巢保留（Ovarian Preservation）	卵巢固定术
生殖器损伤的处理	卵巢囊肿切除术	

为儿童期和青春期女孩提供妇科医疗服务，具有独特的挑战性和深远的意义。与医治成年人患者相比，最大的差别在于青少年心理发育、认知、解剖学和生理学等方面的不同。妇产科医师应该具备处理青少年出现的各种常见妇科疾病的能力，无论是关心这组患者的生殖健康需求和诊断，还是由于当地医疗资源缺乏的需要，妇产科医师对这一特殊人群及其家人都是必不可少的。

围手术期管理

术前对年轻患者及其家属的谈话应包括讨论手术的适应证、风险、益处以及可替代的医疗或手术干预措施。虽然美国各州的法律各不相同，但大多数州都认可 18 岁是成年人，如果患者是未成年人，则需要征得父母和 / 或法律或法院指定的医疗监护人的同意，才能获得医疗服务。理想情况下，术前讨论应包括父母和 / 或监护人以及患者，讨论进展顺利，并应征得成年人和未成年患者的同意（表 41.1）。对未满 18 岁的孕妇、大于 18 岁的发育残疾患者，或被解救的未成年人，应给予特殊关照。由于美国各州的情况各不相同，在某些复杂情况下，可能需要诸如社会工作和 / 或法律支持服务等，才能讲清楚并获得知情同意。任何手术干预对未来生育能力的影响都是一个值得关注的问题，应该在术前主动讲清楚。如果计划中的手术有降低生育能力或绝育的重大风险，机构伦理委员会的参与可能会有所帮助。

表 41.1	
手术征得同意	
同意	征得
儿童在未获得法律授权或不能充分理解手术同意书内容的情况下，同意手术	父母或法定代理人同意，签署手术知情同意书

根据患者和手术的不同，可能选择在成人或儿童医院的门诊、手术中心、门诊手术室或手术间（operating room，OR）进行。在儿童医院就诊的优势包括：配备有适当大小的器械设备，有熟悉青少年围手术期管理的麻醉师和工作人员，有专门针对青少年术后疼痛处理的团队，有受过儿科专科培训的咨询师，以及出现其他情况时，提供恰当的支持和教育。

手术计划的许多方面非常类似于成年人手术，年龄大于 3 岁的儿童，在镇静或麻醉之前应禁饮食（nothing per os，NPO）至少 8h，青少年患者可以缩短这一间隔时间。术前禁饮食时间咨询麻醉医师很重要，随患者年龄而异。

在儿科患者中，围手术期发生静脉血栓栓塞（venous thromboembolism，VTE）的风险非常低。使用顺序压缩装置的风险很小，建议年龄小于 14 岁的患者，避免药物预防血栓栓塞。对于因个体原因或遗传危险因素，而被视为高危的患者，应给予药物预防，选择适当的药物治疗，给药间隔时间、剂量以及随访，按照美国胸科医师学会循证临床实践指南（American College of Chest Physicians Evidence-Based Clinical Practice Guidelines）施行。

VII

儿童和青少年使用预防性抗生素,以减少手术部位的感染(surgical site infections,SSI),遵循与成年人相似的指导原则和适应证,抗生素剂量以每千克(kg)基准毫克(mg)计算(表 41.2)。此外,儿科用药剂量决不能超过成年人的推荐剂量。通用的方案包括在切口 60min 内,给予单剂量的第一代或第二代头孢菌素。通常一剂就足够,但根据抗生素的半衰期、手术时间和失血过多等情况,可能需要额外的剂量。对于 5~12 岁的患者,术中留置 10 号的 Foley 导尿管,12 岁以上的患者选用 12 号导尿管,更为合适。

表 41.2		
儿童术前预防性应用抗生素的剂量		
抗生素	儿科剂量	成人剂量
头孢唑林	30mg/kg	2g
头孢西丁	40mg/kg	2g
头孢替坦	40mg/kg	2g
头孢曲松	50~75mg/kg	2g
氨苄西林 - 舒巴坦	50mg/kg(氨苄西林剂量)	3g
万古霉素	15mg/kg	15mg/kg

研究认为手术后不到 50% 的患者,疼痛得到了充分缓解,从而制定了术后镇痛指南。术前,患者和家属都应该了解预期的术后疼痛,并进一步对疼痛的严重程度进行适当的评估,选择适当的治疗和处理方案。对于处理儿童和青少年术后疼痛,应使用多模式镇痛药物和技术,并结合非药物干预。口服麻醉药物比静脉注射更可取,并且应尽量避免肌内注射麻醉药物。如果使用静脉麻醉,首选患者自控性镇痛法(patient-controlled analgesia,PCA)。在没有任何禁忌证的情况下,非类固醇抗炎药(nonsteroidal anti-inflammatory drugs,NSAID),是多模式术后镇痛重要的一部分,手术部位的长效性局部浸润性麻醉也同样重要。

麻醉下检查和阴道镜检查

青春期前女孩到妇科就诊的最常见原因是外阴阴道炎。会阴、处女膜和阴道下段的检查通常可以在诊室完成,需要耐心、父母的帮助支持、正确的

体位,并分散患者的注意力。此外,在检查时可以进行阴道拭子和 / 或阴道冲洗。然而,有些症状或状况需要对整个下生殖道进行更全面的评估,包括阴道上段和子宫颈。需要评估整个下生殖道,最常见的指征包括出血、处女膜以上的深部创伤、怀疑有异物存在和持续阴道分泌物。先天性疾病如米勒管畸形、存留的泌尿生殖窦和泄殖腔畸形,也可能需要评估阴道上段。然而,在麻醉下检查(examination under anesthesia,EUA),使用阴道镜检查是完整的、最有效和创伤最小的方法(表 41.3)。

表 41.3
阴道镜检查评估阴道上段和宫颈的指征
1. 阴道流血
2. 持续性阴道排液
3. 怀疑异物存在
4. 处女膜以上的创伤
5. 先天性疾病(泌尿生殖窦、泄殖腔畸形,DSD,米勒管畸形,阴道隔)
6. 重建修复后的随访

DSD(Disorders of Sex Development):性发育异常。

检查少女的整个下生殖道,EUA 阴道镜检查是一种安全有效的方法,同样童女的完整检查也需要在麻醉下进行。阴道镜检查可以在检查室和 / 或手术室进行,在麻醉医师的支持下进行镇静和 / 或全身麻醉。所有的妇科医师都应该会使用相关的设备进行检查,阴道镜检查需要三件设备:镜体(宫腔镜和 / 或儿科用膀胱镜),配有相机(或目镜),光源和生理盐水。也应准备好抓取钳,随时准备取出可识别的异物,阴道拭子用来收集标本(图 41.1)。

在获得适当的麻醉效果后,仔细检查外阴部,捏住大阴唇,轻轻提起外展,检查阴蒂、尿道外口、处女膜和阴道下段。然后小心地将阴道镜置入阴道口,避免损伤处女膜。一只手握持阴道镜,另一只手小心地推压镜体周围的外阴组织,同时将生理盐水导入阴道。此时阴道因充满盐水而膨胀,阴道镜在可视状态下进行,可以检查整个阴道腔和宫颈(图 41.2)。在青春期前的患者,尤其是要引导阴道镜向后方看到宫颈,宫颈通常与阴道一起显露。可以用组织抓钳取出异物,可以冲洗阴道,阴道镜检查完成后,再采集阴道拭子,可以避免在检查过程

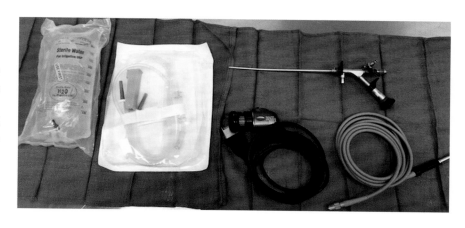

图 41.1　阴道镜检查设备（Courtesy of Geri D. Hewitt，Chief，Department of Obstetrics and Gynecology，General Division Obstetrics and Gynecology，Nationwide Children's Hospital，Columbus，Ohio.）

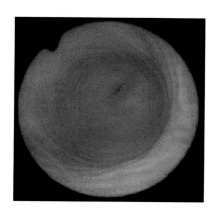

图 41.2　阴道镜检查显露完整的阴道和正常的宫颈（Courtesy of Geri D. Hewitt，Chief，Department of Obstetrics and Gynecology，General Division Obstetrics and Gynecology，Nationwide Children's Hospital，Columbus，Ohio.）

中，出现医源性出血和／或擦伤而影响操作（知识框 41.1）。

知识框 41.1　麻醉下阴道镜检查操作步骤
• 检查外生殖器
• 置入阴道镜，仔细操作避免损伤处女膜
• 推压阴道镜周围组织
• 生理盐水充盈膨胀阴道
• 观察整个阴道和宫颈
• 采集标本

不同类型处女膜的处理

正常处女膜的形态有很多种类型，包括环状、半月形和锯齿毛缘／裙边皱褶状等。在围产期（perinatal period），如果处女膜组织不能完全腔化，可能会导致一系列的处女膜变异，如无孔、微孔或筛状处女膜，这些通常需要手术矫正。处女膜的变异可能限制月经流出，影响卫生棉条的使用，妨碍舒适地进行阴道性生活（图 41.3）。

无孔处女膜是最常见的阴道梗阻性异常，发病率为千分之一至万分之一。新生儿期受母体雌激素的影响，阴道内黏液蓄积，处女膜闭锁可能表现为处女膜隆凸。一般情况下，由于母体雌激素暴露的持续下降，新生儿阴道黏液蓄积多在 1~2 周内消失，不需要任何干预处理。如果需要手术处理，也应等到青春期乳房开始发育（乳房初发育）后，因为在此期间雌激素的产生量增加，乳房开始发育，有助于伤口的愈合。继发于无孔处女膜的阴道黏液蓄积引起尿潴留，是早期干预的罕见指征。应尽量避免经无孔处女膜抽吸阴道内黏液或血液，以免引起上行感染的风险。

处女膜闭锁的手术切除（处女膜切除术）应在青春期乳房开始发育后进行，但最理想的时间是在患者月经初潮（menarche）之前。月经初潮后月经血无法排出，会引起周期性盆腔疼痛，并导致阴道积血，甚至宫腔积血。如果宫腔积血量足够多，也可能发生便秘或尿潴留。如果不加以矫正，继而发生经血逆流，可能会引起子宫内膜异位症和粘连性疾病。术前检查评估应包括盆腔超声或盆腔 MRI，以确定正确的诊断，排除其他类型的阴道梗阻，并确认米勒管和肾脏解剖是否正常。

处女膜切除术应在治疗室或手术室进行，一般采用全身麻醉，但也可以考虑局部麻醉或镇静。应将患者摆放高位仰卧截石位，消毒会阴后，应首先插入 Foley 导尿管以识别尿道，减少损伤尿道的可能性。如果处女膜隆凸不明显（图 41.4），将一只

VII

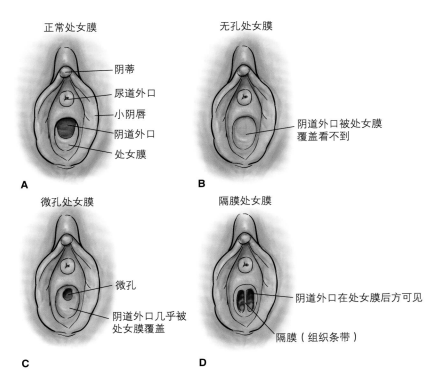

图 41.3   处女膜类型

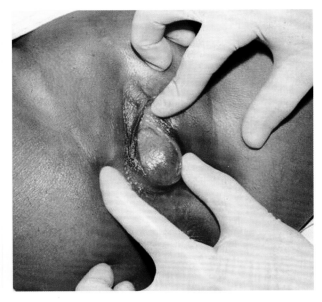

图 41.4   完全型处女膜闭锁的处女膜隆凸（Courtesy of North American Society of Pediatric and Adolescent Gynecology CDROM.）

手放在下腹部子宫底部的位置,施加一定的压力,有助于辨认处女膜。在预行切口的处女膜组织任何一侧缝线,并留置以牵引。处女膜组织可以用电凝方式、电切方式或锐器切开。如果患者已经有周期性月经,常会因大量经血堵塞吸引器,使用多个

吸引器是有帮助的。切开处女膜便可进入阴道,应该切除处女膜组织,形成一个够大的阴道外口(至少能容一根手指)。虽然有报道十字状或星状切开处女膜,可以解除经血的梗阻,但多数作者建议切除处女膜,因为有报道,切开的处女膜可以自愈,重塑、闭锁处女膜。然后,用 4-0 可吸收缝线间断缝合处女膜环,以达到止血和防止瘢痕形成。可以在手术部位留置局部麻醉剂,以缓解术后疼痛。尽量避免术前穿刺抽吸和 / 或引流阴道积血,以减少上行感染的可能性,尤其是存在宫腔积血的情况下。微孔和筛孔等类型的处女膜应以类似的方式修复(知识框 41.2)。

知识框 41.2   处女膜切除术步骤
● 如处女膜闭锁,术前行超声检查解剖。 ● 插入尿管减少损伤尿道风险。 ● 切除多余的处女膜组织。 ● 可吸收线间断缝合止血。

对成熟合作的青少年,隔膜型处女膜可以在门诊局部麻醉下进行矫形(图 41.5)。检查时应将棉签放在隔膜带的后方,以确认隔膜的变异,并与阴道纵隔相鉴别。在手术过程中,把棉签放在适当的位置非常有助于暴露。用 1% 利多卡因浸润麻醉后,

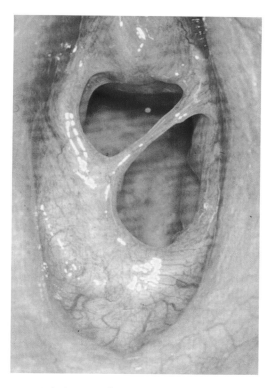

图 41.5　隔膜型处女膜（Courtesy of North American Society of Pediatric and Adolescent Gynecology CDROM.）

用可吸收线在邻近处女膜带的上下缘根部结扎,用剪刀或手术刀切除多余的处女膜。如有必要,可再用硝酸银点灼止血。

生殖器损伤的处理

儿科外阴损伤占整个儿科损伤的比例不到1%。与男孩相比,女孩的生殖器损伤更常见,但不那么严重。伤害可能是意外,也可能不是意外。女孩和青少年意外生殖器损伤包括骑跨损伤(最常见类型)、跌倒、机动车事故、动物咬伤、电池或其他腐蚀性制剂造成的烧伤、骨盆骨折、直排式溜滑和其他"劈叉"事故;在水上摩托艇和水上乐园,高压水进入阴道造成的相关注入性伤害事故。非意外相关的伤害包括性虐待、两相情愿的性行为和女性生殖器割礼(female genital mutilation,FGM)。青春期前女孩的外生殖器和未受雌激素充分影响的黏膜高度血管化,即使是相对较小的损伤也会导致大量出血。

对于生殖器创伤的患者,首先评估生命体征、气道、呼吸、循环、创伤的部位,以及创伤的来源。采集详尽的病史,以评估虐待的可能性和伤害的程度。如果存在,由目击证人的证实很重要。医师应始终评估病史是否与临床检查结果一致,儿童或青少年所提供的病史,是确定生殖器损伤病因是虐待或是意外的最重要依据(表 41.4)。

表 41.4	
意外与非意外生殖器损伤的对比	
意外	**非意外**
患者提供的病史与创伤相符 可靠的目击者支持	患者提供的病史与创伤不相符 没有目击证人 拖延就医

损伤的严重程度和出血量,决定了如何和在哪里检查患者。大多数女孩和少女的生殖器损伤是轻微的,可以在门诊或急诊科(emergency department,ED)进行检查。如果患者在急诊科不能耐受检查,可以少给点清醒镇静剂。然而,多数专家认为,在手术室全身麻醉下,完全地全面地评估生殖器损伤的严重程度是最好的方式。如果有大量阴道出血,处女膜损伤,任何可能存在的穿透性阴道损伤,或无法评估受伤的严重程度(例如,大的外阴血肿或广泛的撕裂伤),更应该考虑在手术室进行检查。在麻醉下检查,阴道镜可以清晰地看清整个阴道腔。

如果生殖器损伤严重,可能累及其他器官系统。根据损伤的位置、类型或程度,怀疑泌尿系统损伤时,应放置导尿管或进行膀胱镜检查。骨盆骨折伴血尿就应怀疑泌尿系统损伤。穿透性损伤可累及会阴体、肛门、直肠或肛门括约肌复合体,可能需要肛诊或直肠镜检查。严重肛肠损伤可能需要改道造瘘和修复。任何穿透性阴道损伤都可能延展到腹膜腔,造成内脏损伤,需要盆腔影像学检查或腹腔镜检查,来完全确定损伤的程度。无论什么情况,只要有生殖器外伤,关键问题是搞清楚所提供的病史是否与检查中发现的损伤相符。

绝大多数的生殖器损伤都是轻微的,不需要手术干预,可以进行保守治疗。保守治疗的前提是能自然大小便、出血量少,并成功检查了损伤的程度。非处女膜生殖器损伤导致的擦伤、瘀斑、水肿、血肿、瘀点、血疱和表面撕裂伤,在几天至几周内都会自行愈合,一般情况下,不会存留瘢痕或永久性改

VII

变或损害。保守治疗的措施包括坐浴,减少身体活动 48~72h,以促进愈合。

大面积的生殖器损伤需要手术修复,以控制出血,恢复功能或解剖,或防止感染或组织坏死。处理的方式依据受伤的类型和程度决定。应对失活组织进行清创,用生理盐水和消毒液冲洗伤口。如果没有感染,可以安全地进行伤口一期缝合。

伤口缝合的禁忌证包括深刺或穿刺伤口、污染伤口、小型而不美观的动物咬伤、脓腔,以及明显延迟就医的伤口。对于发生 18h 后就医,无并发症的伤口,应延迟一期缝合。当计划延迟关闭时,应清理创面并清除异物,等待 4~5 天后,如果出现干净的肉芽组织,就可以缝闭伤口。撕裂伤应该闭合,如有需要,用可吸收线分层缝合伤口。

非常大或正在扩张的血肿需要及时清除,以减少因压力或继发性感染造成组织坏死。大的外阴血肿应沿靠近阴道口的内侧黏膜表面切开,切开血肿后,清除基底部的血块和无血供的组织,彻底止血后,放置闭式引流管,从切口旁的皮肤部位引出固定,再缝合皮肤切口。闭式引流可以防止血液再次积聚,减轻疼痛,减少细菌生长的风险。大多数情况下,24h 后可以拔除引流管。

对生殖器损伤治疗后的患者,需要建立愈合过程的随访病案。生殖器损伤的修复可能伴随着某些并发症,如伤口感染、刀口裂开和瘘管形成等。许多作者建议术后局部使用雌激素乳膏以促进组织愈合。应根据损伤和修复的程度,制定随访检查的时间和范围,进行个化随访。术后 3 天或 4 天在门诊检查,几周或几个月后,麻醉下进行阴道镜检查(知识框 41.3)。

知识框 41.3　生殖器损伤的处理步骤

- 安慰稳定患者。
- 采集病史判断是否与损伤相符。
- 检查评估损伤的范围程度。
- 如不适合保守治疗,手术修复。
- 如需要请泌尿外科、普外科、骨外科会诊。
- 随访检查评估愈合情况。

儿童和青少年患者的腹腔镜手术

腹腔镜手术已经成为很多儿童和青少年妇科

疾病的标准术式,如子宫内膜异位症、良性附件肿块、怀疑附件扭转和某些米勒管异常。与标准开放术式相比,腹腔镜手术在儿童和青少年年龄组的优势相似,包括穿刺孔小更美观,放大功能让术野更加清晰可视化,减轻了术后疼痛,缩短了住院时间等。

虽然许多青少年患者是成年人体型,但在儿科进行腹腔镜手术时需要考虑几个技术因素,包括患者体位的摆放、穿刺器的入径、腹腔内的耐受压、穿刺端口的位置、连接端口和设备的管径大小(图41.6)等。患者体位的摆放应与成年患者的体位相似,并可进入阴道进行举宫。可以用示指沿阴道后壁进入阴道完成举宫,也可以用一个小号棒状单齿举宫钳,钳于宫颈前唇上。对于足够大的患者应采用仰卧截石位,两腿放于 Allen 脚蹬内;如果患者太小,可将其摆放成仰卧蛙腿位,以便进入阴道的操作。屈臂(拇指指向前方以避免正中神经损伤)为手术医师提供了更大的操作空间。在整个手术中,应留置儿科用的导尿管排空膀胱,这不仅可以在妇科手术过程中增大手术视野,而且有助于麻醉师团队调整液体需要量。如果需要准备阴道,用浸有消毒液的海绵棒擦拭,另一种方法是用抽满消毒液的Toomey 注射器,经处女膜开口冲洗阴道。

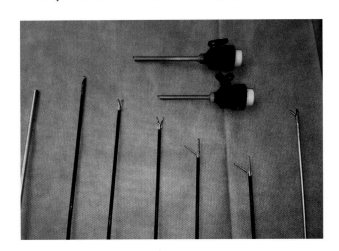

图 41.6　儿科腹腔镜设备。2mm,3mm,5mm 直径的部分器械(Courtesy of Karen Diefenbach,MD.Nationwide Children's Hospital,Columbus,Ohio.)

与成人患者相似,可以通过多种方法进入腹腔,包括气腹针、套管针直接进入、使用穿刺器或光纤套管针直接目视进入或切开腹壁后开放进入。一般建议从脐中点进入,因为它是腹壁最薄的部分。由于文献中没有证据直接比较儿科患者不同入路方法的并发症发生率,因此,手术医师个人的经验和偏好决定方法的选择。一项 Cochrane 综述(仅对成年患者)显示,不同进入方法的相关并发症发生率没有差异。儿科患者通常很瘦,脐部和骨盆边缘之间的距离很短,关注和理会这些解剖上的差异是避免误入大血管或肠道损伤的关键。

儿科年龄组的气腹充气是根据患者的体积和年龄、身体素质和腹壁顺应性。与成年人相比,儿童腹壁的抵抗力较小,顺应性好,这使得套管针穿刺更加困难,增加了损伤腹腔内结构的风险。充气速率应从低流量开始,以避免迷走神经反应,然后仅增加所需的量,以弥补漏气或吸出造成的亏气。婴儿开始时的注气平均流速应为 1L/min,幼儿为 1~2L/min。推荐的腹内压力为婴幼儿(0~2 岁)8~10mmHg,儿童(2~10 岁)10~12mmHg,青少年(>10 岁)15mmHg(表 41.5)。

表 41.5	
根据年龄推荐腹腔镜手术中腹腔内压力	
年龄 / 岁	压力 /mmHg
0~2	8~10
2~10	10~12
>10	15

侧方辅助穿刺端口应该选择比成人患者位置略高的腹壁上方,在直视下穿刺进入腹腔,以便更符合人体工程学的方法接近骨盆腔,减少损伤膀胱的可能性(图 41.7)。手术医师应该选用最小的端口来完成预期的手术,目前有 2mm,3mm,5mm 和 10mm 套管穿刺器可选用。标本圈套袋通常需要 5mm 的端口,许多器械如分离器、剪刀、抓取钳和双极钳都有 2mm、3mm 和 5mm 的端口尺寸。光镜的尺寸型号不同,在没有明显光损的情况下,选用较小的 4mm 和 5mm 镜体。

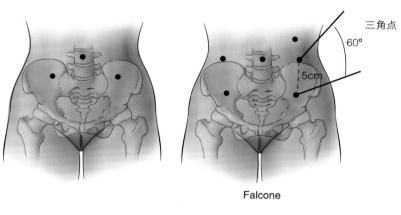

Falcone

图 41.7　儿童患者腹腔镜穿刺端口布局

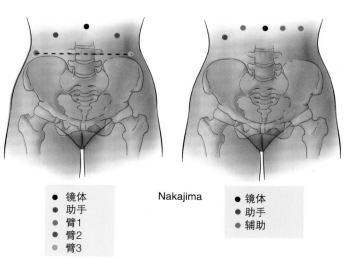

Nakajima

- 镜体
- 助手
- 臂1
- 臂2
- 臂3

- 镜体
- 助手
- 辅助

单切口 / 单孔腹腔镜手术已成功地诊治附件疾病,完成了囊肿切除术、输卵管卵巢切除术、扭转复位、附件活检和卵巢固定术等。单切口腹腔镜手术使用脐一个部切口,单个大的穿刺器套管内有三个小的套管以三角形的方式排列。理论上单切口腹腔镜手术的优势是:套管穿刺切口数量少,减少了套管穿刺进入腹腔损伤肠道或血管的风险,并改善了美观。这种方法的潜在缺点是在盆腔内操作时,器械之间相互交叉,影响操作的流畅性。在儿科和青少年妇科,单切口腹腔镜手术是否比传统腹腔镜手术有明显的优势,还需要更多的实践经验来确定。

附件的手术

女孩和年轻女性的附件肿块有多种病因,包括卵巢和 / 或输卵管的良性和恶性病变。患者可表现为附件扭转出现的急性和剧烈疼痛,或在不相关情况下影像学检查中,偶然发现了无症状的肿块。绝大多数女孩和年轻女性的附件肿块是良性的,在被诊断为卵巢肿瘤的年轻患者中,恶性的只有 10%~20%。

在女孩和年轻女性中,处理附件肿块有两个重要的趋势,增加腹腔镜的使用,更加强调处理卵巢良性病变时尽量保留卵巢组织。虽然目前还没有统一的治疗标准,但许多作者已经报道了他们的经验,对于女孩和年轻女性的附件肿块,术前应用影像学和血清肿瘤标志物进行风险分层评估。

术前风险分层评估的目的是鉴别有恶性肿瘤风险的患者,确保手术方式的恰当,同时考虑切除卵巢和手术分期。恶性肿瘤相关的风险因素包括影像学表现,如肿瘤体积大、内回声杂乱、分隔较厚、有实体成分或乳头状突起;实验室检验结果血清肿瘤标志物升高。Rogers 等报道,126 例小于 18 岁的患者,发现肿块大于 8cm 阈值和肿块内回声杂乱,可以识别所有的恶性肿瘤。Papic 等报道,研究了 150 多例卵巢肿块患者,总结认为肿块小于 10cm、大部分囊性且肿瘤标记阴性的肿瘤,几乎都是良性的。Aldrink 等报道,在恰当治疗卵巢恶性肿瘤的同时,施行多学科的思考,妥善地降低了良性卵巢疾病行卵巢切除术的可能性(表 41.6)。

表 41.6

青春期前女孩最常见的卵巢肿块

卵巢肿块 病理类型	良性	恶性
单纯囊肿	滤泡囊肿 黄体囊肿	
生殖细胞肿瘤	良性囊性畸胎瘤 性腺母细胞瘤	未成熟畸胎瘤 成熟囊性畸胎瘤伴 　恶性转化 无性细胞瘤 卵黄囊瘤 胚胎性癌 多胚瘤
间质肿瘤	卵泡膜细胞瘤 纤维瘤	幼稚型颗粒细胞瘤 Sertoli-Leydig 肿瘤
上皮肿瘤	浆液性囊腺瘤 黏液性囊腺瘤 子宫内膜样肿瘤 Brenner 肿瘤	浆液性囊腺癌 黏液性囊腺癌 交界性上皮肿瘤 恶性 Brenner 肿瘤

在没有急性外科急症如疑似附件扭转或腹腔积血的情况下,患者应完成术前风险分层检查,以评估恶性肿瘤的风险,并评估手术干预的必要性和手术方式。如果术前风险分层评估显示低风险的恶性肿瘤,卵巢囊肿切除术是首选的手术方式。

手术方式取决于肿块的大小,患者的身体体质,以及手术者的偏好和 / 或经验。有几位作者报道成功地使用腹腔镜切除良性卵巢囊肿。Dural 等和 Reiger 等都报道了一系列进行腹腔镜附件手术的案例,并发症很少。争议反对腹腔镜卵巢囊肿切除术的一个关切是术中囊肿破裂伴随继发并发症,如化学性腹膜炎、复发、恶性肿瘤的分期上升、粘连形成或不孕症。Yousef 等对卵巢良、恶性疾病患者术后随访,比较术中囊肿破裂与未破裂患者的复发率无差异。Childress 等报道了对 144 例良性囊性畸胎瘤行囊肿切除术患者的系列研究,大部分患者(106/144)行腹腔镜手术,其中大部分患者术中囊肿内容物外溢,术后几乎没有并发症。虽然腹腔镜手术和肿瘤大于 5cm 是术中囊肿破裂的风险因素,但腹腔镜组与开腹组在复发率和再次手术方面无差异。

大的囊性肿块可以通过腹部小切口完成,先对肿瘤减压,再切除囊肿。Trotman 等比较了 44 例因附件良性病变行小切口或腹腔镜手术的案例,结果显示术后恢复时间无差异。腹部小切口组囊肿大小中位数为 15.5cm，腹腔镜组为 6.0cm。

卵巢保留（Ovarian Preservation）

在处理女孩和年轻女性卵巢肿块时，存在明显的不同，在这组人群中，保留卵巢是优先考虑的问题。绝大多数女孩和年轻女性的卵巢肿块是囊肿或良性肿瘤，不需要切除整个卵巢。Berger-Chen 等报道，18 岁以下女孩患有良性卵巢疾病的案例，有 40% 接受了卵巢切除术。在其系列研究中，12 岁以上女孩，患有良性卵巢疾病，接受妇科医师治疗，更有可能施行卵巢囊肿切除术，而不是卵巢切除术。Bergeron 等报道 194 例 21 岁以下的良性卵巢疾病患者，妇科医师（80%）比普通外科医师（68%）更有可能行卵巢囊肿切除术。Gonzalez 等认为将卵巢切除术作为良性卵巢肿瘤治疗术式，存在几个风险因素，包括医疗组中没有妇科专业医师，手术由儿外科医师而不是妇科医师施行，以及患者直接从急症室入院。对于附件肿块需要手术治疗的患者，妇科医师在倡导卵巢保留方面发挥着重要的作用。

卵巢囊肿切除术

无论手术方式如何，卵巢囊肿切除术的方法与成人保留生育能力的囊肿切除术相似。该手术的目的就是从覆盖的卵巢组织中，分离并完整移除囊肿。在卵巢组织表面切口，可以用锐利的剪刀，也可以用电灼切开，切口位于囊肿的最大平面，靠近正常卵巢组织的部分，通常靠近卵巢门。理想情况下，切口不应进入囊肿腔内（图 41.8A）。确定卵巢和囊肿之间的间隙平面，用水压分离（用腹腔镜冲洗 / 吸引器）有助于进一步延展间隙平面。使用无创抓钳撕扯的方法，将覆盖在囊肿表面的卵巢组织剥离。对于恶性肿瘤风险低，又非常大的囊肿，可以有目的地将囊肿刺破减压，有利于剥离和切除。完全切除囊肿后，必须检查卵巢彻底止血，可以通过缝合、电凝和 / 或止血药物进行止血，剩余的卵巢组织不需要重新靠拢或关闭塑形（图 41.8B）。通过检测窦卵泡数目和抗米勒激素（anti-müllerian hormone，AMH）水平，有限的资料提示卵巢囊肿切除术可能对卵巢储备有短期和长期的负面影响。为了减少对卵巢储备潜在的负面影响，在处理卵巢时应小心仔细，谨慎使用电凝（知识框 41.4）。

知识框 41.4　卵巢囊肿切除术步骤
● 完成术前风险评估。
● 确定手术入径。
● 切开肿块表面卵巢皮质。
● 延展囊肿和卵巢之间的间隙，可以用水压分离。
● 切除囊肿。
● 电凝或缝合卵巢组织，确切止血。

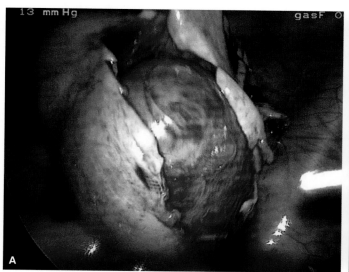
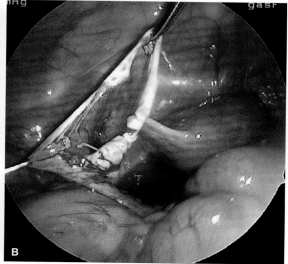

图 41.8　A. 卵巢囊肿切除术。卵巢切口不能切破下方的囊肿，卵巢表面组织和囊肿之间有间隙。B. 切除卵巢囊肿后止血卵巢组织（Courtesy of Geri D. Hewitt，Chief，Department of Obstetrics and Gynecology，General Division Obstetrics and Gynecology，Nationwide Children's Hospital，Columbus，Ohio.）

输卵管旁囊肿

输卵管旁囊肿（paratubal cysts，PCT），也称为卵巢旁囊肿，是中肾管旁或中肾管的残迹，与肥胖和高雄激素性有关，PCT 在输卵管和卵巢之间的阔韧带位置。PCT 在青少年中更常见，可能与激素介导有关。PCT 的大小从小于 1cm（图 41.9A）到大于 8cm（图 41.9B）不等，患者表现的症状各异，急性扭转性疼痛，或因肿块张力效应产生的钝感、坠胀痛或完全无症状。Muolokwu 等的系列研究报道术前诊断 PCT 比较困难，只有 30% 的 PCT 在术前被鉴别诊断。超声表现为单房、无回声或低回声囊块。术前鉴别诊断包括卵巢囊肿、PCT、肠系膜囊肿、腹腔或盆腔淋巴管瘤。盆腔 MRI 对 PCT 的诊断有帮助，PCT 表现为靠近同侧圆韧带或子宫的肿物，均匀性囊性肿物和 / 或能清晰看到分开的正常卵巢。与 PCT 相关的肿瘤发生率为 2%~3%，包括囊腺癌、乳头状癌和浆液性乳头状肿瘤。在无指征立即手术干预的情况下，如扭转、出血或破裂，术前应完成对恶性肿瘤的分层风险评估。

手术的目的是完全切除肿块，同时保留输卵管的功能。根据肿块的大小，可以采用腹腔镜或腹部小切口减压，如前述的手术方法。进入腹腔后，第一步应确认肿块为 PCT，并确定双侧卵巢正常。应识别输卵管到伞端，如果肿块较大且输卵管扭曲，则有一定的难度，应返回到宫角部开始，就可以容易地寻到输卵管伞端。然后，在阔韧带表面（译者注：卵巢 - 子宫韧带和输卵管之间的阔韧带，也称为输卵管系膜，多在后叶表面纵切口）做切口，远离输卵管，避免横向切开或损伤输卵管，可用水压分离或锐性分离，延展囊肿与表面阔韧带之间的组织

间隙界面（图 41.9C），应完整切除肿物。阔韧带的止血可采用电凝或局部缝扎的方法。如果 PCT 非常大，可能需要进入囊腔抽吸减压，以便于取出（知识框 41.5）。

知识框 41.5　输卵管旁囊肿切除术步骤
• 显示正常卵巢确定诊断。
• 确定输卵管和伞端的位置。
• 在输卵管旁囊肿表面切开阔韧带。
• 锐性剥离或水分离阔韧带下方的囊肿。
• 切除输卵管旁囊肿。
• 电凝或缝扎阔韧带止血。

附件扭转的处理

附件扭转是外科急症，在 20 岁以下的女性中发生率为 4.9/10 万。附件扭转大部分同时累及输卵管和卵巢，单独的卵巢或输卵管扭转较少见。多数附件扭曲是由于附件病理状况引起，包括良性囊性畸胎瘤或出血性卵巢囊肿、少见的 PCT、囊腺瘤或输卵管积水。正常附件扭转多见于初潮前的女孩，推测与成年女性相比，子宫相对较小，子宫 - 卵巢韧带较长的原因。

附件扭转是临床诊断，需要高度怀疑，因为没有实验室或影像学研究排除或确定这一诊断。患者通常以急腹症或盆腔疼痛为主诉，有时伴有恶心、呕吐或厌食。体格检查可发现心动过速、低热和腹部局限性压痛，可能有反跳痛。怀疑患者附件扭转时，经腹盆腔超声与彩色多普勒检查，检测血流进出附件的量是最有帮助的影像学方法。不幸的是，多普勒血流的存在或缺失，不能排除或确定扭转的诊断。超声的检查结果增加了对附件扭转

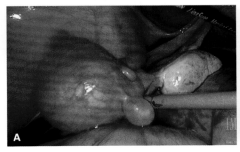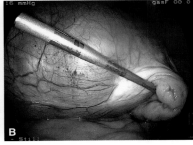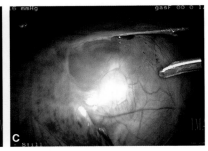

图 41.9　A. 输卵管旁囊肿。B. 邻近正常卵巢大的输卵管旁囊肿。C. 切开阔韧带表面，分离大囊肿下方的组织间隙界面（Courtesy of Geri D. Hewitt，Chief，Department of Obstetrics and Gynecology，General Division Obstetrics and Gynecology，Nationwide Children's Hospital，Columbus，Ohio.）

的拟诊,影像包括单侧卵巢肿大或不对称的卵巢增大,由于水肿导致的一侧卵巢异质性肿大,单纯性或混杂性附件区肿块,存在或下降/消失的彩色多普勒血流信号,因缺血性间质水肿卵泡排列于卵巢周边,均质化的卵巢(medialization of the ovary),子宫从中线偏移,游离的盆腔积液,涡流征象(被认为是卵巢蒂扭曲导致的血管扭转缠绕)。

怀疑附件扭转的患者需要立即手术处理,常用诊断性腹腔镜检查。对于怀疑扭转的患者,手术的目的是缓解症状,确定诊断和卵巢保留。对于减少不可逆附件损害(包括卵巢坏死)的可能性,及时的手术干预至关重要。

从历史上看,如果在手术中诊断为扭转,忽略潜在的恶性肿瘤、扭转后的血栓栓塞的风险,认为黑色和出血附件是不可逆转的损伤,就应该切除卵巢。幸运的是,在年轻患者中卵巢恶性肿瘤很少见,而附件扭转时卵巢恶性肿瘤的发生率约为2%。如果卵巢的外观提示为恶性肿瘤,应在复位扭转时进行卵巢活检。血栓栓塞仅是一个理论上的问题,因为附件扭转时肺栓塞的发生率仅为0.2%。最后,即使是黑色的出血性卵巢,在复位扭转后颜色没有改变,在复位后最早6周,就显示有卵泡发育和正常的多普勒血流信号。目前对于附件扭转是保守的处理,第一步就是复位附件。如果有肿块,则行囊肿切除术以防止复发。如果卵巢水肿或出血严重,在最初的腹腔镜手术和复位时,不大可能切除卵巢囊肿,可以至少6周后再进行分期手术。

尽管,文献中对于绝经前女性的附件扭转,普遍接受保守性干预,但多数患者仍接受了卵巢切除术(图41.10A,B)。Campbell等在儿童健康信息系统(Pediatric Health Information System,PHIS)中,报告了2011年12月31日前5年中内,1 151例18岁及以下患者进行附件扭转治疗的案例,发现38%的患者接受了卵巢切除术(知识框41.6)。

知识框41.6　附件扭转处理的手术步骤
● 复位附件。
● 切除可疑存在的卵巢囊肿。
● 如担忧恶性肿瘤就行卵巢活检。
● 考虑卵巢固定术。

附件扭转复发的风险约为5%,有过正常附件扭转的患者复发的风险可能更高。作为附件扭转保守治疗的直接结果,更多的患者可能有复发的潜在风险。虽然,已经证明切除同侧附件肿块可以降低复发的风险,而卵巢固定术的作用仍存在争议,且不能完全消除复发的风险。

卵巢固定术

卵巢固定术是一种限制卵巢活动和减少将来附件再扭转可能的手术技术。关于卵巢固定术的问题包括潜在的风险和获益,患者的选择,以及手术的时机和方式。虽然对于卵巢固定术没有明确的建议,也没有长期的随访数据,但最有力支持卵巢固定术的情形包括正常附件扭转、复发性扭转、

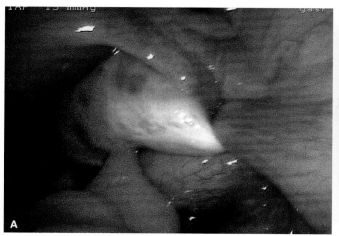
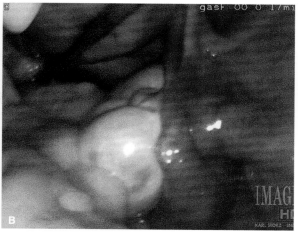

图 41.10　A. 附件扭转,卵巢因扭转呈现肿胀、变黑、出血。B. 完全复位后的附件,卵巢恢复了正常的外观,肿胀减轻了 (Courtesy of Geri D. Hewitt, Chief, Department of Obstetrics and Gynecology, General Division Obstetrics and Gynecology, Nationwide Children's Hospital, Columbus, Ohio.)

双侧扭转,以及对侧卵巢因扭转切除后的孤卵巢。然而,这种手术也有风险包括可能对生育有负面影响,干扰输卵管血供,损害输卵管功能,或输卵管-卵巢信息交流。尽管,在初次手术时就进行卵巢固定术,可以减少再次手术的可能性,但如果在初次手术时附件水肿严重,延迟手术可以为患者和家属提供更好的咨询服务,并有利于再次手术。

卵巢固定术一般有两种术式,一种是缩短子宫-卵巢韧带,另一种是将卵巢固定在其周围的结构上。目前没有关于两种术式的疗效和安全性的可比较性数据。子宫-卵巢韧带皱褶缩短法(utero-ovarian ligament plication)可能有利于韧带恢复正常的长度,减少输卵管-卵巢之间的交联。此外,也可将卵巢固定在盆腔侧壁、同侧圆韧带或子宫底后方,大多数作者推荐在卵巢固定术时使用可吸收缝线,这两种术式都可以使用腹腔镜完成。

要点

■ 虽然各州的法律不尽相同,但对未满 18 岁的患者进行医疗服务包括外科手术,大多数州都要求获得父母和 / 或其监护人的同意。根据患者的发育状况,手术前应咨询未成年患者的意见,并征得她们的同意。

■ 应咨询儿科专家有关预防性抗生素剂量、术前禁饮食要求、静脉血栓栓塞预防、相关器械设备、患者体位的摆放,以及术后疼痛的处理。

■ 麻醉下的阴道镜检查,一般用于检查年轻患者的阴道上段和宫颈。最常见的指征是出血、持续性阴道分泌物、处女膜以上外伤、怀疑异物存在和各种先天性疾病。

■ 修复处女膜畸形,最好在乳房初发育后进行,切除冗余的处女膜组织,用可吸收缝线间断缝合止血,一些处女膜异常可以在门诊局麻下完成。

■ 生殖器损伤是意外和非意外原因造成的后果。评估的重点应该是排除性虐待和检查受伤的程度。保守治疗的前提条件是能够自行大小便,仅有少量出血,并能成功检查评估损伤的程度。大面积的损伤修复可能涉及多个器官,需要与其他专科医师合作。

■ 儿童年龄组进行腹腔镜手术需要更小的器械,穿刺进入腹腔需要加倍小心,更低的注气速率和较低的腹腔内维持压力。

■ 妇科医师是卵巢保留的重要倡导者,应与外科医师合作,对出现附件肿块的患者进行术前恶性肿瘤风险评估检查,其中绝大多数是良性的。相当大比例的女孩和年轻女性,因良性肿瘤,仍然承受了不必要的卵巢切除术。当卵巢恶性肿瘤风险较低时,应行卵巢囊肿切除术。

■ 输卵管旁囊肿常见于肥胖青少年,在月经初潮前少见。输卵管旁囊肿应彻底切除,小心避免损伤输卵管。患者可无症状或出现附件或输卵管扭转。

■ 附件扭转应复位保守治疗,而不是行卵巢切除术,因为潜在的恶性肿瘤、血栓栓塞事件、卵巢坏死和脓毒血症发生的风险非常小。如果存在卵巢肿块,应在复位的同时切除卵巢囊肿。

■ 卵巢固定术仍有争议,普遍认同的情况是复发性扭转、双侧扭转、正常附件扭转和对侧卵巢已被切除。卵巢固定术有两种术式,缩短子宫-卵巢韧带和卵巢固定在其周围组织结构上。

(赵兴波 张辉 颜磊 译)

参考文献

Abbas PI, Dietrich JE, Francis JA, et al. Ovarian-sparing surgery in pediatric benign ovarian tumors. *J Pediatr Adolesc Gynecol* 2016;29:506–510.

Ahmad G, Duffy JM, Phillips K, et al. Laparoscopic entry techniques. *Cochrane Database Syst Rev* 2008;2:1–29.

Alammari R, Lightfoot M, Hye-Chun H. Impact of cystectomy on ovarian reserve: review of the literature. *J Minim Invasive Gynecol* 2016;24:247–257.

Aldrink JH, Gonzalez DO, Sales S, et al. Using quality improvement methodology to improve ovarian salvage for benign ovarian masses. *J Pediatr Surg* 2017. pii: S0022-3468(17)30638-3. doi:10.1016/j.jpedsurg.2017.10.016. [Epub ahead of print.]

Asare E, Greenberg S, Szabo S, et al. Giant paratubal cyst in adolescence: case report, modified minimal access surgical technique, and literature review. *J Pediatr Adolesc Gynecol* 2015;28:e143–e145.

Benjamins L. Genital trauma in pediatric and adolescent females. *J Pediatr Adolesc Gynecol* 2009;22:129–133.

Berger-Chen S, Herzog TJ, Lewin SN, et al. Access to conservative surgical therapy for adolescents with benign ovarian masses. *Obstet Gynecol* 2012;119(2 Pt 1):270–275.

Bergeron LM, Bishop KC, Heofgen HR, et al. Surgical management of benign adnexal masses in the pediatric/adolescent population: an 11-year review. *J Pediatr Adolesc Gynecol* 2017;30:123–127.

Bertozzi M, Esposito C, Vella C, et al. Pediatric ovarian torsion and its recurrence: a multicenter study. *J Pediatr Adolesc Gynecol* 2016;30:413–417.

Biscette S, Yoost J, Hertweck P, et al. Laparoscopy in pregnancy and the pediatric patient. *Obstet Gynecol Clin North Am* 2011;28:757–776.

Broach A, Mansuria S, Sanfilippo J. Pediatric and adolescent gynecologic laparoscopy. *Clin Obstet Gynecol* 2009;52(3):380–389.

Campbell B, Austin D, Kahn O, et al. Current trends in the surgical treatment of pediatric ovarian torsion: we can do better. *J Pediatr Surg* 2015;50:1374–1377.

Casal P, Kojima Y. Robotic-assisted laparoscopic surgery in pediatric urology: an update. *Scand J Surg* 2009;98:110–119.

Casey J, Bjurlin M, Cheng E. Pediatric genital injury: an analysis of the National Electronic Injury Surveillance System. *Urology* 2013;82:1125–1131.

Casey J, Yunker A, Anderson A. Gynecologic surgery in the pediatric and adolescent populations: review of perioperative and operative considerations. *J Minim Invasive Gynecol* 2016;23(7):1033–1039.

Childress K, Dietrich J. Pediatric ovarian torsion. *Surg Clin North Am* 2017;97:209–221.

Childress K, Perez-Milicua G, Hakin J, et al. Intraoperative rupture of ovarian dermoid cysts in the pediatric and adolescent population: should this change your surgical management? *J Pediatr Adolesc Gynecol* 2017;30(6):636–640.

Cho R, Gordon D, Leoon-Casasola O, et al. Management of postoperative pain: a clinical practice guideline from the American Pain Society, the American Society of Regional Anesthesia and Pain Medicine, and the American Society of Anesthesiologists' Committee on Regional Anesthesia, Executive Committee, and Administrative Council. *J Pain* 2016;27(2):131–157.

Comeau I, Hubner N, Kives S, et al. Rates and technique for oophoropexy in pediatric ovarian torsion: a single-institution case series. *J Pediatr Adolesc Gynecol* 2016;30:418–421.

Dural O, Yasa C, Bastu E, et al. Laparoscopic outcomes of adnexal surgery in older children and adolescents. *J Pediatr Adolesc Gynecol* 2017;30:128–131.

Gonzalez DO, Cooper JN, Aldrink JH, et al. Variability in surgical management of benign ovarian neoplasms in children. *J Pediatr Surg* 2017;52(6):944–950.

Herman AJ, Kluivers KB, Winjnen MH, et al. Diagnosis and treatment of adnexal masses in children and adolescents. *Obstet Gynecol* 2015;125:611–615.

Herman H, Shalev A, Ginat S, et al. Clinical characteristics of adnexal torsion in premenarchal patients. *Arch Gynecol Obstet* 2016;293:603–608.

Jones J, Worthington R. Genital and anal injuries requiring surgical repair in females less than 21 years of age. *J Pediatr Adolesc Gynecol* 2008;21:207–211.

Kiseli M, Caglar G, Cengiz S, et al. Clinical diagnosis and complications of paratubal cysts: review of the literature and report of uncommon presentations. *Arch Gynecol Obstet* 2012;285:1563–1569.

Litz C, Danielson PD, Chandler NM. Single incision laparoscopic surgery for pediatric adnexal pathology. *J Pediatr Surg* 2014;49:1156–1158.

Madenci AL, Levine B, Laufer MR, et al. Preoperative risk stratification of children with ovarian tumors. *J Pediatr Surg* 2016;51:1507–1512.

McCann J, Miyamoto S, Boyle C, et al. Healing of nonhymenal genial injuries in prepubertal and adolescent girls: a descriptive study. *Pediatrics* 2007;120:1000–1011.

Merritt D. Genital trauma in prepubertal girls and adolescents. *Curr Opin Obstet Gynecol* 2011;23:307–314.

Merritt D. Genital trauma in the pediatric and adolescent female. *Obstet Gynecol Clin North Am* 2009;36:85–98.

Michelotti B, Segura BJ, Sau I, et al. Surgical management of ovarian disease in infants, children, and adolescents: a 15-year review. *J Laparoendosc Adv Surg Tech A* 2010;20:261–264.

Miller R, Breech, L. Surgical correction of vaginal anomalies. *Clin Obstet Gynecol* 2008;51(2):223–236.

Muolokwu E, Sanchez J, Bercaw J, et al. The incidence and surgical management of the paratubal cysts in a pediatric and adolescent population. *J Pediatr Surg* 2011;46:2161–2163.

Muolokwu E, Sanchez J, Bercaw J, et al. Paratubal cysts, obesity, and hyperandrogenism. *J Pediatr Surg* 2011;46:2164–2167.

Nakhal RS, Wood D, Creighton SM. The role of examination under anesthesia (EUA) and vaginoscopy in pediatric and adolescent gynecology: a retrospective review. *J Pediatr Adolesc Gynecol* 2012;25:64–66.

Ossman AME, El-Masy YI, El-Namoury MM, et al. Spontaneous reformation of imperforate hymen after repeated hymenectomy. *J Pediatr Adolesc Gynecol* 2016;29:e63–e65.

Papic JD, Finnell SM, Slaven JE, et al. Predictors of ovarian malignancy in children: overcoming clinical barriers to ovarian preservation. *J Pediatr Surg* 2014;49:144–148.

Peters A, Rindos N, Lee T. Hemostasis during ovarian cystectomy: systematic review of the impact of suturing versus surgical energy on ovarian function. *J Minim Invasive Gynecol* 2016;24:235–246.

Quint EH, McCarthy JD, Smith YR. Vaginal surgery for congenital anomalies. *Clin Obstet Gynecol* 2010;53(1):115–124.

Reiger M, Santos X, Sangi-Haghpeykar H, et al. Laparoscopic outcomes for pelvic pathology in children and adolescents among patients presenting to the pediatric and adolescent gynecology service. *J Pediatr Adolesc Gynecol* 2015;28:157–162.

Rogers EM, Cubides GC, Lacy J, et al. Preoperative risk stratification of adnexal masses: can we predict the optimal surgical management? *J Pediatr Adolesc Gynecol* 2014;27:125–128.

Saxena A, Petnechazy T, Schalamon J, et al. Giant paraovarian cyst in adolescent female: presentation and laparoscopic management. *Eur J Pediatr* 2008;167:487–488.

Smorhick N, Melcer Y, Sari-Meth T, et al. High risk of recurrent torsion in premenarchal girls with torsion of normal adnexa. *Fertil Steril* 2016;105:1561–1565.

Spinelli C, Piscioneri J, Strambi S. Adnexal torsion in adolescents: update and review of the literature. *Curr Opin Obstet Gynecol* 2015;27:320–325.

Spitzer F, Kives S, Caccia N. Retrospective review of unintentional female genital trauma at a pediatric referral center. *Pediatr Emerg Care* 2008;24:831–835.

Tomaszewski J, Casella D, Turner R, et al. Pediatric laparoscopic and robot-assisted laparoscopic surgery: technical considerations. *J Endourol* 2012;26(6):602–613.

Trotman G, Foley C, Taylor J, et al. Postoperative outcomes among pediatric and adolescent patients undergoing mini-laparotomy vs laparoscopy in the management of adnexal

VII

lesions. *J Pediatr Adolesc Gynecol* 2017;30(6):632–635.

Tsafrir Z, Azem F, Hasson J, et al. Risk factors, symptoms, and treatment of ovarian torsion in children: the twelve-year experience of one center. *J Minim Invasive Gynecol* 2012;19:29–33.

Yousef Y, Pucci V, Emil S. The relationship between intra-operative rupture and recurrence of pediatric ovarian neoplasms: preliminary observations. *J Pediatr Adolesc Gynecol* 2016;29(2):111–116.

VII

第八部分

产科并发症的手术治疗

产科出血的手术治疗

Jason D. Wright, Annette Perez-Delboy

潜在出血的治疗准备	子宫压迫缝扎术	逆行输尿管支架置入术
系统准备	髂内动脉结扎术（Hypogastric Artery	血管内导管的使用
胎盘植入多学科团队和卓越中心	Ligation）	**术中出血处理**
产后出血的诊断与评估检查	**围产期子宫切除术**	成分输血
创伤	疑似胎盘植入的子宫切除术	术中血液回收
组织	意外胎盘植入的子宫切除术	止血剂
乏力	急症子宫切除术（Emergent Hysterectomy）	主动脉压迫
凝血酶（Thrombin）	**围手术期注意事项（Perioperative**	盆腔填塞
保留子宫的手术策略	Considerations）	**围产期子宫切除术的并发症及预后**
子宫动脉缝扎术	分娩时机	**胎盘植入的保守治疗**

产后出血（postpartum hemorrhage，PPH）是产妇死亡（maternal mortality）最常见的原因之一。在美国，PPH 的发病率为 3%，或每年有 125 000 例。在美国，PPH 占产妇死亡人数的 10%，在发展中国家占产妇死亡人数的 25%。发展中国家 PPH 发病率的增加是由于缺乏广泛使用子宫收缩剂。据估计，全世界每年约有 14 万名女性死于 PPH。

PPH 的病因多种多样，包括子宫收缩乏力、胎盘形成异常（胎盘植入）和生殖道裂伤。出生体重、引产和催产（labor induction and augmentation）、绒毛膜羊膜炎、硫酸镁的使用、既往有产科出血史都与 PPH 风险增加有关。曾有过 PPH 的孕妇，第二次妊娠出现 PPH 的概率为 15%，第三次妊娠 PPH 发生概率为 22%。据估计，在美国围产期子宫切除术占分娩总数的 0.08%。

潜在出血的治疗准备

系统准备

每个分娩机构都应该有产科出血的处理预案。为了提高防范意识和敦促准备，安全孕产倡议（Safe Motherhood Initiative，SMI）和美国妇产科医师学会（American College of Obstetricians and Gynecologists，ACOG）开发了一套产科出血方案，概述了产科出血的标准化管理规范。这一规范的关键要素包括识别和预防、响应、准备就绪和报告 / 系统学习。

风险评估包括对每位女性发生产科出血的风险进行周密的分析。风险评估过程是动态的，从产前开始，在分娩入院时和分娩时再次进行，以确定当需要血液制品时的供给性（availability）（表 42.1）。有胎盘植入危险因素的患者应进行影像学检查以明确胎盘的位置，如有必要，应转诊到具有处理胎盘植入专长的医疗中心。超声和磁共振成像（magnetic resonance imaging，MRI）广泛地用于诊断胎盘植入。

术前准备的一个重要组成部分是实施大量输血方案（表 42.2），该方案应包括关于血液制品供应以及如何启动和实施方案的详细说明。所有分娩机构和助产单位应配备一辆带有必要药物（表 42.3）和器械（表 42.4）的产科出血抢救车（hemorrhage cart），以便在阴道分娩和剖宫产时处理产后出血。对于出血的妇女，应制定详细的出血处理方案（表 42.5）。SMI 推荐了一个根据失血量、生命体征和实验室检查值确定出血严重程度的分阶段方案。

表 42.1			
产科出血的风险评估			
评估时间	风险等级	特征	应对处置
产前		• 疑似胎盘前置 / 粘连 / 植入 / 穿透性植入 • 孕前 BMI>50kg/m^2 • 临床明显的出血性疾病 • 其他内科 / 外科风险	• 转诊到适当级别的分娩医疗机构
入院分娩	中级	• 既往剖宫产、子宫手术、多次开腹手术史 • 多胎妊娠 • >4 次先前分娩 • 既往产科出血史 • 伴有大平滑肌瘤 • 估计胎儿体重 >4 000g • 肥胖（BMI>40kg/m^2） • 血细胞比容 <30%	• 血型鉴定和抗体筛查
	高级	• 前置胎盘 / 低置胎盘 • 疑似胎盘植入 / 穿透性植入 • 血小板计数 <70 000 • 活动性出血 • 已知的凝血障碍 • 两项或两项以上中等风险因素	• 血型鉴定和交叉配血
分娩时	中级	• 绒毛膜羊膜炎 • 催产素引产 >24h • 第二产程延长 • 硫酸镁的使用	• 血型鉴定和抗体筛查
	高级	• 新的或活动性出血 • 两项或两项以上中等风险因素	• 血型鉴定和交叉配血

BMI（body mass index）：体重指数。

Reprinted from Fleischer A, Meirowitz N. Care bundles for management of obstetrical hemorrhage. *Semin Perinatol*. 2016;40（2）:99-108. Copyright © 2016 Elsevier. With permission.

表 42.2
大量输血方案注意事项

每个机构都制定有大量输血的协议

- 如何激活大量输血协议（MTP）
- 血库编号和位置
- 血库工作人员和预定输血团队都了解的血液紧急发放协议
- 如何将血液运送到分娩地点的计划
- 确定如何获得额外需要的血液制品
- 获取系列实验室检查的机制

患者目前正在出血,有无法控制的出血风险

- 激活 MTP（有可用的电话号码）
- 护理 / 麻醉抽血送实验室检查:血型和交叉配血、血红蛋白、血小板计数、PT/PTT、纤维蛋白原、ABG

需要立即输血

- 给予 2~4 单位的 O 型阴性 PRBC（"紧急发放协议"）。
- 获取大量的输血包:6 单位 PRBC,4 单位 FFP,1 个单采治疗量血小板（apheresis pack of platelets）。

MTP（Massive Transfusion Protocol）:大量输血协议;PT（Prothrombin Time）:凝血酶原时间;PTT（Partial Thromboplastin Time）:部分凝血活酶时间,部分促凝血酶原激酶时间;ABG（Arterial Blood Gas）:动脉血气分析;PRBC（Packed Red Blood Cells）:浓缩红细胞;FFP（Fresh Frozen Plasma）:新鲜冷冻血浆。

Reprinted from Fleischer A, Meirowitz N. Care bundles for management of obstetrical hemorrhage. *Semin Perinatol*. 2016;40（2）:99-108. Copyright © 2016 Elsevier. With permission.

表 42.3

治疗产后出血的子宫收缩剂

药剂	剂量
缩宫素(Oxytocin/Pitocin)	每 500~1 000mL 溶液加 10~40 单位
甲基麦角新碱(Methylergonovine/Methergine)	0.2mg IM(可重复使用)
卡前列醇(Hemobate/Carboprost)	250μg IM(可在每 15min 重复一次,最多 8 次)
米索前列醇(Misoprostol/Cytotec)	800~1 000μg 直肠
	600μg 口服
	800μg 舌下

表 42.4

产科出血专用车备用器械

阴道分娩	剖宫产/开腹手术
阴道拉钩和长叶重锤阴道拉钩	子宫切除包
长器械(持针器、剪刀、Kelly 血管钳、卵圆钳)	1 号铬制或普通肠线和可重复使用的子宫压迫缝合直针持针器
放置子宫内的球囊	放置子宫内的球囊
Banjo 刮匙	操作说明(球囊放置,压迫缝合,血管结扎)
操作说明(球囊放置)	

Reprinted from Fleischer A, Meirowitz N. Care bundles for management of obstetrical hemorrhage. *Semin Perinatol.* 2016;40(2):99-108. Copyright © 2016 Elsevier. With permission.

表 42.5

安全孕产倡议(SMI)产科出血协议

	第 1 阶段	第 2 阶段	第 3 阶段	第 4 阶段
定义	• 阴道分娩估算出血量(EBL)>500mL,或剖宫产时 >1 000mL • 正常生命体征和实验室值	• EBL 持续高达 1 500mL • >2 次子宫收缩剂应用,有正常的生命体征和实验室值	• EBL 持续 >1 500mL 或给予 2 单位 PRBC • 有隐匿性出血/凝血障碍危险的患者 • 任何异常生命体征/实验室值/少尿	• 心血管衰竭(大出血、深度低血容量性休克、羊水栓塞)
初始步骤	• 确保 16G 或 18G 静脉通道可使用 • 增加静脉输液(晶体) • 插入导尿管 • 按摩宫底	• 调动额外的帮助 • 置第二个静脉通道(16G~18G) • 抽血进行 STAT 实验室检查(CBC,凝血实验,纤维蛋白原) • 准备 OR	• 调动额外的帮助 • 转移至 OR • 通报临床状态(生命体征、失血量、病因) • 概述和沟通治疗计划	• 调动更多资源
药品	• 增加缩宫素,增强子宫收缩	• 继续第一阶段的药物治疗	• 继续第一阶段的药物治疗	• ACLS
血库	• 血型和交叉配血 2 个单位 PRBC	• 获得 2 个单位 PRBC(不要等待实验室检查结果) • 准备 2 个单位 FFP	• 启动 MTP(加入冷沉淀)	• 同时积极大量输血
措施	• 确定病因和治疗 • 如果有临床指征,准备 OR(良好的观察/检查)	• 以止血为目标的逐步升级治疗	• 实现止血,基于病因干预	• 立即手术干预,确保止血(子宫切除术)

SMI(Safe Motherhood Initiative):安全孕产倡议;EBL(Etimated Blood Loss):估算出血量;STAT(Security Test and Analysis Tool):安全测试和分析工具;OR(Operating Room):手术室/间;CBC(Complete Blood Count):全血细胞计数(血常规);ACLS(Advanced Cardiac Life Support):高级心脏生命支持;FFP(Fresh Frozen Plasma):新鲜冷冻血浆;MTP(Massive Transfusion Protocol):大量输血协议。

From Fleischer A, Meirowitz N. Care bundles for management of obstetrical hemorrhage. *Semin Perinatol.* 2016;40(2):99-108.

每一个产科出血事件都是改善将来出血病例处理的机会,对于高危风险患者应鼓励团队协作,应进行事后汇报总结以确定系统问题,每个医疗机构应监控其结果和过程指标。

胎盘植入多学科团队和卓越中心

胎盘植入是 PPH 最常见的病因之一,术前的准备和计划对降低分娩发病率至关重要。多学科专家团队参与胎盘植入的处理与改善预后有关。多学科团队包括产科医师、母胎医学专家(maternal-fetal medicine experts)、妇科肿瘤医师、麻醉科医师、泌尿科医师、血管外科医师、儿科医师、重症监护专家和护士。术前团队会议有助于手术计划的制订和后续医护的协作。

许多专家建议将疑似胎盘植入的妇女推荐到有经验的医疗中心。研究表明,胎盘植入妇女在高容量医疗中心(high-volume center)接受治疗时,其围手术期死亡率降低。胎盘植入转诊中心认证的标准包括多学科团队的可用性、重症监护的设施和服务(包括外科重症监护、新生儿重症监护和介入放射学)以及血液制品的提供。怀疑有胎盘植入或综合评估临床因素患者有胎盘植入高风险的患者应转诊到胎盘植入转诊中心(表 42.6)。

表 42.6	
胎盘植入卓越中心分类标准和推荐转诊到卓越中心的指南	
胎盘植入卓越中心建议标准	
多学科团队	• 经验丰富的母胎医学医师或产科医师
	• 影像学专家(超声)
	• 盆腔外科医师(妇科肿瘤医师、妇泌尿外科医师)
	• 麻醉师(产科或心脏麻醉)
	• 泌尿科医师
	• 创伤或普通外科医师
	• 介入放射科医师
	• 新生儿科医师
重症监护病房和设施	• 介入放射学
	• 外科和内科重症监护室(24h 可用的重症监护室)
	• 新生儿重症监护室(适合新生儿的胎龄)

表 42.6	
胎盘植入卓越中心分类标准和推荐转诊到卓越中心的指南(续)	
血液服务	• 大量输血能力
	• 血液回收和回输
	• 获得替代血液制品的经验和途径
	• 输血医学专家或血库病理学家的指导

考虑转诊到胎盘植入卓越中心的标准

- 超声检查怀疑胎盘植入
- 前置胎盘伴超声表现异常
- 前置胎盘且剖宫产 >3 次
- 经典剖宫产及前置胎盘史
- 子宫内膜消融术或盆腔照射史
- 在有胎盘植入危险因素的妇女中,不能充分评估或排除可疑胎盘植入
- 任何其他理由怀疑胎盘植入

Reprinted from Silver RM, Fox KA, Barton JR, et al. Center of excellence for placenta accreta. *Am J Obstet Gynecol*. 2015; 212(5): 561-568. Copyright © 2015 Elsevier. With permission.

产后出血的诊断与评估检查

对分娩时失血量的估计是主观的,且往往不准确,因为医护人员(caregivers)总是低估实际失血量。2011 年,ACOG 提出重新规范的倡议,规范 PPH 的术语语言和病历记录。产后出血 PPH 的定义是,无论分娩方式如何,出血量大于 1 000mL,并在分娩过程后 24h 内,伴有低血容量的体征或症状。

PPH 的病因可分为"4 Ts":①Tone(宫缩乏力);②Tissus(胎盘组织滞留、血块);③Trauma(软产道裂伤、破裂、内翻);④Thrombin(凝血功能障碍)。当确认 PPH 发生后,最重要的第一步就是保持镇静(to remain calm),并向其他产科医师、护士和麻醉师寻求帮助(to call for assistance)。早期识别 PPH 并快速协调应对,可以降低孕产妇的发病率。PPH 的标准化管理方法至关重要,该方法应包括对子宫、宫颈、外阴和会阴进行全面和系统的检查评估,以确定出血的来源。

创伤

软产道裂伤

软产道裂伤(lacerations)包括会阴、阴道或宫颈在内的下生殖道裂伤可导致严重的 PPH。PPH 的其他创伤原因包括剖宫产时子宫切口的延长、子宫撕裂、子宫破裂和子宫内翻。

如果出血得到控制,急性血肿不应进行引流,因为这可能导致出血的血管大量失血,而出血的血管却通常很难被找到。但若血肿继续扩大或导致低血容量就需要干预了。对于血流动力学稳定,但持续缓慢出血,且较小侵入性治疗失败的患者,应考虑选择性动脉栓塞术,据报道栓塞成功率高达 89%。对于希望保留生育能力的患者,应强烈推荐动脉栓塞术作为子宫切除术的替代方案。引流、控制出血源和填塞是其他的治疗选择,适用于血流动力学不稳定或不适于栓塞的患者,稳定的血肿可以观察到或引流。

子宫破裂

在美国,子宫破裂(uterine rupture)很少见,每 20 000 例妊娠中有 1 例发生,它显著增加母婴的发病率。子宫破裂最常见于既往有过剖宫产史的孕妇,然而,子宫破裂也可能发生在无子宫损伤的妇女中,其子宫破裂通常是由于创伤所致。子宫有瘢痕的孕妇在试产过程中,可能会发生子宫破裂。因为,胎儿从破裂部位突出,子宫破裂的典型症状是胎儿窘迫并失去胎方位。如果怀疑子宫破裂,孕妇应接受紧急剖腹探查,并计划剖宫产。真正的子宫破裂通常需要子宫切除术来控制破裂部位的出血。在选择没有出血且状况稳定的孕妇中,可以进行分层修复子宫破口。应仔细检查周围脏器,特别是膀胱,以确保没有发生创伤性损伤。

子宫内翻

子宫内翻(uterine inversion)是一种罕见的产科急症,可导致低血容量性休克,估计每 20 000 次分娩中有 1 例发生子宫内翻。子宫内翻是指在分娩时宫底部向下穿过宫颈,本质上就是把子宫翻出来。治疗的目的是使子宫恢复到正确的解剖位置,处理 PPH,防止复发性内翻,子宫内翻应及时纠正。

为了还纳子宫,应停止使用缩宫药物,并给予特布他林(terbutaline)、硫酸镁(magnesium sulfate)、吸入麻醉剂和硝酸甘油(nitroglycerin)来松弛子宫。

Johnson 手法是最常用的人工子宫复位术。一只手置入阴道内,将宫底部沿着阴道长轴向上脐部方向推压,以帮助其回到正确的位置。及时干预至关重要,因为,子宫下段和宫颈会快速收缩,形成一个收缩窄环,从而使人工复位越来越困难。如果可以触摸到缩窄环,则应在最靠近缩窄环的宫底部位施加推力。如果不成功,则进行剖腹手术使子宫回到腹腔。Huntington 手术是另一种治疗方法,用 Babcock 钳或 Allis 钳夹持子宫肌层,并渐进式向上牵引,直到子宫翻转复位。Haultain 手术包括在宫颈后唇表面切开一个口,以增加宫颈的宽度,从而利于手法复位(manual reduction)。子宫复位后,修复宫颈切口。在以后的妊娠中子宫内翻的复发风险并不常见,但在随后的分娩中发生率约为 1/26。当复位后,放置在宫腔内的手应保持在原位,直到子宫收缩,以防止发生重复内翻。如果内翻发生在胎盘剥离之前,千万不要试图(never attempt)在子宫复位之前移除胎盘,因为这样做会增加失血量。

组织

胎盘延迟分离或胎盘组织滞留导致 2% 的分娩出现 PPH。假设没有胎盘植入的证据,移除残留胎盘首先是可控地和温和地牵拉脐带,这通常能成功分离附着的胎盘。Brandt-Andrews 手法可以通过一只手放在腹部来固定子宫底部,防止子宫内翻,另一只手以平行于产道方向持续向下牵引脐带。Windmill 技术包括持续的 360° 牵引脐带和旋转,使其在阴道口水平垂直于产道的方向,这种方法的成功率约为 86%,减少了胎盘娩出时间和全身麻醉的应用。如果不能取出胎盘,可使用催产素或前列腺素 $F_{2\alpha}$,但应避免使用麦角新碱,因为麦角新碱会使宫颈收缩,导致手取胎盘困难。

乏力

子宫收缩乏力,或子宫不能收缩,占 PPH 病例的 70%~80%,估计每 40 例分娩就会发生 1 例。子宫收缩乏力的初始治疗包括双手压迫按摩子宫和使用缩宫药物。双手按压子宫可以刺激子宫收缩,并将凝血块排出。这项技术包括一只手放在阴道前穹隆,另一只手在腹部按压宫底。缩宫素通常在第三产程中使用,如果出血症状没有改善,则应使用第二种宫缩药物。二线子宫收缩药物,如甲基麦角胺、15- 甲基前列腺素 F$_{2\alpha}$ 和米索前列醇,应按顺序给药,直到取得治疗效果。子宫收缩药物配合双手按压可控制大多数与子宫收缩乏力相关的 PPH 病例。如果这些干预措施不成功,就需要采取另外的办法,子宫填塞(uterine tamponade)可以用来帮助提高子宫张力。

子宫填塞可应用带 30~50mL 气囊的 Foley 导尿管、带有 50mL 气囊的 Sengstaken-Blakemore 食管导管、Bakri 气囊或其他子宫填塞物来实现。Doumuchtsis 在关于 PPH 的手术治疗的综述中,报道了这种方法的总成功率为 84%。其优点包括避免了剖腹探查,并在无痛移除后能快速识别失败的病例。但气囊费用高,而且不一定常备。因此,用纱布填塞是一种更简单的解决方法。纱布填塞的正确的方法是从宫底开始,用卵圆钳将层层纱布或 Kerlix 敷料密实地填入宫腔,直至到达宫颈。可将纱布浸泡在含有 5 000 单位凝血酶(thrombin)的 5mL 无菌盐水中后再用,以增强凝血。填塞完成后,静脉注射广谱抗生素。所有用来填塞宫腔的装置一般都在 24h 内或更短时间内取出,具体时间取决于医师的决定。球囊导管装置,如 Bakri 球囊,有一个开放的管腔,可以排出子宫内出血并直接测量出血量。如果出血继续,应进行剖腹探查手术。可以尝试保留子宫的手术,如果不成功,应进行围产期子宫切除术。

凝血酶(Thrombin)

如果出血来源不明显,或者如果在静脉穿刺或所置导管周围发现出血,则应评估患者是否存在凝血障碍。凝血酶凝块(血凝块回缩试验)试管在几分钟内就会显示凝血过程明显中断。有用的实验室检测包括凝血酶原时间、部分凝血活酶时间、血小板计数、纤维蛋白原和纤维蛋白降解产物水平。临床医师应该注意到 D- 二聚体水平在妊娠期有可能是异常的,即使在没有凝血障碍的患者中也是如此,因此测量 D- 二聚体水平对诊断血栓并无帮助。抗凝治疗、重度子痫前期、HELLP 综合征、弥散性血管内凝血(disseminated intravascular coagulation, DIC)、胎盘早剥、羊水栓塞(amniotic fluid embolism,

AFE)、胎儿死亡、脓毒血症和遗传性凝血障碍都可能与 PPH 有关。需要确定凝血障碍的病因,采取具体的治疗措施。

保留子宫的手术策略

如果先前的保守治疗方法失败了,患者又希望保留生育能力,产科医师应该进行保留子宫的手术措施。对于阴道分娩后出血的产妇,应尽快进行剖腹手术。子宫动脉结扎术(O' Leary stitch)、子宫动脉压迫术和髂内动脉结扎术等手术都能改善 PPH。然而,如果发现是胎盘植入,应立即行围产期子宫切除术。

子宫动脉缝扎术

子宫血管结扎术(uterine artery ligation)是减少子宫出血的方法之一。当因子宫收缩乏力、子宫下段撕裂或来自子宫动脉的出血时,应进行此项手术。子宫动脉结扎术又称 O' Leary 缝合。在子宫横切口下方 2~3cm 处,用可吸收缝线如聚乳酸(Vicryl)缝扎子宫动脉和静脉,缝线也可以缝置在子宫较高的位置,在子宫动脉内侧 2~3cm 处,垂直于子宫血管穿过子宫肌层(图 42.1)。其目的是阻断肌层内的子宫动脉升支和通过阔韧带的血管,以降低流入子宫的血流脉压。为了防止损伤膀胱,在缝扎子宫动脉之前,必须向前推开膀胱(图 42.2)。

动脉缝扎术治疗 PPH 成功率达 90%。当子宫下段出血时,这项技术最有效。子宫动脉缝扎术是治疗子宫下段收缩乏力或撕裂出血的有效方法。

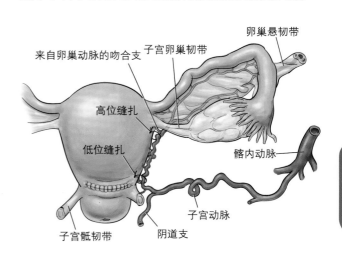

图 42.1 子宫动脉缝扎术

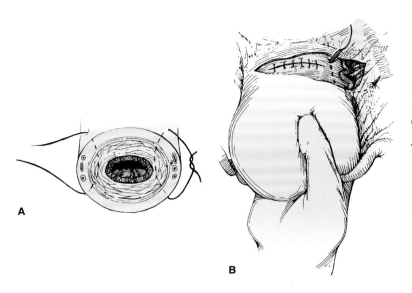

图 42.2 子宫动脉缝扎术。A. 侧视图显示缝扎位置。B. 缝扎与子宫壁和血管的解剖关系 (Reprinted from Floyd RC, Morrison JC. Postpartum hemorrhage. In: Plauche WC, Morrison JC, O'Sullivan MJ, eds. *Surgical obstetrics*, 1st ed. Philadelphia, PA: WB Saunders; 1992:272. Copyright © 1992 Elsevier. With permission.)

子宫压迫缝扎术

常用子宫压迫缝扎术(uterine compression sutures)来治疗因子宫收缩乏力引起的出血。其中一种类型的压迫缝扎法,即 B-Lynch 缝扎法,操作相对简单且安全(图 42.3)。使用大 Mayo 针带有 1 号可吸收缝线如聚乳酸线(polyglactin, Vicryl);缝线在子宫切口下方 3cm 处垂直进针;在切口上方 3cm 子宫下段前外侧处垂直出针拉线;缝线袢状绕过宫底;在前缝线的同一水平,水平穿过后壁处再次进入子宫下段宫腔;缝线穿过子宫下段的另一侧后壁;缝线袢状绕回宫底;针进入与最初进针相对平行的对侧子宫下段,前外侧处出针;拉紧缝线游离端打结以压迫子宫。缝线的放置对未来的生育或妊娠结局没有不良影响。在 80% 的病例中,实施 B-Lynch 缝扎可解决因子宫收缩乏力而导致的出血,B-Lynch 缝扎法的改进包括 Cho 和 Hayman 缝扎法。Cho 缝扎法包括缝置多个方形缝扎线,以重新拉近(to reapproximate)子宫前壁和后壁。Hayman 缝扎法从宫底到膀胱上方缝置两条平行的垂直缝扎线。

髂内动脉结扎术(Hypogastric Artery Ligation)

子宫和骨盆的主要血液供应来自髂内动脉

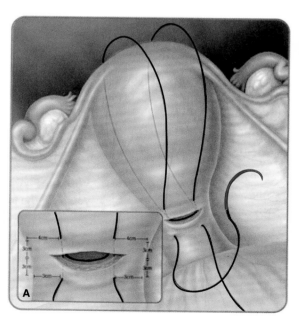

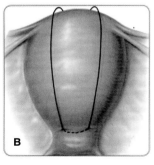

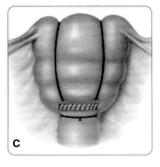

图 42.3 B-Lynch 缝扎术。A. 在子宫切口前方,最初的缝线针迹(见插图)。B. 缝置前壁 B-Lynch 缝扎线后,缝线绕过宫底,在子宫下段后壁深层横向缝穿至对侧,然后缝线绕回宫底。C. 针进入与最初进针相对平行的对侧子宫下段,前外侧处出针,然后将缝扎线拉紧打结以压迫子宫

(internal iliac artery), 也称为腹下动脉(hypogastric artery)。髂内动脉结扎术(hypogastric artery ligation, HGAL)是为了减少由于子宫收缩乏力或其他来自子宫及其血管系统的出血来源。结扎双侧子宫动脉可有效地控制出血,使子宫的脉压降低 85%,双侧 HGAL 可以充分降低子宫的收缩压很重要。有关实施 HGAL 的具体操作详情参阅第 8 章。该手术成功地控制了 50% 的产妇出血,然而,它在技术操作上具有挑战性。许多产科医师几乎没有这种手术的经验,尤其是在急诊手术的情况下,可能需要妇科肿瘤医师的帮助。HGAL 的潜在并发症包括髂静脉撕裂、髂外动脉意外结扎、损伤输尿管和严重出血。

围产期子宫切除术

　　围产期子宫切除术(peripartum hysterectomy)最常见的指征是胎盘植入和子宫收缩乏力。其他适应证包括子宫破裂、撕裂或子宫切口的延伸、感染、平滑肌瘤引起的子宫收缩乏力以及未诊断的恶性肿瘤。围产期子宫切除术的实施是基于手术的适应证和紧迫性。

疑似胎盘植入的子宫切除术

　　胎盘植入可在产前、分娩时或分娩后诊断。当产前诊断胎盘植入时,可以有计划地安排子宫切除术(知识框 42.1),并以一种可控的方式进行。有计划地分娩可以进行术前准备和计划,并动员适当的资源和人员支持。为了能方便地暴露阴道和清楚地识别子宫颈,应将患者置于膀胱截石位,为子宫切除术做准备。对于病态胎盘附着的产妇,作者建议采用腹部正中纵切口。中线切口有利于妊娠子宫活动,并充分暴露骨盆侧壁。

　　进入腹腔后,应检查子宫外观,以确认是否存在胎盘侵蚀。注意重点观察膀胱和宫旁组织,应该评估是否有可能侵犯到这些邻近的器官。术前或术中可进行超声检查,以确定胎盘的位置,规划胎儿分娩时子宫切口的位置。在可能的情况下,子宫切口应远离胎盘,以避免胎盘床破裂。这可能需要切开子宫底或切开子宫后壁。在分娩和钳夹脐带后,对胎盘进行评估检查。如果没有胎盘植入的证据,可以人工手取胎盘。如果有明显的胎盘植入证

知识框 42.1　疑似胎盘植入的围产期子宫切除术步骤
● 由多学科团队进行术前准备和计划。
● 计划分娩,一般在妊娠 34~36 周。
● 如果预期有大量出血,术前应考虑放置血管导管准备进行栓塞或球囊阻断。
● 将患者置于膀胱截石位,并建立血管通路。
● 在手术开始前,所有人员和血液制品都应到位。
● 膀胱镜检查可考虑逆行放置输尿管支架。
● 在远离胎盘床的位置进行开腹和切开子宫。
● 不要弄破裂胎盘留在原位,缝闭子宫切口。
● 打开腹膜后间隙,断开子宫卵巢韧带,分离主韧带与子宫动脉。
● 打开子宫膀胱反折腹膜,将膀胱推离子宫和胎盘床。
● 分离、切断、缝扎子宫动脉,持续提牵子宫,游离子宫至胎盘附着处下方。如有必要,可以切除宫底和胎盘,以便于暴露术野和完成子宫切除术。
● 切除子宫下段和宫颈,缝闭阴道残端。
● 根据需要,可在手术创面上使用局部止血剂。

据,应决定行子宫切除术。在这种情况下,胎盘留在原位,缝闭子宫切口。提牵子宫,放置自动拉钩,排垫肠管以充分暴露盆腔。

　　当开始子宫切开时,应注意避免胎盘破裂。理想情况下,膀胱及其周围组织可以从胎盘上剥离,在胎盘破坏最小的情况下保护血管根部。子宫切除术通过切开盆腔外侧腹膜或切断圆韧带进入腹膜后间隙开始。打开腹膜延展应平行于骨盆漏斗韧带,打开膀胱侧和直肠侧间隙,以便识别输尿管和盆腔主要血管。术前逆行放置输尿管支架有助于子宫切除术时输尿管的识别,并可降低输尿管损伤的发生率。放置输尿管支架可降低早期发病率,并将输尿管损伤率从 7% 降至 0。对胎盘侵犯宫旁外侧组织的产妇,置入输尿管支架特别有帮助。

　　在识别输尿管后,切断子宫 - 卵巢韧带,保留卵巢并将其排垫远离术野。切开子宫膀胱反折腹膜,从盆腔内筋膜上(endopelvic fascia)下推膀胱。胎盘累及膀胱是胎盘侵蚀最常见的部位,膀胱与胎盘之间常有明显的血管分布。尽可能向下方,将膀胱从胎盘 / 子宫下段上分离和剥离,最好在胎盘附着部位以下水平。

　　膀胱被剥离后,缝扎子宫动脉。有胎盘植入的产妇,其子宫壁通常很薄且脆弱,应小心钳夹。在腹膜后缝扎子宫血管及其分支有助于减少出

VIII

血。使用双极血管切闭合器(bipolar vessel-sealing devices)有助于切割血管蒂。应继续解剖主韧带和血管分支,直到子宫游离至胎盘侵蚀部位水平以下。

当游离子宫至胎盘下方后,则切除子宫,剩下的手术就按常规子宫切除术的方法完成。子宫次全切除术可能更快,然而为了止血,通常需要切除整个子宫下段和宫颈。有几项研究发现两种术式在发病率和手术时间上没有差别。如果胎盘侵犯膀胱,应行膀胱部分切除术,可能需要泌尿科医师的协助。

在胎盘植入的产妇中,来自膀胱后壁、阴道和侧盆壁的渗出很常见。在此情况下,可以使用现有的止血剂。在关腹之前,应再次检查以确定输尿管和膀胱的完整性。

意外胎盘植入的子宫切除术

胎盘植入有可能未被怀疑和诊断,只是在分娩时才被诊断出来。如果在剖宫产时发现胎盘植入,处理取决于患者是否出血和患者的稳定性(图42.4)。如果没有出血,而且患者很稳定,应该花点时间为潜在的出血做好准备。应要求手术协助,并申请和要求用于大手术的血液制品和器械。血液制品应该带到手术室。或者,如果没有足够的机构资源来安全处理胎盘植入的患者,手术可以中止,缝闭腹壁,可以转至胎盘植入转诊中心。

不幸的是,在分娩后才意外发现胎盘植入,常伴有出血,需要迅速尽力减少出血(图42.5)。应立即对胎盘进行检查评估,同时快速调动资源,包括血液制品、其他外科专家、护理支持和麻醉支持。

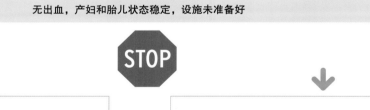

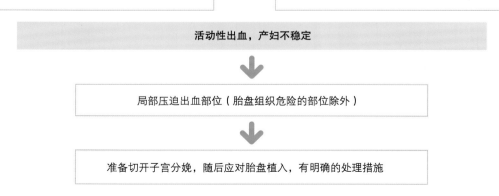

图 42.4　分娩前开腹后意外发现胎盘植入的 ACOG 处理方案(Reprinted with permission American College of Obstetricians and Gynecologists. Morbidly Adherent Placenta Guidance Document. https://www.acog.org/About-ACOG/ACOG Districts/District-II/SMI-OB-Hemorrhage. *Revised February* 2019. Accessed March 29, 2019.)

应坚定地考虑转为全身麻醉,为了最大限度地暴露,Pfannenstiel 横切口应改为 Maylard 或 Cherney 切口。胎盘应留在原位,缝闭子宫切口,按上述方法进行子宫切除术。也可以考虑如 HGAL(图 42.5)替代子宫切除术的治疗方案。

紧急子宫切除术(Emergent Hysterectomy)

紧急围产期子宫切除术(知识框 42.2)最常需要的情况是子宫收缩乏力或未确诊的胎盘植入的产妇。

尽管采取了保守措施,但宫缩乏力和出血仍持续存在时,应急症进行子宫切除术。如上所述,术前准备对于减少产妇发病率至关重要。

在决定行子宫切除术后,放置自动牵开器,最大限度地暴露术野。从区域麻醉改为全身麻醉,是为了方便排垫肠管和最大限度地暴露子宫。两把大 Kelly

钳持续提拉宫角,连续锁边缝闭用于分娩的子宫切口。如果在剖宫产之前未推开膀胱,就应该将膀胱推离子宫下段。然后,钳夹、切断、缝扎圆韧带,打开膀胱子宫反折腹膜,应通过肉眼或触摸识别输尿管。

如果出血严重,应立即结扎子宫动脉。为了能够快速控制子宫血管,作者更喜欢使用“钳 - 断 - 扎”(“clamp-cut-drop”)技术,即在出血得到控制后,将子宫血管钳夹、切断、缝扎,子宫切除术从钳夹和切断子宫 - 卵巢韧带开始(图 42.6)。在阔韧带后叶上开窗,便于夹置血管钳。然后用 Heaney 或 Zeppelin 钳夹闭子宫血管,在切断子宫血管之前,可以沿着子宫侧壁钳夹 Kelly 钳,以避免切断后“血液反流”(“back bleeding”)。然后用 0 号合成可吸收线缝扎子宫血管(图 42.7)。缝扎子宫血管后,先前任何分离的血管就都可以结扎了。

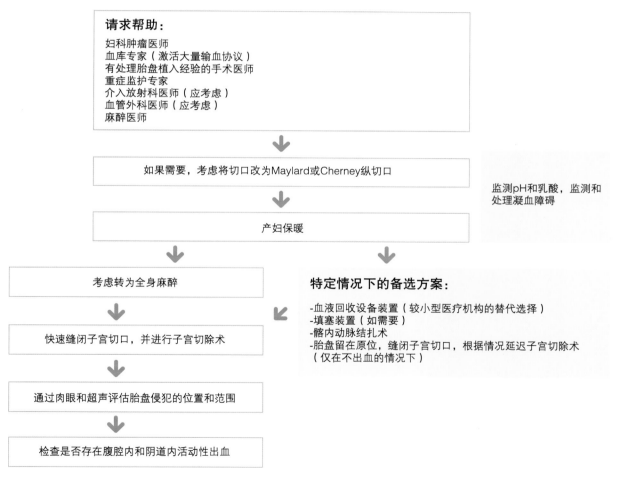

图 42.5　分娩后才发现胎盘植入的 ACOG 处理方案(Adapted with permission from Silver RM,Fox KA,Barton JR,et al. Center of excellence for placenta accreta. *Am J Obstet Gynecol* 2015;212:561. In:American College of Obstetricians and Gynecologists. Morbidly Adherent Placenta Guidance Document.https://www.acog.org/About-ACOG/ACOG-Districts/District-II/SMI-OB-Hemorrhage. Revised February 2019. Accessed March 29,2019.)

知识框 42.2　紧急围产期子宫切除术步骤

- 立即通知麻醉和护理团队决定行子宫切除术。
- 应动员其他资源,包括护理、麻醉和外科后援。
- 如果制订了产科出血方案,则应启动该方案。
- 应建立额外的血管通路,并通知和准备血液制品。
- 如没有可用的手术器械,应追加打开子宫切除术所需的手术器械。
- 应进行快速评估检查,以确定出血来源。
- 如果认为出血来源是由于子宫收缩乏力所致,则应考虑保留子宫的方法。如果认为出血是由于胎盘植入所致,手术组应快速进行子宫切除术。
- 如有必要,应插管诱导全身麻醉,以便于手术。
- 放置自动牵开器,开腹,纱布垫排垫肠管。
- 如果此时还没缝闭剖宫产子宫切口,则应缝闭切口。

- 用两个血管钳钳夹子宫,提拉子宫。
- 切断圆韧带,打开后腹膜间隙,识别输尿管。
- 钳、断、缝扎子宫 - 卵巢韧带。
- 分离膀胱子宫反折腹膜和膀胱。
- 如果出血非常严重,可以钳夹出血的血管蒂处并将其切开,止血钳留在原位,以快速暴露子宫动脉。当缝扎子宫动脉后,患者情况可以进一步得到稳定,如果需要,请求手术援助。
- 打开膀胱子宫反折腹膜,充分下推膀胱。
- 钳夹、切断、缝扎血管后,出血停止。
- 切除子宫后(全子宫切除术或次全子宫切除术),缝闭阴道残端或宫颈。

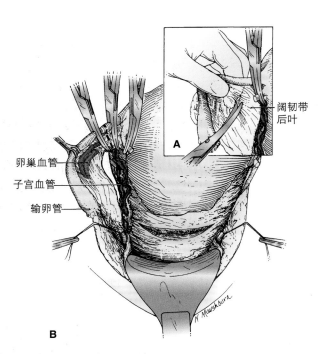
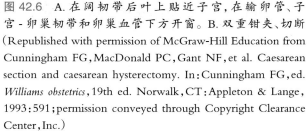

图 42.6　A. 在阔韧带后叶上贴近子宫,在输卵管、子宫 - 卵巢韧带和卵巢血管下方开窗。B. 双重钳夹、切断(Republished with permission of McGraw-Hill Education from Cunningham FG, MacDonald PC, Gant NF, et al. Caesarean section and caesarean hysterectomy. In: Cunningham FG, ed. *Williams obstetrics*, 19th ed. Norwalk, CT: Appleton & Lange, 1993:591; permission conveyed through Copyright Clearance Center, Inc.)

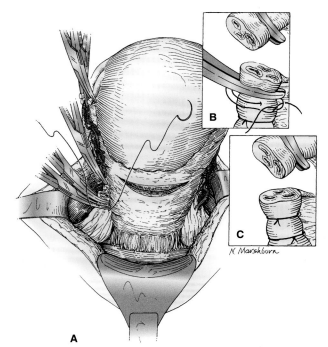

图 42.7　A. 紧贴子宫双重钳夹每侧的子宫动脉和静脉、切断。(B 和 C)双重缝扎血管蒂(Republished with permission of McGraw-Hill Education from Cunningham FG, MacDonald PC, Gant NF, et al. Caesarean section and caesarean hysterectomy. In: Cunningham FG, ed. *Williams obstetrics*, 19th ed. Norwalk, CT: Appleton & Lange, 1993:591; permission conveyed through Copyright Clearance Center, Inc.)

缝扎子宫血管后,出血通常会减少;应检查膀胱,必要时进一步分离膀胱;用直钳(Ballentine 或者 Zeppelin 钳)钳夹主韧带,切断、缝扎主韧带,这一操作直到子宫骶韧带水平;钳夹、切断和缝扎骶韧带;如果宫颈扩张,可能很难识别,可以用手指和拇指触捏子宫下段和宫颈,以便更好地勾勒出宫颈轮廓,或者助手可以把手放在阴道内,以便更好地界定宫颈的边缘;进一步游离膀胱;将 Heaney 或 Zeppelin 钳在宫颈下方钳夹;切除子宫(图 42.8)。如果出血稳定,行子宫次全切除术是一个合理的选择。

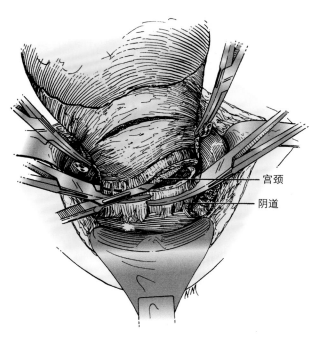

宫颈

阴道

图 42.8　在宫颈下方水平,用弯钳横向钳夹阴道侧方穹隆,在钳夹位置上方切开(Republished with permission of McGraw-Hill Education from Cunningham FG,MacDonald PC,Gant NF,et al. Caesarean section and caesarean hysterectomy. In:Cunningham FG,ed. *Williams obstetrics*,19th ed. Norwalk,CT:Appleton & Lange,1993:591;permission conveyed through Copyright Clearance Center,Inc.)

子宫切除后,用 0 号合成可吸收线 8 字缝闭阴道残端。应重新检查膀胱和输尿管,如果术野有渗血,可以局部使用止血剂。当完全止血后,就可以关腹了。

围手术期注意事项(Perioperative Considerations)

分娩时机

除了医护团队,对于怀疑胎盘植入的产妇,分娩地点也是一个重要的考虑因素。鉴于手术操作的复杂性,许多中心选择在主手术室而不是在产房和分娩单元(the labor and delivery unit)进行。无论选择的地点如何,主要的手术器械和自动牵开器都应准备好,护理人员应该熟悉腹部和盆腔的大型手术。考虑到胎盘植入的发病率不断上升,即使非择期手术不是在医院的待产室和产房单元进行,待产室和产房楼层也应能够提供剖宫产包和相应的器械(trays and equipment),以应对处理意外和紧急情况。

对胎盘植入的孕妇来说,在计划分娩的情况下,结局会得到改善。为此,一般建议干预性早产(preterm delivery),以增加可控性分娩的可能性。在一份报告中,93% 的胎盘植入患者在 35 周前发生过出血,需要在 35 周时终止妊娠。一项包括产妇和新生儿发病率在内的决策分析发现,妊娠 34 周的计划剖宫产可优化结局。这一策略似乎是可行的,因为一项对胎盘植入孕妇的研究发现,在妊娠 34~35 周计划分娩中,新生儿的发病率没有显著增加。分娩时机应根据对异常胎盘的怀疑程度、胎盘侵犯的严重程度、手术风险以及母体和胎儿状况而定,分娩时机应个体化处理。

逆行输尿管支架置入术

泌尿生殖道损伤是胎盘植入手术的主要并发症。胎盘最常侵犯子宫前壁,也可累及膀胱。因胎盘植入而接受围产期子宫切除术的妇女中,意外损伤膀胱的发生率为 15%。同样,输尿管损伤也相对常见,发生率为 2%~6%。胎盘侵入子宫旁组织明显增加输尿管损伤的风险,由于妊娠子宫的体积增大和分娩时出血,输尿管通常很难看到。

VIII

逆行放置输尿管支架有助于输尿管的识别，可降低输尿管损伤的风险。一项研究发现，在围产期子宫切除术前放置输尿管支架与降低输尿管损伤率无显著相关性(0% vs. 7%)，但在统计学上可显著降低早期发病(18% vs. 55%)，如果使用输尿管支架，可以在开腹手术前经膀胱镜下放置。

血管内导管的使用

血管内导管可用于暂时性动脉球囊阻断或动脉栓塞术，以减少胎盘植入围产期子宫切除术时的出血。这些导管可以通过介入科或血管外科手术放置。在股动脉插管后，导管通常放置在髂内动脉或子宫动脉中。

胎盘植入患者术前放置球囊阻塞导管或动脉栓塞术仍有争议。放置球囊阻塞导管或栓塞是为了减少子宫和胎盘床的血流。一些可行性研究和小型试验已经证明了临时球囊阻断血管可能的好处。球囊动脉阻断可能对怀疑胎盘植入的妇女益处最大。然而，尽管一些研究结果是有前景的，但是，其他的研究报告没有发现是否在分娩前放置闭塞导管其结果有差异，放置球囊阻塞导管会导致严重的并发症，包括动脉血栓形成和肢体缺血、膀胱和直肠坏死、坐骨神经缺血、血肿形成和假性动脉瘤的发生。美国妇产科学会的执业公报指出，现有的证据不足以推荐预防性球囊闭塞导管放置或栓塞，这些装置的使用仅限于预期有大量出血的患者。子宫动脉栓塞术也可用于阴道分娩后PPH患者，或因延迟子宫切除而接受保守治疗的妇女。

术中出血处理

成分输血

围产期子宫切除术中失血量大且发生迅速。为了将发病率降到最低，在产房或分娩单元应备有如创伤病例的大量输血之类的大量输血方案。对于已知胎盘植入的患者，分娩时应在产房内备有血液制品。众所周知，手术失血量的临床评估是不准确的，因此，在围产期子宫切除术中应尽早开始输血。除了手术区出血外，阴道内也会出现大量失血。在整个手术过程中，应与麻醉团队和手术室人员保持清晰的沟通。

在过去，输血方法根据每输注3个单位浓缩红细胞(PRBC)配比输注1个单位新鲜冰冻血浆(FFP)。血小板通常推荐输注10个单位PRBC后输注。创伤研究数据表明，输注PRBC时高比率输注FFP和血小板的，可以减少继发性凝血障碍的发生，改善预后。虽然缺乏产科方面的数据，但现在建议出血性休克的输血比例为每单位PRBC配比1单位FFP和1单位血小板。严重出血时，应启动大规模输血方案。关于出血处理的更多内容见第8章和第34章。

术中血液回收

术中自体血液回收装置(细胞回收)从手术野回收血液，供患者在手术中重复使用。术中自体血的回收和回输提供了立即获得血液的途径，比同种血液成本低并降低了感染风险。在产科人群中使用红细胞回收有两个潜在的关切。第一，回收的血液可能含有胎儿碎片成分引起输血反应，然而，在自体输血的不良反应尚未得到证实；第二，有可能对诸Duffy、Kell和Kidd等抗原产生同种免疫。尽管如此，许多产科研究已经证明了术中血液回收的安全性。目前，ACOG建议在预期大量输血的孕妇分娩期间使用血液回收。有关细胞回收设备的使用，请参阅第8章。

止血剂

局部止血剂可应用于手术创面上，促进止血，减少出血。止血剂包括物理剂，如胶原蛋白、明胶制品和纤维素，物理剂药物促进血小板黏附和血凝块的形成。其他止血制剂有生物制剂，如纤维蛋白或凝血酶。一般来说，当有缓慢的出血或渗出时，这些制剂的疗效最好。

重组激活因子Ⅶ(rFⅦa)是一种止血物质，在出血部位存在组织因子的情况下促进凝血。该制剂被批准用于治疗A型血友病患者的出血，但它的用途已被描述可在各种情况下促进止血。有许多关于使用rFⅦa治疗产科出血的报道，其中一份报道描述可使80%以上的患者出血减少。尽管这种药物有潜在的功效，但应该谨慎使用，因为它与血栓栓塞并发症有关，并且每剂费用数千美元。关于止血剂使用的详细内容见第8章。

主动脉压迫

在大出血的情况下,通过阻断降主动脉可以减少流向骨盆的血流。主动脉阻塞是通过手动压迫或横跨夹闭主动脉来完成的。或者,可通过股动脉置入血管内球囊阻断装置,暂时性阻断主动脉血流,即复苏性主动脉球囊阻断术(resuscitative endovascular balloon occlusion of the aorta,REBOA)。因为远端血栓形成和缺血是潜在的副作用,主动脉阻断时间应尽量缩短。

盆腔填塞

对于不能用标准方法控制出血的患者,可以考虑腹部填塞。如果子宫切除术后仍有大量出血,或患者血流动力学不稳定者,不能进行子宫切除术,则应考虑填塞。开腹手术纱布垫(laparotomy sponges)可用填塞,纱布垫留在原位关闭腹腔。许多填塞的方法已经被描述,包括所谓的伞包法(so-called umbrella pack),即把一个装满纱布垫的袋子放置在盆腔内,并通过阴道施以重力牵引。放置盆腔填塞物的患者可以仍需要插管引流,通常在 24~48h 内再次探查。在再次探查前,应积极纠正潜在的凝血障碍。关于骨盆填塞的使用方法详见第 8 章。

围产期子宫切除术的并发症及预后

围产期子宫切除术的发病率很高,死亡率为 1%~7%。与非产科子宫切除术相比,围产期子宫切除术术中及术后并发症发生率较高。

出血是围产期子宫切除术最常见的并发症。因胎盘植入而接受围产期子宫切除术的妇女,超过 80% 需要输血。在英国,一项关于接受围产期子宫切除术的妇女的报告显示,平均输血量为 10 单位 PRBC 和 4 单位 FFP。一项对 77 例胎盘植入患者接受子宫切除术的研究表明,平均失血量为 3L,平均输血量为 5 单位 PRBC。在这组研究中,42% 的妇女失血量≥5L,13% 的妇女失血量超过 10L。

在围产期子宫切除术中,泌尿生殖道也有受到损伤的危险,尤其是在胎盘植入(placenta accreta)手术中。在接受围产期子宫切除术的妇女中,膀胱损伤发生率高达 1/3,而输尿管损伤可能高达 7%。胎盘植入妇女最常见的胎盘受累部位是子宫前壁,这特别容易损伤膀胱。胎盘穿透性植入(placenta percreta)且胎盘组织累及宫旁组织时,最容易损伤输尿管。

接受围产期子宫切除术的妇女也增加了胃肠道损伤、血管损伤、伤口并发症、血栓栓塞事件、感染并发症和重症监护室住院的风险(表 42.7)。围产期子宫切除术后再探查率为 4%~33%。在这组病例中,约 75% 的病例需要再次手术以进一步控制出血,而其余的再探查是为了修复子宫切除术中对其他器官的损伤。

表 42.7
围产期子宫切除术的并发症
出血
损伤膀胱
损伤输尿管
血管损伤
肠损伤
伤口并发症
血栓栓塞事件
ICU 住院
二次探查手术

胎盘植入的保守治疗

胎盘植入的保守治疗是指任何避免胎盘植入的子宫切除的方法。通常是在有胎盘植入的妇女中,当认为立即行子宫切除术(primary hysterectomy)发病率过高时,通常采用这种方法。或者,这种方法也可用于将来有生育愿望的妇女中。

保守治疗胎盘植入最常用的方法是胎盘留置在原位。在这种情况下,术前计划和设置与预期的围产期胎盘植入子宫切除术相似。子宫切口应远离胎盘,新生娩出断扎脐带后,缝闭子宫切口。这种方法只有在胎盘未破裂且无出血的情况下才可行。如果发生出血,应立即进行围产期子宫切除术。盆腔动脉栓塞术可考虑在分娩时尝试,以减少血液供应和促进胎盘吸收。同样,一些中心建议使用甲氨蝶呤(methotrexate)来促进胎盘吸收。

VIII

当胎盘被留置后,可以让胎盘自行吸收,也可以计划延迟子宫切除术,胎盘溶解的平均时间为6个月。延迟子宫切除术的理想时机尚不确定,手术可安排在分娩后4~8周。对于胎盘留在原位的患者,出血、子宫内膜炎和其他感染以及凝血功能障碍等并发症相对常见,通常需要子宫切除术。胎盘保守治疗的结局高度可变,欧洲的一项研究显示78%的妇女保留了子宫。在美国,大多数使用这种方法的中心都注意到子宫保留率要低得多。近1/3保留了子宫的妇女将来妊娠会再次发生胎盘植入。

对于有胎盘植入的妇女,还有其他方法可以保留子宫。在精选特定的妇女中,可以考虑整块切除子宫壁和胎盘。这种方法最适用于胎盘浸润范围局限的患者,切除有时可以在宫腔镜下进行,这些技术的首选方法和适用性高度依赖于临床具体情况(clinical scenario)。

要点

■ 产房和分娩单元应该有处理产科出血的方案。

■ 患有植入性胎盘的妇女应由多学科团队和专长处理该疾病的中心进行管理。

■ 在子宫收缩乏力的妇女中首选子宫动脉缝扎,另一种选择是子宫压迫缝合治疗子宫收缩乏力和持续性出血。

■ 术前确认胎盘植入和计划合理地择期分娩可降低发病率。

■ 在胎盘植入的妇女中,围产期子宫切除术可挽救生命,不应迟疑。

■ 一些胎盘植入的妇女,特别是胎盘穿透性植入的妇女,应考虑延迟子宫切除,以降低发病率。

(张春华 赵兴波 译)

参考文献

Achneck HE, Sileshi B, Jamiolkowski RM, et al. A comprehensive review of topical hemostatic agents: efficacy and recommendations for use. *Ann Surg* 2010;251(2):217–228.

Alfirevic Z, Elbourne D, Pavord S, et al. Use of recombinant activated factor VII in primary postpartum hemorrhage: the Northern European registry 2000-2004. *Obstet Gynecol* 2007;110(6):1270–1278.

Allam J, Cox M, Yentis SM. Cell salvage in obstetrics. *Int J Obstet Anesth* 2008;17(1):37–45.

Baskett TF. Acute uterine inversion: a review of 40 cases. *J Obstet Gynaecol Can* 2002;24(12):953–956.

Berkley EM, Abuhamad AZ. Prenatal diagnosis of placenta accreta: is sonography all we need? *J Ultrasound Med* 2013;32(8):1345–1350.

Bodner LJ, Nosher JL, Gribbin C, et al. Balloon-assisted occlusion of the internal iliac arteries in patients with placenta accreta/percreta. *Cardiovasc Intervent Radiol* 2006;29(3):354–361.

Bowman ZS, Eller AG, Kennedy AM, et al. Interobserver variability of sonography for prediction of placenta accreta. *J Ultrasound Med* 2014;33(12):2153–2158.

Cali G, Forlani F, Giambanco L, et al. Prophylactic use of intravascular balloon catheters in women with placenta accreta, increta and percreta. *Eur J Obstet Gynecol Reprod Biol* 2014;179:36–41.

Carnevale FC, Kondo MM, de Oliveira Sousa W Jr, et al. Perioperative temporary occlusion of the internal iliac arteries as prophylaxis in cesarean section at risk of hemorrhage in placenta accreta. *Cardiovasc Intervent Radiol* 2011;34(4):758–764.

Catling S. Blood conservation techniques in obstetrics: a UK perspective. *Int J Obstet Anesth* 2007;16(3):241–249.

Committee on Obstetric Practice. Committee opinion no 529: placenta accreta. *Obstet Gynecol* 2012;120(1):207–211.

Creanga AA, Syverson C, Seed K, Callaghan WM. Pregnancy-related mortality in the United States, 2011-2013. *Obstet Gynecol* 2017;130(2):366–373.

Doumouchtsis SK, Papageorghiou AT, Arulkumaran S. Systematic review of conservative management of postpartum hemorrhage: what to do when medical treatment fails. *Obstet Gynecol Surv* 2007;62(8):540–547.

Eller AG, Bennett MA, Sharshiner M, et al. Maternal morbidity in cases of placenta accreta managed by a multidisciplinary care team compared with standard obstetric care. *Obstet Gynecol* 2011;117(2 Pt 1):331–337.

Eller AG, Porter TF, Soisson P, Silver RM. Optimal management strategies for placenta accreta. *BJOG* 2009;116(5):648–654.

Familiari A, Liberati M, Lim P, et al. Diagnostic accuracy of magnetic resonance imaging in detecting the severity of abnormal invasive placenta: a systematic review and meta-analysis. *Acta Obstet Gynecol Scand* 2018;97:507.

Fleischer A, Meirowitz N. Care bundles for management of obstetrical hemorrhage. *Semin Perinatol* 2016;40(2):99–108.

Ford JB, Roberts CL, Bell JC, et al. Postpartum haemorrhage occurrence and recurrence: a population-based study. *Med J Aust* 2007;187(7):391–393.

Fox KA, Shamshirsaz AA, Carusi D, et al. Conservative management of morbidly adherent placenta: expert review. *Am J Obstet Gynecol* 2015;213(6):755–760.

Gizzo S, Saccardi C, Patrelli TS, et al. Fertility rate and subsequent pregnancy outcomes after conservative surgical techniques in postpartum hemorrhage: 15 years of literature. *Fertil Steril* 2013;99(7):2097–2107.

Holcomb JB, Wade CE, Michalek JE, et al. Increased plasma and platelet to red blood cell ratios improves outcome in 466 massively transfused civilian trauma patients. *Ann Surg* 2008;248(3):447–458.

Homcha BE, Mets EJ, Goldenberg MDF, et al. Development and assessment of pictorial guide for improved accuracy of visual blood loss estimation in cesarean delivery. *Simul Healthc* 2017;12(5):314–318.

Howard RJ, Straughn JM Jr, Huh WK, Rouse DJ. Pelvic

umbrella pack for refractory obstetric hemorrhage secondary to posterior uterine rupture. *Obstet Gynecol* 2002;100(5 Pt 2):1061–1063.

Kaya B, Guralp O, Tuten A, et al. Which uterine sparing technique should be used for uterine atony during cesarean section? The Bakri balloon or the B-Lynch suture? *Arch Gynecol Obstet* 2016;294(3):511–517.

Knight M; UKOSS. Peripartum hysterectomy in the UK: management and outcomes of the associated haemorrhage. *BJOG* 2007;114(11):1380–1387.

Langdana F, Geary M, Haw W, Keane D. Peripartum hysterectomy in the 1990s: any new lessons? *J Obstet Gynaecol* 2001;21(2):121–123.

Lax A, Prince MR, Mennitt KW, et al. The value of specific MRI features in the evaluation of suspected placental invasion. *Magn Reson Imaging* 2007;25(1):87–93.

Lin Y, Stanworth S, Birchall J, et al. Use of recombinant factor VIIa for the prevention and treatment of bleeding in patients without hemophilia: a systematic review and meta-analysis. *CMAJ* 2011;183(1):E9–E19.

Menard MK, Main EK, Currigan SM. Executive summary of the reVITALize initiative: standardizing obstetric data definitions. *Obstet Gynecol* 2014;124(1):150–153.

Mok M, Heidemann B, Dundas K, et al. Interventional radiology in women with suspected placenta accreta undergoing caesarean section. *Int J Obstet Anesth* 2008;17(3):255–261.

Morrison JJ, Galgon RE, Jansen JO, et al. A systematic review of the use of resuscitative endovascular balloon occlusion of the aorta in the management of hemorrhagic shock. *J Trauma Acute Care Surg* 2016;80(2):324–334.

Napolitano LM. Resuscitative endovascular balloon occlusion of the aorta: indications, outcomes, and training. *Crit Care Clin* 2017;33(1):55–70.

O'Brien JM, Barton JR, Donaldson ES. The management of placenta percreta: conservative and operative strategies. *Am J Obstet Gynecol* 1996;175(6):1632–1638.

O'Leary JA. Uterine artery ligation in the control of postcesarean hemorrhage. *J Reprod Med* 1995;40(3):189–193.

Pilloni E, Alemanno MG, Gaglioti P, et al. Accuracy of ultrasound in antenatal diagnosis of placental attachment disorders. *Ultrasound Obstet Gynecol* 2016;47(3):302–307.

Practice Bulletin No. 183 summary: postpartum hemorrhage. *Obstet Gynecol* 2017;130(4):923–925.

Publications Committee SfM-FM, Belfort MA. Placenta accreta. *Am J Obstet Gynecol* 2010;203(5):430–439.

Pursifull NF, Morey AF. Tissue glues and nonsuturing techniques. *Curr Opin Urol* 2007;17(6):396–401.

Qasim Z, Brenner M, Menaker J, Scalea T. Resuscitative endovascular balloon occlusion of the aorta. *Resuscitation* 2015;96:275–279.

Robinson BK, Grobman WA. Effectiveness of timing strategies for delivery of individuals with placenta previa and accreta. *Obstet Gynecol* 2010;116(4):835–842.

Say L, Chou D, Gemmill A, et al. Global causes of maternal death: a WHO systematic analysis. *Lancet Glob Health* 2014;2(6):e323–e333.

Sharp KW, Locicero RJ. Abdominal packing for surgically uncontrollable hemorrhage. *Ann Surg* 1992;215(5):467–474; discussion 474–465.

Shellhaas CS, Gilbert S, Landon MB, et al. The frequency and complication rates of hysterectomy accompanying cesarean delivery. *Obstet Gynecol* 2009;114(2 Pt 1):224–229.

Silver RM, Fox KA, Barton JR, et al. Center of excellence for placenta accreta. *Am J Obstet Gynecol* 2015;212(5):561–568.

Silver RM, Landon MB, Rouse DJ, et al. Maternal morbidity associated with multiple repeat cesarean deliveries. *Obstet Gynecol* 2006;107(6):1226–1232.

Sullivan I, Faulds J, Ralph C. Contamination of salvaged maternal blood by amniotic fluid and fetal red cells during elective Caesarean section. *Br J Anaesth* 2008;101(2):225–229.

Teare J, Evans E, Belli A, Wendler R. Sciatic nerve ischaemia after iliac artery occlusion balloon catheter placement for placenta percreta. *Int J Obstet Anesth* 2014;23(2):178–181.

Warshak CR, Ramos GA, Eskander R, et al. Effect of predelivery diagnosis in 99 consecutive cases of placenta accreta. *Obstet Gynecol* 2010;115(1):65–69.

Waters JH, Biscotti C, Potter PS, Phillipson E. Amniotic fluid removal during cell salvage in the cesarean section patient. *Anesthesiology* 2000;92(6):1531–1536.

Whiteman MK, Kuklina E, Hillis SD, et al. Incidence and determinants of peripartum hysterectomy. *Obstet Gynecol* 2006;108(6):1486–1492.

Witteveen T, van Stralen G, Zwart J, van Roosmalen J. Puerperal uterine inversion in the Netherlands: a nationwide cohort study. *Acta Obstet Gynecol Scand* 2013;92(3):334–337.

Wright JD, Bonanno C, Shah M, et al. Peripartum hysterectomy. *Obstet Gynecol* 2010;116(2 Pt 1):429–434.

Wright JD, Devine P, Shah M, et al. Morbidity and mortality of peripartum hysterectomy. *Obstet Gynecol* 2010;115(6):1187–1193.

Wright JD, Herzog TJ, Shah M, et al. Regionalization of care for obstetric hemorrhage and its effect on maternal mortality. *Obstet Gynecol* 2010;115(6):1194–1200.

Wright JD, Pri-Paz S, Herzog TJ, et al. Predictors of massive blood loss in women with placenta accreta. *Am J Obstet Gynecol* 2011;205(1):38.e1–38.e6.

Wysham WZ, Roque DR, Soper JT. Use of topical hemostatic agents in gynecologic surgery. *Obstet Gynecol Surv* 2014;69(9):557–563.

Yucel O, Ozdemir I, Yucel N, Somunkiran A. Emergency peripartum hysterectomy: a 9-year review. *Arch Gynecol Obstet* 2006;274(2):84–87.

会阴切开术和复杂会阴裂伤修复术

Dana R. Gossett, Christina Lewicky-Gaupp

会阴切开术

会阴切开术是为了促进阴道分娩,而将会阴体切开的一种外科手术。1742 年首次描述会阴切开术,并于 19 世纪被引入美国的产科实践。但直到 1920 年,美国著名产科医师 Joseph DeLee 在美国妇科学会(American Gynecologic Society)的一次具有里程碑意义的演讲中推广了这种技术后,它在美国变得越来越普遍。DeLee 推荐所有初产妇以及需要接受"预防性产钳"分娩者使用会阴侧斜切开术(mediolateral episiotomy)。会阴切开术的基本原理包括缩短第二产程、保护盆底结构、预防子宫脱垂以及避免进一步可能发生的"膀胱阴道隔膜破裂及其远期并发症"。他还认为,加速产程可以减少婴儿的近期和远期损伤。

发生率

1970 年代末,在美国,63% 的经阴道分娩进行了会阴切开术,初产妇中比例更高。但是,在 1970 年代和 1980 年代,医师开始质疑其对母亲和新生儿的所谓益处。随之,会阴切开率显著降低,目前美国会阴切开率在 10%~15%。

适应证

会阴切开术的基本原理包括改善新生儿预后和减少对产妇盆底结构的损伤。然而,这些所谓的益处并没有证据支持。那么,会阴切开术的现代适应证是什么呢?两个重要的适应证仍然存在——在紧急情况下都有利于胎儿。首先,胎头着冠以后若发生胎儿心动过缓,行会阴切开术可以加速分娩,是有益的。另外,会阴切开术在处理肩难产时是有帮助的,可以为医师提供更大的空间来进行旋转或其他矫正操作。需要注意的是,单纯会阴切开术并不能矫正肩难产,因为更大的软组织空间并不会使前肩与母体耻骨弓分离,因此,只有当术者判断需要额外的空间进行必要的操作时,会阴切开术才是必要的。

术式:会阴侧斜切开术和会阴正中切开术

既然会阴切开术在临床上被认为是必要的,现有证据表明会阴侧斜切开术比会阴正中切开术导致肛门括约肌损伤的风险更小。而会阴侧斜切开术与会阴正中切开术相比,性交困难发生风险更大。会阴侧斜切开术还可能造成更多的失血或增加会阴血肿形成的风险,而且在技术上可能更难修复。然而,没有大规模高质量的研究直接比较这两种技术。最近的一项非随机对照研究评估了会阴切开术后的盆底疼痛和性交困难的发生情况。研究人员发现在产后 1 天或 3 个月的疼痛没有差异,在性交困难方面也没有差异。因此,可能需要重新考虑会阴正中切开术的历史依据,进一步直接比较这两种术式将有助于了解其相对风险和优势。

VIII

会阴侧斜切开术数据混杂的一个原因可能是许多会阴切开术操作不当。英国的几项研究表明，在会阴切开术操作方面，医师和助产士的技术存在差距。2003年的一项研究表明，只有46%的医师和33%的助产士能够画出"理想的"会阴切开术的模式图——即会阴切开时至少偏离中线40°。随后的一项研究检查了修复后有计划实施的"会阴侧斜"切开术，发现医师实施的会阴切开术中只有22%是侧斜切的（中线外40°~60°）；助产士所做的没有一个是侧斜切的。真正的会阴侧斜切开术是从中线开始（阴道外口7点位置），向后外侧延伸，至少偏离中线45°。重要的是，在着冠时围绕胎头的会阴体膨胀，因此角度是扭曲的。基于这个原因，侧斜切时角度大概应该为60°。最近的研究表明会阴侧斜切技术有所提高，但侧斜切的预期角度仍有很大差异。

术式：会阴侧斜切开术

大多数右利手医师进行右侧会阴侧斜切开术。切口应从7点开始，向坐骨结节方向延伸。切口的角度应该与膨胀的会阴中线大约成60°。用直剪刀或弯剪刀切开切口，剪刀内叶片在阴道口内，剪刀外叶片沿会阴。切口的长度取决于操作者对完成分娩所需额外空间的判断，平均在2.5~3cm。

会阴切开术的时机，目前尚无严格的研究，大部分是基于专家的意见。此类建议可以追溯到常规会阴切开术被推荐的年代，那时候专家们主张在胎头着冠之前进行"早期"会阴切开术。然而，在限制会阴切开术指征的今天，通常不会在会阴膨隆之前切开。一项关于在着冠前、后实施会阴切开术的风险研究显示，两者在出血量、疼痛、解剖结果、肛门括约肌损伤、性功能或肛门失禁等方面没有差异。现在，大多数情况下，会阴切开术是在胎头着冠（宫缩时可见3~4cm）时进行。

会阴侧斜切开术和会阴正中切开术的切口的位置如图43.1。考虑到会阴正中切开术与肛门括约肌撕裂伤发生率增加有明显相关性，应充分考虑会阴侧斜切开术。

一期会阴切开修复术

使用2-0快速可吸收聚乳酸（polyglactin）缝线（Vicryl Rapide）与聚乳酸缝线相比疼痛感更少，并

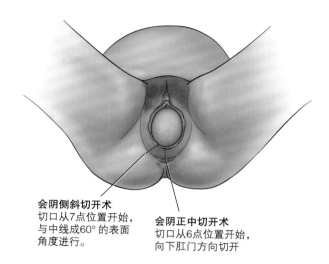

会阴侧斜切开术
切口从7点位置开始，与中线成60°的表面角度进行。

会阴正中切开术
切口从6点位置开始，向下肛门方向切开

图43.1　会阴侧斜切开术和会阴正中切开术。会阴正中切开术从6点位置开始，向下肛门方向切开；会阴侧斜切开术切口从7点位置开始，与中线成60°的表面度角进行

且在愈合过程中不需要拆除缝线。简单的会阴切开修复术与自发的Ⅱ度会阴裂伤的修复方式相似（图43.2）。首先，在会阴切开术的阴道顶端缝合第一针并打结，然后连续锁边缝合阴道黏膜及黏膜下组织直至处女膜环水平；应用相同的缝合方法重新

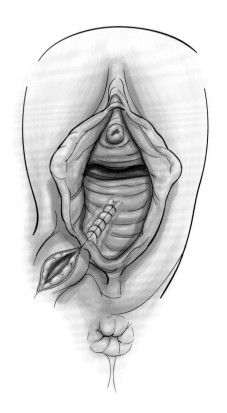

图43.2　会阴侧斜切修复术：阴道黏膜已重新闭合，处女膜环已修复，必须进一步修复肌肉层

缝合处女膜环;然后,非锁边缝合会阴筋膜和肌肉(会阴横肌和球海绵体肌)。尽管间断缝合耗时更长,并可能与更多的产后疼痛有关,但其解剖对合效果可能比连续缝合更好。另外,可能还需要额外的浅层缝合,以更好地对合皮肤边缘。最后,使用 3-0 或 4-0 可吸收缝线连续皮下缝闭会阴皮肤(知识框 43.1)。

> **知识框 43.1　会阴切开修复术步骤**
>
> - 确定阴道切口的顶端,用 2-0 可吸收缝线连续锁边缝合阴道黏膜及黏膜下组织直至处女膜环。
> - 用 2-0 可吸收缝线缝合盆底筋膜和肌肉,间断缝合解剖效果比连续缝合更好,但连续缝合更快,可能更少引起疼痛。
> - 另外,可能还需要额外的浅层缝合,以更好地对合皮肤边缘。
> - 使用 3-0 或 4-0 可吸收缝线连续皮下缝闭会阴皮肤。

会阴切开术的并发症

切口延伸

正确的会阴切开术在解剖学上相当于会阴 II 度裂伤——包括阴道黏膜、会阴皮肤以及皮肤下的肌肉组织。然而,如上文所述,切口可能延伸至肛门括约肌,导致 III 度或 IV 度裂伤。肛门括约肌损伤发生率与患者状态和产科可变因素都有关系。已知的与肛门括约肌损伤相关的患者危险因素包括高加索人种和亚洲人种、初产妇、年龄超过 30 岁、高出生体重和枕后位。此外,第二产程延长、阴道分娩手术助产(产钳、胎头负压吸引器)和会阴正中切开术也增加了肛门括约肌损伤的风险。肛门括约肌损伤的修复将在本章下文内容中进一步讨论。

血肿

与会阴正中切开术相比,会阴侧斜切开术失血更多,这是由于肌肉组织被横断所致,也可能与阴唇内侧动脉或阴部内动脉血管横断有关,这些血管的存在增加了会阴切开修复术后血肿形成的风险。对于小的血肿,可以通过减轻疼痛、局部冰敷和密切观察等措施,在确保血肿不再继续扩大的前提下进行保守处理。大的或继续增大的血肿需要打开切口、清除血肿并再次行修复术。虽然在血肿清除时很难发现活动性出血的血管,但如果发现了此类血管,应在再次缝合前结扎。

感染和裂开

简单会阴切开术后的感染和裂开罕见。无切口延伸的会阴切开术无需预防性使用抗生素。当会阴切口延伸至肛门括约肌时,处理方法与自发性肛门括约肌损伤相似(下文将进一步讨论)。

产科肛门括约肌损伤

发生率和危险因素

分娩后产科肛门括约肌损伤(obstetric anal sphincter injuries,OASIS)的发生率在各文献报道中有所不同。然而,会阴侧斜切开术后临床可检测的 OASIS 发生率高达 7%,会阴正中切开术后该发生率更是高达 17%。此外,这种并发症有很多明确的危险因素。这些因素中的一些是可变危险因素,而其他则不是。Fitzgerald 等在分娩和骨盆症状(Childbirth and Pelvic Symptoms,CAPS)的前瞻性队列研究中,对 407 名 OASIS 女性和 390 名无 OASIS 女性进行了研究。发现胎头负压吸引器助产与 OASIS 的发病率增加有关(OR 6.3),而产钳助产增加的可能性在 10 倍以上(OR 13.6)。2014 年,在 22 项队列研究(cohort studies)的 meta 分析中,Pergialiotis 发现较重的婴儿[mean diff. 192.88g(95% CI:139.80~245.96)],硬膜外麻醉[OR 1.95(95% CI:1.63~2.32)],亚洲种族[OR 2.74(95% CI:1.31~5.72)],持续的枕后位[OR 3.09(95% CI:1.81~5.29)],阴道分娩手术助产[OR 5.10(95% CI:3.33~7.83)],和会阴切开[OR 3.82(95% CI:1.96~7.42)]都是 OASIS 的重要危险因素。其他大量研究同样表明,产钳助产、枕后位和会阴正中切开术都是可变危险因素。而未产妇、第二产程延长、新生儿体重超过 4kg、高龄产妇和亚洲/印度人种是不可变危险因素。

"最佳操作"的应用可能会减少 OASIS 的发生。在 2008 年发表的一项研究中,Hirsch 等在伊利诺伊州一家大型三级医疗服务中心对操作过程做出了一系列的改变,以降低 OASIS 的发生率。在几个月的过程中,接产医师优化了他们的一些操作过程包括:增加胎头负压吸引器助产而减少产钳助产,枕后位旋转至枕前位,必要时使用限制性会阴侧斜切开术(而不是会阴正中切开术),协助胎头俯屈并维持沿产轴的牵引力,及早卸下产钳,并在胎儿娩出时减少产妇用力。在实施这些改变后的 9 个月后,OASIS 的发生率显著下降,而新生儿结局没有变化。

一期修复技术

当确诊 OASIS 后,就必须确定受损的整个范围。会阴损伤的分类现在已经标准化并被国内和国际采用。这一分类将 Ⅰ 度裂伤定义为仅累及阴道上皮或会阴皮肤;Ⅱ 度裂伤包括会阴肌肉,但不包括肛门括约肌;Ⅲ 度裂伤进一步细分为 3a、3b 和 3c,3a 裂伤时,肛门外括约肌撕裂厚度在 50% 以下,而 3b 裂伤时,肛门外括约肌撕裂厚度达 50% 以上(图 43.3A),而 3c 裂伤中,肛门内括约肌(internal anal sphincter,IAS)也被撕裂;Ⅳ 度裂伤包括任何一种 Ⅲ 度裂伤并伴肛门上皮撕裂(图 43.3B)。

当发生裂伤后,检查直肠和识别 OASIS 中涉及的所有结构都至关重要。进行裂伤评估的最佳手术环境包括良好的照明、无菌和适当的手术器械

设备、良好的产妇镇痛以及经验丰富的医师。通常,产房可以满足这些需求,但如果产房不能满足,应转移产妇至手术室。

如果是 Ⅳ 度裂伤,首先,应查看并修复直肠黏膜,对于这部分修复,作者建议使用可吸收的单丝缝线(2-0 或 3-0 Monocryl),通常,应以连续缝合方式修复黏膜。其次,虽然在某些情况下很难识别,但应该注意查找和修复 IAS。IAS 是直肠的环形平滑肌的延续,在肛门外括约肌(external anal sphincter,EAS)的浅部和皮下部分的交界处结束,距离肛门边缘近端 6~8mm,它看起来更白。使用 Allis 钳夹住撕裂的肌肉末端,使用延迟吸收缝线(例如 3-0 或 4-0 polydioxanone 线即 PDS 线,商用名普迪思)以连续缝合方式对其进行修复。IAS 的修复被认为很重要,因为其对于维持静息肛门压力发挥重要的作用,并且对于大便节制能力至关重要。

接下来进行 EAS 的修复。再次使用 Allis 钳,识别并钳夹撕裂肌肉的边缘。通常,当肌肉撕裂时,边缘会回缩。EAS 比 IAS 长 3~4cm,它的颜色更鲜红。当确定了括约肌的末端,主要的修复方法有两种:端 - 端和重叠缝合。

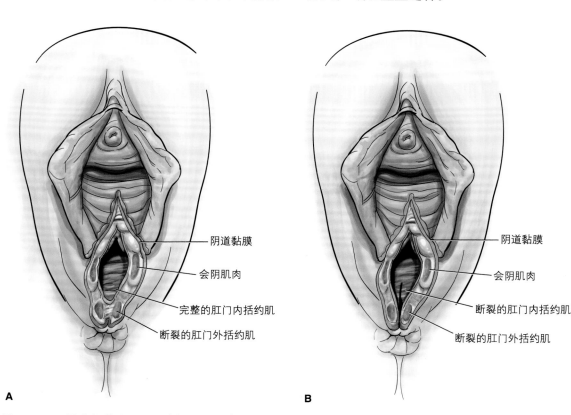

A

B

图 43.3　A. Ⅲ 度撕裂伤。肛门外括约肌撕裂超过 50%,但肛门内括约肌仍然完好,这是一个 3b 裂伤。B. Ⅳ 度裂伤。断裂的肛门外括约肌、肛门内括约肌和直肠黏膜

VIII

迄今为止,仍存在关于上述两种方法哪种更适合于 EAS 修复的争论。从历史上看,在产房中端-端吻合法最常使用,而重叠法仍然是治疗晚年慢性括约肌分离所致大便失禁最常用的手术方法。在 2002 年,Fitzpatrick 将 112 例 OASIS 的初产患者随机分为端-端修复或重叠修复组进行比较,术后 3 个月时,两组的会阴疼痛或大便失禁情况没有差异。2013 年 Cochrane 综述中,Fernando 等分析了共包含 550 病例的 6 项随机试验,比较了两种术式。同样,在会阴部疼痛,性交困难或压力性尿失禁等方面两种术式没有差异。修复 1 年后,大便节制能力下降的病例更少[*RR* 0.26(95%*CI*:0.09~0.79)]。但是,这仅是在一项 41 例样本量的试验中发现的,而且这种差异在 3 年后不再明显。鉴于这些研究,可以认为这两种术式是等效的。

端-端修复(End-to-End Repair)(图 43.4)

这种方法可能在产房最常使用,是修复 3a 和 3b 裂伤的首选方法。使用 Allis 钳夹住两侧收缩的括约肌末端(通常在 3 点和 9 点位置),在修复过程中,重要是将括约肌周围的筋膜鞘对合。使用 8 字缝合技术,应用延迟吸收缝合线(如 2-0 PDS)将

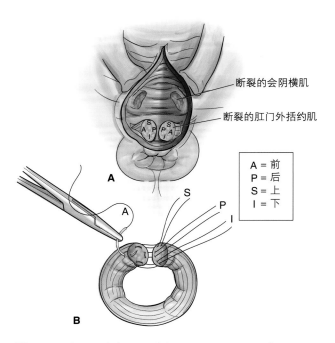

图 43.4 端-端修复肛门外括约肌。用 Allis 钳夹住两侧断裂的括约肌末端,注意包括筋膜鞘。使用 3~4 根缝线重新对合括约肌,从深处("下")开始,然后是后面,再后是上面,最后是前面。首选延迟吸收缝线如 2-0 PDS 线

括约肌对合在一起。延迟吸收线可在较长时间内保持张力,可以使筋膜和肌肉良好地愈合。作者建议第一针缝合后面,然后是下面,再后是上面,最后是前面。

重叠修复(Overlapping Repair)

如果整个括约肌受损(即 3c 或 Ⅳ 度 OASIS),则可以使用此术式。当识别出括约肌的末端,用 Allis 钳夹住,就可以锐性横向游离肌肉。从坐骨直肠脂肪中牵拉肌肉,使括约肌两端至少重叠 2cm。与端-端修复类似,使用 2-0 PDS 线以"折叠覆盖"("vest over pants")的方式重新对合括约肌。应褥式缝合 3~4 针,使肌肉的深部和浅部边缘都重新对合(图 43.5)。

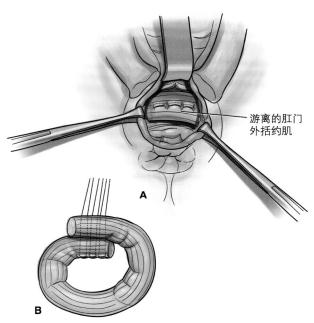

游离的肛门外括约肌

图 43.5 重叠修复肛门外括约肌。3c 或 Ⅳ 度裂伤可以选择重叠修复术。Allis 钳夹住括约肌的末端,锐性横向游离肌肉,使括约肌两端至少重叠 2cm,使用 2-0 PDS 线以"折叠覆盖"的方式重新对合括约肌。应褥式缝合 3~4 针,使肌肉的深部和浅部边缘都重新对合。

OASIS 的产后管理

无论使用哪种方法修复 EAS,括约肌对合在一起后,后续步骤同上述一期会阴切开修复术。建议反复冲洗伤口以减少细菌载量。

抗生素

迄今为止,只有一项随机试验研究证实

了 OASIS 修复中抗生素在减少伤口感染中的作用。然而,通常推荐术中和术后使用抗生素,因为众所周知,这些裂伤很容易发生感染(见下文)。大多数专家建议在修复术中静脉注射头孢菌素(cephalosporin),并在修复术后口服甲硝唑(metronidazole)和阿莫西林克拉维酸(amoxicillin-clavulanate)5~7 天。

会阴护理

尽管尚无循证医学指南指导如何更好地进行 OASIS 修复后会阴部护理,但每天 2 次温水坐浴不仅有益于减轻疼痛,而且有助于保持该区域的清洁并促进愈合。作者通常建议每次浸泡 10~15min,然后保持会阴干燥。如果不方便坐浴,使用手持淋浴器也可能会有所帮助。建议排便后使用"清洗喷壶"(peri-bottle)冲洗。

随访

目前更倾向于安排 OASIS 术后的女性在分娩后不久就进行复诊,而不是等到产后 6 周。在某些情况下,专业的会阴诊所(dedicated perineal clinic)也可以提供更多的帮助,包括诊断(肛肠超声,测压)以及盆底理疗。这些妇女有发生并发症的风险,因此可能受益于专科护理。

OASIS 的并发症

感染和伤口裂开

在最近发表的一项针对 260 例 OASIS 妇女的前瞻性研究中,在分娩后 2 周内,有 20% 的妇女伤口感染,25% 的妇女伤口裂开。在该组人群中,阴道分娩手术助产增加了伤口并发症的风险[OR 2.54(95%CI:1.32~4.87)],而分娩期应用抗生素具有保护作用[OR 0.5(95% CI:0.27~0.94)]。

大便失禁

不同研究中 OASIS 术后肛门失禁和大便失禁的发生率不同。OASIS 术后,妇女发生大便失禁、大便急迫感以及肛门排气失禁的风险增加。肛门失禁(大便失禁和/或肛门排气失禁)比大便失禁更常见(表 43.1),并且可能导致更具体的症状,并对生活质量产生负面影响。

表 43.1

OASIS 术后肛门失禁

作者	年份	病例数量	随访时间	AI	FI
Dave	2016	178	3 个月	59%	15%
Richter	2015	442	6 个月	25%	9%
Pollack	2004	242	5 年	54%	4%
Fenner	2003	165	9 个月	30%	
DeLeeuw	2001	125	14 年	31%	
Nygaard	1997	29	30 年	59%	28%

AI(Anal incontinence):肛门失禁,平均 AI≈35%;FI(Fecal incontinence):大便失禁,平均 FI≈10%。

直肠阴道瘘

直肠阴道瘘是 OASIS 潜在的毁坏性后果。在发达国家,直肠阴道瘘的最常见原因是产科创伤,但幸运的是它罕见。Ⅳ度裂伤后瘘的发生率为 0.4%~3%,许多瘘可能是由于在分娩时未能完全识别出损伤的程度,或由于诸如伤口感染、血肿形成和产后伤口裂开等并发症引起的。

OASIS 的延迟修复

在过去,OASIS 修复术需要推迟手术修补,先行保守治疗几个月,等待组织愈合和炎症消退。然而,延迟修复与孕产妇严重的不良后果相关,例如疼痛,大便失禁和性功能障碍。因此,现在的方案强调如果不存在感染的情况,应尽早修复。然而,在尝试缝合之前,重要的是做好伤口修复的准备。根据作者的经验,可以在门诊(in the office setting)成功完成清创,清除所有坏死组织和缝线,然后每天更换 2 次填塞在伤口中的碘仿纱布,积极地会阴护理和坐浴。如果伤口感染,应使用广谱抗生素。当伤口没有渗出液和感染后,就可以尝试进行二次修复。虽然可以在术前使用机械性肠道准备,但是尚无证据表明其必要性。在手术室中(in the operating room),可以按照上述标准方式进行修复。此时,可以根据医师的经验,采用重叠修复术或端-端修复术。至关重要的是,必须充分松解、游离组织,允许以无张力缝合修复。术后可使用大便软化剂保持大便柔软,但应避免腹泻。常规口服抗生素并没有循证研究支持,但作者建议在修复时,静脉注射头孢菌素,术后 5~7 天口服甲硝唑和阿莫西林克拉维酸。在一些已发表的病例报告中,OASIS 伤口裂开的二次修复在初始修复后的 2 周内完成,绝大多数患者恢复良好。值得注意的是,在 Lewicky-Gaupp 及其同事的最新研究中,大多数 OASIS 伤口裂开的患者选择了保守治疗,通过积极的会阴护理(每天 2 次坐浴和换药),最终伤口愈合。虽然尚未公布这些患者的长期效果,但早期结果令人鼓舞。

(李磊　赵兴波　译)

参考文献

Arona AJ, et al. Early secondary repair of third- and fourth-degree perineal lacerations after outpatient wound preparation. *Obstet Gynecol* 1995;86(2):294–296.

Benavides L, et al. The impact of occiput posterior fetal head position on the risk of anal sphincter injury in forceps-assisted vaginal deliveries. *Am J Obstet Gynecol* 2005;192(5):1702–1706.

Burrell M, et al. Risk factors for obstetric anal sphincter injuries and postpartum anal and urinary incontinence: a case–control trial. *Int Urogynecol J* 2015;26(3):383–389.

Carroli G, Mignini L. Episiotomy for vaginal birth. *Cochrane Database Syst Rev* 2009;(1):CD000081.

Cleary-Goldman J, Robinson JN. The role of episiotomy in current obstetric practice. *Semin Perinatol* 2003;27:3–12.

DeLee J. The prophylactic forceps operation. *Am J Obstet Gynecol* 1920;1(1):34–44.

Duggal N, et al. Antibiotic prophylaxis for prevention of postpartum perineal wound complications: a randomized controlled trial. *Obstet Gynecol* 2008;111(6):1268–1273.

Fenner DE, et al. Fecal and urinary incontinence after vaginal delivery with anal sphincter disruption in an obstetrics unit in the United States. *Am J Obstet Gynecol* 2003;189(6):1543–1549; discussion 1549–1550.

Fernando RJ, et al. Management of obstetric anal sphincter injury: a systematic review & national practice survey. *BMC Health Serv Res* 2002;2(1):9.

Fernando RJ, et al. Methods of repair for obstetric anal sphincter injury. *Cochrane Database Syst Rev* 2013;(12):CD002866.

Fitzpatrick M, et al. A randomized clinical trial comparing primary overlap with approximation repair of third-degree obstetric tears. *Am J Obstet Gynecol* 2000;183(5):1220–1224.

Fitzgerald MP, et al. Risk factors for anal sphincter tear during vaginal delivery. *Obstet Gynecol* 2007;109(1):29–34.

Fodstad K, Staff AC, Laine K. Effect of different episiotomy techniques on perineal pain and sexual activity 3 months after delivery. *Int Urogynecol J* 2014;25(12):1629–1637.

Hankins GD, et al. Early repair of episiotomy dehiscence. *Obstet Gynecol* 1990;75(1):48–51.

Hartmann K, et al. Outcomes of routine episiotomy: a systematic review. *JAMA* 2005;293(17):2141–2148.

Hirsch E, et al. Reducing high-order perineal laceration during operative vaginal delivery. *Am J Obstet Gynecol* 2008;198(6):668.e1–688.e5.

Homsi R, et al. Episiotomy: risks of dehiscence and rectovaginal fistula. *Obstet Gynecol Surv* 1994;49(12):803–808.

Kettle C, Dowswell T, Ismail KM. Continuous and interrupted suturing techniques for repair of episiotomy or second-degree tears. *Cochrane Database Syst Rev* 2012;11:CD000947.

Lappen JR, Gossett DR. Changes in episiotomy rates: evidence-based medicine in practice. *Expert Rev Obstet Gynecol* 2010;5(3):301–309.

Leroux N, Bujold E. Impact of chromic catgut versus polyglactin 910 versus fast-absorbing polyglactin 910 sutures for perineal repair: a randomized, controlled trial. *Am J Obstet Gynecol* 2006;194(6):1585–1590.

Lewicky-Gaupp C, et al. Wound complications after obstetric anal sphincter injuries. *Obstet Gynecol* 2015;125(5):1088–1093.

Ma K, Byrd L. Episiotomy: what angle do you cut to the midline? *Eur J Obstet Gynecol Reprod Biol* 2017;213:102–106.

Meyer I, et al. The differential impact of flatal incontinence in women with anal versus fecal incontinence. *Female Pelvic Med Reconstr Surg* 2015;21(6):339–342.

Nordenstam J, et al. Immediate or delayed repair of obstetric anal sphincter tears-a randomised controlled trial. *BJOG* 2008;115(7):857–865.

Norton C, Christensen J, Butler U. Anal incontinence. In: *Incontinence*. Plymouth, UK: Health Publications Ltd, 2005:984–1044.

Ould F. *Treatise of midwifery in three parts*. Dublin: Nelson and Connor, 1742.

Parks AG, McPartlin JF. Late repair of injuries of the anal sphincter. *Proc R Soc Med* 1971;64(12):1187–1189.

Pergialiotis V, et al. Risk factors for severe perineal lacerations during childbirth. *Int J Gynaecol Obstet* 2014;125(1):6–14.

Ponkey SE, et al. Persistent fetal occiput posterior position: obstetric outcomes. *Obstet Gynecol* 2003;101(5 Pt 1):915–920.

Rogers RG, Jeppson PC. Current diagnosis and management of pelvic fistulae in women. *Obstet Gynecol* 2016;128(3):635–650.

Royal College of Obstetricians & Gynaecologists. *Management of third and fourth degree perineal tears following vaginal delivery*. Guideline no 29. London: RCOG Press, 2015.

Rusavy Z, Karbanova J, Kalis V. Timing of episiotomy and outcome of a non-instrumental vaginal delivery. *Acta Obstet Gynecol Scand* 2016;95(2):190–196.

Sultan AH. Editorial: obstetrical perineal injury and anal incontinence. *Clin Risk* 2007;5(6):193–196.

Sultan AH, et al. Third degree obstetric anal sphincter tears: risk factors and outcome of primary repair. *BMJ* 1994;308(6933):887–891.

Sultan AH, et al. *Perineal and anal sphincter trauma diagnosis and clinical management*. London: Springer-Verlag London Limited, 2007.

Sultan AH, Thakar R. Lower genital tract and anal sphincter trauma. *Best Pract Res Clin Obstet Gynaecol* 2002;16(1):99–115.

Tetzschner T, et al. Anal and urinary incontinence in women with obstetric anal sphincter rupture. *Br J Obstet Gynaecol* 1996;103(10):1034–1040.

Thacker SB, Banta HD. Benefits and risks of episiotomy: an interpretative review of the English language literature, 1860–1980. *Obstet Gynecol Surv* 1983;38(6):322–338.

Uustal Fornell E, Wingren G, Kjolhede P. Factors associated with pelvic floor dysfunction with emphasis on urinary and fecal incontinence and genital prolapse: an epidemiological study. *Acta Obstet Gynecol Scand* 2004;83(4):383–389.

Varner MW. Episiotomy: techniques and indications. *Clin Obstet Gynecol* 1986;29:309–317.

Wong KW, et al. Mediolateral episiotomy: are trained midwives and doctors approaching it from a different angle? *Eur J Obstet Gynecol Reprod Biol* 2014;174:46–50.

VIII